Oxford®
Medicina Interna

R. A. Hope
J. M. Longmore
S. K. McManus
C. A. Wood-Allum

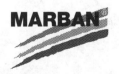

Edición en español de:
Oxford Handbook of Clinical Medicine
R.A. Hope, J.M. Longmore, S.K. McManus, C.A. Wood-Allum

© Edición original
R.A. Hope and J.M. Longmore, 1985, 1989, 1993;
R.A. Hope and J.M. Longmore, 1998
This traslation of Oxford Handbook *of* Clinical Medicine 4/e *originally published in English in 1998 is published by arrangement with Oxford University Press.*

© 2000
© **MARBÁN LIBROS, S.L.**
Joaquín María López, 72.
28015 Madrid. España
Teléf.: (34) 91 543 55 55
Fax: (34) 91 544 13 80

Oxford® es marca registrada de Oxford University Press, utilizada bajo licencia por Marbán® Libros.

La Ley 32/88, de Marcas prohíbe la reproducción o el uso indebido de las mismas, constituyendo delito tipificado en el artículo 274 C.P. que protege el derecho de propiedad industrial.

Fotocopiar es un delito (Art. 270 C.P.)

Este libro está legalmente protegido por los derechos de propiedad intelectual. Cualquier uso, fuera de los límites establecidos por la legislación vigente, sin el consentimiento del editor, es ilegal. Esto se aplica en particular a la fotocopia y, en general, a la reproducción en cualquier otro soporte.

ISBN: 84-7101-319-3 (**MARBÁN, S.L.** - Edición en español)
ISBN: 0-19-262783-X-1998 (Oxford University Press - Edición en inglés)

M-25077-00
Impreso en España. *Printed in Spain*

Prólogo a la cuarta edición

Los textos médicos cumplen dos objetivos: impartir un conjunto de ideas y conocimientos necesarios para la práctica de la medicina y, por otro lado, actuar como lugar de almacenamiento del ingente número de factores que influyen en las enfermedades de los pacientes, y que resulta imposible memorizar por la mayoría de los mortales. En la presente edición, hemos tratado de destacar (aunque no siempre objetivamente) ambos propósitos, mediante la inserción de una serie de "espadas de Damocles" (†, †† o †††) en las páginas más importantes. Las páginas con mayor número de "espadas de Damocles" corresponderán a aquellas enfermedades cuyo diagnóstico debe establecerse precozmente, como la endocarditis bacteriana, la arteritis craneal o la tuberculosis, por citar un ejemplo, ya que responden muy bien a los tratamientos aplicados al comienzo del proceso.

Por motivos de conveniencia y para impresionar a nuestros colegas de profesión, a todos nosotros nos gustaría poder recordar todo en cualquier momento, exceptuando, por supuesto, nuestros errores. Los autores iniciamos la redacción de este texto en los momentos emocionados de felicidad y triunfo al comenzar nuestras carreras como médicos noveles en nuestras primeras citas con enfermos. Ahora, después de una década, aprovechamos la ocasión para volver a repasar nuestros errores –aquellos casos que nos gustaría poder olvidar, pero que permanecen grabados a fuego en nuestras mentes. Con frecuencia, la mayoría de estos fracasos se debieron a la falta de comunicación con el paciente y al no cumplimiento escrupuloso de los pasos necesarios –escuchar al enfermo, realizar una buena anamnesis, exploración y, si fuera preciso, citar a los pacientes para controles adicionales– y no sólo a la falta de conocimiento sobre una serie de factores concretos. Todo ello nos conduce a pensar que no sólo resulta muy difícil memorizar un elevado número de datos, sino que no es conveniente intentarlo, ya que de esta manera corremos el riesgo de dejar de ser personas humanitarias para transformarnos en tragones insaciables de inutilidades médicas.

Prólogo a la cuarta edición

Naturalmente, pedimos disculpas por las numerosas páginas que no han merecido ser señaladas ni tan siquiera con una "espada de Damocles". No significa que los temas que abarcan no sean importantes, sino que no se trata de temas esenciales. Esto significa que limitándose a seguir los pasos de anamnesis, exploración y exámenes complementarios necesarios, y profundizando en los textos no marcados con las espadas, en vez de tratar de memorizarlos, es muy sencillo, con la ayuda de los compañeros, establecer el diagnóstico correcto e iniciar el tratamiento adecuado –y aún sobrará la suficiente energía para explicar todo el proceso al paciente y añadir una dosis importantísima de simpatía.

Aún puede existir un grave problema con este planteamiento. Se trata de la posibilidad de diagnosticar procesos patológicos de los que nunca hayamos oído hablar si durante mucho tiempo no leemos nada sobre estos temas tan poco frecuentes u otros que no lo son tanto. No poseemos una respuesta para esta cuestión, pero estamos seguros de que con ayuda del presente texto y sus numerosas entradas clasificadas, resultará posible diagnosticar enfermedades cuya existencia desconocía hasta entonces. Para estos casos serviría el viejo dicho: si no sabes, pregunta.

Los lectores de las anteriores ediciones apreciarán que los antiguos encabezamientos de Diccionario de signos y síntomas y Manifestaciones clínicas han sido reemplazados por El paciente, no sólo por ser este enunciado más corto, sino también porque creemos que en esta época en que las modernas investigaciones y tecnologías nos alejan de la directa contemplación de nuestros pacientes, siempre es conveniente recordar que detrás de las miles de manifestaciones clínicas aquí descritas se esconde el ser humano que las padece, y hacia el que deben dirigirse nuestros esfuerzos.

R.A.H.
J.M.L.

Prólogo a la primera edición

El presente libro, escrito por médicos jóvenes, está dirigido fundamentalmente a estudiantes de medicina y médicos residentes. El estudiante acaba convirtiéndose, sin apenas darse cuenta, en un médico residente. Este texto está escrito para él, no porque los autores sepan mucho, sino porque saben que se recuerda muy poco. El problema del estudiante no es sólo la cantidad de información, sino la diversidad de lugares en los que ésta aparece. Así, el cirujano a quien el estudiante acompaña permanentemente le advierte que no debe olvidar nunca la abstinencia de alcohol como causa de confusión postoperatoria. El trozo de papel en que se escribe esta nota se mete durante un mes en el bolsillo de la bata blanca hasta que se pierde para siempre en la lavandería. Existen otras muchas causas que se le presentan al estudiante en distintos momentos y en lugares inoportunos. Estas causas y aforismos anotados nunca son fáciles de recuperar y, además, cuando se realiza la residencia, el antiguo estudiante no las tiene a mano.

Estimulamos al médico para que disfrute con sus pacientes, y, de esta forma, prosperar en la práctica de la Medicina. Durante mucho tiempo, se ha pretendido que los médicos residentes fueran como monstruos que dominaran simultáneamente las cimas de la ciencia clínica y de la experiencia médica. Confiamos en que esta obra facilite esta misión, trasladando parte de la carga de la memoria desde la mente al bolsillo y eliminando algunos temores, naturales cuando se inicia el ejercicio de la Medicina, para poder desarrollar libremente la perspicacia clínica con el trabajo de muchos días y muchas noches.

R.A.H.
J.M.L.

Fármacos (y como mantenerse al tanto de las actuaciones)

Aunque se ha realizado un enorme esfuerzo de revisión del presente texto, es posible haber pasado por alto algún fallo o error farmacológico. Así mismo, las pautas de dosificación experimentan continuas revisiones y se conocen nuevos efectos secundarios. Los editores recomiendan encarecidamente al lector que compruebe las dosis farmacológicas incluidas en este texto con los datos más actualizados disponibles, con los prospectos del fabricante y con los reglamentos de seguridad más recientes.

A no ser que se especifique lo contrario, las dosis farmacológicas y recomendaciones se refieren al adulto no gestante que no se encuentra en período de lactancia.

: Las correcciones y revisiones actualizadas se encuentran en Internet en:

http://www.oup.co.uk/OHCM.

Véase también http://www.oup.co.uk/scimed. Las actualizaciones informáticas más extensas forman parte integral de nuestro sistema Oxford Clinical Mentor.

Agradecimientos

Deseamos agradecer a nuestros asesores en las diferentes secciones específicas: Dr. C Alcock, Dr. C Baigent, Dr. M Benson, Ms. J Boorman, Dr. J Brierley, Mr. J Britton, Dr. D Chapman, Dr. D Cranston, Dr. J Firth, Ms. P Frith, Miss L Hands, Dr. A Holmes, Ms. R James, Ms. A Jennings, Dr. M Johnson, Dr. J Kay, Dr. T Littlewood, Dr. G Luzzi, Dr. W McCrea, Dr. P Moss, Dr. A Neil, Ms. S Nicholls, Dr. J Olson, Dr. A Palfreeman, Dr. R Peveler, Dr. G Rocker, Dr. W Rosenberg, Dr. J Reynolds, Dr. D Sackett, Dr. J Satsangi, Dr. D Sprigings, Mr. P Stanton, Dr. J Trowell, Dr. S Vinjamuri, Dr. D Walters, Dr. J Wee, Ms. E Weekes, Dr. I Wilkinson, Dr. S Winner y Dr. A Zeman.

También agradecemos los buenos ratos disfrutados discutiendo nuestro libro con el Dr. David Thaler, autor de la versión americana, publicada por la editorial OUP en Nueva York. Nuestro objetivo no ha sido el conseguir la compenetración total de ambos textos, ni tampoco la vulgaridad de cortar y pegar. Pero si algunas de sus perlas sólo se han dejado brillar en su orilla nativa, la luz de otras de ellas continúa iluminando esta nueva edición, reflejada, pero sin atenuar, en el espejo de nuestras mentes. También agradecemos la colaboración esencial del Dr. Sunil Jain, cuya generosidad nos ha permitido disponer de sus grandes conocimientos. Igualmente damos las gracias al Dr. Martin Gaba por la idea y borrador original del capítulo Sobrevivir a las guardias y al Dr. A Hutchings por su Gráfico del paracetamol.

Agradecemos y admiramos así mismo, la fortaleza y valor para revisar el texto completo, del Dr. J Collier, Dr. S Mercer, Dr. J Reynolds, Dr. R Wilkins y Ms. J Whitehouse.

Resulta incalculable nuestra deuda hacia nuestro equipo informático: Dr. H Thomas, Dr. P Scott, Dr. J Cox, Dr. J Orrell y Mr. C Westerman y compañeros.

Damos las gracias a Simon Mather por sus soluciones inmediatas a los caprichos del Quark.

Participación de los lectores. Pocos autores tienen la fortuna de contar con la generosidad y atención de los lectores para que les den su opinión sobre las anteriores ediciones. Gracias a las cartas y comentarios de respuesta de los lectores, esperamos que la presente edición se aproxime más a las necesidades de los mismos. Hemos tratado de responder a todas las cartas de las personas que han tenido la amabilidad de escribirnos, y pedimos disculpas a los que no hayamos podido contestar. En ocasiones, los comentarios eran recibidos, pero las cartas carecían de remite o no fuimos capaces de descifrar la letra. Desde aquí damos las gracias tanto a los lectores anónimos como a los que se relacionan a continuación, por su valiosa ayuda en la realización de este libro:

D Adams, G Adamson, R Adamson, A Adan, A Adiele, A Agbobu, X Airton, N Ahmad, S Ahmad, M Al-Amin, L Alan, A Aldridge, A Alhashem, M Ali, A Alizai, M Allendorf-Burns, S Al-Motari, R Al-Okaili, A Altaf, H Al-Tuiur, A Alvi, C Antonetti, M Anwar, R Armstrong, A Ashoush, R Asser, P Atack, M Azam, C Bache, D Baddeley, B Badgruddin, A Baig, N Balaswiya, D Bansevicius, M Barkham, M Barry, J Barth, G Baumgartner, M Beirne, J Benbow, M Beranek, E Berinou, A Bhattarai, H Bhatti, A Bishop, J Bishop, Y Bleehen, K Boddu, V Bookhan, B Bourke, M Bowen, J Bradshaw, E Brewster, A Broadbent, J Brooks, J Brown, P Brykalski, H Bueckert, K Burn, M y G Butoi, P Buttery, A Byron, E Cameron, J Cameron, P Camosa, C Campbell, N Caporaso, D Carr, R Casson, A Caulea, S Cembrowicz, R Chaira, E Chambers, V Char, M Charter, O Chaudhri, W Chcken, P Chiquito, T Choudhry, G Chowdharay-Best, R Ciobanu, B Cleaver, L D Clark, J Collen, E Collier, M Collins, B Colvin, P Conway-Grim, R Coull, J Cox, G Crockett, T Crockett, P Culliney, E Dankwa, A Das-Gupta, N David, Y de Boer, U Desai, A de Silva, M de Silva, J Devine, G Dex, D

Agradecimientos

Dey, E Dickinson, A Ditri, J Dobbie, P Dowds, N Duthie, T Eden, D Eldridge, N Elkan, D Ellis, R England, M Erlewyn-Lajeunesse, E Ersani, M Essa, G Evans, A Ezigweth, M Faragher, M Farooq, C Finfa, P Fisichella, E Fitzpatrick, P Flanagan, J Foust, M Gagan, J Ganane, Y Ganans, M Gardarsdottir, J Germain, S Ghaem, J Gibson, K Gibson, M Gibson, J Gilbody, C Goodwin, S Gott, J Gotz, E Gounsmit, H Gray, J Grimley-Evans, S Gupta, X Gussan, C Haase, D Habart, T Halbert, A Halitsky, J Haller, J Halpern, E Hammond, R Hanlon, C Hanna, R Haynes, J Hays, D Heath, G Heese, W Hell, P Henken, T Hennigan, D Herold, F Heindrichs, M Hewitt, S Hjorleifsson, P Hollinshead, J Hopkinson, K Horncastle, A Houghton, R Houghton, L Houlberg, P Hrincko, Z Htwe, M Hughes, M Huqit, I Ibrahim, J Iglesia, A Iqbal, S Jankovic, N Jayasekera, A Jennings, G Johnson, N Joshi, A Joshua, H Kan, Z Kango, R Karplus, E Katz, A Kelly, A Khalid, I Khan, M Klasa, W Klei, B Koh, Y Kontrobarsky, N Kovacevic, M Kuepfer, H Kuralco, L Kwan, J Lagercranbe, G Lane, F Larkin, R Lawson, S Lee, J Lewis, J Lightowler, J Lima, G Linde, J Linder, D Livingstone, F Lloyd, H Lockner, G Lomax, A Longmore, I Low, M Lowenthal, G Lyons, H MacDonald, P Mackey, C Maddock, P Maher, Y Mahomed, M Malkawi, D Mallet, C Martin, T Matteucci, C McDaniel, E Mayer, A McCafferty, D McCandless, F McCormick, C McDaniel, A McDougall, J McGregor, H McIntosh, J McKenzie, F McLellan, D Meeking, B Melrad, E Merrens, W Mgaya, R Miller, K Mitchell, A Mohammed, S Monella, S Morariot, M Morgan, B Morton, D Moskopp, S Moultrie, M Moutoussis, M Muqit, H Mutasa, K Muthe, S Muttu, T Mutwirah, N Naqui, A Naraen, J Nasir, M Nassar, M Nasson, B Naunton, E Neoh, M Nekhaila, M Newell, N Numan, K O'Driscoll, B Olalekan, O Olarinde, J Olson, S Otchirov, B Pait, F Palazzo, L Pantanowitz, P Papanicolau, B Parkin, N Paros, G Pate, A Patel, K Patel, N Patel, C Paterson, S Petkov, F Phraner, B Piat, F Pilsczek, M Pinto, D Player, D Poppe, M Porter, M Powell, N Prho, E Pringle, M Procopiou, J Pryce, J Pryse, D Puxley, B Pynenburg, M Quaraishi, G Quiceno, H Raeder, R Raeder, H Rahman, A Ramachandran, C Ramyad, R Ranai, A Rasheed, R Rastogi, F Regan, J Revilla, D Rharmi, N Richmond, M Robert, J Roberts, J Robinson, F Rosenberg, A Rosenthal, S Rothery, J Rudd, D Ryms, S-U Safer, J Salama, R Salib, A Samieh-Tucker, L Sarkozi, P Saunders, H Sayanvala, J Schmitt, J Schneider, A Schutte, S Schwarz, F Scrase, M Scrase, P Seeley, F Sellers, V Sepe, Shahnaz-Hayat, T Shaikit, K Sheehan, D Shukla, I Silva, A Silverman, K Simpson, T Singh, S Sivananthan, E Smeland, R Smit, S Soran, G Spencer, P Spranh, K Spreadbury, P Statham, D Stead, J Stern, A Stevenson, J Steyn, D Stredder, A Struber, R Szabo, A Taimoor, H Talat, J Tang, A Tavakkolizadeh, A Taylor, D Taylor, N Taylor, S Taylor, M Tengoe, F Teo, F Thompson, L Thompson, W Thompson, T Toma, B Traynor, L Trieu, J Trois, P Trotman, T Tscherning, D Turner, M Turner, F Uddin, K Umanok, S Vaidya, C Vandenbussche, C van der Worp, J Van-Tam, J Verghese, Y Wahowed, L Walker, M Walsh, T Walton, T Wang, L Wasantu, J Watkins, L Watson, K Weerasinghe, H Weerasooriya, W Westall, P Whelan, T Whitehouse, J Wiesenfeldt, T Wiggin, R Williams, J Williamsen, J Williamson, J Winkler, M Wong, J Wood, X Xiong, D Yaniu, A Yawar, E Yeoh, N Yoo, K Yuet, A Zafiropoulos, R Zajdel, K Zarrabi, M Zein, M Zia.

La British Lending Library, así como el personal de la Cairns Library de Oxford y de la Worthing Postgraduate Library, han colaborado enormemente facilitándonos la realización de la bibliografía.

Damos las gracias a Faber por su autorización para citar parte de la obra Lodger de Ted Hughes.

Por último, queremos agradecer al personal de OUP su ayuda y colaboración.

Símbolos y abreviaturas

►	importante
►►	no demorarse. La rapidez en la acción puede salvar vidas
◁ 1, 2, etc ▷	se refiere al número de ensayos que poseen la bendición de eminencias de la medicina basada en la evidencia
†††	tema importante -no pasar por alto
††	tema de vital importancia
†	tema esencial -clasificación plenamente arbitraria, pero las personas novatas en la medicina necesitarán *cierta* ayuda
🖳	conexión a Internet
☀	tema candente (controvertido)
🖫	más información disponible sobre este texto en la versión informatizada
♂:♀	índice de frecuencia varón: mujer. Un índice 2:1 significa que la frecuencia es aproximadamente el doble en los varones respecto a las mujeres
~	aproximadamente
-vo; +vo	negativo y positivo, respectivamente
↑; ↓; ↔	decreciendo; incrementándose; normal (por ejemplo, un nivel sérico).
μg	microgramo
α-IFN	alfa-interferón
A_2	componente aórtico del segundo ruido cardíaco
AAN	anticuerpo antinuclear
ABPA	aspergilosis broncopulmonar alérgica
ABR	amputación por debajo de la rodilla
AC	aclaramiento de la creatinina, anticuerpo
ac	*ante cibum* (antes de las comidas)
ACAN	anticuerpo citoplásmico antineutrófilo
ACE (i)	enzima convertidora de la angiotensina (inhibidores)
ACTH	hormona adrenocorticotropa
ACV	aparato cardiovascular
ADH	hormona antidiurética
AFe	anemia por deficiencia de hierro (ferropénica)
AFP	(a-FP) alfa-fetoproteína
AG	anestesia general
Ag	antígeno
AINE	antiinflamatorios no esteroideos
Al	aluminio
AMA	anticuerpo antimitocondrial
AMP	monofosfato de adenosina
AMPc	monofosfato de adenosina cíclico
AR	artritis reumatoide
ASO	antiestreptolisina O
AST	aspartato transaminasa
ATM	amplitud total de movimientos
AV	auriculoventricular
AVD	actividades de la vida diaria
azt	zidovudina
Ba	bario

BAAR	bacilo ácido-alcohol resistente
BAC	bypass de la arteria coronaria
BCC	bloqueo cardíaco completo
BCR	cociente comparativo británico ($\approx$ INR)
BMJ	*British Medical Journal*
BNF	*British National Formulary*
BRD	bloqueo de rama derecha
BRI	bloqueo de rama izquierda
Ca	carcinoma
CBP	cirrosis biliar primaria
CE	cuerpo extraño
CFV	capacidad vital forzada
CI	cardiopatía isquémica, contraindicaciones
CIA	comunicación interauricular
CID	coagulación intravascular diseminada
CIV	comunicación interventricular
CMOC	cardiomiopatía obstructiva crónica
CMV	citomegalovirus
CO	contraceptivo oral
COC	contraceptivo oral combinado, como estrógenos + progesterona
CPK	creatinfosfoquinasa
CU	colitis ulcerosa
D y V	diarrea y vómitos
D	derecha
DD	dispersión para diferenciar moléculas superficiales, como linfocitos CD4
DE	desviación estándar
dl	decilitro
DM	diabetes mellitus
DMID	diabetes mellitus insulinodependiente
DMNID	diabetes mellitus no insulinodependiente
DO	enfermedad de declaración obligatoria
doH	departamento de sanidad británico
DPA	departamento de pacientes ambulatorios
DPAC	diálisis peritoneal ambulatoria continua
DPN	disnea paroxística nocturna
EA	exploración bajo anestesia
EBS	endocarditis bacteriana subaguda
EC	enfermedad coronaria (relacionada con isquemia y ateromas)
ECG	electrocardiograma
Echo	ecocardiograma
EDTA	etilendiaminotetraacético (anticoagulante para tubos)
EEG	electroencefalograma
EGD	esófagogastroduodenoscopia
EI	endocarditis infecciosa
EIP	enfermedad inflamatoria pélvica
ELISA	enzimoinmunoensayo
EM	encefalomielitis miálgica, esclerosis múltiple
EMG	electromiograma
EMN	enfermedad de la motoneurona

EP	embolismo pulmonar
EPOC	enfermedad pulmonar obstructiva crónica
ES	efectos secundarios
ETS/ITS	enfermedad/infección de transmisión sexual
EV	extrasístole ventricular
F. alc.	fosfatasa alcalina
FA	fibrilación auricular
FG	filtración glomerular
FID	fosa ilíaca derecha
FII	fosa ilíaca izquierda
F_iO_2	presión parcial de O_2 del aire inspirado
FPP	fracción purificada del plasma (albúmina)
FR	fiebre reumática
FSH	hormona estimulante del folículo
FV	fibrilación ventricular
g	gramo
G6PD	glucosa-6-fosfato deshidrogenasa
GC	escala Glasgow del coma
GGT	gamma glutamil transpeptidasa
GH	hormona del crecimiento
GI	gastrointestinal
GU	genitourinario
h	hora
HB	hemoglobina
HBsAg	antígeno de superficie de la hepatitis B
HD	hipocondrio derecho
HDL	lipoproteína de alta densidad (forma "buena" del colesterol)
HI	hipocondrio izquierdo
HIDA	ácido inmunodiacético hepático
HONC	hiperosmótico no cetónico (coma diabético)
HRRB	hígado, riñón (d), riñón (i), bazo
Hties	eritrocitos
Hto	hematócrito
HVD	hipertrofia ventricular derecha
HVI	hipertrofia ventricular izquierda
I	izquierda
Ib/ibid	*ibidem*, del latín, en el mismo lugar
ICC	insuficiencia cardíaca congestiva (por ejemplo, derecha e izquierda)
IFD	interfalángica distal
IFP	interfalangiana proximal
Ig	inmunoglobulina
IM	intramuscular, infarto de miocardio
IMAO	inhibidores de la monoaminooxidasa
INR	international normalized ratio (cociente de protrombina)
IRC	insuficiencia renal crónica
IU	infección urinaria
IV	intravenoso (infusión)
IVD	insuficiencia ventricular derecha
IVI	insuficiencia ventricular izquierda

IVRA	infección de las vías respiratorias altas
JAMA	*Journal of the American Medical Association*
kg	kilogramo
kPa	kilo Pascal
LBA	lavado broncoalveolar
LCR	líquido cefalorraquídeo
LDH	lactato deshidrogenasa
LDL	lipoproteína de baja densidad (forma "mala" del colesterol, p654)
LED	lupus eritematoso diseminado
LH	hormona luteinizante
LL	liberación lenta (también se denomina liberación modificada)
LLA	leucemia linfoblástica aguda
LLC	leucemia linfocítica crónica
LMC	leucemia mieloide crónica
LN	límites normales (intervalo de referencia)
MAV	malformación arteriovenosa
MBE	medicina basada en la evidencia (y su revista editada por la BMA)
MDMA	3,4-metilendioximetanfetamina
ME	microscopio electrónico
MG	médico generalista
mg	miligramo
min (s)	minuto (s)
ml	mililitro
mmHg	milímetro de mercurio
MNI	motoneurona inferior
MNS	motoneurona superior
N y V	nauseas y/o vómitos
N	no se detecta nada anormal
NEJM	*New England Journal of Medicine*
NG(S)	nasogástrica(sonda)
NMDA	N-metil-D-aspartato
NNT	número de pacientes que se necesita tratar para obtener 1 curación
NPC	neumonía por *Pneumocystis carinii*
NTA	necrosis tubular aguda
NVO	nulo por vía oral
O-	grupo sanguíneo O, rhesus negativo
od	*omni die* (una vez al día)
OGS	esteroides oxogénicos
OHCS	*Oxford Handbook of Clinical Specialties, 5ª ed., OUP*
om	*omni mane* (por la mañana)
on	*omni nocte* (por la noche)
OPM	orina de la porción media de la micción
oral	por vía oral (por boca)
ORL	otorrinolaringología (nariz, oídos, garganta)
OTM	*Oxford Textbook of Medicine (OUP 3e, 1996)*
OTS	*Oxford Textbook of Surgery (OUP 1e, 1994)*
P_2	componente pulmonar del segundo ruido cardiaco
PA	presión arterial
P_aCO_2	presión parcial de dióxido de carbono en sangre arterial

PAN	panarteritis nodosa
P_aO_2	presión parcial de oxígeno en sangre arterial
PCR	polimerasa chain reaction
PCR	proteína C-reactiva
PDF	productos de degradación de la fibrina
PE	prueba de esfuerzo
PFC	plasma fresco congelado
PFH	pruebas de función hepática
PFR	pruebas de función respiratoria
PIC	presión intracraneal
PIRLA	pupilas iguales y reactivas ante la luz y acomodación
PL	prolactina, punción lumbar
POD	pirexia de origen desconocido
PPCA	presión positiva continua del aire
PPEM	presión positiva en la espiración máxima
ppm	pulsaciones por minuto (pulso)
PRV	policitemia rubra vera
PSA	antígeno prostático específico
PTGO	prueba de tolerancia a la glucosa oral
PTH	paratohormona
PTI	púrpura trombocitopénica idiopática
PVC	presión venosa central
PVPI	presión ventilatoria positiva intermitente
PVY	presión venosa yugular
q12h	cada 12 horas; *bis die* (dos veces al día)
q6h	*quater in die* (cada 6 horas)
q8h	cada 8 horas
qds	*quater die sumendus* (cuatro veces al día)
qqh	*quarta quaque hora* (cada 4 horas)
R,	receta (tratar con)
R1, R2	primer y segundo ruidos cardiacos
RA	respiración acortada
RC	recuento leucocitario
RCP	resucitación cardiopulmonar
rectal	rectal (exploración rectal)
Rh	rhesus
RM	resonancia magnética
RSC	recuento sanguíneo completo
RW	reacción de Wasserman
RXA	radiografía de abdomen (simple)
RXC	radiografía de cráneo
RXP	radiografía profunda
RXT	radiografía de tórax
s	segundo
SC	subcutáneo, por vía subcutánea
SD	sobredosificación
SDRA	síndrome del trastorno respiratorio del adulto
SIDA	síndrome de inmunodeficiencia adquirida
sin	síndrome

SL	sublingual, por vía sublingual
SN	según necesidades
SNC	sistema nervioso central
stat	*statim* (inmediatamente; como una dosis inicial)
tfi	vida media biológica
T_3	triyodotironina
T_4	tiroxina
TAC	tomografía axial computadorizada
TAPT	tiempo de activación parcial de la tromboplastina
TCCC	tiempo de coagulación caolín cefalina
THH	telangiectasia hemorrágica hereditaria
THS	terapia hormonal de sustitución
TIA	episodio isquémico transitorio
T°	temperatura
TO	terapia ocupacional
TPR	temperatura, pulso y frecuencia respiratoria
TPT	tiempo de protrombina
TRH	hormona liberadora de la hormona tiroidea
TSH	hormona estimulante de la glándula tiroides
TTG	test de tolerancia a la glucosa (OGTT, oral)
tub	tuberculosis
TVP	trombosis venosa profunda
U y E	urea y electrolitos
U	unidades
UCI	unidad de cuidados intensivos
UD	úlcera duodenal
UI	unidad internacional
UIV	urografía intravenosa
US (e)	ultrasonidos (ecografía)
V/P	cociente de ventilación/perfusión
vaginal	por vía vaginal
VB	vesícula biliar
VCI	vena cava inferior
VCM	volumen corpuscular medio
VCS	vena cava superior
VDRL	venereal disease research laboratory (prueba serológica de la sífilis)
VEB	virus de Epstein-Barr
VEMS	volumen espiratorio forzado en 1 segundo
VFEM	velocidad de espiración máxima
VHA	virus de la hepatitis A
VHB	virus de la hepatitis B
VHC	virus de la hepatitis C
VHD	virus de la hepatitis D
VHS	virus del herpes simple
VIH	virus de la inmunodeficiencia humana
VMA	ácido vanilil mandélico (HMMA)
VRA	vías respiratorias altas
VSG	velocidad de sedimentación globular
ZN	Ziehl-Neelsen (tinción bacilos ácidorresistentes, como mycobacterias)

Observación: otras abreviaturas aparecen explícitas en las páginas correspondientes.

Antiguo juramento Hipocrático ~425AC

Juro por Apolo el médico y por Escolapio y la Salud y todos los dioses y diosas, de acuerdo con mi capacidad y juicio, guardar este juramento y condición –para estimar a aquellos de los que aprendí este Arte como a mis padres, para fundir mi propio ser con él y aliviar sus necesidades cuando así sea necesario; de cuidar de sus descendencia como si se tratase de mis propios hermanos y enseñarles este Arte, si ellos desearan aprenderlo, sin recibir a cambio estipendios, y así mediante preceptos, conferencias y otros modos de instrucción, impartir el conocimiento del Arte a mis propios hijos y los de mis maestros y a aquellos discípulos a los que me obliga el juramento, según las leyes de la medicina, pero a nadie más.

Prometo cumplir aquel sistema que, de acuerdo con mi capacidad y juicio, considere beneficioso para mis pacientes y evitar aquellos nocivos y perjudiciales.

Juro no administrar ninguna medicina mortal a ninguna persona aunque me lo ruegue, sugiera o recomiende; y de igual manera, no administraré a ninguna mujer ningún pesario que le cause aborto. Viviré y ejerceré mi Arte con pureza y santidad.

No seccionaré a ninguna persona, dejando este trabajo para los que lo practican. En toda casa donde se me reciba, entraré con el objetivo de beneficiar a los enfermos, evitando cualquier acto voluntario de maldad o corrupción; no seduciendo ni a mujeres ni a hombres, ni a libres ni a esclavos.

Todos los asuntos relacionados con mi práctica profesional, así como todo lo que tenga oportunidad de ver u oír sobre la vida de los hombres, jamás saldrá de mi boca ni divulgaré, reconociéndolo como secreto.

Mientras mantenga intacto el cumplimiento de este juramento, podré disfrutar de la vida y de la práctica de mi Arte, y seré respetado por todos los hombres en todo momento. Pero si llegara a incumplir y violar esta promesa, mi destino me deparará todo lo contrario.

Juramento Hipocrático moderno ~2000DC

Prometo utilizar mis conocimientos médicos en beneficio de la salud de las personas. Los pacientes serán mi principal preocupación. Prometo escucharles y proporcionarles los mejores cuidados de que disponga. Me conduciré de forma honesta, respetuosa y compasiva hacia mis pacientes.

Prometo ayudar a cualquier persona que encuentre ante una urgencia médica. Prometo realizar todos los esfuerzos para garantizar el respeto de todos los pacientes, incluyendo a aquellos que pertenecen a grupos vulnerables que carecen de los medios para demandar sus necesidades.

Prometo ejercer mi profesión de la manera más independiente posible, sin someterme a ningún tipo de presión política, ni dejarme influir por la condición social de mis pacientes. No trataré de obtener ganancias o ventajas personales de mis pacientes.

Creo en el valor especial de la vida humana, pero también reconozco que su prolongación sin sentido no constituye el único objetivo de los cuidados médicos. Si soy partidario del aborto*, sólo lo llevaré a cabo dentro de un marco ético y legal.

Prometo no administrar tratamientos injustificados o nocivos, o que rechaza el paciente informado y competente. Ayudaré** a mis pacientes a obtener las información y apoyo que requieren para poder tomar decisiones concernientes a su salud.

Siempre responderé de la forma más sincera posible y respetaré las decisiones de los pacientes, excepto cuando pongan a otras personas en peligro sustancial***. Cuando no coincida con sus opiniones, explicaré mis motivos.

Si mis pacientes poseen una limitación de su capacidad mental, les animaré igualmente a participar en sus decisiones en la medida en que su capacidad lo permita. Me esforzaré por mantener el secreto de todas las circunstancias de mis pacientes.

Juramento Hipocrático moderno ~2000DC

En caso de existir motivos insalvables que no me permitan mantener la confidencialidad, deberé siempre exponerlos. Siempre reconoceré los límites de mis conocimientos y buscaré consejo en otros colegas cuando lo considere necesario. Siempre reconoceré mis errores.

Prometo mantenerme a mí y a mis colegas informado de los nuevos avances y hacer llegar la información necesaria a aquellas personas capacitadas para mejorar las técnicas anticuadas o perjudiciales.

Prometo respetar a todos los compañeros de trabajo y compartir con ellos mis conocimientos enseñando a los demás lo que sé. Prometo utilizar mi experiencia profesional para mejorar la comunidad a la que pertenezco.

Prometo tratar a todos los pacientes por igual y contribuir a la distribución justa y humana de los recursos sanitarios. Trataré de influir positivamente sobre aquellas autoridades cuya política perjudique a la salud pública.

Prometo oponerme a toda política que incumpla los derechos humanos aceptados internacionalmente. Lucharé para cambiar las leyes contrarias a los intereses de los pacientes o de mi ética profesional.

Mientras mantenga intacto el cumplimiento de este juramento, podré disfrutar de la vida y de la práctica de mi Arte, y seré respetado por todos los hombres en todo momento.

Obtenido a partir del "Juramento Hipocrático Revisado" de la *British Medical Association*: * La BMA no coincide con los que piensan que el aborto no es ético. ** Los términos que utiliza la BMA son más contundentes en este punto, exigiéndonos que los pacientes reciban realmente esta información, lo cual, no suele ser posible. *** Se ha añadido la palabra sustancial para evitar justificar la violación del secreto profesional por motivos triviales. Al contrario que en la versión de la BMA, el último párrafo referido al disfrute de la vida y de la profesión, procede del antiguo juramento. Existen otras modificaciones mínimas.

Lo que dijo el Doctor

Él dijo que no tenía buen aspecto
él dijo que parecía enfermo, de hecho, realmente enfermo
él dijo que había contado treinta y dos de ellos en un pulmón antes de renunciar a
 seguir contándolos
yo dije que me alegraba de no querer saber nada más de lo que había allí excepto
 aquello
él dijo que si yo era un hombre religioso y me arrodilló en los bosques y pido ayuda
 cuando me acerco a la catarata y la bruma sopla y envuelve tu cara y tus brazos
 tú te paras y pides comprender aquellos momentos
yo le respondí que aún no, pero que comenzaría hoy
él dijo lo siento y me dijo
ojalá tuviera otra clase de noticias que darte
yo dije Amén y él añadió algo más
yo no le oí y sin saber que más podía hacer
y sin querer que él tuviera que repetírmelo
y yo tener que digerirlo completamente
le miré durante un minuto y él se volvió
y fue entonces cuando me levanté y le di la mano a aquel hombre
que acababa de darme algo que nunca nadie en la tierra me había ofrecido antes
yo pude incluso haberle agradecido el haber sido tan fuerte.

RAYMOND CARVER: *What the doctor said* de *A NEW PATH TO THE WATERFALL*. Publicado por primera vez en Gran Bretaña por Collins Harvill 1989. Copyright Tess Gallagher 1989. Reproducido con permiso de The Harvill Press.

Contenido

1. La forma de pensar en medicina 1
2. Historia clínica y exploración física 19
3. Diccionario de síntomas y signos 39
4. Medicina geriátrica 57
5. Cirugía 73
6. Enfermedades infecciosas 147
7. Medicina cardiovascular 227
8. Aparato respiratorio 291
9. Medicina renal 333
10. Neurología 363
11. Gastroenterología 435
12. Endocrinología 477
13. Hematología 511
14. Bioquímica 553
15. Reumatología y enfermedades relacionadas 583
16. Oncología 605
17. Diccionario de síndromes epónimos 615
18. Radiología 631
19. Epidemiología 649
20. Intervalos de referencia 657
21. Urgencias 667
    Índice terminológico 713

Nota: el contenido de cada capítulo se reseña en la primera página de los mismos.

Este libro está dedicado a

Johanna, Miriam, Kathy y Beth

La forma de pensar en medicina

Ideales	1
Cómo aconsejar al paciente	2
Conducta a la cabecera de la cama	3
Entrevista	4
Muerte: diagnóstico y actuación	5
Actitud ante la muerte	6
¿Tiene algún efecto el nuevo tratamiento? (análisis y meta-análisis)	7
Prescripción de fármacos	9
Los diez mandamientos	10
Sobrevivir a las guardias	11
Calidad, Q$_{ALYS}$ y la interpretación de los sueños	12
Psiquiatría en los servicios médicos y quirúrgicos	13
¿Cuál es el mecanismo?	14
«La puerta secreta de Corrigan» en los momentos de agobio	15
Sanidad y ética médica	16
Especialistas y sistemas periciales	17

Ideales

La decisión y la intervención son la esencia de la acción; la reflexión y la conjetura son la esencia del pensamiento: la esencia de la Medicina es la combinación de ambas y el pensamiento en favor de otros. En nuestra opinión, los ideales que se detallan seguidamente estimulan el pensamiento y también la acción; son difíciles de alcanzar (como las estrellas), pero, como ellas, ayudan a navegar durante la noche.

- No culpe al enfermo de estar enfermo.
- Si conoce los deseos del enfermo, colabore con él.
- Trabaje para su paciente y no para su consultor.
- Utilice la visita para estimular la moral del enfermo y no la suya.
- Trate al paciente *en conjunto* y no a la enfermedad o a la enfermera del servicio.
- Ingrese a personas, no a «ictus», «infartos» o «deterioros generales».
- Dedique su tiempo a los afligidos, les servirá de alivio.
- Pregunte a su conciencia, ella le marcará la pauta a seguir en cualquier acción.
- La enfermera suele tener razón; respete su opinión.
- Sea amable consigo mismo; Ud. no es una fuente inagotable.

- Conceda a su paciente (y a sí mismo) tiempo: tiempo para formular preguntas, tiempo para reflexionar, tiempo para que tenga lugar la curación y tiempo para conseguir autonomía.
- Conceda al paciente el beneficio de la duda. Si es posible, muéstrese optimista, ya que *optimismo + comunicación + x = curación* (o al menos, alivio). A menudo $x = 0$, es decir, *inacción*, siempre que la Naturaleza siga su curso de curación (en este caso, el peligro reside en las intromisiones innecesarias). El resto del presente texto describe las otras equivalencias de x.

Cómo aconsejar al paciente

«¿Qué debo hacer?», pregunta Gertrudis «Esto no, de ningún modo, te ordeno que hagas...» contesta Hamlet, mostrando sus reservas sobre la cuestión de ofrecer consejos didácticos, casi como afirma Oscar Wilde: ¡Siempre resulta estúpido ofrecer consejos, pero ofrecer buenos consejos resulta absolutamente fatal...! Debemos aceptar que, aunque pasamos gran parte de nuestra vida aconsejando a los pacientes, ellos a su vez pasan gran parte de sus vidas ignorando nuestros consejos. Quizás así es como debe ser. Casi nunca buscamos el equilibrio entre nuestra opinión sobre las cosas y la de nuestros pacientes. La palabra **concordancia** resulta en este caso más apropiada que el término más empleado, **conformidad**, que implica que nosotros siempre poseemos la razón y la autoridad. Esta falta de equilibrio resulta inconveniente, ya que cuando afrontamos el problema de negociar con pacientes en términos de concordancia, solemos aprender cosas nuevas y sorprendentes sobre ellos y cómo nos ven a nosotros. De forma que... *¿cómo podemos aumentar las posibilidades de que acepten y cumplan nuestras recomendaciones?*

Evitar la jerga médica. La palabra «ictericia» se entendía como malestar general con vómitos amarillos en una proporción del 10 % de los pacientes interrogados.

Evitar los términos imprecisos. Pueden poseer un significado para nosotros y otro distinto para el paciente; los estudios demuestran que la interpretación de los pacientes suele ser más pesimista que la de los médicos. Por ejemplo, «probablemente, usted va a necesitar una colostomía», puede significar una probabilidad inferior al 50 % para el cirujano, pero el paciente interpreta que las posibilidades son superiores al 60 %. Es aconsejable utilizar supuestos como del 1 al 10, y asegurarnos de que el paciente lo ha comprendido todo. Esto puede resultar complicado cuando existen riesgos que compiten entre sí con diferentes valores (por ejemplo, el fumar puede provocar un riesgo de muerte, empeorando una angina y una gangrena en la pierna). Para evitar utilizar estadísticas numéricas, podemos emplear símiles, como «es tan raro como ser alcanzado por un rayo». Pero esto también conlleva problemas, ya que aunque la posibilidad sea similar, el decir «como que nos toque la lotería» es arriesgado porque a pesar de saber que no nos va a tocar, esperamos cada semana que el premio caiga en nuestras garras. ▶ *Nuestros propios sentimientos, tanto del médico como del paciente, influyen en la estimación del riesgo; rara vez ofrecemos consejos imparciales.*

Ayudar a los pacientes a recordar: Indicar en primer lugar la recomendación más importante, de manera que se recuerde mejor. Tener en cuenta que la mitad de los consejos posteriores se desoyen. En este caso, pueden ayudar dos «trucos»:

Explicar las categorías del asesoramiento: «Primero le hablaré sobre el tratamiento, después de lo que no se debe hacer y, finalmente, del pronóstico. En primer lugar, el tratamiento...»

Concretar la recomendación: «Debe beber al menos seis vasos de agua al día», en vez de «beba más agua».

Poner la información por escrito: Utilice frases breves con palabras cortas, más al estilo de «The Sun» (el periódico más engañosamente tabloide del Reino Unido) que «The Times».

La fórmula de Flesh lo cuantifica de la siguiente forma: «facilidad de lectura = 207 $-0,85W$ $-S$ (siendo W el número medio de sílabas por cada 100 palabras; y S representa el número medio de palabras por frase). La mayor parte de los escritos oscila entre 0 y 100 (100 es muy fácil). Intente lograr un escrito con un resultado >70.

Nota: *no todos los pacientes saben leer,* y algunos pueden sentir rubor al reconocerlo. Una manera de averiguarlo con tacto consiste en utilizar el gráfico de la pág. 38. Si no es capaz de leer la primera frase en letras gigantes, pero es capaz de describir que el pulpo lleva un pequeño cubo en el dibujo, entonces el problema radica en la lectura, y logramos saberlo con ayuda de un test de visión poco intimidatorio.

Si se dispone de un vídeo, puede resultarnos útil (también en los que saben leer) para mostrar, por ejemplo, el empleo correcto de un inhalador para el asma. Existen en el mercado vídeos protagonizados por actores famosos (*What you really want to know about...*) sobre temas como el asma, bronquitis, colostomías, enfermedad de Crohn, colitis ulcerosa, depresión y prótesis auditivas [.]. (Las recomendaciones serán mejor recibidas cuando provengan de actores de TV famosos y admirados).

Los pacientes satisfechos atienden mejor nuestros consejos. Sea amable; rodéese de un ambiente agradable si es posible; evite las largas esperas a sus pacientes. Averigüe lo que espera su paciente.

Recomendaciones a los pacientes sobre el empleo de fármacos. Véase pág. 10.

Conducta a la cabecera de la cama

La conducta a la cabecera de la cama es muy importante, ya que permite al paciente saber si *puede fiarse* del médico. Desgraciadamente, cuando no sucede así cabe esperar poca curación. La conducta adecuada no es simplemente pasiva, sino que se desarrolla en función de la necesidad del enfermo, pero siempre de acuerdo con las virtudes clínicas tradicionales de honestidad, humor y humildad ante la debilidad y el sufrimiento humanos.

A continuación, se citan algunos ejemplos de una serie innumerable de hechos que pueden sugerir mayores habilidades (y placeres) de la medicina clínica. Uno de ellos es conocer cómo la acción y la actitud del médico influyen en el paciente y la forma en que este conocimiento modifica la validez y significación de los signos y síntomas observados. La información recibida del enfermo no es una «evidencia firme», sino más bien algo plástico que resulta moldeable por la actitud del médico y el ambiente hospitalario, así como por las esperanzas y temores del propio enfermo. Nuestra misión consiste en adaptar nuestra actitud y las condiciones del medio para que se manifiesten las esperanzas y los temores ocultos del enfermo, manteniendo siempre abiertos los canales de comunicación.

Reducción e intensificación de la ansiedad. La explicación en palabras sencillas de lo que se está haciendo suele reducir el temor a lo desconocido. Los niños requieren técnicas más sutiles, como explorar el abdomen utilizando primero las manos del niño o explorar primero a su osito.

Reducción e intensificación del dolor. Compare: «Le voy a comprimir el estómago; si le duele, grite» con «Voy a palparle el estómago; dígame qué es lo que siente» y «Ahora le pondré la mano sobre el estómago; indíqueme si nota algo». Como se ve, la exploración se puede realizar con un tono de intimidación, neutral o alegre, al que el paciente responde relajándose o aumentando la tensión.

Invasión del espacio personal con tacto o de forma poco delicada. Durante la oftalmoscopia, por ejemplo, se establece un contacto mucho más próximo del que se aceptaría en un ambiente social normal. Tanto el médico como el paciente acaban aguantando la respiración, lo que impide que el segundo mantenga inmóviles los ojos y el primero realice una exploración completa. Basta con explicar «es necesario que me acerque para verle bien el fondo de ojo» (no es correcto «es necesario que me aproxime a Ud.». De hecho, uno de los autores fue besado repetidamente por una paciente con signos del lóbulo frontal durante la exploración oftalmoscópica. Estos son los peligros de una excesiva proximidad.)

Inducción de un estado de tipo trance. Observe detenidamente cómo un clínico experimentado palpa el abdomen: la mano derecha descansa distraidamente sobre el abdomen, muy lejos de la zona dolorida. Busca la mirada del enfermo y pregunta: «¿Ha estado alguna vez en la playa?» (su mano acaricia en lugar de comprimir)... «Imagine que vuelve a la playa y está mirando el cielo azul» (comprime ahora el abdomen en la medida que cree necesario)... «Dígame, ¿dónde nació Ud. y dónde vivió después?» Si el paciente deja de hablar sólo cuando el médico explora la fosa ilíaca derecha, la exploración habrá resultado útil.

Entrevista

Los buenos diagnosticadores formulan cuestiones eficaces, constituyendo un arte que se puede aprender con el tiempo, la práctica y un buen número de pacientes. La finalidad última de formular preguntas es la de *describir*, no desde el punto de vista de la grandeza intelectual («si eres capaz de describir el mundo, lo poseerás») sino desde el punto de vista de facilitar la práctica clínica: lo que no puede describirse, no puede curarse, y lo que se describe y no se puede curar podrá al menos compartirse, mitigarse o superarse parcialmente. Los distintos tipos de preguntas podrán iluminar una cuestión, o bien, oscurecerla, como observaremos en los dos ejemplos que se describen a continuación.

Preguntas básicas. Al examinar el pañuelo teñido de sangre del enfermo, debe preguntarse, «¿cuánto tiempo ha estado Ud. expulsando sangre?» «Seis semanas, doctor». De esta forma, el médico entiende que el paciente lleva seis semanas con hemoptisis. En realidad, la tinción puede deberse a un dedo infectado o a una epistaxis (sangrado nasal). Si posteriormente se da cuenta del error (quizás después de haber efectuado otros estudios más incómodos y desagradables), se enfadará con el enfermo por haberle inducido a confusión, cuando lo único que pretendía era ser correcto contestando lo que el doctor estaba esperando oír. Este tipo de preguntas no dan al paciente la oportunidad de contradecir lo que el médico afirma.

Preguntas que sugieren la respuesta. «¿Cómo son los vómitos, rojos, amarillos o negros como los posos de café?» (Tal como se describe clásicamente la hematemesis o vómitos de sangre) «Sí, negros, como posos de café, doctor». La suposición y exceso de prisa del médico para obtener una descripción que se ajuste a un molde determinado altera la historia clínica, haciendo que resulte inútil.

Preguntas abiertas. La más amplia de todas es «¿Qué tal se encuentra?» Esta pregunta no sugiere ningún tipo de respuesta, por lo que la dirección que toma el paciente nos ofrece una valiosa información. Otros ejemplos son imperativos suaves, como «Indíqueme cómo eran los vómitos» «Eran oscuros» «¿Muy oscuros?» «Sí, con manchas oscuras» «¿A qué se parecían?» «A manchas de tierra». Esta información es tan valiosa como el oro, aunque no contenga el tópico de los «posos de café».

Obtención de información sobre toda la familia. Son preguntas muy útiles para detectar algunos síntomas que están causados o se perpetúan por mecanismos psicológicos. Permiten analizar la red de causas y situaciones que hacen aflorar síntomas nebulosos en el entorno familiar. Muchas enfermedades se resisten a los tratamientos hasta que no se realizan este tipo de preguntas. Por ejemplo: «¿Quién se encuentra a su lado cuando aparece el dolor de cabeza? ¿Quién lo nota antes: Ud. o su esposa? ¿A quién le preocupa más (o menos)? ¿Qué está haciendo su marido cuando (o antes de que) aparezca el dolor?» Piense por un momento: «¿Quién le produce el dolor de cabeza?». Hemos observado con sorpresa un estudio que demuestra que en los casos de síntomas difíciles de diagnosticar, suele ser la opinión del cónyuge la que mejor predice la evolución de los síntomas transcurridos seis meses: si el cónyuge está convencido de que los síntomas son físicos, la evolución será peor que cuando cree que su origen es psicológico.

Ecos. Intente repertir las últimas palabras que pronuncia el paciente, y observará que obtiene información sobre aspectos más íntimos, de otra forma inaccesibles, a medida que trata de analizar el fondo de la cuestión y permite que el paciente continúe con su soliloquio, «Siempre he sospechado de mi esposa» «Su esposa...» «Mi esposa... junto con su padre». «Juntos...» «Nunca he confiado en ambos» «Nunca en ambos...» «Bueno, en realidad, siempre he imaginado quién era el auténtico padre de mi hijo...no me fío de estos dos juntos». Sin necesidad de preguntar nada, Ud. descubre la clave inesperada e importante que arroja nueva luz sobre la historia clínica.

▶ *Cuando sólo se formulan preguntas, se reciben únicamente respuestas.* Si se intenta interrogar a un pájaro, echará a volar; el árbol que representa el silencio le atraerá hasta su mano.

☦ Muerte: diagnóstico y actuación

La muerte representa el golpe maestro de la Naturaleza, aunque siempre cruel, ya que ofrece a los genotipos espacio y oportunidad para probar nuevos fenotipos. Llega un tiempo en la vida de todo órgano o persona en el que es preferible comenzar de nuevo desde el principio, que continuar con el peso y desorden de un crecimiento infinito. Nuestros cuerpos y mentes están fabricados con un material perecedero, la espuma, que siempre se deshace sobre la ola de nuestros genes. En realidad, estos genes no son *nuestros*, sino que somos nosotros los que les pertenecemos durante unas décadas. Uno de los mayores insultos de la Naturaleza consiste en que ella prefiere poner *todos* sus huevos en la cesta de un neonato indefenso e incompetente, que bajo la custodia experimentada de nuestras mentes superiores. Pero cuando observamos que nuestras fibras neuronales comienzan a enredarse y cómo aquel neonato camina hacia una sabiduría que a nosotros nos esquiva, nos damos cuenta de que la Naturaleza ha tenido una idea brillante. Desde luego, la Naturaleza, de forma insensible, nunca se equivoca: las personas suelen morir en el orden equivocado (uno de nuestras principales misiones es el evitar estas muertes desordenadas, no el evitar en sí el fenómeno de la muerte).

Debemos admitir, reflexionando, que la muerte representa una solución brillante, y que es poco probable que nosotros pudiéramos haberla ideado para nosotros mismos.

Causas de muerte. Homicidio, suicidio, accidentes y causas naturales.

Diagnóstico de la muerte. Paciente apneico, sin pulso ni ruidos cardíacos y con pupilas fijas. Puede diagnosticarse muerte cerebral en pacientes sometidos a respiración artificial que aún mantienen el latido cardíaco, mediante los **criterios de muerte cerebral**, que postulan que la muerte cerebral equivale a la muerte del tronco cerebral, que se reconoce por:

- Coma profundo, con ausencia de respiración (o con un respirador).

- Ausencia de intoxicación farmacológica e hipotermia (< 35°C).
- Ausencia de hipoglucemia, acidosis o desequilibrio ácidobásico.

Pruebas: ausencia de todos los reflejos del tronco cerebral.

- Pupilas fijas no reactivas. Ausencia de reflejo corneal.
- Ausencia de reflejos vestíbulooculares sin movimiento ocular después o durante la inyección lenta de 20 ml de agua helada en cada conducto auditivo externo de forma sucesiva. Comprobar previamente la membrana timpánica para eliminar los falsos negativos, debidos por ejemplo a la presencia de cerumen.
- Ausencia de respuesta motora en los pares craneales tras la estimulación correspondiente.
- Ausencia del reflejo nauseoso y de respuesta a la estimulación bronquial y ausencia de esfuerzo respiratorio al desconectar el respirador y permitir que la $PaCO_2$ ascienda a 6,7 kPa.

Otras consideraciones: repetir las pruebas tras un intervalo adecuado, habitualmente 24 h. Los reflejos espinales no sirven para diagnosticar la muerte cerebral. Tampoco son necesarios el EEG ni el neurólogo. El médico que diagnostica la muerte cerebral debe ser un especialista (o sustituto con > 5 años de experiencia). Se procurará, además, recabar la opinión de otro médico.

Criterios de muerte cerebral empleados en los EE.UU.: son ligeramente diferentes y requieren el EEG para confirmar la ausencia de actividad cerebral cuando la muerte cerebral se diagnostica a las seis horas del cese aparente de la actividad encefálica. Se permite el diagnóstico de muerte cerebral en los casos de intoxicación cuando la angiografía con isótopos demuestra la ausencia de circulación cerebral, o si se ha metabolizado la sustancia tóxica.

Donación de órganos: el aspecto más importante del diagnóstico de muerte cerebral es la posibilidad de donación y extracción de órganos (riñón, hígado, córnea, corazón y pulmones), con el menor daño hipóxico posible. No debe evitarse mencionar este tema con los familiares, ya que muchos de ellos se alegran de otorgar su consentimiento y pensar que se puede hacer algo bueno después de la muerte de su familiar, y que parte de él continuará viviendo y dando nueva vida a otra persona.

Después de la muerte. Informar al médico de cabecera y al consultor. Hablar con la familia. Proporcionar rápidamente el certificado de defunción. Cuando no está clara la causa de la muerte o existe violencia, lesión, negligencia, cirugía, anestesia, alcohol, suicidio o intoxicación, se pondrá en conocimiento del juez.

Actitud ante la muerte

La muerte es un hecho diario en la mayoría de las salas hospitalarias, y ayudar al enfermo a enfrentarse a ella es una de nuestras funciones más importantes. Por eso, si Ud. no ha desarrollado esa actitud, es que algo no ha ido bien.

Siempre que Ud. piense «Es mejor que el paciente no lo sepa», considere si en realidad está diciendo «Me resulta más agradable no decírselo». Las dificultades son muy variadas: resulta desagradable para el paciente; interrumpe la visita; no nos gusta reconocer nuestra impotencia ante el curso de la enfermedad; la conversación nos recuerda nuestra propia mortalidad y, por último, puede recordarnos desgracias previas. Se suelen utilizar diversos trucos para evitar o minimizar: *racionalización* («Seguro que el paciente no quiere saberlo»), intelectualización («La investigación demuestra que el 37 % de los enfermos en estadio 3 sobreviven 2 años...»); *honestidad cruel* («Probablemente Ud. no sobrevivirá más de 6 meses» y con ello, el médico pasa a asuntos más vitales); *delegación inapropiada* («La enfermera le explicará todo cuanto esté Ud. más calmado»).

Razones que justifican la información al paciente:
- Él ya lo sabe pero todos evitan el tema, de modo que no puede expresar su temor (al dolor o a que su familia no le preste ayuda).
- El paciente tiene asuntos por arreglar todavía.
- Permite al paciente juzgar la necesidad de tratamientos desagradables.
- La mayoría de los pacientes están menos informados de lo que desearían[1].

Cómo y qué decir
- Ponerse en la situación del enfermo (¿Cuáles son sus preocupaciones sobre sí mismo o su familia?).
- Permitir que el paciente controle la información. Facilitarle información suficiente y ofrecerle la oportunidad de que solicite más datos.
- Ser sensible a las indicaciones que nos hacen. «Estoy preocupado por mi hijo». «¿Qué es lo que le preocupa más?». «Bueno, va a pasarlo mal (pausa) al comenzar el colegio el próximo año». Silencio, roto por el médico. «Tengo la impresión de que existen otras cosas que le preocupan más a Ud». En estos momentos, el enfermo puede continuar hablando o dejar la conversación ahí.
- Explicar al médico de cabecera y a la enfermera todo lo que se le ha dicho al paciente y también lo que no se le ha dicho. Asegurarse de que todo ello quede escrito en las hojas de evolución.

Etapas de aceptación. La aceptación de la muerte inminente suele llevar algún tiempo, algo así como una serie de «etapas». Conviene saber si el paciente sigue este camino (aunque la progresión no suele ser ordenada, ni siempre hacia delante, y es necesario recorrer muchas veces el mismo camino). Al principio se producen *shock y apatía*, posteriormente *rechazo* (lo que reduce la ansiedad) y más adelante *enfado* (lo que puede producir sensación de rechazo en el médico), así como *pena*, y finalmente *aceptación*. En esta última fase[2] se observa un anhelo de muerte cuando se supera ya el umbral de los cuidados materiales.

El **diagnóstico de la depresión subsidiaria** de tratamiento antidepresivo resulta difícil de realizar en las enfermedades somáticas, ya que determinados síntomas, como el despertar prematuro y la pérdida del apetito son secundarios a la enfermedad de base y no a la depresión. En estos casos hay que guiarse de otros datos, por ejemplo los pensamientos patológicos (sensación infundada de culpa y de infravaloración).

¿Tiene algún efecto el nuevo tratamiento? (análisis y meta-análisis)

Esta pregunta surge siempre que se leen los trabajos originales de las revistas médicas. Los que deben decidir los tratamientos nuevos que se van a recomendar y los que deben ignorarse no son sólo los autores de los trabajos, sino *todos* los médicos clínicos en ejercicio. Para valorar la utilidad de los trabajos de investigación, deben considerarse los siguientes aspectos:

1. ¿El nuevo tratamiento aporta una respuesta clara y significativa desde el punto de vista clínico y estadístico en pacientes en circunstancias similares a los que trato?
2. ¿Posee la revista científica un sistema de «revisión por expertos» (con especialistas con capacidad de vetar el artículo antes de su publicación)?

---

[1] A. Stedeford (1984): *Facing Death*, Heinemann.
[2] J. S. Bach (1727): *Ich habe genug*, Cantata número 82 sobre la Fiesta de la Purificación.

Nota: este sistema no es perfecto, pero es mejor que nada.

3. ¿Es correcto el análisis estadístico aplicado? Debe considerarse que muchos análisis dependen de cálculos informáticos sofisticados, y, desafortunadamente, algunos artículos presentan errores. No obstante, es importante encontrar los errores más obvios mediante el siguiente esquema:

- La muestra, ¿es suficientemente amplia para detectar diferencias clínicamente significativas? Por ejemplo, para tener una probabilidad del 95 % de certeza para detectar un descenso del 20 % de la mortalidad de una enfermedad (que normalmente es del 10 %), sería necesario estudiar >10.000 pacientes. Si se obtienen resultados «positivos» en un pequeño ensayo que carece de capacidad estadística (capacidad de detección de diferencias verdaderas), es probable que el grado de diferencia entre grupos resulte exagerado*.
- Los grupos comparados, ¿están seleccionados al azar? Los resultados, ¿se obtuvieron a partir de dos grupos comparables?
- Ambos tratamientos comparados, ¿fueron realizados por médicos igualmente experimentados en cada uno de ellos?

4. El estudio, ¿es de carácter «doble ciego» (ni el paciente ni el médico conocen el tratamiento efectuado)? ¿Puede alguno de ellos saber el tratamiento administrado (por ejemplo, por los efectos metabólicos del medicamento)?

5. El estudio, ¿se controló con placebo? La investigación también puede resultar válida aunque no se realice un ensayo doble ciego, asignado al azar y controlado, pero las conclusiones deben interpretarse con mayor cautela, —por ejemplo, en el caso de síntomas intermitentes, las temporadas de malestar (cuando el enfermo acude a la consulta) van seguidas de temporadas buenas, por lo que el tratamiento administrado en la fase de manifestación de síntomas parece efectivo. **Regresión hacia la media**, que ocurre en muchos aspectos, como al medir repetidamente la presión arterial: debido a una serie de factores transitorios o aleatorios, en la mayoría de las personas que poseen un valor elevado de presión arterial hoy, se obtienen valores menos extremos al día siguiente. Este concepto funciona en la cabecera de la cama de un paciente: si un individuo se muestra soñoliento tras sufrir una lesión en la cabeza y presenta una elevada presión arterial, y además, las siguientes mediciones siguen siendo *elevadas*, no existirá este fenómeno de regresión hacia el valor medio, y por tanto, el efecto es «verdadero», con una elevación de la PIC.

6. ¿Ha transcurrido el suficiente tiempo para detectar alguna crítica a dicha investigación en la sección de cartas de la revista en cuestión?

7. Si yo fuera el enfermo, ¿me gustaría que me explicaran el nuevo tratamiento?

Meta-análisis[1]. La combinación sistemática de ensayos similares, utilizando criterios seleccionados, puede facilitar la resolución de diversos aspectos controvertidos y explicar la obtención de ciertos datos inconsistentes. Resulta más rápido y menos costoso que volver a repetir los estudios, y permite poder generalizar los hallazgos de las investigaciones[2]. Sin embargo, hay que tener cuidado. Un estudio[3] sobre las recomendaciones del meta-análisis en un amplio ensayo «definitivo», concluyó que el meta-análisis posee un margen de error de $\sim 30\%$.

---

[1] JA Turner 1994 *JAMA* **271** 1609.
[2] CD Mulrow 1994 *BMJ* ii 597².
[3] J LeLorier 1997 *NEJM* (Aug 21).
* Esto se conoce como error de tipo I; un error de tipo II se aplica a los resultados que indican que no es efectivo, cuando, en realidad, sí lo es.

► Es preferible un ensayo clínico bien diseñado a siglos de práctica médica indiscriminada; sin embargo, una experiencia de varias semanas en un servicio también puede enseñar más que un año entero leyendo revistas. Esta es la principal paradoja de la educación médica. ¿Cómo confiar en la propia experiencia, sabiendo que toda ella es anecdótica? ¿Cómo abrirse a nuevas ideas y evitar las modas? Lo mejor es tener una mente abierta y flexible.

Prescripción de fármacos

► Se recomienda consultar el *British National Formulary* (BNF) o su equivalente en cada país, antes de prescribir cualquier fármaco con el que no se esté familiarizado.

Antes de prescribirlo, debe preguntarse si el paciente es alérgico a alguna sustancia. Con frecuencia, los pacientes presentan alergia a los antibióticos, pero aún hay más. Es necesario averiguar el tipo de reacción del paciente, ya que de lo contrario se corre el riesgo de denegarle una posible salvación para su vida o un fármaco tan seguro como la penicilina, por una simple reacción leve como las náuseas. Las reacciones se clasificarán como **verdadera alergia** (con anafilaxia, pág. 672, o exantema), **efecto tóxico** (por ejemplo, es inevitable la ataxia cuando se administran elevadas dosis de fenitoína), **reacción adversa predecible** (como el sangrado gastrointestinal por la aspirina) o **reacción idiosincrásica**.

Recordar la frase *primum non nocere* (en primer lugar, no infligir daño). Cuanto menos grave sea el proceso, más habrá que tener en cuenta esta frase. Cuanto mayor sea la gravedad, más importancia adquiere la frase contraria: *el que no se arriesga, no cruza la mar.* Si hay una persona muriendo de malaria cerebral delante de nosotros, resultaría inadecuado retrasar, como Hamlet, la administración de quinina que estamos a punto de realizar, para reflexionar sobre los riesgos del paciente hacia un raro efecto secundario de este fármaco. Pero si vamos a prescribir este mismo fármaco a una persona que padece calambres nocturnos (para los cuales, esta sustancia parece ser muy efectiva), es nuestra obligación repasar los diez mandamientos de la pág. 10 en nuestra mente. ►El que esta recomendación sea evidente, no impide el que sea ignorada de forma sistemática, con tremendas consecuencias tal como ocurre cuando no se tienen en cuenta las diez premisas mencionadas.

Prescripción de fármacos en la insuficiencia renal. La modificación de las dosis viene determinada por el aclaramiento de la creatinina (pág. 560) y el grado en que el fármaco es excretado por vía renal. Es muy importante en el caso de los aminoglucósidos (pág. 659), cefalosporinas y algunos otros antibióticos (págs. 155-160), el litio, opiáceos y digoxina. ►Nunca debe prescribirse un fármaco en la insuficiencia renal sin comprobar antes en qué grado se encuentra alterada su administración. Las dosis de carga no deben ser modificadas. Si el paciente es sometido a diálisis (peritoneal o hemodiálisis), la modificación de la dosis dependerá del grado de eliminación del fármaco por diálisis. Debe consultarse el prospecto del fármaco o a un especialista. Las dosis deberán calcularse según las sesiones de diálisis.

Entre los fármacos nefrotóxicos se incluyen: AINE, aminoglucósidos (como la gentamicina), anfotericina B, furosemida, oro y penicilamina.

El grado de reducción de las dosis en la insuficiencia renal (factor de ajuste de las dosis, DAF) dependerá de la fracción de fármaco excretada intacta por orina (F) DAF = $1 / (F (kf - 1) + 1)$, donde kf corresponde a la función renal relativa = aclaramiento de creatinina/120. La dosis normal debe dividirse por el factor DAF. Sólo en determinados fármacos el factor es lo suficientemente significativo para ser tenido en cuenta.

Nota: las dosis de carga no deben ser modificadas.

Aminoglucósidos	F= 0,9	Cefalosporinas	F= 1,0
Litio	F= 1,0	Sulfametoxazol	F= 0,3-0,5
Digoxina	F= 0,75	Procainamida	F= 0,6
Etambutol	F= 0,7	Tetraciclina	F= 0,4-0,6

Prescripción de fármacos en la insuficiencia hepática. Evitar los opiáceos, diuréticos (↑ el riesgo de encefalopatías), hipoglucémicos orales e infusiones salinas. Los efectos de la warfarina resultan potenciados. Entre los fármacos hepatotóxicos se incluyen el paracetamol, metotrexato, fenotiazinas, isoniazida, azatioprina, estrógenos, 6-mercaptopurina, salicilatos, tetraciclina y mitomicina.

⫯⫯⫯ Los diez mandamientos

▶ Estos diez mandamientos deberían figurar escritos en cada comprimido:

1. Estudiar todas las posibles opciones alternativas de cada prescripción. La prescripción conduce a una dependencia del médico por parte del paciente, quién a su vez, deriva frecuentemente en un mal uso de la medicina. Además, resulta muy costoso: $5.000-6.000 millones/año; los precios de estos productos se incrementan mucho más rápido que el ritmo de crecimiento de la inflación. Existen tres modos de hallar alternativas:
   — *La despensa*: miel y limón para el dolor de garganta, en vez de penicilina.
   — *La pizarra*: educación sobre las causas auto-infligidas de la esofagitis: en vez de administrar ranitidina, advirtiendo frente a las comidas copiosas, el exceso de tabaco o alcohol o las prendas muy ajustadas.
   — *Por último, nosotros mismos*: ofreciendo simpatía se logra más que todos los fármacos en los pacientes asustados, afligidos y cansados de la vida.

2. Averiguar si el paciente desea tomar el fármaco. Quizás Ud. esté prescribiendo fármacos para una dolencia mínima, debido a que quiere resolver todos los problemas. Pero el paciente se conforma tan solo con saber que dicha dolencia carece de importancia. Con averiguar la naturaleza de su dolencia es suficiente. Debemos tener en cuenta que algunas personas no creen en los efectos de los fármacos.

3. Decidir si el paciente es responsable. Si se traga de una vez *todas* las píldoras de quinina que le hemos recetado cuidadosamente, posiblemente morirá.

4. Ser consciente del mal uso que puede realizarse de nuestra prescripción. Puede que un paciente con insomnio al que hemos recetado cuidadosamente un fármaco se dedique a pulverizar las pastillas para inyectárselas, desesperado por una dosis. ¿Sospecharemos cuando regrese a la consulta para decir que ha extraviado la receta?

5. Considere estas cinco cuestiones cuando recetemos fuera del servicio:
   • ¿Cuántas dosis diarias debe tomar? (⩽ 2 es mejor que 4).
   • ¿Cuántos fármacos distintos está tomando? ¿Puede reducirse su número?
   • El envase: ¿es capaz el paciente de leer las instrucciones y abrirlo?
   • ¿Cómo saber si el paciente no olvidará regresar? (seguimiento).
   • Si el paciente está de acuerdo, sugerir que el cónyuge ayude al paciente a recordar las dosis. Comprobar, por ejemplo, el número de pastillas que quedan en la siguiente visita. Enumere los beneficios potenciales que el fármaco puede ejercer sobre su paciente.

6. Enumerar los riesgos (efectos secundarios, contraindicaciones, interacciones, riesgo de alergias). Siempre, ante un nuevo problema, debemos preguntarnos si se trata de un *efecto secundario*.

7. Trate de llegar a un acuerdo con el paciente con respecto a los riesgos: cuándo los beneficios superan a los riesgos. Comprobar que el acuerdo es real (pág. 2) entre nuestras ideas y las de nuestro paciente.
8. Idear un sistema de revisión de las dosis para cada paciente.
9. Cuantificar los progresos (o los retrocesos) mediante objetivos concretos, como las pulsaciones para marcar la dosis de β-bloqueantes; o el flujo máximo mediante monitorización para la utilización de esteroides en el asma.
10. Registrar todos los fármacos que se han recetado. Ofrecer al paciente una copia.

Sobrevivir a las guardias

Si algún loco o visionario hubiera predicho que nuestro objetivo era el de lograr la máxima salud y bienestar para el mayor número de pacientes, no podríamos esperar escuchar aplausos provenientes del sector destrozado de los médicos de guardia: al contrario, parece que escuchamos un murmullo creciente debido a que estos hombres y mujeres saben que existe algo que sobrepasa la salud o el bienestar: simplemente, sobrevivir. En este caso, vamos a hablar de nuestra propia supervivencia, no de la de nuestros pacientes. Es difícil encontrar un mayor reto para nosotros que esos primeros meses en las guardias. En las primeras semanas, aún brillante nuestra armadura, comenzará a sufrir las salpicaduras y arañazos, no sólo de sangre, sino de las muchas decisiones que deben tomarse con cuidado y atención. No significa que debamos ser vagos o descuidados, sino que debemos reconocer las circunstancias de fuerza mayor de la Naturaleza que nos enseñan a colocarnos en un segundo plano: insistir en manteneros en un primer plano en todos los aspectos es como firmar una pena de muerte para muchos pacientes, y, sobre todo, acorde con el contenido de este capítulo, muerte figurada para nosotros mismos. El perfeccionismo no debe sobrevivir en las guardias ni en las intervenciones quirúrgicas. Para poder enfrentarnos con esta realidad, o hacerla menos deprimente y renacer en esta nueva vida, no debemos dedicarnos a volver a pulir nuestra armadura (¿cuáles son las 10 causas posibles de fibrilación auricular?, ¿o eran 11?), sino a pulir nuestra mente y cuidar nuestro cuerpo (una comida y bebida adecuada disminuirá vuestros rugidos intempestivos a media noche).

Nosotros no podemos prepararos para descubrir que no os gusta el tipo de persona en que os estáis convirtiendo, ni soñamos con imponer a nuestros lectores una serie de recomendaciones con tablas de ejercicios, dieta y *fitness* mental. Lo único que es capaz de conducirnos a través de la adversidad es el arte de vivir. Lo que nosotros queramos: ejercicio físico, artes marciales, poesía, karate, el sermón de la montaña, juegos malabares, meditación, yoga, una aventura amorosa; ¿o somos capaces de convertir en una forma de arte la observación irónica de nuestros semejantes?

Muchas personas cultivan su espíritu a través de sus creencias religiosas y asisten a misas en iglesias, sinagogas o templos. Una sociedad multicultural ofrece gran diversidad y acoge todos los modos de expresión. No debemos compararnos con los que nos rodean. Muchas veces, los que hacen más ruido son los que *menos producen*. Debemos planificar nuestro tiempo libre con antelación y aprovecharlo para realizar actividades nuevas y emocionantes. Comienza pensando en las actividades que ofrece el propio hospital o habla con el asesor regional para posgraduados de la especialidad que prefieras. Esta información te aportará nuevas energías para afrontar las horas bajas de las guardias y te motivará cuando llegue el desaliento. Planea con tiempo lo que vas a necesitar para pasar la guardia. Esto no significa que todo vaya a salir de maravilla, pero si el yoga, los sermones y los planes de forma física se convierten en cenizas en tu boca, al menos sabrás en qué dirección escupir.

Las guardias no sólo son algo que hay que pasar y tratar de disfrutar en lo posible (suelen existir *muchas* posibilidades); constituyen el yunque donde nos vamos a forjar una nueva forma, quizás más incómoda. Por suerte, no todos nosotros estamos hechos de hierro y acero, por lo que existe la probabilidad de que podamos después volver a nuestra forma original, y, al hacerlo, darnos cuenta de que son nuestras propias debilidades, y no la fuerza, las que nos resultan más útiles.

Las guardias pueden provocarnos tremendos altibajos de energía, motivación y humor, que a su vez pueden dar lugar a pequeños incidentes. Cuando nos encontremos deprimidos más de un día seguido, es mejor hablar con un amigo, compañero o superior, para que nos aporte otra perspectiva.

Calidad, QALYs y la interpretación de los sueños

Distribución de los recursos: cómo se decide qué le corresponde a cada uno.
La distribución de los recursos se compara con el partir la tarta de la sanidad, siempre de un tamaño *limitado*. Decidir qué porción se dedicará a trasplantes, prótesis articulares, servicios de psiquiatría... Los escépticos pensarán que todo ello dependerá del grado de protesta de cada grupo de especialistas. Pero otros intentan buscar un criterio racional para distribuir los recursos disponibles. Los economistas especializados en sanidad (econócratas) han inventado los QALYs con este propósito.

Preparando el pastel. Centrarnos en el modo de partir la tarta nos distrae de otra cuestión primordial: ¿Qué tamaño debe tener el pastel? La respuesta consiste en lograr que nuestro servicio cubra más necesidades, no a expensas de otros departamentos de sanidad, sino a expensas de otra cosa[1].

¿Qué es el QALY? La esencia del QALY (Quality Adjusted Life Year) o calidad correspondiente a cada año de vida, consiste en hacer corresponder el valor 1 a cada año de esperanza de vida sana, y <1 a cada año de esperanza de vida con enfermedad. Su valor exacto será inferior cuanto peor sea la calidad de vida de la persona enferma[2]. Si un paciente determinado posee una esperanza de vida de 8 años con buena salud con un fármaco antiguo, le corresponden ocho QALYs; si un nuevo fármaco le permite vivir 16 años, pero con una calidad de vida inferior en un 25% respecto al máximo, sólo le corresponderán cuatro QALYs. El sueño de todo economista de sanidad consiste en conseguir el máximo posible de QALYs para su presupuesto.

Coste de cada QALY. Se realizó un estudio, que arrojó los siguientes resultados ($)[2]:

Consejos del médico general para dejar de fumar	275
Prevención del infarto controlando la PA	1.175
Implantación de marcapasos	1.375
Sustitución de válvula (estenosis aórtica)	1.425
Prótesis de cadera	1.475
Bypass coronario por estenosis (pág. 282)	2.615
Trasplante de riñón	5.890
Seguimiento de cáncer de mama	7.725
Trasplante de corazón	9.800
Seguimiento del colesterol + Receta	17.690
Diálisis en domicilio	21.575
Cirugía de tumor cerebral	134.725

---

[1] J Bell 1998 *Philosophy and Medical Welfare*, Cambridge University Press.
[2] A Williams 1985 *Health and Social Service Journal 3*.

Los QALYs resultan menos fríos que las tasas de supervivencia en la valoración racional. Los QALYs tienen en cuenta los intereses personales y supuestos cuestionables —por ejemplo, cada QALY obtenido por una trombolisis postinfarto de miocardio vale la mitad en las personas > 65 años respecto a las de edad <55 años (en los que el riesgo de muerte es inferior)[1]. Si los recursos son escasos, ¿debemos restringir los cuidados coronarios a las personas mayores?

Inconvenientes de los QALYs. El otorgarles un valor suele ser problemático.

- Injusticia: para los *individuos*, es razonable elegir el tratamiento con mayores posibilidades de maximizar los QALYs, pero aplicar los QALYs en la distribución de los recursos es muy diferente, ya que implica elegir entre el bienestar de diferentes personas. Las personas con problemas mentales o minusvalías tendrán menos oportunidad de recibir recursos, ya que su *handicap* le otorga a cada año de su vida un valor <1. Ocurre lo mismo en las personas de edad avanzada, en el caso de intervenciones paliativas, ya que su esperanza de vida es inferior.
- Los QALYs no se pueden sumar correctamente. ¿Puede alguien aplicar valores obtenidos sumando preferencias colectivas con individuos que no comparten la escala colectiva de preferencias? *Pregunta:* si un jarrón de flores es bonito, ¿10 jarrones serán 10 veces más bonitos? ¿O quizá lo estamos sobrevalorando?
- ¿Debemos dar importancia al bienestar? 1.000 personas pueden beneficiarse de un tratamiento para el estreñimiento (por lo que sus QALYs suman más que el dinero que debe dedicarse a salvar 1 sola vida). A la hora de distribuir los recursos, quizás las necesidades de esa única persona deban atenderse antes que las de las personas estreñidas.
- Los QALYs no orientan sobre *a quién* debe elegirse ante tratamientos de similar número de puntos. A los médicos les disgusta tener que elegir (les coloca en una posición comprometida) y las elecciones demuestran que los pacientes tampoco quieren decidir —de forma que sólo los políticos serían felices decidiendo—.

Psiquiatría en los servicios médicos y quirúrgicos

▶ Los problemas psicológicos son frecuentes en los colegas, pacientes y familiares de los pacientes.
▶ Busque ayuda adecuada para sus propios problemas. Encuentre un médico general amable y manifiésteselo. Puede que Ud. no sea la persona más indicada para planificar su estudio, tratamiento y envío a especialistas, si fuera necesario.

Depresión. Es frecuente y, a menudo, pasa desapercibida. «Yo estaría deprimido en su situación...», piensa uno mismo con frecuencia, sin considerar la posibilidad de ofrecer tratamiento. Los síntomas habituales (despertar temprano, pérdida de apetito y peso, así como la falta de interés por el sexo y otras aficiones) son de escasa utilidad para el diagnóstico de la depresión, ya que son frecuentes en las salas hospitalarias. *La depresión mantenida* (sin momentos de alegría), *el sentimiento exagerado de culpa* y los pensamientos de *inutilidad* son los más significativos a estos efectos. ▶ *No piense que no es responsabilidad suya el reconocer y tratar la depresión.* Es tan importante como el tratamiento del dolor. Intente proponer actividades que animen la moral y autoestima del paciente, manteniéndolo en contacto estrecho con sus compañeros. Comunique sus pensamientos a otros miembros del equipo, para que cuiden al paciente: enfermeras, fisioterapeutas y terapeutas ocupacionales, así como a sus familiares (si el paciente así lo desea). Entre ellos, el paciente podrá encontrar un espíritu más amable que le ofrezca una imagen real de sí mismo y un apoyo moral.

---

[1] A Renton 1992 *BMJ* **i** 182.

En los casos de duda suelen recomendarse los antidepresivos, vigilando su eficacia —como la lofepramina* 70 mg/8-12 h oral, en caso de no existir problemas hepáticos o renales graves. Véase *OHCS* pág. 341 para las dosis de *inhibidores de los receptores de la serotonina* (SSRI, como la fluoxetina, 20 mg/24 h oral).

Alcohol. Es una causa frecuente de problemas en el hospital (tanto el abuso, como la abstinencia). Véase pág. 475.

El paciente violento. En primer lugar, asegure su propia seguridad y la de los demás. No trate de sujetar al paciente violento si no dispone de ayuda (celadores o policía). Causas frecuentes: *intoxicación etílica, hipoglucemia, estados confusionales agudos* (pág. 405).

Una vez conseguida la ayuda, intente tranquilizar al enfermo y comprender su estado mental. Si no basta con ello, será necesario sujetarle. Debe medirse la glucemia o infundir directamente glucosa por vía IV (pág. 690). Si no existe hipoglucemia, es necesario, en ocasiones, realizar una sedación farmacológica antes de proseguir los estudios (por ejemplo, haloperidol IM hasta 20 mg y posteriormente 5 mg/h; controlar mediante monitorización las constantes vitales).

La violencia puede prevenirse en parte vigilando los primeros signos, como la agitación, dar vueltas en un espacio limitado, puños cerrados, silencio taciturno, cantar o gritar. Mantener la alerta ante las sospechas de posible aparición de problemas. Contactar con una enfermera familiarizada con el paciente.

Acta de Salud Mental (1983, Inglaterra y Gales). A diferencia de la ley inglesa, este Acta carece apenas de interés en los hospitales generales. El apartado 5 permite la detención de un paciente que recibe tratamiento hospitalario, en caso de padecer un trastorno mental y suponga un peligro para sí mismo o para los demás. El estado confusional agudo (pág. 405) se considera un trastorno mental. Estos casos deben comunicarse al director del hospital por parte del consultor o del médico encargado del enfermo. La detención se realiza durante <72 h. Para más detalles, consúltese *OHCS*, pág. 400.

¿Cuál es el mecanismo?

Siempre es necesario preguntar «¿Por qué?», como hacen los niños pequeños. La razón no estriba en buscar continuamente la causa última de los fenómenos (aunque también sea importante), sino seleccionar el nivel más adecuado de intervención. Un simple cambio en una etapa inicial de una cadena de acontecimientos puede bastar para producir la curación, mientras que en una fase posterior puede desaparecer dicha oportunidad.

Por ejemplo, no es suficiente con diagnosticar la insuficiencia cardíaca en un paciente disneico. Hay que preguntarse: «¿Por qué presenta insuficiencia cardíaca?» Si no se actuara así, uno se sentiría satisfecho administrando un diurético al enfermo, de modo que cualquier efecto secundario del tipo de la uremia o la incontinencia producida por la poliuria se atribuiría a las consecuencias inevitables del necesario tratamiento.

---

* Con precaución, siempre que exista una historia previa de trastornos cardíacos, epilepsia, discrasias sanguíneas, hipertrofia de próstata, glaucoma, hipertiroidismo o porfiria. ES: somnolencia, confusión, ↓PA, ↑ pulso, vómitos, erupciones, ↓ PFH, ↓ medular y efectos anticolinérgicos (sequedad bucal, estreñimiento, visión borrosa, retención urinaria, sudoración, tremor). Interacciones: alcohol, anestésicos (posibles arritmias), T4. A pesar de estas precauciones, la lofepramina suele ser mejor tolerada respecto a otros antidepresivos tricíclicos.

Pero si Ud. se hubiera preguntado «¿Cuál es el mecanismo de la insuficiencia cardíaca?», habría descubierto una posible causa subyacente, como por ejemplo, anemia asociada a la cardiopatía isquémica. Esta última no se puede curar, pero para que el enfermo se recupere de su disnea, es preciso tratarla. No obstante, no basta sólo con esto, ya que conviene saber «¿Cuál es el mecanismo de la anemia?». La respuesta está en la extensión de sangre, que muestra, por ejemplo, hipocromía y disminución del nivel sérico de ferritina (págs. 512-513). Finalmente, Ud. puede sentirse tentado y afirmar que ya descubrió la causa primaria: anemia por déficit de hierro, concluyendo aquí su cadena de razonamientos.

¡Falso! Olvídese de las causas primarias y continúe preguntándose: «¿Cuál es el mecanismo?» Vuelva de nuevo a la extensión de sangre para averiguar si la causa de la anemia es dietética o por sangrado (como sugiere la policromasia, pág. 516). A lo mejor cree que se trata de una deficiencia dietética y lo confirma con la historia clínica (no piense que la historia clínica se acaba después del primer contacto con el paciente). ¿Por qué ingiere el enfermo una dieta deficitaria? ¿Es acaso un abandonado, o no come adecuadamente? Vuelva de nuevo a la historia clínica y tal vez descubra que la esposa del enfermo murió hace un año y desde entonces, el enfermo está deprimido y sin apetito. El enfermo afirma que no le importaría morirse al día siguiente. (La historia social, tan importante en ocasiones, se reduce con demasiada frecuencia a un par de preguntas sobre el tabaco y el alcohol).

En este momento, Ud. comienza a advertir que el simple tratamiento de la anemia del enfermo no servirá de mucho, así que continúe interrogando: «¿Por qué?» «¿Por qué no quería Ud. acudir al médico y mejorar su estado físico?» Descubrirá entonces el enfermo que acudió al médico por dar gusto a su hija. Este tipo de paciente no suele colaborar con el tratamiento, a menos que se llegue al fondo de su preocupación. En este caso, lo importante es la hija, y si no se logra su cooperación, fracasarán todas las iniciativas terapéuticas.

Hable Ud. con la hija; ofrézcale ayuda para la depresión de su padre; indíquele los alimentos ricos en hierro y después, con algo de suerte, la disnea de su paciente comenzará a desaparecer de forma gradual. Incluso si no comenzara a desaparecer, Ud. habrá iniciado una amistad con su paciente, lo que le servirá para que quizás acepte recibir ayuda por otros caminos— y este diálogo le ayudará a ser un médico más humano y amable, especialmente si se siente agotado y asaltado por largas listas de asuntos técnicos que de todas maneras, debe tratar de encajar en un día sobrecargado.

«La puerta secreta de Corrigan» en los momentos de agobio

El incesante número de demandas, las expectativas crecientes de lo que significa la asistencia médica, el número cada vez mayor de pacientes ancianos, junto con la introducción de tratamientos nuevos y complejos, constituyen una especie de conspiración que agobia progresivamente al médico. En realidad, los médicos siempre han estado agobiados. Sir James Paget, por ejemplo, veía habitualmente a más de 60 pacientes al día y viajaba en ocasiones muchos kilómetros hasta llegar a la cabecera del enfermo. Sir Dominic Corrigan se encontraba tan agobiado hace 130 años que construyó una puerta secreta en su consulta para poder huir de la cola cada vez más grande de enfermos.

Todos conocemos los fenómenos asociados al exceso de trabajo y desearíamos tener la puerta secreta de Corrigan. Las labores urgentes, complejas y simultáneas son imposibles de ejecutar: el médico de guardia trata de colocar una infusión intravenosa en un paciente en shock mientras suena el teléfono. De camino hacia el aparato, un enfermo se cae de la cama, sujetado únicamente, al parecer, por un catéter cuya colocación le costó una hora. El es consciente de que no puede ayudar, pero cuando coge el teléfono le dice a la enfermera que «hay un hombre colgado del catéter» (temiéndose lo peor). De repente se oye un ruido sordo procedente de la cama de la mujer tratada por sus venas varicosas, pero no es ella, sino su marido que la visitaba, quien sufre un colapso y presenta convulsiones. Entonces se escucha la alarma de parada cardíaca y tiene que acudir a otra habitación. Desesperado se dirige a la enfermera y grita «¡Necesito irme de aquí!» A veces, nos gustaría que Corrigan nos tomara simbólicamente de la mano y nos llevara consigo a través de su puerta secreta metafórica hacia un mundo interior en calma. Para que ello ocurra, procure simplificar lo máximo posible las cosas.

En primer lugar, por muy solo que Ud. se encuentre, casi nunca lo está. No se enorgullezca de no necesitar ayuda. Cuando se trata de decisiones difíciles, compártalas con algún colega. En segundo lugar, busque la oportunidad para sentarse y descansar. Tome una taza de café con los demás miembros del equipo de guardia o con un paciente amable (los pacientes también son fuente de renovación y no sólo devoradores de energía). En tercer lugar, no se salte las comidas. Si no tiene tiempo de ir al comedor, asegúrese que le dejen algo de comida para cuando tenga tiempo: el trabajo duro y el insomnio se soportan mucho peor cuando se está hambriento. En cuarto lugar no trabaje en exceso. Resulta demasiado fácil imaginar a médicos jóvenes, entusiasmados por la imagen del trabajo excesivo y chantajeados por una culpa mal entendida, en los departamentos reexplorando a los pacientes, reescribiendo notas o reevaluando los resultados en un momento en que deberían cuidar más de sí mismos. En quinto lugar, cuando prevea una mala guardia, planee algo divertido para después con el fin de poder soportar la larga noche.

Por último, recuerde que, por muy agobiado que se encuentre, el período de guardia siempre acaba. Como decia Macbeth:

*«Suceda lo que suceda,
el tiempo y las horas pasan, aún en el día más duro».*

Sanidad y ética médica

▶La mayoría de las consultas médicas presentan un componente ético (es decir, no técnico).

Análisis. Nuestro objetivo consiste en hacer el bien logrando el estado de salud de las personas. El ***bien*** es el sustantivo general más encomiable y abarca cuatro obligaciones cardinales:

1. No hacer daño. No sólo a nuestros pacientes, sino a todas las personas.
2. Hacer el bien. Especialmente, a nuestros pacientes.
3. Promover la justicia, es decir, distribuir con equidad los recursos escasos (pág. 12) y respetar los siguientes derechos: legales, secreto profesional, derecho a ser informado, derecho a serle ofrecidas todas las opciones y derecho a la verdad.
4. Promover la autonomía [1, 2]. (Este derecho no está universalmente reconocido; en ciertas culturas subdesarrolladas resulta irrelevante, o incluso subversivo).

La ***salud*** implica bienestar de cuerpo y mente, así como capacidad de crecimiento, desarrollo, curación y regeneración. *¿A cuántas personas hemos sanado (o al menos, mejorado su salud) hoy?* Y mientras lo hacemos, *¿cuántas obligaciones cardi-*

---

[1] TL Beauchamp 1989 Principles of Biomedical Ethics 3 ed., OUP.
[2] R Gillon 1994 *BMJ* ii 184.

nales hemos ignorado? Aquí se sitúa el punto esencial de la Medicina. No podemos estar más tiempo en nuestros servicios hospitalarios tratando de curar a las personas sin cumplir antes las obligaciones fundamentales —especialmente los puntos (3) y (4). ¿Carece ello de importancia? ¿Qué sentido tienen los deberes si éstos son ignorados de forma sistemática? Su significado radica en proporcionar un contexto para nuestras negociaciones con los pacientes. Si queremos ser médicos, existen muchas formas peores de comenzar que tratando de poner en práctica estos principios. Inevitablemente, cuando se intenta, se presentan ocasiones en las que entran en conflicto unos principios con otros. ¿Qué podemos hacer en estos casos? No se trata de decidir basándonos en el análisis anterior. Resulta preferible tratar de hacer un resumen si dispone de tiempo suficiente (a menudo, *no se tiene*; pero muchas veces, cuando nos equivocamos, nos damos cuenta que podíamos haberlo evitado de haber intentado *sacar* tiempo para reflexionar).

Síntesis. Cuando existe un conflicto de intereses entre dos deberes, uno de ellos seguramente *no es* un deber. ¿Cómo saber cuál? Para averiguarlo, hay que tratar de conocer a nuestros pacientes y preguntarnos diversas cuestiones:

- ¿Los deseos del paciente están siendo acatados?
- ¿Qué piensan nuestros compañeros? Pocas veces se encuentra uno solo, aunque la presión del trabajo y el aislamiento nos hagan sentir mucho más solos de lo que estamos.
- ¿Cuál es la opinión de los familiares? Pedir antes permiso al paciente. Averiguar si los intereses de los familiares son los que más convienen al paciente.
- ¿Es deseable que los motivos que justifican una acción puedan generalizarse? (si decimos que una persona es demasiado anciana para someterse a una determinada operación, ¿nos satisface que esta regla pueda generalizarse para todo el mundo? —«ley» de Kant [*]).
- Si una periodista de investigación fuera a escribir una entrevista sobre mí (pudiendo conocer todos mis pensamientos y acciones), ¿se aburriría o iría reuniendo veneno para los periódicos del día siguiente? En caso afirmativo, ¿podría yo responderle punto por punto? ¿Estoy satisfecho con mis respuestas? ¿O son puras elucubraciones tácticas pensadas para burlarla y protegerme de ciertas verdades que me resisto a comentar?
- ¿Lo aprobarían las instituciones como el Consejo Médico General? Debemos respondernos sinceramente, pero en ocasiones el Consejo aprueba la violación del secreto profesional, como cuando nos obliga a ello un juez, o bien el Parlamento (notificación de enfermedades infecciosas), y, también, cuando se comete un crimen violento.
- ¿Cuál sería la opinión de alguna institución que represente a los pacientes? Estas opiniones son valiosas, ya que se encuentran disponibles inmediatamente (si existe un grupo representativo local) y con capacidad de hacer que la toma de decisiones se incline peligrosamente hacia la medicalización.

Especialistas y sistemas periciales

La forma más recomendable de actuar frente a un diagnóstico difícil es consultar con un especialista. Pero ¿qué le preguntaremos? y ¿cómo decidir el especialista que debemos consultar? Si enviamos al dermatólogo a una persona que necesita un microbiólogo, o a un neurólogo al paciente que necesita un cardiólogo, ponemos en riesgo su vida. Demos utilizar las herramientas que tenemos a mano. Si sólo disponemos de un martillo, será fácil tratar de convertir todos nuestros problemas en un clavo, para poder trabajar sobre él. Los dermatólogos ofrecen soluciones tópicas, los cirujanos, soluciones quirúrgicas y los psiquiatras ofrecen soluciones escuchando a las personas. En la mayoría de los casos, este sistema funciona bien, debido a que el médico que atiende al paciente en primer lugar conoce el lugar donde remitirle si fuera necesario. El doctor hará bien en preguntarse, «¿si yo fuera dermatólogo, qué tendría que hacer?»... «¿si yo fuera psiquiatra, qué tendría que hacer?» y así, sucesivamente, hasta encontrar la mejor pauta de actuación, interrogándose, «si adopto una solución quirúrgica, ¿qué puedo perder?» Y así es como el apoyo a la decisión encuentra su aplicación más práctica. Consideremos un paciente harto de sus sabañones y dolores de cabeza. Un dermatólogo se centrará en sus sabañones, un psiquiatra en su sentimiento de estar harto y un neurólogo, en los dolores de cabeza. Cada persona realiza lo que considera correcto. De hecho, lo que necesitaba este paciente era consultar diferentes especialistas —o bien, un sistema electrónico de diagnóstico. El dolor de cabeza y los sabañones pueden introducirse en un sistema (por ejemplo, en el **Oxford Clinical Mentor)**, el cual, en uno o dos segundos, obtiene la idea de que el paciente puede padecer una endocarditis si los sabañones son realmente una vasculitis, y sugiere investigar la posible existencia de esplenomegalia, murmullo cardíaco y hematuria; y si es necesaria alguna prueba, incluir un cultivo de sangre. Para funcionar, este sistema necesita un listado de claves, preferiblemente términos y sinónimos, y una base de datos con un elevado número de enfermedades, así como detalles sobre posibles errores realizados por médicos, de forma que también puedan ser tomados en consideración.

Puede resultar irritante escuchar que este paciente de buen aspecto con sabañones y dolor de cabeza puede presentar una endocarditis ± un aneurisma micótico, hasta que nuestros ojos se fijan en la nota de la enfermera: «análisis de hematuria positivo», y entonces la irritación se transforma en estremecimiento al darnos cuenta que la persona sentada a nuestro lado puede padecer una de las enfermedades más graves y que pasan más desapercibidas.

Actualizaciones: «¿Tú sabías, chico, que cuando observas los mapas del universo estás mirando algo que permanece igual desde hace seis millones de años? Te prometo que es difícil encontrar algo más anacrónico que esto[1]. La presente edición no estará muy anticuada en el momento en que aparezca a la venta, pero puede aplicársele el mismo principio. Nuestra base de datos electrónica actualizada vía modem les acerca, no hasta el *big bang* de la creación de la Oxford University Press, pero sí hasta los pequeños tejemanejes de sus mundanos autores y sus últimas ideas, creaciones y pequeñas actualizaciones, pero, en ocasiones, no tan carentes de sentido.

---

[1] E Burner 1994 *NEJM* **330** 1792.

Historia clínica y exploración física

Forma de realizar la historia clínica	20
Anamnesis por órganos y aparatos	22
Exploración física	24
Exploración de las manos	25
Sistema cardiovascular	26
Aparato respiratorio	28
Aparato genitourinario	29
Aparato gastrointestinal	30
Exploración del aparato gastrointestinal	30
Sistema nervioso	31
Exploración neurológica	32
Valoración psiquiátrica	34
Valoración del aparato locomotor	35
Método y orden a seguir en una exploración rutinaria	36

Páginas de interés en otros capítulos:
Síntomas y signos (pág. 39-56); el paciente anciano en el hospital (pág. 57); puntuación del test mental mínimo (pág. 68); cuidados preoperatorios (pág. 75); abdomen agudo (pág. 98); «bultos» (págs. 125-132); hernias (págs. 136-139); venas varicosas (pág. 139); presión venosa yugular (pág. 230); tonos cardíacos (pág. 232); soplos (pág. 234); aspectos de la exploración del tórax (pág. 291); orina (pág. 335); exploración de los nervios periféricos (pág. 369); dermatomas (pág. 372); nistagmo (pág. 383).

Páginas de interés en el Oxford Handbook of Clinical Specialities: Exploración vaginal y ginecológica (*OHCS* pág. 2); exploración abdominal en el embarazo (*OHCS* pág. 84); historia y exploración de niños y neonatos (*OHCS* págs. 172-6); exploración ocular (*OHCS* pág. 476); agudeza visual (*OHCS* pág. 476); movimientos oculares (*OHCS* pág. 486); exploración otorrinolaringológica (*OHCS* págs. 528 y 530); lesiones del nervio facial (*OHCS* pág. 566); exploración de la piel (*OHCS* pág. 576); exploración de las articulaciones —véase el índice del Capítulo 9 (*Ortopedia y traumatología*, *OHCS* pág. 604).

▶ La cabecera de la cama es el lugar donde se aprende a explorar los signos físicos, con la ayuda de un colega experimentado. Las páginas de este capítulo que tratan sobre estos signos *no* pretenden en ningún caso sustituir este proceso, sino que sirven de mero *recordatorio*.

▶ El objetivo de formular preguntas es el de recoger información para facilitar el diagnóstico diferencial. Pero también sirven para conocer la vida íntima y hazañas pasadas de nuestro paciente, para no aburrirnos y poderlos respetar como a seres humanos. El paciente apreciará el respeto y, a su vez, nos respetará, y esta reciprocidad constituye la base de la mayoría de nuestros esfuerzos terapéuticos. Uno de nosotros (JML) preguntó a un paciente crónico de 80 años con insuficiencia renal lo que él *hacía* —queriendo decir, en el pasado— y se sorprendió de escuchar que el paciente se trasladaba diariamente a Londres y compraba frutos secos procedentes de la zona del Middle East, lugar donde poseía contactos de negocios y conocimientos sobre los productos locales. Al poco tiempo, necesitó comenzar a ser sometido a diálisis. El mensaje no es que las personas especiales deben requerir servicios especiales, sino que resulta más fácil simpatizar y favorecer los intereses de los pacientes con los que nos podemos identificar. El gran reto consiste en lograr un grado de humanidad máximo sin llegar a agotarnos por la meta tan elevada que representa.

Forma de realizar la historia clínica

La realización (u obtención) de la historia clínica ocupa la mayor parte de nuestras horas de trabajo profesional: merece la pena hacerlas bien. Una historia clínica bien realizada es el paso más importante para llegar al diagnóstico correcto. La historia clínica, la exploración y el tratamiento de un paciente comienzan en el momento en que el médico se coloca a la cabecera de la cama. Hay que intentar que el paciente se sienta cómodo: un buen entendimiento puede aliviar su malestar. Siempre ayuda el estrecharle la mano y presentarnos a nosotros mismos. (Tras una minuciosa exploración ginecológica, un médico oyó a la paciente decir a su hija: «fué tan amable el párroco por llamar».) Comprobar que el paciente está cómodo. Las preguntas generales (edad, ocupación, estado civil) ayudan a romper el hielo y a estudiar el estado mental del paciente.

Motivo de la consulta (MC): ¿De qué se trata el problema que ha tenido recientemente? Recoger las mismas palabras expresadas por el enfermo, mejor que anotar «disnea», por ejemplo.

Historia actual (HA): ¿Cuándo comenzó? ¿Qué es lo primero que notó? Progresión desde entonces. ¿Lo había notado anteriormente? Tratar de definir el dolor y los síntomas, aproximadamente de esta forma:

- Zona; radiación; intensidad; duración; inicio (gradual, repentino).
- Tipo (agudo, sordo, punzada, cólico).
- Manifestaciones asociadas (nauseas, vómitos).
- Factores que lo agravan o lo alivian.

Interrogatorio directo (ID): cuestiones específicas sobre el diagnóstico diferencial que Ud. ya sospecha. (+ factores de riesgo, por ejemplo, viajar) y revisión del sistema afectado.

Antecedentes personales (AP): ¿Ha estado alguna otra vez en el hospital? ¿Otras enfermedades? ¿Operaciones? Interrogue sobre enfermedades concretas como la diabetes, asma, bronquitis, tuberculosis, ictericia, fiebre reumática, hipertensión, cardiopatías, ataques, epilepsia, problemas anestésicos.

Medicamentos/alergias: ¿Toma algún medicamento? ¿Inyecciones? ¿Preparaciones farmacológicas? ¿Hierbas? Interrogar sobre las manifestaciones alérgicas; no siempre se trata de verdaderas alergias.

Antecedentes familiares y sociales (AF/HS): indague sin entrometerse: «¿Quién más vive con Ud?» Profesión. Estado civil. Profesión y estado de salud del cónyuge. Tipo de vivienda. Visitas —parientes, vecinos, médico, enfermera. ¿Quién se encarga de cocinar y hacer las compras? ¿Qué impide realizar al paciente su dolencia? Edad, estado de salud y causa de la muerte de familiares, hermanos, hijos; preguntar sobre la diabetes melitus, tuberculosis y otras enfermedades importantes. Con

Realización de un árbol genealógico para descubrir enfermedades hereditarias de carácter dominante*

Los avances de la Genética abarcarán muy pronto todas las ramas de la Medicina. Para el médico, es cada vez más importante identificar a aquellos pacientes con elevado riesgo de padecer una enfermedad genética, para poder remitirlo al especialista adecuado. El paso clave consiste en realizar un árbol genealógico del paciente para ayudar a estructurar los antecedentes familiares del modo siguiente:

1. Comenzar con el propio paciente. Dibujar un cuadrado si es varón y un círculo si es mujer. Añadir una pequeña flecha (↗, véase en el esquema) que indique que esa persona es la paciente.
2. Añadir los padres del paciente, hermanos y hermanas. Anotar sólo los datos básicos, como la edad, y si están vivos y sanos (v & s). Si han fallecido, anotar la edad y causa de la muerte y cruzar una línea oblícua sobre el símbolo que representa a dicha persona.
3. Preguntar «¿*Alguno de su familia ha padecido un problema similar al suyo?*», por ejemplo, ataque cardíaco/angina/infarto o cáncer. Limitarse a las enfermedades relacionadas con el problema del paciente. Procurar no realizar una historia clínica completa de cada miembro de la familia: el tiempo apremia.
4. Extender el árbol hasta los abuelos del paciente. Si no ha descubierto ningún problema hasta entonces, no debe proseguir. Probablemente, no existirá ninguna enfermedad familiar importante. Si su paciente es de edad avanzada, resultará casi imposible obtener información adecuada sobre sus abuelos. Si ocurre esto, interrogar sobre los tíos y tías del paciente, tanto de la rama paterna como de la materna.
5. Sombrear los símbolos de los familiares afectados por la enfermedad. ● = mujer afectada; ■ = varón afectado. Estos símbolos ayudan a descubrir el problema genético y si existiera, mostrar el patrón de herencia.
6. Si se logra identificar cierta susceptibilidad familiar, o bien el paciente presenta una enfermedad genética reconocida, debe extenderse el árbol en sentido descendente, incluyendo niños, para poder identificar otros miembros que se encuentren en situación de riesgo, y puedan beneficiarse de la investigación.

El árbol genealógico mostrado a continuación muestra cómo debe realizarse en la práctica e indica la evidencia de un riesgo genético de cáncer de colon, que merece ser remitido al especialista en genética.

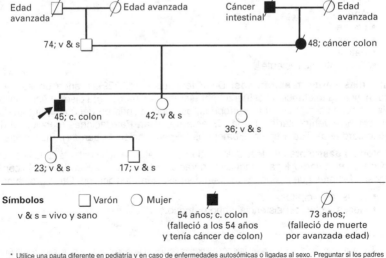

* Utilice una pauta diferente en pediatría y en caso de enfermedades autosómicas o ligadas al sexo. Preguntar si los padres están emparentados (la consanguinidad incrementa el riesgo de enfermedad recesiva).
Agradecimientos: La presente página debe muchísimo a la Dra. Helen Firth, a la que damos las gracias.

frecuencia, los antecedentes sociales se consideran un complemento irrelevante, por ejemplo, si el paciente debe ser llevado con urgencia al quirófano. Pero se perderán datos importantes sobre su calidad de vida y será tarde para preguntar cuando el cirujano ya tenga la mano dentro de su tripa y se pregunte cómo debe ser de radical el procedimiento. Merece la pena adoptar la costumbre de preguntar ciertas cuestiones al doctor que atendió al paciente en la entrada mientras hablaba por teléfono. Si él y Ud. están ocupados, no pierda el tiempo en cosas que pueda averiguar rápidamente por sí mismo, pero trate de obtener información del paciente o de sus familiares. Recuerde que el médico general está especializado en sus pacientes, a los que conoce desde hace décadas. Puede incluso revelar la voluntad o deseos de su paciente, si éste no pudiera expresarlos por sí mismo.

Algunos aspectos de la historia familiar pueden requerir preguntas más concretas —por ejemplo, para determinar si existen antecedentes familiares de cardiopatías en abuelos, hermanos varones, tabaquismo y tendencia a la hipertensión, hiperlipidemia y cojera antes de los 60 años, así como la causa de su muerte.

Alcohol, «drogas blandas», tabaco: Cantidad. Desde cuándo. El tabaco está prohibido en la religión Sij, por lo que las cuestiones deberán plantearse con discreción.

Anamnesis por órganos y aparatos (pág. 22). Para descubrir síntomas no declarados. Algunos de ellos ya se habrán incluido anteriormente en la historia clínica.

Anamnesis por órganos y aparatos

Del mismo modo que los acróbatas entrenados adoran trabajar sin red de seguridad, los médicos mayores suelen trabajar sin utilizar la anamnesis por órganos y sistemas. Pero para ello, es necesario ser un experto para abarcar los matices y ramificaciones del problema del paciente.

Las preguntas generales son las más interesantes, por ejemplo en la tuberculosis y en el cáncer:

- Pérdida de peso.
- Sudoración nocturna.
- «Bultos».
- Apetito.
- Fiebre.
- Picores.
- Fatiga.
- Traumatismo reciente[1].

Síntomas cardiorrespiratorios. Dolor torácico (pág. 229). Disnea de esfuerzo (cuantificar la tolerancia al esfuerzo; por ejemplo, en número de pisos o escalones). Disnea paroxística nocturna u ortopnea, es decir, disnea en decúbito (síntoma de insuficiencia ventricular izquierda). Edema maleolar. Palpitaciones (conciencia del latido cardíaco). Tos. Esputo. Hemoptisis (expectoración de sangre). Sibilancias.

Síntomas gastrointestinales. Dolor abdominal (naturaleza: constante o de tipo cólico; punzante o sordo; lugar; irradiación; duración; comienzo; gravedad, relación con la ingesta; factores que alivian, exacerban o se asocian). Indigestión. Otros problemas:

- Náuseas, vómitos.
- Heces: color, consistencia, sangre, moco.

---

[1] La traumatología no es sólo importante por los golpes del paciente, sino porque aunque parezcan triviales, pueden ofrecer la explicación de algunas manifestaciones nerviosas extrañas (por ejemplo, hemorragia subdural postraumática) o de pródromos inespecíficos de enfermedades como el tétanos. Para el significado de otras cuestiones aquí mencionadas, véase págs. 38-60.

- Deglución.
- Dificultad para ventosear.
- Ritmo intestinal.
- Tenesmo o urgencia.

El tenesmo es la sensación de que hay algo (por ejemplo, un tumor) dentro del recto que no se puede evacuar. La hematemesis es el vómito de sangre. Las melenas son la emisión de sangre alterada (negra) por el recto (véase pág. 447).
Síntomas genitourinarios. Incontinencia (de estrés o por urgencia, pág. 65). Disuria (dolor con la micción). Hematuria (sangre en orina). Frecuencia (frecuencia de la

---

Presentación de nuestros hallazgos y el papel de la jerga [1, 2]

En numerosas ocasiones, comentamos sobre nuestros pacientes con otros colegas, casi nunca preguntándonos los mecanismos y motivaciones inconscientes que mueven a estos intercambios orales —y en ocasiones, los remitimos equivocadamente—. Por algún derecho no escrito, asumimos el deber de volver a contar la anamnesis del paciente, no con nuestras propias palabras, sino utilizando un código médico de gran estilo: ¡El Sr.Hunt es un varón caucasiano de 19 años, un *caso reconocido* de síndrome de Down, con apenas conversación inteligible y un CI de 60, *que se queja* de parestesia y debilidad en su *miembro superior* derecho... Admite *consumir hasta 21 unidades de alcohol* a la semana y *otros problemas* son...

No nos engañemos a nosotros mismos justificando esta interpretación ritual apelando a la brevedad. Si fuera esta la razón, y tuviéramos que repetirlo frente al paciente, seguramente omitiríamos todo lo que va escrito en cursiva. Otra posible explicación sería la de que utilizamos esta jerga para confundir u ocultar datos al paciente. Esto sólo ocurre en contadas ocasiones, por lo que deberemos buscar otros motivos para justificar el empleo de este lenguaje médico.

Nos aproximamos a la verdad cuando reconocemos que esta jerga se utiliza para acercar a la sanidad y domesticar los datos fríos obtenidos en nuestros encuentros con los pacientes —hacerlos más soportables— para poder *pensar* en el paciente, más que *tener sentimientos* hacia él o ella. Esta explicación resulta más correcta y adecuada, pero sólo en ocasiones. Normalmente, lo que necesitan nuestros pacientes es simpatía, y ésta no brota del racionalismo. El lenguaje médico nos consigue aislar de la horrible impredecibilidad de los fenómenos experimentales. Necesitamos marcar nuestro territorio al describir un dolor ajeno, empresa fundamentalmente problemática, no sólo porque nos parece que sí las descripciones son subjetivas, son al mismo tiempo, inválidas (el dolor es subjetivo, *por excelencia*), sino porque si es subjetiva, se hace en parte incomunicable.

Estos tecnicismos nos sitúan en una especie de hermandad semiorgullosa y semiculpable, basada en lo que algunos denominarían protección o mecenazgo, y otros, simplemente miedo. Este temor puede manifestarse en forma de intensa lealtad, de forma que si alguna vez nos equivocamos, nos aferraremos a nuestras lealtades médicas hasta la muerte (la del paciente, no la nuestra). El lenguaje constituye la herramienta utilizada inconscientemente para defender esta autocracia del miedo. Las modulaciones de la voz, el vocabulario con estilo, la dejadez casual de la lógica y el orden narrativo garantizan en el ejemplo anterior que llevamos dentro muy poco de nuestro paciente y que permanecemos a salvo y a flote sobre los remolinos de las vidas de nuestros pacientes. En este caso, no simplemente un caso, sino un niño, una familia, una madre enferma y preocupada sobre el futuro de su hijo cuando ella muera: un hijo que nunca *se ha quejado de nada*, nunca se ha *sentido culpable de* nada, que no *expresa ningún problema* —es *nuestro* problema el que su mano esté atrofiada, y de su madre el que no pueda asistir más a las clases de montar para discapacitados, porque ella nunca podrá ya salir de casa y acudir a su trabajo de media jornada.

De manera que cuando nos escuchemos decir que «el Sr. Smith es un varón caucasiano de 50 años con dolor intenso en la porción central del tórax que se irradia hacia el brazo izquierdo», debemos darnos cuenta de que estamos manifestando sentirnos aparte de esta persona —y reflexionar durante unos instantes—. Miremos a los ojos de nuestros pacientes; enfrentémonos al remolino.

[1] R Horton 1998 *Lancet* **351** 826.
[2] Wj Donnelly 1997 *Ann Int Med* **127** 1045-8.

micción) o poliuria (emisión excesiva de orina). Dificultad para iniciar la micción. Goteo terminal.

Secreciones vaginales. Menstruación: frecuencia, regularidad, abundante o escasa, duración, dolor. Fecha de la última regla (FUR). Número de embarazos. Menarquia (edad de inicio de la menstruación). Menopausia. ¿Posibilidad de embarazo actual?

Síntomas neurológicos. Visión, oído, olor, gusto. Convulsiones, síncope, pérdida de conciencia. Cefalea. «Hormigueos» (parestesias). Debilidad «¿Ha perdido fuerza en el brazo y piernas?», dificultad de equilibrio. Problemas de lenguaje (pág. 390). Trastornos esfinterianos. Funciones intelectuales superiores y síntomas psiquiátricos (págs. 34 y 69). Lo más importante es valorar el déficit funcional; ¿qué es lo que puede o no puede hacer en casa, en el trabajo, etc.?

Síntomas musculoesqueléticos. Dolor, rigidez, tumefacción articular. Variación diurna de los síntomas. Déficit funcional.

Síntomas tiroideos. *Hipertiroidismo*: tolera mejor el clima frío, sudor, diarrea, oligomenorrea, pérdida de peso, temblor, problemas visuales. *Hipotiroidismo*: depresión, ralentización de las funciones intelectuales, cansancio, pelo fino, voz grave, menstruación abundante, estreñimiento, sequedad de piel.

Como se ve, la realización de la historia clínica puede parecer demasiado simple, como si el enfermo conociera los hechos esenciales y el único problema fuera extraérselos. Sin embargo, el enfermo expresa una mezcla de lo que oye («Ella me dijo que estaba muy pálido»), insinúa («Ya sabe Ud., por ahí abajo»), imagina («Creo que me mordía la lengua. Ya sabe, tuve una convulsión»), exagera («No pude dormir en toda la noche») o narra hechos imposibles («El Papa colocó un transmisor en mi cerebro»). La mayor habilidad (y también el mayor placer) de la historia clínica consiste no en ignorar estos mensajes desvirtuados, sino en darles sentido.

Exploración física

Salvo algunas excepciones (por ejemplo, la PA, bultos en la mama), la exploración física no constituye una buena prueba de *«screening»* para detectar una enfermedad oculta. Debemos planificar la exploración para destacar las zonas sospechosas como resultado de la anamnesis. Unos escasos minutos bien dirigidos y orientados hacia el problema pueden evitar horas de exploración física infructuosa y meticulosa. Indudablemente, hay que explorar los cuatro sistemas principales (págs. 26-32), pero con el tiempo resulta sencillo descartar rápidamente cualquier proceso patológico importante. La clave está en la práctica.

Debemos examinar en conjunto al paciente para observar su aspecto general. ¿Tiene buen aspecto o se encuentra *en las últimas*? Tratar de buscar el motivo. ¿Su dolor le impide estar de pie (peritonitis) o retorcerse (como un cólico)? ¿Su respiración es fatigosa y rápida? ¿Es obeso o caquéctico? ¿Su comportamiento es normal?

También puede obtenerse un diagnóstico específico a partir del **aspecto de la cara y el cuerpo**, que puede pasar desapercibido si no nos detenemos a considerarlo: por ejemplo, la acromegalia, tirotoxicosis, mixedema, síndrome de Cushing o en el hipopituitarismo. ¿Existe algun signo que nos haga sospechar de la enfermedad de Paget, la enfermedad de Marfan, miotonía o la enfermedad de Parkinson? Investigar la presencia de erupciones, como el enrojecimiento malar de los trastornos mitrales o el enrojecimiento en forma de mariposa del lupus eritematoso.

Valorar el grado de **hidratación** examinando la turgencia de la piel, las axilas y las membranas mucosas. Comprobar la perfusión periférica (por ejemplo, presionando la nariz y midiendo el tiempo de retorno capilar). Lo mismo respecto a la temperatura corporal y PA (tumbado y de pie, para detectar posibles signos previos al *shock*).

Vigilar la presencia de **cianosis** (central y periférica, pág. 41). ¿El paciente presenta **ictericia**? El color amarilo de la piel es un signo poco fiable y puede confundirse con el color pajizo presente en la uremia, anemia perniciosa, carotenemia (la esclerótica no aparece amarilla) o en el carcinoma de ciego. El signo característico de la ictericia es la coloración amarillenta de la esclerótica observada a la luz natural.

La **palidez** constituye un signo inespecífico y puede ser racial, familiar o cosmética.

La **anemia** se valora en los pliegues de la piel y en la mucosa conjuntival (normalmente, aparece pálida cuando Hb < 9 g/dL: no es posible sacar ninguna conclusión

Exploración de las manos

Podemos obtener gran cantidad de información en el momento de estrechar las manos al paciente y observarlas de modo rápido. ¿Son cálidas y con buena circulación? Las manos calientes y sudorosas pueden indicar la presencia de hipertiroidismo, mientras que las frías y húmedas pueden ser debidas a la ansiedad. Los anillos pueden parecer apretados por la presencia de edemas. Puede pellizcarse ligeramente el dorso de la mano —la persistencia del pliegue de la piel indica pérdida de la turgencia del tejido—. ¿Se aprecian manchas de nicotina en los dedos?

Uñas. Las uñas pueden verse afectadas por diversas alteraciones metabólicas: La ***coiloniquia (uñas con forma de cuchara)*** sugiere una deficiencia de hierro, pero puede aparecer en otros procesos, como la sífilis o las cardiopatías isquémicas. La ***onicolisis o destrucción de las uñas*** se observa en el hipertiroidismo, en las infecciones fúngicas de las uñas y en la psoriasis. Las ***líneas de Beau*** son surcos transversales que significan interrupciones temporales del crecimiento ungueal y se producen en los períodos de enfermedad grave. Como las uñas crecen a un ritmo de 0,1 mm/día, si medimos la distancia desde la cutícula, es posible calcular la fecha de la enfermedad. Las ***líneas de Mees*** son bandas transversales paralelas y blancas que se observan, en ocasiones, en la albuminemia. Las ***líneas de Terry*** son uñas normales con las puntas rosadas normales, que aparecen en la cirrosis. El ***punteado*** de las uñas se observa en la psoriasis y en la alopecia areata.

Las **hemorragias en astilla** son bandas hemorrágicas longitudinales (por debajo de las uñas), las cuales, en los pacientes febriles, pueden sugerir la existencia de una endocarditis infecciosa. Aunque pueden carecer de significado patológico, por ejemplo, producidas al practicar la jardinería, con *ausencia* de las correspondientes hemorragias subconjuntivales. Los ***infartos del pliegue ungueal*** son característicos de los trastornos vasculíticos. Las ***uñas en garra*** aparecen en numerosos procesos (véase pág. 42). No suelen existir en el enfisema simple. Se produce una curvatura longitudinal exagerada, con pérdida del ángulo situado entre la uña y su lecho, con sensación de uña «pantanosa». Su etiología es desconocida, pero puede deberse a un incremento del flujo sanguíneo a través de múltiples derivaciones arteriovenosas en las falanges distales.

La ***paroniquia crónica*** es una infección crónica del pliegue ungueal, que se manifiesta en forma de uña edematosa y dolorosa, con derrames intermitentes. El tratamiento consiste en mantener seca la uña y administrar antibióticos, como eritromicina oral 250 mg/6h y pomada de nistatina.

Pueden producirse alteraciones en las **manos** en numerosas enfermedades. El ***eritema palmar*** se asocia a cirrosis, gestación y policitemia. La ***palidez*** de la palma sugiere la presencia de anemia. La ***pigmentación*** de los pliegues palmares es normal en los asiáticos y negros, pero también se aprecia en la enfermedad de Addison. La ***contractura de Dupuytren*** (fibrosis y contractura de la fascia palmar, pág. 617) aparece en los trastornos hepáticos, traumatismos, epilepsia y edad avanzada. La tumefacción de las articulaciones interfalangianas proximales (IFP) con las distales (IFD) libres es sospechosa de artritis reumatoide; el edema de las articulaciones IFD indica osteoartritis, gota o psoriasis. Comprobar la presencia de «nódulos» de *Heberden* (distales) o de *Bouchard* (proximales), originados por osteofitos (sobrecrecimiento óseo en una articulación) y presentes en la osteoartritis.

ante una conjuntiva de color *normal*; pero si aparece pálida, existe una gran probabilidad de que el paciente presente anemia[1]. La coiloniquia y la estomatitis (enrojecimiento alrededor de la boca, especialmente en sus bordes laterales) sugiere una deficiencia de hierro. La anemia con ictericia sugiere la presencia de un proceso maligno o una hemólisis. La **hiperpigmentación** patológica aparece en la enfermedad de Addison, en la hemocromatosis (gris pizarra) y en los tratamientos con amiodarona, oro, plata y minociclina.

Deben palparse los **ganglios linfáticos** del cuello (desde atrás), axilas, ingles, región del epicóndilo y abdomen (pág. 50). Observar la presencia de algún **nódulo subcutáneo** (pág. 51).

No debe olvidarse el estudio de la **gráfica de temperaturas**, así como los resultados del **urianálisis** y **volumen de orina**, siempre que estén indicados.

Sistema cardiovascular

Historia clínica. Preguntar la edad, profesión, aficiones, deportes y origen racial.

Síntomas presentes	Factores de riesgo de cardiopatía isquémica
Dolor pectoral	Tabaco
Disnea —¿con el ejercicio?—	Hipertensión
¿ortopnea? ¿DNP?	Diabetes mellitus
Tumefacción tobillos	Hiperlipidemia
Palpitaciones; vértigos; desmayos	Antecedentes familiares (ataques; cardiopatías)

Historia pasada	Pruebas y procedimientos pasados	
Angina o IM	ECG	Ecocardiografía
Fiebre reumática	Angiografía	Ecografía
Cojera intermitente	Angioplastia/endoprótesis	*Bypass* coronario

Exploración. *Inspección*: tomar una impresión general del paciente conversando sobre sus antecedentes. ¿Siente dolor o malestar? Observar el color general y actitud postural. ¿Aparecen manifestaciones del tipo de Marfan (alto, con dedos largos e incompetencia aórtica), Down (defecto del septo auricular o ventricular) o de Turner (coartación de la aorta)? Los trastornos reumáticos se asocian a lesiones cardíacas (por ejemplo, espondilitis anquilosante —insuficiencia aórtica—).

La *cara* puede indicar la presencia de determinados trastornos cardíacos. La estenosis mitral se asocia con un característico *enrojecimiento malar*. Es importante examinar los ojos por la presencia de *pupilas de Argyll-Robertson* (pág. 40), que aparecen en la incompetencia aórtica sifilítica. Las válvulas protésicas pueden originar una *ictericia* por hemólisis en grado bajo. El *xantelasma* y el *arco corneal* sugieren hiperlipidemia. La *proptosis* y la *retracción del párpado* pueden alertar sobre la presencia de la enfermedad de Graves (pág. 491), como causa de arritmia e insuficiencia cardíaca. Observar la presencia de *cianosis* en la lengua y labios (pág. 41); así mismo, un *paladar muy arqueado* puede estar relacionado con el síndrome de Marfan; las *petequias en mucosas* y *arreglos dentarios* pueden sugerir endocarditis.

Tomar la *mano* del paciente. Véase pág. 25. Buscar los signos periféricos de endocarditis: hemorragias en espiga, nódulos de Osler (bultos blandos en la punta de los dedos), lesiones de Janeway (máculas rojas en la muñeca y dorso de la mano). Palpar la presencia de xantomas en los tendones ($\approx$ lipidemia) y observar las manchas de nicotina.

---

[1] Bandolier 1997 **45** página 6: El 55 % de un total de 302 pacientes con Hb < 9g/dL presentaron palidez conjuntival y 22 de ellos en el límite de la palidez (TS Sheth 1997 *Journal of General Internal Medicine* **12** 102-6).

A continuación, se examina el **pulso**. Véase pág. 54. Comprobar el número y ritmo de pulsaciones radiales, así como el carácter y volumen del pulso carotídeo o braquial. Detectar los pulsos periféricos. El *retraso radio-radial* y *radio-femoral* (es decir, asincronía de ambos pulsos) se observa en la coartación de la aorta. Tomar la **presión arterial** (utilizar un manguito ancho para los brazos gordos). Determinar la **presión venosa** por la altura donde se aprecia la vena yugular interna sobre el manubrio esternal (a 45°, pág. 230).

Inspeccionar la presencia de cicatrices en la región **precordial** (toracotomía lateral ≈ valvulotomía mitral; esternotomía en la línea media (*bypass*), *deformaciones, pulsaciones visibles* y *rectángulos* ≈ marcapasos). Palpar el **choque de punta** —punto más extremo del manubrio esternal donde se nota el latido cardíaco, normalmente, en el 5° espacio intercostal a nivel de la línea media clavicular (= 5° EIC LMC), véase pág. 41. Palpar con la palma y el canto de la mano el **choque paraesternal** en la hipertrofia del ventrículo derecho y los **murmullos precordiales** (ruidos palpables).

Tórax. Percutir sobre la espalda para descartar la presencia de derrames pleurales y escuchar las crepitaciones inspiratorias debidas a la insuficiencia ventricular izquierda. Palpar el edema sacro.

Abdomen. Tumbar al paciente recto y explorar en busca de hepatomegalia (insuficiencia ventricular derecha), comprobando si el abdomen es pulsátil (incompetencia tricúspide). Determinar la existencia de esplenomegalia (endocarditis) y aneurismas abdominales. Palpar las arterias femorales y auscultar los rumores.

Extremidades. A continuación, deben detectarse los pulsos periféricos y buscar los signos de posibles trastornos vasculares periféricos, edemas, dedos en garra, xantomas y venas varicosas (si existe posibilidad de realizar un *bypass*). Escuchar los pulsos femorales en busca de rumores.

Examinar el **fondo de ojo** para detectar alguna lesión producida por una hipertensión crónica (pág. 273) o manchas de Roth (en la endocarditis, así como un análisis de orina para detectar una posible hematuria). Comprobar la **gráfica de temperaturas**.

Auscultación del corazón

La auscultación significa escuchar, y general, pero erróneamente, continúa siendo la base de la medicina cardiovascular en la cabecera de la cama. Una caricatura de las guardias de cardiología consiste en encontrar un médico novato con ansiedad realizando atropelladamente la historia clínica, mientras que uno con sus dedos retuercen el fonendoscopio colgado de su cuello, impaciente por «entrar en faena» para escuchar el corazón —y por tanto, perdiendo tiempo de conversación con su paciente para simplemente escuchar «lub» «dup»—. Esto resulta absurdo, puesto que los sonidos cardíacos son repetitivos y podemos escucharlos en cualquier momento, mientras que el diálogo con el paciente cambia constantemente y el verdadero reto consiste en obtener una buena anamnesis y saber interpretarla correctamente. Si empleamos el tiempo suficiente para realizar bien la historia y tomar los pulsos, la auscultación nos ofrecerá pocas sorpresas: seguramente, ya tendremos una idea del diagnóstico.

Debe escucharse el vértice cardíaco con la campana y el diafragma (área mitral, pág. 27). Identificar el 1.er y 2.° tonos cardíacos: ¿son normales? Escuchar los tonos adicionales y murmullos. Repetir en el borde esternal inferior izquierdo y en las áreas aórtica y pulmonar (a derecha e izquierda del manubrio) —así como en la axila izquierda (los sonidos propios de la insuficiencia mitral se irradian hacia esta zona)—. Volver a colocar al paciente en posición de decúbito lateral izquierdo: de nuevo, debe escucharse el choque de punta (¿golpeando ligeramente?) y específicamente, el rumor diastólico característico de la estenosis mitral. Se coloca al paciente sentado para escuchar el borde esternal inferior izquierdo para detectar el soplo diastólico de la regurgitación aórtica, que se acentúa hacia el final de la espiración.

Aparato respiratorio

Historia clínica. Preguntar la edad, profesión, *antecedentes familiares de atopia**, tuberculosis, enfisema.

Síntomas presentes		Antecedentes pasados
Tos	Dolor pectoral	Neumonía; bronquitis
Esputos	Hemoptisis	Tuberculosis
Disnea	Sibilancias	Anomalías previas Rx tórax
Sinusitis	Ronquera	Fármacos (esteroides, broncodilatadores)
Fiebres	Sudoración nocturna	Alergias; atopia* (ejemplo, eccema)

Historia clínica social. Tabaco; profesión (granjero, minero); mascotas.

Exploración. Desvestir hasta la cintura y sentar al paciente en el borde de la cama.

Inspección. Valorar el estado general del paciente: ¿Siente dolor o malestar? ¿Caquexia? Los pacientes disneicos se sientan inclinados hacia adelante con los codos apoyados, y utilizan los músculos accesorios de la respiración, mostrando con frecuencia aleteo nasal, con descenso intercostal durante la inspiración. Contar el número de respiraciones/min y apreciar el *patrón* respiratorio. Buscar la presencia de deformaciones de la pared torácica (pág. 42). Así como la existencia de cicatrices de intervenciones pasadas, drenaje torácico o radioterapia (engrosamiento de la piel y tatuajes que demarcan el campo de irradiación). Apreciar los *movimientos de la pared* torácica, ¿son simétricos? Si no lo son, existe un proceso patológico en la zona de movimientos limitados.

Examinar las manos para detectar si los dedos están *en garra* (pág. 42; Lámina 7), si existe cianosis periférica, manchas de nicotina o atrofia de los músculos intrínsecos de la mano —observado en las lesiones T1 (síndrome de Pancoast pág. 624). Palpar si existe sensibilidad en la muñeca (osteoartropatía pulmonar hipertrófica, pág. 309). Comprobar si existe *asterixis* (aleteo por retención de CO_2). Palpar el pulso para observar la *respiración paradójica* (inspiración debilitada, midiendo la PA, si fuera necesario, para cuantificar la respiración paradójica en mm Hg.

Inspeccionar la cara. Buscar la existencia de ptosis y contracción pupilar propios del síndrome de Horner. Coloración azulada de lengua y labios (cianosis central).

Palpar la tráquea a nivel de la fosa supraesternal (discurre en el lado derecho). Si se encuentra desviada, debemos centrarnos en los lóbulos pulmonares superiores para encontrar un proceso patológico. Advertir la posible presencia de *salto traqueal* (descenso de la tráquea durante la inspiración, que sugiere una limitación importante del flujo de aire). Palpar si existe **linfadenopatía cervical**.

Estudiar la expansión torácica utilizando las manos o una cinta métrica (lo normal es de 5 cm). Los procesos patológicos suelen residir en el lado donde los movimientos están restringidos. Pedir al paciente que repita «treinta y tres» mientras se realiza la palpación torácica. Las diferencias de vibración o **frémitos vocales** siguen la misma pauta que la resonancia vocal.

Percusión. Percutir todas las áreas, incluyendo las axilas, clavículas y zonas supraclaviculares. Escuchar y *sentir* la naturaleza y simetría del sonido. Distinguir entre sonidos normales, resonancias (hiperexpansión del tórax o neumotórax), mates (sobre el hígado, pulmón consolidado) y supermate (derrame).

---

* La atopia implica una predisposición o tendencia a padecer asma, fiebre del heno y eccemas. Se caracteriza por la producción de una IgE específica, ante la exposición a alérgenos comunes (del polvo de la casa, hierba, gatos); *BMJ* 1998 i 607.

Auscultación. «Por favor, inspire y espire» (respiración no muy profunda ni rápida). Apreciar los cambios de *intensidad* (↓ ó ↑) o de *naturaleza* (por ejemplo, la respiración bronquial, con tonalidad alta o soplante; simétrica o asimétrica). Escuchar los **sonidos patológicos**, como las sibilancias (poli- ó monofónicas; inspiratorias o espiratorias), roncus (tempranas frente a tardías/pan-inspiratorias frente a gruesas), roces (indican pleuresía —por ejemplo, por infarto pulmonar o neumonía—).

La resonancia vocal es el equivalente auscultatorio del frémito vocal detectado por palpación, y se altera de forma similar en diversos procesos patológicos: «Por favor, diga treinta y tres». Los sonidos se aprecian sordos sobre un pulmón normal, pero en un pulmón *consolidado*, se escuchan *más claros y altos*. Los susurros se escuchan con claridad en un pulmón consolidado (*pectoriloquia susurrante*).

Cuando se detecta alguna anomalía, debemos tratar de localizarla en el segmento de mayor probabilidad (véase figura de página abajo). Observar la **PVY** (pág. 230) y examinar el corazón para buscar signos de **cor pulmonale** (pág. 331). Estudiar las **gráficas de temperatura**, así como el color del **esputo**, si es claro, blanco, rojo, rosado, espumoso o verde (pág. 48).

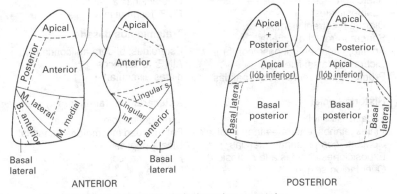

Los segmentos respiratorios son abastecidos por los bronquios segmentarios.

⋔ Aparato genitourinario

Síntomas presentes

Fiebre, dolor lumbar, disuria[i], hematuria
Flujo uretral/vaginal (pág. 197)
Problemas sexuales —coito doloroso (dispaurenia, *OHCS* pág. 74)
Menstruaciones: menarquia, menopausia, duración períodos, cantidad, dolor, pérdidas intermenstruales, FUR

Antecedentes pasados

Infección del tracto urinario
Cólico renal
DM, PA↑, gota, analgésicos frecuentes
Operaciones previas

Historia social

Tabaco
Orientación sexual

Detección de obstrucción del flujo urinario (por ejemplo, por una hipertrofia de próstata) Preguntar:

- Cuando desea hacer pis, ¿se retrasa el inicio? (*indecisión*)
- ¿El flujo se interrumpe y comienza de nuevo? Cuando cree que ha finalizado, ¿aún continúa goteando, incluso después de haber sacudido bien el pene? (*goteo terminal*)

- ¿El chorro es cada vez más débil? ¿Puede llegar sin problemas hasta la pared de enfrente? (*debilitamiento*)
- ¿Alguna vez se ha hecho pis, a pesar de no desearlo? (*Incontinencia*)
- Después de hacer pis, ¿siente que la vejiga no se ha vaciado? (*Estranguria*[i])
- Cuando siente ganas de hacer pis, ¿debe ir inmediatamente? (*Urgencia*[i])
- ¿A menudo, debe levantarse a hacer pis por la noche? (*Nicturia*[i]) ¿Por el día? ¿Con qué frecuencia? (*Polaquiuria* o *Frecuencia*[i])

i = síntomas irritativos; pueden deberse a una ITU, o bien, a una obstrucción.

Aparato gastrointestinal

Síntomas presentes

Dolor abdominal
Naúseas, vómitos, hematemesis
Disfagia (pág. 446)
Indigestión (dispepsia, pág. 44)
Alteración reciente de los hábitos intestinales
Diarrea o estreñimiento
Sangrado rectal o melena
Apetito, variación del peso corporal
Úlceras bucales; ictericia
Prurito; orina oscura, heces pálidas

Historia social

Tabaco, alcohol
Viajes lejanos, enfermedades tropicales
Contacto con personas ictéricas
Exposiciones debidas a la profesión
Orientación sexual

Antecedentes pasados

Úlcera péptica
Carcinoma
Ictericia, hepatitis
Transfusiones sanguíneas, tatuajes
Operaciones anteriores
FUR, fecha última regla

Tratamientos pasados

Esteroides, píldora anticonceptiva
AINE; antibióticos
dietas alimentarias

Antecedentes familiares

Intestino irritable
Enfermedad inflamatoria intestinal
Úlcera péptica
Pólipos, cáncer
Ictericia

Exploración del aparato gastrointestinal

Examinar (y oler) la presencia de signos que indiquen trastornos hepáticos crónicos:

- Aliento con olor hepático (pág. 457).
- Ginecomastia.
- Dedos en garra (raro).
- Púrpura (piel teñida de rojo, pág. 526).
- Marcas de rascado.
- Atrofia muscular.
- Nevus en araña (desde el centro); (prurito).
- Ictericia. Leuconiquia (hipoalbuminemia).
- Eritema palmar.
- Aleteo hepático (asterixis o tremor irregular).

Buscar signos que indiquen malignidad, anemia, ictericia, nódulos duros de Virchow en la fosa supraclavicular izquierda (pág. 124). Observar el abdomen. Apreciar:

- Pulsaciones visibles (aneurisma, pág. 104).
- Peristalsis.
- Cicatrices.
- Masas.

- Estrías (marcas de estiramiento, como en gestación).
- Distensión.
- Genitales.
- Hernias.

Si las venas de la pared abdominal aparecen dilatadas, debe *estudiarse el sentido del flujo*. En la obstrucción de la VCI, el flujo por debajo del ombligo posee sentido ascendente; en la hipertensión portal (*cabeza de medusa*), es descendente. **Test de la tos:** mirando la cara del paciente, pedirle que tosa. Si la tos provoca dolor abdominal, o el paciente se encoge o realiza un movimiento de protección con las manos hacia el abdomen, debemos sospechar una peritonitis.

Palpación y percusión del abdomen

Colocar al paciente de modo que su cabeza descanse sobre una sola almohada y con los brazos a los lados del tronco. Debemos comprobar que él y nuestras manos no estén fríos. Mientras se realiza la palpación, debemos observar la cara del paciente para advertir posibles gestos de dolor. En primer lugar, se palpa cada cuadrante suavemente, comenzando desde un punto lejano al doloroso. Apreciar la sensibilidad, la defensa (tensión involuntaria de los músculos abdominales por el dolor o el temor al dolor) y percutir la sensibilidad (si existe dolor intenso al retirar la mano que presionaba ligeramente sobre el abdomen, es señal de inflamación peritoneal); signo de Rovsing (pág. 102).

Palpación del hígado: Inicie la maniobra en la fosa ilíaca derecha mientras el enfermo mantiene una respiración profunda. Utilice el borde radial del dedo índice para palpar el reborde hepático, desplazándose 2 cm con cada respiración. Valore el tamaño, regularidad, consistencia y dolor. ¿Se aprecia pulsación hepática? Confirme la localización del reborde inferior y defina el superior por percusión (el límite superior normal se sitúa en el 5º espacio intercostal): puede encontrarse desplazado hacia abajo en el enfisema. Ausculte posibles soplos. Véase pág. 49 sobre hepatomegalia (aumento del tamaño del hígado).

Palpación del bazo: comience en la FID y desplácese hacia el hipocondrio izquierdo con cada respiración. Las características que diferencian al bazo del riñón son las siguientes: no es posible profundizar por encima de él, la percusión es mate, se desplaza con la respiración (hacia el FID), y en ocasiones, presenta una depresión palpable en la cara medial, o bien, un roce. Si se sospecha esplenomegalia, pero no se palpa el hígado, coloque al paciente en decúbito lateral derecho e introduzca su mano izquierda hacia adelante desde detrás de la caja torácica. Percuta en la línea media axilar a nivel del 10.º espacio intercostal; debe emitir un sonido de resonancia.

Palpación de los riñones: con ambas manos, se coloca la mano izquierda bajo el paciente para desplazar hacia arriba el ángulo renal. Intente «peloteer» el riñón (es decir, botarlo suavemente, pero con decisión entre la mano situada en el lomo y la otra aplicada anteriormente en la zona opuesta). Los riñones apenas se desplazan con la respiración.
Valorar las restantes masas siguiendo el esquema de la pág. 132.

Percuta la matidez cambiante de la ascitis (pág. 132); el nivel de *matidez* del flanco derecho se incrementa al realizar un decúbito sobre ese lado.

Auscultación. Ruidos intestinales: su ausencia indica íleo; aumentan y son de características timpánicas en la obstrucción intestinal. Ausculte posibles soplos.

Examine boca, lengua, recto (pág. 134), genitales y orina de forma adecuada.

Sistema nervioso

Historia clínica. Si resulta posible, debe obtenerse a partir del propio paciente, o bien de un amigo o pariente muy cercano. La memoria, percepción o lenguaje del paciente pueden encontrarse afectados por el trastorno, dificultando de este modo la anamnesis. Debe apreciarse la progresión de los síntomas y signos: deterioro gradual (ejemplo, tumor), frente a exacerbaciones intermitentes (como en la esclerosis múltiple). Preguntar la edad, profesión, origen racial. Si el paciente es zurdo o diestro.

Síntomas presentes
Dolor de cabeza
Problemas con:
— visión (borrosa o doble)
— oído (tinnitus, vértigo)
— olfato, gusto
— lenguaje (disartria, disfasia pág. 390)
Dolor
Pinchazos y aguijonazos (parestesias)
Insensibilidad o sensaciones anormales
Debilidad o problemas de equilibrio
Trastornos en esfínteres

Movimientos involuntarios anormales
Ataques, desmayos o mareos: frecuencia, duración
comienzo, terminación, prodromos
Consanguinidad
¿se muerde la lengua? ¿incontinencia?
tiempo de recuperación; ¿confusión después?
Estado cognitivo (pág. 68)

Antecedentes pasados
Meningitis, encefalitis
Traumatismos en cabeza o columna
Ataques epilépticos
Operaciones previas
Riesgo de enfermedades vasculares (pág. 392, FA, PA↑, lípidos↑, diabetes mellitus, tabaco)

Medicación
Actual y anteriores

Historia social y antecedentes familiares
Lo que el paciente puede o no puede hacer (ir al bar...)
Antecedentes familiares de trastornos neurológicos y psiquiátricos

Exploración neurológica

Funciones intelectuales superiores. Nivel de conciencia, orientación en tiempo, espacio y persona; memoria (reciente y lejana). Véase pág. 68.

Lenguaje. Disfasia, disartria, disfonía. Véase pág. 390.

Cráneo y columna vertebral. Malformaciones. Signos de lesión. Palpación craneal. Si existe alguna duda sobre un posible traumatismo espinal agudo, *no deberá moverse la columna vertebral.* Murmullo carotídeo/craneal.

Sensaciones. Tacto fino (algodón-lana), dolor (pinchazo, pellizco), vibración (diapasón a 128 Hz), percepción de la posición de las articulaciones. Véase dermatomas págs. 372-373).

Sistema motor. *Inspeccionar* las anomalías posturales, movimientos involuntarios, atrofias o fasciculaciones (contracciones musculares visibles sin desplazar el miembro). *Inercia:* paciente sentado, con brazos estirados y ojos cerrados. ¿se desplazan los brazos? A continuación, se comprueba el *tono muscular, potencia* (pág. 364), *reflejos* (comprobar los clonus), *sensación,* y por último, pedir al paciente que se toque la nariz con el dedo índice *(coordinación). Tono:* examinar la espasticidad (la articulación no se puede mover hasta que cede, y se abre como una navaja), rigidez (tubo de plomo), rigidez + tremor = rigidez en rueda dentada, clonus («latido» muscular rítmico en respuesta a una distensión brusca, como los gemelos del tríceps tras la dorsiflexión del tobillo). *Potencia:* realizar movimientos contra una resistencia: véase pág. 364; véanse las raíces nerviosas: pág. 369. *Coordinación:* dedo-nariz (tocar la nariz con el dedo índice), movimientos alternantes rápidos, talón rodilla. *Reflejos:* Bíceps (C5-6), tríceps (C7-8), supinador corto (C5-6), rotuliano (L3-4 (L2), aquíleo (S1-2), abdominales (se pierden en las lesiones de la motoneurona superior MNS), plantares (ascendentes en las lesiones de la MNS). **Marcha:** debe hacerse caminar al paciente: normalmente; en tándem; sobre los talones; de puntillas. Solicite al paciente que permanezca de pie con los pies juntos. Cuando falla el equilibrio con los ojos cerrados, se dice que el test de Romberg es positivo, lo que significa que existe una alteración en la percepción de la posición de las articulaciones. Si el paciente no es capaz de realizar la prueba, incluso con los ojos abiertos, puede presentar una ataxia cerebelar, pero este caso no se considera Romberg positivo.

Recuerde que los libros de texto presentan situaciones idealizadas y que con frecuencia, uno o varios signos pueden no coincidir o ser opuestos a lo esperado: no se preocupe, considere todo el conjunto, incluyendo la historia clínica, y trate de volver a examinar al paciente.

Exploración de los pares craneales

Siéntese frente al paciente. Sobre las *causas de las lesiones*, véase pág. 415.

I Olfato —Compruebe la capacidad de diferenciación de olores en cada fosa nasal.

II Agudeza visual y su corrección con lentes o estenopeico; utilice el cuadro de la pág. 38. Campos visuales: comparar mediante la confrontación con nuestros propios campos o formalmente; apreciar el déficit y la falta de atención. Las pruebas y localizaciones de las lesiones se indican detalladamente en el *OHCS* pág. 492. Pupilas (pág. 40): tamaño, forma, simetría, reflejo fotomotor (directo y consensual), y acomodación, si se encuentra alterado el reflejo fotomotor. **Oftalmoscopio:** oscurezca la habitación. Instile una gota de tropicamida al 0,5 % (no lo haga en caso de glaucoma). Seleccione la lente focal para observar mejor el disco óptico (¿pálido? ¿edematoso?). Siga el trayecto de los vasos hacia la periferia para revisar cada cuadrante; girar hacia atrás con las lentes del oftalmoscopio para observar el cristalino y la córnea. Si la imagen aparece oscurecida, examine el reflejo rojo con el foco sobre el borde de la pupila. Obtendrá una imagen de la fóvea si pide al paciente que mire hacia el haz de luz más fino del oftalmoscopio (tras instilar las gotas) —y llegamos al lugar sagrado: el *único* punto con visión 6/6. Cualquier alteración de esta zona implica el inmediato envío al oftalmólogo—.

III, IV y VI: Movimientos oculares —(*OHCS* pág. 486), nistagmo pág. 383.

Parálisis III: ptosis, midriasis, desviación hacia abajo y hacia afuera.

Parálisis IV: diplopia con mirada hacia abajo y hacia adentro (a menudo, se manifiesta al descender una escalera) —el paciente puede tratar de compensarlo inclinando la cabeza (tortícolis ocular).

Parálisis VI: diplopia horizontal al mirar hacia afuera.

V Parálisis motora —«Abra la boca»: mandíbula desviada hacia el lado de la lesión.
 sensitiva: en primer lugar, se pierde el reflejo corneal; deben comprobarse las 3 ramas.

VII Lesiones del nervio facial: originan atrofia y debilidad. Al poseer la frente representación bilateral en el cerebro, sólo resultan afectados los 2/3 inferiores en las lesiones de la MNS, pero sólo en un lado de la cara en las lesiones de la MNI. Pedir al paciente que «levante las cejas»; «enséñeme los dientes»; «insufle los carrillos». Debe comprobarse el sentido del gusto (casi nunca se hace) con soluciones saladas/dulces; págs. 415-417.

VIII Oído —Se pide al paciente que repita el número que le susurramos al oído mientras le tapamos el otro. Véase pág. 385. **Equilibrio:** véase págs. 382-385.

IX y X Reflejo nauseoso —El paladar se desplaza normalmente al decir «aah».

XI Trapecio —«Levante los hombros« frente a una resistencia».
 Esternocleidomastoideo —«Gire la cabeza hacia el lado derecho/izquierdo» frente a una resistencia.

XII Movimientos linguales —se desvía hacia el lado de la lesión.

⚜ Valoración psiquiátrica

En primer lugar, preséntese y realice algunas preguntas de cortesía (nombre, edad, estado civil, profesión y quién convive con el enfermo). Ello ayudará al paciente a relajarse.

Motivo de la consulta. Interrogue acerca de los problemas fundamentales de la consulta. Siéntese cómodo y escuche. No se preocupe si la información es adecuada o no, ya que se trata de una oportunidad para que el paciente exprese sus preocupaciones sin prejuicio de ningún tipo. Finalmente, pregunte: «¿Tiene Ud. otros problemas?» Después de 3-5 min, ya tendrá una lista de todos los problemas (y un breve esquema). Léaselo al paciente y averigüe si existe algún otro.

Historia del proceso actual. Recoja los detalles de cada problema, tanto del proceso actual como del comienzo, factores determinantes y su repercusión sobre la vida diaria.

Evaluación de los síntomas psiquiátricos principales. Examine los síntomas que no hayan aparecido: *depresión* (disminución del estado de ánimo, pensamientos de interioridad, desesperanza, ideas y tentativas de suicidio: «¿se ha encontrado alguna vez tan hundido que ha pensado en causarse daño a sí mismo?» «¿Qué ideas ha tenido?», alteraciones del sueño con despertar prematuro, pérdida de peso y de apetito), *alucinaciones* («¿Ha escuchado alguna vez voces sin haber ninguna persona en la habitación, o ha presenciado visiones?»), *delirios* («¿Ha tenido alguna vez ideas o sensaciones que luego le parecieran extrañas?»), *ansiedad* y *conducta de evitación* (por ejemplo, evitar hacer la compra por ansiedad, es decir, fobia) y *alcohol* y otras *drogas*.

Antecedentes familiares. Se interroga sobre la salud, personalidad y ocupación de los padres y hermanos, así como sobre los **antecedentes médicos y psiquiátricos de su familia**.

Antecedentes personales de interés. Intente comprender el problema actual.

Biografía (relación con la familia y los tutores en la época infantil, recuerdos del colegio y del trabajo, relaciones sexuales y relaciones actuales, familia). Forma anterior de combatir el estrés; presencia en otra época de síntomas o problemas similares al actual.

Personalidad previa (humor, carácter, aficiones, actitud y normas).

Antecedentes médicos y psiquiátricos personales

Exploración del estado mental. Se refiere al estado de *ahora mismo*, es decir, en el momento de la entrevista.

- **Conducta observable:** Por ejemplo, lentitud excesiva, o signos de ansiedad.
- **Lenguaje:** incluye la velocidad, lento o rápido. Apreciar su sentido.
- **Humor:** se deben tener en cuenta los pensamientos destructivos. Calibrar nuestras propias respuestas al paciente. Tanto la risa como las ideas de grandeza de los pacientes maníacos son contagiosas, tal y como ocurre en menor medida con los pensamientos de las personas depresivas.
- **Creencias:** por ejemplo, sobre el propio paciente, su cuerpo, otras personas y el futuro. Apreciar las creencias anómalas (delirios) e ideas anormales (manías persecutorias o de grandeza).
- **Experiencias inusuales o alucinaciones:** anotar la modalidad, por ejemplo, visuales.
- **Orientación:** tiempo, lugar y persona. Fecha, hora del día, «¿Dónde se encuentra?» «¿Cuál es su nombre?».
- **Memoria reciente:** indique un nombre y una dirección y compruebe la capacidad del paciente para recordarlo 5 min después. Debe comprobarse que el paciente lo ha escuchado bien y lo retiene.

- **Memoria lejana:** para acontecimientos del pasado, por ejemplo, hecerle recordar hechos políticos (pág. 69). Estas pruebas también valoran otras funciones del SNC, no sólo la memoria.
- **Concentración:** decir los meses del año en orden inverso.
- Considerar la propia imagen del paciente *para sí mismo*, y nuestro grado de *entendimiento* con él.

Conducta no-verbal. Gestos, mirada y miradas mutuas, expresiones, lágrimas, risa, pausas (¿mientras escucha voces?), actitud (por ejemplo, introvertido).

Valoración del aparato locomotor

Se trata de determinar la presencia de cualquier tipo de proceso reumático y valorar cualquier incapacidad motora. Se basa en el esquema GALS de estudio del aparato locomotor (Gait, Arms, Legs, Spine, o en español, Marcha, Brazos, Piernas y Columna) (véase página siguiente)[1].

▶No trate de valorar *sólo* la función muscular. (Las pruebas más detalladas para cada músculo se describen en la pág. 369). Averigue lo que el paciente es capaz de realizar —por ejemplo, con sus dedos artríticos, ¿puede abrocharse cremalleras o botones? ¿Puede abrir latas?— ¿Utiliza aparatos especiales para ayudarse en los quehaceres diarios? ¿Qué le gustaría realizar, pero no puede? ¿Tiene algún comentario que añadir sobre sus articulaciones? En resumen, valore el tipo de discapacidad (y capacidad) y minusvalía, así como el grado de afectación.

Esencia. Interrogue, observe, compare, mueva y palpe. Cuando una articulación es apreciada como normal por el paciente y por nosotros, y posee una amplitud normal de movimiento, suele estar normal.

¿Valgus o varus? En el defecto de valgo, la porción distal del miembro se encuentra deformada formando un ángulo que se separa de la línea media. (Varo consiste en lo contrario).

Tres preguntas de exploración

- ¿Padece dolores o rigidez?
- ¿Puede vestirse sin ningún problema?
- ¿Puede subir y bajar escaleras?

Si el paciente responde afirmativamente a las tres, es poco probable que presente problemas musculares o articulares. Si responde negativamente a alguna pregunta, hay que continuar la investigación.

Exploración diferencial. Con el paciente en ropa interior. (¡Nada de fajas!)

Columna:

- Vista *por detrás:* ¿Son adecuadas las masas musculares (nalgas, hombros)? ¿La columna está recta? ¿Son simétricos los músculos paraespinales? Edemas/deformaciones.
- Vista *de perfil:* ¿Son normales las lordosis cervical y lumbar? ¿Cifosis? «Intente tocar los dedos de los pies, por favor»: ¿es normal la flexión lumbar y de las caderas?
- Vista *de frente:* «Incline la cabeza hacia los hombros»: ¿la flexión lateral del cuello es normal?

---

[1] M Doherty 1992 Annals of the Rheumatic Diseases **51** 1165-9.

Brazos:

- «*Brazos al frente*»: pruebas de extensión del codo. También, pruebas de supinación/pronación. «*Coloque las manos detrás de la cabeza*»: Pruebas del movimiento glenohumeral + esternoclavicular.
- *Examine las manos*: véase pág. 25. Deformaciones, atrofias o edemas.
- «*Coloque el dedo índice sobre el pulgar*»: test de la pinza. Valorar la destreza

Piernas:

- *Observación de las piernas:* ¿Es normal la masa muscular que constituye el cuádriceps? Edemas o deformaciones.
- *Explorar cualquier derrame en la rodilla:* paciente sentado; coloque su pierna en el regazo y realice el test del reflejo rotuliano (también sirve para comprobar la sensibilidad fémoro-rotuliana), o para que sea más fiable, compruebe si existe desplazamiento de líquido de un compartimento a otro al empujar hacia arriba sobre la porción medial de la rodilla, y a continuación, en sentido descendente sobre la porción lateral. En caso de existir líquido, considere la posibilidad de aspirarlo. ¿Sangre, cristales, pus?
- *Observar los pies:* ¿Existen deformaciones? ¿Cómo son los arcos? ¿Callosidades? Todo ello indicaría una marcha anormal de determinada cronicidad.

Marcha: «*Camine hacia allí, por favor*»: ¿La marcha es regular? ¿Existe un balanceo correcto de los brazos? ¿La longitud del paso es normal? ¿Es correcto el apoyo de talones y puntas? ¿Puede girar con rapidez? Lámina 3.

Otras maniobras

- Presione sobre el punto medio de cada músculo supraespinoso para comprobar si existe sensibilidad por fibromialgia (*OHCS* pág. 675).
- Palpe a lo largo del 2.º y 5.º metacarpianos. ¿Existe sinovitis? Repetir en los metatarsianos.
- Presione con la palma de la mano para detectar crepitaciones en la rodilla (paciente en decúbito supino mientras se le flexiona pasivamente la rodilla y la cadera hasta el máximo posible. ¿El movimiento está limitado?
- Rote cada cadera hacia adentro en posición de flexión.

El sistema GALS para anotar los hallazgos con claridad[1]:

G (Marcha) ✓

	Aspecto:	Movimiento:
A (Brazos)	✓	✓
L (Piernas)	✓	✓
S (Columna)	✓	✓

La marca (✓) significa normal. Cuando no es normal, se sustituye por una cruz con una nota al pie que indique de qué problema concreto se trata.

✠ Método y orden a seguir en una exploración rutinaria

Cada uno poseemos nuestro propio sistema, en ocasiones basado en estas pautas, pero otras veces incluyendo elementos únicos para cada médico, partiendo de sus experiencias con pacientes pasados y de sus propias excentricidades. Por este

---

[1] Aprobado por el Arthritis and Rheumatism Council y la UK Society for Rheumatology (1991).

motivo, siempre es beneficioso recabar segundas opiniones: el mismo campo puede ser arado de nuevo, y obtenerse una cosecha bien diferente:

1. Mire al paciente. ¿Está sano, enfermo o sumamente grave?
2. Mida la temperatura oral con el termómetro.
3. Examine sus uñas y manos.
4. Examine el brazo: frecuencia del pulso y ritmo. Manteniendo el dedo para examinar el pulso, cuente la frecuencia respiratoria y busque específicamente signos de Paget, acromegalia, trastornos endocrinos (hipo o hiperfunción tiroidea, hipofisaria o suprarrenal), anomalías del cabello, pigmentación patológica, alteraciones cutáneas.
5. PA.
6. Conjuntivas (anemia) y esclerótica (ictericia).
7. Lea el termómetro.
8. Examine la boca y la lengua (*cianótica, lisa, surcada, ¡de vaca!*, es decir, con la zona romboidal sin papilas debido a las cándidas, por ejemplo, por un tratamiento prolongado con esteroides inhalados).
9. Examine el cuello desde la parte posterior: adenopatías, bocio.
10. Asegúrese de que el paciente se coloca a 45° y comience la exploración del ACV en el cuello; PVY, y palpe las características y volumen del pulso carotídeo.
11. Precordio. Examine posibles pulsaciones anormales. Palpe el choque de punta y compruebe sus características y localización. Detecte las vibraciones y frémitos paraesternales. Ausculte el vértice (campana) en decúbito lateral izquierdo y, a continuación, las otras tres áreas (pág. 27) y las carótidas (diafragma). Siente al paciente y ausculte la espiración.
12. Examine en esta posición los posibles edemas sacros y maleolares.
13. Inicie la exploración respiratoria con el paciente en 90°. Observe la respiración y la pared torácica. Valore la expansión y, después, percuta y ausculte el tórax con la campana del estetoscopio.
14. Recueste de nuevo al paciente. Palpe la tráquea. Inspeccione una vez más. Valore la expansión de la porción anterior del tórax. Percuta y ausculte de nuevo.
15. Examine las mamas y los ganglios axilares (pág. 119)
16. Coloque al paciente en decúbito con sólo una almohada. Inspeccione, palpe, percuta y ausculte el abdomen.
17. Examine los miembros inferiores: tumefacción, perfusión, pulsos, edemas.
18. Exploración neurológica rápida: *Pares craneales*: compruebe las respuestas pupilares y examine el fondo de ojo. Examine los reflejos corneales. «Abra la boca; saque la lengua; mire hacia arriba; muéstreme los dientes; levante las cejas». *Nervios periféricos*: compruebe la atrofia y fasciculación. Analizar el tono muscular de todos los miembros. «Extienda los brazos con las manos hacia arriba y separando los dedos. Cierre ahora los ojos». Observe la desviación del pronador. «Mantenga los ojos cerrados y tóquese la nariz con el dedo índice». «Eleve la pierna, coloque el talón sobre la rodilla contraria con los ojos cerrados y deslícela sobre la pierna que está debajo». En este momento está determinando la potencia, coordinación y sentido de la posición articular. Explore con el diapasón la sensibilidad en los dedos de manos y pies.
19. Explore la marcha y el lenguaje.
20. ¿Existen anomalías de las funciones intelectuales superiores?
21. Realice un tacto rectal y considere la exploración vaginal. ¿Necesita una carabina?
22. Examine la orina con una tira reactiva y microscopio, en los casos que considere oportunos.

En principio, explore con más detenimiento aquello que le parezca sospechoso de ser patológico.

Intente leer

n.º 48

este texto. Si lo consigue

n.º 24

sin esfuerzo es que no

n.º 18

tiene tantos problemas en la

n.º 14

vista como creía antes de llegar

n.º 12

a esta consulta. A partir de ahora

n.º 10

la cosa se complica cada vez más, pero

n.º 8

no se preocupe. Ya ha pasado lo peor,

n.º 6

pues la mayoría de la gente no es capaz de leer llegados a este punto

n.º 5

Anote el tamaño inferior de letra u objeto leído o nombrado correctamente a una distancia aproximada de 30 cm.

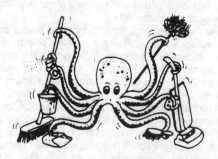
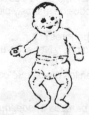

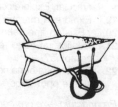

Diccionario de síntomas y signos

3

Los síntomas son manifestaciones que refiere el paciente al médico, mientras que los signos son los hallazgos que observa el médico durante la exploración. Juntos conforman la base de la valoración clínica del enfermo. No se puede realizar una descripción aislada de cada uno de ellos, ya que deben ser interpretados en el contexto general de todos los demás. Sin embargo, merece la pena comprender la fisiopatología y significación de cada hallazgo. En este capítulo se describen los síntomas y signos más importantes, indicando, así mismo, las referencias en el libro y en el *OHCS* donde aparecen citados.

El presente capítulo puede decepcionar en el sentido de no explicar las *combinaciones* de síntomas, de modo que las enfermedades no encajan a menudo, en casi las 80 acepciones que se describen a continuación. Resulta un poco pesado ir comparando una lista con otras que aparecen en otras páginas, y además, las listas no son exhaustivas. Este es uno de los motivos que nos ha impulsado a realizar un sistema informatizado (pág. 17), que incluye más de 20.000 signos, síntomas y pruebas, que pueden ser consultados de diversas maneras, facilitando así el diagnóstico diferencial. De manera que este capítulo simplemente incluye las causas frecuentes de los signos y síntomas más comunes.

Alteraciones urinarias[†††]. La *orina turbia* puede sugerir la presencia de pus en la misma (infección), pero suele deberse a una precipitación normal de los fosfatos en la orina alcalina. La *neumaturia* (burbujas en la orina tras la micción) se produce en las ITU, debido a microorganismos productores de gas, o bien es una manifestación de una fístula enterovesical por trastornos intestinales inflamatorios o neoplásicos. La *nocturia* se observa en el prostatismo, diabetes mellitus, ITU y ritmo diurno invertido (pág. 509), como ocurre en la insuficiencia renal y cardíaca. La *hematuria* (sangre en la orina) suele considerarse causada por neoplasias hasta que se demuestra otra causa diferente (pág. 335).

Amaurosis fugaz. Véase pág. 395.

Anemia[††]. Puede apreciarse en los pliegues cutáneos y en la conjuntiva (palidez cuando Hb< 9 g/dL). La coiloniquia y la estomatitis sugieren una deficiencia de hierro. La anemia con ictericia sugiere un proceso maligno o una hemólisis. Véase pág. 512.

Anomalías pupilares[†††]

Debe comprobarse si las pupilas son iguales, centradas, circulares, mióticas, midriáticas y si responden a la luz de forma directa y consensuada y a la convergencia/acomodación. Las *pupilas irregulares* se observan en la iritis, sífilis o rotura del globo ocular.

Pupilas dilatadas. Causas: lesiones del tercer par craneal y fármacos midriáticos. Siempre debemos comprobar si se trata de la dilatación de una pupila o de la miosis de la contraria.

Las *pupilas contraídas* se asocian a la edad avanzada, lesiones de los nervios simpáticos (síndrome de Horner, pág. 620, y véase **Ptosis**), opiáceos, mióticos (como las gotas de pilocarpina para el glaucoma) y lesiones pontinas.

Las *pupilas desiguales (anisocoria)* se producen por lesiones unilaterales, tras la administración de fármacos, sífilis y en la pupila de Holmes-Adie (véase más adelante). La anisocoria leve es normal.

Reflejo fotomotor (respuesta a la luz): Se comprueba tapando un ojo e iluminando el otro de forma oblícua. Ambas pupilas se contraen (la primera por efecto directo y la segunda por efecto indirecto o reflejo consensual). El lugar de la lesión se deduce si se conocen las vías anatómicas: los mensajes de la retina pasan por el nervio óptico hasta el cuerpo geniculado superior (del mesencéfalo) y desde aquí a los núcleos del tercer par craneal de forma bilateral. El tercer par craneal provoca una constricción pupilar (miosis). Si la luz sobre un ojo sólo provoca una miosis contralateral, el defecto es «eferente», ya que las vías aferentes desde la retina que ha sido estimulada permanecen intactas.

Reflejo de acomodación/convergencia: se pide al paciente que mire un objeto distante y luego a los dedos del explorador situados a poca distancia de sus ojos, con lo que éstos convergen y la pupila se contrae. La vía nerviosa comprende una proyección desde la corteza hasta el núcleo del tercer par craneal.

Pupila de Holmes-Adie (miotónica): es un trastorno benigno que suele aparecer en mujeres y es unilateral aproximadamente en el 80 % de los casos. La pupila suele encontrarse algo dilatada y apenas responde a la luz; reacciona lentamente a la acomodación, aunque, observada cuidadosamente, termina contrayéndose más que una pupila normal. Se asocia, por lo general, a una disminución o ausencia del reflejo aquíleo y rotuliano, en cuyo caso se habla de síndrome de Holmes-Adie.

La *pupila de Argyll-Robertson* se observa en la neurosífilis, aunque se ha descrito un fenómeno similar en la diabetes mellitus. La pupila está contraída y no responde a la luz, pero lo hace a la acomodación. En general, el iris muestra zonas de atrofia y despigmentación parcheadas.

La *pupila de Hutchinson:* comprende la secuencia de hechos derivados de la elevación rápida de la presión intracraneal unilateral (por ejemplo, hemorragia intracerebral). La pupila del lado de la lesión se contrae inicialmente y, a continuación, se dilata ampliamente. La pupila contraria sigue esta misma frecuencia.

Astenia[†††]. La sensación de falta de energía es tan frecuente que puede tratarse de una variante de la normalidad. Sólo uno de cada 400 episodios conducen a consulta con el médico. ► El síntoma consiste en la percepción de malestar, que no debe confundirse con la depresión, que a menudo debuta de esta forma. La astenia obliga a efectuar una historia clínica y exploración meticulosas, incluso en el paciente deprimido. Entre las *pruebas complementarias*, es preciso valorar RSC, U y E, glucosa plasmática, pruebas de función tiroidea y RxT. En caso negativo, se continúa vigilando la evolución del enfermo. La astenia es muy frecuente en casi todas las enfermedades crónicas. En muchos casos, subyacen problemas emocionales que deben determinarse (*OHCS* pág. 471).

Calambre. (Espasmo muscular doloroso). Es muy frecuente en las piernas, especialmente durante la noche. También aparece después del ejercicio. Rara vez representa un síntoma de enfermedad, especialmente en la deplección salina, isquemia muscular, miopatía. Los calambres del antebrazo sugieren trastornos de la motoneurona. Los calambres nocturnos del anciano responden al tratamiento con bisulfato de quinina, 300 mg oral al acostarse, dos veces por semana. El espasmo del escritor es una distonía local específica que incapacita para realizar el acto motor de escribir. En los casos típicos, el bolígrafo es sujetado con firmeza, con flexión excesiva del dedo pulgar y el índice (± tremor). Se trata de un trastorno distónico, sin que exista normalmente un déficit neurológico. Esta alteración rara vez responde a fármacos o tratamiento psicológico, aunque suele ayudar al tratamiento la toxina botulínica (*OHCS* pág. 522), en ocasiones, de forma espectacular (aunque presenta efectos colaterales, *Lancet* 346 154). Existen otras distonías específicas para otro tipo de trabajos motores.

Cambios de coloración de la piel. La hiperpigmentación generalizada producida, al menos parcialmente por la melanina se observa de forma genética en las radiaciones, enfermedad de Addison (pág. 498), insuficiencia renal crónica (pág. 352), gestación, contraceptivos orales, enfermedades consuntivas (TB, cáncer), malabsorción, cirrosis biliar, hemocromatosis, clorpromacina y busulfano. La hiperpigmentación de otro origen se observa en la ictericia, hemocromatosis, carotinemia y tratamientos con oro.

Cansancio. Véase **Astenia**.

Caquexia. Atrofia muscular generalizada grave, que suele ser indicio de enfermedad grave, especialmente carcinoma e insuficiencia cardíaca. También existe en la enfermedad de Alzheimer, así como todas las causas de ayuno prolongado e infección —TB, sida enterohepático («*slim disease*» o enfermedad del adelgazamiento, asociada a *Cryptosporidium*).

Choque de punta[†]. Es el punto más alejado del manubrio esternal donde se siente latir el corazón, normalmente a nivel del 5.º espacio intercostal, en la línea media clavicular (5.º EIC LMC). Un desplazamiento lateral puede deberse a una cardiomegalia o a un desplazamiento mediastínico. Determine su carácter: una **sobrecarga de presión** en el vértice origina un impulso de fuerza contenida sin desplazamiento (por ejemplo, en la hipertensión o estenosis aórtica, dando lugar a una hipertrofia del VI con cavidad no aumentada de tamaño. Una **sobrecarga volumétrica** (hiperdinámica) es una dilatación fuerte y discontínua, que origina un desplazamiento hacia abajo y lateralmente (por ejemplo, por una insuficiencia aórtica o mitral). Se considera que es **latido retumbante** o **palpable** en la estenosis mitral (1.er tono cardíaco palpable; **discinético** tras un IM anterior o en el aneurisma del VI; e **impulso doble** o **triple** en la cardiomiopatía obstructiva hipertrófica (págs. 286-7).

Cianosis[†††]. Tonalidad azulada oscura de la piel (*periférica*, como en los dedos) o de las mucosas (*central*, como en la lengua, representando ≥ 2,5 g/dL de Hb reducida, y apareciendo más fácilmente en la policitemia que en la anemia). Causas:

1. Trastornos pulmonares que dan lugar a una transferencia inadecuada de oxígeno (EPOC, neumonía grave) —que se corrigen normalmente incrementando la concentración de oxígeno en el aire inspirado—.

2. Derivaciones desde la circulación pulmonar hasta la sistémica (por ejemplo, defectos del tabique interventricular con derivación derecha-izquierda, per-

sistencia del conducto arterioso, trasposición de los grandes vasos) —la cianosis no mejora al incrementar la concentración de oxígeno inspirado—.
3. Captación inadecuada de oxígeno (por ejemplo, meta- o sulfahemoglobinemia).

Cianosis periférica. Se produce en algunos casos de cianosis central, pero también puede deberse a alteraciones que afectan a los sistemas vasculares periféricos y cutáneos, en enfermos con una saturación normal de oxígeno. Aparece con el frío, hipovolemia y enfermedades arteriales, y por lo tanto, no es un signo muy específico.

Corea. Significa «baile» o sucesión contínua de movimientos espasmódicos, migrando rápidamente de un miembro a otro. *Causa*: lesiones de los ganglios basales: corea de Huntington (pág. 620); de Sydenham (pág. 277); LES (pág. 595); enfermedad de Wilson (pág. 628); kernícterus; policitemia (pág. 542); neuroacantocitosis (asociación familiar de acantocitos en sangre periférica con corea, disquinesia orofacial y neuropatía axónica); tirotoxicosis (pág. 491); fármacos (L-dopa, esteroides anticonceptivos). Los primeros estadios de la corea pueden detectarse mediante la sensación de fluctuación de la tensión muscular, mientras se pide al paciente que apriete los dedos del médico. Tratamiento con antagonistas de la dopamina, como el haloperidol 0,5-1,5 mg/8 h oral, o bien, con tetrabenazina 25-50 mg/8 h oral.

Dedos en garra[†]. Las uñas presentan una curvatura longitudinal exagerada + pérdida del ángulo entre la uña y su lecho, de forma que el pliegue ungular resulta pantanoso.

Causas torácicas:	*Causas GI:*	*Causas cardíacas:*
Carcinoma bronquial (no de células pequeñas)	Inflamación intestinal (enferm. de Crohn)	Cardiopatía cianótica congénita
Supuración pulmonar crónica	Cirrosis	Endocarditis
• Empiema		Mixoma auricular
• Bronquiectasia	Linfoma GI	
• Fibrosis quística	Malabsorción (celiaca)	
Alveolitis fibrosante	Raras:	
Mesotelioma	Familiar	
	Acropaquia tiroidea (pág. 602)	
	Dedos en garra unilateral, por:	
	• Aneurisma de la arteria axilar	
	• Malformaciones arterio-venosas braquiales	

Defensa abdominal[†††]. Contracción refleja de la musculatura abdominal, manifestada, por ejemplo, cuando el examinador presiona (¡con cuidado!) sobre el abdomen del paciente. Implica la presencia de una inflamación peritoneal local o general (pág. 98). No es un signo indicativo muy fiable de peritonitis, pero es uno de los mejores disponibles; es decir, si el médico decide no operar a un paciente con defensa abdominal en la FID, el riesgo de pasar por alto una apendicitis es aproximadamente de 1 contra 4. Si se decide operar, la probabilidad de encontrar una apendicitis es de 1 por cada 2 (J Dixon 1991 *BMJ* ii 386).

Deformaciones del tórax. *Tórax en tonel:* diámetro AP ↑, descenso y expansión traqueal , se observa en la hiperinsuflación crónica (por ejemplo, en el asma/EPOC). *Pecho de paloma (pectus carinatum):* esternón prominente en un tórax aplanado, que aparece en el asma crónico infantil y en el raquitismo. *Tórax acanalado (pectus excavatum):* depresión local del esternón (extremo inferior). *Cifosis:* consiste en el incremento de la convexidad de la curvatura raquídea. La **escoliosis** es la desviación lateral de la curvatura espinal (*OHCS* pág. 620) —ambas causadas, en ocasiones, por un defecto restrictivo de la ventilación—. El **surco de Harrison** es una deformación acanalada a la altura de las últimas costillas, en el punto de inserción del diafragma, indicativa de asma infantil crónica, o bien raquitismo.

Otros   43

Deshidratación. Véase pág. 563.

Desmayos. Véase pág. 380.

Diarrea. Véase pág. 439.

Dificultad para caminar («No me responden las piernas»)[†††]. En la edad avanzada, este cuadro es muy frecuente e inespecífico; la causa puede no ser local (típicamente, artritis ósea o reumatoide, o una fractura del cuello del fémur), incluso tampoco sistémica (neumonía, ITU, anemia, fármacos, hipotiroidismo, insuficiencia renal, hipotermia), sino la manifestación de una depresión o aflicción. *Rara vez se trata de una estrategia de manipulación.*
 Otras causas más específicas que deben considerarse son: la enfermedad de Parkinson (pág. 409), la polimialgia (responde bien a tratamientos, pág. 597) y diversas neuro/miopatías. Una de las cuestiones clave es la localización del dolor —así como la existencia de atrofia muscular y si ésta es simétrica—.
 Cuando también se presenta una ataxia, la causa no siempre debe achacarse al alcohol: pueden estar implicados otros productos químicos (cannabis, arsénico, talio, mercurio —o sedantes prescritos—), o puede tratarse de una manifestación metastásica o no de un tumor maligno, o bien una lesión primaria del SNC o lesión vascular.
 Se deben recordar también otros procesos susceptibles de tratamiento como la pelagra, ↓B_{12} y el beriberi, así como infecciones (encefalitis, mielitis, enfermedad de Lyme, brucelosis, o menos frecuentes, como el botulismo [pág. 699]).
 La atrofia bilateral de las piernas en personas sanas en otros aspectos sugiere la existencia de una lesión medular, véase págs. 387-388. Si además existe una incontinencia asociada ± una anestesia en silla de montar, será necesario aplicar un tratamiento inmediato para la compresión medular.

Disartria. Véase pág 390.

Disdiadoquinesis. Véase pág. 416.

Disnea[†††]. Es la sensación subjetiva de falta de aire, a menudo acentuada por el esfuerzo. Es necesario determinar la tolerancia al ejercicio (por ejemplo, vistiéndose, caminando una determinada distancia, subiendo escaleras). Puede tener un origen:

Cardíaco —por ejemplo, en la estenosis mitral o en la insuficiencia ventricular izquierda por cualquier etiología—; La IVI se asocia a *ortopnea* (disnea que empeora al estar el paciente tumbado); «¿Cuántas almohadas?» y a *disnea nocturna paroxística* (DNP; disnea al despertar). También puede existir edema maleolar. ▶Los pacientes con shock también pueden presentar disnea —pudiendo representar el síntoma de presentación del shock—.

Pulmonar—tanto trastornos de las vías aéreas, como intersticiales—. Puede resultar difícil separarlo de las causas cardíacas; el asma puede hacer también que el paciente se incorpore, así como causar una disnea y sibilancia por las mañanas al despertar. Es necesario centrarse en las circunstancias en que se produce la disnea (por ejemplo, ante la exposición a un alérgeno por motivos profesionales).

Anatómico —es decir, en trastornos de la pared torácica, músculos o pleura—.

Otros —tirotoxicosis, cetoacidosis, intoxicación por aspirina, anemia, causas psicogénicas—. Deben investigarse otros indicios: disnea en reposo *no asociada* al ejercicio, puede ser de origen psicogénico; determinar si existe *alcalosis* respiratoria (parestesis periférica ± perioral ± espasmo carpopodálico). La rapidez de la instauración ayuda al diagnóstico:

Aguda	Subaguda	Crónica
Cuerpo extraño	Asma	EPOC y trastornos crónicos
Neumotórax	Trastornos del parénquima	del parénquima
Asma agudo	ej., alveolitis	Trastornos no respiratorios
Embolia pulmonar	derrames	ej., insuficiencia cardíaca
Edema pulmonar agudo	neumonía	anemia

Dispepsia[††] e **indigestión**. Se trata de términos generales, utilizados con frecuencia por los pacientes para definir un dolor (o malestar) epigástrico o retroesternal, normalmente relacionado con las comidas. ►Es importante averiguar exactamente lo que el paciente quiere expresar. El 30 % no suele presentar anomalías reales en la endoscopia (pág. 451). De los hallazgos reales, distinguimos:

Esofagitis simple	24 %	Gastritis	9 %	≥2 «lesiones»	23 %
Úlcera duodenal	17 %	Duodenitis	6 %	Reflujo biliar	0,7 %
Hernia de hiato	15 %	Úlcera gástrica	5 %	Cáncer gástrico	0,2 %

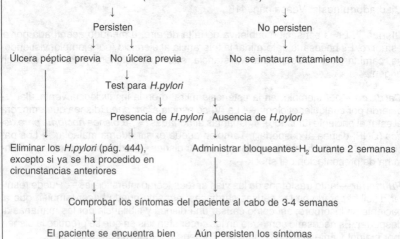

Dispepsia

Pautas para el tratamiento de la dispepsia en pacientes ≤ 45 años, no causada por AINE, sin pérdida de peso, disfagia, sangrado, vómitos repetidos, anemia, tumores o alteración de los hábitos intestinales*

↓

Antiácidos simples ± medidas anti-reflujo (pág. 445) si existen síntomas de reflujo (como el dolor al tumbarse)

↓ ↓
Persisten   No persisten
↓ ↓   ↓
Úlcera péptica previa   No úlcera previa   No se instaura tratamiento
↓
Test para *H.pylori*
↓ ↓
Presencia de *H.pylori*   Ausencia de *H.pylori*
↓ ↓
Eliminar los *H.pylori* (pág. 444),   Administrar bloqueantes-H_2 durante 2 semanas
excepto si ya se ha procedido en
circunstancias anteriores
↓
Comprobar los síntomas del paciente al cabo de 3-4 semanas
↓ ↓
El paciente se encuentra bien   Aún persisten los síntomas
↓
No se instaura tratamiento   **Endoscopia GI alta (o papilla de bario, en caso de edad avanzada o debilidad)**

* Endoscopia de urgencia en los adultos dispépticos que no se incluyen dentro de este grupo, o suprimir los AINE y controlar con atención. (Extraído del *Clinical Effectiveness Group*, Queen Mary & Westfield College, London, 1997).

¿Es posible reducir las endoscopias en los casos de dispepsia producidos por úlceras pépticas causadas por *H. pylori* (pág. 442), utilizando tests específicos para este germen? Sobre la relación de probabilidad, véase pág. 653. La experiencia demuestra que algunos tests no resultan rápidos, poco costosos o lo suficientemente precisos como para ser utilizados de forma general. Se han comparado los tests Helisal® y FlexSure® (*Lancet* 1996 **348** 617). El segundo analiza el suero procedente de una coagulación normal. El test Helisal analiza sangre capilar o venosa. Se tomó como referencia el resultado obtenido de la combinación de la prueba de la ureasa en endoscopia y un análisis histológico. Helisal obtuvo un porcentaje de falsos positivos de un 33 % y de falsos negativos de un 25 %. FlexSure obtuvo mejores resultados, pero presenta el inconveniente de su lentitud, ya que para obtener el suero, es necesario esperar 3 horas, para que el test sea fiable y se aproxime a los resultados de referencia —por lo que no resulta adecuado para un hospital—.

Distensión abdominal[††]**.** *Causas:* las famosas cinco F: *fat, fluid, faeces, fetus y flatus* (del inglés: grasa, líquidos, heces, feto y flatulencia), así como los *alimentos* (por ejemplo, en la malabsorción). Grupos específicos:

— *Gas:*
- Obstrucción gastrointestinal (incl. fecal)
- Aerofagia (deglución aire)

— *Ascitis:*
- Tumores malignos*
- Hipoproteinemia
- Insuficiencia cardíaca
- Hipertensión portal

— Masas sólidas:
- Tumores malignos
- Adenopatías
- Aneurisma aórtico
- Quistes: riñón, páncreas

— Masas pélvicas:
- Vejiga (llena o cáncer)
- Fibromas; Feto
- Quiste ovárico
- Cáncer ovario y útero

*De cualquier órgano intra-abdominal, como el colon, estómago, páncreas, hígado, riñón.

El *gas* se detecta por la resonancia de la percusión abdominal. La **ascitis** (líquido libre en la cavidad peritoneal) se demuestra por la matidez cambiante (pág. 29) o por el chapoteo de líquido que se percibe con una mano en uno de los flancos al golpear sobre el otro con los dedos, mientras el enfermo presiona firmemente con su mano en el abdomen. La manifestación característica de las **masas pélvicas** es la imposibilidad para delimitar su plano inferior. Causas de **masas en la fosa ilíaca derecha:** masa o absceso apendicular (pág. 131); masa renal; Ca de ciego; Crohn o tuberculosis; invaginación; absceso amebiano o cualquier masa pélvica (véase más arriba).
Causas de **ascitis con hipertensión portal:** véase pág. 131. Véanse causas de hepatomegalia (pág. 49) y esplenomegalia (pág. 48).

Disuria[†]. Dolor durante la micción (por inflamación uretral o vesical causada normalmente por infecciones; también en el síndrome uretral, pág. 340). La **estranguria** es el malestar causado por el deseo de eliminar la orina cuando no resulta posible (por ejemplo, por un cálculo).

Dolor abdominal†††. Puede variar enormemente dependiendo de la causa subyacente. Entre las posibles causas se incluyen: irritación de las mucosas (gastritis aguda), espasmo muscular (enterocolitis aguda), estiramiento capsular (congestión hepática en la ICC), inflamación peritoneal (apendicitis aguda), estimulación nerviosa esplácnica directa (extensión retroperitoneal de un tumor). El *carácter, duración* y *frecuencia* dependerá del mecanismo de producción. La *localización* y *distribución* del dolor reflejado depende de la localización anatómica. El *tiempo de aparición* y los factores *agravantes* o *atenuantes*, como los alimentos, la defecación y el sueño, también poseen especial importancia relacionada con el proceso subyacente de la enfermedad. La localización del dolor ofrece una orientación sobre la causa. La evaluación del *abdomen agudo* aparece en la pág. 98.

Dolor abdominal de rebote†††. Se habla de signo o de dolor abdominal de rebote cuando se produce un *incremento* transitorio del dolor abdominal después de liberar el examinador súbitamente la compresión abdominal que ejercía. Este signo indica inflamación peritoneal localizada y el dolor se produce por el rebote peritoneal tras ser moderadamente desplazado.

Dolor de espalda. Véase pág. 584.

Dolor facial. Puede ser de origen neurológico (por ejemplo, neuralgia del trigémino, pág. 380) o por dolor o sensibilidad en otras estructuras de la cabeza o cuello (lado opuesto). La **neuralgia post-herpética** origina un dolor desagradable con sensación de ardor (por ejemplo, a nivel de la división oftálmica del V par craneal), que frecuentemente se cronifica y no responde a los tratamientos. Se describe como una «quemazón constante con punzadas intermitentes». La piel afectada previamente por el virus zóster presenta una gran sensibilidad. El tratamiento es muy difícil. Es necesario ofrecer un gran apoyo psicológico. Puede intentarse la estimulación transcutánea del nervio, pomadas de capsaicina e infiltraciones de anestesia. Puede ayudar la carbamacepina (NNT ≈ 3-4). En ocasiones, se resuelve el dolor. Si no ocurre esto, puede intentarse el empleo de tricíclicos ± sedantes durante el reposo. *Nota*: no existen evidencias de que el tratamiento de la erupción aguda con antivirales reduzca la incidencia de neuralgia post-herpética. *Dolor facial atípico*: aún cuando se han descartado todas las causas, permanece un grupo de pacientes con dolor profundo unilateral en la cara o en el ángulo de la mejilla y nariz. Los pacientes suelen ser mujeres jóvenes, y aunque suele atribuirse el dolor a factores «psicológicos», en realidad sólo unas pocas presentan una base real para diagnosticar histeria o depresión. Este tipo de pacientes no deben ser sometidos a los riesgos de una cirugía destructiva, y aunque a algunos se les prescriben antidepresivos, la mayoría de los neurólogos aconsejan no tratar con medicamentos.

	Causas no-neurológicas de dolor facial
Cuello	Trastornos de los discos vertebrales cervicales
Senos	Sinusitis; neoplasia
Ojo	Glaucoma; iritis; tensión ocular
Articulación temporomandibular	Artritis
Dientes	Caries; absceso; maloclusión
Oído	Otitis media; otitis externa
Vasos	Arteritis de células gigantes

Dolor en la fosa ilíaca derecha††. **Causas:** todas las del dolor en la fosa ilíaca izquierda más la apendicitis, pero excluyendo generalmente la diverticulitis.

Dolor en la fosa ilíaca izquierda[††] *Agudo:* gastroenteritis; cólico uretérico; ITU; diverticulitis; torsión de quiste ovárico; salpingitis; gestación ectópica; vólvulo; absceso pelviano; cáncer en testículo no descendido. *Subagudo/crónico:* estreñimiento; síndrome de intestino irritable; cáncer de colon; enfermedad inflamatoria intestinal; patologías de la cadera.

Dolor en el hipocondrio derecho[††]. *Causas:* cálculos en la vesícula biliar; hepatitis; apendicitis (común en el embarazo); cáncer de colon en la flexura hepática; patologías del riñón derecho (cólico renal; pielonefritis); trastornos intratorácicos (neumonía); absceso subfrénico o perinéfrico.

Dolor en el hipocondrio izquierdo[††]. *Causas:* aumento de tamaño del riñón o del bazo; cáncer gástrico (flexura esplénica) o de colon; neumonía; absceso subfrénico o perinéfrico; cólico renal; pielonefritis.

Dolor lumbar[††]. *Causas:* pielonefritis; hidronefrosis; cálculos renales; tumores renales; absceso perinéfrico; dolor reflejado desde la columna vertebral.

Dolor de mama. Suele presentar un origen premenstrual (*mastalgia cíclica*, OHCS pág. 16), pero la paciente se preocupa frecuentemente al pensar que puede tratarse de cáncer de mama. Debe realizarse un examen concienzudo (pág. 119) y realizar mamografía si es necesario. Si no existen signos de patología mamaria, y tampoco es un proceso cíclico, es necesario descartar:

- Síndrome de Tietze.
- Cálculos vesícula biliar.
- Angina.
- Estrógenos (HTS).
- Enfermedad de Bornholm.
- Trastornos pulmonares.
- Síndrome torácico de salida.

Si comprobamos que tampoco se trata de los procesos mencionados, puede ayudar el *utilizar un sujetador durante todo el día*, así como la administración de AINE o *ácido gamolénico* oral 40 mg/4h. Si el dolor está muy localizado, considérese la posibilidad de inyectarlo junto con 2 ml de lidocaína al 2% y 40 mg de metilprednisolona (1994 *BMJ* ii 866).

Dolor pélvico[†] *Causas:* IU; retención de orina; cálculos vesicales; menstruación; parto; gestación; endometriosis (*OHCS* pág. 36); quistes ováricos (ejemplo, torsión). Cáncer de: recto, colon, ovario, cérvix, vejiga.

Dolores torácicos. Véase pág. 229.

Edema[††] (pág. 83). Causas: ↑ *presión venosa* (por ejemplo, trombosis venosa profunda o insuficiencia cardíaca derecha) o *disminución de la presión oncótica intravascular* (↓ proteínas plasmáticas, por ejemplo, en la cirrosis, nefrosis, malnutrición o enteropatías con pérdida de proteínas —en este caso, el agua se desplaza por el gradiente osmótico hacia el espacio intersticial, para diluir los solutos que aquí se encuentran, incrementando la entropía, según las leyes de la termodinámica—). En la postura de bipedestación, la presión venosa en el tobillo se incrementa de acuerdo con la altura de la sangre respecto al corazón (~100 mmHg). Este incremento es de escasa duración, ya que el movimiento de la pierna impulsa la sangre a través de las venas con ayuda de sus válvulas; pero si aumenta la presión venosa, o fallan las válvulas que impiden el retorno, se incrementa la presión capilar, y el líquido se ve forzado a salir de los mismos (edema), aumentando localmente el hematócrito, y produciéndose una estasis microvascular.

El **edema no-presionable** (es decir, que no se identifica mediante la presión con el dedo) implica la existencia de un drenaje linfático insuficiente (linfedema), pudiendo ser primario (como en el síndrome de Milroy, pág. 623) o secundario (radioterapia, infiltración maligna, infecciones, filariasis).

Epigastralgia[†]. *Causas agudas:* peritonitis; pancreatitis; obstrucción GI; trastornos de la vesícula biliar; úlcera péptica; rotura de aneurisma aórtico; síndrome de intestino irritable. Con frecuencia, otros órganos distantes pueden reflejarse a este nivel (pág. 74): el corazón (IM), la pleura, enfermedades psíquicas (depresión) y la columna: véase pág. 251. *Causas crónicas:* úlcera péptica; cáncer gástrico; pancreatitis crónica; aneurisma aórtico; dolor de una raíz espinal reflejado desde la columna.

Eritema palmar. Asociado a cirrosis, gestación y policitemia.

Escalofríos. Episodios incontrolados y, a veces, muy violentos de tiritona que aparecen cuando se eleva la temperatura del paciente con rapidez. FOD: pág. 164.

Esplenomegalia[†]. Aumento patológico del tamaño del bazo. *Causas:* véase pág. 132. En caso de ser masiva, puede estar producida por: leishmaniosis, malaria, mielofibrosis y leucemia mieloide crónica.

Esputos. El tabaquismo constituye la principal causa de la producción excesiva de esputo (buscar las pequeñas motas negras del carbón inhalado). El esputo verde amarillento se debe a los restos celulares (del epitelio bronquial, neutrófilos, eosinófilos) y *no siempre* se encuentra contaminado. La bronquiectasia origina un esputo abundante y verdoso. El esputo teñido de sangre (hemoptisis) siempre requiere una investigación de la causa. Los frotis rosados sugieren la presencia de un edema pulmonar. El esputo absolutamente claro es probablemente saliva.

Estreñimiento. Véase pág. 441.

Estridor[††]. Sonido inspiratorio producido por la obstrucción parcial del tracto respiratorio alto. La obstrucción se debe a causas intraluminales (cuerpos extraños, tumores), parietales (edema, espasmo laríngeo, tumor, *crup*) o extrínsecas (bocio, linfadenopatía). Representa una urgencia médica si se compromete la vía aérea.

Falta de aire. Véase **Disnea**.

Fatiga. Véase **Astenia**.

Fiebre y sudoración nocturna. Aunque cierta sudoración nocturna moderada es frecuente en los estados de ansiedad, la sudoración copiosa que requiere varias mudas de pijama, representa un síntoma más grave asociado a infecciones o a procesos linfoproliferativos. Es muy importante determinar los patrones de la fiebre (véase pág. 164). Los **escalofríos** son episodios incontrolados, y en ocasiones, violentos, de temblor, que se producen en determinados casos de fiebre (por ejemplo, en la pielonefritis, neumonía).

Fimosis. La piel que recubre el glande ocluye el meato e impide la salida de la orina. El tiempo (± intentos periódicos de retracción suave) suele lograr que no sea necesaria la operación de circuncisión.

Frecuencia (urinaria). Significa un incremento de la frecuencia de la micción. Es importante distinguir entre el aumento de la producción de orina (como ocurre en la diabetes insípida, pág. 508, diabetes mellitus, polidipsia, diuréticos, trastornos de los túbulos renales, insuficiencia adrenal y alcohol) y la emisión frecuente de pequeñas cantidades de orina, lo que ocurre por una irritación vesical (cistitis, uretritis, vejiga neurogénica) o por compresión extrínseca de la vejiga (gestación), tumores vesicales, hipertrofia de próstata.

Frémito vocal táctil. Véase pág. 28.

Hepatomegalia 49

Ginecomastia. Véase pág. 501.

Halitosis. (*foetor oris*, mal olor oral). Puede ser resultado de una gingivitis (angina de Vincent, pág. 626), de la actividad metabólica de las bacterias de la placa, o por la putrefacción de los restos alimentarios con desprendimiento de sulfitos. Es también consecuencia de la falta de higiene, así como el tabaco, alcohol, disulfirán, isosorbida. La halitosis imaginaria también es muy frecuente. *Tratamiento:* tratar de eliminar los gérmenes anaerobios:

- Cepillado dental.
- Seda interdental.

Enjuague con solución acuosa al 0,2% de gluconato de clorhexidina □.

Hematemesis. Véase pág. 447.

Hematuria. Véase pág. 335.

Hemoptisis †††. No debe confundirse con hematemesis. La hemoptisis es la emisión de sangre con la tos (es decir, sangre espumosa, alcalina y de color rojo brillante, normalmente en el contexto de un trastorno torácico conocido). Suele contener macrófagos cargados con hemosiderina. Nota: la melena se produce cuando se llega a deglutir la suficiente sangre. La hematemesis es ácida y, normalmente, de color marrón oscuro («posos de café»). La sangre no mezclada con esputos sugiere infarto o traumatismo. La hemoptisis no suele requerir un tratamiento por sus propias consecuencias, pero si es masiva debe recurrirse a un anestesista y a un cirujano torácico (por el peligro de ahogamiento, puede ser necesaria una resección lobular); buscar una vía IV, realizar RxT, gases sanguíneos, recuento sanguíneo, tasa de protrombina/tiempo parcial de tromboplastina. Si existe dolor, utilizar morfina IV, por ejemplo, ante tumores malignos inoperables.

Causas de hemoptisis

1. **Causas respiratorias de hemoptisis**

    — *Traumáticas.* Heridas; post-intubación; cuerpos extraños.
    — *Infecciosas.* Bronquitis aguda*; neumonía*; absceso pulmonar; bronquiectasia; TB; hongos; paragonimiasis (pág. 222).
    — *Neoplásicas.* Primarias* o secundarias.
    — *Vasculares.* Infarto pulmonar; vasculitis (de Wegener, artritis reumatoide, LES, de Osler-Weber-Rendu); fístula AV; malformaciones.
    — *Parenquimatosas.* Fibrosis intersticial difusa; sarcoidosis; hemosiderosis; síndrome de Googpasture; fibrosis quística.

2. **Causas cardiovasculares (hipertensión pulmonar)**

    — Edema pulmonar*; estenosis mitral; aneurisma aórtico; síndrome de Eisenmenger, pág. 332.

3. **Diátesis hemorrágicas**

[*Indica las causas más frecuentes; la tuberculosis y los parásitos son también frecuentes en distintos países].

Hemorragia rectal †††. *Causas:* diverticulitis; cáncer de colon; pólipos; hemorroides; proctitis por radiación; traumatismos; fisura anal; angiodisplasia (esta frecuente causa de sangrado en las personas de edad avanzada se debe a una malformación arteriovenosa).

Hepatomegalia ††. Aumento de tamaño del hígado. *Causas:* **insuficiencia cardíaca derecha** (pulsátil en la insuficiencia tricúspide). *Infección:* fiebre glandular, virus de las hepatitis, malaria. **Tumores malignos:** metastásicos o primarios, mieloma, leucemia, linfoma. **Otras:** anemia falciforme, otras anemias hemolíticas, porfiria.

Hiperpigmentación. Véase *Decoloración de la piel* (pág. 41).

Hiperventilación. Es un exceso de respiraciones, tanto por la frecuencia (taquipnea, es decir, > 20 respiraciones/min) como por la profundidad (hiperpnea, es decir, ↑ volumen respiratorio). El paciente no siempre la percibe (a diferencia de la disnea). La respiración es «excesiva», en el sentido de que sobrepasa las necesidades del metabolismo del paciente, produciendo una alcalosis metabólica (sin embargo, beneficiosa, por ejemplo, la respiración de Kussmaul en la cetoacidosis). Esta alcalosis da lugar a: palpitaciones, mareo, síncope, *tinnitus*, dolor torácico, acorchamiento y parestesias (↓ Ca^{2+}). La ansiedad es la causa principal de hiperventilación; otras causas son la fiebre y las lesiones del tronco cerebral.

La **respiración de Kussmaul** es una respiración profunda y susurrante que se observa principalmente en la acidosis metabólica —cetoacidosis diabética y en la uremia—.

La **hiperventilación neurogénica** está producida por lesiones pontinas.

Insomnio. Cuando dormimos bien, este proceso constituye una molestia trivial pero irritante, aunque para los pacientes que padecen continuas noches sin sueño, el dormir resulta ser el deseo más importante, por lo que restituir el sueño a un paciente es una de las mejores cosas que podemos hacer, después de aliviar el dolor. Antes de administrar hipnóticos, debemos preguntarnos: ¿Cuál es la causa del insomnio? ¿Puede ser tratado? **Causas del insomnio:**

— *Menores, autolimitantes:*
  • Viajes.
  • *Jet lag.*
  • Estrés.
  • Turnos de trabajo.
  • Excitación.

— *Psicológicas:*
  • Depresión.
  • Ansiedad.
  • Manía, aflicción.

— *Causas orgánicas típicas:*
  • Drogas.
  • Nocturia.
  • Alcoholismo.
  • Dolor/prurito.
  • Asma.
  • *Tinnitus.*
  • Distonías.
  • Apnea (pág. 328).

Tratamiento: «higiene del sueño»:
• No acostarse hasta sentir sueño.
• Evitar cabezadas durante el día. Establecer una rutina de tiempo de sueño.
• Si es posible, tener una habitación sólo para dormir. No comer ni ver la TV en ella.
• Evitar la cafeína, nicotina, alcohol y el ejercicio intenso al final del día (excepto la actividad sexual, que relaja).
• Considerar la posibilidad de llevar un diario con las pautas de sueño —aunque puede llegar a obsesionar y empeorar el insomnio—.

Sólo deben prescribirse hipnóticos durante pocas semanas. Crean adicción. Pueden originar somnolencia durante el día ± insomnio de rebote al interrumpir el tratamiento. Advertir sobre los riesgos de conducir o trabajar con máquinas de precisión. Ejemplo: temazepam 10 mg oral.

Latencia palpebral. Consiste en un retraso del movimiento del párpado cuando el ojo mira hacia abajo. La **retracción del párpado** es un estado estático del párpado superior, recubriendo el ojo *por encima* del iris, en lugar de atravesarlo; Causas (ambos): tirotoxicosis y ansiedad.

Linfadenopatía[††]. Las causas pueden dividirse en:

1. *Reactivas: infecciosas:* bacterianas (piogénica, tuberculosis, brucella, sífilis); fúngicas (coccidiomicosis); víricas (Epstein-Barr, citomegalovirus, VIH); toxoplasmosis, tripanosomiasis. *No-infecciosas:* sarcoidosis; trastornos del tejido conectivo (reumáticos); dermopatías (eccema, psoriasis); fármacos (fenitoína); beriliosis.
2. *Infiltrativas: benignas:* histiocitosis (véase *OHCS* pág. 748); lipoidosis. *Malignas:* linfoma (págs. 538-540), metástasis.

Mareos. Pueden existir 3 modalidades:

1. *Vértigo* es la sensación de girar alrededor del paciente todo lo que le rodea (pág. 382) ± la necesidad involuntaria de arrojarse a un abismo próximo. (*OHCS* pág. 547).
2. *Pérdida del equilibrio,* que implica una dificultad para caminar recto, por ejemplo, en los trastornos de los nervios periféricos, columnas posteriores, cerebelo u otras vías centrales.
3. *Desfallecimiento,* que es la sensación de estar a punto de desmayarse. Se produce en algunos trastornos que cursan con crisis o ataques y en diferentes trastornos no neurológicos (pág. 380). En ocasiones, pueden coexistir 2 ó 3 elementos: «... En el lugar donde yo permanecía de pie, la colina se cortaba formando un acantilado, con el mar rugiendo a sus pies, azul y puro. Sólo sería un momento de sufrimiento. Oh, ¡qué terrible era el vértigo que me producía aquel pensamiento! Por dos veces me incliné hacia adelante, e ignoro qué fuerza me impulsaba hacia atrás, todavía vivo, hacia la hierba que besé...» (Gérard de Nerval, 1837, traducido por Richard Holmes, 1996, *Las huellas,* Harper-Collins).

Meteorismo. Se eliminan de 400-1300 ml de gas por el recto al día, y si se suma el exceso de eructación y la distensión abdominal, el paciente acudirá a la consulta por flatulencia. La eructación puede producirse en pacientes con hernia de hiato, pero la mayoría de pacientes que acuden a consulta no presentan trastornos GI. La causa más probable es la deglución de aire (aerofagia).

Nódulos (subcutáneos). Nódulos reumáticos; PAN; xantomatosis; esclerosis tuberosa; neurofibromatosis; nódulos sarcoideos; granuloma anular; fiebre reumática.

Oliguria[†]. Se define como una diuresis < 400 ml/24 h, y se observa en la deshidratación severa, en la insuficiencia cardíaca grave, en la obstrucción uretral y en la insuficiencia renal aguda y crónica.

Ortopnea. Véase Disnea.

Palidez[†]. Se trata de un signo inespecífico, con connotaciones raciales, familiares o estéticas. La patología sugerida por la palidez comprende la anemia, *shock,* ataques de Stokes-Adams, síncope vasovagal, mixedema, hipopituitarismo y albinismo.

Palpitaciones. Es la sensación que tiene el paciente de sentir el latido cardíaco; para el médico, es la sensación como si al paciente se le hundiera el corazón —debido a que este síntoma es muy escurridizo—. Es necesario que el enfermo conozca la frecuencia y regularidad de las palpitaciones.

- Las palpitaciones rápidas e irregulares se deben a fibrilación auricular paroxística, o a un *flutter* con bloqueo variable.
- Los latidos omitidos o perdidos relacionados con el reposo, convalecencia o con las comidas suelen corresponder a latidos ectópicos auriculares o ventriculares.
- Las palpitaciones regulares suelen deberse a la ansiedad.
- Las palpitaciones lentas se deben a fármacos como los β-bloqueantes o el bigémino. Es importante investigar si existen síntomas asociados, del tipo dolor torácico, disnea o síncope, que ya implican compromiso hemodinámico. Interrogar sobre las circunstancias en que aparece: a menudo, las personas sienten el latido cardíaco (normal) en el silencio nocturno angustioso de la noche:

> «¡Por la noche, sobre la almohada el temblor sincopado
> Del pulso en mi oído. La ruleta rusa:
> Cada latido es una nueva tirada del dado...
> La hipocondria caminaba, cogida de mi brazo
> Como una enfermera, sus dedos tomaban mi pulso...
> El chapoteo repentino de sangre en mi garganta...!»
>
> Ted Hughes, *Birthday Letters*,
> Faber & Faber, con autorización

El latido cardíaco suele ser normal, pero si esto no es así, es necesario realizar una efectuar una detección de la TSH y monitorización transtelefónica[☐] (preferible a la monitorización ambulatoria del ECG, que podría perder los ataques).

Parafimosis. Se produce al retraerse la piel tirante del pene y no puede volver a su posición normal al tumefactarse el glande. El tratamiento consiste en pedir al paciente que encoja con la mano el glande durante media hora. O bien, puede empaparse una gasa en una solución de dextrosa al 50 % y aplicarla a la zona edematosa durante una hora, para que el edema pueda seguir el gradiente osmótico. (*A Coutts 1991 BJ Surg 252*). **Pérdida del conocimiento.** Véase **Mareos** pág. 382.

Pérdida de peso[†††]. Es una manifestación inespecífica de enfermedad crónica o depresión; también, de malnutrición, tumores malignos, infecciones e infestaciones crónicas (tuberculosis, sida enteropático), diabetes mellitus, hipertiroidismo y anorexia nerviosa. En el hipertiroidismo, se acompaña típicamente de un incremento del apetito. La caquexia muscular generalizada grave también se manifiesta en diversos trastornos neurológicos degenerativos y musculares, así como en la insuficiencia cardíaca (caquexia cardíaca), aunque en este último caso, la insuficiencia derecha no es tan frecuente la pérdida de peso.

Pirosis. Ardor intermitente (retrosternal) que empeora al inclinarse, con el decúbito, comidas copiosas y gestación. Es un síntoma de trastorno esofágico, por lo general, esofagitis de reflujo.

Poliuria. Es la emisión de un volumen excesivo de orina. La diuresis diaria depende, naturalmente, de la ingesta de líquidos y de las pérdidas orgánicas, pero suele ser inferior a 3,5 l/día. Las causas de poliuria comprenden la diabetes mellitus, la diabetes insípida central, la diabetes insípida nefrógenica (hereditaria y secundaria a un proceso renal), hipercalcemia, polidipsia y la insuficiencia renal crónica.

Prostatismo[†]. Los síntomas de la hipertrofia de próstata suelen incluirse dentro del término «prostatismo», aunque es preferible utilizar los términos de síntomas de vejiga *irritativa* u *obstructiva*. No debe asumirse que la causa es siempre prostática.

1. **Síntomas de vejiga irritativa:** urgencia, disuria, polaquiuria, nocturia (las 2 últimas causadas por ITU, polidipsia, inestabilidad del detrusor, hipercalcemia o uremia).
2. **Síntomas de vejiga obstructiva:** (disminución del tamaño y fuerza del chorro de orina, dubitación e interrupción de la micción durante el vaciado). Pueden

también deberse a estenosis, tumores, válvulas uretrales o contractura del cuello de la vejiga. Normalmente, la tasa máxima de diuresis es de 18-30 ml/s.

Prurito[†] **(picor).** Síntoma frecuente y, de hacerse crónico, sumamente desagradable. *Causas:*

— *Locales*:
  - Eccema.
  - Sarna.
  - Líquen plano.
  - Reacciones adversas a fármacos.
  - Dermatitis atópica.
  - Dermatitis herpetiforme.

— *Sistémicas:* realizar recuento sanguíneo, tasa sedimentación, ferritina, pruebas hepáticas, urea y creatinina y T4.

  - Trastornos biliares (deposición con sales biliares).
  - Insuficiencia renal crónica.
  - Linfomas.
  - Policitemia.
  - Gestación.
  - Deficiencia de hierro.
  - Edad avanzada.
  - Trastornos tiroideos.

La mayoría de los fármacos son ineficaces, pero pueden ayudar los antihistamínicos. Mantener la piel bien hidratada (por ejemplo, con cremas hidratantes).

Ptialismo. La saliva inunda repentinamente la cavidad oral. Ocurre típicamente tras las comidas y puede ser signo de un trastorno esofágico. Se cree que se trata de un reflejo esófago-salivar exagerado.

Ptosis. Es la caída del párpado superior, que se asocia a incapacidad para su elevación completa. Para valorar la ptosis de forma correcta, se coloca al paciente sentado con la cabeza sostenida por el examinador. El tercer par craneal inerva el principal músculo implicado, el elevador del párpado. Sin embargo, los nervios de la cadena simpática cervical inervan el músculo tarsal superior y su lesión causa una ptosis leve que desaparece cuando el enfermo mira hacia arriba. *Causas:*

1. Lesiones del tercer par (habitualmente, con ptosis unilateral completa). Valorar otros signos de afectación del tercer par (oftalmoplejia, con desviación externa del ojo, dilatación pupilar y ausencia de respuesta a la luz y a la acomodación).
2. Parálisis simpática (habitualmente, ptosis parcial unilateral). Valorar otros signos de lesión simpática (miosis pupilar, ausencia de sudoración en el mismo lado de la cara —síndrome de Horner—).
3. Miopatía (distrofia miotónica, miastenia grave; generalmente, producen ptosis parcial bilateral).
4. Congénita (desde el nacimiento); puede ser unilateral o bilateral. Habitualmente, es parcial y no se asocia a otros signos neurológicos.
5. Sífilis.

Pulso y presión venosa yugular. Véase pág. 230.

Pulsos[†††].

1. **Frecuencia y ritmo.** Se valora mediante el pulso radial. Un pulso irregularmente irregular puede deberse a una FA o a ritmos ectópicos múltiples. Si la irregularidad es regular: bloqueo de 2° (pág. 287); bigéminos ventriculares.

Un pulso con saltos se produce en la retención de CO_2, insuficiencia hepática y sepsis. El *shock* produce un pulso débil de escaso volumen.
2. ***Características y volumen.*** Se estudian mediante el pulso braquial o carotídeo. Si el paciente es hipertenso, deben tomarse simultáneamente los pulsos radial y femoral (¿retraso radio-femoral de coartación?). ***Naturaleza:***

- *Volumen escaso, pulso lento,* causado por estenosis aórtica.
- *Bisferiens* (*colapsante + lento*), causado por un trastorno mixto de la válvula aórtica.
- *Pulsos colapsantes,* producidos por una incompetencia aórtica, circulación hiperdinámica y ductos arteriosus patente.
- *Pulso alternante,* producido por una insuficiencia ventricular izquierda.
- *Pulso espasmódico* por una CMOC.
- *Pulso paradójico* (más débil en la inspiración más de 10 mmHg), producido por asma, taponamiento cardíaco y pericarditis.

Regurgitación. El contenido gástrico y esofágico se regurgita sin esfuerzo hacia la boca, sin contracción de los músculos abdominales y del diafragma (lo que lo distingue del vómito verdadero). La regurgitación rara vez va precedida de náuseas y se acompaña de pirosis cuando se debe a un reflujo gastroesofágico. Un divertículo esofágico puede ser causa de regurgitación. Las obstrucciones GI a niveles muy altos (como los vólvulos gástricos, pág. 110) producen náuseas improductivas más que verdaderas regurgitaciones.

Respiración de Cheyne-Stokes. La respiración se va haciendo progresivamente más profunda, y a continuación, más superficial (± un episodio apneico) con cronicidad cíclica. Causas: lesiones/compresión del tronco cerebral (ataques, ↑ PIC). Si el ciclo es prolongado (3 min), puede deberse a un alargamiento del tiempo de circulación del pulmón al cerebro (por ejemplo, en el edema pulmonar crónico, o en la disminución del flujo cardíaco de salida). Se acentúa con la administración de narcóticos.

Resonancia vocal. Véase págs. 28 y 293.

Síncope. Véase **Mareos** pág. 382.

Síntomas musculoesqueléticos. Principalmente, ***dolor, deformación, disminución de la funcionalidad.***

Dolor: la artritis degenerativa suele producir un dolor agudo que se incrementa con el ejercicio y se alivia con el reposo. El malestar se acentúa en ciertas posiciones y movimientos. La degeneración de la columna en la región cervical o lumbar puede también producir alteraciones en la sensibilidad que no siguen el esquema correspondiente a la distribución de los dermatomas. Tanto los trastornos articulares inflamatorios como los degenerativos, producen *rigidez mañanera* en las articulaciones afectadas, pero en el primer caso, la rigidez va mejorando a lo largo del día, mientras que en los trastornos degenerativos, el dolor se agrava al final del mismo. El dolor correspondiente a una *erosión ósea* por un tumor o un aneurisma, suele ser profundo, monótono y constante. El dolor de las *fracturas* o *infecciones* óseas es intenso y pulsátil, y se incrementa con el menor movimiento de la región. La *compresión nerviosa aguda* origina un dolor punzante e intenso que se extiende a lo largo de la distribución del nervio afectado. El dolor articular puede ser reflejado; por ejemplo, un trastorno de cadera puede reflejar el dolor hasta la porción anterior y lateral del muslo o hasta la rodilla; el hombro hasta la porción lateral del húmero; la región cervical hasta la zona interescapular, el borde medial del omóplato o extremo de los hombros y porción lateral de los brazos. (*Dolor de espalda*, pág. 584; *sistema GALS de valoración del aparato locomotor*, pág. 35).

Limitación de la función: Causas: dolor, inestabilidad ósea o articular, o limitación del movimiento articular (por ejemplo, debido a una atrofia muscular, contracturas, fusiones óseas o bloqueo mecánico por fragmentos intracapsulares de hueso o de cartílago).

Soplo carotídeo. Pueden indicar estenosis (30 % como mínimo), generalmente próxima al origen de la arteria carótida interna. Se ausculta con claridad por detrás del ángulo mandibular; la causa más frecuente de la estenosis es la arterioesclerosis. La cuestión más importante es *si el paciente presenta síntomas o no*. En el caso de los soplos *asintomáticos,* el riesgo de ataque es muy reducido (< 3% más de 3 años sin ataques fatales y aprox. 0,3 % de ataques fatales) para justificar los riesgos de una endarterectomía. Si el soplo es *sintomático*, debe considerarse el Doppler (págs. 292-5) + cirugía, si la estenosis es > 70 %. En cualquier caso, puede utilizarse un tratamiento profiláctico con aspirina. Pedir el consejo del neurólogo. (1995 JAMA 273 1412 + 1995 *Lancet* 345 209 + 1254).

Sordera. Véase pág. 385.

Tenesmo[††]**.** Sensación de defecación incompleta a nivel del recto, como si aún permaneciera algo que no se puede evacuar. Es muy frecuente en el síndrome del intestino irritable (pág. 470), aunque puede estar originado por un tumor.

Tinnitus. Véase pág. 386.

Tos[††]**.** Se trata de una reación inespecífica a la irritación de cualquier zona entre la faringe y los pulmones. En ocasiones, el paciente es capaz de indicar la localización anatómica cuando el origen es proximal. Existen algunas características de la tos que ayudan al diagnóstico; si se escucha la tos, puede comprobarse que es *productiva*, aunque el enfermo no expectore. La *tos estridente* descrita como dura y metálica, se asocia a compresión de la tráquea; la tos con dolor retroesternal en forma de ardor, se observa en la *traqueítis;* la tos *«bovina»* es prolongada y de tonalidad profunda, observándose en la parálisis de los músculos separadores de las cuerdas vocales. El *crup* es la tos ruidosa y estertórea en la laringitis. La tos pertinaz, irritativa y frecuente aparece en los casos de faringitis, traqueobronquitis y al comienzo de la neumonía. La tos es, a veces, psicógénica. Véase también **hemoptisis**.

Tos crónica: sospechosa de tosferina, tuberculosis, cuerpos extraños, asma (por ejemplo, nocturna).

Temblor[†]**.** Es un movimiento rítmico de un miembro corporal, el tronco, la cabeza o la lengua. Existen tres tipos de temblor:

1. **Temblor de reposo**, que empeora con el reposo; se manifiesta en la enfermedad de Parkinson, pero es más resistente al tratamiento que la bradiquinesia o la rigidez.
2. **Temblor postural**, que empeora, por ejemplo, al extender los brazos. Puede ser un temblor fisiológico exagerado (encefalopatía hepática, retención de CO_2), por una lesión cerebral (enfermedad de Wilson, sífilis) o un *tremor esencial benigno* (TEB). Suele tratarse de un temblor hereditario (dominante autosómico) que afecta a los brazos y la cabeza, se presenta en cualquier edad y se suprime al ingerir cantidades moderadas de alcohol. Rara vez es progresiva. El propanolol (40-80 mg/12 h oral) ayuda a un tercio de los pacientes, al igual que la primidona oral (50-750 mg/24h).
3. **Temblor de intención**, que empeora con los movimientos y aparece en los trastornos cerebelares (esclerosis múltiple). No existen fármacos efectivos.

Trousseau, signo de. Espasmo de manos y pies (carpopodal) que se produce en la hipocalcemia. Las articulaciones metacarpofalangianas se flexionan y las interfalangianas se extienden.

Vértigo. Véase pág. 382.

Visión, alteraciones de la. Pueden estar producidas por trastornos oculares o por fármacos; las lesiones del SNC pueden presentar una historia de pérdida del campo visual (ataques), visión doble (EM, traumatismos, tumores, insuficiencia de la arteria basilar, meningitis basilar crónica), destellos de luces (migraña, trastornos convulsivos), alucinaciones visuales (convulsiones, fármacos) o ceguera transitoria (lesiones vasculares, migraña). Véase *OHCS: Pérdida de visión repentina y gradual*, págs. 498 y 500.

Vómito[†††]. Es importante interrogar sobre la cantidad, color, si es agrio, de comida reciente o antigua, sangre, «posos de café», y su relación con las comidas (véase tabla).

Pueden producir alcalosis metabólica, hiponatremia y $K^+\downarrow$ así como hematemesis por un desgarro de Mallory-Weiss del esófago.

Causas GI
- Intoxicación alimentaria (pág. 168).
- Gastroenteritis.
- Obstrucción GI (pág. 113).
- Apendicitis.
- «Abdomen agudo».

Causas del SNC
- ↑ PIC (tumores, meningoencefalitis)
- Movimientos (mareo cinético).
- Migraña.
- Enfermedad de Ménière.
- Laberintitis.
- Lesiones en la cabeza.
- Alteraciones del cerebelo y pedúnculo cerebral.
- Trastornos psiquiátricos.

Causas metabólicas
- Uremia.
- Gestación.
- Fármacos/toxinas, como:
    — Citotóxicos.
    — Alcohol.
    — Opiáceos.
    — Antibióticos.

Voz y alteraciones del lenguaje. Pueden ser apreciados por el propio paciente, o bien, por el médico. Debe averiguarse si la dificultad se encuentra en la articulación (*disartria*, por ejemplo, por problemas musculares) o en la disposición de las palabras (*disfasia* —siempre de origen central, pág. 390—).

Medicina geriátrica

El paciente anciano en el hospital 57
Disminuidos físicos, discapacitados y minusválidos 59
Índice de Barthel sobre las actividades diarias 60
Ictus, caídas e hipotensión postural 61
Hipotermia 62
Intervenciones menos agresivas 64
Incontinencia urinaria 65
Demencia senil 66
Miniexamen del estado mental 68
Enfermedad de Alzheimer 69

Páginas de interés en otros capítulos:
Ictus (pág. 392); prevención y estudio del ictus (pág. 393).

> «*Cuando sea una anciana, me vestiré de color púrpura con un sombrero rojo pasado de moda y que no me encaje y gastaré mi pensión en brandy y en guantes de verano y en sandalias de satén...**»

El paciente anciano en el hospital

Una población anciana constituye un signo de buena política social, sanitaria y económica[1]*.*

Cuidado con el ancianismo. La edad avanzada suele ser asociada a enfermedad, pero no es una causa de enfermedad *per se*[2]. Cualquier deterioro a estas edades puede ser tratable *hasta que no se demuestre lo contrario*.

1. Al contrario que el estereotipo, la mayoría de los ancianos están sanos[1]. El 95 % de los de 65 años, y el 80 % de los de alrededor de 85 años no residen en instituciones; aproximadamente el 70 % de estos últimos, son capaces de subir y bajar escaleras y pueden bañarse sin ayuda.

---

* Si nuestros pacientes más ancianos no se conforman con nuestras pautas sobre una vida de edad avanzada tranquila y digna, no deberemos sorprendernos. ¡Sus expectativas no coinciden con las nuestras! Véase S Lyon 1995 *Geriatric Medicine* **25** 7 y S Martz 1991 *When I Am An Old Woman I Shall Wear Purple*, Papier-mâché Press.
[1] S Ebrahim 1998 *BMJ* **i** 148.
[2] R Doll 1997 *BMJ* **ii** 1030.

2. Si existe un problema, debemos encontrar la causa. No debemos aceptar los problemas como consecuencias inevitables de la edad. Investigar: las enfermedades, la pérdida de agilidad, así como los factores sociales, que pueden ser susceptibles de solución.
3. No restringir un tratamiento por el simple motivo de la edad. Las personas ancianas difieren unas de otras. La edad como factor aislado no aporta datos sobre el pronóstico de un individuo, y no puede sustituir la realización de un análisis clínico cuidadoso del potencial de cada paciente en cuanto a sus posibles beneficios y riesgos[1].

Características de las enfermedades en la edad avanzada. Existen diferencias en cuanto al enfoque de un paciente joven respecto a los de edad avanzada[2].

1. *Múltiples procesos patológicos:* pueden coincidir varias enfermedades: es importante determinar cuáles afectan al motivo de consulta del paciente (por ejemplo, catarata senil + artritis = caídas).
2. *Múltiples causas:* un sólo problema puede tener diversas causas. Tratando sólo una de ellas, obtendremos pocos beneficios; tratándolas en conjunto, atajaremos el problema[3].
3. *Presentación inespecífica de los trastornos:* determinadas presentaciones son frecuentes en las personas de edad avanzada. Es el caso de los llamados «gigantes geriátricos»[4]: incontinencia (pág. 65); inmovilidad; inestabilidad (caídas, pág. 61); y demencia/confusión (págs. 66 y 404); En teoría, cualquier enfermedad puede manifestarse con alguna de estas presentaciones. En ocasiones, los síntomas y signos típicos pueden estar ausentes (por ejemplo, infarto de miocardio sin dolor pectoral, infecciones pectorales sin tos ni esputos).
4. El deterioro puede ser muy rápido si las enfermedades no reciben tratamiento.
5. Son frecuentes las complicaciones.
6. Es necesario más tiempo para la recuperación. Los puntos 4-6 reflejan disminución de los mecanismos homeostáticos y pérdida de la «reserva fisiológica».
7. También se encuentra disminuido el metabolismo y excreción de fármacos. Las dosis deben ser menores.
8. Los factores sociales son esenciales en la recuperación y el retorno a casa.

Puntos especiales en la *historia clínica:*

- Debe valorarse la discapacidad (pág. 59).
- Deben obtenerse datos sobre el domicilio (escaleras; aceso al cuarto de baño; alarmas a su alcance).
- Medicación: ¿Cuál? ¿Cuándo? Estudiar su capacidad de comprensión y concordancia (pág. 2). ¿Con cuántas dosis puede manejarse? Probablemente, no más de dos tomas. Importancia de cada fármaco: quizás sea necesario ignorar otros remedios aconsejables, o recurrir a un amigo, cónyuge o farmacéutico (puede repartir las dosis de la mañana, mediodía y noche en contenedores compartimentados para facilitar las tomas complejas y reducirlas a tres).
- Servicios sociales (visitadores regulares; familia y amigos).
- Cuidados: servicios, comidas a domicilio; psiquiatra de la comunidad o enfermera del distrito —personas implicadas en los cuidados—.
- Hablar con otras personas (parientes; vecinos; cuidadores; médico general).

---

[1] Royal College Group 1991 *J Roy Col Phys* **25** 197.
[2] Extraido de J Grimley Evans 1992 Oxford Textbook of Geriatric Medicine, OUP 703.
[3] D Fairweather 1991 *J Roy Col Phys* **25** 105.
[4] B Isaacs 1992 *The Challenge of Geriatric Medicine* OUP.

Disminuidos físicos, discapacitados y minusválidos   **59**

En la exploración: tomar la PA en posición tumbada y de pie (hipotensión postural). Considerar la posibilidad de una exploración rectal (el estreñimiento causa incontinencia). El examen cuidadoso del SNC suele ser necesario, por ejemplo, cuando las manifestaciones de presentación son inespecíficas. Esto puede cansar al paciente, pudiéndose realizar por etapas cortas.

Disminuidos físicos, discapacitados y minusválidos

▶ Debemos centrarnos en los problemas del paciente y no en los trastornos del médico.

Los médicos centran su atención en el trastorno que van a diagnosticar y la discapacidad que desean identificar. Pero son lentos en observar el punto de vista del paciente. Para ello ayudan los conceptos de disminución o limitación física, discapacidad y minusvalía.

La **disminución física** se refiere a los sistemas o partes del organismo que no funcionan. «Cualquier pérdida o anomalía de la estructura o función psicológica, fisiológica o anatómica»[1]. Por ejemplo, tras un *ictus*, la parálisis del brazo derecho o la disfasia constituyen una limitación física.

La **discapacidad** se refiere a las cosas que el paciente no puede realizar. «Cualquier tipo de restricción o falta de capacidad (como consecuencia de una limitación física) para realizar una actividad de la manera, o dentro de los límites considerados normales para un ser humano[1]. Por ejemplo, tras un *ictus*, la dificultad para realizar «actividades cotidianas» (como vestirse, caminar).

La **minusvalía** se refiere a la incapacidad para llevar a cabo actividades sociales. «Una desventaja para un individuo determinado como consecuencia de una limitación o discapacidad que limita o impide el desarrollo de un papel... para este individuo[1]». Por ejemplo, tras un *ictus*, la incapacidad para realizar un trabajo o tomar el té con un amigo.

Cómo utilizar estas definiciones. Dos personas con la misma disminución física (brazo paralizado), pueden presentar diferente discapacidad (una puede ser capaz de vestirse y la otra no). Las discapacidades tienden a predecir el tipo de vida que llevará dicha persona en el futuro. El tratamiento puede dirigirse a reducir las discapacidades. Por ejemplo, los cierres de tipo Velcro® sustituyendo a los botones pueden permitir a una persona el poder vestirse sola.

Las tres etapas del tratamiento

1. *Valorar la discapacidad y la minusvalía*[2]. La pauta clínica tradicional se centra en la enfermedad y en la limitación física. La valoración completa requiere además el estudio completo de la discapacidad y la minusvalía. Para realizar una evaluación estructurada de la discapacidad, recomendamos utilizar el índice Barthel (pág. 60). Se deben realizar otros estudios complementarios con fisioterapeutas expertos, el paciente y los familiares, con el fin de determinar sus problemas.
2. *¿Quién puede ayudar?* Como médico, usted forma parte de un equipo. Puede ser necesario solicitar la colaboración de otros integrantes del mismo, como enfermeras (incluyendo las enfermeras coordinadoras de zona), tera-

---
[1] WHO 1989 Tech Report N.º 779, *Health of the Elderly*, Geneva.
[2] E Dickinson 1990 *Lancet* **337** 778. Véase también: *Equipment for an Easier Life* 1994, RICA, 2 Marylebone Rd London NWI 4DF, UK.

peutas ocupacionales, fisioterapeutas, logopedas, trabajadores sociales, médicos generales, geriatras y fisiogeriatras. Existen organizaciones de auto-ayuda para la mayoría de las enfermedades crónicas, integradas por los pacientes y sus cuidadores.

3. **Crear soluciones a los problemas.** La clave consiste en realizar una lista de las discapacidades (por ejemplo, incapacidad para vestirse). Determinar el origen de la discapacidad (en términos de trastorno y limitación física). Los logros requieren el acuerdo con los pacientes y familiares según sus deseos y pronóstico laboral. Anotar los logros acordados y asegurar una labor conjunta con entendimiento mutuo. Repasar, renovar y adaptar los logros.

Índice de Barthel de actividades de la vida diaria (AVD)

Intestino	0	Incontinencia (o requiere enemas)
	1	Accidentes ocasionales (una vez a la semana)
	2	Continencia
Vejiga	0	Incontinencia, o catéter, pero incapaz de manejarlo
	1	Accidentes ocasionales (hasta una vez al día)
	2	Continencia (más de una semana)
Aseo	0	Requiere ayuda en el cuidado personal: cara, pelo, dientes, afeitado
	1	Independiente (con las herramientas a su alcance)
Cuarto de baño	0	Dependiente
	1	Requiere cierta ayuda, pero en algunas cosas es autosuficiente
	2	Independiente (sentarse y levantarse, limpiarse, vestirse)
Alimentación	0	Incapacidad
	1	Requiere ayuda para cortar, untar mantequilla, etc.
	2	Independiente (con los alimentos a su alcance)
Traslados	0	Incapaz de levantarse de la cama al sillón: **traslado vital** para evitar la necesidad de una enfermera las 24 horas
	1	Requiere ayuda importante (física, 1-2 personas), puede sentarse
	2	Requiere cierta ayuda (verbal o física)
	3	Independiente
Movilidad	0	Inmóvil
	1	Independiente en silla de ruedas, incluyendo esquinas, etc.
	2	Camina con ayuda de una persona (verbal o física)
	3	Independiente
Vestido	0	Dependiente
	1	Requiere ayuda a medias
	2	Independiente (incluyendo botones, cremalleras, lazos, etc.)
Escaleras	0	Incapacidad
	1	Requiere ayuda (verbal, física, llevar en brazos)
	2	Independiente al subir o bajar
Baño	0	Dependiente
	1	Independiente (entra y sale de la bañera sin ayuda y se lava por sí mismo; ducha sin ayuda)

El objetivo es determinar el grado de independencia.

Paradoja de Barthel. Cuanto más contemplamos el elogio de Barthel a la independencia, más lo vemos como un espejo que refleja una gran verdad sobre los asuntos humanos: no hay nada como la *Independencia**, pero nuestra verdadera vocación consiste en fomentar la interdependencia.

*Ningún hombre es una isla, dentro de sí mismo; cada hombre forma parte del Continente, una parte de tierra firme; si una nube es arrastrada por el mar, Europa es lo mismo, como si se tratara de un promontorio, como si fuera la mansión de nuestros amigos o de nosotros mismos. La muerte de cada hombre me afecta, puesto que yo formo parte de la humanidad. Por eso, nunca envíes a averiguar por quién doblan las campanas: doblan por nosotros.

John Donne 1572-1631 (meditación xvii) *Selected Prose*, pág. 101, OUP.

Ictus, caídas e hipotensión postural

Rehabilitación tras el ictus. (Véanse págs. 392-395 sobre la fase aguda del ictus).
▶(Los cuidados correctos exigen una atención extremada. Los principios de la rehabilitación coinciden con los de cualquier enfermedad crónica (pág. 59); es preferible que sea llevada a cabo en unidades de rehabilitación especializadas o por equipos de zona <1>(reducen la morbilidad y la hospitalización). Constituyen *puntos especiales en las primeras fases de tratamiento:*

- Observar si el paciente es capaz de tragar agua con una cuchara. Si se atraganta, puede ser necesaria *alimentación parenteral* (IV) durante algunos días; a continuación, alimentos semisólidos (compotas; evitar sopas y alimentos desmenuzables). Debe evitarse la alimentación con sonda nasogástrica (sólo para los pacientes con problemas crónicos de deglución).
- Evitar las lesiones de los hombros en los pacientes, al ser levantados con poco cuidado.
- Asegurar una buena higiene intestinal y urinaria del paciente, con frecuentes mudas. Evitar la utilización inicial de sondas, que pueden impedir la recuperación de la continencia normal.
- Colocar al paciente de forma que se minimice la espasticidad. Iniciar con prontitud la fisioterapia.
- Con frecuencia, el «pseudo-sentimentalismo» constituye un problema tras el ictus, dando lugar a sollozos no provocados por el sentimiento de tristeza (por fallo de la inhibición del sistema límbico por parte de la corteza cerebral). Este estado responde al tratamiento con tricíclicos[2], fluoxetina (*OHCS* pág. 341).

Pruebas especiales:

- Tests de la *disfunción propioceptiva*, pidiendo al paciente que señale una porción determinada del cuerpo.
- Tests de copiar figuras con cerillas para comprobar la *capacidad espacial*.
- Tests de dibujar una esfera de reloj, para la *apraxia*.
- Tests de extraer determinados objetos de un montón, para la *agnosia*.

Las **caídas** son muy frecuentes (el 30 % de las personas >65 años sufre una caída en un año) y pueden representar el inicio de una sucesión fatal de acontecimientos. Las causas pueden ser muy variadas. El 10 % están relacionadas con una pérdida del conocimiento o vértigo. En la mayor parte de los casos, la causa no está clara. Sobre el diagnóstico diferencial de «las piernas no me sostienen», véase pág. 43).

Historia clínica: circunstancias exactas de la caída. Averiguar las posibles anomalías del SNC, cardíacas o musculoesqueléticas. Fármacos que, por ejemplo, pueden causar: hipotensión postural (a continuación); sedación; arritmia, como los tricíclicos; parkinson, como los neurolépticos, incluída la metoclopramida y la proclorperacina). Alcohol.

Exploración —para averiguar las causas—: hipotensión postural; arritmias; pulsos carotídeos; exploración neurológica cuidadosa, incluyendo los signos cerebelosos, parkinson, miopatías proximales, marcha (Lámina 3); cómo se levanta de una silla; test de Romberg (pág. 33); inestabilidad de las rodillas. **Para averiguar las consecuencias:** cortes; rozaduras; fractura de costillas ($\pm$ neumonía) o de extremidades, sobre todo, la cadera; lesiones en la cabeza ($\pm$ hematoma subdural).

<a>A Rudd 1997 *BMJ* ii 1039; trabajos para dar altas tempranas *if there is a good community rehabilitation team in place;* Cochrane Data 1995 N.º 1.
[2] J van Gijn 1993 *Lancet* ii 816.

Tratamiento: debe guardarse el principio de confidencialidad, incluso aunque la lesión sea leve. Deben averiguarse las causas y tratarlas. Considerar la posibilidad de establecer sesiones de fisioterapia —que incluyan el aprendidaje de técnicas para levantarse del suelo—. Los terapeutas ocupacionales aconsejan el modo de reducir los accidentes domésticos y complementan la ayuda con alarmas personales conectados a un teléfono de socorro las 24 horas —*para* tranquilizar a las personas que viven solas—. Los ejercicios, las instrucciones para guardar el equilibrio y el Tai Chi, pueden ayudar a prevenir las caídas.

La **hipotensión postural** es importante por su frecuencia y porque representa una causa de caídas y disminución de la movilidad. Los momentos más frecuentes son después de las comidas, al hacer ejercicio o al levantarse por la noche. Puede ser transitoria, coincidiendo con una enfermedad (por ejemplo, la gripe).

Causas: insuficiencia de las venas de las piernas; neuropatías del sistema autónomo (pág. 420; especialmente, diabetes mellitus); fármacos (diuréticos, nitratos, antihipertensivos, antidepresivos, sedantes). La disminución de los glóbulos rojos puede representar un factor predisponente[1].

Tratamiento: reducir o eliminar los fármacos, si es posible. Instruir al paciente sobre el modo de incorporarse lentamente y por etapas. Probar con medias de compresión (*OHCS* pág. 598). Reservar los tratamientos con fármacos para retener líquidos (AINE, pág. 587) o fludrocortisona 0,1 mg/24 h oral, incrementando la dosis si es preciso) para los pacientes gravemente afectados, siempre que fracasen otras medidas.

Hipotermia

▶ *Este diagnóstico requiere un alto índice de sospecha, así como un termómetro para bajas temperaturas.* La mayoría de los enfermos son ancianos y no sienten la hipotermia; por tanto, no buscan un foco de calor. En pacientes más jóvenes, la hipotermia suele aparecer tras exposiciones prolongadas a temperaturas extremadamente frías (por ejemplo, casi ahogamiento) o es secundaria a una alteración del nivel de conciencia (por ejemplo, tras un exceso de calor o sobredosis medicamentosa).

Definición. Temperatura central (rectal) <35 °C.

Causas: en los ancianos, la hipotermia suele estar producida por una combinación de:

- Alteración de los mecanismos homeostásicos: normalmente relacionados con la edad.
- Bajas temperaturas ambientales: pobreza, mal alojamiento.
- Enfermedades: alteración de la termorregulación (neumonía, IM, insuficiencia cardíaca).
- Disminución del metabolismo (inmovilización, hipotiroidismo, diabetes mellitus).
- Neuropatías autónomas (pág. 420, como, diabetes mellitus, Parkinson).
- Excesiva pérdida de calor (psoriasis). Falta de precauciones ante el frío (demencia, confusión).
- Aumento de la exposición al frío (caídas, especialmente, por la noche, con más frío).
- Fármacos (por ejemplo, tranquilizantes mayores, antidepresivos, diuréticos). Alcohol.

---

[1] R Hoeldtke 1993 *NEJM* **329** 611.

El paciente. *Qué congelado llegué a estar: no fallecí, sino que algo de vida permaneció*[1]. Aunque no parezca que existen constantes vitales, no debemos concluir que el paciente ha muerto: tratar de calentarlo (a continuación) y volver a examinar. Si la temperatura se reduce por debajo de los 32°, se observa: bradicardia con trastorno del ritmo (incluido FV); hipotensión; alteración de la conciencia y coma. El abdomen del enfermo se nota «más frío que el mármol». Sin embargo, si la temperatura supera 32 °C, las manifestaciones pueden ser moderadas: palidez, apatía, taquicardia.

Diagnóstico. Comprobar la temperatura axilar u oral. Si es inferior a 36,5 °C, medir la temperatura rectal con un termómetro adecuado. ¿La temperatura rectal es < 35 °C?

Pruebas. U&E; glucemia y amilasa sérica urgentes. PFT; RSC; hemocultivos. Considerar gasometría. El ECG muestra ondas J.

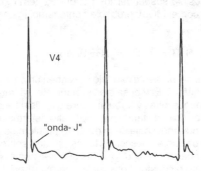

Reproducción con el permiso de los Dres. Richard Luke y EM McLachan.

Tratamiento:

- Mascarilla con O_2, si se encuentra en estado comatoso o existe insuficiencia respiratoria.
- IVI (para mantener vía o corregir alteraciones electrolíticas).
- Monitorización cardiaca (durante el calentamiento pueden aparecer FV y FA)
- Considerar la administración de antibióticos para prevenir neumonía (pág. 299). Administrarlos habitualmente en pacientes mayores de 65 años con temperatura <32 °C.
- Valorar el sondaje vesical (para comprobar la función renal).
- **Recalentamiento lento.** El riesgo de recalentar muy rápidamente es que se produzcan vasodilatación periférica, shock y muerte. Hay que procurar aumentar la temperatura 1 °C cada hora. Colocar a los pacientes ancianos y conscientes en una habitación caliente y administrar bebidas calientes. Las sábanas térmicas producen un recalentamiento demasiado acelerado en los ancianos.
- Temperatura rectal, pulso respiratorio cada media hora.

Nota: las recomendaciones son diferentes para las víctimas de una hipotermia repentina por inmersión. En este caso, si se produce una parada cardíaca y la temperatura es < 30 °C, será necesario un lavado de calentamiento mediastínico, peritoneal o una hemodiálisis, así como un *bypass* cardiopulmonar (no administrar hepari-

---

[1] En la última vuelta del 9.º ciclo del *Infierno*, Dante relata cómo aquellos que traicionaron a sus benefactores son encerrados en hielo (canto xxxiv) «com'io divenni allor gelato e fioco...lo non mori e non rimasi vivo».

na si existen traumatismos) (*OHCS* pág. 683) ⊠. Debido al riesgo de colapso circulatorio, las víctimas de una inmersión deben ser transportadas en posición horizontal. Buscar los consejos de un experto.

Complicaciones. Arritmias cardiacas (si se produce parada, mantener la reanimación hasta que la temperatura supere los 33 °C, ya que los cerebros a menor temperatura sufren menor daño por la hipoxia); neumonia; pancreatitis; fracaso renal agudo; coagulación intravascular.

Pronóstico. Depende de la edad y del grado de hipotermia. Si la edad es superior a 70 años y la temperatura inferior a 32 °C, la mortalidad es >50 %.

Antes del alta hospitalaria. Prever los problemas. ¿Puede suceder de nuevo? ¿Tiene acceso a mayores fuentes de calor? ¿Cuál es el apoyo que le rodea? Revise la medicación (¿es posible suspender los tranquilizantes?) ¿Cómo se controla la evolución? Contactar con el MG, y probablemente también con el asistente social.

┼ Intervenciones menos agresivas

Las siguientes páginas del presente capítulo describen un paisaje brillante y optimista para la medicina geriátrica. El mensaje es el siguiente: se trata de enumerar todas las discapacidades y minusvalías y trabajar sobre esta lista tratando de curar o aminorar todo lo que sea posible, evitando pasar por alto determinados puntos por pensar que son consecuencia inevitable de la edad. El problema es que, ni nosotros médicos sobrecargados ni los pacientes desconcertados pueden sobrevivir a este planteamiento, a menos que añadamos algo. Una historia real nos sirve como ejemplo: un anciano con un trastorno respiratorio obstructivo crónico, pero no muy grave, acudió al hospital para una revisión. El médico era muy concienzudo y el proceso completo (incluyendo diversos estudios y sus correspondientes esperas, en un ambiente no muy apropiado) llevó más de 3 horas. El paciente agotado regresó a su domicilio algo más fatigado que lo habitual. A continuación, comenzó a toser, y falleció a las 48 horas de la revisión. El estudio que realizó el médico era, en muchos aspectos, ideal —pero no para el paciente—. Resulta muy sencillo estudiar en exceso a nuestros pacientes para cumplir sus expectativas, y luego, dejarlos agotados.

Un planteamiento diferente para la lista interminable de problemas (si el médico o el paciente resultan agotados) consiste en realizar intervenciones muy escogidas y las mínimas posibles, que actúen empujando suavemente al paciente hacia un mayor bienestar, sin interrumpir el delicado equilibrio que permite al paciente seguir viviendo ante todo. Por ejemplo, si un paciente con Parkinson es tratado para corregir el insomnio, podemos intentar combinar su tratamiento antiparkinsoniano (¿cuánto tiempo le lleva hacer X?) con el tratamiento para el insomnio (aire fresco) y, al mismo tiempo, mantener su agilidad (ejercicios repetitivos) simplemente pidiéndole que anote cuánto tiempo necesita para llegar desde su casa hasta el buzón. Esta intervención también nos proporcionará un testimonio escrito sobre su tendencia a la micrografía. De forma que el mensaje sería: ¿A cuántos clavos puedo pegar a la vez con un mismo golpe de martillo?, o bien, «De todas las intervenciones posibles, ¿cuál es la menos agresiva?».

Sólo la experiencia nos muestra qué es lo que debemos elegir para resolver la lista de problemas de forma minimalista. Entre las ventajas de seguir este planteamiento está la de contar con más tiempo para otras actividades, como escuchar al paciente y dejarle tiempo para que pueda manifestar sus temores. El doctor puede tener algo más de tiempo para descansar y recuperarse —un médico agotado y poco comunicativo suele ser un mal médico—. Con tiempo para profundizar en los sentimientos de los pacientes es como mejor haremos uso del mismo. Casi todos los pacientes ancianos que llegan al hospital experimentan temores —por ejemplo, a la muerte— y en geriatría, este temor no suele ser infundado. Podemos tranquilizar al paciente asegurándole que una de nuestras principales obligaciones es la de que cuando llegue la muerte, sea la mejor posible. Los temores no siempre se refieren al propio paciente. Pueden estar preocupados por su hija minusválida, que tendrá que dejar su vivienda cuando él se marche, o porque se suspenderá la boda de su hijo por no poder acudir él. Escucharlos con interés parece poco útil, pero la mayoría de los pacientes lo aprecia enormemente.

Incontinencia urinaria

▶ Debe pensarse dos veces antes de insertar una sonda urinaria. ▶ Debe llevarse a cabo una exploración rectal para descartar la existencia de una impactación fecal.
▶ ¿La vejiga puede palparse tras el vaciado? (retención con rebosamiento).
   Cualquier persona normal puede llegar a «hacerse pis» durante un viaje largo. No debemos clasificar a las personas en continentes o incontinentes, sino en incontinentes en determinadas circunstancias. Averiguar el tipo de circunstancias es tan importante como centrarnos en los mecanismos psíquicos.

Incontinencia en el varón. La principal causa está representada por la hipertrofia de próstata: la incontinencia con urgencia (véase a continuación) o el goteo pueden ser consecuencia de una retención parcial de orina. La resección transuretral de la próstata puede debilitar el esfínter vesical y originar incontinencia. El problema de la incontinencia puede requerir valoración por parte de un especialista.

Incontinencia en la mujer. (Véase también *Dificultad para el vaciado*, *OHCS* pág. 71).

1. **Incontinencia funcional.** Es decir, cuando los factores fisiológicos carecen relativamente de importancia. La paciente no llega a tiempo al cuarto de baño por falta de movilidad, porque no conoce dónde se encuentra.
2. **Incontinencia de esfuerzo:** derramamiento de orina por incompetencia del esfínter. Ocurre típicamente al aumentar la presión intra-abdominal (al toser o reír). La clave del diagnóstico es la pérdida de pequeñas (pero frecuentes) cantidades de orina al toser, etc. Debe comprobarse si existe un prolapso del suelo pelviano. Averiguar si existe goteo al toser con la paciente de pie y la vejiga repleccionada. La incontinencia por estrés es frecuente durante la gestación y tras el parto. Ocurre en cierto grado en aproximadamente el 50 % de las mujeres tras la menopausia. En la mujer anciana, la causa más frecuente es la debilidad del suelo pelviano, por ejemplo, con prolapso uterino o uretrocele (*OHCS* pág. 54).
3. **Incontinencia por urgencia:** representa el tipo más frecuente observado en la práctica hospitalaria. La urgencia para orinar es seguida rápidamente por un vaciado completo incontrolable de la vejiga, al contraerse el músculo detrusor. Copiosas cantidades de orina resbalan por las piernas de la paciente. En edades avanzadas, suele deberse a una insuficiencia del detrusor o a una lesión cerebral orgánica. Deben buscarse evidencias de: *ictus*; Parkinson; demencia. Otras causas: infecciones urinarias; diabetes; diuréticos; vaginitis «senil»; uretritis.

   En ambos sexos, la incontinencia puede deberse a conciencia disminuida de la necesidad de orinar (estado confusional agudo; demencia; sedación). En ocasiones, la incontinencia puede ser a propósito, para impedir el paciente su ingreso en una residencia de ancianos, o por enfado.

Tratamiento: *Comprobar la existencia de:* diabetes mellitus; administración de diuréticos; impactación fecal. Realizar pruebas de U y E. Los ejercicios para el suelo pelviano pueden ayudar en el caso de la incontinencia por esfuerzo. Los pesarios en

Tratamiento de la inestabilidad del detrusor

Agentes para la inestabilidad del detrusor:

Oxibutinina: 2.5-5 mg/12h
 ES: sequedad bucal, ↓ visión,
 Dolor abdominal sordo, rubor, arritmia

Imipramina: 50 mg oral por la noche
Propantelina: 15 mg/8h oral ⩾ 1 h ac
Desmopresina spray nasal 20 µg por la noche
Estrógenos

Cirugía (como la ileocistoplastia en almeja)

Hipnosis/psicoterapia

Síntomas que mejora:

Frecuencia, urgencia, incontinencia por urgencia (evitar las dosis elevadas si: edad avanzada, cardiopatías isquémicas, glaucoma)

Nocturia, enuresis, incontinencia coital
Frecuencia
Nocturia/enuresis (↓ producción de orina)
 ES: retención líquidos, insuf. cardíaca
Urgencia posmenopáusica, frecuencia + + la nocturia mejora al elevar el umbral de sensibilidad de la vejiga
La vejiga es biseccionada y abierta como una almeja, y se suturan 25 cm de ílion en ella
(Requiere una buena motivación)

Fuentes: G Wilcock 1991, *Geriatric Problems in General Practice*, OUP; L Cardoso 1991 *BMJ* ii 1453

---

anillo pueden mejorar el problema derivado del prolapso uterino, por ejemplo, mientras se aguarda a una reparación quirúrgica (debe ser precedida de una cistometría y una medición de la tasa urinaria para excluir la presencia de una inestabilidad del detrusor o una disinergia del esfínter). En la incontinencia por urgencia, deben explorarse los signos medulares y del SNC (incluyendo pruebas para las funciones cognitivas, pág. 68); y en la vaginitis (tratar con dienestrol 0.01 % en crema, considerar la posibilidad de utilizar progesterona cíclica si el tratamiento va a ser prolongado, si no histerectomía, para evitar el riesgo de cáncer uterino). El paciente (o su cuidador) debe rellenar un cuadro durante 3 días, para obtener un patrón de incontinencia. Facilitar el acceso al cuarto de baño; hacer recomendaciones sobre el régimen de acceso al baño (por ejemplo, cada 4 horas). El objetivo es mantener un volumen vesical por debajo del que provoca el vaciado. Los fármacos pueden ayudar a reducir la incontinencia durante la noche (véase cuadro más arriba), pero suelen ser desaconsejados. Considerar otras ayudas (compresas absorbentes, tubo de Paul).

Realizar un estudio urodinámico antes de someter al paciente a una intervención quirúrgica.

Demencia senil

▶ Asegúrese de no haber omitido ninguna causa tratable.
▶ Aceptar que la confusión se debe a un trastorno agudo hasta demostrar lo contrario.

La demencia senil constituye un síndrome, con variadas causas, de disminución global del estado cognitivo, con conciencia clara (cfr., estado confusional agudo).

El paciente. La clave del diagnóstico es una buena historia clínica (que generalmente se realiza a través de terceras personas) de la afectación progresiva de la memoria y de otras funciones cognitivas, junto con signos objetivos de dicho trastorno. Los antecedentes deben remontarse por lo menos a varios meses atrás y habitualmente a varios años. Lo típico es que el enfermo se vuelva olvidadizo y tenga cada vez más problemas para realizar las labores normales de la vida diaria (por ejemplo, cocinar, ir de compras), con incompetencia cada vez mayor como, por ejemplo, ir a la carnicería a por salchichas seis veces al día, y después desconcertarse por la cantidad de salchichas que encuentra en la cocina. En ocasiones, la personalidad del enfermo cambia y se torna ruda y agresiva. Los signos objetivos se exploran mediante tests de función cognitiva (pág. 68).

Epidemiología. La incidencia aumenta con la edad. Es muy rara antes de los 55 años. Prevalencia del 5-10% en los mayores de 65 años y del 20% en los que superan los 80.

Causas más comunes. Enfermedad de Alzheimer (véase pág. 69). **Demencia vascular:** ~25% de todos los casos. Consiste esencialmente en múltiples microinfartos cerebrales. Habitualmente, existen signos de afectación vascular (PA elevada, *ictus* previos); en ocasiones, signos neurológicos de focalización; comienzo súbito en ocasiones y deterioro escalonado.

Demencia de los cuerpos de Lewy: se caracteriza por la presencia de cuerpos de Lewy* (pág. 409) en el tronco cerebral y neocórtex, con una alteración fluctuante pero persistente de la capacidad cognitiva, parkinsonismo (pág. 409) y alucinaciones. Representa una forma común de demencia senil.

Demencia frontotemporal: se caracteriza por la atrofia de los lóbulos frontal y temporal, sin manifestaciones de la enfermedad de Alzheimer (pág. 69)[1]. Signos: alteración precoz de la personalidad, con desinhibición, hiperoralidad, comportamiento estereotipado y despreocupación emocional. Se conserva la orientación espacial.

Causas más raras. Abuso crónico del alcohol o barbitúricos; pelagra (pág. 473); enfermedad de Huntington (pág. 620); enfermedad de Creutzfeldt-Jakob (pág. 620); enfermedad de Parkinson (pág. 409); enfermedad de Pick; sida; criptococosis crónica (pág. 217); panencefalitis esclerosante subaguda (pág. 399); leucoencefalopatia múltiple progresiva.

Causas tratables. Hipotiroidismo; deficiencia de B_{12} y folato; sífilis; deficiencia de tiamina (habitualmente por abuso de alcohol); tumor cerebral operable (por ejemplo, meningioma parasagital); hematoma subdural; cisticercosis del SNC (pág. 220); hidrocefalia normotensiva (dilatación ventricular sin signos de hipertensión craneal, probablemente por obstrucción parcial del flujo del LCR desde el espacio subaracnoideo). El *shunt* del LCR mejora el deterioro intelectual. Diagnóstico sugerido por incontinencia en fase precoz de la demencia y dispraxia para la marcha).

Tests. Exploración de signos neurológicos focales, RSC y frotis; VSG, UyE (incluyendo Ca^{2++}; PFH; serología para sífilis; B_{12}; folato; función tiroidea; RXT; orina elemental. Considerar: TAC (historia atípica, comienzo precoz, traumatismo craneal); EEG. Con el consentimiento de sus cuidadores, test de HIV, si se encuadra en un grupo de riesgo.

Tratamiento. Existen tratamientos específicos para el Alzheimer (pág. 69), el sida (pág. 193), mixedema y demencia asociada a hipovitaminosis de B_{12} y folato.

---

* Los cuerpos de Lewy son inclusiones intracitoplasmáticas neuronales de carácter eosinofílico; existe superposición entre la demencia de los cuerpos de Lewy, el Alzheimer y la enfermedad de Parkinson, resultando complicado el tratamiento, puesto que los fármacos antiparkinsonianos pueden provocar alucinaciones y las drogas antipsicóticas empeoran los síntomas de Parkinson (*véase* S Cercy 1997 *J Int Neurops* **3** 179 & I McKeith 1994 *Br J Psych* **165** 324).

[1] Lund/Manchester group 1994 *J Neurol Nsurg Psy* **57** 416.

Miniexamen del estado mental

Debe comprobarse formalmente la memoria y otras capacidades intelectuales en los casos en que se sospeche demencia. El miniexamen de la función mental es uno de los tests mejor conocidos.

- ¿Qué día de la semana es? [1 punto]
- ¿Qué día es hoy? Día, mes, año [1 punto para cada respuesta]
- ¿En qué estación del año estamos? Sea flexible cuando la prueba se realice en medio de un cambio de estación [1 punto]
- ¿Sabe Ud. dónde estamos ahora? ¿Qué país es éste? [1 punto]
- ¿Cómo se llama esta ciudad? [1 punto]
- ¿Cuáles son las dos calles principales más próximas? [1 punto]
- ¿En qué piso nos encontramos? [1 punto]
- ¿Cómo se llama este lugar? (o ¿cuál es esta dirección?) [1 punto]
- **Lea lo siguiente y déle luego el papel al enfermo:** «*Le voy a dar un trozo de papel. Por favor, cójalo con su mano derecha. Doble el papel por la mitad con las dos manos y colóquelo sobre sus rodillas* [1 punto por cada una de las tres acciones]
- *Muestre un lapicero y pregunte cuál es el nombre* [1 punto]
- *Muestre un reloj y pregunte cuál es el nombre* [1 punto]
- **Diga (sólo una vez):** «*Le voy a decir una frase y me gustaría que la repitiera luego*» (hable claro) [1 punto]
- **Diga:** «*Por favor, lea lo que pone aquí y haga lo que dice*». Muestre una tarjeta que diga CIERRE LOS OJOS. Puntúe sólo si la acción realizada es correcta. Si el enfermo lee la instrucción, pero no la realiza, insístale: «Ahora, debe hacer lo que dice la tarjeta» [1 punto]
- **Diga:** «*Escriba una frase completa en este papel*». No tiene importancia la ortografía ni la gramática. Sin embargo, la frase debe tener un verbo, real o imaginario, además de sentido propio. «¡Socorro!» y «Vete», también valen [1 punto]
- **Diga:** «*Mire este dibujo y por favor, cópielo*». (Observe el dibujo inferior). Puntúe si las dos figuras se cruzan formando cuatro lados y se conservan los ángulos. [1 punto]
- **Diga:** «*Voy a enumerar tres objetos y después quiero que los repita. Recuérdelos bien, porque se lo preguntaré nuevamente dentro de unos minutos*». Nombre tres objetos, cada uno en un segundo; por ejemplo, MANZANA, MESA, DINERO. Puntúe el primer intento [1 punto por objeto] y repita hasta que consiga recordar todos.
- **Diga:** «*Me gustaría que restara 7 a 100 y ahora que restara nuevamente 7 al número que resulte. Continúe así hasta que yo le diga*». Cuente 1 punto siempre que la diferencia sea de 7, aunque la respuesta previa no fuera correcta. Haga la prueba durante 5 sustracciones (por ejemplo, 93, 86, 79, 65). [5 puntos]
- **Diga:** «*¿Recuerda los tres objetos que le cité anteriormente?*» [1 punto por cada objeto].

Interpretación de la prueba. La puntuación máxima es de 30. La puntuación de 28-30 no apoya el diagnóstico de demencia. Entre 25 y 27 el resultado no es claro. Por debajo de 25 sugiere demencia, aunque haya que descartar también el *estado confusional agudo* y la *depresión*. En la población general por encima de los 75 años, aproximadamente el 13% obtiene puntuaciones <25.

CIERRE LOS OJOS

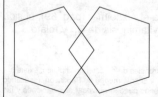

Tratar las enfermedades asociadas (pueden contribuir de forma significativa a la confusión). En la mayoría de los casos, la demencia continúa y progresa. Las pautas de tratamiento son similares a las de cualquier enfermedad crónica (pág. 59). Hablar con la familia y servicios sociales. Son inevitables las tensiones entre las personas encargadas de su cuidado; tratar de disminuirlas conversando sobre sus frustaciones y ofreciéndoles un ingreso de respiro. Preparar al cónyuge para el día en que el paciente no vuelva a reconocer más a sus seres queridos.

Enfermedad de Alzheimer

Se considera el peor trastorno neuropsiquiátrico de nuestros días, dominando no sólo los servicios psicogeriátricos, sino también las vidas de cientos de hijos, hijas y cónyuges, que deben renunciar a su trabajo, amistades y modos de vida acostumbrados, para apoyar a sus familiares a lo largo de sus últimos años. La lucha de cuidar de nuestros seres queridos afectados por enfermedades terminales siempre es un reto: nada es peor que el ver cómo se desintegra la personalidad de la persona querida y ver que se ha ido definitivamente antes de su muerte.

Debe sospecharse de Alzheimer en aquellos adultos con cualquier déficit permanente o adquirido de memoria y conocimiento —por ejemplo, demostrado en un test mental o neuropsicométrico (pág. 68). Puede establecerse desde los 40 años (o antes, como en el síndrome de Down), de forma que los términos de «senil» y «pre-senil» no sirven (y son irrelevantes). La proporción mujer/varón es aproximadamente de 1,4:1.

La pérdida de memoria no es similar a la pérdida de tierra cuando crece la marea: las últimas porciones de la memoria que se hunden en el olvido no son los primeros o últimos recuerdos, sino los más profundos, los más personales y los más arraigados: los presidentes de gobierno vienen y van, pero por ejemplo, para los pacientes británicos de cierta edad y afectados por esta enfermedad, el último nombre que retienen es siempre el de la Sra.Thatcher. Cuando este nombre cae definitivamente en el olvido (vertedero eterno de la fama[1]), a menudo mucho después del nombre de reyes, deidades, personalidades, cónyuges e hijos, se puede afirmar con seguridad que las aguas han cubierto el mar.

Factores de riesgo. *Genes defectuosos* en determinados cromosomas: 1, 14, 19, 21; la variante apoE4 produce un establecimiento de la enfermedad a una edad más avanzada. Puede ser relevante la *resistencia a la insulina* (pág. 480).

El **diagnóstico** suele ser casual, como la forma exacta de demencia que no suele estar influida por el momento de establecimiento, siempre que los niveles de B_{12} y TSH sean normales. Este planteamiento es difícil de justificar, ahora que se dispone de tratamientos *específicos* para esta enfermedad. Se recomienda un estudio realizado por un especialista con ayuda de neuroimágenes (para descartar las demencias del lóbulo frontal de los cuerpos de Lewy, así como la enfermedad de Pick).

Histología (utilizada en escasas ocasiones):

- Depósito de proteína amiloide tipo $A\beta$ en la corteza (ciertos pacientes presentan mutaciones en la proteína precursora amiloide).
- Marañas neurofibrilares e incremento del número de placas seniles.
- Déficit del neurotransmisor acetilcolina por lesión en una proyección ascendente del cerebro anterior (núcleo basal de Meynert; conecta con la corteza).

Presentación. Además de fallar la memoria, pueden existir alteraciones cognitivas (como la desorientación espacial); cambio del comportamiento (agresividad, deam-

---

[1] Ambrose Bierce 1967 *Devil's Dictionary*.

> **Cuestiones prácticas en el tratamiento de los pacientes con enfermedad de Alzheimer**
> - *Descartar las demencias tratables* (B_{12}, folato, serología sifilítica, T_4, VIH).
> - *Tratar las enfermedades asociadas* (la mayoría hacen que se agrave la demencia). En la mayoría de las personas, la demencia permanece y tiende a progresar. Debe implicarse la familia y los servicios especializados.
> - *Evitar los fármacos que* ↓ *el estado cognitivo* (neurolépticos, sedantes, tricíclicos).
> - En muchos países, existe una *ayuda especial* disponible para las familias al cuidado de un pariente con Alzheimer en casa —por ejemplo, en el Reino Unido—:
>
> Servicio de lavandería
> «Distintivo naranja» para aparcamiento prioritario
> Reuniones de cuidadores para compartir apoyo
> Terapeutas ocupacionales
> Enfermeras psiquiátricas de zona
>
> Subvención por asistencia
> Cuidados hospitalarios para relevar a la familia
> Desgravación fiscal
>
> Equipo de enfermeras de zona
> Centros de día/comidas
>
> ▶ Véase *Viviendo con un trastorno neurológico*, pág. 432. **Fármacos:** aún es pronto para adjudicar un papel cierto y práctico a los fármacos que ↑ la disponibilidad de acetilcolina en la transmisión sináptica (inhibiendo el enzima que la escinde, como el donepecil, en ocasiones utilizado en dosis de 5 mg/24h oral, por la noche, aumentando la dosis hasta 10 mg transcurrido 1 mes). Estos fármacos pueden ir retrasando la necesidad de recurrir al ingreso, pero no retrasan necesariamente su duración[1]. Debe consultarse con un psiquiatra o un psicogeriatra. Resulta difícil justificar su servicio, en parte por la incompleta evidencia de su eficacia, y en parte, por su coste, especialmente si su empleo desvía estos recursos de otros casos más importantes, incluyendo a los pacientes con la enfermedad de Alzheimer muy avanzada. ▶ *En general, cuando es necesario escoger entre intervenciones de resultado similar o desconocido, es preferible elegir la que requiera menor tecnología.* Siempre se podrá realizar posteriormente la técnica más avanzada, pero si se ignoran los principios del cuidado de los enfermos (como el ingreso del paciente que permita un respiro a su familia), incluso la técnica más revolucionaria no podrá lograr un beneficio real.

bular sin rumbo); psicosis (alucinaciones, manías persecutorias). No existe una historia natural descrita coincidente en todos los casos. La alteración cognitiva es progresiva, pero los síntomas que afectan a la conducta y síntomas psicóticos pueden producirse al cabo de meses o años. En el final, a menudo, aunque no siempre ocurre, los pacientes se hacen sedentarios, con aparente falta de interés por lo que ocurre a su alrededor. Pueden aparecer síntomas de parkinsonismo, debilidad, mutismo, incontinencia y convulsiones.

Supervivencia media. Es de 7 años desde el establecimiento de la enfermedad.

Tratamiento. *Cuestiones teóricas:* Estrategias potenciales —el menú MRC—:

- Prevenir la disminución de la acetilcolina, ejemplo, donepecil, véase arriba.
- Aumentar el factor de crecimiento neuronal, que se absorbe en las terminaciones nerviosas y favorece la reparación de las células nerviosas.
- Estimular los receptores nicotínicos que protegen las neuronas.
- Inhibir los enzimas que destruyen el péptido β-amiloide y lo transforman en la proteína precursora del amiloide, de forma que se evita la formación de fibrillas y placas.
- Antiinflamatorios para evitar que las células de la glía se activen y secreten neurotoxinas (glutamato, citoquinas), que estimulan la formación de APP.

---

[1] M Tang 1996 *Lancet* **348** 429.

- Regulación de la entrada de calcio (disminuye el daño de las neurotoxinas).
- Prevención de las lesiones oxidativas producidas por los radicales libres.

Prevención. Debe mantenerse la alerta y al corriente de todos los asuntos cotidianos y familiares, disfrutando del aprendizaje de nuevas cosas. La hormonoterapia de sustitución parece ofrecer cierta protección[1].

---

[1] C Kelly 1997 *BMJ* i 693.

Cirugía 5

Terminología quirúrgica 74

Cuidados de los pacientes en la sala:

Cuidados preoperatorios 75
Profilaxis antibiótica en cirugía intestinal 76
Exploración y pruebas preoperatorios 77
Suturas 78
Anestesia 78
Complicaciones postoperatorias 79
   Drenajes quirúrgicos 81
   El control del dolor 81
   TVP y edema de miembros inferiores 82-83
Complicaciones postoperatorias específicas 84
Sondas nasogástricas (de Ryle) 86
Cuidados del estoma de colostomía 86
Colocación de una cánula IV 87
Líquidos IV en el quirófano 89
Transfusión sanguínea y hemoderivados 90
Aporte nutricional en el hospital 92
Nutrición parenteral (intravenosa) 94

Cirugía en casos especiales:

El paciente diabético 95
El pacientes ictérico 97
Pacientes tratados con esteroides 98
Trastornos tiroideos 98

Cirugía de urgencia:

Abdomen agudo 98
Apendicitis aguda 100
Pancreatitis aguda 103
*Aneurisma arterial 104
Trastornos diverticulares 105

Colelitiasis 107
Gangrena y fascitis necrotizante 109
Isquemia intestinal 109
Vólvulo del estómago 110
*Embolia e isquemia de los miembros 110
Obstrucción intestinal 113
Urgencias en cirugía pediátrica 114
*Torsión testicular 114
Retención urinaria y sondaje 115

Cirugía de los tumores:

Tumores de vejiga 116
Masas y carcinoma mamario 119
Adenocarcinoma colorrectal 120
Carcinoma de estómago y esófago 124

Masas: 125

Inguinoescrotales 126
Cervicales 128
Tiroideas 130

Otros:

Masas abdominales 131
Zona perianal 133
Hemorroides (almorranas) 135
Hernias 136
Hernias inguinales 137
Venas varicosas 139
Cirugía gástrica y duodenal 140-143
Fundoplicación para la esofagitis 144
Cirugía mínimamente invasiva 144

* Estas son tres situaciones en las que es fundamental la cirugía más precoz posible; ▶Notificar inmediatamente a su supervisor.

Páginas importantes en otros capítulos:
▶Véase *Gastroenterología* y *Diccionario de síntomas y signos* (pág. 435 y pág. 39).

Urología: Orina/ITU (págs. 335-41); hematuria (pág. 335); «prostatismo» (pág. 52); cáncer urológico (págs. 116 y 335); urología ginecológica (*OHCS* pág. 70); incontinencia (pág. 65); retención; BPH/TURP (pág. 134); cálculos (pág. 341); obstrucción TU (pág. 342).

Fuentes principales: British Medical Journal 1996-7; Pj Morris & RA Malt 1994, Oxford Textbook of Surgery OUP.

Terminología quirúrgica

Nombre de las incisiones

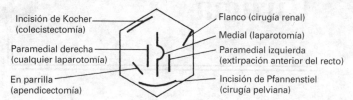

- Incisión de Kocher (colecistectomía)
- Paramedial derecha (cualquier laparotomía)
- En parrilla (apendicectomía)
- Flanco (cirugía renal)
- Medial (laparotomía)
- Paramedial izquierda (extirpación anterior del recto)
- Incisión de Pfannenstiel (cirugía pelviana)

Regiones abdominales

1, 2: Hipocondrios derecho e izquierdo.
3, 4: Vacíos derecho e izquierdo.
5, 6: Fosas ilíacas derecha e izquierda.
7: Epigastrio.
8: *Región umbilical.*
9: Hipogastrio.

-ostomía: Abertura artificial, generalmente efectuada para crear una nueva comunicación, sea entre dos conductos o entre un conducto y el exterior, por ejemplo: En la colostomía se practica una abertura del colon en la piel (pág. 86). Estoma ≡ a boca.
-plastia: Es la remodelación de algo para que funcione, por ejemplo, la piloroplastia resuelve una obstrucción pilórica.
-ectomía: Extirpar algo, por ejemplo, apendicectomía.
-otomía: Abrir algo cortando, por ejemplo: Laparotomía (apertura de la cavidad abdominal).
-escopia: Visión del interior del cuerpo mediante instrumentos, por ejemplo, el cistoscopio es un instrumento para observar el interior de la vejiga.
-lito-: Cálculo. Por ejemplo, nefrolitotomía, abrir el riñón para extraer un cálculo.
-cole-: Todo lo relacionado con la vesícula biliar o la bilis.
-cisto-: Reservorio de líquido.
-grama: Imagen radiológica, a menudo utilizando la ayuda de un medio de contraste radioopaco.
-doco: Todo lo relacionado con un conducto.
-angio-: Todo lo relacionado con tubos y vasos sanguíneos.
Per-: Atravesar una estructura (método invasivo).
Stent: tubo artificial insertado en un conducto biológico, con el fín de mantenerlo abierto.
Trans-: paso a través de una estructura.

Utilice lo anterior para comprender el significado de *coledocoyeyunostomía* y de *colangiograma percutáneo transhepático.*

Una **fístula** es una comunicación anómala entre dos superficies epiteliales (o endoteliales en las fístulas arteriovenosas); por ejemplo: fístula gastrocólica (estómago/colon). Las fístulas se cierran normalmente de forma espontánea, pero no lo hacen si existe inflamación crónica, obstrucción distal, epitelización del trayecto, cuerpos extraños o tejido maligno. Las fístulas intestinales externas se tratan mediante protección de la piel, reposición de líquidos y electrólitos, nutrición parenteral y, si esto fracasa, intervención quirúrgica.

Un **sinus** es un trayecto ciego, recubierto típicamente por tejido epitelial o de granulación, que se abre hacia una superficie.

Una **úlcera** es una zona alterada con solución de continuidad de una superficie epitelial.

Un **absceso** es una cavidad que contiene pus. Sobre los distintos tipos de absceso, véase el *Índice.* Recuerde el aforismo: *si hay pus, hay que dejarlo salir.*

Cuidados preoperatorios

Objetivos ▶ *Asegurar que, en lo posible, los temores del paciente sean tratados, para que comprenda la naturaleza, finalidad y resultados esperados de la intervención quirúrgica.*

1. Asegurar que el paciente correcto es sometido a la cirugía correcta. ¿Han variado los síntomas y signos? Si es así, debe informarse al cirujano.
2. Firmar un consentimiento. Explicar la operación y sus motivos (pueden ayudar los diagramas); mencionar las complicaciones posibles más graves y frecuentes (> 1 %); dar opción a realizar preguntas.
3. Valorar los riesgos de la anestesia y maximizar el bienestar del paciente.
4. Elegir el tipo de anestesia/analgesia. *Tratar de evitar la ansiedad y el dolor.*

Controles preoperatorios. Estudio del sistema cardiorrespiratorio, la tolerancia, las enfermedades existentes, los tratamientos farmacológicos y las alergias. Estudiar los antecedentes clínicos: infarto de miocardio, diabetes mellitus, asma, hipertensión, fiebre reumática, epilepsia, ictericia. Valorar los riesgos específicos, como la gestación, inmovilidad del cuello (riesgo durante la intubación), si ha recibido alguna anestesia recientemente y si existieron problemas (náuseas, TVP).

Antecedentes familiares. Interrogar sobre la existencia de hiperpirexia maligna (pág. 79); distrofia miotónica (pág. 426); porfiria; problemas con la colinesterasa; anemia falciforme (realizar pruebas, si es necesario).

Fármacos. Interrogar sobre las alergias a cualquier tipo de fármaco, antiséptico, escayola. Se debe informar al anestesista sobre *todos* los fármacos (incluyendo los que se venden sin receta).

Antibióticos: la neomicina, estreptomicina, kanamicina, polimixina y tetraciclinas pueden prolongar el bloqueo neuromuscular.

Anticoagulantes: Están contraindicados los bloqueantes epidurales, espinales y regionales. Advertir al cirujano y al anestesista.

Anticonvulsivantes: Antes de la operación, se toman habitualmente. En el postoperatorio, administrar los fármacos por vía IV o por sonda NG. Valproato sódico: existe en forma IV (administrar al paciente la dosis habitual). Fenitoína: administración IV lenta (<50 mg/min). No resulta fiable la absorción IM de fenitoína.

Beta-bloqueantes: deben continuar administrándose hasta el día de la operación incluido, ya que impiden la posibilidad de una respuesta cardiovascular lábil.

Contraceptivos esteroides: muchos médicos interrumpen el tratamiento seis semanas antes de la operación, pero no existe ningún fundamento claro[1]. Si no permitimos tomar la píldora a una paciente, puede existir riesgo de embarazo.

Digoxina: deben continuar administrándose hasta el día de la operación incluido. Comprobar la toxicidad (ECG; niveles plasmáticos); medir niveles plasmáticos de K^+ y Ca^{++} (el suxametonio incrementa el K^+ y puede conducir a una arritmia ventricular en pacientes digitalizados).

Diuréticos: precaución con la hipocalemia. Medir los niveles U y E (y bicarbonato).

Esteroides: véase pág. 98.

Gotas oculares para el glaucoma: los beta-bloqueantes se absorben sistémicamente y los anticolinesterásicos incrementan la vida media del suxametonio.

---

[1] *Scottish Medical Journal* 1994 **36** 165.

Hipoglucemiantes orales: suprimir la clorpropamida 24 h antes de la operación (vida media larga).

Hormonoterapia de sustitución: no es necesario interrumpir el tratamiento, ya que el riesgo de TVP o EP es muy pequeño.

IMAO: interrumpir el tratamiento 3 semanas antes de la operación para evitar crisis hipertensivas.

Insulina: debe informarse al anestesista. Véase más detallado en pág. 95.

Exploración y pruebas preoperatorias

Es responsabilidad del anestesista el estudiar la idoneidad para una anestesia. El médico del servicio colabora realizando una historia clínica y una exploración correcta, pudiendo además revisar, informar y obtener el consentimiento escrito del paciente (por ejemplo, recuerde conseguir un consentimiento para las orquidectomías en los procedimientos deorquidopexia; e informar a los pacientes con trastornos tiroideos del riesgo de daño a algún nervio).

Se deben tener en cuenta los trastornos pulmonares crónicos, PA elevada, arritmias y murmullos cardíacos (por si es necesaria una profilaxis para la endocarditis— véase pág. 283—). En la artritis reumatoide, debe realizarse una radiografía lateral del cuello para estar alerta ante posibles dificultades en la intubación.

Pruebas. Dependiendo de la historia clínica y la exploración:

- U y E, RSC y glucosa, en la mayor parte de los pacientes. Si la Hb <10g/dl, debe comunicarse al anestesista. Investigar/tratar según el caso. U y E es especialmente importante si el paciente se encuentra bajo tratamiento con diuréticos, es diabético, es un quemado o presenta algún trastorno hepático o renal, así como los caquécticos, pacientes con íleo o con alimentación parenteral.
- Pruebas sanguíneas cruzadas: grupo y reserva en mastectomías y colecistectomías. 2 unidades para cesáreas; 4 unidades para una gastrectomía y >6 unidades para la intervención de un aneurisma aórtico.
- Pruebas sanguíneas específicas: PFH en la ictericia, tumores malignos o alcoholismo. Amilasa en el dolor abdominal agudo.
  Glucemia en los pacientes diabéticos (pág. 95).
  Niveles de fármacos (como la digoxina).
  Estudios de coagulación en los trastornos hepáticos, CID, hemorragia masiva, ya sea con warfarina o heparina. Debe contactarse con el laboratorio cuando se necesitan envases especiales.
  HIV, hepatitis B, en pacientes de riesgo —una vez obtenido su consentimiento.
  Anemia falciforme en africanos, mediterráneos o pacientes de las Indias Occidentales, y otros procedentes de zonas endémicas de paludismo (incluyendo la mayor parte de la India).
  Test de función tiroidea en pacientes con trastornos tiroideos.
- Radiografía de tórax, en pacientes con problemas cardiorrespiratorios, patología o síntomas, o mayores de 65 años.
- ECG: en mayores de 65 años o personas con poca resistencia al ejercicio físico, o bien, con antecedentes de IM, hipertensión, fiebre reumática u otros trastornos cardíacos.

Clasificación de el ASA (American Society of Anesthesiologists)

1. Normalmente sano.
2. Trastorno sistémico leve.
3. Trastorno sistémico grave que limita la actividad; no incapacitante.
4. Trastorno sistémico incapacitante que representa una amenaza para la vida.
5. Moribundo. Sin esperanzas de sobrevivir más de 24 h a la operación.

Existe un espacio para la clasificación ASA en casi todos los formularios de anestesia. Se trata de un índice de salud *en el momento de la intervención*. El prefijo **E** se utiliza en los casos urgentes.

Levodopa: posible riesgo de arritmias cuando el paciente se encuentra bajo los efectos de una AG.

Litio: interrumpir el tratamiento tres semanas antes de la operación (↑ riesgo de arritmias). Véase *OHCS* pág. 354.

Tricíclicos: potencian la acción de la adrenalina (epinefrina) y disminuyen la PA.

Preparación ▶ Paciente en ayunas; no administrar nada por vía oral en las 2 h anteriores a la operación. Preparación intestinal o cutánea previa, si es necesario —o profilaxis antibiótica—.
 Iniciar la profilaxis de la TVP, por ejemplo, con heparina 5.000 unidades SC antes de la operación y después, cada 12 h vía SC hasta el alta. Heparina de bajo peso molecular: pág. 250.
 Anotar la premedicación (pág. 78). Adjuntar cualquier tipo de radiografía o tomografía pre-, intra- o postoperatoria. Registrar los tratamientos de fisioterapia posteriores.
 Si es necesario, sondaje e inserción de sonda nasogástrica (antes de la inducción y vigilar el posible riesgo de vómito).

Profilaxis antibiótica en cirugía intestinal

▶ *El mayor error en la terapéutica antibiótica es utilizarla innecesariamente.*

Infecciones de la herida. Se observan en el 20-60 % de todos los pacientes sometidos a cirugía GL. Puede aparecer sepsis en casos de movilización retrasada, hemorragia, dehiscencia de la herida, que puede ser el comienzo de una cadena de acontecimientos de fatal desenlace. La profilaxis reduce significativamente la tasa de infección.

Claves del éxito:

- Administrar el antibiótico justo antes (por ejemplo, 1 h) de la operación.
- Darlo por vía IM o IV (o rectal, en el caso del metronidazol).
- En general, el antibiótico se puede suspender a las 24 h.
- Utilizar antibióticos cuyo espectro incluya los anaerobios y los coliformes (por ejemplo: metronidazol y gentamicina, págs. 159 y 657).

La preparación del intestino es importante antes de la cirugía colorrectal. Lo normal es que el paciente ingrese 3 días antes de la intervención, y se le ponga una dieta «pobre en residuos». En las 24 h previas a la cirugía sólo se permitirán líquidos. Es necesaria una preparación mecánica, que implica el uso de laxantes e irrigaciones. La mañana antes de la cirugía se le dará al paciente una bolsita de *Picolax*® (10 mg de picosulfato de sodio con citrato de magnesio), y otra por la tarde, aunque deben usarse con cuidado si existiera riesgo de perforación. Las irrigaciones deberán repetirse hasta que la evacuación sea limpia.

Pautas antibióticas. Suelen existir preferencias individuales, pero estos podrían ser algunos ejemplos demostrativos:

— ***Cirugía biliar:*** penicilinas de amplio espectro (por ejemplo, ampicilina: 3 dosis x 500 mg IV q8h) o cefalosporinas (por ejemplo, cefuroxima: 3 dosis <750 mg IV/IM q8h).
— ***Apendicectomía:*** metronidazol supositorios. (3 dosis × 1 g, q 8 h).

— **Cirugía colorrectal:** cefuroxima (3 dosis × 1,5 g IV/IM q8h) + metronidazol (3 dosis × 500 mg IV q8h).
— **Cirugía vascular:** co-amoxicilina-clavulánico 1,2 g IV en inducción; si el paciente es alérgico a las penicilinas, cefuroxima 1,5 g IV/IM + metronidazol 500 mg IV.

Suturas

Las suturas (hilos) son, obviamente, fundamentales en cirugía. La amplia gama de tipos disponibles puede conducir a error. En general son reabsorbibles o no reabsorbibles y pueden dividirse, según su estructura, en suturas monolilamento, entrelazadas o trenzadas. Ejemplos de suturas absorbibles son el catgut, poliglactina (Vicryl®) y el ácido poliglicólico *(Dexon®)*. Las no reabsorbibles son la seda, el nylon y el prolene. Las suturas monofilamento son bastante resbaladizas, pero reducen la infección. Las trenzadas están constituidas por hebras entrelazadas, que permiten efectuar nudos seguros, pero la infección puede fijarse entre estas trenzas. Las suturas entrelazadas son dos hebras entrecruzadas con cualidades similares a las suturas trenzadas.

El plazo para retirar los puntos depende de su emplazamiento y del estado general del paciente. En la cabeza y el cuello se tiende a retirarlos a los *5* días (puede ser antes en los niños), en el cuero cabelludo y parte posterior del cuello se retiran a los 5 días, mientras que los situados en incisiones de abdomen se dejan entre 5-8 días. En pacientes con capacidad de cicatrización disminuida, por ejemplo, los tratados con esteroides o los que presentan tumores malignos, infección o caquexia, las suturas pueden necesitarse 14 días o más.

Anestesia

Antes de la anestesia debe explicarse al paciente lo que va a suceder y dónde se va a despertar, ya que, de otra forma, su despertar en la UCI o en la Sala de Recuperación podría ser espantosa. Debemos explicarle que puede que se encuentre mal al despertar. La premedicación ayuda a aliviar la ansiedad y a que la propia anestesia se produzca más fácilmente. Ejemplos:

- Temacepam: 10-20 mg oral.
- La premedicación tradicional, pero ahora menos utilizada, es la papaverina, 15,4 mg combinada en una ampolla de 1 ml con 0,4 mg de hioscina (también denominada escopolamina; facilita la anestesia disminuyendo las secreciones). La dosis típica en adultos es de 1/2 1 ampolla oral.
- En los niños: tartrato de trimeprazina (= alimemacina) 2 mg/kg en jarabe. Tratar de evitar las inyecciones. Si es preciso, puede utilizarse morfina 0,15 mg/kg IM. Puede utilizarse también una crema anestésica local Emla® en zonas reducidas donde se vaya a inyectar la anestesia IV.

Administrar los fármacos de premedicación dos horas antes de la operación (1 hora por vía IM).

Efectos colaterales de los agentes anestésicos

Hioscina, atropina: taquicardia, retención urinaria, glaucoma.
Opiáceos: depresión respiratoria, ausencia del reflejo tusígeno, estreñimiento.
Tiopentano (= tipopental): (para inducción anestésica rápida). Laringospasmo.
Halotano: vasodilatación, arritmias, hepatitis.

Las complicaciones de la anestesia se deben a la pérdida de:

Sensación de dolor: retención urinaria, quemaduras por diatermia.

Conciencia: el paciente no puede decir «esa pierna no es».

Potencia muscular: abrasión corneal, no hay respiración, no hay tos (promueven la neumonía y las atelectasias, colapso pulmonar parcial originando derivaciones (alteración del intercambio gaseoso: comienza minutos después de la inducción, y puede estar relacionada con el empleo de una concentración de O_2 del 100 %, así como una pérdida de la potencia). No puede hablar, siendo incapaz de emitir información importante —por ejemplo, «Siento dolor...»—, cuando está paralizado y tiene dolor, y le es imposible comunicarse.

Anestesia local. Cuando no es posible la anestesia general, pueden estar indicados los bloqueos nerviosos locales o raquídeos (contraindicación: anticoagulación), utilizando anestésicos locales de acción prolongada (por ejemplo, bupivacaína). Los bloqueos de los nervios intercostales pueden ayudar a controlar el dolor postoperatorio.

Drogas que complican la anestesia ▶ Informar al anestesista. Véase pág. 75 sobre la lista de fármacos específicos y acciones que realizan.

Hiperpirexia maligna. Se trata de una complicación rara. Se produce un aumento rápido de la temperatura (por ejemplo, 1 °C q5min, hasta 43 °C) y acidosis por la rigidez. Puede responder al tratamiento precoz con dantroleno. Administrar 1 mg/kg IV q5 min hasta totalizar 10 mg/kg. Véase *OHCS* pág. 722.

Para más información, véase el capítulo titulado *Anestesia* en el *OHCS* (págs. 760-78).

Complicaciones postoperatorias

Pirexia. La pirexia leve en las primeras 24 h puede deberse a las lesiones que han sufrido los tejidos o a la necrosis, pero la elevación de la temperatura después de la operación sugiere un patrón de infección. Debe considerarse la posibilidad de una neumonía, así como examinarse la herida quirúrgica para ver si existe infección y posibles signos de peritonitis (por ejemplo, en las uniones anastomóticas), o bien, infecciones del tracto urinario. Deben también examinarse los puntos de inserción de las cánulas IV, y los signos de meningitis y endocarditis. Comprobar si existe TVP en las piernas. Realizar análisis de sangre para recuento y cultivo. Si es necesario, realizar también OPM, radiografía de tórax y ecografía abdominal, dependiendo de los hallazgos clínicos.

Confusión. Puede manifestarse en forma de agitación, desorientación e intentos de fuga del hospital, especialmente durante la noche. Debemos mantener suavemente al paciente en un lugar seguro. Véase pág. 404 sobre el planteamiento completo; las causas más frecuentes son las siguientes:

— Hipoxia (neumonía, colapso/atelectasia pulmonar postoperatoria, FVI, embolia pulmonar).
— Infecciones (véase arriba).
— Fármacos (opiáceos, sedantes y nuevas drogas).
— Abstinencia de alcohol.
— Retención urinaria.
— Insuficiencia hepática/renal.
— IM o ACV.

En ocasiones, es necesario sedar al paciente para poder examinarlo; puede utilizarse el midazolam (véase pág. 675; antídoto: flumacenin) o haloperidol 0.5-2 mg IM. Debe tranquilizarse a los familiares, señalando que la confusión postoperatoria es frecuente y reversible.

Disminución de la capacidad respiratoria o hipoxia. ¿Existía un trastorno pulmonar anterior?
Debe incorporarse al paciente y administrar oxígeno. Comprobar la existencia de:

— Neumonía/ colapso pulmonar.
— FVI (IM o encharcamiento).
— Embolia pulmonar.
— Neumotórax (línea PVC; bloqueo anestésico intercostal).

Realizar recuento sanguíneo, gases arteriales, radiografía de tórax y ECG. Tratamiento de acuerdo con los resultados.

↓ **PA.** Cuando es acusada, debe inclinarse la cama para disminuir la altura de la cabeza y administrar O_2. Se comprueba el pulso y se mide la PA; comparar con las cifras anteriores a la operación. La hipotensión postoperatoria suele deberse a la hipovolemia producida por la administración inadecuada de líquidos, por lo que se revisarán las gráficas de administración de líquidos y se completará hasta lograr un nivel adecuado. La hipovolemia también puede estar causada por una hemorragia, por lo que será necesario revisar la herida quirúrgica y el abdomen. Si es grave, debe llevarse de nuevo al paciente al quirófano, para realizar una hemostasia. Deben tenerse en cuenta las posibles causas cardiógenas, buscando signos de IM o embolia pulmonar. Considerar la posibilidad de una septicemia o choque anafiláctico. Tratamiento: pág. 672.

Retención urinaria. El objetivo es lograr una diuresis > 30 ml/h. La anuria indica bloqueo o sonda mal colocada (y nunca, esperamos, una inminente demanda judicial: ambos uréteres ligados). Desobstruir o sustituir la sonda. La *oliguria suele deberse a la reposición incorrecta de los líquidos perdidos*. Debe tratarse incrementando la administración de líquidos. La insuficiencia renal aguda puede aparecer tras un *shock*, por fármacos nefrotóxicos, transfusiones o traumatismos.

- Revisar el cuadro de líquidos administrados y los signos de deplección de líquidos.
- La retención urinaria también es frecuente, por lo que siempre deberá comprobarse si la vejiga es palpable.
- Establecer la normovolemia (con una línea de PVC, siendo lo normal 0-5 cm H_2O relativos al ángulo esternal); puede ser necesario 1 litro/h IV durante 2-3 horas.
- Sondar la vejiga (para llevar un control preciso).
- Si se sospecha de insuficiencia renal intrínseca, debe enviarse inmediatamente al nefrólogo.

Náuseas/vómitos. Por obstrucciones mecánicas, íleo paralítico o por fármacos eméticos (opiáceos, digoxina, anestésicos). Considerar la posibilidad de realizar radiografía abdominal, colocar una sonda NG o administrar antieméticos.

En las operaciones que no requieren ingreso. No debe darse el alta hasta comprobar:

- Lúcido, no vomita y ha recuperado el reflejo tusígeno.
- Respiración normal; micción normal.
- Puede caminar sin sufrir mareos.
- Alivio del dolor + administración de fármacos postoperatorios. ¿Ha comprendido las dosis?
- Citado para seguimiento.
- Ritmo, pulso y PA comprobada una última vez. ¿Cómo es la marcha?
- Revisada la zona intervenida y explicaciones al paciente.
- Enviar un informe al médico general a través del paciente o sus cuidadores. Debe conocer lo que ha ocurrido.

Hemorragia postoperatoria

- *Hemorragia primaria:* es decir, cuando la hemorragia comenzó en la intervención y el paciente continúa sangrando. Debe reponerse la pérdida de sangre. Si es grave, debe volverse al quirófano para realizar una hemostasia adecuada. Debe tratarse el *shock* (pág. 672).
- *Hemorragia reactiva:* la hemostasia parece correcta hasta que se eleva la PA y comienza a sangrar. Debe reponerse la cantidad de sangre perdida y volver a explorarse la herida.
- La *hemorragia secundaria* se produce a la semana o dos semanas de la intervención, y suele ser consecuencia de una infección.

Drenajes quirúrgicos en el período postoperatorio

La decisión de cuándo colocar y retirar un drenaje parece seguir siendo uno de los grandes enigmas de la cirugía, pero básicamente existen dos tipos. La mayoría se coloca para drenar un área quirúrgica, y a menudo, se le asocia una ligera succión. Se retiran cuando dejan de drenar. El otro tipo de drenaje se utiliza para proteger lugares en los que pueden producirse fugas durante el postoperatorio, como sucede en las anastomosis intestinales. Estos forman un tracto y se retiran al cabo de una semana, aproximadamente.

«Acortar un drenaje» significa retirarlo (por ejemplo, 2 cm/día). Esto permite que el tracto se vaya sellando poco a poco.

El control del dolor

Los humanos representamos el dispositivo mejor creado para la experiencia del dolor: cuanto más rica sea nuestra vida interior, mayor variedad de dolores podremos experimentar, y más cantidad de recursos inventaremos para mitigarlo. Si somos capaces de conectar con la vida interior de nuestros pacientes, podremos apreciar la verdadera diferencia. *No debemos olvidar lo doloroso que resulta el dolor*, y que el temor incrementa el dolor. Debemos intentar no ignorar estas sensaciones, que tan a menudo se interponen entre nuestros pacientes y su recuperación, hasta que él o ella no puedan más*.

Las claves del éxito. Debemos estudiar cuidadosamente cada tipo de dolor. Esto es muy importante, ya que cada dolor responde a una determinada pauta de analgesia.

- Identificar y tratar el proceso patológico subyacente, siempre que sea posible.
- Registrar y revisar cualquier dolor periódicamente, por ejemplo, en un cuadro de puntuaciones.
- Administrar dosis regulares, mejor que dosis según la intensidad del dolor.
- Elegir la vía más adecuada: oral, IM, epidural, SC, inhalación o IV.
- Las explicaciones y el tranquilizar al paciente, favorecen la analgesia.

Analgesia no-narcótica (simple). Paracetamol: 0,5-1,0 g/4 h oral (hasta 4 g diarios). Precaución en los trastornos hepáticos. Antiinflamatorios no esteroideos (AINE), como el ibuprofeno 400 mg/8 h oral, o diclofenaco 75 mg/12 h oral, rectal (100 mg) o IM; son apropiados para el dolor musculoesquelético y en el cólico renal. Contraindicaciones: úlcera péptica, alteraciones de la coagulación, anticoagulantes. Precauciones: asma, alteraciones hepáticas o renales, gestación, edad avanzada y niños[1].

---

* Comparar con la obra de Proust «*óvalo de dolor...esta estructura...interpuesta entre el rostro de una mujer y los ojos de su amante, que lo envuelve y oculta, como una capa de nieve oculta una fuente...*» Marcel Proust 1925 *Remembrance of Things Past* **11**; *Albertine Disparue* 30, Chatto.

◈ Co-codamol 30/500 (fosfato de codeína y paracetamol) 2 tabletas/6h es una alternativa menos efectiva: H McQuay 1997 *BMJ* **i** 153 & http:www.jr2.ox.ac.uk/Bandolier/painres/MApain.html.

Fármacos narcóticos («controlados») para dolores severos. *Morfina* (por ejemplo, 10-15 mg/2-4 h) o *diamorfina* (5-10 mg/2-4 h oral, SC, IV lento (aunque puede utilizarse en dosis más elevadas). Para enfermos terminales, véase págs. 609-611.

Efectos colaterales de los narcóticos: incluyen, las náuseas (administrar antieméticos, como la proclorperacina 12,5 mg/6 h IM), depresión respiratoria, estreñimiento, supresión del reflejo tusígeno, retención urinaria, hipotensión y sedación (no debe utilizarse en la insuficiencia hepática o en las lesiones de la cabeza). La adicción no suele representar un problema.

Eficacia de los analgésicos más utilizados. El dolor es subjetivo, pero la valoración de los pacientes suele ser sorprendentemente válida y reproducible. La tabla reproducida a continuación incluye los «números que necesita tratar» (NNT, pág. 655), es decir, el número teórico de pacientes que deben recibir el fármaco para alcanzar una reducción del dolor del 50 % (abarca un 95 % de intervalos de confianza). El ibuprofeno parece ser el mejor.

Codeína$^{60\,mg}$	11-20	Paracetamol^{650}/proproxifeno^{100}	3-6
Tramadol$^{50\,mg}$	6-13	Paracetamol$^{100\,mg}$	3-4
Paracetamol$^{300\,mg}$/codeína$^{60\,mg}$	4-8	Paracetamol$^{600\,mg}$/codeína$^{60\,mg}$	2.5-4
Aspirina$^{650\,mg}$/codeína$^{60\,mg}$	4-7	Ibuprofeno$^{400\,mg}$	2-3

Analgesia epidural. Se administran opiáceos y anestésicos en el espacio epidural, mediante infusión en bolos. Debe pedirse el consejo del Departamento de Dolor (si existe). ES: parecen ser menores, al estar el fármaco más localizado: vigilar la depresión respiratoria; bloqueo autónomo con anestesia local de inducción ($\downarrow$ PA).

Tratamientos adyuvantes. Como la radioterapia en el dolor por cáncer óseo; anticonvulsivos, antidepresivos o esteroides para el dolor de los nervios, antiespasmódicos, como la buscapina 10-20 mg/8 h para el cólico intestinal, renal o biliar. Si es preciso eliminar un dolor de corta duración (por ejemplo, para cambiar un vendaje o explorar una herida), puede utilizarse óxido nitroso inhalado (con un 50 % de O_2 como el Entonox® con una válvula «según demanda»). Puede también utilizarse la estimulación eléctrica transcutánea de los nervios (TENS), el calor local o la anestesia regional, así como los procedimientos de neurocirugía (como en la escisión de un neuroma), aunque pueden resultar no muy satisfactorias. Deben tratarse los procesos que incrementan el dolor (como el estreñimiento, la depresión y la ansiedad).

† Trombosis venosa profunda (TVP)

Presente en aproximadamente el 30 % de los pacientes quirúrgicos, la TVP también suele darse en pacientes no quirúrgicos. El 65 % de las TVP por debajo del nivel de la rodilla son asintomáticas (rara vez embolizan al pulmón: la complicación más grave).

Factores de riesgo. Edad avanzada, embarazo, estrógenos sintéticos, cirugía (sobre todo la ortopedia pélvica), TVP anteriores, tumores malignos, obesidad, inmovilización, trombofilia (pág. 547).

Signos. Son de escasa fiabilidad. Puede haber aumento de sensibilidad en la pantorrilla y ligera fiebre. Buscar edemas con fóvea (Láminas 9-10), aumento de calor local y venas distendidas. El engrosamiento de >2 cm, comparado con la otra extremidad, es significativo. El signo de Homans (aumento de la resistencia a la dorsiflexión forzada del pie, con posible dolor) es de dudoso valor y puede desanclar el trombo.

Diagnóstico diferencial. En ocasiones, resulta imposible descartar una celulitis, que puede coexistir con la TVP. Ruptura del quiste de Baker.

Pruebas complementarias. El *régimen de Cogo*: ecografía de compresión* repetida al cabo de 1 semana (para detectar las TVP tempranas, pero que se propagan). <0,1 % presentan resultados normales, pero terminan en embolia pulmonar fatal[1]. La *venografía* no suele ser necesaria. *Pruebas de trombofilia*: pág. 547.

Profilaxis

- Interrumpir la píldora 6 semanas antes de la intervención quirúrgica (pág. 75).
- Movilización precoz.
- Heparina SC, 5.000 u q 12 h; heparina de bajo peso molecular (como la enoxeparina 20 mg/24 h oral durante 7 días, comenzando 2 h antes de la operación), o dalteparina, con la ventaja de menor hemorragia y no necesita control.
- Medias especiales.
- Presión neumática intermitente, hasta las 16 horas después de la operación.
- Aspirina durante 3 semanas, ¿ayuda adicional?[2]

Tratamiento. Los trombos de la pantorrilla de <10 cm de longitud pueden tratarse con medias compresivas *(OHCS,* pág. 598) y heparina SC 5.000 u q 12 h. Los trombos de mayor tamaño requieren una heparinización completa IV con bomba, por ejemplo 15.000 u/12 h, ajustando la dosis al TCCC) o con heparina de bajo peso molecular, como la enoxeparina[3] 1 mg/kg/12 h, e inicio simultáneo con warfarina. Debe suspenderse el tratamiento cuando la tasa de protrombina sea de 2,0-3,0. Si es un postoperatorio, el tratamiento debe durar 6 semanas; y si la causa es permanente, el tratamiento debe ser de larga duración (por ejemplo, en tumores malignos). Si no se conoce la causa o si la TVP es recurrente, el tratamiento durará 6 meses ☛.

Edema de miembros inferiores

Edema bilateral. Suele deberse a una enfermedad sistémica: el edema puede ser reflejo de una presión venosa aumentada (insuficiencia cardíaca derecha) o de una disminución de la presión oncótica intravascular (cualquiera de las causas de hipoalbuminemia: analizar la orina en busca de proteínas). Al ser «descendente» (afecta a la parte más declive del cuerpo, por acción de la gravedad), se localiza preferentemente en las piernas. Sin embargo, en los casos graves, el edema puede extenderse por encima de las piernas. En los pacientes confinados en una cama o tras el sueño nocturno, el líquido se redistribuye a las nuevas áreas declives, produciéndose una almohadilla sacra. La excepción es el aumento de la presión venosa local que se produce en la obstrucción de la VCI o de las dos ilíacas: el edema no se extiende por encima de las piernas ni se redistribuye. En cualquiera de las situaciones descritas, la afectación de ambas piernas no tiene por qué ser de la misma intensidad. Causas:

- Insuficiencia cardíaca derecha, con aumento de la PVY y hepatomegalia.
- Hipoalbuminemia: insuficiencia hepática, síndrome nefrótico, malnutrición, malabsorción y enteropatía pierdeproteínas.
- Insuficiencia venosa: aguda (sedentarismo) o crónica, con pigmentación por hemosiderina, prurito, piel eccematosa ± úlceras.
- Vasodilatadores, como la nifedipina[et al] (pág. 247).
- Masas pelvianas (pág. 44).

---

[1] La cuestión principal es: ¿*el transductor del ecógrafo es capaz de comprimir las venas femoral y poplítea?* Si no puede, diagnosticar TVP. A Cogo *BMJ* 1998 i 4 & 17.
[2] Ensayos antiplaquetarios 1994 *BMJ* i 235.
[3] Levine 1996 *NEJM* **334** 677.

- Embarazo, cuando existe hipertensión y proteinuria, con diagnóstico de preeclampsia (*OHCS* pág. 96): buscar urgentemente un ginecólogo. *En todas las anteriores, ambas piernas pueden no estar afectadas con la misma intensidad.*

Edema unilateral: Dolor ± enrojecimiento implica una TVP o una inflamación, como celulitis o picaduras de insecto (¿Existen ampollas?) Puede deberse al hueso o a los músculos, como en los traumatismos (tomar los pulsos: un síndrome compartimentado con necrosis isquémica requiere una fasciotomía inmediata ▣.); tumores; o fasciitis necrotizante, pág. 109.

La *alteración de la movilidad* sugiere traumatismo, artritis o ruptura de quiste de Baker (pág. 615).

Edema sin fóvea significa que no puede ser identificado con el signo de la presión con los dedos ▶pág. 47.

Tratamiento. Intentar eliminar la causa. Administrar simplemente un diurético de forma indiscriminada *no* es forma de tratar un edema. Lo primero es mejorar el edema declive elevando las piernas (poner los tobillos más altos que las caderas, y no simplemente reposapiés); elevar el pie de la cama (unos 30 cm). Las medias de compresión graduada *(OHCS,* pág. 598) también son útiles. Complicaciones: isquemia.

---

9 cuestiones para los pacientes con edema de extremidades inferiores

— ¿Afecta a ambas piernas?
— ¿Está embarazada?
— ¿Puede moverse?
— ¿Algún traumatismo?
— ¿Se marca el pellizco?

— Enfermedades anteriores/fármacos
— ¿Siente dolor?
— ¿Alteraciones en piel?
— ¿Edemas en otras zonas?

¿Cuándo existe una probabilidad elevada de TVP?[1]

— La circunferencia de una pantorrilla > 3 cm respecto a la otra*.
— Inmovilidad (en la cama, escayolado, parálisis).
— Sensibilidad local sobre el sistema venoso profundo.
— Tumor maligno activo.
— Antecedentes familiares de TVP (≥ 2 familiares cercanos).

1 Otros signos menos probables son el edema con pellizco, venas superficiales dilatadas, eritema y reciente estancia en hospital (< 6 meses). Véase *E-BM* 1998 **3** 5.
* Medir 10 cm por debajo de la tuberosidad tibial.

✝ Complicaciones postoperatorias específicas

Laparotomía. En la edad avanzada, o en las personas mal nutridas, la herida puede abrirse en pocos días o pocas semanas después de la intervención, especialmente si se encuentra infectada o si existe un hematoma, o bien tras una cirugía mayor en un paciente afectado por alguna enfermedad como el cáncer, así como en los pacientes sometidos a una *segunda* laparotomía.

El signo de alarma «de abdomen estallado» consiste en un derrame seroso de color rosado. Si usted se encuentra de guardia cuando ocurre esto, debe colocarse de nuevo el intestino en el interior del abdomen del paciente y colocar un vendaje estéril sobre la herida. Debe llamar a un superior. Debe tranquilizarse al paciente, controlar el dolor por vía parenteral y volver a llevar al paciente al quirófano.

Cirugía biliar. Tras la exploración del colédoco, se suele dejar un tubo en T en el conducto biliar, que drena libremente al exterior. Se practica un colangiograma a través del tubo en T a los 8-10 días, y si no existen cálculos retenidos, se retira el tubo.

Los cálculos retenidos pueden extraerse mediante una ERCP (pág. 452), reintervención, o instilación de agentes disolventes de los cálculos a través del tubo en T. Si la obstrucción del colédoco es distal, puede producirse una fístula, con una fuga biliar crónica. Otras complicaciones de la cirugia biliar son la estenosis del colédoco, colangitis, sangrado en el árbol biliar (hemobilia), que puede producir un cólico biliar, ictericia y hematemesis, pancreatitis y fuga biliar crónica causante de peritonitis biliar. En el paciente ictérico, es importante mantener una buena diuresis, debido al problema del síndrome hepatorrenal (pág. 97).

Cirugía de tiroides. Parálisis del nervio laríngeo (ronquera); hipoparatiroidismo (pág. 496), que produce hipocalcemia (pág. 568); hipotiroidismo; tormenta tiroidea (pág. 692). Puede producirse una obstrucción traqueal por hematoma de la herida, que se soluciona retirando inmediatamente los puntos o los clips.

Prostatectomía. Eyaculación retrógrada (en el 75 %); anorgasmia o alteración de la sensación orgásmica (en el 80 % de los pacientes sometidos a prostatectomía radical: menor porcentaje si la prostatectomía es transuretral)[1]; orquiepididimitis; impactación de un coágulo sanguíneo en la uretra, causando retención urinaria («retención por coágulo»); estenosis uretral e incontinencia. La liberación de uroquinasa puede desencadenar una hemorragia reactiva devastadora. La hipervolemia puede representar un problema en la TURP, ya que puede absorberse hasta > 1 l de líquido de irrigación[2].

Hemorroidectomía. Estreñimiento; infecciones; estenosis anal; hemorragia. Se lleva a cabo un tratamiento de una semana de duración con lactulosa + metronidazol (pág. 158), comenzando antes de la operación, para disminuir el dolor y el período de baja laboral[3].

Mastectomía. Edema del brazo, necrosis del borde de la piel, «*Mi marido no me abrazará con cariño nunca más*».

Cirugía arterial. Sangrado, trombosis, embolismo, infección del injerto. Complicaciones de la cirugía aórtica: isquemia intestinal (fístula aorto-entérica); traumatismo en uréteres y en la arteria espinal anterior (que puede conducir a paraplejia).

Cirugía del colon. Septicemia, íleo, fistulas, fugas anastomóticas, obstrucción, hemorragia, lesión de uréteres o bazo.

Traqueostomía. Estenosis, mediastinitis, enfisema quirúrgico.

Esplenectomía. Trombocitosis, sepsis neumocócica (profilaxis: administración preoperatoria de vacuna neumocócica, pág. 299), siempre que la esplenectomía sea selectiva, o después de la intervención cuando se trata de un procedimiento de urgencia; otras infecciones.

Cirugía genitourinaria. Septicemia (procedente del instrumental en presencia de orina infectada), urinoma: rotura de un uréter o de la pelvis renal, formándose una colección de orina extravasada.

Gastrectomía. Véase pág. 140.

---

[1] W Dunsmuir 1997 *BMJ* i 319.
[2] 2 *Lancet* Ed 1991 ii 606.
[3] E Carapeti 1998 *Lancet* 351 169.

† Sondas nasogástricas (de Ryle)

Se trata de tubos que se hacen llegar al estómago, bien a través de la boca o de nariz. Hay tres calibres: 16 o grande, 12 o medio y 10 o pequeño. Cuándo se utilizan:

- Para vaciar el estómago antes de la anestesia.
- En la obstrucción intestinal, pancreatitis aguda o íleo paralítico.
- En las disfagias irreversibles (por ejemplo, trastornos de la motoneurona).
- Para alimentar a pacientes graves (utilizar una sonda fina con agujeros).

Cómo pasar una sonda nasogástrica. Las enfermeras son las expertas, y le pedirán a Ud. (que a lo mejor no ha puesto antes ninguna) que lo haga sólo cuando ellas no pueden— de modo que debemos preguntar en primer lugar: «¿Está libre la enfermera de guardia de la puerta de al lado?»—. Actuar como sigue:

- Utilizar guantes no esterilizables y un delantal de plástico para evitar las «maravillosas incrustaciones» que aparecen con frecuencia en nuestra ropa después de unos cuantos días en el servicio.
- Explicar al paciente lo que se le va a hacer, y procurarse una sonda nueva, fría (y por tanto, menos flexible).
- Manejar la sonda, sujetándola frente a la cabeza del paciente, para poder calcular la longitud necesaria desde las fosas nasales hasta la parte posterior de la garganta.
- Colocar la sonda lubricada en uno de los orificios nasales, haciéndola avanzar suavemente hacia el occipucio (no hacia arriba).
- Cuando calculemos que la sonda ya ha llegado a la garganta, debe rotarse el tubo unos 180°, y hay que evitar que vuelva hacia la boca.
- Hacer avanzar el tubo hacia el esófago mientras el enfermo traga, y después, hasta el estómago. *Si esto fracasa*: debe intentarse a través de la otra ventana nasal, y si también fallara, por la boca.
- Fijar el tubo a la nariz con esparadrapo. Utilizar papel de tornasol para comprobar que el contenido pertenece realmente al estómago.
- Cerrar el extremo del tubo, o bien, conectarlo a una bolsa de drenaje para desaguar, fijada en la ropa del paciente (con una cinta de óxido de zinc colocada alrededor del tubo para formar una solapa, y fijada con un broche). ▶ No debe permitirse el intento de introducir la sonda con el paciente anestesiado: grave riesgo de aspirar vómito durante la inducción.

Complicaciones. Dolor, y con menos frecuencia:

- Pérdida de electrólitos.
- Esofagitis.
- Intubación traqueal o duodenal.
- Necrosis: retro- o nasofaríngea.
- Perforación del estómago.

Cuidados del estoma de colostomía

Un estoma es una unión artificial que se practica entre dos conductos (por ejemplo, una coledoco-yeyunostomía), o más comúnmente, entre un conducto y el exterior, por ejemplo una colostomía, con la que se hacen pasar las heces a una bolsa adherente de plástico a través de una abertura en la pared abdominal anterior, esperando obtener heces formadas una o dos veces al día. (La boca y el ano son estomas naturales.) Quizá se hayan infravalorado los aspectos físico y psicológico del estoma y sus cuidados. Muchos hospitales cuentan con una enfermera especialista en estomas, y en hacer que éstos se mantengan seguros e inodoros. Si es así, hay que pedirle que hable con el paciente *antes* de la colostomía, ya que de otra forma éste podría rechazarla después y no dedicarse a su cuidado. Puede llegar incluso a atentar contra su propia vida. Explicarle qué es una colostomia, por qué es necesaria, dónde va a estar situada y qué aspecto tiene. Debe confirmarse que el paciente no es candidato a una de las nuevas intervenciones que se realizan para evitar la colostomía (por ejemplo, utilizando fibras musculares del músculo recto interno del muslo).

1. **Colostomías de asa:** consiste en exteriorizar un asa del colon, se abre y se sutura en la piel. Una varilla debajo del asa evita su retracción, pudiéndose retirar a los 7 días. Suelen denominarse colostomías desfuncionalizadoras, pero no es muy exacto, ya que las heces pueden pasar al extremo distal del asa. Las colostomías de asa se utilizan para proteger una anastomosis distal o para resolver una obstrucción distal.
2. **Colostomía terminal:** tras seccionar el intestino, se exterioriza el extremo proximal como si fuera un estoma. El extremo distal se puede:
    - Resecar, por ejemplo, en la excisión abdominoperineal del recto.
    - Cerrar, y dejarse en el abdomen (técnica de Hartman).
    - Exteriorizar, formando una «fístula mucosa».
3. **Colostomía en doble cañón de escopeta (Paul-Mikuljcz):** se exterioriza el colon en forma de cañón doble de escopeta. Se puede cerrar utilizando un enterotomo.

Las **íleostomías** protruyen en la piel y emiten heces líquidas. Las ileostomías terminales suelen seguir a las proctocolectomías, normalmente por CU. Las ileostomías de asa se utilizan a veces para proteger anastomosis distales. **Complicaciones:** prolapso, estenosis, isquemia, hernia, ↓ K^+, hemorragias, diarrea.

Reconstrucción anorrectal total: una alternativa a la colostomía
La reconstrucción anorrectal total utiliza el músculo recto anterior del muslo desconectado distalmente, y se coloca alrededor del ano, induciéndose su contracción mediante un generador de impulsos implantado en el abdomen. La actividad intestinal es desencadenada a través de un controlador manual de radiofrecuencia. Aún se encuentra en fase experimental, pero los pacientes ya van demandando información sobre ella. Se les debe advertir que nunca podrá ser igual el mecanismo de continencia, ya que no se producirá ninguna sensación cuando las heces llegan al recto[1].

Colocación de una cánula IV («goteo»)

Acceso directo a una vena, véase pág. 702

▶ Deben tratarse de evitar las infusiones intravenosas, ya que las infecciones en el lugar de inserción pueden producir problemas graves.

1. **Preparación del equipo.** Limpiar bien la piel. Preparar: 3 cánulas, una jeringuilla de 2 ml con lignocaina (lidocaína) al 1 %; 3 agujas finas (naranjas); algodón para detener la hemorragia, en caso de intentos fallidos, y esparadrapo para fijar la cánula; y heparina.
2. **Preparación del sistema de «goteo»:** con la primera bolsa de líquido (revisada cuidadosamente con una enfermera). «Purgar» el sistema de infusión (la enfermera dirá cómo).
3. **Solicitar la ayuda de la enfermera,** hasta que se tenga experiencia. Las enfermeras prefieren ayudar a tener que cambiar una cama manchada de sangre.

---

[1] D Jack 1997 *Lancet* 349 1750.

4. **Explicar** la técnica al paciente. Colocar un compresor en la parte alta del brazo.
5. **Buscar la mejor vena** (palpable más que visible). No precipitarse. Dejar descansar el brazo por debajo del nivel del corazón, para contribuir a su llenado.
6. **Sentarse cómodamente**, con el instrumental a mano y el paciente tumbado (evitaremos los mareos)[1].
7. **Golpeando ligeramente sobre la vena**, ésta se hace a veces prominente. Evitar las articulaciones importantes: son incómodas y se resbalan con facilidad.
8. **Colocar un paño de papel** debajo del brazo, para que empape la sangre.
9. **Limpiar la piel** alrededor del lugar elegido. Utilizar la anestesia local: es mucho más llevadera y realmente «funciona»[2]. Emplear una aguja fina para infiltrar una pequeña cantidad de lignocaína (que escocerá como una ortiga) justo al lado de la vena. Esperar 15 segundos. Es preferible que la técnica de inserción la enseñe un experto a la cabecera de la cama.

Una vez introducida la cánula:

1. Conectarla al sistema de infusión, y comprobar que corre bien.
2. Fijar la cánula firmemente con esparadrapo.
3. Fijar un asa del sistema al brazo con una venda. Si el «goteo» cruza alguna articulación, utilizar una férula.
4. Verificar la velocidad de flujo. Rellenar una gráfica de líquidos (pág. 89). ¿Ha entendido todo la enfermera?
5. Explicarle al paciente que no se le ha dejado ninguna aguja en el brazo, e indicarle los cuidados necesarios.
6. Cuando se añade hepariana al suero IV, los sistemas de «goteo» duran aproximadamente 33 horas más[3]. (Añadir 500 u/500 ml; incompatible con la fenitoína, aminoglucósidos y amiodarona; ES: ↓ plaquetas).
7. Retirar la cánula cuando ya no se vayan a utilizar más líquidos (un paciente preguntó, en su primera revisión, que hasta cuándo iba a necesitar llevar «este plástico verde en el dorso de mi mano».)

Si se ha fracasado después de 3 intentos. ▶Los pacientes en shock necesitan líquidos urgentemente: si hay problemas para colocar un «goteo», hay que pedir ayuda a un superior. El consejo que se da a continuación es útil, en el supuesto de que el «goteo» no sea de importancia vital.

Los médicos expertos, como los conductores, olvidan que tuvieron que aprender a colocar goteos. Hay que solicitar su ayuda y su enseñanza cuando sea necesario. ¿Es ésta la aguja adecuada para esto? ¿Para qué es el «goteo»? Si el paciente necesita sangre rápidamente, utilice una aguja grande (por ejemplo, la negra o la marrón). Para líquidos claros valen las agujas verdes. Para los que tienen las venas frágiles y no necesitan líquidos de forma urgente, utilizar una aguja pequeña (rosa). Si *realmente es necesario colocarlo*, debemos actuar de la forma siguiente:

1. Explicar al paciente las dificultades de las venas.
2. Agenciarse un recipiente con agua caliente. Esto da tiempo para calmarse.
3. Sumergir el brazo del enfermo en agua caliente durante 2 min.
4. Utilizar como compresor un manguito de tomar la tensión a 80 mmHg, e intentarlo de nuevo.

---

[1] S Rapp 1993 *Arch Int Med* **153** 1698.
[2] J Jones 1994 *BJAnaes* **72** 147.
[3] M Hervás 1992 *Ann Phar* **26** 1211 Véase también Weber 1991 *Ann Pharmacoth* **25** 399-407 y Garrets 1992 *ClinPharmacy* **11** 797-9.

Si aún así no se ha podido colocar el «goteo», lo lógico es estar descorazonado, en cuyo caso hay que buscar la ayuda de un superior. Puede que esto pueda herir su orgullo, pero no hay nada que haga más feliz a un supervisor que coger una vena cuando el que solicita su ayuda no pudo antes. Pedir asesoramiento puede ser motivo de satisfacción para quien la da y para quien la solicita, y *también* para el paciente. «No hay muchas situaciones así» Si su supervisor le atemoriza, busque a otro médico de la plantilla, con muchas más posibilidades de éxito que usted en esta coyuntura. Si no puede encontrar a nadie que le ayude, tómese un café y vuelva una hora más tarde. Las venas son caprichosas: van y vienen.

«La cánula se ha salido». Hay que preguntarse:

- ¿Es necesario seguir con el «goteo»?
- ¿Queda líquido en la bolsa y en el sistema?
- ¿Está abierto el paso?
- Inspeccionar la cánula, retirar la venda.
- ¿Hay acodaduras en la cánula?

Si el punto de inserción del «goteo» aparece inflamado, debe colocarse en otro lugar. Si la zona está en buenas condiciones, pasar suavemente con una jeringa de 2 ml suero salino estéril al 0,9 % a través de la cánula. Si se encuentran resistencias, hay que volver a colocar el «goteo». (Lesiones con aguja: véase pág. 191).

Líquidos IV en el quirófano

Líquidos preoperatorios. Sólo en *raras* ocasiones un paciente en *shock* o deshidratado es conducido al quirófano antes de ser adecuadamente reanimado. La anestesia puede favorecer el *shock*, ya que causa vasodilatación y deprime la contractilidad cardiaca. Las excepciones son la ruptura de un embarazo ectópico o de un aneurisma aórtico, cuya velocidad de pérdida de sangre es mayor que la posibilidad de reponerla.

Líquidos postoperatorios. Los requerimientos normales son de 2-3 litros cada 24 horas, que cubren las pérdidas urinarias, fecales e insensibles.

Pauta normal (una de ellas): 2 litros de dextrosa al 5 % y 1 litro de salino 0.9 %/24h. Se añade K^+ tras la cirugía (20 mmol/l). Véase pág. 556 sobre otros ejemplos.

Cuándo aumentar la pauta anterior:

- Deshidratación: puede llegarse a los 5 litros, o más si es severa. Reemplazarlos lentamente.
- *Shock* (todas las causas, excepto para el *shock* cardiogénico).
- Pérdidas intestinales: cambiar la aspiración con SNG por suero salino 0,9 %.
- Pérdidas por transpiración: pacientes febriles y quemados.
- Pancreatitis: se producen grandes colecciones de líquidos secuestrados que deben ser tenidos en cuenta.
- Disminución de la diuresis (la noche siguiente a la intervención), que casi siempre se debe a una infusión inadecuada de líquido. Debe comprobarse el sistema PVC y si existen signos de insuficiencia cardíaca. Se trata aumentando la IIV, a no ser que el paciente se encuentre en fallo cardíaco o renal, o sangrando profusamente (en cuyo caso se deberá transfundir sangre). En caso de duda, debe realizarse un incremento de la cantidad de líquido: de 1/2 a 1 litro durante 30-60 minutos, con control de la diuresis. A continuación, puede incrementarse hasta 1 litro durante 2-3 horas. Sólo debe utilizarse un diurético en caso de que no aumente la diuresis. Valorar la posibilidad de un sistema de presión venosa si resulta difícil hacer el balance. El valor normal es de 0-5 cm de agua por encima del ángulo esternal.

Nota: Si no está sondado, debe descartarse una posible retención; en caso contrario, no debe sondarse a no ser que sea absolutamente necesario.

Cuándo disminuir la pauta: insuficiencia renal aguda: administrar 500 ml, más las pérdidas del día anterior (▶sin K⁺).

En la insuficiencia cardiaca: reducir el volumen a la mitad (1-1,5 litros/24h).

La clave del éxito

- No complicarse: Controlar las pérdidas y reponerlas. Controlar la diuresis. Tratar de que sea de 60 ml/h, con un mínimo de 30 ml/h (1/2 ml/Kg/h).
- Medir la UyE plasmáticos, si el paciente está grave. Los controles periódicos de UyE no son necesarios en pacientes jóvenes sanos con buena función renal.
- Comenzar lo antes posible la administración de líquidos orales; son más seguros.

¿Qué líquidos utilizar? ▶*Shock hemorrágico/hipovolémico* (véase pág. 672): insertar 2 cánulas IV grandes para el paso rápido de líquidos. Comenzar con un cristaloide (como el suero salino al 0,9 %) o un coloide (como el Haemaccel®), hasta poder disponer de sangre. La ventaja de los cristaloides es que son muy baratos, pero no duran tanto en el compartimento intravascular como los coloides, ya que se equilibran con el volumen extracelular total (la dextrosa al 5 % no tiene utilidad en reanimación, ya que se equilibra rápidamente con el amplio volumen intracelular). En la práctica, los mejores resultados en la reanimación se obtienen combinando cristaloides y coloides. Tratar de mantener un hematócrito aproximado del 33 % y una diuresis > 30 ml/h. Controlar a menudo el pulso y la PA.

Shock septicémico: utilizar un derivado del plasma (por ejemplo, Haemaccel®).

Insuficiencia cardíaca o hepática: evitar la sobrecarga de Na⁺: utilizar dextrosa al 5 %.

Hiperemesis: utilizar suero salino al 0,9 %: reponer las pérdidas, incluyendo el K⁺.

⁂ Transfusión sanguínea y hemoderivados

▶Averiguar y utilizar los procedimientos correctos para asegurarse de que la sangre adecuada llega al paciente adecuado. Véase pág. 77 sobre las cantidades que deben solicitarse.

- Obtener sangre para pruebas cruzadas de un solo paciente cada vez. Debe etiquetarse inmediatamente. De este modo, se evita un posible error al etiquetarla.
- Cuando se esté transfundiendo sangre, controlar la TPR y PA cada media hora.
- No deben utilizarse sistemas de perfusión por los que se haya pasado dextrosa o Haemaccel®.

Requisitos para el grupo y reserva (g&r). Deben averiguarse las pautas locales para el caso de las intervenciones quirúrgicas de elección. No será necesario haber realizado pruebas cruzadas de sangre si ya existe una muestra de sangre en laboratorio, con el grupo determinado, y sin ningún tipo de anticuerpo atípico (es decir, g&r).

Sangre completa (se utiliza en escasas ocasiones).

Indicaciones: exsanguinotransfusiones; exsanguinación grave (utilizar sangre sometida a pruebas cruzadas, si es posible; si no, utilizar sangre de un «donante universal», O Rh-, cambiando después a sangre cruzada tan pronto como sea posible).

▶La sangre de más de 2 días, carece de plaquetas eficaces. Complicaciones de una transfusión masiva: trombocitopenia, hipocalcemia, deplección de los factores de coagulación, hipercalemia e hipotermia.

Concentrado de hematíes (agrupados para lograr un hematócrito aproximado del 70%). Se utilizan para corregir la anemia o las pérdidas de sangre. Cada unidad eleva la Hb en 1-1,5 g/dl. Si el paciente es propenso a la insuficiencia cardíaca, administrar cada unidad cada 4 h, y dar también furosemida (por ejemplo, 40 mg oral/IV lenta) con cada 2 unidades. Estar muy atento a la PVY y a la auscultación del edema de pulmón.

Transfusiones de plaquetas (pág. 541). Generalmente, no se dan en las trombocitopenias, a no ser que haya una hemorragia, que el recuento sea >20 × 10^9/l. Si se está programando una intervención, debe estarse alerta si <100 × 10^9/l.

Plasma fresco congelado (PFC). Se utiliza para corregir los defectos de coagulación, por ejemplo CID, sobredosis de warfarina, en la que la acción de la vitamina K resulta demasiado lenta, enfermedades hepáticas, púrpura trombótica trombocitopénica. Es caro, y tiene todos los riesgos de una transfusión de sangre. Es probable que no resulte necesario tras importantes transfusiones de sangre, pero sí cuando se sospecha un defecto de coagulación y se confirma en el laboratorio. El PFC no se debe usar como un simple expansor de volumen.

Solución de albúmina humana (fracción de las proteínas plasmáticas). Contiene un 4,5 ó un 20 % de proteínas y consta fundamentalmente de albúmina, usada para expandir el plasma y para la reposición de proteínas. No precisa ningún requerimiento de compatibilidad. Ambos tipos de soluciones contienen aproximadamente el mismo porcentaje de Na^+, y la solución al 20 % puede utilizarse provisionalmente en los pacientes con hipoproteinemia (como en la insuficiencia hepática; síndrome nefrótico), que poseen sobrecarga de líquidos, pero de este modo, no reciben un exceso de sales.

Otros. Crioprecipitado (fuente de fibrinógeno); concentrados de factores de coagulación (autoinyectables en la hemofilia); inmunoglobulinas (anti-D, *OHCS* pág. 109)[1].

Complicaciones de la transfusión de hematíes[2]

- Contaminación bacteriana grave o incompatibilidad ABO, desencadenando un pico rápido de fiebre (>40°C) ± *shock* anafiláctico (pág. 672).
- Reacciones alérgicas leves (por ejemplo, por anticuerpos HLA): fiebre, prurito, urticaria, broncospasmo y fiebre. **Tratamiento:** administrar hidrocortisona 100 mg IV y clorfeniramina 10 mg IV. Considerar la posibilidad de ralentizar o interrumpir la transfusión.
- Insuficiencia cardiaca: si la transfusión es demasiado rápida.
- Introducción de virus (por ejemplo, hepatitis B, VIH), bacterias o protozoos; ¿priones? (pág. 620: el riesgo de CID es teórico, pero se recomienda eliminar los leucocitos de toda la sangre donada).

▶Se discute si la sangre sólo debe ser administrada cuando resulta estrictamente necesario, y si conviene que los propios pacientes dispongan de su sangre almacenada antes de la operación para utilizarla posteriormente *(transfusión autóloga).* En la anemia, debe transfundirse hasta 8g/dl. Si la Hb < 5g/dl, y si existe insuficiencia cardíaca, la transfusión es vital para reestablecer los niveles de Hb hasta el nivel de seguridad, por ejemplo, 6-8 g/dl, pero debe realizarse con gran cuidado. Administrar concentrados de hematíes lentamente con 40 mg de furosemida IV/oral, en las uni-

---

[1] *Drug Ther Bul* 1993 **31** 89.
[2] S Stern 1997 *Lancet* **349** 135.

Reacciones a la transfusión

Una elevación rápida de la temperatura (> 40ºC) al comienzo de la bolsa, indica que debemos interrumpir la transfusión (sugiere la existencia de una hemolisis intravascular— véase página anterior). Si la elevación de la temperatura es más lenta (< 40ºC), debe disminuirse la velocidad de IIV— esto se produce con mayor frecuencia por los anticuerpos frente a los leucocitos (si es recurrente, debe utilizarse sangre libre de leucocitos o bien, un filtro de glóbulos blancos).

Reacciones agudas	Acción[1]
Reacción hemolítica aguda Agitación, fiebre (a los pocos minutos de comenzar la transfusión), ↓ PA, dolor abdominal o torácico, sangrado de los puntos de punción, rubor, CID	INTERRUMPIR la transfusión. Comprobar la identidad del paciente, informar al hematólogo y enviar muestras de la unidad y de sangre fresca (recuento, U y E, coagulación y cultivos) y de orina (hemoglobinuria) al laboratorio. Mantener abierta la vía con solución salina 0,9 %.
Anafilaxia Broncoespasmo, cianosis, ↓ PA, edema de partes blandas	INTERRUMPIR O ↓ VELOCIDAD de la transfusión. Mantener la vía aérea y administrar oxígeno. Llamar al anestesista. Administrar adrenalina 1 mg IM cada 10 min, hasta que aumente la PA; clorfeniramina (clorfenamina) 10-20 mg IV lenta; albutamol 2,5 mg en nebulizador
Reacción febril no-hemolítica Temblor y fiebre, normalmente, de 30-60 min después de comenzar la transfusión	INTERRUMPIR O ↓ VELOCIDAD de la transfusión. Administrar un antipirético, paracetamol 1 g. Control exhaustivo. En caso de recurrir, utilizar sangre libre de leucocitos o con un filtro de glóbulos blancos.
Reacciones alérgicas Urticaria y prurito	INTERRUMPIR O ↓ VELOCIDAD de la transfusión. Orfeniramina (clorfenamina) 10 mg IV/IM lento. Control exhaustivo
Sobrecarga de líquidos Disnea, hipoxia, taquicardia, ↑ PVY y crepitaciones basales	INTERRUMPIR O ↑ VELOCIDAD de la transfusión. Administrar O_2 y diuréticos, como la furosemida 40 mg IV inicialmente. Considerar la posibilidad de colocar una línea PVC y sustitución de transfusión

dades alternas (no mezclar con la sangre). Comprobar si existe aumento del PVY y de las crepitaciones basales; considerar la línea PVC. Si empeora la ICC y es imprescindible una transfusión inmediata, debe realizarse una exanguinotransfusión con 2-3 unidades, extrayendo la sangre a la misma velocidad que es trasfundida.

Aporte nutricional en el hospital*

▶ Casi el 50 % de los pacientes ingresados en hospital presentan malnutrición. Los hospitales dan más importancia a la curación de las enfermedades, y pueden pasar por alto los principios fundamentales de la salud. Los pacientes desnutridos se recuperan con mayor lentitud y padecen más complicaciones que los bien alimentados.

---

[1] *Handb of Transf. Med.* HMSO, London.
* J Lennard-Jones 1992 *A positive approach to nutrition as treatment*, Kings Fund Report.

¿Por qué existe un porcentaje elevado de pacientes desnutridos en muchos hospitales?

1. Aumento de las necesidades nutricionales (ejemplo: septicemia, quemaduras, cirugía).
2. Aumento de las pérdidas (ejemplo: malabsorción, colostomía).
3. Disminución del aporte nutricional (ejemplo: disfagia, sedación, coma).
4. Efecto del tratamiento (ejemplo: náuseas, diarrea).
5. Ayuno forzado (por ejemplo: períodos prolongados de ayuno por vía oral).
6. Saltarse comidas al ser trasladado, por ejemplo, para realizar alguna prueba.
7. Dificultades para alimentarse y carecer de acompañantes que le ayuden.
8. Alimentos poco apectecibles: «*me traen un pienso que no daría ni a mi gato*».

Identificación del paciente desnutrido

Historia clínica: reciente cambio de peso; reciente reducción de la ingesta; cambio de dieta (ejemplo: cambio reciente de la consistencia de los alimentos); náuseas, vómitos, dolor, diarrea, ect., que pueden contribuir a reducir la ingesta.

Exploración: examinar el estado de hidratación (pág. 563): la deshidratación puede ir de la mano con la desnutrición, y la sobrehidratación puede enmascarar el aspecto de un paciente desnutrido. Manifestaciones de la malnutrición: la piel se descuelga de los músculos (sobre todo, sobre el bíceps); no hay grasa entre los pliegues cutáneos; el pelo es áspero y fino; llagas en los puntos de apoyo; llagas en las comisuras de la boca.

Pruebas: generalmente, no resultan útiles. Los niveles bajos de albúminas pueden ser sospechosos (pero están influidos por otros muchos factores además del estado nutricional).

Prevención de la desnutrición. Valorar el estado nutricional y el peso en el momento del ingreso del paciente y de forma regular (por ejemplo, una vez a la semana). Identificar los pacientes de riesgo (véase más arriba). Comprobar que las pruebas y tratamiento no interfieren sustancialmente con la nutrición. Proporcionar alimentos que sean apetecibles para los pacientes.

Requerimientos nutritivos. La ingesta normal de nitrógeno es de 7-14 g/día y las necesidades calóricas de la mayoría de los pacientes es de 2.000-2.500 Kcal/día. Incluso los pacientes de metabolismo catabólico, rara vez requieren más de 2.500 Kcal. Las dietas hipercalóricas (por ejemplo, de 4.000 Kcal/24h), pueden provocar un hígado graso. Cuando un paciente requiere un suplemento nutricional, debemos consultar con el dietista.

Contenido energético aproximado. Glucosa: 4 Kcal/g; grasa: 10 Kcal/g; para convertir Kcal. en KJ, se multiplican por 4,2.

Nutrición enteral (es decir, nutrición administrada a través del tracto gastrointestinal).
Si es posible, deben administrarse los alimentos por vía oral. Las dietas líquidas pueden cubrir las necesidades (pero debemos consultar con el dietista). Cuando existe riesgo de aspiración de alimentos (por ejemplo, después de un *ictus*), debe considerarse la posibilidad de administrar una dieta semisólida antes de renunciar a la alimentación oral.

Sondaje: consiste en administrar una dieta líquida a través de un tubo colocado a nivel enteral (por ejemplo, nasogástrico, nasoyeyunal, directamente al estómago mediante gastrotomía). Se utilizan alimentos preparados comercialmente y completos desde el punto de vista nutritivo. Los alimentos estándar (por ejemplo, Nutrison standard® y Osmolite®), contienen normalmente, 1 Kcal/ml y 4-6 g de proteínas /100 ml.

Los requeririmientos de la mayoría de las personas se cubren con dos litros diarios. Resulta esencial el consejo de un especialista en nutrición. Las náuseas y vómitos representan un problema menor si los alimentos se administran de forma continua, con una bomba, pero este tipo de alimentación presenta algunos inconvenientes respecto a la nutrición intermitente.

La clave del éxito

- Siempre que sea posible, utilizar una sonda nasogástrica de alimentación fina y perforada.
- Verificar la posición de la sonda antes de comenzar la alimentación.
- Instaurar la nutrición de forma gradual, para evitar la distensión y la diarrea.
- Pesar al paciente semanalmente, verificar a menudo la glucosa en sangre, y realizar regularmente análisis de sangre (electrólitos, incluyendo el zinc y el magnesio, siempre que el paciente se encontrara desnutrido previamente).
- Es fundamental una estrecha relación con el especialista en nutrición.

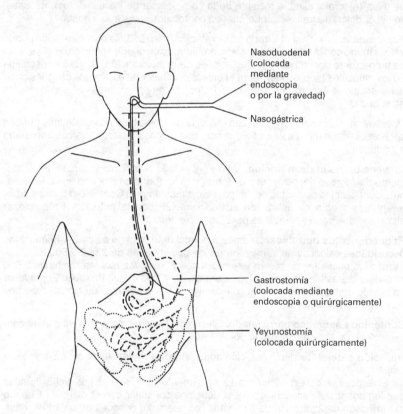

Nasoduodenal (colocada mediante endoscopia o por la gravedad)

Nasogástrica

Gastrostomía (colocada mediante endoscopia o quirúrgicamente)

Yeyunostomía (colocada quirúrgicamente)

Nutrición parenteral (intravenosa)

No debe establecerse una nutrición parenteral a la ligera; presenta ciertos riesgos. Resulta esencial el consejo de un especialista.
Sólo debe considerarse cuando el paciente va a presentar desnutrición si no se instaura este tipo de alimentación. Esto implica normalmente, que el tracto gastrointes-

tinal no puede ser utilizado (por ejemplo, en una obstrucción intestinal) y que no va a funcionar durante un mínimo de 7 días. La nutrición parenteral puede utilizarse como suplemento para otras formas de nutrición (por ejemplo, en una enfermedad de Crohn activa con nutrición insuficiente que puede ser absorbida por vía intestinal), o bien, sola (nutrición parenteral total: NPT).

Administración. Los alimentos son aportados generalmente a través de una vía venosa central, y este sistema suele ser más duradero que si el aporte se realiza a través de una vena periférica. La inserción debe realizarse en condiciones de estricta asepsia y comprobarse su colocación mediante rayos X.

Requerimientos. Existen diferentes tipos de pautas para la nutrición parenteral. La mayoría de ellos aportan aproximadamente 2.000 Kcal y 10-14 g de nitrógeno en cada 2-3 litros; esta cantidad es la que debe ser administrada diariamente. Aproximadamente el 50 % del aporte calórico corresponde a lípidos, y el 50 % a carbohidratos. Los regímenes incluyen vitaminas, minerales, oligoelementos y electrólitos; estos son incluidos normalmente por el laboratorio.

Complicaciones

- ***Sepsis:*** (Por ejemplo, *Staph. epidermidis* y *aureus*; *Pseudomonas*; endocarditis infecciosas). Investigar la presencia de pirexia en picos y examinar la herida del punto de inserción de la vía.
- ***Desequilibrios metabólicos:*** Electrólitos; glucosa plasmática; síndromes carenciales.
- **Mecánicas:** neumotórax, embolismo de la punta del catéter de IIV.

La clave del éxito

- Estar en estrecho contacto con el equipo de nutrición.
- Esterilización meticulosa. No utilizar las venas centrales más que para la nutrición. Retirar el catéter si se sospecha infección. Mandar cultivar muestras del extremo del catéter.
- Revisar el equilibrio hídrico del paciente, al menos 2 veces al día, y sus requerimientos calóricos y electrolíticos diariamente.
- Controlar el peso, el equilibrio hídrico y la glucosa en orina diariamente, a lo largo de todo el período de nutrición parenteral. Comprobar la glucosa en sangre, creatinina y electrólitos (incluyendo calcio y fosfatos), así como el recuento sanguíneo todos los días hasta que se estabilice, y a partir de entonces, 3 veces a la semana. Realizar pruebas de función hepática y aclaramiento de lípidos, 3 veces a la semana hasta que se estabilicen los valores, y después, semanalmente. Controlar los niveles de zinc y magnesio semanalmente durante todo el período de nutrición parenteral.
- No precipitarse. Alcanzar la pauta de mantenimiento en pequeñas etapas.

✝ El paciente diabético

Diabetes mellitus insulinodependiente (=diabetes mellitus tipo I)

- Debe tenerse en cuenta que las enfermedades intercurrentes incrementan las necesidades basales de insulina (véase pág. 485).
- Tratar de poner siempre a estos pacientes los primeros en la lista de quirófano (intervenciones, endoscopias, broncoscopias, etc). Informar con antelación al cirujano y al anestesista.
- La noche antes de la cirugía, suprimir las insulinas de acción larga. Abrir una vía IV en el paciente, antes de que la necesitemos con urgencia. Si la intervención va a realizarse por la mañana, debe interrumpirse la administración SC de

cualquier tipo de insulina. Si va a realizarse por la tarde, administrar la dosis habitual de insulina de acción corta en el desayuno. No deben emplearse insulinas de acción media o larga.
- La mañana de la operación, debe realizarse una U y E, y comenzar una IIV de 1 litro de una solución al 5 % de dextrosa con 20 mmol de ClK/8 h, que se continuará hasta que el paciente pueda comer normalmente. Deben comprobarse los requerimientos salinos, pero no administrarse *sólo* suero salino: es necesaria una infusión constante de dextrosa para mantener los niveles de glucosa en sangre.
- Añadir 50 u de insulina soluble de acción corta (por ejemplo, Actrapid®, Humulin S® o Velosulin®) hasta 50 ml de suero salino 0,9 %, y administrarla por medio de una bomba de infusión IV ajustándose a los niveles de glucosa plasmática.
- Solicitar una glucemia cada hora. El objetivo es que el paciente se mantenga entre 7-11 mmol/l de glucosa durante la operación.
- Tras la cirugía, continuar con la insulina y dextrosa IV hasta que el paciente pueda ingerir su segunda comida. Después, solicitar una glucemia cada 2 h durante el resto del día. Una vez que se alimente normalmente, suprimir todas las IIVs, y recomenzar con insulinas SC.

Indicaciones prácticas:

- Si los niveles de glucosa disminuyen por debajo de los 4 mmol/l, debe disminuirse la infusión de insulina hasta 0,5-1,0 u/h; si siempre se mantienen por encima de los 11 mmol/l, se debe incrementar la insulina hasta 0,5-1 u/h.
- En la diabetes mellitus tipo I, la insulina debe administrarse constantemente al paciente mediante infusión, ya que es insulinodeficiente; por ejemplo, un paciente al que se administran normalmente 40 u/35 u de Mixtard(r), necesita 75 u de insulina/24 h, es decir, aproximadamente 3 u/h de requerimientos basales. Las escalas deben ajustarse según estos niveles.
- Algunos médicos prefieren añadir insulina soluble en bolsas de 500 ml de dextrosa al 5 % con 20 mmol de ClK/4-6 h y ajustar la cantidad de insulina añadida según el nivel medio de glucosa en las 4 h anteriores. Esto es válido cuando no es posible realizar un control adecuado (un test de glucosa cada hora), al no existir el riesgo de administrar insulina sin dextrosa.

Diabetes mellitus no insulinodependiente (=diabetes de tipo II)

Este tipo de pacientes se controla normalmente mediante agentes hipoglucemiantes orales (véase pág. 481). Se realiza una glucemia en ayunas: si > 10 mmol/l, tratarla como una diabetes tipo I; en caso contrario, reducir a la mitad la dosis de sulfonilurea de larga duración (clorpropamida) 24 h antes de la intervención y omitir la tableta el día de la operación. El paciente deberá estar en ayunas antes de la operación, como de costumbre. Pedir una glucemia la mañana de la intervención y en el momento de la premedicación: si es > 15 mmol/l, debe administrarse insulina, por vía IV como en el caso anterior, o bien, por vía SC, según la escala móvil (en la página siguiente). Emplear la mitad de la dosis habitual del fármaco (y suplementar con insulina SC soluble antes de cada comida) hasta que se establezca una dieta normal. En caso de cirugía mayor, puede ser necesaria la conversión a insulina soluble. Realizar un análisis de glucosa cada 1-2 horas mediante pinchazo en el dedo.

Diabetes controlada mediante dieta. No suele presentar ningún problema, pero puede que el paciente se haga temporalmente insulinodependiente.

Escala Móvil de Insulina IV (sólo como orientación):

Glucosa plasmática (mmol/l)	Insulina IV soluble*	Insulina SC alternativa**
<2 (véase pág. 690)	No (50 % glucosa IV)	No (50 % glucosa IV)
2-5	No	No
5-10	1 u/h	2 u
10-15	2 u/h	5 u
15-20	3 u/h	7 u
>20 revisión urgente diabetólogo	6 u/h	Revisión urgente diabetólogo

El paciente ictérico

Los pacientes con ictericia obstructiva son especialmente proclives a desarrollar un fracaso renal tras la operación (síndrome hepatorrenal). Esto podría deberse al efecto tóxico de la bilirrubina sobre el riñón. En la práctica, equivale a decir que se debe mantener una buena diuresis en estos pacientes durante todo el tiempo que dure la intervención. La pauta siguiente es una de las formas de conseguirlo.

Preparación preoperatoria. Prescindir de la papaverina o la morfina en la premedicación.

- Insertar una vía IV y administrar 1 litro de suero salino 0,9 % durante los 30-60 min siguientes a la premedicación (a menos que el paciente tenga insuficiencia cardíaca).
- Colocar una sonda de orina.
- Administrar 500 ml de manitol IV al 10 % durante 20 min, 1 h antes de la cirugía.
- Puede estar indicada una dosis «renal» de dopamina (2-5 μg/Kg/min) IV: debe recordarse que posee efectos secundarios derivados de la línea central utilizada y del propio fármaco:

  — Sepsis (disfunción inmunológica).
  — Arritmias.
  — Perfusión intestinal y miocárdica.
  — Diuresis en hipovolemia.
  — ↑ Catabolismo.
  — ↓ Motilidad gástrica.
  — Hipertensión pulmonar.
  — Alteración de las respuestas ventilatorias hipóxicas[1].

Durante la intervención

- Medir la diuresis cada hora.
- Administrar 100 ml de manitol IV al 10 %, si la diuresis <60 ml/h.
- Administrar suero salino IV al 0,9 % para obtener una buena diuresis.

Hasta 48 h después de la intervención

- Medir la diuresis cada 2 h.

---

* Comprobar la glucosa cada hora y ajustar la insulina según dichos niveles.
** ▶Sólo utilizar la vía SC cuando la IV representa un problema por su gran variabilidad; comprobar la glucosa cada 2-4 horas mediante pinchazo en el dedo, cuando el paciente no puede ingerir alimentos por vía oral o antes de las comidas, cuando se utiliza insulina SC para suplementar otros agentes hipoglucemiantes. *Fuente principal:* D Sprigings *et al* 1995 *Acute Medicine,* Blackwell, **ISBN** 0-632-03625-4.
[1] BH Cuthbertson 1997 *BMJ* i 690.

- Administrar 100 ml de manitol IV al 10 % durante 15 min, si la diuresis es < l00 ml en 2 h.
- Administrar suero salino al 0,9 % para cubrir las pérdidas urinarias y de líquidos a traves de la NGT; y 2 litros de suero glucosalino cada 24 h.
- Medir diariamente la urea y los electrólitos.
- Administrar 20 mmol de potasio por cada litro de líquido tras las primeras 24 h. de postoperatorio si la diuresis es buena.

Pacientes tratados con esteroides

Los pacientes que toman esteroides o que padecen la enfermedad de Addison, necesitan una cobertura extra de esteroides que les permita soportar el estrés de la intervención.

Cirugía mayor. Administrar hidrocortisona 100 mg IM con la premedicación, y a continuación, cada 6 h IV/IM durante 3 días. Volver después a la medicación previa.

Cirugía menor. La preparación es la misma, salvo que la hidrocortisona se administra sólo durante 24 horas, y no durante 3 días.

El principal riesgo de la insuficiencia suprarrenal es la hipotensión; por ello, si encontramos una hipotensión sin una causa evidente, puede ser necesaria una dosis de 100 mg de hidrocortisona IV.

Trastornos tiroideos

Cirugía tiroidea para el hipertiroidismo. Si es severo, administrar carbimazol hasta lograr el eutiroidismo (pág. 491). Fijar la fecha de la intervención y suspender el carbimazol 10-14 días antes, administrando yoduro potásico oral (solución de Lugol), 0,1-0,3 ml/8 h oral, muy diluido en leche o agua. Continuar así hasta la operación.

Hipertiroidismo moderado. Administrar propranolol 80 mg cada 8 h. oral al principio y solución de lugol como en el caso anterior en la primera consulta. A continuación, se suspende la administración de lugol en el día de la intervención, pero se sigue con el propranolol hasta 5 días después de la operación.

₩ Abdomen agudo

Etiología. Un paciente súbitamente enfermo, y cuyos signos y síntomas se refieren fundamentalmente al abdomen, tiene un «abdomen agudo». Lo fundamental es preguntarse si el paciente requiere una laparotomía. En ocasiones, resulta esencial para obtener el diagnóstico definitivo: *repetir la exploración es la clave para tomar* la decisión.

Síndromes clínicos que suelen requerir laparotomía:

1. *La rotura de un órgano* (bazo, aorta, embarazo ectópico). El *shock* es el principal signo. Puede observarse una distensión abdominal. Indagar antecedentes de traumatismos. El peritonismo puede ser paradójicamente leve. La rotura *diferida* del bazo puede producirse varias semanas después del traumatismo.
2. *Peritonitis* (perforación de una úlcera péptica, divertículo, apéndice, intestino o vesícula biliar). Signos: postración, *shock*, inmovilidad, reflejo tusígeno+vo (pág. 30), sensibilidad ($\pm$ dolor de rebote, pág. 45), rigidez con abdomen en tabla y ausencia de ruidos intestinales. Una RXT en bipedestación puede demostrar aire infradiafragmático.

Abdomen agudo 99

Nota: La *pancreatitis aguda* (pág. 103) produce este síndrome, pero no requiere laparotomía; por tanto, es necesario solicitar siempre una amilasa sérica.

Síndromes que no requieren laparotomía inmediata

1. ***Peritonitis local:*** se observa en la diverticulitis, colecistitis, salpingitis y apendicitis (esta última *necesita* operación). Si se sospecha la formación de un absceso (edema, fiebre ondulante y ↑ del recuento leucocitario), debe realizarse una ecografía o tomografía con fines diagnósticos.. El drenaje puede ser percutáneo (mediante ecografía o TC), o bien, mediante laparotomía. Debe comprobarse la existencia de «meteorismo» en una radiografía simple de abdomen (pág. 634).
2. ***Cólico:*** el paciente presenta un dolor que va y viene. Se debe a un espasmo muscular en una víscera hueca (vesícula biliar, intestino, uréter, útero). El paciente se encuentra inquieto por el dolor (a diferencia de lo que sucede en la peritonitis).

Obstrucción intestinal: Véase pág. 113.

Tests: U y E; RSC; amilasa; urinoscopia; la laparoscopia puede evitar una intervención quirúrgica innecesaria[1]. La TC puede resultar útil *siempre que se utilice de forma rutinaria y no origine retrasos*[2].

Cuidados preoperatorios. No es necesario precipitarse en enviar al paciente al quirófano. En primer lugar, debe realizarse una buena reanimación, ya que *la anestesia agrava el shock* (pág. 674). Las únicas excepciones a esta regla son las pérdidas hemáticas por un embarazo ectópico roto (*OHCS*, pág. 24) o por la rotura de un aneurisma abdominal, situaciones en las que las pérdidas son más rápidas que su posible reposición. Acostar al paciente, y a continuación:

— Ayuno absoluto ≥ 2 h pre-op.
— IIV (suero salino 0,9 %).
— Tratar el *shock*.
— Aliviar el dolor (pág. 81).
— Obtener la autorización.
— RXT + ECG si > 50 años.
— Pruebas cruzadas sangre (2 u).
— Radiografía simple*.
— Cultivo sangre.
— Antibióticos IV/rectal**.

Causas médicas de síntomas abdominales agudos

- Infarto de miocardio.
- Neumonía (pág. 299).
- Crisis falciforme (pág. 522).
- Gastroenteritis o IU.
- Tabes (pág. 208).
- Feocromocitoma (pág. 693).
- Diabetes mellitus (pág. 477).
- Herpes zóster (pág. 179).

---

[1] *Br J Surg* 1993 **80** 279.
[2] D Jack & A Malone 1997 *Lancet* **349** 1079 & 1774.
* Considerar la posibilidad de realizar placas en posición erecta o en decúbito, aunque rara vez resultan útiles.
** Administrar antibióticos en la peritonitis, como la cefuroxima 1,5 g/8h IV con metronidazol 500 mg/8h IV/rectal.

- Malaria (págs. 171-72).
- Enf. Bornholm (pág. 616).
- Tuberculosis (pág. 178).
- Fiebre tifoidea (pág. 203).
- Peritonitis neumocócica.
- Porfiria (pág. 579).
- Cólera (pág. 203).
- Enf. Henoch/Schönlein (pág. 620).
- Tormenta tiroidea (pág. 692).
- Enteritis por Yersinia enterocolítica (pág. 200).
- Adicción a narcóticos
- PAN (pág. 596).
- Cólico por plomo.

Ayuda de sistemas informáticos. La exactitud en el diagnóstico de un abdomen agudo es aproximadamente del 45 %; se alcanzan porcentajes del 70-80 % utilizando un sistema informático[1], no porque el ordenador sea más inteligente, sino porque es más estúpido e inflexible: carece de intuición y necesita respuestas claras para un cuestionario completo. No permiten escapar. Exige al médico la realización de una historia clínica detallada y una exploración cuidadosa. De esta forma, al utilizar una computadora, esta obligación de actuar con precisión justifica la mejora del diagnóstico[2].

Apendicitis aguda

Es la urgencia quirúrgica más frecuente (incidencia: 6 %).

Patogenia. Los microorganismos intestinales invaden la pared del apéndice, por ejemplo tras la obstrucción de su luz por una hiperplasia linfoide, fecolitos o filarias, o bien por una disminución de la capacidad para prevenir la invasión, producida por una mayor higiene (que conlleva un menor contacto con los patógenos intestinales). Esta «hipótesis higiénica» explica las elevadas tasas de apendicitis a principios del siglo XX, y su posterior disminución (a medida que ha ido disminuyendo la exposición a los patógenos).

Síntomas. Al comienzo del proceso inflamatorio, aparece un dolor cólico en el centro del abdomen. Una vez que el peritoneo se ve implicado en el proceso inflamatorio, el dolor se traslada a la fosa ilíaca derecha. La anorexia está presente casi siempre, no así los vómitos. Lo habitual es el estreñimiento, pero puede haber diarrea.

Signos

- Taquicardia.
- Quietud.
- *Signos en FID:*

    — Dolor, defensa (pág. 42).
    — Dolor de rebote (pág. 45).

- Fiebre 37,5-38,5°C.
- Halitosis ± rubor.
- Lengua saburral.
- Dolor al toser.
- Respiración superficial.
- TR doloroso a la derecha.

---

[1] D Jait y A Malone 1997. *Lancet* **349** 1079 & 1774.
[2] J Britton 1994 *OTS* 1377.

Apendicitis aguda

RXT EN BIPEDESTACIÓN

Aire bajo el diafragma.

Burbuja de aire en el estómago

Causas de aire infradiafragmático

- Perforación intestinal.
- Infección formadora de gas.
- Fístula pleuroperitoneal (carcinoma, tb, traumatismo).
- Enfermedad de Crohn.
- Yatrogénica (cirugía, laparoscopia).
- *Per vaginam* (posparto, esquiadoras acuáticas).
- Interposición del intestino entre el hígado y diafragma.

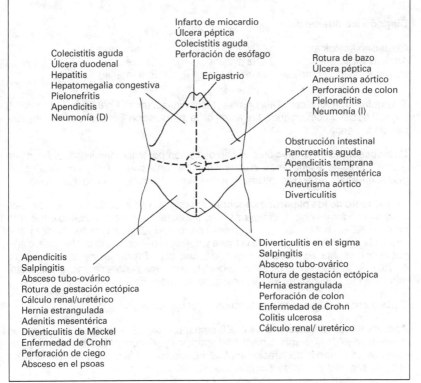

Colecistitis aguda
Úlcera duodenal
Hepatitis
Hepatomegalia congestiva
Pielonefritis
Apendicitis
Neumonía (D)

Infarto de miocardio
Úlcera péptica
Colecistitis aguda
Perforación de esófago

Epigastrio

Rotura de bazo
Úlcera péptica
Aneurisma aórtico
Perforación de colon
Pielonefritis
Neumonía (I)

Obstrucción intestinal
Pancreatitis aguda
Apendicitis temprana
Trombosis mesentérica
Aneurisma aórtico
Diverticulitis

Apendicitis
Salpingitis
Absceso tubo-ovárico
Rotura de gestación ectópica
Cálculo renal/uretérico
Hernia estrangulada
Adenitis mesentérica
Diverticulitis de Meckel
Enfermedad de Crohn
Perforación de ciego
Absceso en el psoas

Diverticulitis en el sigma
Salpingitis
Absceso tubo-ovárico
Rotura de gestación ectópica
Hernia estrangulada
Perforación de colon
Enfermedad de Crohn
Colitis ulcerosa
Cálculo renal/ uretérico

Pruebas especiales: signo de Rovsing (al presionar la FII duele más la FID que la FII). En las mujeres, debe realizarse una exploración vaginal: ¿Tiene una salpingitis (excitación cervical +va, OHCS pág. 50)?
Si se encuentra disponible inmediatamente, puede realizarse una TC[1, 2].

Otras formas clínicas

- Escolar con dolor abdominal vago, que no come su comida preferida.
- Niños con diarrea y vómitos.
- Octogenario con *shock* y confusión, sin dolor.

Consejos y trucos

- No confiar en los exámenes complementarios (por ejemplo: RC u orinoscopia).
- Si el niño se encuentra agitado, utilizar su mano para comprimir el abdomen.
- No ignorar la sensibilidad del lado derecho en la exploración rectal: puede ser el único signo de un apéndice retrocecal inflamado.

▶ Tener en cuenta que el diagnóstico (tanto de apendicitis como de no-apendicitis) puede estar equivocado en la mitad de las ocasiones, lo que quiere decir que los pacientes que parecen no tener apendicitis deben volver a ser explorados a menudo. La laparoscopia puede servir de ayuda.

Diagnóstico diferencial

Gestación ectópica	Diverticulitis	Úlcera perforada
Adenitis mesentérica	Salpingitis	Cistitis
Intoxicación alimentaria	Colecistitis	Enfermedad de Crohn

Tratamiento. Apendicectomía urgente. Metronidazol rectal 1 g/8 h + cefuroxima 1,5 g/8 h, 3 dosis IV comenzando 1 h. antes de la intervención, para reducir las infecciones de la herida.

Complicaciones. Perforación con peritonitis con posterior infertilidad en las niñas (por lo que es necesario tener un umbral más tolerante para la cirugía en ellas); plastrón apendicular (apéndice inflamado rodeado por epiplón); absceso apendicular.

Tratamiento de los plastrones apendiculares. Hay dos escuelas: la del *tratamiento conservador* y la de la *cirugía precoz*. Inicialmente, parece razonable hacer lo primero: NBM y antibióticos (por ejemplo, cefuroxima 1,5 g/8 h IV y metronidazol 500 mg/8 h IV). Señalar el tamaño de la masa y operar al paciente si ésta aumenta, o si el paciente presenta signos de aumento de toxicidad (↑ dolor, ↑ temperatura, ↑ pulso y ↑ TRC). Si se resuelve el plastrón, deberá hacerse más adelante una apendicectomía (diferida). Descartar tumores colónicos en ancianos.

Tratamiento del absceso apendicular: drenaje quirúrgico.

Apendicitis en el embarazo. (1/2.000 embarazadas). El dolor y las molestias son mayores, debido al desplazamiento del apéndice por el útero. La apendiectomía es bien tolerada, pero la perforación implica una mortalidad fetal de cerca del 30 %, de ahí que sea vital su rápido diagnóstico.

---

[1] DB Jack 1997 *Lancet* **349** 1079.
[2] AJ Malone 1997 *Lancet* **349** 1774.

Pancreatitis aguda

▶ Esta enfermedad imprevisible (mortalidad 5-10 %) suele tratarse en el quirófano; sin embargo, es fácil hacerse a la idea de que no es un problema agudo, ya que a menudo no se resuelve por medios quirúrgicos: *sí lo es*, debido a una inflamación pancreática que se auto-perpetúa (y de otros tejidos retroperitoneales). Existe un atrapamiento de litros de líquido extracelular en el intestino, el peritoneo y el retroperitoneo. Puede haber una rápida evolución de una fase de edema leve a una de pancreatitis hemorrágica necrotizante. En los casos fulminantes, el páncreas se convierte en una masa de pus negro. El paciente puede fallecer a causa del *shock*, fracaso renal, sepsis o insuficiencia respiratoria, contribuyendo además los factores derivados de la activación inducida por las proteasas, del complemento, de las quininas y de las cascadas fibrinolíticas y de coagulación.

Causas. «VIOLENTAS»: litiasis biliar, alcohol, traumatismos, esteroides, paperas, enfermedades autoinmunes (PAN), veneno de escorpión[1], hiperlipidemia (↑ Ca^{2+}), hipotermia), CPRE (también embolias), fármacos (como la azatioprina, asparaginasa, mercaptopurina, pentamidina, didanosina, ¿diuréticos?); también, la gestación. A menudo, no es posible hallar la causa.

Síntomas. *Dolor abdominal central* o *epigástrico*, gradual o súbito, y grave (irradiado a la espalda); vómitos importantes. Puede aliviarse sentándose hacia adelante.

Signos (pueden ser de escasa importancia, incluso en la enfermedad grave). Taquicardia, fiebre, ictericia, *shock*, íleo, abdomen en tabla y sensibilidad local o generalizada. Puede existir un halo de decoloración alrededor del ombligo (signo de Cullen) o en los flancos (signo de Grey Turner).

Diagnóstico. Amilasa sérica >1.000 u/ml (aumentos menores pueden observarse, por ejemplo, en las colecistitis o en la úlcera péptica perforada o en la insuficiencia renal; la amilasa puede ser normal, incluso en las pancreatitis graves). Placa de abdomen: borramiento de la línea del psoas (debido al aumento del líquido retroperitoneal); «asa centinela» del yeyuno proximal (dilatación aérea solitaria). TC (ayuda a evaluar la gravedad[2]). Ecografía (para la colelitiasis; también ↑ AST). ERRP.

Tratamiento. Obtener la ayuda de un experto. No administrar nada por vía oral (puede requerir SNG).

1. Conseguir un equipo de IIV y administrar expansores del plasma (por ejemplo, *Haemaccel*®) y suero salino al 0,9 % hasta que los signos vitales sean satisfactorios y la diuresis >30 ml/h. Si el paciente está en *shock* o se trata de un anciano, tener en cuenta la PVC. Pesar diariamente. Sonda urinaria.
2. Analgesia: por ejemplo, morfina 10 mg/4 h con proclorperacina 12,5 mg/8 h IM.
3. Monitorizar el pulso, PA y la diuresis cada hora. Diariamente: RSC, UyE, Ca^{2+}, glucosa, amilasa, y gases en sangre. Repetir ecografía para detectar posible líquido peripancreático.
4. Si el paciente se deteriora, debe ingresar en la UCI. Ante la sospecha de absceso o de necrosis hemorrágica del páncreas (TC de contraste), considerar una laparotomía para su desbridamiento. Los antibióticos pueden desempeñar su papel en los trastornos graves.
5. Puede ser necesaria una ERCP + eliminación de los cálculos, si se observa un aumento de la ictericia.

---

[1] Causa más frecuente en Trinidad (E Lajeunesse).
[2] J Baillie *BMJ* i 44.

Pronóstico (véase tabla más abajo). La proteína C-reactiva representa una buena referencia. Algunos pacientes padecen una *pancreatitis edematosa recurrente* con tanta frecuencia que se contempla la posibilidad de realizar una pancreatectomía casi total. La experiencia demuestra[a] que en este caso es muy importante el estrés «oxidante», y que la acción de los antioxidantes parece dar buenos resultados (como el selenio, metionina y β-caroteno): buscar el consejo de un experto.

Complicaciones. *Tempranas:* shock, SDRA (pág. 317), *insuficiencia renal, CID, Ca^{2+}* (10 ml de gluconato de calcio al 10 % por vía IV lenta, es necesario en ocasiones; también se ha intentado la reposición de albúminas), ↑ *glucosa* (transitoria; el 5 % requiere insulina). *Tardías:* (> 1 semana): *necrosis pancreática, pseudoquiste* (líquido en la trascavidad de los epiplones, por ejemplo, a las ⩾ 6 semanas): con fiebre, masa palpable, elevación persistente de la amilasa/PFHs. Puede resolverse solo, o necesitar un drenaje exterior o hacia el estómago (mediante laparoscopia[1]). Los *abscesos* requieren drenaje. Las *hemorragias* están producidas por la acción de los enzimas elastasas sobre las paredes de un vaso de gran calibre. Los angiólogos expertos son capaces de cortar estas hemorragias y permitir una intervención quirúrgica planeada para cuando mejoren las circunstancias. La *trombosis* puede producirse a nivel de las arterias esplénica y gastroduodenal, o bien en las ramas cólicas de la arteria mesentérica superior, dando lugar a una necrosis intestinal.

Criterios modificados de Glasgow para predecir la gravedad de la pancreatitis aguda

Leucocitos > 15 × 10⁹/l
Glucosa > 10 mmol/l
LDH > 600ui/l
AST > 200 ui/l

Urea sérica > 16 mmol/l
Ca^{2+} sérico < 2 mmol/l
Albúmina sérica < 32 g/l
PaO_2 < 8 kPa

Cuanto mayor sea el número de factores, peor será el pronóstico.
Las consecuencias también dependerán de la etiología de la inflamación.
Los presentes criterios son válidos también para las pancreatitis causadas por cálculos biliares o por exceso de alcohol (los criterios de Ranson sólo son válidos para las pancreatitis inducidas por el alcohol).

♯♯ Aneurisma arterial

Son dilataciones anómalas de las arterias[a]. Pueden ser fusiformes o saculares (por ejemplo, los aneurismas de Berry en el polígono de Willis). Localizaciones frecuentes: arteria aorta, ilíaca, femoral y poplítea. La causa más frecuente es el ateroma, pero también pueden aparecer tras heridas penetrantes e infecciones (por ejemplo. EBS, sífilis).

Complicaciones de los aneurismas: rotura, trombosis, embolias, compresión de estructuras vecinas, infección.

Aneurismas disecantes de la aorta torácica. La sangre diseca la capa media de la aorta, produciendo un súbito y desgarrador dolor torácico (irradiado a la espalda). Puede producirse por una degeneración quística de la capa media. A medida que la disección va avanzando, se van ocluyendo las ramas aórticas, que secuencialmente van produciendo hemiplejia (arteria carótida), desigualdad en los pulsos de los brazos y PA, paraplejia (arteria espinal anterior) y anuria (arterias renales). Puede pro-

---

[1] C Corvera 1997 *Lancet* **350** 586.

ducirse una incompetencia aórtica e IM, cuando la disección se extiende proximalmente. ▶▶Actuación: pruebas cruzadas de sangre (10 u); realizar ECG y RXT (buscar el ensanchamiento del mediastino, aunque es raro). Realizar con urgencia TC, ecografía o ecocardiograma transesofágico. Tratamiento: trasladar a la UCI; hipotensivos (mantener la PA sistólica en 100-110 mmHg), consultar de inmediato al cardiólogo para valorar la indicación de cirugía.

Rotura de un aneurisma de la aorta abdominal. La incidencia/año aumenta con la edad: 22/100.000 entre los 60-64 años; 177/100.000 entre los 80-84 años.

Presentación: dolor abdominal intermitente o continuo (irradiado a espalda, fosas ilíacas o ingles), colapso y masa abdominal *expandible* (es decir, masa que se expande y se contrae: tumefacciones que son sólo pulsátiles, por ejemplo adenopatías sobre la aorta, que simplemente transmiten el pulso). Puede obtenerse sangre al aspirar el peritoneo. El diagnóstico diferencial principal es la pancreatitis. En caso de duda, actuar como si se tratara de rotura de un aneurisma.

Si el aneurisma se rompe en el tracto GI, se produce una hematemesis impresionante y muerte inmediata.

Tratamiento: ▶▶Buscar al cirujano y al anestesista más experimentados que se encuentren. Avisar al quirófano. Colocar varias vías de IIV. Tratar el *shock* con sangre Rh -va (en caso desesperado), pero manteniendo una PA sistólica de aproximadamente 100 mmHg; atención a la *subida* precoz de la PA, que se produce con frecuencia. Extraer sangre para amilasa, Hb, pruebas cruzadas (en ocasiones, se pueden necesitar hasta 10-40 u). Llevar al paciente directamente al quirófano. No perder tiempo haciendo RX: el retraso puede resultar fatal. Sondar la vejiga. Administrar profilácticamente ampicilina + flucloxacilina, ambas a dosis de 500 mg IV. La cirugía consiste en clampar la aorta por encima de la fuga, y colocar un injerto de *Dacron*® (por ejemplo, un injerto en pantalón, con cada una de las «perneras» fijadas a una arteria ilíaca). Mortalidad con tratamiento: 21-70 %; sin tratamiento: 100 %.

Aneurismas de la aorta abdominal no rotos. Prevalencia: 3 % en pacientes >50 años. Pueden ser asintomáticos o producir dolor abdominal o en la espalda. A veces son hallazgos casuales de una exploración abdominal (aunque esto falla incluso en aproximadamente 1/3 de los grandes aneurismas). La ecografía, la RX simple de abdomen (y una lateral) y la TC son pruebas útiles, que se deben repetir para vigilar los aneurismas pequeños (<6 cm), que *sí* se rompen. El objetivo es operar, antes de que ese 30 % que se va a romper lo haga realmente. La mortalidad de la cirugía de elección es del 5 %, lo que hace fundamental el consentimiento informado (reglas Rees, *OHCS*, pág. 430) para desarrollar una selección ecográfica de personas «sanas».

✝ Trastornos diverticulares

Un *divertículo* es una excrecencia de la pared del intestino. El término *diverticulosis* equivale a presencia de divertículos, mientras que *trastorno diverticular* implica que éstos son sintomáticos. La *diverticulitis* es la inflamación de un divertículo. Aunque los divertículos pueden ser congénitos o adquiridos y pueden aparecer en cualquier porción del intestino, el tipo más importante, con mucha diferencia, son los divertículos colónicos adquiridos, a los que aquí nos referimos.

Patología. La mayoría se localizan en el colon sigmoide, presentando un índice de complicación del 95 % en esta localización, aunque también existen en el lado derecho. Se cree que la ausencia de fibra en la dieta es la causa del aumento de la presión intraluminal, que fuerza la herniación de la mucosa a través de las capas musculares del intestino. Un tercio de la población del mundo occidental tiene diverticulosis a los 60 años.

Diagnóstico. *Rectoscopia* (puede revelar la presencia de un absceso pelviano, o de cáncer colorrectal, los principales diagnósticos diferenciales), *sigmoidoscopia, enema baritado, colonoscopia.*

Complicaciones de la diverticulosis:

1. *Trastorno diverticular doloroso:* puede existir alteración del hábito intestinal; dolor (generalmente cólico) en el lado izquierdo y se alivia con la defecación; náuseas y flatulencia. Normalmente se cura con una dieta con gran contenido en fibra (pan integral, frutas y vegetales, véase pág. 438), añadiendo salvado. Pueden ser útiles los *antiespasmódicos* del tipo de la mebeverina oral, 135 mg/8h. En ocasiones, es necesaria la *resección quirúrgica*.
2. *Diverticulitis:* se reconoce por las características señaladas anteriormente, más signos de inflamación: fiebre, ↑RC y ↑VSG. El colon es doloroso, y puede existir una peritonitis localizada o generalizada. Tratamiento: reposo en cama, NBM, líquidos IV y antibióticos: cefuroxima IV 1,5 g/8 h con metronidazol IV/rectal, 500 mg q8 h hasta disponer del resultado de los cultivos. La mayoría de los casos se estabilizan con esta pauta, pero pueden producirse abscesos o perforación (véase más abajo).
3. *Perforación:* se produce un íleo, peritonitis ± shock. *Mortalidad*: 40 %. El tratamiento es similar al del abdomen agudo (pág. 98). Puede realizarse el procedimiento de Hartman mediante laparotomía: (colostomía provisional + colectomía parcial). En ocasiones, es posible realizar un lavado de colon a través del muñón apendicular, y una anastomosis inmediata (para evitar repetir una intervención que cierre la colostomía).
4. *Hemorragia:* generalmente, repentina e indolora. Es causa frecuente de sangrado rectal importante. El sangrado suele detenerse con el reposo en cama, pero puede ser necesaria la transfusión. Si el sangrado es incontrolable, puede plantearse la embolización o la resección del colon, una vez establecido el punto sangrante mediante arteriografía o colonoscopia.
5. *Fístulas:* pueden formarse entre el colon y la vejiga (causando neumaturia e IU intratables), la vagina o el intestino delgado. El tratamiento es quirúrgico, y consiste en la resección del colon.
6. *Abscesos:* por ejemplo, con fiebre ondulante, leucocitosis y signos localizados , como las masas rectales piógenas (absceso pelviano— drenaje rectal—). Si no existen signos locales, recuerde el aforismo: *pus en alguna parte, pus en ninguna parte = pus por debajo del diafragma*. El absceso subfrénico representa una forma horrible de morir, por lo que debe realizarse una ecografía *urgente*. Puede ser necesario administrar antibióticos (realizar un drenaje guiado mediante ecografía).
7. *Estenosis postinfecciosas:* se pueden presentar en el colon sigmoide.

Exploración con enema de bario

Debe ir precedido por un examen rectal y sigmoidoscópico. Resulta útil en el diagnóstico de pólipos, carcinoma, diverticulosis y enfermedades inflamatorias del intestino. No deberá practicarse si se sospecha una perforación de colon o un megacolon tóxico (pág. 465). *Preparación:* suprimir la dieta rica en residuos (frutas, vegetales, cereales) durante 2 días. Administrar sólo líquidos ligeros durante 1 día, laxantes 1-2 días, y después, un enema y/o una irrigación colónica antes de la prueba.

Colelitiasis

La bilis contiene colesterol, pigmentos biliares (productos del catabolismo de la hemoglobina) y fosfolípidos. Si sus concentraciones varían, pueden formarse diversos tipos de cálculos[1]. **Cálculos pigmentarios:** pequeños, facetados, irregulares y radiotransparentes. Factores de riesgo: hemólisis. **Cálculos de colesterol:** grandes, frecuentemente solitarios, radiotransparentes. Factores de riesgo: sexo femenino, edad, obesidad, cloribrato. **Cálculos mixtos:** facetados (sales de calcio, pigmentos y colesterol): el 10% son radioopacos. **Prevalencia de la colelitiasis:** 9% en los mayores de 60 años. Los factores predisponentes para que los cálculos se hagan sintomáticos, son el tabaquismo y la paridad.

Los cálculos pueden causar colecistitis crónica, cólicos biliares, pancreatitis e ictericia obstructiva (pág. 437).

Colecistitis aguda. Sigue a la impactación de un cálculo en el conducto cístico, y puede causar un dolor continuo en el epigastrio o HD, vómitos, fiebre, peritonismo local o un plastrón de vesícula biliar (VB). La diferencia fundamental respecto al cólico biliar es el componente inflamatorio (peritonismo local, fiebre, (RC). Si el cálculo se desplaza hasta el colédoco, puede presentarse ictericia. **Signo de Murphy:** se apoyan 2 dedos sobre el HD. Pedir al paciente que inspire. Esto desencadena dolor, al impactar en sus dedos la VB inflamada. Este signo sólo es positivo si la maniobra no causa dolor en el HI.

Tests: RC, ecografía (engrosamiento de la pared de la VB, líquido pericolecístico y cálculos), gammagrafía biliar con HIDA (para demostrar un conducto cístico bloqueado).

Tratamiento: NBM, analgesia, IIV y antibióticos como la cefuroxima IV, 1,5 g/8h. En los candidatos adecuados, se practicará una colecistectomía en las 48 h. Si ésta se demora, hay un 18% de recidivas. Mortalidad 0-1%. En caso contrario, realizar colecistectomía a los 3 meses.

Colecistitis crónica. Los cálculos producen cólicos intermitentes ± inflamación crónica. Molestias abdominales inespecíficas, distensión, náuseas, flatulencia e intolerancia a las grasas, todos ellos síntomas que pueden estar causados por una hernia de hiato, úlceras, síndrome del colon irritable, pancreatitis crónica recidivante o tumores (por ejemplo, de estómago, páncreas, colon, VB).

La ecografía es la mejor manera de demostrar los cálculos y medir su diámetro. Se utiliza con menos frecuencia la colangiografía IV (el contraste IV hace visible el colédoco).

Tratamiento: colecistectomía (por ejemplo, laparoscópica). Cuando la ecografía muestra un colédoco dilatado con cálculos, se utiliza la ERCP con esfinterotomía para eliminar los cálculos, normalmente antes de la intervención quirúrgica. No existen ensayos comparativos que se inclinen a favor de la litotripsia.

Cólico biliar. Dolor en HD (irradiado a espalda) ± ictericia. **Tratamiento:** control del dolor (morfina, por ejemplo, 5-10 mg IM/4 h + proclorperacina); colecistectomía.

Diagnóstico diferencial: puede resultar difícil al superponerse alguno de los cuadros anteriores. La urinoscopia, RXT y ECG pueden ayudar a descartar otras enfermedades.

Otras formas de presentación:

- **Ictericia obstructiva con cálculos en el colédoco:** ERCP (pág. 452) y a continuación, colecistectomía, o bien, cirugía abierta con exploración del colédoco

---

[1] CU Corvera 1997 *BMJ* i 586 (el éxito es posible en el 95% de los pacientes; la morbilidad es similar a la de ERCP).

(si no existe obstrucción/colangitis, puede realizarse la introducción de un cestillo para atrapar cálculos situado en el extremo del coledoscopio, a través del conducto cístico, mediante laparoscopia, como parte de una colecistectomía laparoscópica)[1].
- **Colangitis** (infección del conducto biliar), con dolor en HD, ictericia y fiebre alta con escalofríos. Se trata con cefuroxima 1,5 g/8 h IV y metronidazol rectal, 500 mg cada 8 horas.
- *Íleo colelitiásico:* un cálculo perfora la vesícula biliar, ulcerando hacia el duodeno. Puede atravesar la pared y obstruir el íleon terminal. Radiografía: aire en el colédoco, niveles bajos de líquido intestinal y el cálculo.
- **Pancreatitis.**
- *Empiema:* la vesicula biliar obstruida se llena de pus.
- *Cálculos silentes:* a veces se recomienda la cirugía electiva. Una alternativa para los pequeños cálculos radiotransparentes ricos en colesterol, en una VB funcionante, es la disolución mediante tratamiento médico, por ejemplo ácido ursodesoxicólico oral, 8-15 mg/kg q24 h durante un período que puede llegar a los 2 años (produce menos diarrea que el ácido quenodesoxicólico), pero hay una mayor recurrencia en la litotripsia.

Complicaciones de los cálculos biliares

1. En la vesícula biliar
   a. Cólico biliar
   b. Colecistitis aguda y crónica
   c. Empiema
   d. Mucocele
   e. Carcinoma

2. En los conductos biliares
   a. Ictericia obstructiva
   b. Pancreatitis
   c. Colangitis

3. En el intestino
   a. Íleo por cálculos biliares

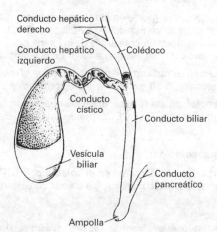

Extraído de *Cunningham's Manual of Practical Anatomy* 14 Ed, OUP 1997, Vol. 2, pág. 138, con permiso.

† Gangrena y fasciítis necrotizante

La gangrena es la muerte tisular resultante de la alteración de su irrigación vascular. Los tejidos se tornan necróticos y pueden desprenderse. Cuando a la muerte del tejido se asocia la infección, decimos que existe una gangrena húmeda. En la gangrena seca hay necrosis, pero no infección. Existe un límite de demarcación entre el tejido sano y el muerto. Deben realizarse cultivos; buscar Streptococos del grupo A (una de las causas de la gangrena de Fournier o de tipo Meleney— una fasciitis o miositis necrotizante de rápida progresión—[1,2]). ▶ *Ante cualquier tipo de celulitis atípica, debe realizarse una intervención quirúrgica inmediata.* Es necesario el desbridamiento radical (posiblemente, conservando un colgajo de piel[3]) ± la amputación, siempre con una cobertura antibiótica que incluya, por ejemplo, bencil-penicilina 600 mg/6 h, comenzando 1 hora antes de la intervención, para prevenir la gangrena gaseosa (± clindamicina 0,6-1,2 g/6 h IV/IM). Considerar la posibilidad de solicitar ayuda a un cirujano plástico.

Gangrena gaseosa. Es una miositis producida por el *Clostridium perfringens*. Factores de riesgo: diabetes mellitus, traumatismos, tumores malignos. Precozmente, puede producirse toxemia, delirio e ictericia hemolítica. Hay edema superficial, crepitación (frecuentemente) y pus marrón burbujeante. *Tratamiento:* eliminar todos los tejidos desvitalizados (puede ser necesaria la amputación) y administrar benzilpenicilinas, como anteriormente (o metronidazol, si existe hipersensibilidad).

† Isquemia intestinal

▶ La FA con dolor abdominal sugiere la idea de isquemia intestinal. Se trata de una entidad relativamente rara, que se puede dividir en: isquemia del *intestino delgado* y *del colon*. La primera puede aparecer de forma aguda y crónica. Las causas menos frecuentes de isquemia son las vasculitis, traumatismos, radioterapia y estrangulación, por ejemplo hernias.

Isquemia aguda del intestino delgado. Puede resultar del embolismo o la trombosis de la arteria mesentérica superior (AMS), situaciones con flujo disminuido o trombosis venosas. Las embolias son infrecuentes en la actualidad, y la causa más habitual de isquemia aguda es la trombosis. Los estados con flujo disminuido suelen deberse a un bajo gasto cardíaco, pero también a otras causas, como la CID. La trombosis venosa es rara, y suele afectar a pequeños tramos de intestino.

La tríada clínica clásica es: Dolor abdominal agudo e importante, escasos signos abdominales e hipovolemia rápida (causante de *shock*). El dolor suele ser constante y rodear la fosa ilíaca derecha. El grado de enfermedad no suele guardar proporción con los signos clínicos. Apuntan al diagnóstico la elevación de la Hb (debida a la pérdida de plasma), ↑ RC, amilasa plasmática moderadamente elevada y acidosis metabólica persistente. La RX de abdomen muestra precozmente un abdomen «sin gas». La arteriografía sirve de ayuda, pero muchos diagnósticos se hacen con la laparotomía.

Tratamiento: reposición de líquidos, antibióticos (por ejemplo, gentamicina y metronidazol, págs. 657 y 159) y, normalmente, heparina. El intestino necrosado debe resecarse durante la intervención. Hay que intentar la revascularización pero es difícil, y a menudo requiere una segunda laparotomía.

Pronóstico: desfavorable, con una supervivencia inferior al 20 %.

---

[1] T Burge 1994 *BMJ* i 1453.
[2] I Loudon 1994 *Lancet* **344** 1416.
[3] H Cox 1994 *BMJ* ii 341.

Isquemia intestinal crónica. Se presenta como un dolor abdominal intenso, posprandial, de carácter cólico («claudicación intestinal»), con sangrado rectal. El paciente evita comer y pierde peso. La entidad es de difícil diagnóstico, pero una vez establecido por angiografía la cirugía puede ser útil.

La isquemia suele presentarse tras una disminución del flujo en el territorio de la arteria mesentérica inferior, y aparece como dolor abdominal inferior y a la izquierda, y una diarrea sanguinolenta. A menudo hay fiebre, taquicardia, sangre en recto y leucocitosis. El 90 % de estas «colitis isquémicas» se resuelve, pero pueden evolucionar a colitis isquémicas gangrenosas. Una prueba complementaria es el enema baritado, que podrá mostrar la indentación del bario en forma de «huella dactilar», debido al edema submucoso. Los síntomas pueden ser moderados y dar lugar a la formación de una estenosis.

Tratamiento: suele ser conservador, con reposición de líquidos y antibióticos. La mayoría de los casos se recuperan, pero son frecuentes las estenosis.

Colitis isquémicas gangrenosas. Pueden seguir a una colitis isquémica, y se presentan con un dolor abdominal más severo, peritonitis y *shock* hipovolémico. Tras la adecuada reanimación se practicará resección del intestino necrosado y colostomía.

Vólvulo (rotación) del estómago

Cuando el estómago efectúa una rotación, se produce la triada clásica propia de una obstrucción gastro-esofágica: vómitos (con náuseas improductivas), regurgitación de saliva e imposibilidad para deslizar una sonda NG. Puede producirse disfagia y peristaltismo gástrico sonoro (aliviado cuando el paciente permanece tumbado), en el caso del vólvulo crónico.

Factores predisponentes: estenosis pilórica; aderencias congénitas; hernia paraesofágica.

Tests: radiografías en posición erecta para buscar la dilatación gástrica y el nivel doble de líquidos.

Tratamiento: si el paciente presenta síntomas agudos, debe realizarse una reanimación inmediata y una laparotomía. En el caso del vólvulo órganoaxial, se produce una rotación típica de 180° de izquierda a derecha, respecto a la línea que une el píloro relativamente fijo y el esófago. La rotación mesentéricoaxial se produce en ángulos rectos respecto a esta línea (y de derecha a izquierda).

Embolia e isquemia de los miembros

Isquemia crónica. Casi siempre se debe a arteriosclerosis.

Síntomas: claudicación intermitente, con dolor en la pierna o nalgas durante el ejercicio. El punto más frecuente se sitúa en las pantorrillas. Después de caminar una cierta distancia (distancia de claudicación), el dolor hace detenerse al paciente. Puede volver a intentarlo después de un tiempo de reposo. La *ulceración, gangrena* y dolor *durante el reposo,* por ejemplo, una sensación de quemazón por la noche que se alivia dejando caer las piernas por un lado de la cama, constituyen las tres principales manifestaciones de la isquemia crítica. La claudicación a nivel de la nalga y la impotencia, implican un síndrome de Leriche (pág. 621). *Signos:* ausencia de pulso(s), diferencias de temperatura (frío) y color (blanco) entre ambas extremidades; atrofia cutánea; úlceras perforadas (generalmente, dolorosas) y alteración postural de la coloración.

Tests[1]: RSC (anemia, infección); U y E (trastorno renal); VSG/PCR (vasculitis); lípidos (hiperlipidemia); serología sifilítica; glucosa (DM); ECG (isquemia cardíaca). Realizar pruebas de coagulación y de grupo, y reserva siempre que se planee realizar una arteriografía.

Índice de presión tobillo-braquial (Doppler): Normal $\approx$ 1. Claudicación $\approx$ 0,9-0,6. Dolor en reposo $\approx$ 0,3-0,6. Gangrena inminente $\leqslant$ 0,3 o presión sistólica en tobillo < 50 mmHg. Se realiza una **arteriografía** ± arteriografía de sustracción digital, para valorar la extensión y localización de la estenosis y la calidad de los vasos distales («caudal»). Si *sólo* se aprecia un trastorno obliterativo distal, así como un ateroma proximal de pequeño tamaño, debemos sospechar arteritis previa embolia, o diabetes mellitus.

Tratamiento: muchas claudicaciones mejoran con un **tratamiento conservador**. Debe tratarse de dejar de fumar, reducir el peso e incrementar el ejercicio (por ejemplo, > 3 paseos de 30 min/semana [2]). Hay que tratar la diabetes, la hipertensión (evitando los bloqueantes-β) y la hiperlipidemia. Los vasodilatadores son de escasa utilidad. En Estados Unidos se ha intentado reducir la presencia de placas ateromatosas mediante un tratamiento de quelación (EDTA), pero aún son escasos los ensayos clínicos y ofrecen resultados contradictorios.

La **angioplastia transluminal percutánea** es especialmente útil para las estenosis cortas en las arterias proximales de gran tamaño, y consiste en inflar un globo introducido en el lugar de la estenosis. Más recientemente, se han utilizado derivaciones para mantener la visibilidad de las arterias tras la angioplastia. Cuando el trastorno ateromatoso es extenso pero el caudal distal es óptimo (es decir, las arterias distales han desarrollado vasos colaterales), el paciente puede ser un candidato adecuado para realizar una **reconstrucción arterial**, con un injerto *bypass*. Suelen utilizarse generalmente injertos venosos, aunque los injertos protésicos representan otra opción. En ocasiones, se realiza una **simpatectomía** (química o quirúrgica) para tratar las úlceras o el dolor en reposo. Provoca una redistribución de la sangre, dirigiéndola más hacia la piel que hacia el miembro. La **amputación** puede realizarse para aliviar el dolor intratable o para evitar la septicemia y muerte por una pierna gangrenosa. La decisión de amputar debe ser realizada por el paciente, normalmente frente a una colección de opciones fracasadas. El nivel de la amputación debe ser lo suficientemente proximal para asegurar la cicatrización del muñón. Debe comenzarse la rehabilitación precozmente, con vistas a la recuperación física de la extremidad.

Isquemia aguda. Puede producirse por una embolia, trombosis o traumatismo. Existen ligeras variantes en cuanto a la presentación.

Signos y síntomas: las 6 «P» del inglés: Palidez, ausencia de Pulso, dolor (*Pain*), Parálisis, Parestesias y «Peor con el frío». La aparición de cambios fijos de la coloración de la piel implican irreversibilidad. Los émbolos parten normalmente del corazón (infarto, FA) o de aneurismas (aórtico, femoral o poplíteo).

Tratamiento: ▶ Se trata de una emergencia y suele requerir intervención quirúrgica urgente. Si se duda el diagnóstico, debe realizarse una arteriografía de urgencia. Cuando la oclusión es embólica, las opciones son la embolectomía quirúrgica (catéter de Fogarty), o la trombolisis local, por ejemplo, AP-t (págs. 255 y 252). Tras ambos procedimientos, siempre se instaura un tratamiento anticoagulante con heparina. Más tarde, debe averiguarse el origen del émbolo: ecocardiografía; ecografía de arterias aorta, femoral y poplítea. La isquemia postraumática y la trombosis aguda requieren una cirugía reconstructiva de urgencia.

---

[1] AM van Rij 1994 *Circulation* **90** 1194.
AW Gardner 1996 *E-BM* **1** 85.

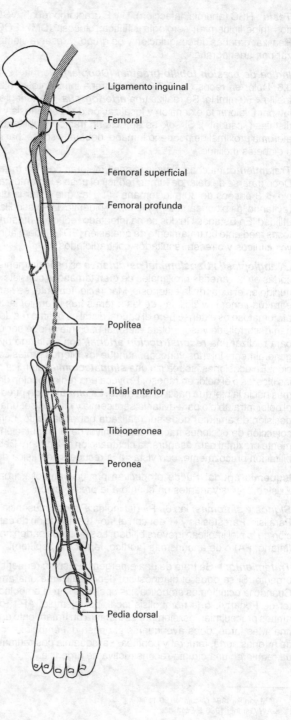

Obstrucción intestinal

Características de la obstrucción. Anorexia, náuseas, vómitos con alivio. Dolor abdominal cólico con distensión. El estreñimiento no tiene por qué ser total (sin paso de heces ni de aire) siempre que la obstrucción se sitúe proximalmente. Ruidos intestinales activos, «tintineantes». Sobre las manifestaciones del vólvulo gástrico, véase pág. 110.

En la RXA (RX simple de abdomen), buscar patrones anómalos de distribución del gas (lo normal es que se encuentre en el *fundus* gástrico y todo a lo largo del intestino grueso). En la RXA en bipedestación, buscar niveles hidroaéreos horizontales.

Las preguntas clave:

1. **¿La obstrucción es de intestino delgado o grueso?** En la de intestino delgado, los vómitos aparecen más precozmente, hay una menor distensión y el dolor abdominal es mayor. ▶ *Las RXA en bipedestación y en supino desempeñan un importante papel en el diagnóstico.* En las obstrucciones de intestino delgado, la RXA muestra imágenes de gas centrales y ausencia de gas en el intestino grueso. El intestino delgado se identifica por sus válvulas conniventes, que atraviesan completamente la luz intestinal (los haustros del colon *no* cruzan la totalidad del ancho de la luz).
   En la obstrucción del intestino grueso el dolor es más constante y suele localizarse en un ciego; la RXA muestra aire proximal al bloqueo (por ejemplo, en el ciego), pero no en el recto.
2. **¿Se trata de un íleo** (obstrucción funcional por disminución de la motilidad intestinal) o de una **obstrucción mecánica?** En el íleo no existe dolor ni tampoco ruidos intestinales.
3. **¿Se observa estrangulación intestinal?** Signos: el paciente tiene un aspecto peor del que cabría esperar. Hay un dolor más agudo y constante que el del dolor cólico central de la obstrucción, y tiende a estar localizado. El peritonismo representa la principal manifestación. Puede haber fiebre y ↑RC.

Causas. Intestino delgado: adherencias, hernias externas/internas, intususcepción, enfermedad de Crohn, íleo biliar, tumor, ingestión de cuerpos extraños (por ejemplo, paquetes de contrabando de cocaína). *Intestino grueso:* tumor, vólvulo sigmoide o cecal, heces, diverticulitis.

Tratamiento. Viene determinado por la localización, velocidad de aparición y grado de obstrucción. La estrangulación y la obstrucción del intestino grueso requieren cirugía urgente. El íleo paralítico y la obstrucción incompleta del intestino delgado se pueden tratar de manera conservadora, al menos al principio.

Tratamiento conservador: Colocar una SNG y administrar líquidos IV para rehidratar y corregir el desequilibrio electrolítico (pág. 89), es decir, «goteo y aspiración».

Cirugía: La estrangulación requiere cirugía urgente (en la 1.ª hora), ya que la obstrucción del intestino grueso, con una gran dilatación (>8 cm) y dolor a la altura del ciego, equivale a una inminente perforación. Normalmente, deben administrarse grandes volúmenes de líquido IV. En casos de obstrucción de intestino grueso menos urgentes, se puede poner un enema, intentando con ello solucionar la obstrucción y corregir el desequilibrio de líquidos.

El vólvulo sigmoide se produce cuando el intestino se retuerce sobre el mesenterio, pudiendo producir una obstrucción severa, que se estrangula rápidamente. Hay una *RXA* característica, con la imagen en «U invertida» del asa intestinal. Se produce habitualmente en ancianos estreñidos y suele solucionarse con una sigmoidoscopia e introduciendo una sonda rectal. Sobre el vólvulo gástrico, véase pág. 110.

Pseudo-obstrucción. Recuerda a la obstrucción mecánica del intestino grueso, pero sin que se encuentre la causa de la obstrucción. El proceso se trata conservadoramente. Las características clínicas recuerdan a la obstrucción mecánica, y son casos en los que, ante la sospecha de obstrucción mecánica, se debe investigar la causa mediante colonoscopia o enema de contraste hidrosoluble.

✝ Urgencias en cirugía pediátrica

Estenosis congénita hiperplásica del píloro. ▶ Véase *OHCS* pág. 198. No suele presentarse al nacer, sino a las 3-8 semanas, en forma de vómitos en proyectil. El niño está malnutrido y siempre hambriento y el diagnóstico se realiza por palpación de la masa pilórica en el HD durante una toma. El niño puede estar con una grave deplección de agua y electrólitos, desequilibrio que debe corregirse antes de la operación. Colocar una sonda nasogástrica. El tratamiento consiste en practicar una piloromiotomía de Ramstedt, es decir, practicar una incisión de la capa muscular hasta la mucosa.

Intususcepción. Consiste en un telescopaje del intestino delgado, en el que éste se repliega sobre sí mismo. El paciente puede tener cualquier edad (normalmente 5-12 meses), llora intermitentemente, a la vez que vomita y estira las piernas hacia arriba. Puede pasar sangre al recto, la clásica «gelatina de color corinto». Esto es menos frecuente en pacientes mayores, que suelen presentar una historia antigua (>3 semanas) y patología predisponente (linfoma, púrpura de Henoch-Schönlein, síndrome de Peutz-Jeghers; fibrosis quística, ascariasis o síndrome nefrótico).

Puede observarse una masa abdominal en forma de salchicha, y el paciente cae rápidamente en *shock* y coma. Aproximadamente el 60 % de las intususcepciones recientes (<24 h) pueden reducirse por presión hidrostática mediante un enema de bario. Si esto fracasa, es necesario operar. Contraindicaciones absolutas del enema de bario: peritonitis, perforación, hipovolemia severa.

✝ Torsión testicular

El objetivo es reconocer el proceso antes de que aparezcan todos los síntomas y signos cardinales, ya que la cirugía rápida salva el testículo.
▶ En caso de duda, es necesario operar.

Síntomas cardinales. Dolor en un testículo de aparición brusca, que obligará al paciente a caminar con molestias. (Son frecuentes el dolor abdominal, las náuseas y los vómitos.)

Signos cardinales. Inflamación de un testículo, está muy sensible, caliente e inflamado. (El testículo tiende a quedarse arriba y en posición horizontal). La ecografía Doppler puede demostrar la irrigación sanguínea (o ausencia de la misma) del testículo.

La torsión puede producirse a cualquier edad, pero es más común entre los 11 y los 30 años.

Tratamiento: ▶ Solicitar del paciente la autorización para una posible orquidectomía y una fijación *bilateral* (orquidopexia). En la operación se expone y se deshace la torsión del testículo. Si el color parece aceptable, se devuelve al escroto, fijándose *ambos* testículos al mismo.

Diagnóstico diferencial: El principal es con la epididimitis, aunque en ésta el paciente suele ser de mayor edad; pueden existir síntomas de infección urinaria, orina infectada y un establecimiento más gradual del dolor. También habrá que descartar tumores, traumatismos y un hidrocele agudo. *Nota*: la *torsión de la hidátide de Morgagni*, es decir, de los restos primitivos de los conductos de Müller, se produce algo más temprano, originando menos dolor (el paciente puede caminar sin dolor, excepto si se produce una torsión testicular), y su pequeño nódulo azulado se aprecia por debajo del escroto. Se cree que está producida por la oleada de gonadotrofinas que señala el comienzo de la pubertad[1]. El *edema escrotal idiopático* es un proceso benigno y se diferecia de las torsiones por la ausencia de dolor y sensibilidad[1].

⫲ Retención urinaria y sondaje

La retención es la incapacidad de vaciar la vejiga por completo, y se debe a que la vejiga no hace la suficiente presión para vencer la resistencia uretral. Así pues, puede observarse tanto en la atonía vesical como en la obstrucción uretral. Se subdivide en formas agudas y crónicas. (Véase también *Dificultades en el vaciado*, OHCS pág. 71).

Retención aguda. Existe dolor e imposibilidad total para la micción. La vejiga suele contener alrededor de 600 ml de orina. En el varón, la causa es casi siempre la obstrucción prostática. Sobre las cuestiones que deben realizarse para detectar la obstrucción, véase pág. 29. La retención puede verse precipitada por fármacos anticolinérgicos, por «aguantar» mucho, estreñimiento, ingestión de alcohol o por infecciones (pág. 339).

Examinar: abdomen, tacto rectal, sensibilidad perineal (para excluir compresión de la cola de caballo).

Tests: OPM, U y E, RSC, antígeno prostático específico y CIV.

Tratamiento: sondaje ± procedimiento prostático de elección (véase a continuación).

Retención crónica. Es más insidiosa. La capacidad de la vejiga puede alcanzar los 1,5 litros. Presentaciones: incontinencia de rebosamiento, retención aguda o crónica, masa en abdomen inferior, ITU o insuficiencia renal. La causa más frecuente es el agrandamiento prostático. Otras: tumores malignos pelvianos, trastornos del SNC. ▶Sólo debe sondarse al paciente cuando existe dolor, infección urinaria o alteración renal (por ejemplo, urea > 12mmol/l). El tratamiento definitivo debe instaurarse con brevedad.

Sondas. *Tamaño* (en calibre francés): El 12 es el pequeño, el 16 el grande. Normalmente, se colocan el 12 o el 14. Utilizar siempre la más pequeña posible. Las de látex, más que firmes, son blandas y *simplásticas*. Las sondas de *silastic* (silicona) son más adecuadas para un uso prolongado, aunque son más costosas. La forma normal es la de Foley. Las sondas de Coudé tienen una punta angulada, para rodear la próstata con más facilidad, pero son potencialmente más peligrosas. Las sondas de Teeman llevan unos extremos cónicos con el mismo objeto.

Complicaciones con las sondas:

1. *Infección* (no deben utilizarse antibióticos a no ser que el estado general del paciente sea malo). Pueden realizarse irrigaciones de la vejiga, por ejemplo, con clorhexidina al 1/10.000.
2. *Espasmo vesical*, que puede ser doloroso. Tratar de disminuir el agua del globo, o utilizar anticolinérgicos, por ejemplo, propantelina oral, 15 mg/8h.

---

[1] M Davenport 1997 *BMJ* i 435.

Hipertrofia benigna de próstata (HPB). Es muy frecuente (24 % de los varones entre 40-64 años; en los mayores, 40 %). La ↓ del flujo urinario (por ejemplo, < 15 ml/s) se asocia a mayor frecuencia, urgencia (▶pág. 52) y dificultades de vaciado. Debe descartarse el cáncer y la insuficiencia renal (exploración rectal ± biopsia, antígeno prostático específico, U y E); a continuación, debe considerarse la posibilidad de realizar:

1. Resección transuretral de próstata (RTUP). Se trata de una operación frecuente; Un porcentaje ≤ 14 % queda impotente. Requiere realizar pruebas cruzadas de sangre para 2 unidades. Considerar un tratamiento previo con antibióticos, como la cefuroxima 1,5 g/8 h IV, 3 dosis. Vigilar el exceso de sangrado tras la operación, así como la formación y retención de coágulos. Aproximadamente el 20 % de los pacientes RTUP requieren una segunda intervención dentro de los siguientes 10 años.
2. Incisión transuretral de la próstata (ITUP). Implica una menor destrucción tisular y menor riesgo de disfunción sexual. Su efecto consiste en disminuir la presión sobre la uretra. Quizá se trata de la mejor opción quirúrgica para los pacientes con glándula < 30 g, es decir, aproximadamente, el 50 % de los intervenidos en algunas áreas.
3. Prostatectomía retropúbica. Requiere menor destreza, pero es una intervención abierta.
4. Prostatectomía transuretral inducida mediante láser (PTUIL).
5. Fármacos que resultan útiles en los trastornos leves y mientras se aguarda una intervención RTUP, por ejemplo:
   - Bloqueantes-α: *terazosina* o *indoramina* 20 mg/12 h oral, ↑ dosis de 20 mg/semana hasta 50 mg/12h. Actúan ↓ tono de la musculatura lisa (próstata y vejiga). ES: depresión; convulsiones; hipotensión; sequedad bucal; insuficiencia eyaculatoria; signos extrapiramidales; congestión nasal; ↑ peso. Representan el tratamiento de elección[1].
   - Inhibidores de la 5α-reductasa: *finasteride* (5 mg/día oral ↓ conversión de la testosterona en dihidrotestosterona). Se excreta en el semen, por lo que deben utilizarse preservativos; la mujer debe evitar manejar las píldoras aplastadas. *ES*: impotencia; ↓ líbido. Los efectos sobre el tamaño de la próstata son limitados y lentos[2], de forma que si fracasan los bloqueantes-α, debe realizarse una intervención quirúrgica[3].
6. «Esperar y ver» también representa una opción, aunque la inacción en pacientes con síntomas moderados puede conducir a una peor calidad de vida (mortalidad, retenciones repetidas o intratables, volúmenes residuales > 350 ml, cálculos vesicales, incontinencia e insuficiencia renal, como consecuencias finales)[4].

† Tumores de vejiga

Los considerados papilomas benignos rara vez se comportan de forma completamente benigna, y presentan casi con certeza algunas células de transición (uroteliales) malignas. En los países occidentales, son raros los adenocarcinomas y los carcinomas de células escamosas, pero estos últimos pueden seguir a la infestación crónica con *Schistosoma haematobium*.

---

[1] *BMJ* 1997 **i** 1213.
[2] *NEJM* 1998 **338** 557.
[3] NEJM 1996 **335** 533+*E-BM* **2** 16.
[4] J Wasson 1995 *NEJM* **332** 75+*E-BM* 1995 **1** 10.

Recomendaciones para los pacientes acerca de la prostatectomía transuretral

- Evitar conducir hasta 2 semanas después de la operación.
- Evitar el sexo hasta 2 semanas después de la operación. Después, puede volverse a la rutina anterior. El volumen de eyaculado puede estar disminuido (ya que retrocede hacia la vejiga— no causa dolor, pero puede enturbiar la orina—). Esto significa que puede perderse la fertilidad. La impotencia puede representar un problema tras la TURP, pero no debe perderse la esperanza: en algunos varones, mejoran las erecciones. Sólo en raras ocasiones, disminuyen las sensaciones orgásmicas.
- El paciente debe esperar encontrar sangre en la orina durante las primeras 2 semanas tras la intervención. Una pequeña cantidad es suficiente para colorear la orina de rojo brillante. No debe causar alarma.
- Al principio, puede necesitar orinar *con mayor frecuencia* que antes. No debe ser pesimista. En 6 semanas, las cosas marcharán mucho mejor, aunque la intervención no garantiza su eficacia (el 8% fracasa, y la incontinencia permanente es un problema en el 6%; el 12% puede necesitar una nueva intervención en los siguientes 8 años, con respecto al 1,8% de los varones sometidos a prostatectomía abierta).
- Si se encuentra febril, o la micción es dolorosa, debe remitir una muestra de orina a su médico.

Sondaje de la vejiga

Per urethram. Esta vía se utiliza para resolver la retención urinaria, para controlar la diuresis en pacientes en estado crítico o para recoger la orina no contaminada por la flora uretral con fines diagnósticos. Está *contraindicado* en las lesiones uretrales (como en la fractura pélvica) y en la prostatitis aguda. El sondaje introduce bacterias en la vejiga, por lo que resulta esencial que la técnica se lleve a cabo de la forma más aséptica posible. Las mujeres suelen ser sondadas por enfermeras, pero el médico debe ser capaz de sondar a los pacientes de ambos sexos.

- Colocar al paciente en decúbito supino en un lugar bien iluminado: las mujeres con las rodillas flexionadas y los talones juntos. En las mujeres, se utiliza una mano enguantada para dirigir el meato uretral en dirección pubis-hacia-el-ano, manteniendo separados los labios con la mano contraria. En los varones no circuncidados, debe retraerse el prepucio para colocar el glande; se utiliza una mano enguantada para sujetar el pene separado del escroto. La mano que se emplea para tocar el pene o los labios no debe nunca tocar la sonda (utilizar pinzas si es preciso).
- Colocar gel al 2% de lidocaína estéril en el extremo de la sonda y (10 ml en la uretra, y en las mujeres, (5 ml). En el varón, debe estirarse el pene en sentido perpendicular al tronco, para eliminar los pliegues uretrales que pueden conducir a un sondaje incorrecto.
- Aplicar una presión *suave* pero constante para hacer progresar la sonda. Las obstrucciones importantes exigen inmediato retroceso y reinserción. En el caso de la hipertrofia de próstata, puede utilizarse una sonda con extremo de tipo Coudé, para poder atravesarla.
- Debe insertarse hasta la empuñadura; esperar hasta que fluya la orina antes de comenzar a inflar el globo. Recuerde comprobar la capacidad del globo antes del inflado. Tirar hacia atrás de la sonda, de forma que el globo se sitúe en el cuello de la vejiga.
- Recuerde volver a colocar el prepucio en los varones, para evitar la formación de un edema masivo en el glande, una vez insertado el sondaje.

Auto-sondajes. Se trata de un procedimiento óptimo y seguro para tratar la retención crónica en la vejiga neuropática (por ejemplo, en la esclerosis múltiple, neuropatía diabética, tumores raquídeos). Nunca debe descartarse un paciente para aprender, por ser muy mayor, joven o discapacitado. Niños de 5 años son capaces de aprender la técnica y ver su vida transformada, por lo que la motivación será excelente. No son frecuentes las ITU, ya que no existe orina residual, y menor proporción de uropatías obstructivas de reflujo. En la valoración, deben realizarse pruebas sobre los dermatomas sacros: un «trasero entumecido» implica una ↓ de la sensación de replección de la vejiga; la pérdida acusada de sensibilidad también implica que el sondaje será indoloro. Debe recurrirse al monitor encargado para que enseñe al paciente o cuidador que los sondajes deben ser suaves, especialmente, cuando falta la sensibilidad en esa zona, y deben ser > de 4/día («no debe separarse nunca de su sonda; no debe esperar a sondarse cuando la necesidad sea acuciante»).

Sondaje suprapúbico. En ocasiones, es necesario y preferible como opción. Debe asegurarse de que la vejiga se encuentre distendida; a continuación, limpie la piel. Debe infiltrarse anestesia hasta la vejiga, atravesar la piel e insertar la sonda verticalmente hacia abajo sobre la sínfisis del pubis. Una vez que fluye la orina, se hace avanzar la sonda sobre el trocar y se sujeta con esparadrapo con seguridad.

Incidencia: 1:5.000 en Gran Bretaña.

La histología es importante para el pronóstico; grado 1: diferenciado; grado II: intermedio; grado III: poco diferenciado.

Presentación. Hematuria indolora (o dolorosa); ITUs recurrentes.

Asociaciones. Fumadores; aminas aromáticas (industria de la goma).

Investigaciones. Orina: cultivo, examen microscópico y citología (los papilomas de vejiga son una de las causas de «piuria estéril»); RSC.
Una UIV puede demostrar defectos de replección y afectación uretérica.
Se requiere una EBA para establecer la diseminación tumoral.
La citoscopia con biopsia determina el diagnóstico.
La TC o la linfangiografía pueden mostrar la afectación de los ganglios pelvianos.

Estadios TNM (EBA = Exploración bajo anestesia)

TI	Tumor en mucosa o submucosa	No objetivable con EBA
T2	Afectación muscular superficial	Engrosamiento elástico a la EBA
T3	Afectación muscular profunda	EBA: Masa móvil
T4	Invasión que sobrepasa la vejiga	EBA: Masa fija

Tratamiento del carcinoma de células de transición

T1: (80 % de los pacientes). Diatermia por citoscopia. Considerar la posibilidad de utilizar un agente quimioterápico intravesical en el caso de múltiples tumores de tamaño reducido.

T2: diatermia por citoscopia. Posibilidad de radioterapia en tumores poco diferenciados.

T3: en este caso, existen diversos criterios; las posibilidades son:

- Radioterapia radical.
- Cistectomía.
- Radioterapia y cistectomía combinadas.

Las complicaciones de la cistectomía incluyen la afectación de las funciones sexual y urinaria.

T4: normalmente, se lleva a cabo una radioterapia paliativa. Para aliviar el dolor pueden utilizarse el sondaje crónico o las derivaciones urinarias.

La quimioterapia desempeña un papel cada vez más importante, y permite una cirugía más conservadora. Una pauta tóxica, pero eficaz, puede incluir metotrexato, vinblastina y cisplatino.

Revisiones. Historia, exploración y cistoscopia cada 6 meses.

Diseminación tumoral. Local, hacia estructuras pélvicas; linfática, hacia los ganglios ilíacos y para-aórticos; hematógena, hacia el hígado y pulmones.

Supervivencia. Depende de la edad del paciente en la intervención. Por ejemplo, la supervivencia a los tres años de los tumores T2 y T3 tras la cistectomía es del 60 %, si el paciente tiene entre 65 y 75 años disminuye hasta el 40 %, si tiene entre 75 y 82 años, la mortalidad operatoria es del 4 %). Con adenopatías pelvianas unilaterales, sólo el 6 % de los pacientes sobreviven 5 años. La supervivencia a los 3 años es nula para pacientes con adenopatías bilaterales o para-aórticas.

Hemorragia vesical masiva: puede complicar el tratamiento. Se trata mediante irrigación vesical con solución de alumbre (más segura que la formalina).

Masas y carcinoma mamario

Todas las masas sólidas requieren una valoración histológica o citológica.

Historia. Masas previas, historia familiar, dolor, descarga del pezón, cambios de tamaño en relación con el ciclo menstrual, partos anteriores, última regla, fármacos (por ejemplo, tratamientos hormonales de sustitución).

Exploración. Inspección (brazos, arriba y abajo). Observar la posición, tamaño, consistencia, movilidad, fijeza y linfadenopatías locales. ¿Existe secreción del pezón? ¿o invaginación reciente del pezón? ¿Está afectada la piel (*piel de naranja*)?

Tratamiento. Si se trata de un quiste, aspirarlo hasta colapsarlo. Debe enviarse el líquido para citología. Si se trata de una masa sólida y discreta, considerar una de estas posibilidades: citología por aspiración con aguja fina, o bien, una biopsia a cielo abierto con Tru-cut®. Según la edad y la sospecha clínica, valorar la posibilidad de ecografía o mamografía.

Causa de las masas. Fibroadenoma, quiste, cáncer, fibroadenosis (masificación difusa, a menudo en el cuadrante superoexterno), mastitis periductal (generalmente secundaria a la éstasis del conducto), necrosis grasa, galactocele, absceso, masas «no mamarias», por ejemplo lipomas, quistes sebáceos.

Causa de la secreción. Éstasis ductal (verde/marrón/rojo, a menudo de múltiples conductos y bilateral), carcinoma/papiloma/adenoma intraductal (secreción roja, a menudo de un solo conducto), lactancia (normal o anormal). El tratamiento implica un diagnóstico de la causa subyacente, por ejemplo con una mamografía, y practicar una microductectomía o una escisión ductal total, y después llevar a cabo el tratamiento necesario.

Carcinoma de mama. *Factores predisponentes:* nuliparidad, primera gestación > 30 años, menarquia precoz, menopausia tardía, hormonoterapia de sustitución (↑ riesgo relativo × 1.023/año de tratamiento[1]), genes BRCA (pág. 607), no haber amamantado, cáncer de mama previo, píldora anticonceptiva (posiblemente).

Estadificación según la clasificación TNM: **T1** < 2 cm. **T2** 2-5 cm. **T3** > 5 cm. **T4** Fijo a la pared torácica o «piel de naranja». **N1**. Adenopatías móviles ipsilaterales. **N2**. Nódulos ipsilaterales fijos. **MI**. Metástasis a distancia. *Tratamiento del carcinoma de mama precoz:* Cirugía: extirpación local amplia + RXP, mastectomía simple y mastectomía radical modificada tienen una supervivencia equivalente. La recurrencia local acaso sea mayor con las técnicas más conservadoras. En pacientes mayores de 50 años, la ablación ovárica incrementa la supervivencia (el 52 % sobrevive 15 años, frente al 46 %)<[2]>. *Analizar ampliamente todas las posibilidades con la paciente.* Deben evitarse los retrasos. Averiguar si la paciente desea que el médico converse con su cónyuge. ►La mama va ligada a sentimientos profundos, como la salud, belleza, feminidad, nutrición de la vida. Cuando también se aprecia que la propia vida está en juego, siempre están presentes una serie de complejas emociones. No debemos hacer frente o reprimir las mismas: nuestros pacientes nos conocerán por nuestra conducta, y sabrán si pueden confiar en nosotros para compartir estas cuestiones; éstas se tratan en profundidad en la pág. 605.

Debe tenerse en cuenta el tamaño de la masa y de la mama, así como su localización exacta. El tamoxifeno (antagonista del estrógeno, por ejemplo, en dosis de

---

[1] Si la hormonoterapia ⩾ 5 años el riesgo regresa a la normalidad a los 5 años de interrumpir el tratamiento: N = 52705; V Beral 1997 *Lancet* **350** 1047.
⇔ Early Breast Cancer Group (EBCG) 1996 *Lancet* **348** 1186 1997 *E-BM* **2** 75.

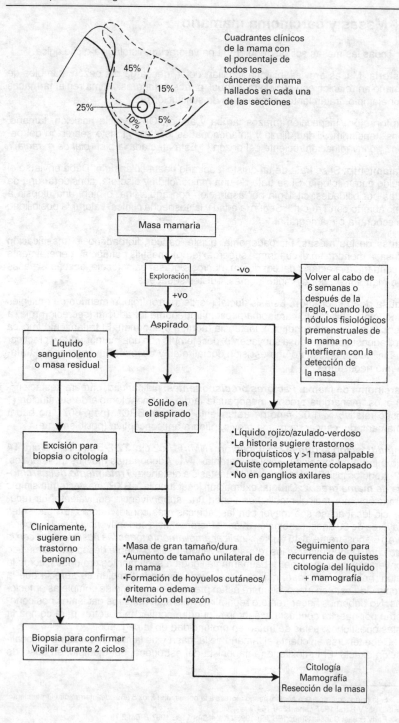

20 mg/día vía oral) incrementa la supervivencia (no sólo en las edades avanzadas), independientemente de que los ganglios sean o no positivos (salva al 12% de las pacientes[1]. En ocasiones, puede originar un carcinoma endometrial, por lo que debe estarse atento a las hemorragias vaginales). La radioterapia local mejora los índices de recurrencia local, pero no la supervivencia. Si la paciente es >50 años, la adición de quimioterapia al tamoxifenono parece alargar el tiempo de ajuste de calidad de vida sin síntomas o toxicidad (Q-TWIST) [2].

Metástasis: debe estudiarse la VSG, pruebas hepáticas (↑ Fosf.alcalina), Ca^{2+}, RXP, índice esquelético, ecografía ósea, ecografía de hígado o TC. Radioterapia profunda para las lesiones óseas dolorosas. En la enfermedad ampliamente diseminada, el tamoxifeno oral (por ejemplo, 20 mg cada 24 h.) es el tratamiento de elección. Si se consigue un buen resultado inicial pero recidiva más adelante, debe considerarse la quimioterapia.

Profilaxis de la muerte por carcinoma de mama
- Educación.
- Autoexploración.
- Clínicas de asistencia ginecológica.
- Mamografía (que utilice una radiación mínima).

La frecuencia de detección accidental de cáncer mediante exploración selectiva de mujeres «sanas» de más de 50 años, es del 5%. Las mamografías cada 2 años pueden reducir la mortalidad en un 40%, pero su desventaja es la alarma grave e innecesaria que pueden provocar: se producen 10 mamografias falsas por cada resultado verdadero[3], aunque los estudios cada 3 años resultarían probablemente demasiado negligentes[4]. En torno a la menopausia, la mama es más densa y las mamografías son más difíciles de interpretar, por lo que estos estudios no parecen salvar muchas vidas[3]. Coste: ~ £5.300 por cada cáncer de mama detectado[5].

Adenocarcinoma colorrectal

Representa la segunda causa de muerte por cáncer en el Reino Unido, con unas 20.000 muertes anuales. El 56% de las presentaciones ocurre en pacientes > 70 años de edad.

Factores predisponentes. Pólipos neoplásicos, colitis ulcerosa (y en menor medida, la enfermedad de Crohn), antecedentes familiares (pág. 606), poliposis familiar, cáncer previo, y posiblemente, dieta pobre en fibra. Los AINEs pueden actuar como protectores.

Presentación. Dependen de la situación del tumor. *En el lado izquierdo*: sangrado rectal, alteración del hábito intestinal, tenesmo, masa rectal (60%). *En el lado derecho*: anemia, pérdida de peso, dolor abdominal. *Ambos:* masa abdominal, obstrucción, perforación, hemorragia, fístula.

Tests. RSC (anemia microcítica); sangre oculta en heces; proctoscopia; sigmoidoscopia, enema de bario o colonoscopia ± pruebas de función hepática, TC, ecografía hepática.

---

[1] EBCG 1992 *Lancet* i 1&71.
[2] R Gelber 1996 *E-MB* I 206.
[3] C Woodman 1995 *BMJ* i 224.
[4] *JAMA* 1994 **271** 152.
[5] N Wald 1995 *BMJ* ii 1189. Breast Cancer Network: http://www.cancer.org/bcn.html.

Estadificación. Se basa en la clasificación de Duke[a]. *Supervivencia de tratados:*

A: Limitado a la pared intestinal — 90 % de superv. a los 5 años
B: Extensión a través de la pared intestinal — 65 % de superv. a los 5 años
C: Afectación de los ganglios linfáticos regionales — 30 % de superv. a los 5 años

Diseminación. Puede ser local, linfática, hematógena (al hígado el 75 %, al pulmón y huesos), o transcolónica.

Tratamiento. Se debe intervenir, tanto para intentar curar el tumor (extirpando además el territorio de drenaje linfático), como para aliviar los sIntomas.

La *hemicolectomía derecha:* para tumores de ciego, colon ascendente o transverso proximal.

La *hemicolectomía izquierda:* para tumores de colon transverso distal y descendente.

Sigmoidectonía: para tumores de colon sigmoide.

Resección anterior: para tumores en colon sigmoide bajo o recto alto. La anastomosis se practica en la primera intervención. Los instrumentos de grapado quirúrgico resultan de utilidad.

Resección abdominoperineal **(AP)** para tumores de recto inferior (<8 cm desde el conducto anal). Se resecan el tumor y el recto, practicando una colostomía permanente (véase pág. 87 sobre la reconstrucción total anorrectal).

Radioterapia: puede resultar de alguna utilidad en el carcinoma rectal.

Quimioterapia: posquirúrgica IV a través de la vena hepática/intraportal con 5-FU, para incrementar la supervivencia 5 años libre de enfermedad (57 % frente a un 48 %)[1], aunque las metástasis > 0.5 mm dependen del flujo de la arteria hepática y pueden sobrevivir a su destrucción. Existen evidencias positivas, aunque aún controvertidas, sobre la posibilidad de que la combinación del 5-FU con levamisol o ácido folínico administrados después de la intervención, reduce las muertes por cáncer de Dukes C, aproximadamente un 12 %[2,3]. En el diagnóstico, la resonancia magnética resulta más específica que la TC para evidenciar las metástasis hepáticas (99 % frente al 94 %).

Pronóstico. El 60 % requiere cirugía radical, y el 75 % de estos pacientes sobrevivirá 7 años (o bien, muere por causas no relacionadas con tumores)[4].

Los controles cada 2 años con tests caseros de sangre oculta en heces[5] reducen la mortalidad un 18-33 %, aunque son elevados los porcentajes de falsos positivos (10 % de los pacientes controlados) y pueden existir problemas respecto a la aceptabilidad[5]. El paciente debe llevar una dieta especial mientras se comprueban 2 sobre 3 muestras consecutivas de heces. Se obtienen mejores resultados si se rehidrata la muestra[6].

Los **pólipos** son masas que aparecen sobre la mucosa. Pueden ser de 3 tipos:

1. *Inflamatorios:* colitis ulcerosa, Crohn, hiperplasia linfoide.
2. *Hamartomatosos:* pólipos juveniles, síndrome de Peutz-Jegher.
3. *Neoplásicos:* adenomas tubulares y villosos. Tienen una potencial malignidad, especialmente los villosos, los de >2 cm y los displásicos.

---

[1] SAKK 1995 *Lancet* **345** 349.
[2] D Cunningham 1995 *BMJ* **i** 247.
[3] G Mead 1995 *BMJ* **i** 246.
[4] N Gordon 1993 *BMJ* **ii** 707.
[5] J Mandel 1993 *NEJM* **329** 1365.
[6] R Fletcher 1997 *E-BM* **2** 76.

Carcinoma de estómago

Síntomas de los pólipos: Paso de sangre y moco al recto. Deben biopsiarse y extirparse en el momento en que muestran una modificación hacia la malignidad. La mayoría pueden ser alcanzados por el colonoscopio flexible y la diatermia evita la morbilidad de la colectomía parcial. Debe comprobarse que los bordes de la resección están limpios de células tumorales.

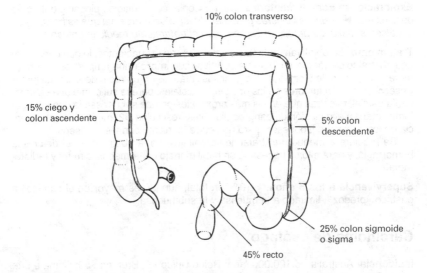

Nota: se trata de promedios: las mujeres de raza negra tienden a presentar neoplasias más proximales, mientras que los varones de raza blanca presentan neoplasias más distales (véase pág. 639).

† Carcinoma de estómago

La incidencia de carcinoma gástrico ha registrado en los últimos años un brusco descenso en los países occidentales, aunque continúa siendo un tumor importante, debido a su pronóstico sombrío y a su presentación inespecífica.

Incidencia. 33/100.000 en Gran Bretaña, aunque existen amplias diferencias geográficas inexplicadas, siendo especialmente frecuente en Japón. Enfermedades asociadas: grupo sanguíneo A; gastritis atrófica; anemia perniciosa; clase social desfavorecida; *H.pylori*[1] (pág. 443); pólipos adenomatosos.

Anatomía patológica. El adenocarcinoma puede ser polipoideo, ulcerativo o del tipo en bota de cuero (linitis plástica). Algunos se limitan a la mucosa y la submucosa: los denominados carcinomas gástricos precoces. El 50 % afecta al píloro, el 25 % la curvatura menor y el 10 % al cardias.

Síntomas (a menudo, inespecíficos). Una dispepsia (pág. 44) de más de un mes de evolución, en pacientes con ⩾40 años requiere exploración gastrointestinal. Otros: pérdida de peso, vómitos, disfagia, anemia.

---

[1] B Walt 1998 *Lancet* **351** 887 (la prevención mediante erradicación masiva de *H.pylori* es muy problemática, pudiendo conducir a una antibiorresistencia ± trastornos del tercio inferior del esófago).

Signos. Sugieren una enfermedad incurable, por ejemplo masa en epigastrio, hepatomegalia, ictericia, ascitis (pág. 132), aumento de tamaño del ganglio supraclavicular izquierdo (deVirchow), (signo de Troissier), acantosis nigricans (pág. 602).

Diseminación. Puede ser local, linfática, hemática y transelómica, por ejemplo al ovario (tumor dc Krukenberg).

Exploraciones complementarías. Gastroscopia, con múltiples biopsias del borde de la úlcera. ▶ *Todas las úlceras gástricas deben biospsiarse, ya que es posible que las úlceras malignas parezcan curadas con el tratamiento medicamentoso.*

Tratamiento. Se objetivan metástasis en el 60 % de los pacientes, lo que constituye una contraindicación para la cirugía curativa, que implica una amplia resección tumoral (márgenes de 5 cm) y de los ganglios linfáticos en un radio de 3 cm del tumor (resección D1). En tumores de los dos tercios distales, parece suficiente una gastrectomía parcial, mientras que en los más proximales parece ser necesaria una gastrectomía total. La eliminación de ganglios distantes (resección D2) mejora la supervivencia de los pacientes japoneses, pero no ocurre lo mismo con los europeos[1].

Se requiere a menudo un tratamiento paliativo de la obstrucción, el dolor o la hemorragia, y para ello es necesario un hábil manejo de fármacos, cirugía y radioterapia.

Supervivencia a los 5 años. < 10 % en total, aunque es mayor en el carcinoma gástrico «precoz», limitado a la mucosa y la submucosa.

Carcinoma de esófago

Incidencia. Australia <5:100.000 /año; Reino Unido <9; Bretaña >50; China e Irán >100. **Factores predisponentes.** Dieta (bebidas fuertes, comida picante), exceso de alcohol (el riesgo disminuye rápidamente con la abstinencia), tabaco, esófago de Barrett, acalasia, tilosis, síndrome de Plummer-Vinson (pág. 447).

Localización. El 20 % se localiza en la mitad superior, el 50 % del medio, y el 30 % de la mitad inferior. La mayoría son carcinomas de células escamosas, pero puede darse un adenocarcinoma en las áreas de revestimiento columnar (esófago de Barret).

La **diseminación** puede ser *directa,* mediante infiltración submucosa extensa, y diseminación local, hacia los *ganglios linfáticos* y, posteriormente, hacia el *torrente sanguíneo.*

Presentación. Lo hace normalmente con una disfagia poco localizada, pérdida de peso, dolor torácico retroesternal, linfadenopatías (raro). Signos del tercio superior del esófago: ronquera; tos (puede ser paroxística si se produce neumonía por aspiración).

Diagnóstico diferencial. Con cualquier otra causa de disfagia (pág. 446).

Exploraciones complementarias. Ingestión de papilla baritada, RXT, esofagoscopia con biopsia/raspado, TC.

Tratamiento. No se conoce ningún tratamiento para esta enfermedad. La radioterapia y la cirugía influyen en las estadísticas (6 % frente al 4 % de supervivencia a los 5 años). La radioterapia no resulta costosa y es segura. El único ensayo prospectivo comparativo no se pudo realizar por falta de voluntarios. Tratamiento paliativo: véase pág. 451.

◁▷A Cuschieri 1996 *E-BM* **1** 207 & *Lancet* **347** 995.

Masas

▶Examinar las adenopatías regionales además de la masa. Si la masa es una adenopatía, debe explorarse su área de drenaje.

Historia. ¿Hace tiempo que la tiene? ¿Le duele? ¿Tiene otras masas? ¿Crece? ¿Ha viajado al extranjero? ¿Estaría bien si no la tuviera?

Exploración física. Recuerde las 6 «S» del inglés: localización (Site), tamaño (Size), forma (Shape), lisura (Smoothness), Superficie y tejidos circundantes (Surroundings). Otras investigaciones: ¿Puede transiluminarse (véase abajo)? ¿Está fija a la piel o a las estructuras subyacentes? ¿Fluctúa? Las masas en ciertas regiones son sospechosas de determinadas patologías (véase masas inguinoescrotales, pág. 126). Hay que examinar si la masa es pulsátil, que parece un detalle sin importancia, pero que evitará sorpresas en la lista de enfermos ambulantes para cirugía menor.

Masas que pueden transiluminarse. Utilizar una habitación oscura y una fuente de luz no muy amplia, pero brillante, colocándola sobre la masa, desde detrás, de forma que la luz llegue a los ojos a través de ella. Si la masa adquiere una tonalidad roja, se dice que se transilumina. Las masas llenas de líquido, como los hidroceles, son buenos ejemplos de aumentos de tamaños transiluminables.

Lipomas. Se trata de tumores benignos de tejido adiposo que se originan donde la grasa puede expandirse (*nunca* en el cuero cabelludo o palmas). Crecen lentamente, y sólo causan síntomas a la presión. Tienen unos márgenes imprecisos y lisos, y dan la sensación de fluctuación. Su malignización es poco frecuente (debemos sospechar ante un crecimiento rápido, endurecimiento y vascularización).

Quistes sebáceos. Son intradérmicos, por lo que la piel no puede desplazarse sobre ellos. Pueden tener un punto característico, que marca el bloqueo de la salida sebácea. Su infección es bastante común, y a través del punto puede salir pus y suciedad. *Tratamiento:* extraerlos en su totalidad puede resultar dificultoso: debemos aprender de un experto. Se practica una hemostasia y se sutura con *catgut* subcuticular.

Causas de aumento de tamaño de un nódulo linfático. Infecciones: fiebre glandular, brucelosis, tuberculosis, sida, toxoplasmosis, actinomicosis, sífilis. Otras: tumores malignos (carcinoma, linfoma), sarcoidosis.

Abscesos cutáneos. Los microorganismos Stafilococos son los agentes causales más frecuentes. Los estreptococos hemolíticos sólo aparecen en las infecciones de las manos. *Proteus* representa una causa frecuente de los abscesos axilares no producidos por stafilococos. Por debajo de la cintura, los microorganismos fecales son comunes (aerobios y anaerobios). **Tratamiento:** incisión y drenaje suelen curar completamente el absceso. **Forúnculos.** Son abscesos que afectan a un folículo piloso y sus glándulas asociadas. **Carbunco.** Se trata de una zona de necrosis subcutánea, que drena espontáneamente hacia la superficie a través de múltiples senos.

Nódulos reumatoideos. Son granulomas de colágeno que aparecen en las caras de extensión de las articulaciones, sobre todo en los codos. Se dan en las artritis reumatoides ya establecidas.

Gangliones. Son quistes sinoviales degenerativos llenos de líquido, que comunican con la vaina tendinosa o con el espacio articular. Se observan con frecuencia sobre el dorso de la muñeca o la mano y sobre el dorso del pie. Son brillantes a la transiluminación. El 50 % desaparece espontáneamente. Para el resto, el tratamiento de elección consiste en su extracción, mejor que el tradicional soplo de nuestra biblia (*¡Oxford Textbook of Surgery!*).

Fibromas. Pueden localizarse en cualquier parte del organismo, pero aparecen sobre todo debajo de la piel. Estos tumores blanquecinos contienen colágeno, fibroblastos y fibrocitos.

Quistes dermoides. Contienen estructuras dérmicas. Se encuentran con frecuencia en la línea media.

Tumores malignos del tejido conectivo. Incluyen el fibrosarcoma, liposarcoma, leiomiosarcoma (músculo liso) y el rabdomiosarcoma (tumor de músculo estriado). La estadificación de los sarcomas se realiza con una clasificación modificada del sistema TNM, que incluye diversos grados de tumor. Antes de su extirpación, es necesario realizar una biopsia incisional, siempre que el tumor presente gran tamaño. Cualquier lesión sospechosa de sarcoma no debe ser simplemente enucleada, en lo que podría considerarse erróneamente, una operación «conservadora».

Masas inguinoescrotales

▶ *Cualquier masa incluida dentro de la túnica vaginal es una masa cancerosa, hasta demostrar lo contrario*[1].

▶ *Los incrementos de tamaño del testículo, de carácter agudo y con sensibilidad son torsiones, hasta demostrar lo contrario.*

Diagnóstico de una masa inguinal. Pensar en las estructuras anatómicas de la zona: hernias crural e inguinal, varices de la safena (págs. 137 y 139: ambas protruyen con la tos), ganglios linfáticos, aneurisma femoral, ectopia testicular, masas cutáneas, absceso del psoas (puede manifestarse con dolor de espalda, masa y fiebre ondulante. Diagnóstico mediante ecografía).

Diagnóstico de una masa escrotal
1. ¿*Se puede tocar por encima de la masa?* Si no es así, se trata de una hernia inguinoescrotal (es decir, una hernia inguinal que llega hasta el escroto, pág. 137).
2. ¿*Está individualizada del testículo?*
3. ¿*Es quística o sólida?* (Hacer la transiluminación, pág. 125).

— Aislada y quística: quiste del epidídimo.
— Aislada y sólida: epididimitis (o también orquitis).
— Testicular y quística: hidrocele.
— Testicular y sólida: tumor, orquitis, granuloma, goma sifilítica.

La ecografía ayuda a diferenciar los tumores testiculares de otras masas. No debe afirmarse que un testículo lesionado era normal antes de la lesión: se trata de una forma relativamente frecuente de presentación de un tumor; en este caso, resulta útil la ecografía.

Quistes del epidídimo. Se desarrollan normalmente en el adulto, y su contenido líquido puede ser claro o lechoso (espermatocele). Se sitúan por encima y por detrás del testículo. Se extirpan cuando producen síntomas.

Hidroceles (líquido en la túnica vaginal). Pueden ser *primarios (*idiopáticos, asociados a un patente *processus vaginalis*, y que se resuelve típicamente durante el primer año de vida) o *secundarios.* Los hidroceles primarios son muy frecuentes y de mayor tamaño, desarrollándose normalmente en los jóvenes. Los secundarios pueden provenir de tumores testiculares, trauma o infección. Los hidroceles pueden tratarse mediante aspiración (a veces, es necesaria su repetición) o cirugía.

---

[1] C Dawson 1996 *BMJ* **i** 1146.

Orquiepididimitis. Puede ser originada por *E.coli,* parotiditis. infección gonocócica o TB. La zona suele ser dolorosa. Tomar una muestra de orina y observar la descarga uretral. *Nota*: una toma del principio es más útil para demostrar anomalías que una toma de mitad de la orina.

Tumores testiculares. Actualmente, son los tumores malignos más frecuentes en los jóvenes.

Variedades: seminoma (30-40 años); teratoma (20-30 años); tumores de células de Sartoli o de Leydig. Aproximadamente el 10% de todos los tumores malignos asientan sobre testículos no descendidos, incluso tras una orquidopexia. En 1 de cada 20 casos, se encuentra un tumor contralateral[1].

Presentación típica: generalmente como una masa testicular indolora, aunque algunos aparecen tras algún episodio de dolor, trauma o infección. La **diseminación** es inicialmente linfática, hacia los ganglios paraaórticos, y de allí hacia el mediastino.

Diagnóstico de las masas escrotales

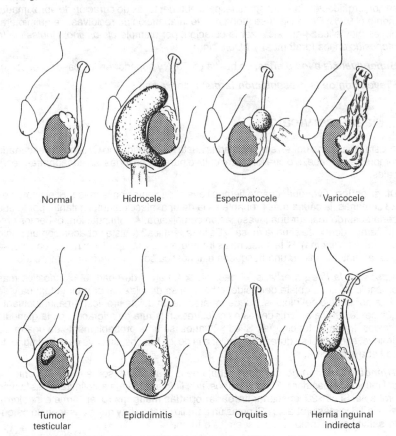

Extraído de RD Judge, GD Zeidema, FT Fitzgerald 1989 *Clinical Diagnosis* 5 ed, Little Brown, Boston.

[1] C Dawson 1996 *BMJ* i 1146.

La diseminación hematógena suele ser hacia el pulmón. La *estadificación* es fundamental:

1. Sin evidencias de metástasis.
2. Afectación de los ganglios infradiafragmáticos.
3. Aumento de tamaño de los ganglios supradiafragmáticos.
4. Afectación pulmonar.

Tests: dirigidos a realizar la estadificación: RXT, UIV, TC o linfografía, biopsia-exéresis. La α-fetoproteína (por ejemplo, > 3 ui/ml)* y la β-gonadotropina coriónica humana (β-HCG) son marcadores tumorales útiles y valiosos en el diagnóstico y control del tratamiento. Establecer los niveles antes y durante el tratamiento.

Tratamiento: si no es posible excluir malignidad, practicar una orquidectomía mediante incisión inguinal, ocluyendo el cordón espermático antes de liberar el testículo (disminuye el riesgo de diseminación intraoperatoria). Las pautas terapéuticas están en continua evolución (cirugía, radioterapia, quimioterapia). Los seminomas son más radiosensibles que los teratomas. Los seminomas en el estadio I pueden tratarse con orquidectomía + radioterapia, para obtener tasas de curación de aproximadamente el 95 %. Debe vigilarse atentamente la aparición de recidivas. La quimioterapia es muy eficaz para alcanzar la curación, por ejemplo *cis-platino, vinblastina* (o *etopósido* en los teratomas) y *bleomicina*[1].

Supervivencia a los 5 años: es buena (> 70 % y superior en los casos precoces).

Prevención de la presentación tardía: autoexamen.

✝ Masas cervicales

▶ Estas masas no deben ser biopsiadas hasta que un cirujano ORL haya descartado tumores en la cabeza o cuello. Hacer cultivo para TB en todas las adenopatías cervicales.

Diagnóstico. Averiguar cuánto tiempo lleva el paciente con la masa. Si el tiempo es <3 semanas, la causa más probable es la de una infección autolimitante, por lo que sería absurdo realizar una investigación complicada. A continuación, debemos preguntarnos dónde se sitúa la masa. ¿Es intradérmica? (quiste sebáceo con un punto central, o un lipoma). Si la masa no es intradérmica, y su aparición no es reciente, se está a punto de iniciar una búsqueda diagnóstica sobre un terreno complicado:

Masas en la línea media: si el paciente < 20 años de edad, el diagnóstico más probable es el de quiste dermoide, o bien, si se desplaza al protruir la lengua y se sitúa por debajo del hioides, puede tratarse de un quiste tirogloso (masa fluctuante que se desarrolla a partir de restos celulares en la ruta de migración de la glándula tiroides; tratamiento: cirugía). Si es >20 años, se trata probablemente de una masa tiroidea, excepto si su dureza es similar a la de los huesos, en cuyo caso el diagnóstico sería condroma.

Triángulo submandibular: (por debajo de la mandíbula; sobre el vientre anterior del músculo digástrico). Si es <20 años, una linfoadenopatía autolimitante es la más probable. Si es >20, descartar **linfoadenopatías malignas** (p. ej., firme e indoloro).
▶ ¿Es TB lo más probable? Si no es un ganglio linfático hay que pensar en un **cálculo salival** submandibular, sialademitis o tumor.

---

* La AFP no se encuentra aumentada en los seminomas puros (**puede estar elevada también en**: hepatitis, cirrosis, carcinoma hepatocelular; defectos de abertura deltubo neural).
[1] *Drug Ther Bul* 1994 **32** 62.

Triángulo anterior: (bajo digástrico y frente al esternomastoideo). Son frecuentes los ganglios (véase más arriba): deben examinarse sus zonas de drenaje (piel, boca, garganta, tiroides; ¿El bazo se encuentra aumentado de tamaño? Esto puede indicar la existencia de un linfoma). Los **quistes branquiales** emergen por debajo del borde anterior del esternomastoideo, donde el tercio superior se une al tercio medio; edad < 20. Se deben a la no desaparición del seno cervical (donde el 2.º arco branquial crece descendiendo sobre el 3.º y el 4.º). Recubiertos por epitelio escamoso, su líquido contiene cristales de colesterol. Se tratan mediante escisión. Los **higromas quísticos** nacen del saco linfático yugular; aparecen brillantes al ser transiluminados. Se tratan mediante cirugía o se esclerosan con suero salino hipertónico. Los **tumores del cuerpo carotídeo** (chemodectoma) son muy raros y se deslizan de lado a lado, pero no en sentido ascendente o descendente, extendiéndose por fuera de la bifurcación carotídea. Normalmente, son firmes, aunque pueden, en ocasiones, presentar consistencia blanda y pulsátil. No suelen ocasionar soplos. Pueden ser laterales, familiares y malignos (5 %). Se sospecha su existencia, ante la presencia de tumores inmediatamente por delante del tercio superior del esternomastoideo. El diagnóstico se realiza mediante angiografía digital computarizada. Tratamiento: extirpación por un cirujano vascular. Cuando las masas se sitúan en la zona posterosuperior del triángulo anterior, se trata de **tumores parotídeos** (más probables si el paciente > 40

Procesos patológicos de las glándulas salivares

Existen 3 pares de glándulas salivares mayores: parótidas, submandibulares y sublinguales (y también, numerosas glándulas menores).

Historia clínica: masas; inflamación relacionada con las comidas; dolor; sabor; sequedad de ojos.

Examen: apreciar el abultamiento externo; observar la secreción; palpación bimanual en busca de cálculos. Exploración del VII par craneal y ganglios regionales.

Citología: puede llevarse a cabo mediante aspirado con aguja fina (AAF).

El *dolor y abultamiento unilateral recurrente* suele estar producido por cálculos. El 80 % son submandibulares. La historia típica incluye dolor y tumefacción al comer, con la glándula roja, sensible y tumefacta, pero sin presentar infección. El cálculo puede ser evidenciado mediante radiografía simple o por sialografía. Los cálculos distales se extraen a través de la boca, pero los más profundos requieren la excisión de la glándula.

Los síntomas bilaterales crónicos pueden coexistir con la sequedad ocular y bucal y con trastornos autoinmunes, como el síndrome de Sjögren o el de Mikulicz (págs. 623-625).

Las tumefacciones fijas se deben a veces a tumores o sarcoidosis, o son idiopáticas.

Tumores de las glándulas salivares: el 80 % se sitúa en la parótida, y el 80 % de los mismos corresponde a adenomas pleomórficos, cuyo 80 % se sitúa en el lóbulo superficial.

▶Cualquier glándula salivar aumentada de tamaño, debe ser extirpada para examen si persiste más de un mes. La parálisis del VII par craneal implica malignidad.

Benigno o maligno:	Maligno:	Maligno:
Cistoadenolinfoma	Mucoepidermoide	Carcinoma escamoso
Adenoma pleomórfico	De células acinosas	Adenocarcinoma
		Carcinoma adenoquístico

Los adenomas pleomórficos se presentan normalmente a una edad intermedia y crecen lentamente. Se extirpan mediante parotidectomía. Adenolinfomas: normalmente, en varones ancianos; blandos; se tratan mediante enucleación. Carcinomas: rápido crecimiento; masa dura y fija; dolor; parálisis facial. Tratamiento: cirugía + radioterapia. Complicaciones de la cirugía: **1.** Parálisis facial, normalmente, transitoria. Conseguir un estimulador del nervio facial, para ayudar a su identificación en el quirófano. **2.** Fístula salivar: a menudo, se cierra de forma espontánea. **3.** *Síndrome de Frey* (sudación gustativa); en este caso, puede ayudar la neurectomía timpánica.

años). Los **laringoceles** representan una causa poco frecuente de masas en el triángulo anterior: son indoloros y empeoran al soplar.

Triángulo posterior: (por detrás del esternomastoideo, frente al trapecio y por encima de la clavícula). Cuando se trata de masas reducidas pero numerosas, debemos pensar en **ganglios**— TB o virus, como HIV o Epstein-Barr (mononucleosis)—, o si el paciente >20 años, debe considerarse el linfoma o la metástasis. Las **costillas cervicales** pueden introducirse en esta zona.

La causa más frecuente de masas en el triángulo posterior son los *ganglios*, por ejemplo, del tracto gastrointestinal o bronquiales, o neoplasias de la cabeza y cuello —o bien, linfoma o cualquier tipo de infección crónica—.

Tests. La ecografía puede ser útil para mostrar la consistencia de las masas. La TC define bien las masas en relación con sus estructuras anatómicas vecinas. Realizar pruebas virológicas y un *Mantoux*. La RXT puede demostrar la presencia de un tumor maligno o revelar una linfadenopatía hilar bilateral; en este caso, debemos sospechar de quiste sarcoide. Considerar la posibilidad de realizar un aspirado con aguja fina (AAF).

Masas tiroideas

Exploración. Hacer que el paciente beba un vaso de agua y observar su cuello mientras deglute. Situarse detrás y palpar la glándula tiroides, su tamaño, forma (liso o nodular), dolor y movilidad. Detectar los posibles nódulos. Percutir la porción retroesternal. ¿Se palpan ganglios? Escuchar los posibles soplos.

Si la glándula tiroides está aumentada de tamaño (bocio), es necesario hacerse estas 3 preguntas:

1. ¿La glándula tiroides es lisa o nodular?
2. ¿El paciente es eutiroideo, tirotóxico o hipotiroideo? (Véase pág. 491-94).
   Bocio liso, no tóxico: endémico (carencia de yodo); congénito; bociógenos; tiroiditis; fisiológico; bocio autoinmune (incluye tiroiditis de Hashimoto, debido a una apoptosis inducida por linfocitos portadores de agentes fibrinolíticos combinados con tirocitos portadores de agentes fibrinolíticos[1]: véase pág. 527. *Bocio liso, tóxico*: enfermedad de Graves.
3. Si el tiroides es nodular ¿hay varios nódulos en una misma masa? *Bocio multinodular:* suele ser eutiroideo, pero puede desarrollarse un hipertiroidismo. Son raros el hipotiroidismo y la malignización.

El *nódulo tiroideo solitario* es un problema quirúrgico corriente; comprobándose la malignidad en ~10% de ellos.

Causas: quiste, adenoma, pequeño nódulo en un bocio multinodular, tumor maligno. La primera pregunta: ¿Se trata de un paciente tirotóxico? Determinar las T3 y T4. A continuación, • *Ecografía:* para determinar si la masa es sólida o quística. • *aspirado con aguja* y se envía el líquido al laboratorio para citología. Preparar la intervención quirúrgica, excepto cuando las pruebas anteriores demuestren que la masa es definitivamente benigna. Si *es* benigna: no debe hacerse nada.

¿Qué debe hacerse si la ecografía de alta resolución muestra nódulos impalpables?

Este tipo de nódulos tiroideos sólo pueden ser observados[2] siempre que:

- <1,5 cm— lo son la mayoría— (la ecografía puede detectar masas de tamaño <2 mm; estos «incidentalomas» aparecen en el 46% de las autopsias de rutina[3]).

---

[1] M Kemeny 1998 *BMJ* i 600.
[2] G Tan 1997 *Ann Int Med* **126** 226.
[3] *Bandolier* 1997 **40** 6.

- El paciente carezca de antecedentes de cáncer de tiroides o radiación.
- El paciente carezca de antecedentes familiares de cáncer medular[3] (si existe alguno, debe realizarse un aspirado con aguja fina, guiada mediante ecografía; debe extirparse si la citología demuestra su malignidad).

Neoplasias tiroideas. Existen 5 tipos:
1. *Papilar:* 60 %. Frecuente en jóvenes; se disemina por nódulos linfáticos y pulmón. Tratamiento: tiroidectomia total (para eliminar el tumor no visible) + linfadenectomía regional + radioyodo para destruir las células residuales. Se administra T4 para suprimir la TSH. El pronóstico es más favorable si el paciente es joven y mujer.
2. *Folicular:* 25 %. Edad mediana, diseminación hematógena precoz (por ejemplo, hueso y pulmón). Bien diferenciado. Se trata con tiroidectomía total y supresión T4 o ablación por radioyodo (I^{131}).
3. *Anaplásico:* Raro. Mujer: varón ≈ 3:1. En edades avanzadas. Escasa respuesta a cualquier tratamiento.
4. *Medular:* 5 %. Esporádico (80 %) o parte de un síndrome NEM (pág. 495). Puede producir calcitonina. No concentra yodo. Se trata mediante tiroidectomía + exéresis ganglionar (después de hacer una exploración selectiva previa de feocromocitoma). La quimioterapia (ejemplo, doxorrubicina) + radioterapia de haz externo, salvan muchas vidas.
5. *Linfoma:* 5 %. Mujer: varón ≈ 3:1. Puede manifestarse como estridor o disfagia. Debe realizarse una estadificación completa antes de establecer el tratamiento. Valorar histología para su origen MALT (tejido linfático asociado a mucosa). Esto se asocia a un buen pronóstico.

Cirugía tiroidea. *Indicaciones:* síntomas de compresión, hipertiroidismo, carcinoma, motivos estéticos. El paciente debe operarse en condiciones de eutiroidismo, utilizando drogas antitiroideas o propranolol. Revisar las cuerdas vocales mediante laringoscopia indirecta.

Complicaciones. *Precoces:* parálisis del nervio laríngeo recurrente, hemorragia (▶ puede comprimir la vía aérea, por lo que es necesaria la inmediata retirada de las grapas para proceder a la evacuación del coágulo), hipoparatiroidismo (comprobar a diario el Ca^{2+} plasmático, que suele ser pasajero), tormenta tiroidea (síntomas de hipertiroidismo severo; se trata con propranolol oral o IV, drogas antitiroideas y yodo, pág. 692). *Tardías:* hipotiroidismo.

Masas abdominales

Como en cualquier otra masa, averiguar su tamaño, localización, forma y superficie; también, si es pulsátil y si es móvil. Explorar adenopatías supraclaviculares e inguinales. ¿Existe bamboleo? (como agitando una manzana hacia arriba y abajo cuando flota en el agua).

Masas en la fosa ilíaca derecha

Plastrón apendicular	Enfermedad de Crohn	Actinomicosis (pág. 199)
Absceso apendicular	Intususcepción	Malformación renal
Carcinoma de ciego	Masa TB	Tumor en testículo
Masa pélvica (*véase página siguiente*)	Absceso amebiano	no descendido

Distensión abdominal. ¿Meteorismo, grasa, líquido, heces o feto? El líquido puede encontrarse fuera del intestino (ascitis) o secuestrado en las asas intestinales (obstrucción o íleo). Para demostrar la ascitis, comprobar los signos del *thrill* y la matidez cambiante (pág. 30).

Causas de ascitis: (véase también LÁMINA 1)
Tumores malignos
Hipoalbuminemia (ej., nefrosis)
ICC, pericarditis
Infecciones, sobre todo TB

Ascitis con hipertensión portal:
Cirrosis
Adenopatías portales
Síndrome de Budd-Chiari (pág. 617)
Trombosis portal o de la VCI

Tests: aspiración del líquido ascítico (paracentesis) para citología, cultivo y estimación de proteínas, utilizando una aguja calibre I8G en FID; ecografía.

Masa en el cuadrante superior izquierdo. Pensar en el bazo, estómago, riñón, colon, páncreas, y después en las causas raras (por ejemplo, neurofibroma). Los quistes pancreáticos pueden ser verdaderos (congénitos; cistoadenomas; quistes de retención de la pancreatitis crónica; fibrosis quística); o pseudoquistes (líquido en la transcavidad, como consecuencia de pancreatitis agudas).

Esplenomegalia. Con frecuencia, las causas son *infecciosas, hematológicas, neoplásicas,* etc., pero en la práctica, resulta más útil clasificarlas por su *manifestación asociada*:

Esplenomegalia con fiebre	*Con linfadenopatías*	*Con púrpura CID*
Infecciones* (malaria, hepatitis*, EBS/EI, VEB*, TB, CMV, HIV) Sarcoide, tumores malignos*.	Fiebres glandulares*; Leucemias; linfoma; Síndrome de Sjögren.	Septicemia; tifus; Enfermedad de Weil; amiloide; Meningococcemia.
Con artritis	*Con ascitis*	*Con murmullo EBS/EI*
Artritis reumatoide; LES Infecciones, ej., Lyme Vasculitis/Behçet (pág. 597)	Carcinoma Hipertensión portal* (véase arriba)	Fiebre reumática Hipereosinofilia Amiloidosis* (pág. 545)
*Con anemia Falciforme** Talasemia*; POEMs (pág. 493) Leishmaniasis*; leucemia* Anemia perniciosa (pág. 492)	*Con ↓ peso + signos SNC* Cáncer, linfoma, TB Intoxic. arsénico Paraproteinemia*	*Esplenomegalia masiva* Malaria; mielofibrosis LMC; leishmaniasis Síndrome de Gaucher*

Hepatomegalia lisa. Hepatitis, ICC, sarcoidosis, cirrosis alcohólica precoz (el hígado reducido es típicamente tardío); insuficiencia tricuspídea (hígado pulsátil).

Hepatomegalia nodular. Secundaria a un hepatoma primario. (La cirrosis nodular causa típicamente un hígado reducido y encogido, más que uno grande y nodular).

Masas pélvicas. Determinar si son verdaderamente pélvicas, palpándolas por debajo. Si lo son, no será posible abordarlas desde abajo. Causas: fibromas, feto, vejiga, quistes de ovario, tumores malignos de ovario.

Exploración de una masa. Una TC (si se dispone de él), realizada en las primeras fases puede aportar numerosos datos, lo que ahorraría mucho tiempo y dinero, con respecto a la práctica de esa misma prueba al final de una interminable cadena de exploraciones complementarias. Si no se dispone de TC, la primera exploración debe ser la ecografia. Otras exploraciones complementarias: UIV, gammagrafía isotópica de hígado y bazo, Mantoux (pág. 178). Pruebas de rutina: RSC (con placa), VSG, UyE, PFH, proteínas, Ca^{2+-}, RXT, RXA, biopsias. Se puede hacer un diagnóstico anatomopatológico, utilizando una aguja fina guiada por ecografía o TC.

Zona perianal

Prurito anal. El picor se produce cuando el ano está húmedo o presenta restos de suciedad (fisuras, incontinencia, higiene deficiente, ropa interior apretada, vermes redondos, fístulas o dermatosis, esclerosis liquenizante, ansiedad, dermatitis de contacto).

Tratamiento:
- Higiene estricta.
- Limpieza húmeda tras la defecación.
- Cremas anestésicas.
- Evitar los alimentos picantes.
- Evitar las cremas con esteroides o antibióticos.

Fisura de ano. Se trata de una grieta longitudinal en la línea media, en el revestimiento escamoso del ano inferior— a menudo, si es crónica, con una excrecencia mucosa en su cara externa, la «hemorroide centinela»—. El 90 % son posteriores (las anteriores suelen producirse tras el parto), y se perpetúan por el espasmo del esfínter interno. La proporción varón/mujer >1:1.

La mayoría se debe al paso de heces duras a su través, lo que hace que la defecación sea extraordinariamente dolorosa y el espasmo puede llegar a constreñir la arteria rectal, dificultando su curación.

Causas menos frecuentes: sífilis, herpes, traumatismos, enfermedad de Crohn, cáncer anal, psoriasis.

Debe examinarse con una luz brillante. Puede realizarse un tacto rectal (sigmoidoscopia). Los ganglios inguinales sugieren la presencia de un factor complicante (por ejemplo, inmunosupresión por HIV).

Probar una pomada con lignocaína (lidocaína) al 5 %, dieta rica en fibra + adecuada higiene anal. Las cremas con trinitrato de glicerina (0,2-0,3 %) alivian el dolor y la isquemia producidos por las fisuras crónicas y el espasmo, previniendo la necesidad de operar, aunque pueden causar dolor de cabeza[1]. Si no dan resultado, debe considerarse la posibilidad de realizar una *esfinterotomía parcial interna lateral* ambulatoria, o bien, aunque menos efectiva, una *dilatación anal manual* con anestesia general; ES: pérdida transitoria del control de la defecación/meteorismo; prolapso hemorroidal.

Hematoma perianal (también denominado hemorroide externa trombosada). Ambos términos son incorrectos, ya que se trata de un trombo en una dilatación venosa[2]. Aparece en forma de «arándano azul oscuro» de 2-4 cm, por debajo de la piel. Se puede evacuar mediante una pequeña incisión, con anestesia local, o bien, dejarlo si tiene > 1 día.

Sinus pilonidal. No se trata estrictamente de una patología anal, sino de una depresión de la hendidura interglútea, causada por la obstrucción de un folículo piloso, aproximadamente 6 cm por encima del ano. Origina una reacción de cuerpo extraño y puede dar lugar a trayectos secundarios que se abren lateralmente ± abscesos, con secreción maloliente. (Los barberos los abren con los dedos). La proporción varón/mujer ≈ 10:1 *Tratamiento:* consiste en la escisión del trayecto del sinus ± sutura primaria, aunque no suele ser muy satisfactorio en el 10 % de los pacientes. Pueden utilizarse antibióticos pre-operatorios, como la cefuroxima (ej, 1,5 g IV + metronidazol 1 g IV). Los trayectos complejos pueden abrirse y extraerse individualmente, o bien utilizar colgajos de piel para recubrir la herida.

---

[1] J Lund 1997 *Lancet* **349** 11 & 573.
[2] W Thomson 1982 *Lancet* **ii** 467.

Prolapso rectal. Es el descenso de la mucosa, o de todas las capas del recto, atravesando el ano. Da lugar a una incontinencia en el 75% de los casos. Se produce por la laxitud del esfínter y la tensión continuada. Tratamiento: fijación del recto al sacro ($\pm$ rectosigmoidectomía sin herida abdominal, ya que la exposición se hace a través del mismo para amputar el prolapso[3]), o cerclar el ano con un alambre de Thiersh.

Úlceras anales. Son poco frecuentes: buscar una enfermedad de Crohn, TB o sífilis.

Pólipos cutáneos. Rara vez causan problemas, y son fácilmente extirpables. **Hemorroides.** Véase pág. 135.

Abscesos isquiorrectal/perianal. Suelen estar causados por microorganismos intestinales (con escasa frecuencia, estafilococos o TB). Debe practicarse su incisión y drenaje. Van asociados a diabetes, enfermedad de Crohn y tumores malignos. En ocasiones, se origina una fístula, especialmente en la enfermedad de Crohn, por lo que el paciente debe ser intervenido. Los antibióticos no deben emplearse de forma rutinaria.

Cáncer anal. *Incidencia:* 300/año en Gran Bretaña. *Factores de riesgo:* sifilis, pólipos anales, sujetos homosexuales pasivos (generalmente muchachos jóvenes). **Histología:** la mayoría son cánceres de células escamosas, y con menos frecuencia, tumores basaloides y cánceres de células pequeñas. **El paciente:** puede presentar hemorragia, dolor, cambio del hábito intestinal, prurito anal, masas (ulcerada o submucosa), estenosis. **Diagnóstico diferencial:** condilomas acuminados, leucoplasia, líquen escleroso, enfermedad de Bowen, enfermedad de Crohn. **Tratamiento: Radioterapia**, por ejemplo, con 45 Gy en 20-25 sesiones durante 4-5 semanas— para los cánceres de células escamosas o los basaliomas + *mitomicina* (12 mg/m^2 IV) + *5-FU* (1 g/m^2 IV durante 4 días en la primera y última semanas de radioterapia) es tan efectivo como la *excisión anorrectal* con colostomía— y el 75% de los pacientes conserva su función anal normal[1].

Exploración del recto y del ano

Debe explicarse al paciente lo que vamos a realizar. Asegurar que las cortinas y puertas se encuentran cerradas. El paciente (¡y los que pasan por allí!) lo agradecerán. Se coloca al paciente tumbado sobre su lado izquierdo, y las rodillas dobladas hacia el pecho. Deben emplearse guantes y lubricante. Se abren las nalgas y se inspecciona el ano. Presionar el dedo índice sobre un lado del mismo. Se pide al paciente que respire profundamente y se va introduciendo lentamente el dedo; debe presionarse primero con la yema del dedo y a continuación, se gira y empuja para introducir la punta. Se advierte la presencia de masas (las hemorroides no son palpables) o de heces impactadas. Rotar el brazo para que la yema del dedo palpe la porción anterior. Debe palparse el cérvix o la próstata. Apreciar la consistencia y tamaño de la próstata. Si existen sospechas sobre la médula espinal, debe pedirse al paciente que aprisione nuestro dedo, para poder apreciar el tono muscular. Observar las heces o sangre que quedan en el guante y realizar tests sobre sangre oculta en heces. Debe limpiarse el ano. Considerar la posibilidad de realizar una proctoscopia (para el ano) o una sigmoidoscopia (que inspeccione principalmente el recto).

---

[1] UKCCCR anal group 1996 *Lancet* **348** 1049.

Hemorroides (almorranas)

El ano se encuentra revestido principalmente por una serie de masas de tejido vascular esponjoso— los plexos anales, que contribuyen al cierre del mismo—. Observado con el paciente en posición de litotomía, las hemorroides se sitúan a las 3, 7 y 11 en punto del reloj. Se insertan en la musculatura lisa y el tejido elástico, pero tienden a desplazarse y a sufrir desgarros, de forma individual, o todas ellas. Los efectos de la gravedad (por la bipedestación), junto con el incremento del tono anal (¿estrés) y los esfuerzos de la defecación, provocan su abultamiento y laxitud, de forma que protruyen para originar las almorranas (—en latín, *pila*, significa balón). Son vulnerables a los traumatismos, sangrando con facilidad por los capilares de la lámina propia subyacente, de ahí su otra denominación, hemorroides (en griego significa, *correr la sangre*)[1]. Debido a que la sangre mana de los capilares, su color es rojo brillante (las hemorroides no son venas varicosas).

Clasificación. Las ***hemorroides de primer grado*** permanecen en el recto. Las ***hemorroides de segundo grado*** se prolapsan a través del ano durante la defecación, pero se reducen espontáneamente. Las ***hemorroides de tercer grado*** requieren una reducción manual. Las **de cuarto grado** permanecen prolapsadas de forma persistente.

Al no existir fibras sensitivas por encima de la línea dentada (unión escamo-mucosa), las hemorroides no duelen, a no ser que se trombosen, cuando al protruir son atrapadas por el esfínter anal, bloqueando su retorno venoso.

Diagnóstico diferencial. Hematoma perianal, fisuras, abscesos, tumores, proctalgia fugaz (dolor rectal idiopático, intenso, intermitente, transfixiante, muy alarmante para el que lo sufre, pero sin ninguna significación patológica). Nunca debe asociarse el sangrado a las hemorroides sin comprobarlo antes con una adecuada exploración.

Causas. El factor clave es el estreñimiento con esfuerzo continuado. En ocasiones raras se debe a tumor pélvico, embarazo, ICC o hipertensión portal.

Patogenia. Es un circulo vicioso; los plexos vasculares protruyen a través de un ano estrecho, van congestionándose cada vez más, se hipertrofian y protruyen más aún. Estas hemorroides prominentes pueden estrangularse.

El paciente observa un sangrado rectal rojo brillante, a menudo recubriendo a las heces, y otras veces goteando en la taza del WC tras la defecación. Puede haber descarga de moco y *prurito anal*. Puede producirse anemia. En todos los casos en los que exista sangrado, efectuar:

- Exploración abdominal (descartar otras enfermedades).
- Exploración rectal: las hemorroides prolapsadas son evidentes. Las hemorroides internas no son palpables.
- Rectoscopia: para visualizar las hemorroides internas.
- Sigmoidoscopia: para identificar patologías más altas (no se llega más allá de la unión rectosigmoidea).

El mejor tratamiento. No se conoce, ya que difieren los meta-análisis. ***Coagulación con infrarrojos*** aplicada durante 1,5-2 s, 3-8 veces en áreas localizadas de hemorroides, para coagular los vasos y adherir la mucosa al tejido subcutáneo. No son necesarias muchas sesiones para tratar todas las hemorroides[2]. **Agentes esclerosantes** (2 ml de fenol en aceite al 5 %, inyectado en la hemorroide, por encima

---

[1] J Pfenninger 1997 *BMJ* i 1211 + ii 882.
[2] W Thomson 1975 *Br J Surg* 62 542 1995 *personal communication*.

de la línea dentada; ES: impotencia[1]; prostatitis); o bien, **ligadura con banda elástica** (ES: sangrado; infecciones); realizar <3 ligaduras por sesión; se trata de un procedimiento poco costoso, pero requiere práctica. La ligadura origina una úlcera para anclar la mucosa (ES: dolor, hemorragia, infecciones). También se utilizan fotocoagulación y congelación.

Una dieta rica en fibra también puede ayudar. Supositorios de parafina blanda. Corregir el espasmo anal (si existe) mediante dilatación manual bajo anestesia general.

Excepto para las hemorroides de tipo IV, estas medidas pueden evitar la hemorroidectomía (excisión de la hemorroide: ligadura de su pedículo vascular, que requiere el ingreso en el hospital y baja laboral de ~2 semanas, pág. 85). ES: hemorragia o estenosis.

El **tratamiento** de las hemorroides trombosadas: analgesia y reposo en cama. El dolor desaparece normalmente a las 2-3 semanas. Algunos cirujanos son partidarios de la cirugía precoz.

Hernias

Definiciones. Denominamos *hernia* a cualquier estructura que pasa a través de otra, para terminar en un lugar que no le corresponde. Las hernias que contienen intestino se denominan *irreductibles (incarceradas)*, cuando al empujarlas no se pueden colocar otra vez en su sitio. Esto no significa que necesariamente se encuentren obstruidas o estranguladas. Las hernias gastrointestinales están *obstruidas* cuando el contenido intestinal no puede pasar a través de ellas: pronto aparecen los signos clínicos característicos de obstrucción intestinal. Están *estranguladas* si existe isquemia, el paciente comienza un cuadro tóxico, y requiere intervención urgente.

Las hernias inguinales son las más frecuentes, y se describen en la pág. 137.

Hernias crurales. El intestino se introduce en el canal femoral, y se presenta como una masa en la parte superior y medial del muslo, o por encima del ligamento inguinal, desde donde apunta hacia abajo, hacia la pierna, a diferencia de lo que hace la inguinal, que apunta hacia la ingle. Son más frecuentes en mujeres que en hombres, y tienden a la incarceración y a la estrangulación. El *anillo* herniario se nota por debajo y lateral a la tuberosidad púbica (las hernias inguinales lo tienen por encima y por dentro de este punto).

El canal femoral limita: *anterior* y *medialmente* por el ligamento inguinal; *lateralmente* por la vena femoral; y *posteriormente* por el ligamento pectíneo. El canal contiene grasa y el ganglio de Cloquet.

Se recomienda tratamiento quirúrgico.

Hernias paraumbilicales. Aparecen justo por encima o por debajo del ombligo. La obesidad y la ascitis son factores de riesgo. A través del defecto se pueden herniar epiplón o intestino. La intervención consiste en reparar la brecha de la vaina rectal.

Hernias epigástricas. Pasan a través de la línea alba por encima del ombligo.

Eventraciones. Se producen al abrirse el cierre de la capa muscular practicado en alguna intervención anterior. El paciente suele ser obeso, de forma que la reparación no es fácil, ni suele ser recomendable.

Hernias de Spigel. Aparecen en el borde lateral de la vaina rectal, por debajo y lateralmente al ombligo.

Hernias lumbares. Atraviesan uno de los triángulos lumbares.

Hernia de Ritcher. Afectan sólo a la pared intestinal, no a su contenido.

Hernias obturatrices. Aparecen a través del canal obturador, característicamente en mujeres delgadas, con dolor en la zona medial del muslo.

Otros ejemplos de hernias

- Del núcleo pulposo, hacia el canal espinal (hernia de disco).
- Del uncus y circunvolución del hipocampo a través de la tienda del cerebelo (hernia tentorial), en lesiones ocupantes de espacio.
- Del tallo cerebral y cerebelo a través del *foramen magnum* (malformación de Arnold-Chiari).
- Del estómago a través del diafragma (hernia de hiato, pág. 445).

Hernias inguinales

Las hernias inguinales indirectas atraviesan el anillo inguinal interno y, si son lo suficientemente largas, alcanzan el anillo inguinal externo. Las hernias directas pasan a través de un defecto de la pared abdominal hasta el canal inguinal. Factores predisponentes: tos crónica, estreñimiento, obstrucción urinaria, ascitis o cirugía abdominal previa.

Puntos de referencia. *El anillo interno* se encuentra en la **parte media** del ligamento inguinal, 1,5 cm por encima del pulso femoral (que se palpa sobre el punto inguinal medio). El **anillo externo** se encuentra inmediatamente por encima y medial con respecto a la tuberosidad pubiana, prominencia ósea que sirve como anclaje medial del ligamento inguinal.

Relaciones del canal inguinal

— *Suelo:* ligamento inguinal.
— *Techo:* fibras del oblicuo interno y transverso.
— *Pared anterior:* aponeurosis del oblicuo externo, con el oblicuo interno en el tercio lateral.

Pared posterior: lateralmente, la fascia transversalis; medialmente, el tendón conjunto. El canal contiene el cordón espermático (el ligamento redondo en la mujer) y el nervio ilioinguinal.

Exploración del paciente. Siempre deberemos comprobar si existen cicatrices antiguas, palpar el lado opuesto y examinar los genitales externos. A continuación, uno se pregunta:

- ¿Se ve la masa? Si es así, pedir al paciente que la reduzca. En caso de que no pueda, asegurarse de que no se trata de una masa escrotal. Pedirle que tosa. Las hernias inguinales aparecen inferomedialmente con respecto al anillo externo.
- Si la masa no es visible, hacer la palpación coincidiendo con un golpe de tos.
- Si no hay masa, pedir al paciente que se levante y que vuelva a toser.

Diferenciación de las hernias directas e indirectas. Es un ejercicio del que gustan los exploradores, pero que tiene una escasa utilidad clínica. El mejor método es reducir la hernia y ocluir el anillo inguinal interno con dos dedos. Pedir al paciente que tosa, y si la hernia no sale es indirecta; si sale es directa.

Hernias indirectas	Hernias directas	Hernias crurales
Frecuentes (80 %)	Menos frecuentes (20 %)	Frecuente en mujeres
	Se reducen fácilmente	Frecuentemente, irreductibles
Se pueden estrangular	Rara vez se estrangulan	Frecuentemente se estangulan

Hernias irreductibles. El médico puede ser avisado por una hernia irreductible y dolorosa. Siempre merece la pena intentar reducirla nosotros mismos, para prevenir la estrangulación y necrosis intestinal (un episodio grave que requiere laparotomía de urgencia). Debemos aprender de un experto, es decir, de uno de nuestros pacientes que lleve años reduciendo su hernia, para que nosotros sepamos actuar correctamente cuando se presente una emergencia. Observaremos que estos pacientes utilizan la palma de la mano, dirigiendo la hernia desde abajo hacia arriba, hacia el hombro contralateral. En ocasiones, cuando se obstruye la hernia, la reducción requiere perseverancia, que se verá recompensada por un sonido del intestino retraído y por un beso del cónyuge, que ya temía que la operación fuera inevitable.

Reparación de las hernias inguinales. Advertir al paciente sobre la dieta y pedirle que deje de fumar antes de la operación. Se utilizan diversos métodos para repararlas, por ejemplo, el sistema «*Shouldice*», con suturas que abarcan todas las capas, incluyendo las paredes anterior y posterior del conducto inguinal. La tasa de recurrencia es inferior con respecto a otros sistemas más antiguos, como las suturas con nylon (<2% frente al 10%) [1]. Es posible la reparación laparoscópica, y se asocia a menores recurrencias, ya que las lesiones infligidas a los tejidos son mínimas. Las reducciones con una malla se utilizan cada vez con más frecuencia (la malla actúa reforzando la pared posterior).

Las técnicas con anestesia local y cirugía «ambulatoria», han permitido reducir a la mitad el coste de las operaciones. Este punto es importante, ya que se trata de una de las intervenciones más frecuentes.
Pero volvamos al trabajo: solemos recomendar cuatro semanas de reposo y 10 semanas de convalecencia, pero con las nuevas intervenciones con mallas, el paciente es capaz de retornar a sus labores manuales al cabo de 1-2 semanas[2]. Debe explicarse al paciente el pre-operatorio.

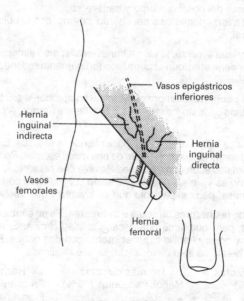

---

[1] MP Simons *Br Surg* **83** 734 *E-BM* 1996 **1** 209.
[2] AG Shulman 1994 *BMJ* **ii** 216.

Venas varicosas[1]

Las venas varicosas son muy frecuentes, alcanzando los 50.000 ingresos anuales en el **NHS**.

Concepto. La sangre que viene de las venas superficiales de las piernas pasa a las venas profundas gracias a las venas perforantes (perforan la fascia profunda) y a través de la unión safenofemoral. Normalmente, las válvulas evitan el paso de sangre desde las venas profundas hacia las superficiales. Si éstas se vuelven incompetentes (hipertensión venosa producida por estar mucho tiempo parado de pie, oclusión por el feto, fibrosis, tumor de ovario, TVP previa), se produce una dilatación (*varicosidad*) de las venas superficiales. Véase *Edema*, pág. 47.

Síntomas. «*Mis piernas son antiestéticas*» ± dolor, edema, eccema, ulceración, pigmentación cutánea (hemosiderina), hemorragia y tromboflebitis. Por sí mismas, incluso en las mujeres consumidoras de anticonceptivos orales (no fumadoras), e incluso asociadas a flebitis local, las venas varicosas no originan TVPs (una excepción es la diseminación *proximal* de la flebitis de la vena safena en el muslo)[2].

Método de exploración. (Pedir al paciente que se ponga de pie).

1. Observar los signos de mala nutrición de la piel: úlceras localizadas frecuentemente por encima del maleolo interno (úlceras varicosas, *OHCS*, pág. 596), con depósitos de hemosiderina que producen los bordes marrones, eccema y piel fina.
2. Palpar la unión safenofemoral durante un golpe de tos (un impulso denota incompetencia). La prueba de la percusión: dar un golpecito en la parte superior de la vena, y observar, hacia abajo, hasta dónde se percibe su repercusión, normalmente interrumpida por las válvulas competentes.
3. La prueba de Trendelenburg determina la competencia de la válvula a nivel de la unión safenofemoral: tumbar al paciente y elevar la pierna para que se vacíe la vena. Colocar dos dedos en la unión safenofemoral (5 cm por debajo y por dentro del pulso femoral). Pedir al paciente que se ponga de pie, manteniendo los dedos en la misma posición. ¿Se llenan las varicosidades? Si lo hacen, las fugas son de las válvulas profundas o comunicantes. Soltar los dedos: si las venas se rellenan con rapidez, la válvula safenofemoral debe ser incompetente. En ese último caso, resulta beneficiosa la operación de Trendelenburg (desconexión de la vena safena de la femoral).
4. Ecografía Doppler, para escuchar el flujo en las válvulas incompetentes, por ejemplo, en la unión safenofemoral, o en la vena safena corta por detrás de la rodilla (se dobla la pantorrilla, y al liberar el flujo, éste debe durar más de 0,5-1 s para ser significativo). Si no se identifica la incompetencia y no se trata en el momento de la intervención, las varices volverán a aparecer[3].
5. Antes de la intervención, debemos comprobar que todas las varices están marcadas con tinta indeleble.

Tratamiento

1. Educación del paciente. Que evite estar de pie de forma prolongada. Medias de descanso. Perder peso. Caminar regularmente (la acción de los músculos de la pantorrilla facilita el retorno venoso).

---

[1] D Tibbs 1992 *Varicose Veins*, Butterworth.
[2] B Campbell 1996 *BMJ* i 198.
[3] W Campbell 1990 *BMJ* i 763.

2. Terapéutica con inyecciones, en especial de las varicosidades por debajo de la rodilla, si no existe una manifiesta incompetencia safenofemoral. Puede inyectarse etanolamina, comprimiendo la vena durante algunas semanas, con el fin de evitar la coagulación (el tejido de granulación intravascular oblitera la luz). No puede realizarse en los puntos de perforación. Utilizar (10-12 ml; debe evitarse la extravasación).
3. Intervención: Son varias las opciones, en función de la anatomía de las venas y de la técnica de preferencia, por ejemplo desconexión safenofemoral; avulsiones múltiples; disección desde la ingle a la parte superior de la pantorrilla (hasta el tobillo no es necesario, y además podemos lesionar el nervio safeno). *Postoperatorio:* vendaje tenso de la pierna y mantenerla elevada durante 24 horas. A partir de entonces, caminar mucho, hasta cuatro kilómetros diarios: muchos paseos cortos son más beneficiosos que una gran caminata.

Variz de la safena. Es una dilatación (varicosidad) de la vena safena en su confluencia con la vena femoral. Esta es una de las muchas causas posibles de masa inguinal (pág. 126). Dado que transmite el golpe de tos, puede ser confundida con una hernia inguinal, pero en una inspección más cuidadosa se verá que tiene una coloración azulada, y que desaparece en decúbito.

> *Lo principal y lo secundario: ¿Por qué las varices se convierten en una enfermedad?*
>
> ¿Cuándo perciben los pacientes las varices como una enfermedad? La respuesta obvia es la del dolor. Pero en el caso de *determinados* pacientes, esta respuesta resulta demasiado simplista. Gracias a Albert Camus, sabemos que «¡algunas enfermedades son deseables: proporcionan, a su modo, una compensación ante ciertos trastornos funcionales, los cuales, de no existir esta enfermedad, se manifestarían con más gravedad!»[1]. En un estudio realizado por Joseph Herman[2], admirador de Camus, aproximadamente el 50 % de los pacientes que requerían intervención quirúrgica por varices, se encontraba inmerso en alguna crisis familiar o altibajo emocional en el período que le llevó al hospital, de forma que el paciente se centró en su problema varicoso como distracción ante una situación o problema difícil de resolver[3]. En resumen, *adoptamos el papel de enfermos cuando necesitamos cariño.*
>
> Pero no debemos creer que la cirugía para venas varicosas equivale en la edad mediana a una sobredosis, y que si la operación no resulta satisfactoria, el paciente estará muy contento, pues su situación despertará aún más cariño hacia él: ▶ *toda intervención realizada con fines cosméticos, conduce fácilmente a litigios.*
>
> La somatización (este caso representa un ejemplo) es difícil de manejar; a continuación, se incluyen una serie de pautas que resultan útiles para algunas personas:
>
> - Debe darse tiempo; no descartar estos pacientes como los «eternamente preocupados».
> - Estudiar los factores que perpetúan el comportamiento de enfermo (alteración fisiológica, falta de información, temores infundados, mala interpretación de las sensaciones, comportamiento «copiado» que no favorece, factores sociales).
> - Acordar una pauta de tratamiento que vaya centrándose en cada cuestión y tenga en cuenta la imagen que el paciente posee de sí mismo.
> - Tratar cualquier tipo de depresión subyacente (*OHCS* págs. 340-342).
> - Ofrecer una terapia cognitiva (véase *OHCS* pág. 370 & R Mayou 1997 *BMJ* ii 562).

[1] *The Enigma in Selected Essays & Notebooks*, Penguin; [2] BMJ 1997 **ii** 589; [3] J Holmes 1970 *Practitioner* **207** 549.

Cirugía gástrica y sus consecuencias

Las indicaciones más frecuentes de cirugía gástrica son la úlcera péptica y el carcinoma gástrico.

Gastrectomía parcial (operaciones de Billroth)

Billroth I: gastrectomía parcial con re-anastomosis simple (volver a unir).

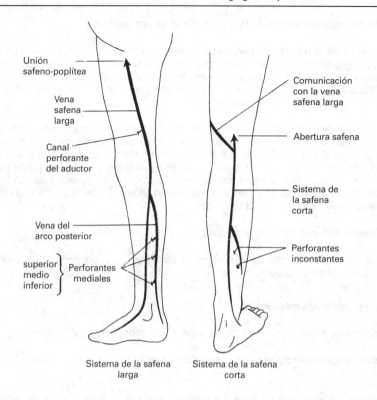

Billroth II (gastrectomía de Polya): gastrectomía parcial. El muñón duodenal es sobresuturado (dejando un asa ciega), y se realiza una anastomosis mediante una incisión longitudinal más abajo del duodeno.

Operaciones para la úlcera duodenal. Véase pág. 143.

Operaciones para la úlcera gástrica benigna. Las úlceras cercanas al píloro pueden considerarse similares a las duodenales (pág. 143). Lejos del píloro, rara vez se requiere una intervención electiva, ya que suelen responder bien al tratamiento médico, a dejar de fumar y a la retirada de AINEs, pero a veces *puede ser* necesario efectuar una gastrectomía parcial.

Las hemorragias suelen tratarse mediante gastrectomía parcial o exéresis simple de la úlcera. La perforación se trata con la exéresis del orificio para histología, y cierre posterior.

Carcinoma gástrico. Véase pág. 123. La cirugía es diferente en las distintas partes del mundo: en Japón, donde es frecuente el cáncer gástrico, y los pacientes suelen ser más jóvenes y estar en forma, se realiza la cirugía más radical, con extracción de los ganglios N2 y N1 (pergástricos), además de una pancreatectomía distal *en-bloc* y esplenectomía (denominada cirugía D2). Los cirujanos británicos, suelen ser menos radicales (cirugía D1). Un ensayo aleatorio (N=400) demostró una mayor morbilidad posquirúrgica en la cirugía D2 (46 % frente 28 %) e inferior tasa de supervivencia (30 % a los 3 años, frente al 50 %)[1].

---

[1] A Cuschieri 1996 *Lancet* **347** 995.

Complicaciones físicas de la cirugía de la úlcera péptica

Recidiva de la úlcera: los síntomas son semejantes a los preoperatorios, aunque las complicaciones son más frecuentes y no es buena la respuesta al tratamiento médico. La cirugía ulterior es difícil. *Sensación de plenitud abdominal:* sensación de saciedad precoz, a veces con desasosiego y distensión. Mejora con el tiempo, y hay que aconsejar comidas frecuentes y ligeras.

Síndrome de dumping: sensación de desmayo y sudoración tras la ingesta, debido posiblemente a que la comida con alto potencial osmótico, vertida de golpe al yeyuno, provoca determinados cambios entre los departamentos líquidos, produciéndose una oligohemia. El «*dumping tardío*» se debe a una hipoglucemia, y aparece 1-3 h después de la ingesta. Se soluciona tomando glucosa. Ambos problemas tienden a mejorar con el tiempo, pero puede ser necesario un apoyo dietético, tomando comidas con más proteínas y menos glucosa.

Vómitos biliosos: difíciles de tratar, aunque suelen mejorar con el tiempo.

Diarrea: puede ser particularmente incapacitante tras una vagotomía. A veces resulta útil el fosfato de codeína.

Complicaciones metabólicas

Pérdida de peso: por lo general, se debe a una pobre ingesta de calorías.

Sobrecrecimiento bacteriano ± malabsorción: (síndrome del «asa ciega»), posible.

Anemia: se debe generalmente a la carencia de hierro, que sigue a la hipoclorhidria y resección gástrica. Los niveles de B_{12} están frecuentemente bajos, aunque es rara la anemia megaloblástica.

Complicaciones de la cirugía para úlcera péptica			
	Gastrectomía parcial	Vagotomía & piloroplastia	Vagotomía supraselectiva
Recidiva	2%	7%	7%
Dumping	20%	14%	6%
Diarrea	1%	4%	<1%
Metabólicas	++++	++	0

(Son cifras aproximadas, y dependen de la capacidad técnica del cirujano.)

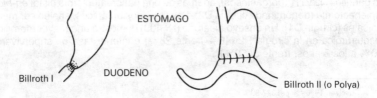

Operaciones para la úlcera duodenal

Las úlceras pépticas se presentan con frecuencia como un dolor en epigastrio y dispepsia (pág. 442). No existe ningún método fiable para distinguir clínicamente la úlcera gástrica de la duodenal. Aunque el tratamiento inicial de ambas suele ser médico (incluyendo la erradicación de *H. pylori*[1]), la cirugía sigue desempeñando un importante papel.

La cirugía está indicada cuando fracasa el tratamiento médico, o si surgen complicaciones: **hemorragia, perforación** y **estenosis pilórica**.

Se han intentado diversos tipos de operación, pero como sucede cuando se va a practicar cualquier intervención, se deben considerar la eficacia, los efectos colaterales y la mortalidad:

1. **Cirugía electiva.** Debe practicarse cuando los síntomas no responden al tratamiento médico. Operaciones a considerar:

    - *Gastrectomía* (pág. 140).
    - *Vagotomía y procedimiento de drenaje:* la vagotomía reduce la producción de ácido por parte del cuerpo y *fundus* gástricos, y la producción de gastrina en el antro. Sin embargo, interfiere en el vaciado del esfínter pilórico, lo que hace necesario añadir una técnica de drenaje. La más frecuente es la piloroplastia (se incide longitudinalmente el píloro y se cierra transversalmente). Una alternativa puede ser la gastroenteroanastomosis.
    - *Vagotomía supraselectiva (VSS):* solamente se interrumpen las aferencias vagales al esófago inferior y estómago. El nervio de Laterget, que inerva píloro y antro, permanece intacto, por lo que no queda afectado el vaciado gástrico. Los resultados de esta operación dependen en gran manera de la experiencia del cirujano.

2. - **Hemorragia.** Debe ser controlada endoscópicamente mediante inyección, diatermia, coagulación láser o sonda de calor. Estará indicada la operación cuando exista una hemorragia de >5 unidades de sangre o una recidiva del sangrado, sobre todo en ancianos. Se abre el píloro durante la operación, por lo que es frecuente practicar una vagotomía y una piloroplastia definitivas.
    - **Perforación.** En la mayoría de los casos, sólo es preciso realizar una laparotomía supra-umbilical limitada (o una intervención de acceso mínimo) para cerrar el orificio, normalmente poniendo un parche de epiplón, y con una erradicación postoperatoria de *H. pylori* (pág. 442)[1]. La decisión entre realizar o no la operación definitiva depende generalmente de los síntomas previos: si ha existido una larga historia de dolor y dispepsia, sin responder a la erradicación de *H. pylori*, se suele añadir una vagotomía y piloroplastia.
    - **Estenosis pilórica.** Se trata de una complicación tardía, que se presenta con vómitos de gran cantidad de alimento unas cuantas horas después de la comida (la estenosis pilórica del adulto es una complicación de las úlceras duodenales, y no tiene que ver en absoluto con la estenosis hipertrófica congénita del píloro). Siempre es necesaria la operación, generalmente una vagotomía y una técnica de drenaje. A veces se practica la vagotomía supraselectiva con dilatación. La operación debe hacerse lo antes posible, una vez corregidas las alteraciones metabólicas (alcalosis metabólica hipoclorémica hipocaliémica).

---

[1] J Danesh 1998 *BMJ* i 746 & CU Corvera 1997 *BMJ* i 586— convendría revisar los pacientes que han sido sometidos a intervención quirúrgica, por ejemplo, muchos años atrás, para comprobar si está presente *H. pylori* y si existen síntomas.

Fundoplicación para el reflujo gastro-esofágico

El objetivo consiste en restablecer el tono del esfínter esofágico inferior.

El procedimiento implica el envolver el *fundus* gástrico alrededor de la porción inferior del esófago, cerrando el hiato y asegurando esta envoltura en el abdomen. Existen diversos tipos de técnica: de Nissen, Toupet, Hill.

Acceso. Se realiza un abordaje mediante una incisión *de gran tamaño* de laparotomía, o bien utilizando una laparoscopia. Esta última, *en manos expertas*, logra similares resultados que la cirugía abierta, con menor morbilidad, dolor, ingreso hospitalario y coste[1], véase pág. 144.

Cirugía mínimamente invasiva

Es preferible utilizar los términos «cirugía en ojo de cerradura» o de abordaje mínimo, ya que estos procedimientos pueden llegar a ser tan invasivos como cualquier laparotomía, y con los mismos efectos secundarios, o incluso más, que algunas de las nuevas técnicas[1]. Esta rama de la cirugía viene determinada por el tamaño de la incisión y por el empleo de laparoscopia. En general, todo lo que se puede realizar mediante laparotomía, también puede realizarse con el laparoscopio. Esto no significa que *deba hacerse*, pero si el paciente puede recuperarse antes, padece menos dolor postquirúrgico y puede volver antes al trabajo, entonces estas técnicas concretas adquieren dominio, siempre que los hospitales puedan costear el equipamiento[2]. Entre las aplicaciones ya establecidas para este tipo de cirugía, se incluyen los procedimientos esofágicos, gástricos, duodenales y de colon, que incluyen la extirpación de tumores, así como hernias, apendicectomías y colecistectomías.

Merece la pena observar que entre las ventajas no se incluye el tiempo. En las intervenciones del aparato GI superior, los procedimientos laparoscópicos llevan más tiempo que la cirugía abierta. Además, normalmente el paciente va a necesitar permanecer una noche en el hospital. Todo esto implica un coste económico, sobre todo comparando el coste de una resolución laparoscópica de una hernia, respecto a su alternativa con cirugía abierta, realizada con anestesia local (tras la cual, el paciente puede volver a su casa el mismo día). Por otro lado, en la reparación de hernias, debe tenerse en cuenta que las molestias posquirúrgicas son mucho menores tras la laparoscopia y el paciente puede regresar a su trabajo al cabo de una semana.

Problemas de la cirugía con abordaje mínimo: para el cirujano

Inspección: las estructuras anatómicas presentan un aspecto diferente, por ejemplo, en las resoluciones de hernias, el abordaje es diferente en las técnicas de cirugía abierta. (En la colecistectomía, la visualización es facilitada con el laparoscopio, que accede a determinadas zonas que requieren ser mostradas mediante una tracción dificultosa en las intervenciones abiertas).

La palpación resulta imposible durante los procedimientos laparoscópicos. Esto dificulta la localización de las lesiones del colon, previa a su resección. Por este motivo, los tests preoperatorios deben ser más exhaustivos (ej, mediante colonoscopias o enemas baritados). De forma alternativa, puede realizarse una colonoscopia al mismo tiempo que el procedimiento, o bien, puede inyectarse azul de metileno en la primera colonoscopia.

---

[1] JR Monson 1993 *BMJ* ii 1346.
[2] K Lawrence 1994 *Lancet* **343** 308.

Habilidad: en este caso, el problema no consiste en tener que aprender y enseñar una nueva técnica. Las técnicas antiguas podrían disminuir si la mayoría de las colecistectomías se realizaran mediante laparoscoscopia, y los nuevos cirujanos podrían no conseguir el suficiente nivel de aprendizaje para operar con cualquiera de las técnicas, si intentaran practicar con ambas.

Problemas para el paciente y su médico de cabecera

Complicaciones posquirúrgicas: lo que resulta fácil de manejar para un equipo quirúrgico (ej., una hemorragia), puede resultar un reto para un MG y terrible el paciente, que puede encontrarse solo ante la primera complicación.

Ausencia de cicatrices indicativas: tras una laparoscopia, en el abdomen sólo quedan unas pocas heridas, como pinchazos, de modo que el médico general y los futuros cuidadores del paciente tienen que adivinar lo que ha pasado. La solución en este caso sería tatuar el abdomen con flechas e instrucciones, y explicar con todo detalle al paciente lo que se le ha realizado.

Problemas para el hospital. Debido al elevado coste que en ocasiones supone la cirugía de mínimo abordaje, muchos hospitales no pueden costear estos procedimientos. El instrumental va mejorando continuamente y en poco tiempo queda obsoleto —siendo además parte de él de un solo uso—. Debido al recorte de presupuestos, los hospitales no pueden utilizar dinero ahorrado con la reducción del tiempo de estancia del paciente, para costear los equipos y el tiempo más dilatado de utilización del quirófano que requieren estas técnicas.

Enfermedades infecciosas

6

Patógenos:
Clasificación de los agentes patógenos 149
Virus 150
Clasificación de las bacterias patógenas 151

Algunos temas *básicos* sobre las enfermedades infecciosas
Antibióticos. Recomendaciones para los viajes 153
- Sensibibilidad de los patógenos 154
- Penicilinas 155
- Cefalosporinas y otros 156-160
- Tratamiento «a ciegas» de las infecciones 160

Abuso de drogas y enfermedades infecciosas 161
Utilización del laboratorio 162
Fiebre de origen desconocido 164
Diagnóstico en el viajero de países tropicales 167
Gastroenteritis 168
Inmunización 170

Diversas infecciones *específicas*:
Paludismo: manifestaciones clínicas y diagnóstico 171
Paludismo: tratamiento, profilaxis y secuelas 172
Mycobacterium tuberculosis: manifestaciones clínicas
 (y TB con SIDA) 174-78
Tuberculosis: diagnóstico y tratamiento 178
Infecciones herpéticas 179
Mononucleosis infecciosa (fiebre glandular) 181
Gripe 182
Toxoplasmosis; Citomegalovirus 183-84
Hepatitis vírica 184
Virus de la inmunodeficiencia humana (VIH): 187
- Patogenia y transmisión 187
- Enfermedades oportunistas asociadas del VIH 188
- *Lo que todo médico debe saber sobre el VIH* 191
- Seguimiento del VIH y cuándo establecer un tratamiento 192
- Utilización de los agentes anti-VIH 193

Otras *enfermedades de transmisión sexual*:
(VIH y sífilis; véase arriba y abajo)
Enfermedades de transmisión sexual 194
Secreción vaginal y uretritis 197

***Infecciones bacterianas por Gram positivos*:** 196
 (ej., Stafilococos, streptococos, antrax, difteria, listeriosis,
 nocardiosis)

Capítulo 6. Enfermedades infecciosas

Infecciones bacterianas por Gram negativos: 199
(Pertussis, *Pseudomonas, Brucella, Pasteurella, Yersinia*)

Infecciones raras para referencia*:

Tétanos	201
Cólera	203
Disentería bacilar	203
Fiebre entérica	203
Lepra	204
Espiroquetas (+ sífilis)	206-208
Poliomielitis	207
Rabia	207
Fiebre hemorrágica vírica	209
Rickettsias y bacterias transmitidas por artrópodos	209
Fiebre Q, Bartonelosis, Ehrliquiosis	210
Giardiasis: amebiasis	211-212
Tifus	212
Tripanosomiasis	213
Leishmaniasis	214
Hongos	216
Nematodos (vermes redondos)	217
Cestodos (vermes planos o tenias)	219
Trematodos (duelas)	222
Infecciones exóticas	223-25

Páginas de interés en otros capítulos:
Antibióticos profilácticos en la cirugía intestinal (pág. 76); endocarditis infecciosa y su prevención (págs. 283 y 285); neumonía (pág. 299); neumonía atípica (pág. 301); tratamiento de la neumonía (pág. 303); absceso pulmonar (pág. 303); bronquiectasia (pág. 304); hongos y pulmón (pág. 306); infecciones del tracto urinario (pág. 339); encefalitis (pág. 399); ►►meningitis (págs. 400-402); artritis séptica (pág. 585).

En el OHCS: Endometritis (*OHCS* pág. 36); infecciones pélvicas (*OHCS* pág. 50); infecciones prenatales y perinatales (*OHCS* págs. 98-101); sarampión, paperas y rubeola (*OHCS* pág. 214); parvovirus (*OHCS* pág. 215); infecciones neonatales devastadoras (*OHCS* p238); el niño enfermo y febril (*OHCS* pág. 248); meningitis TB (*OHCS* pág. 260); celulitis orbitaria (*OHCS* pág. 484); herpes oftálmico (*OHCS* pág. 484); mastoiditis (*OHCS* pág. 534); sinusitis (*OHCS* pág. 554); tonsilitis (*OHCS* pág. 556); infecciones/infestaciones cutáneas (*OHCS* págs. 590 y 600); osteomielitis (*OHCS* pág. 44).

Enfermedades de declaración obligatoria en el Reino Unido (Marcadas con las iniciales DO en las páginas de interés). Debe informarse al Consultor en el Control de Enfermedades Declarables (CCDC).

Antrax	Fiebre recurrente	Poliomielitis
Cólera	Hepatitis vírica	Rabia
Difteria	Intoxicaciones alimentarias	Rubéola
Disentería (amebiana, tifoidea, paratifoidea)	Lepra	Sarampión
	Leptospirosis	Septicemia meningocócica
Encefalitis	Meningitis aguda	Tétanos
Escarlatina	Oftalmia neonatal	Tifus
Fiebre amarilla	Paludismo	Tosferina
Fiebre hemorrágica vírica (incluída Fiebre de Lassa)	Parotiditis	Tuberculosis
	Peste	Virus Ébola

---

* Los médicos jóvenes que trabajan en los países desarrollados no suelen tener demasiada experiencia en muchas de estas enfermedades (que, por otra parte, son comunes fuera de estos países). ►De ahí la importancia de consultar con un experto. Los tratamientos que se indican permitirán al lector poder comentar adecuadamente cada caso con un experto en este tipo de enfermedades.
Fuentes: OTM 3e; J Sanford 1997 *Guide to Antimicrobial Therapy,* Antimicrobial Therapy Inc, Dallas, ISBN 0-933775-10-5 (disponible mediante pago con Visa desde EEUU, tel 703-847-4441; fax 703 847 4447 (~$9).

La esencia de las enfermedades infecciosas. En primer lugar, debe determinarse el síndrome clínico. Se busca un posible agente causal. A continuación, deben seguirse los postulados de Koch (1843-1910):
1. Demostrar el agente causal en todos los casos de esa enfermedad.
2. Cultivar el microorganismo.
3. Demostrar que el microorganismo puede reproducir la enfermedad cuando es inoculado en un animal.
4. Recuperar el microorganismo a partir de este animal de experimentación.

Clasificación de los agentes patógenos

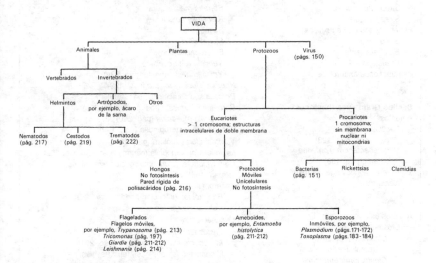

El siguiente paso consiste en clonar el genoma; a continuación, se diseña una molécula capaz de matarlo, o aún mejor, una vacuna para prevenir sus efectos, y aumentar las posibilidades de extinguir la vida del microorganismo en la Tierra para siempre. Pero antes de llegar a este estado de felicidad, es necesario sortear el obstáculo más difícil: hacer disponible esta aplicación y que sea recomendable para todos los miembros de nuestra especie. En ninguna otra esfera de la ciencia, existe un abismo tan comparable entre el conocimiento adquirido y la porción de conocimiento que ha podido ser aplicada. Millones de niños mueren por no estar inmunizados frente a enfermedades infecciosas que se pueden prevenir; 1.000 millones de personas no poseen fácil acceso al agua en buenas condiciones de potabilidad[1]. El resto de este capítulo es casi una nota insustancial a pie de página frente a estos hechos terribles.

---

[1] J Ciment 1998 *BMJ* i 571 & J Mackay 1993 *The State of Health Atlas*, Simon & Schuster ISBN 0-671-71151-2. Para conseguir 1000 fotografías en CD-Rom con tutorías interactivas, véase el *Tropical Medicine Resource* de Wellcome 210 Euston Rd, London NW1 2BE. tel. 0171 611 8888.

Clasificación de las principales bacterias patógenas

Cocos Gram + vos
Estafilococos (pág. 196)
 Staph aureus
 Staph epidermidis (coagulasa -vo)

Estreptococos* (pág. 198)
Estreptococos β-hemolíticos
 Strep pyogenes (grupo A)
Estreptococos α-hemolíticos (viridans)
 Strep mitior
 Strep pneumoniae
 Strep sanguis
Estreptococos no hemolíticos
 Strep bovis
 E. fecalis (enterococo)
 E. mutans
Estreptococos anaerobios

Bacilos Gram +vos (bastones)
Aerobios
 Bacillus anthracis
  (carbunco: pág. 198)
 Corynebacterium diphteriae
  (difteria: pág. 198)
 Listeria monocytogenes (pág. 198)
 Nocardia

Anaerobios
 Clostridios
  Clostridium botulinum
   (botulismo, pág. 699)
  Clostridium perfringens
   (gangrena gaseosa, pág. 199)
  Clostridium tetani (tétanos, pág. 201)
  Clostridium difficile
   (colitis pseudomembranosa, pág. 440)
  Actinomyces israelii (actinomicosis,
   pág. 199)

Cocos Gram − vos
Neisseria meningitidis
 (= meningococo) —meningitis y septicemia: págs. 400-401
Neisserie gonorrhoeae
 (= gonococo) —gonorrea, pág. 197

Bacilos Gram -vos (bastones)
Enterobacteriaceae (págs. 190 y 199)
 Escherichia coli
 Proteus mirabilis
 Serratia marcescens
 Klebsiella aerogenes
 Salmonella
 Shigella
 Enterobacter spp
 Yersinia enterocolitica
 Yersinia pestis (peste, pág. 224)
Haemophilus influenzae (pág. 199)
Brucella spp (brucelosis: pág. 200)
Bordetella pertuss.s (tos ferina, pág. 200)
Pasteurella multocida (pág. 200)
Pseudomonas aeruginosa (pág. 199)
Vibrio cholerae (cólera: pág. 203)
Legionella pneumophila (neumonía atípica: pág. 302)
Campylobacter jejuni (intoxicación alimentaria,
 pág. 168)
Anaerobios
 Bacteroides (infección heridas: pág. 76)
 Helicobacter pylori
Mycobacterias
 Mycobacterium tuberculosis (TB, págs. 178-179)
 Mycobacterium leprae (lepra, pág. 204)
 Micobacterias «atípicas» (ej, M simiae;
  M. avium intracellulare (pág. 189); M bovis*;

  M. scrofulaceum; M ulcerans*; M zenopí*;
  M. maninum*; M kansasií*
Espiroquetas (págs. 206-208)
 Treponema —sífilis; bejel; pinta
 Leptospira —enf. de Weil; fiebre canicola
 Borrelia —fiebre recurrente; enf. de Lyme

Gérmenes situados entre virus y bacterias
Mycoplasma (neumonía atípica, pág. 302)
Rickettsia (tifus, pág. 212; Coxiella burnetti,
 págs. 210)
Ehrlichia (pág. 211); Bartonella (pág. 211)
Chlamydia (págs. 195 & 302 & OHCS 50)

 Esta tabla no pretende ser completa, ni se adapta totalmente a la taxonomía bacteriológica. Simplemente sirve de guía para el texto que se expone en las siguientes páginas.
 * Los estreptococos pueden clasificarse según el β, α y no hemolíticos, según el antígeno de Lancefield (los estreptococos β-hemolíticos son los que suelen expresar este antígeno), o según la especie clínica (pise ejemplo, Strep. pyogenes, véase también pág. 222). Existe un gran solapamiento entre grupos; la clasificación es una generalización de los gérmenes más importantes.

Virus (más importantes)

Virus ADN

A) ADN de doble cadena

Papovavirus:

— virus del papiloma —verrugas del hombre—.
— leucoencefalopatía multifocal progresiva.
Adenovirus:

— 10% de las enfermedades respiratorias víricas.
— 7% de las meningitis.
— existen > 30 serotipos.

Herpesvirus:

1. Virus Herpes simplex 1 (pág. 180).
2. Virus Herpes simplex 2.
3. Virus Herpes zoster (varicela) (pág. 179).
4. Virus Epstein-Barr.

   — mononucleosis infecciosa (pág. 181)
   — linfoma de Burkitt
   — diversos carcinomas nasofaríngeos

5. Citomegalovirus (pág. 184)
6. Virus Herpes 6 (HHV-6).

   — *roseola infantum* (exantema súbito: infección leve y autolimitante del niño (*OHCS* pág. 214).

7. HHV-8: sarcoma de Kaposi (pág. 621).

Poxvirus:

1. Viruela (actualmente, erradicada).
2. Vaccinia (viruela bovina).
3. Nódulo del ordeñador: pústulas cutáneas en el hombre, a partir de ovejas.
4. Molusco contagioso: grupos de pápulas umbilicadas y perladas, observadas típicamente en niños o en enfermos de SIDA.

Hepatitis B (véase pág. 184).

B) ADN monocatenario: Parvovirus (único grupo): eritema infeccioso (denominado «Quinta enfermedad», *OHCS* pág. 214): «mejilla enrojecida» ± crisis aplásicas.

Virus ARN:

• ARN bicatenario: Reovirus
• ARN monocatenario positivo:

— Picornavirus.
— Togavirus.

- ARN monocatenario negativo:
  — Ortomixovirus.
  — Paramixovirus.
  — Arenavirus.
  — Rhabdovirus.
  — Bunyavirus.

A) Reovirus: ej., Rotavirus: gastroenteritis infantil.
B) Picornavirus:

   — Rhinovirus: frecuente en estaciones frías, con >90 serotipos infecciosos(desde 2 días antes de aparecer los síntomas, y hasta 3 semanas).
   — Enterovirus:

     • Coxsackie:
       — Grupo A: meningitis; gastroenteritis.
     • Poliovirus (pág. 207).
     • Echovirus: 30 % de las meningitis víricas.
     • Hepatitis A (atípica).

   Togavirus:
   — Rubéola.
   — Alfavirus.
   — Flavivirus:
     • Fiebre amarilla
     • Dengue.

C) Ortomixovirus: influenza A, B, C

   — Paramixovirus: parainfluenza, parotiditis, sarampión, virus respiratorio sincitial (20 % de los trastornos respiratorios graves en los niños).
   — Arenavirus:
     • Fiebre de Lassa.
     • Algunas fiebres hemorrágicas víricas.
     • Coriomeningitis linfocítica (CML).

   — Rhabdovirus: rabia.
   — Bunyavirus: ciertas fiebres hemorrágicas víricas.

D) Retrovirus: VIH I & II (págs. 187 y 188), HTLV I, HTLV II.

Recomendaciones para viajar[1]

La mayoría de los problemas se deben a la ignorancia, falta de discreción (sexo ± alcohol) y ausencia de inmunización; todo ello, enmendable en parte con cierta planificación. En los viajes, los problemas más frecuentes son los accidentes (± el abuso del alcohol). Tómese tiempo para advertir a los viajeros sobre los riesgos del HIV y los beneficios de un sexo seguro, o mejor, *sin sexo*. El *paludismo* representa otro gran peligro: véase pág. 171 sobre su prevención. Sobre el *cólera* y la *diarrea del viajero*, véase págs. 203 y 168.

Vacunaciones:

[L= vacuna viva]	Dosis necesarias	Lapso entre		Revacunación
		1.ª y 2.ª	2.ª y 3.ª	
Fiebre amarilla[L]	1			10 años
Tifoidea SC (typhim VI(®))	1			3 años
Tifoidea oral[L]*	4	2 días	2 días	3-5 días
(no administrar con mefloquina)				
Tétanos	3	4 semanas	4 semanas	5-10 años
Polio[L]	3	>6 semanas	> 6 semanas	5-10 años
Rabia pre-exposición	3	7-28 días	6-12 meses	10 años
Meningocócica	1			3 años
Encefalitis japonesa	3	1-2 semanas	2-4 semanas	1-4 años
Encefalitis por garrapatas	3	1-3 meses	9-12 meses	5-10 años
Hepatitis A (Havrix®)	3	2-4 meses	6-12 meses	5-10 años
Hepatitis B	3	1 mes	5 meses	2-5 años
si el viaje es inminente:	3	1 mes	1 mes	1 año

Si sólo es posible una visita al médico, no todo está perdido (¿en ruta?): debe administrarse una protección y recomendaciones frente al *paludismo* (pág. 171). *África:* meningitis, tifoidea, tétanos, polio, hepatitis A ± fiebre amarilla. *Asia:* meningitis (determinadas áreas), tifus, tétanos, polio, hepatitis A. *Sudamérica:* tifus, tétanos, polio, hepatitis A ± fiebre amarilla[1]. *Viajes de pacientes inmunodeprimidos:* véase pág. 190; evitar las vacunas vivas[L].

Prevención de la diarrea del viajero. Agua: ▶ En caso de duda, debe hervirse. La cloración representa otra opción, pero no elimina las amebas. Existen tabletas a la venta en farmacias. En caso de emergencia, se añade una gota de lejía de lavar (4-6 %) o 4 gotas de tintura de yodo, por cada litro de agua. El agua debe ser filtrada antes de purificarse. Es muy importante distinguir entre los filtros simples de gravedad y los purificadores de agua (que también tratan de realizar una esterilización química). Debemos escoger un sistema aprobado por algún organismo oficial, como el London School of Hygiene and Tropical Medicine (como el purificador MASTA[2] *Travel Well Personal Water Purifier*). Comprobar que todos los recipientes de agua están desinfectados. Siempre se debe evitar el agua superficial y los suministros de agua de chorro intermitente. No consumir tampoco el hielo. En África, debemos considerar que todas las aguas sin embotellar están contaminadas. Respecto al agua embotellada, hay que comprobar que el borde de la botella esté limpio y seco.

Entre otras enfermedades transmitidas por el agua, destaca la esquistosomiasis (pág. 222).

Alimentos: la comida más segura es la picante y muy cocinada (las gambas requieren > 8 min. de cocción). En China, por ejemplo, es preferible comer un *kebab* picante de rata que una ensalada. Debe pelarse toda la fruta. Si no podemos lavarnos las manos, evitar comer la parte de alimento que estamos tocando (respecto a los plátanos, no se pelan del todo, para poder sostenerlos al comer)[1]. En aquellas personas en las que una diarrea del viajero puede representar un problema grave, considerar la posibilidad de un tratamiento de reserva con ciprofloxacina.

* Si se utiliza la vacuna oral viva, se administran 3 dosis (1 cápsula en días alternos, 1 h antes de las comidas con una bebida fría).
[1] R Dawood 1992 *Travellers'Health*, OUP.
[2] Medical Advis. Service for (UK) Travellers Abroad (0171 631 4408) que ofrece información y un folleto de recomendaciones para viajar por £5. También, Healthline (01898 345 081), el Liverpool School of Tropical Medicine (0151 708 9237), y el Royal Geographical Society Expedition Advisory Centre, 1 Kensington Gore, London SW7 2AR; véase también DoH 1995 *Health Information for Overseas Travel*. http://www.cdc.gov/epo/mmwr/preview/rr4612.html.

Susceptibilidad de algunas bacterias a determinados antibacterianos

	Penicilina V/G	Flucloxacilina	Amp./amoxicilina	Carbenicilina/ticarcilina	Piperacilina/azlocilina/mezlocilina	Cefradina/cefalotina/cefazolina	Cefuroxima/cefamandol/cefotaxima	Ceftacidima	Eritromicina	Lincomicina/clindamicina	Tetraciclinas	Cloranfenicol	Trimetoprim	Aminoglucósidos	Vancomicina	Metronidazol	Ciprofloxacina	Co-amoxiclavulánico
Staph. aureus (sensible a la penicilina)	1	0	0	0	0	2	0	0	2R	R	2R	R	R	2	2	R	0	2
Staph. aureus (resistente a la penicilina)	R	1	R	R	R	R	R	0	2R	R	2R	R	R	2	2	R	0	2
Strep. (grupo A)	1	0	0	0	0	2	0	0	2R	R	R	R	R	R	0	R	R	2
Strep. pneumoniae	1	0	2	0	2	2	2	0	2R	R	2R	R	R	R	0	R	R	2
Strep. faecalis	R	R	1	R	2	R	R	R	0	0	R	R	R	2	2R	R	R	2
N. meningitidis	1	0	2	0	0	2	R	R	R	R	R	2	R	R	0	R	R	0
Listeria monocytogenes	2	0	1	0	0	R	R	R	R	R	0	2	0	2	0	R	R	0
H. influenzae	R	R	1R	0	0	R	2	2	R	R	2R	2	1R	2R	R	R	2	2
E. coli	R	R	R	R	R	R	R	2	R	R	R	R	1R	2R	R	R	2	2
Klebsiella spp.	R	R	R	0	R	R	R	2	R	R	R	R	1R	2R	R	R	2	2
Serratia-Enterobacter spp.	R	R	R	R	R	R	2R	2R	R	R	R	R	1R	2R	R	R	2	2R
Proteus spp.	R	R	1R	R	R	R	2R	2R	R	R	R	R	1R	2R	R	R	2	2
Pseudomonas aeruginosa	R	R	R	R	R	R	R	R	R	R	R	R	R	1R	R	R	2	R
Bacteroides fragilis	R	R	R	R	R	R	R	R	R	2R	2R	2R	R	R	R	1	–	R
Otras spp. de Bacteroides	R	R	R	R	R	R	2R	R	R	2R	2R	2R	R	R	R	1	R	2

Clave: 1 = susceptible, primera elección; 2 = susceptible, segunda elección; r = resistencia probable; o = habitualmente inadecuado.

Antibióticos: penicilinas

Recomendaciones generales. El error más frecuente es el de administrar antibióticos sin una idea clara del microorganismo implicado, y después, interrumpir el tratamiento antes de estar controlada la infección. Esto favorece la diseminación de la antibiorresistencia (véase pág. 196). En general, debe evitarse recetar antibióticos, a no ser que se haya realizado un cultivo del microorganismo, o cuando el paciente presenta muy mal estado general y/o requiere un tratamiento inmediato (véase *tratamiento empírico de las infecciones*, pág. 160). En cualquier caso, debe realizarse un cultivo de sangre, de orina de la mitad de la micción, de esputo y de otras muestras importantes, antes de iniciar el tratamiento.

Antibiótico (y su uso)	Dosis habitual adulto	Insuficiencia renal
Amoxicilina. Como ampicilina, pero se elimina mejor vía oral. Para admón. IV, utilizar ampicilina.	250-500 mg/8 h oral 3 g/12 h en neumonía recurrente o grave	↓ dosis si ac <10 (ac= aclaramiento de creatinina, ml/min).
Ampicilina. Mayor espectro que penicilina Más activa frente a bacilos Gram -vos, pero sensible a β-lactamasas. La amoxicilina se absorbe mejor vía oral. Excreción adecuada vía biliar.	500 mg/4-6 h IM/IV	↓ dosis si ac <10
Azlocilina. Agente antipseudomonas	2-5 g/8 h IV	Cada 12 h si ac >30
Bencilpenicilina = penicilina G Mayoría de Streps, sífilis, *Neisseria*, tétanos, actinomicosis, gangrena gaseosa, carbunco, mayoría de anaerobios.	300-600 mg/6 h IV, más en la meningitis. 1 megaunidad = 600 mg, Si dosis > 1,2 g, inyectar a una tasa de <300 mg/min	Máx 6 g/24 h si ac <10
Cloxacilina. Sólo para Gram +vos que producen β-lactamasas (*Staph aureus*). Se absorbe menos oral que la flucloxacilina.	250 mg/4-6 h IM 500 mg/4-6 h IV	No se altera la dosis
Co-amoxiclav. Augmentine® = ácido clavulánico 125 mg + amoxicilina 250 mg; se utiliza como la ampicilina, pero la resistencia a la β-lactamasa aumenta el espectro, aunque es hepatotóxica.	1-2* tabletas/8 h; 1,2 g/6-8 h IV *Evitar la toxicidad del clavulánico (↑PFH) administrando la 2.ª tableta de sólo amoxicilina	1-2 tabletas/12 h ó 600 mg/12 h IV 1 tableta ó 300 mg IV
Flucloxacilina (= **Nafcilina** en EEUU) Como la cloxacilina. 1/2 h antes comidas.	250 mg/6 h oral, 250 mg/6 h IM; máximo 1 g/6 h IV	No se modifica si ac > 10
Fenoximetil-penicilina (= **Penicilina V**) Como Penicilina G, pero menos activa. Como profilaxis o para completar un tratamiento IV.	250-500 mg/6 h oral 1/2 h antes de las comidas	Cada 12 h si existe insuficiencia renal grave
Piperacilina. Espectro muy amplio, con anaerobios y *Pseudomonas*. Reservar para infecciones graves. Combinar con aminoglucósidos. Antagonista: cefoxitina. No es activo frente a *Staphs*.	4 g/6 h IV lenta	AC: Dosis máx. 40-80 16 g/24 h 20-40 12 g/24 h <20 8 g/24 h diálisis: 6 g/24 h
Penicilina procaína (= **bencilpenicilina procaína**) *Depot*; buenos resultados en la sífilis (**S**) y gonorrea (**G**).	**S**: 0,6-1,2 g/24 h IM , 10 días **G**: mujer, 3,6 g en bolo varón, 2,5 g en bolo	Dosis no se modifica
Ticarcilina. Amplio espectro, que incluye *Pseudomonas*, *Proteus*. Utilizar con aminoglucósidos. Más activa que la azlocilina o piperacina.	5 g/6-8 h IV	Dosis reducida a 2 g/8-12 h si ac <20

Efectos secundarios • Hipersensibilidad: erupción (las erupciones por ampicilina no indican necesariamente alergia a la penicilina, pero la «alergia a la penicilina» implica alergia a *todas* las penicilinas); enfermedad del suero (2%); anafilaxia (< 1:100.000). • A dosis muy elevadas o en inyección intratecal: convulsiones y coma. £ Diarrea (la colitis pseudomembranosa es rara). • Desequilibrios en U y E en administración IV.

Antibióticos: cefalosporinas*

Espectro. La mayoría de las cefalosporinas son activas frente a los estafilococos (incluso los que producen β-lactamasa), estreptococos (excepto los del grupo D, *strep faecalis y faecium*), neumococos, *E.colii*, algunos *proteus, klebsiella, haemophilus, salmonella* y *shigella*. Las cefalosporinas de segunda generación, (cefuroxima. cefamandol, cefazolín, cefradina) tienen mayor actividad que la cefalotina contra *neisseria* y *haemophilus*. Las de tercera generación (*) (cefotaxima, ceftazidima, ceftizotima y ceftriaxona) muestran más actividad frente a gérmenes gram -vos a expensas de una menor actividad contra gram +vos, sobre todo frente al *estafilococo aureus*. Pseudomonas es sensible a ceftacidima: debe reservarse para esta indicación.

Aplicaciones. El momento de administrar las cefalosporinas es un tema controvertido y varía en función de la práctica local. Las cefalosporinas orales (cefaclor, cefadroxil, cefradina, cefalexina, cefuroxima) se utilizan en neumonías, otitis media, lesiones cutáneas y de partes blandas e infecciones del tracto urinario, pero no son fármacos de primera elección. (Su efecto sobre *Haemophilus influenzae* es variable). Se pueden emplear como agentes de segunda línea o para completar el tratamiento iniciado con una cefalosporina IV. La aplicación fundamental de las cefalosporinas es por vía parenteral, por ejemplo en la profilaxis quirúrgica (pág. 76) y en las infecciones posoperatorias. Las infecciones muy graves por bacterias gram -vas pueden tratarse de manera empírica con un fármaco de tercera generación. Estos medicamentos son muy útiles en los pacientes neutropénicos, una vez identificado el agente causal, pero su papel en el tratamiento «a ciegas» o empírico no está completamente aclarado. Las cefalosporinas también se consideran medicamentos de primera elección en algunas situaciones especiales, como la alergia a la penicilina o cuando no es posible recurrir a los aminoglucósidos. La neumonía por *Klebsiella* se trata de forma óptima con un medicamento combinando dos agentes, o con una cefalosporina de tercera generación.

El principal **efecto secundario** de las cefatosporinas es la hipersensibilidad, que aparece en el 10 % de los enfermos alérgicos a la penicilina. Se observan trastornos GI, elevaciones reversibles de las transaminasas y f. alc., eosinofilia, rara vez neotropenia, nefrotoxicidad y colitis. Existen descripciones aisladas de anomalías de la coagulación y pruebas falsas +vas de glucosuria y test de Coombs y reacción tipo disulfiram al alcohol. El riesgo de nefrotoxicidad aumenta con las de primera generacion o si se administran junto con furosemida, gentamicina y vancomicina, aunque es probable que las de segunda y tercera generación puedan emplearse sin problemas. El cefamandol potencia el efecto de la warfarina.

Antibiótico	Dosis habitual adulto	Notas: ac= aclaramiento de creatinina/ml/min IR = insuficiencia renal; $ac^M = ac/1{,}73\ m^2$ superf. corp.
Cefaclor	250 mg/8 h oral Máx: 4 g/24 h	Vía oral. No modific. dosis en IR
Cefadroxil	1/2-1 g/12 h oral	En IR, dosis carga 1 g y después: ac^M 25-50: 1 g/12 h; 0-10: 1g/36 h
Cefalexín	Infecciones leves: 1/2 g/8 h oral Máx: 4 g/24 h oral	Cefalosporina oral. ↓ dosis proporcionalmente en IR si ac <10: 1/2 g/24 h
Cefamandol	1/2-2 g/4-8 h IM o IV	Similar a cefuroxima. En la IR dosis carga con 1-2 g; después, ac 50-80: 3/4 -2 g/6 h; 25-50: 3/4-2 g/8 h: 10-25: 1/2-1 g/8 h; 2-10: 1/2-1 g/12 h; <2: 1/4-3/4 g/12 h

---

* Utilizamos la nomenclatura internacional, que utiliza *f* en vez de *ph* en este caso.

ANTIBIÓTICO	DOSIS HABITUAL ADULTO	NOTAS: ac= aclaramiento de creatinina/ml/min IR = insuficiencia renal; $ac^M = ac/1,73\ m^2$ superf. corp.
Cefazolín	Infecciones leves 1/2 g/8-12 h	Menos estable a la β-lactamasa que la cefuroxima. En la IR, la dosis de carga: 1/2-1 g; después, ac 40-70: 250-1250 mg/12 h ac 20-40: 125-600 mg/12 h ac 5-10: 75-400 mg/24 h ac <5: 37,5-200 mg/24 h
Cefixima	Jarabe= 100 mg/5ml 1/2-1 año 3,75 ml/día 1-4 años 5 ml/día 5-10 años 10 ml/día Dosis adultos: 200 mg/12-24 h	Activa frente a estreptococos, coliformes, *Haemophilus* (ej., β-lactam +vos), anaerobios, estafilococos, *E faecalis, Proteus*. Las *Pseudomonas* son resistentes. IR: dosis normal si ac >20 ml/min
Cefotaxima [3]	1 g/12 h IV/IM; Máx 4 g/8 h (Gonorrea 1 g en bolo)	Si ac <5, mitad de la dosis. Amplio espectro. Actividad variable frente a *Pseudomonas*; no actúa frente a *E faecalis*, Bacteroides o *Listeria*. Sólo para infecciones graves (ej., meningitis o neumonía)
Cefoxitina	1-2 g/6-8 h IV/IM Dosis máx: 12 g/24 h	Activo frente a Bacteroides, por lo que se usa en cirugía intestinal y pre-op. IR: ac: ac 30-50: 1-2 g/8-12 h; ac 5-9: 1/2-1 g/12-24 h; ac 10-29: 1-2 g/12-24 h; ac <5: 1/2-1 g/24 h
Cefradina*	1/4-1/2 g/6 h oral o 1/2-1 g/12 h oral o 1/2-2 g/6 h IM/IV	Menos activa que cefuroxima. IR: carga con 750 mg; después 500 mg con una frecuencia que depende de ac^M: >20: 6-12 h 15-19: 12-24 h; 10-14: 24-40 h; 5-9: 40-50 h; <5: 50-70 h
Ceftazidima [3]	ITU: 1/2-1 g/12 h Otra: 1-2 g/8 h Máx: 2 g/8 h Vía: IV/IM	Amplio espectro, incl, la mayoría de *Pseudomonas*, pero no *E faecalis* ni *Bacteroides*. Sólo para infecciones graves. También en ttos. «a ciegas» en POD con neutropenia. IR: ac 31-50: 1 g/12 h 6-15: 0,5 g/24 h; 16-30: 1 g/24 h; <5: 0,5 g/48 h
Ceftizoxima [3]	ITU: 1/2-1 g/12 h Otra: 1-2 g/8 h Máx: 2,7 g/8 h Vía: IV/IM	Amplio espectro, no incl, la mayoría de *Pseudomonas*, ni *E faecalis* ni *Bacteroides*. Sólo para infecciones graves. También en infecciones hospitalarias y en la neumonía por aspiración. IR: ac 50-79: 1/2-1 g/8 h; 5-49: 1/4-1 g/12 h; <5: 1/2-1 g/48 h
Ceftriaxona [3]	Numerosas infecciones por Gram -vos y +vos. Vida 1/2 larga 1 dosis de 1-4 g/día IM/IV (IM diluído con lidocaína 1 % (3,5 ml por g de ceftriaxona). Gonorrea: 1/4 IM *stat*. Precirugía de colon: 2 g IM + agente anti-anaerobios. Niños: *OHCS* pág. 248	Puede utilizarse en la IR, excepto ac <10ml/min. Limitar dosis a 2 g/día o menos; medir niveles si requiere diálisis. Útil en meningitis, pág. 444. Baja actividad frente a listeria, enterococos y *Ps. aeruginosa*
Cefuroxima	1/4-1/2 g/12 h oral 3/4 g/8 h IM/IV Grave: 1 1/2 g/8 h Máx IV: 3 g/8 h Máx IM: 3/4 g/8 h	Amplio espectro y activo frente a Gram -vos. Muy útil en cirugía para profilaxis e infecciones post-op. En IR: ac 10-20: 750 mg/12 h; ac <10: 750 mg/24 h

[3] 3.ª generación.

… Capítulo 6. Enfermedades infecciosas

Antibióticos: otros

Antibiótico (y aplicaciones)	Dosis adulto	Notas (ac= aclaramiento de creatinina ml/min)
Amikacina* Véase Gentamicina	7,5 mg/Kg/12 h IV; dosis inferiores en la IR	La resistencia es menos frecuente que con la gentamicina.
Cloranfenicol Utilizado escasamente como fármaco de primera elección. Puede utilizarse en la fiebre tifoidea y en las infecciones por *Haemophilus*. También, en ttos. «ciegos» de meningitis siempre que se sospeche de *Haemophilus*. Evitar al final de la gestación y durante lactancia. Se ha exagerado su toxicidad.	500 mg/6 h oral 12,5 mg/Kg/6 h IV (Oral es la vía de elección)	ES: aplasia medular, neuritis; alteraciones GI (todas raras). Disminuir la dosis si ac<10 ml/min. Evitar los ttos. largos o repetidos. Realizar a menudo RC. Interacciones: warfarina, fenobarbital, fenitoína, rifampicina, sulfonilureas.
Ciprofloxacina Se utiliza en fibrosis quística del adulto, fibrosis, tifus y otras infecciones entéricas; *Campylobacter*, prostatitis e infecciones múltiples graves o resistentes. Evitar su abuso.	200-400 mg/12 h IIV más de 1/2 h ó 250-750 mg/12 h oral ITU. 250-500 mg/12 h oral	Es el único agente oral activo frente a Pseudomonas. No activo frente a *S. pneumoniae*. Se reduce la dosis al 50 % si ac <20. Resistente a β-lactamasas. Potencia la acción de la teofilina. ES: eccemas, DyV, ↑PFH.
Claritromicina. Macrólido como la eritromicina, que se utiliza en: *Staph aureus*, estreps, *Mycoplasma*, *h pylori*, *chlamydia*, *Mycobacterium avium* (MAC en HIV, pág. 189).	250-500 mg/12 h oral durante 7 días. MAC: requiere 12 semanas (pág. 189); *H. pylori*: 500 mg/12 h oral durante 2 semanas (véase pág. 442)	1/2 dosis si ac <30; interactúa con la ergotamina, warfarina, astemizol, terfenadina, carbemacepina, teofilinas, zidovudina, inhibidores de las proteasas. ES: DyV, glositis, flebitis.
Clindamicina. Activa frente a cocos Gram +vos, incluyendo el Staph penicilinoresistente y los anaerobios.	150-300 mg/6 h oral ó 0,2-0,9 g/8 h IV/IM	Puede causar colitis pseudomembranosa (pág. 440). Se utiliza en las infecciones estafilocócicas óseas y articulares y en la peritonitis.
Co-trimoxazol. Sulfametoxazol 400 mg + trimetoprim 80 mg, = 480 mg. Sólo de primera elección en pneumocystis (pág. 301), toxoplasmosis y nocardia. 2.ª/3.ª? elección en algunas infecciones por *Haemophilus* (EPOC, otitis media) y en la diarrea del viajero —*sólo* si realmente se necesitan 2 agentes—. Puede actuar frente a *S aureus*. En las ITU sólo se utiliza el trimetoprim.	960 mg/12 h oral 960 mg/12 h IM/IV; más elevada en *Pneumocystis* (pág. 301)	ES: (↑ riesgo en edades avanzadas) ictericia; síndrome de Stevens-Johnson; depresión medular; ↓ folato; Se reduce la dosis en la IR: si ac 15-25, media dosis después de 3 días de tto. Evitar su admón. si ac z15, excepto si se dispone de diálisis. CI: ↓ G6PD. Interacciones: warfarina, fenitoína, sulfonilurea, metotrexato. La mayoría de Ess se debe a la sulfonamida.
Doxiciclina. Se utiliza en la diarrea del viajero, leptospirosis y (con rifampicina) en la brucelosis.	200 mg oral el primer día, y después, 100 mg/24 h	Como las tetraciclinas, pero puede utilizarse en la IR, si es preciso.

Antibiótico (y aplicaciones)	Dosis adulto	Notas (ac= aclaramiento de creatinina ml/min)
Eritromicina. Similar a las penicilinas, pero de mayor espectro, por lo que se utiliza en las alergias a la penicilina. Buen resultado en la neumonía (esp. *Legionella*); enteritis por *Campylobacter*; micoplasma clamidia, por lo que se considera un buen fármaco en la enfermedad inflamatoria pélvica. *OHCS* pág. 50).	250-500 mg/6 h oral (⩽4 g/día en *Legionella*). Dosis IV: 6,25-12,5 mg/Kg/6 h (adultos y niños)	ES: DyV; flebitis dolorosa (IV). Potencia la acción de la warfarina, teofilina, terfenadina, ergotamina, carbamacepina, ciclosporina. **Nota:** la forma estolada ha quedado obsoleta; se utiliza en forma de lactobionato IV, y de estearato o de cápsulas entéricas recubiertas «phEur» (Erymax® 250 cápsulas).
Ácido fusídico. Espectro reducido y agente anti-estafilocócico (incluyendo algunos SARM, pág. 196); se utiliza (en UK) en la osteomielitis.	500 mg/8 h oral; 500 mg/8 h IV durante 6 h; evitar si es posible, la vía IV	Se combina con otros agentes antiestafilocócios. ES: alteraciones GI, alteraciones reversibles de las PFH.
Gentamicina*. Amplio espectro, pero poco activa frente a estreptococos y anaerobios, por lo que se emplea con una penicilina y/o metronidazol. Sinérgico con la ampicilina frente a Enterococos. En infecciones potencialmente graves por Gram -vos y en la profilaxis de la endocarditis.	0,7-1,7 mg/Kg/8 h IV Dosis de carga de 2 mg/Kg AC Dosis 70 80 mg/8 h IV 50 80 mg/12 h IV 20 80 mg/24 h IV 10 80 mg/48 h IV <5 80 mg/4 días tras diálisis	▶ *Véase Normograma*, pág. 657. En la uremia, se administra la dosis de carga habitual y después, se ↓ frecuencia. Furosemida concurrente. En la gestación/miastenia gravis. ES: oto- y nefrotoxicidad. *Dosis típica una vez al día:* 160 mg/día (pág. 657) en infecciones no complicadas. Dosis única en bolo para infecciones «simples»: 5 mg/Kg y nada más después o revisión.
Imipenem (+ cilastatina). Espectro muy amplio: Gram +vos y -vos, anaerobios (incluyendo *B fragilis*) + aerobios; estable frente a β-lactamasas.	250 mg/6 h-1 g/8 h IV AC Dosis 31-70 500 mg/6-8 h 21-30 500 mg/8-12 h 5-20 250-500 mg/12 h	Evitar en la gestación y lactancia. ES: convulsiones, DyV; mioclonos, eosinofilia, ↓ RC, Coombs +vo; alteración PFH.
Metronidazol. De elección frente a anaerobios, *Gardnerella, Entamoeba histolytica* y *Giardia*. También, en la colitis pseudomembranosa, por vía oral, (pág. 486).	400 mg/8 h oral Dosis rectal: 1 g/8 h durante 3 días, y después, 1 g/12 h Dosis IV: 500 mg/8 h durante ⩽7 días	Reacción disulfiram con alcohol; interactúa con la warfarina, fenitoína, cimetidina. CI: insuficiencia hepática, gestación y lactancia: evitar ttos. a dosis elevadas.
Minociclina. Espectro > tetraciclinas. Profilaxis meningocócica de 2.ª elección.	100 mg/12 h oral	Como tetraciclinas, pero con más ES: vértigo, hepatitis crónica activa/neumonitis eosinofílica.
Ácido nalidíxico. Sólo se emplea en las ITUs. Se trata de una quinolona nofluorinada. Rápidamente, se desarrolla resistencia.	1 g/6 h oral durante 7 días, reduciendo a 500 mg/6 h oral. Suprimir si ac <20	ES: alergia, DyV, mialgia, debilidad, fototoxicidad, ictericia, convulsiones, alteraciones de la visión. Evitar si ↓ G6PD y durante la lactancia; precauciones en la insuficiencia hepática; potencia la acción de la warfarina.

Antibiótico (y aplicaciones)	Dosis adulto	Notas (ac= aclaramiento de creatinina ml/min)
Netilmicina*. Espectro similar a la gentamicina, pero menos activo frente a *Pseudomonas*. Vía: IM ó IV	2-3 mg/Kg/12 h; máx 7,5 mg/Kg/día (<48 h) AC Dosis 80 2,0 mg/Kg/8 h 50 1,37 mg/Kg/8 h	ES: como la gentamicina, pero menor toxicidad; no se ha demostrado que cause sordera completa. Dosis típica una vez al día en ITU: 150 mg/día.
Nitrofurantoína. Sólo se utiliza para infecciones del tracto urinario.	50-100 mg/6 h oral, con los alimentos	CI: AC <50; ↓ G6PD ES: DyV, neuropatías, fibrosis
Oxitetraciclina.	250-500 mg/6 h oral antes comidas	Véase tetraciclinas.
Rifampicina. Micobacterias, algunos estafilococos (no emplear solo), profilaxis en los contactos con meningitis.	450-600 mg/24 h oral, antes de las comidas	↓ dosis en los trastornos hepáticos. Interfiere con la píldora contraceptiva. ES: pág. 178
Tetraciclinas. Bronquitis crónica; primera elección para Chlamydia, enfermedad de Lyme, micoplasma, brucelosis (en combinación), rickettsia.	250-500 mg/6 h oral AC 500-1000 mg/12 h IV (no en los trastornos hepáticos)	Evitar en los <12 años, en la gestación y si ac <50. El hierro, leche y antiácidos ↓ su absorción. ES: fotosensibilidad, DyV.
Tobramicina*. Como gentamicina; mejor frente a *Pseudomonas*.	1-1,6 mg/Kg/8 h IV ↓ dosis en la IR	Menos? tóxico que la gentamicina. Dosis una vez al día: 2 mg/Kg/día.
Trimetoprim. Se utiliza en ITU y EPOC. Dosis profiláctica: 100 mg/24 h oral.	200 mg/12 h oral 150-250 mg/12 h IV	ES: disminución folatos, depresión medular, DyV. Disminuir la dosis si AC <20
Vancomicina*. Oral: colitis pseudomembranosa, sólo si está contraindicado el metronidazol; IV: estafilococos resistentes y otros Gram +vos (no especies de *Erysipelothrix*).	125 mg/6 h oral 500 mg/6 h IV durante 60 min ó 1 g/12 h IV durante 100 min	AC Dosis/día 100 21 mg/Kg 50 11 mg/Kg 10 2 mg/Kg 5 1 mg/Kg ES: renal y ototoxicidad. No debe abusarse de su empleo (↑ riesgo de resistencias múltiples, pág. 196).

⁂ Tratamiento «a ciegas» de las infecciones

Deben seguirse siempre las pautas establecidas por el hospital, basadas en los microorganismos locales y en los patrones de resistencia del lugar; una vez conocida la sensibilidad, debemos cambiar al agente más apropiado. En caso de duda, conviene pedir consejo al microbiólogo. Para las dosis, véase pág. 154-160.

Infección	Causa probable	Tratamiento empírico*
FOD. Véase pág. 164. (Sólo puede recurrirse a un ensayo terapéutico tras un estudio muy exhaustivo de los antecedentes respecto a viajes)	Tuberculosis Paludismo, pág. 171 Fiebre entérica Brucelosis Kala-azar Endocarditis ¿?	Véase pág. 178 Quinina o cloroquina Ciprofloxacina Véase pág. 200 Véase pág. 215 Véase a continuación Fármacos antituberculosos

Tratamiento «a ciegas» de las infecciones

Infección	Causa probable	Tratamiento empírico*
Septicemia (sin focalidad)	¿?	Cefuroxima + gentamicina
Septicemia (abdomen o pelvis).	Gram —vos o anaerobios + enterococos	Ampicilina + metronidazol + gentamicina
Septicemia en inmunodeprimido, ej., neutropénico/postrasplante. ▶Véase *régimen neutropénico*, pág. 532	Pseudomonas	Ceftazidima ± metronidazol + gentamicina ó piperacilina + gentamicina
Septicemia desde UTU.	Coliformes	Cefuroxima + gentamicina
Septicemia con erupción purpúrica	*Meningococcus* (raro) *Pneumococcus** u otras bacterias	Bencilpenicilina (dosis elevadas) + cefotaxima
Septicemia con foco cutáneo u óseo.	Microorganismos Gram +vos	Bencilpenicilina + Flucloxacilina
Meningitis (pág. 402)	*Meningococcus Pneumococcus** *Haemophilus*	Dosis elevadas de bencilpenicilina + ceftriaxona o cefotaxima
	Listeria (edades avanzadas o inmunosupresión)	Ampicilina
Neumonía	Véase págs. 299-303	
Osteomielitis/ Artritis séptica	*Staph aureus* *Pseudomonas*	Flucloxacilina Ciprofloxacina
Endocarditis (pág. 283)	Estreptococos	Dosis elevadas de bencilpenicilina o ampicilina + gentamicina
Endocarditis (en válvulas protésicas, pedir consejo a un experto)	Estreptococos	Vancomicina + gentamicina ± rifampicina
Celulitis (LÁMINA 6)	Estreptococos	Flucloxacilina ± bencilpenicilina
ITU	Coliformes	Trimetoprim

Tests: ▶Orina al microscopio (pág. 370). Si es posible, cultivo antes del tratamiento. 3 baterías de cultivos sanguíneos, torundas, OMM, patógenos en heces, cultivo de esputos y tinción inmediata de Gram, RXt, suero para virología, RC, VSE, UyE, gasometría, estudios de coagulación.

Pronóstico: Malo si: edad avanzada o muy corta, ↓PA, ↓RC, ↓PaO$_2$, CID, hipotermia.

---

* Si en una localidad donde la resistencia del neumococo a la penicilina constituye un problema, debe incluirse la vancomicina.

Utilización del laboratorio

Cualquier habitación con un lavabo y un enchufe puede transformarse en un pequeño laboratorio. Además, si se conocen una serie de técnicas, puede alcanzarse cierta experiencia, ya que el paciente aporta el material. De esta forma, se puede dialogar adecuadamente con el personal de laboratorio e incluso, después de cierta práctica, se evita la necesidad de llamarles por la noche. Asimismo, sirve para conocer las limitaciones de las técnicas y para mantenernos en contacto con fluidos y tejidos corporales.

Sangre. Seguir las normas locales sobre muestras HBsAg o VIH +vas. Observar cómo el técnico realiza una extensión de sangre y tratar de imitarlo. En primer lugar, dejar que la película se seque y realizar la tinción del modo siguiente: se recubre con 10 gotas de tintura de Leishman (la tinción de Leishman es la más bonita: por muy cansados que estemos, sus colores brillantes y sutiles elevarán nuestro espíritu). Después de 30 s, se añaden 20 gotas de agua. Esperar 15 min. Tomar el porta con unas pinzas (para evitar que los dedos se tiñan de color púrpura) y se sumerge en un chorro de agua corriente durante un solo segundo. Dejar secar. A continuación, se examina el frotis bajo inmersión en aceite. Observar la morfología eritrocitaria y realizar un recuento diferencial de los leucocitos. Los polimorfonucleares tienen núcleos lobulados. Los linfocitos son pequeños (algo mayores que los hematíes) y redondos, con escaso citoplasma. Los monocitos son mayores que los linfocitos, pero de aspecto parecido y con núcleos reniformes. Los eosinófilos son como los polimorfonucleares, pero con gránulos rosa-rojizos en el citoplasma. Los basófilos son poco frecuentes y tienen gránulos azules. Hay que aprender a manejar la cámara de recuento celular para leucocitos, pero sin esperar que este método sea tan exacto como los electrónicos.

Paludismo: véase pág. 171. Es probable que los médicos que trabajan en Gran Bretaña no alcancen suficiente experiencia, pero aquellos que utilicen este libro en el trópico con fácil acceso al suficiente material para que «se les haga el ojo» a la práctica rutinaria con este caprichoso protozoo, pueden aprender rápidamente la tinción de Field, que da buenos resultados. Además, sirve para detectar tripanosomas y filarias. Introducir una extensión gruesa en la solución A durante 5 s y luego en la B durante 3 s. Sumergir en agua corriente durante 5 s después de cada tinción. Dejar secar. Examinar el frotis durante al menos 5 min antes de afirmar que el resultado es negativo.

Pus (tinción de Gram). Realizar una extensión y fijar con calor suave. Sumergir con violeta de cresilo abundante durante 30 s. Lavar con agua corriente. Sumergir en yodo Lugol durante 30 s más. Lavar de nuevo con agua. Decolorar con acetona durante 1-3 s hasta que ya no salga líquido de color azul. La decoloración excesiva da resultados confusos. Realizar la contratinción con rojo neutro o safranina. Lavar de nuevo y secar. Los gérmenes gram +vos aparecen de color azul-negro y los gram -vos de color rojo, aunque son más fáciles de omitir.

El análisis de **los aspirados** (por ejemplo. ascitis) y el LCR requiere mucha más experiencia.

La orina. Debe analizarse con el microscopio de la forma descrita en la pág. 335. También se efectúa un análisis con tiritas.

Bioquímica inmediata[1]. En cierto sentido, estas pruebas son más sencillas que los tests anteriores, ya que la habilidad consiste en concentrarse en hacer los reactivos y las pruebas con tiras reactivas de fácil empleo. Pero el verdadero problema reside en el control de calidad y el efecto de cámara oscura: cuando colocamos una tira dentro de la máquina, por ejemplo, para medir enzimas cardíacas, no podemos observar el funcionamiento de la cámara oscura, simplemente produce una figura engañosamente exacta. En los análisis hematológicos, nosotros podemos ver si nuestra tinción está mal realizada y debemos hacer otra. La calibración frecuente y periódica del equipo de bioquímica es sólo un punto importante para evitar esto, y sólo después de haber pasado mucho tiempo tratando de lograr buenos resultados en estos analizadores, y comparando con los resultados de laboratorio, somos capaces de apreciar su fiabilidad, casi del 100 % respecto a la del laboratorio.

▶La velocidad de acción resulta inútil si no confiamos en los resultados[2].

---
[1] Association Clin. Biochem. (London W1N OBN) & Roy Col Path 1993 *Guidelines for Implementation of Near-Patient Testing* (NPT).
[2] F Hobbs 1997 *Review of NPT in Primary Care*, Health Technology Assesment **1** 5.

Abuso de drogas y enfermedades infecciosas Véase LÁMINA 2

▶ Siempre debemos considerar este problema cuando encontramos hallazgos inexplicables, especialmente en los pacientes jóvenes. Debemos interrogar abiertamente: ¿Consumes alguna droga? ¿Te has inyectado algún tipo de droga? ¿Tu compañero consume drogas? ¿Compartes las agujas? ¿Te has hecho alguna prueba del VIH? ¿Cómo costeas las drogas? (prostitución de hombres o mujeres) ¿Has estado alguna vez en la cárcel? Anotar la lista de drogas utilizadas y de fármacos recetados, con los nombres de los médicos. Indicios por la conducta:

- «Pasaba por aquí... sólo necesito petidina para mi cólico renal» Respuestas evasivas. Residentes temporales que visitan al médico general.
- Comportamiento errático en la consulta; ausencias injustificadas; altibajos humorales.
- Le cuesta despertarse por la mañana; agitación el 2.º día; pequeños robos.
- Demanda analgésicos/antieméticos (ciclicina). Conoce bien la farmacopea.
- Gran fumador; tabaco de olor extraño (*cannabis*, cocaína, heroína).

Vocabulario de los drogadictos[1]

El primer paso para poder ayudar a un drogadicto es la comunicación. Para comprender lo que él o ella nos dicen, incluimos el siguiente vocabulario:

Anfetaminas	Speed; As; Billy; champán rosa
Nitrato de amilo	Fiebre del oro; cápsula; snappers
Barbitúricos	Barbs; píldoras idiotas
Cocaína (base libre)	Coca; nieve, farla, perico, merca
Dihidrocodeína	Dfs
Sueño inducido con drogas	Cabezada; dar una cabezada.
Intoxicación por drogas	Colocado; colocarse; pedal
Heroína (± cocaína)	Smack (EEUU); brown; Harry; caballo
Éxtasis (MMDA)	E; X; galleta disco; droga del amor; XTC
Reacción febril	Golpe malo
Filtro	Capullo
Inyección	Pincharse; pico; chute
subcutánea	Chute en la piel
IM	Chute en el músculo
subclavia	Bolsillo
fallada	Mal pico
LSD	Ácido; tripi
Marihuana	Hierba; resina; Mary
Metadona	Mierda
Agujas	Pico
Obtención de drogas	Pillar
PCP	Polvo de ángel; KJ; ozono; misil
Ampollas de fiseptona	Amps
Prostitución	Hacer la calle; hacer negocios.
Cliente de prostitutas	Tronco; tío
Robar en tiendas	Descuido
Fumar cocaína	Tocar el bongo
Fumar heroína	«Cazar al dragón»; fumar un chino
Jeringas	Herramientas (émbolo = pistola)
Temacepam	Temacys; huevos; jarabes (cápsulas rellenas de líquido)
Torniquete	Llave
Buscado por la policía	Pisar los talones
Heroína blanca	China blanca
Mono de opiáceos	Pavo, cloqueo
Zopiclona	zim-zim

[1] D Stockley 1992. *Drug Warning*, Optima Books, London.

Indicios físicos:

- Aliento acetónico o a goma (abuso de disolventes).
- Pupilas pequeñas (opiáceos) aumentando el 2.º día si no le suministran narcóticos.
- Pinchazos de aguja en los brazos, muslos, piernas, entre los dedos gordos del pie (LÁMINA 2); difícil acceso IV.
- Abscesos y linfadenopatías en los ganglios que drenan los puntos de inyección.
- Signos de enfermedades asociadas a la drogadicción (ej., endocarditis, pág. 283; SIDA, pág. 188).
- Tatuajes antiguos: ej., sobre las venas; puntos alrededor del cuello; signos de autolesión (quemaduras de cigarrilllo, laceraciones en la muñeca); cicatrices por accidentes o episodios de violencia.

Presentaciones frecuentes y posibles en los drogadictos

Estado inconsciente (véase pág. 669)	Narcóticos (naloxona, pág. 699), barbitúricos, disolventes, benzodiacepinas (si aparecen ITU, considerar flumacenil 0,2 mg IV durante 15 s y después, 0,1 mg/min, hasta lo necesario, máx 2 mg.)
Psicosis o agitación	Éxtasis (pág. 697), LSD, anfetaminas, esteroides anabólicos, benzodiacepinas. El haloperidol puede ayudar (pág. 13).
Asma/disnea	¿Hay edema pulmonar inducido por opiáceos? *Nota*: el fumar heroína, puede ir seguido de asma.
Absceso pulmonar	Endocarditis derecha (*Staph*) hasta demostrar otra causa.
Fiebre/FOD	¿Endocarditis? Por ejemplo, sin signos cardinales (pág. 283)
Temblor y dolor de cabeza	Por una dosis contaminada (química o microorganismo). Realizar cultivos; comenzar con gentamicina (pág. 159 y 657).
Hiperpirexia	Éxtasis (pág. 697). Vigilar si existe mioglobinuria, CID, o insuficiencia renal.
Abscesos	Si se localizan en los puntos de inyección, suelen estar producidos por infecciones mixtas.
TVP (pág. 82-83)	Ej., por inyectar tabletas en suspensión en la ingle. ¿Existen lesiones provocadas por la compresión (síndrome compartimental)? Medir la CPK.
Neumonía	Neumococos, hemófilus, tuberculosis, pneumocystis.
Taquiarritmia	(Jóvenes): cocaína, anfetaminas, endocarditis.
Ictericia	Hepatitis B, C ó D; esteroides anabólicos (colestasis).
«Fiebre glandular»	Puede constituir la presentación de una seroconversión de HIV.

Osteomielitis	Incluyendo, raquídea. Staph aureus/Microorganismos Gram -vos
Estreñimiento	Si es grave, la causa puede ser el abuso de opiáceos.
Ceguera	Considerar la posibilidad de oftalmitis fúngica ± endocarditis
Moqueo nasal	Abstinencia de opiáceos (+ cólico/diarrea, bostezos, lagrimeo, pupilas dilatadas, insomnio, piloerección, mialgias y ↓humor); consumo de cocaína.
Neuropatías	(Y cualquier otro signo SNC extraño) Considerar el abuso de disolventes.
Infartos	(ej., de la médula, cerebro, corazón): sospechar consumo de cocaína.

Tratamiento general. Un planteamiento no-judicial genera una mayor cooperación. Deben establecerse unas normas firmes de comportamiento en el hospital. Los AINEs resultan eficaces para aliviar el dolor. No deben prescribirse benzodiacepinas ni clormetiazol.

Las personas que comercian con su cuerpo requieren un análisis de ETS, un examen con espéculo (*OHCS* pág. 2) y una citología cervical, ya que es frecuente el carcinoma *in situ* (*OHCS* pág. 35). Estudio de hepatitis B (vacunación, pág. 513, utilizar guantes); recomendaciones sobre sexo seguro y cómo deben inyectarse. Test de HIV (pág. 212). ►Estrecho contacto con equipos de asistencia de zona. Véase *OHCS* pág. 362.

† Fiebre de origen desconocido (FOD)

Al contrario de lo que pensaba Gustave Flaubert, la mayoría de las fiebres no están producidas por las ciruelas, melones, el sol del mes de abril, etc.[1], sino por infecciones víricas autolimitadas; en este caso, la fiebre es de gran utilidad, favoreciendo la migración de los neutrófilos, así como la secreción de sustancias antibacterianas y citoquinas, incrementando la producción y actividad del interferón y proliferación de las células-T. La fiebre prolongada (>3 semanas), que se resiste al diagnóstico después de una semana de hospital, se denomina FOD y debe ser estudiada con el fin de resolver el enigma. Entre los indicios de bacteriemia se incluye la confusión, la insuficiencia renal, neutrofilia, ↓albúmina plasmática[1] y ↑PCR (respuesta a la fase aguda, pág. 574).

Causas[2]. Infecciones (23%); trastornos multisistemáticos, ej., enfermedades del tejido conjuntivo (22%), tumores (7%); fiebre farmacológica (3%); otros trastornos (14%); a menudo, resulta imposible establecer el diagnóstico (25% de estos casos).

- **Infecciones.** Abscesos (subfrénico, perinéfrico, pelviano); TB (la RXT puede ser normal, por lo que se debe aprovechar la oportunidad para realizar un cultivo de sangre y líquidos corporales para bacilos acidorresistentes; otras granulomatosis (ej., actinomicosis, toxoplasmosis); parásitos (ej., absceso hepático amebiano, paludismo, incluyendo el paludismo de «equipaje», pág. 167); bacterias (brucella, salmonella); endocarditis por fiebre reumática (pág. 283, puede

---

[1] G Flaubert 1913 *Dictionary of Received Ideas* ISBN 014-03-8904-0.
[2] PH Chandrasekar 1994 *Arch Int Med* **154** 841-9.

resultar negativa en el cultivo, ej., fiebre Q); *Chlamydia psittaci*; hongos; HIV; y otros virus.
- **Neoplasias.** Especialmente *linfomas* (cualquier patrón de fiebre: la fiebre de Pel-Ebstein, pág. 538, es rara). En ocasiones, *tumores sólidos* (sobre todo, carcinomas GI y de células renales). El enfermo no suele notar calor durante la fiebre. La fiebre de la *leucemia* suele ser de origen infeccioso.
- **Enfermedades del tejido conjuntivo.** LES, PAN, arteritis craneal, polimialgia reumática, artritis reumatoide, enfermedad de Still.
- **Otras causas.** Reacciones medicamentosas (comienzan transcurridos varios meses desde el inicio del tratamiento, pero la fiebre disminuye días después de suspenderlo; investigar eosinofilia); fiebre reumática; sarcoidosis; embolia pulmonar; enfermedad de Crohn/CU; patologías intracraneales; fiebre mediterránea familiar (poliserositis recurrente genética con fiebre intermitente, dolor abdominal, pleuresía y artritis; se trata con colchicina); fiebre facticia.

Ejemplos de fiebres intermitentes. EBS; TB; fiebre por filarias; amiloidosis; brucelosis. *Fiebre en picos a lo largo del día:* abscesos, paludismo, esquistosomiasis; *fiebre remitente:*ej., fiebre durante 7 días, después ↔ durante 3 días: fiebre por garrapatas del Colorado; *borrelia*; *leptospira*; dengue; ehrliquiasis[1] (pág. 211). **Mayor periodicidad:** fiebre de Pel-Ebstein (pág. 538). *Remitente:* (*variación diurna, no llegando al nivel normal*): amebiasis; paludismo; salmonella; enfermedad de Kawasaki; CMV.

Historia clínica. Observar en especial: antecedentes sexuales, consumo de drogas IV, enfermedades inmunosupresoras, viajes al extranjero (▶véase pág. 167), contactos con animales y personas infectadas, mordeduras, cortes, cirugía, erupción, diarrea leve, fármacos (incluidos los no recetados), inmunización, sudoración, pérdida de peso, bultos, picor.

Exploración física. Recuerde los dientes, exploraciones rectal/vaginal, lesiones cutáneas, linfadenopatías, hepatosplenomegalia (pág. 132), uñas, articulaciones, arteria temporal.

Tests. *Estadio I (primeros días):* RSC, VSG, UyE, PFH, hemocultivos diferenciales (varios, de diferentes venas y en distintos momentos del día: será necesario un cultivo prolongado para *Brucella*); datos basales en suero para virología; estudio microscópico y por cultivo del esputo (especificando también para TB); estudio microscópico de orina y heces (huevos, quistes y parásitos); RXT. Si el paciente se encuentra en estado crítico, valorar tratamiento empirico similar al de la septicemia (pág. 160).

Estadio 2: repetir diariamente la historia clínica y la exploración física. Electroforesis de proteínas, TC (tórax y abdomen). Factor reumatoide, AAN, título de antiestreptolisina, Mantoux, ECG, médula ósea, punción lumbar. Considerar la posibilidad de estudiar el PSA, antígeno carcinoembrionario, y la suspensión de fármacos de forma escalonada (uno cada 48 h). Posibilidad de realizar una biopsia de la arteria temporal (pág. 597). Test VIH con consentimiento del paciente.

Estadio 3: deben continuarse las investigaciones aún no cubiertas. Posibilidad de realizar ecocardiograma. Exploración adicional del abdomen: ecogralia, gammsgrafía con galio, marcaje leucocitario con indio, TC abdominal, enema opaco, UIV, biopsia hepática, laparotomía exploradora. ¿Broncoscopia?

Estadio 4: tratamiento para TB, endocarditis, vasculitis o ensayos de aspirina/esteroides.

---

[1] H Horowitz 1998 *Lancet* **351** 650. *Véase también* D Knockaert 1992 *Arch Int Med* **152** 51-5.

Diagnóstico en el viajero de países tropicales

En todo viajero enfermo, debe considerarse la posibilidad de:

1. **Paludismo** (págs. 171-172): La mejor forma de descartar el paludismo por un experto consiste en el estudio de extensiones gruesas de sangre (pág. 162), ya que se requiere mucho tiempo para analizar frotis más delgados. *Nota*: en ocasiones, los viajeros son los mosquitos, y no los pacientes: quedan atrapados en el equipaje y transmiten el paludismo en destinos no-tropicales[1].
2. **Fiebre tifoidea** (pág. 203): fiebre, bradicardia relativa, dolor abdominal, tos seca y estreñimiento son datos sugestivos; la esplenomegalia y las manchas rosadas lo apoyan aún más. El diagnóstico se realiza por hemocultivo y cultivo de la médula ósea.
3. **Absceso hepático amebiano** (pág. 212).
4. **Dengue** (pág. 209).

Ictericia. Debe sospecharse de paludismo, hepatitis vírica, leptospirosis, fiebre amarilla, fiebre tifoidea, absceso hepático, talasemia, anemia falciforme, fiebre dengue, alcohol, deficiencia de G6PD. Descartar anemia.

Hepatosplenomegalia. Véase pág. 132. Paludismo, brucelosis, esquistosomiasis, fiebre tifoidea.

Esplenomegalia masiva. Paludismo, kala-azar, y también, leucemia mieloide crónica.

Diarrea y vómitos (págs. 168 y 439). Examinar heces frescas. *E. coli* el más frecuente (productor de toxina). Considerar *Salmonella, Shigella, Campylobacter, Cholerae, Giardia* y *E histolítica*. También, *Vibrio parahaemolyticus, Staph aureus, Clostridium perfringens, Plesiomonas*. Recordar los patógenos que requieren tinciones especiales para su identificación: ciclosporas y criptosporidios.

Eritema nodoso. TB, lepra, infección micótica sistémica, sulfamidas, sarcoidosis. Además, colitis ulcerosa, Crohn, estreptococos, píldora anticonceptiva y otros fármacos, gestación.

Anemia. Paludismo, vermes uncinados, kala-azar, malabsorción.

Lesiones cutáneas. Oncocercosis (nódulos pruriginosos), sarna (eccema alérgico pruriginoso + túneles, ej., entre los dedos); es frecuente en todas partes del mundo, véase pág. 195 y *OHCS* pág. 600), lepra (úlceras, áreas despigmentadas insensibles), úlceras tropicales, tifus («escara»= costra), leishmaniasis (úlceras o nódulos).

Abdomen agudo. Crisis falciforme, rotura esplénica, perforación de úlcera tifoidea, megacolon tóxico en la disentería amebiana o bacilar.

Procesos menos frecuentes de interés. ▶ Aplicar las normas locales de aislamiento de emergencia.

- *Fiebre amarilla* (pág. 209). Los anticuerpos aparecen en la segunda semana.
- *Fiebre Lassa:* sospechar en turistas de zonas rurales de Nigeria, Sierra Leona o Liberia, que presentan fiebre, faringitis exudativa, edema facial y postración. Diagnóstico: ME, serología. Aislar y enviar a centro especializado.

---

[1] F Castelli 1993 *Tr Roy Soc Trop Med Hyg* **87** 394.

- **Virus Marburg y Ebola:** fiebre, mialgia. DyV, dolor pleurítico tipo cuchillada, hepatitis, *shock* y diátesis hemorragíca. (Sudán, Zaire, Kenia). En las pieles blancas, aparece una erupción maculopapular en los días 5-7 (dura <5 días antes de descamarse). Los pacientes pueden sangrar a través de todos los orificios naturales y encías[1]. Conociendo el período de incubación, es posible excluir Ébola, Marburg y fiebre de Lassa, cuando el paciente cae enfermo >3 semanas después de abandonar África.
- **Virus que causan hemorragia:** ej., fiebre hemorrágica vírica, con síndrome renal (HFRS, ej., con oliguria), fiebre hemorrágica de Crimea-Congo.
- **Rabia.**
- **Encefalitis vírica.**

El mundo es muy grande y sólo los expertos poseen los conocimientos geográficos necesarios para realizar el diagnóstico diferencial y tener en cuenta las resistencias medicamentosas locales. El riesgo varía incluso dentro de una misma región. Los visitantes urbanos presentan menos riesgos que el intrépido turista que va de safari. Los detalles del viaje son pues, muy importantes, aunque Ud. no sea capaz de interpretarlos.

† Gastroenteritis

La ingestión de ciertas bacterias, virus y toxinas (bacterianas y químicas) es una causa frecuente de diarrea y vómitos (págs. 56 y 439). Los alimentos y el agua contaminados son fuentes comunes de infección, aunque en muchos casos no se llega a identificar el origen. La historia clínica abarca detalles sobre los alimentos y el agua ingeridos, la forma de cocinar aquéllos, el tiempo de latencia hasta el comienzo de los síntomas y la afectación de otros comensales. Los alimentos ingeridos, el período de incubación y el cuadro clínico aportan claves sobre el germen causal.

Microorganismo/origen	Incubación	Síntomas	Alimento
Staph aureus	1-6 h	DyV, dolor abdominal, hipotensión	Carne
Bacillus cereus	1-5 h	DyV	Arroz
Judías rojas	1-3 h	DyV	
Metales pesados, ej., Zinc	5 min-2 h	V, dolor abdominal; zinc (fiebre tardía ± manifestaciones gripales al cabo de 1 semana desde la exposición en el trabajo: «fiebre del lunes por la mañana», *OTM* 2e pág. 1114)	
Escombrotoxinas (de pescado)	10-60 min	D, sofocación, sudoración, eritema, ardor bucal	Pescado
Setas	15 min-24 h	DyV, convulsiones, coma, insuficiencia renal y hepática	

---

[1] DI Simpson 1995 *Lancet* **345** 1252.

Gastroenteritis

Microorganismo/origen	Incubación	Síntomas	Alimento
Salmonella	12-48 h	DyV, dolor abdominal, fiebre, septicemia + infecciones locales	Carne, huevos, pollo
Clostridium perfringens	8-24 h	D, dolor abdominal, NO fiebre	Carne
Clostridium botulinum	12-36 h	V, parálisis	Alimentos procesados
Vibrio parahaemolyticus	12-24 h	D profusa; dolor abdominal, V	Alimentos del mar
Campylobacter	2-5 días	D hemorrágica, dolor abdominal, fiebre	Leche, agua*
Listeria		Meningoencefalitis, síntomas gripales, aborto	Quesos blandos, patés
Virus redondos de pequeño tamaño	36-72 h	DyV, fiebre, malestar	Cualquier alimento
E coli tipo 0157, con toxinas	12-72 h	Similar al cólera o disentería* Las toxinas producen un síndrome hemolítico-urémico, pág. 360	Algunos tipos de pan en los mataderos
Yersinia enterocolitica	24-36 h	D, dolor abdominal, fiebre	Leche
Cryptosporidium	4-12 días		Ganado bovino → → agua → hombre
Giardia lamblia	1-4 sem.	Véase pág. 211	Agua*
Entamoeba histolytica	1-4 sem.	Véase pág. 212	*
Rotavirus	1-7 días	DyV, fiebre, malestar	*
Shigella	2-3 días	D. hemorrágica, dolor abdominal, fiebre	Cualquier alimento

V = vómitos; D= diarrea; *Transmitido por un alimento o por el agua.

Tests. *Estudio microscópico y cultivo de heces (pág. 440) si:* el paciente ha viajado al extranjero, o está hospitalizado, acude a un centro de día o se sospecha una epidemia. En estos casos, el cultivo de la fuente alimentaria también es útil, de ahí la necesidad de la declaración precoz.

Prevención. Higiene básica; tiempos de cocinado y recalentado más largos (70°C en el centro, durante 2 min) con consumo inmediato del mismo.

Tratamiento. La mayoría de las veces el cuadro es autolimitado. Administrar líquidos orales (Rehidrat® oral para reponer líquidos y sales). Administrar *anti-eméticos* (por ejemplo, proclorperacina 12,5 mg/6 h I) y antidiarreicos (por ejemplo, codeína 30 mg oral/IM) si los síntomas son graves, pero no en la disentería. Administrar antibióticos en:

- Cólera: la tetraciclina reduce la transmisión.
- Bacteriemia por Salmonella: ciprofloxacina 200-400 mg/12 h IV.
- Infección grave por Shigella: ciprofloxacina 500 mg/12 h oral.
- Campylobacter grave: ciprofloxacina o eritromicina 1/4 1/2 g/6 h oral.
- Diarrea del viajero: ciprofloxacina (500 mg/12 h oral x 3-5 días; un comprimido puede ser suficiente) + loperamida, ej., 4 mg en bolo y después, 2 mg después

de cada defecación. A menudo, son más adecuados otros antibióticos; realizar antibiograma.

⳩ Inmunización

La **inmunización activa** suele estimular la producción de anticuerpos. La vacuna BCG estimula la inmunidad celular nativa. La **inmunización pasiva** consiste en la administración de anticuerpos preformados (inespecíficos o específicos de antígeno)⳩.

Inmunizaciones. Nuevo calendario sugerido de vacunaciones en GB[1](L= vacuna viva).

3 días	**BCG**^{L} (si ha habido TB en la familia en los últimos 6 meses). Véase más abajo.
	Hepatitis B, si la madre es HbsAg + va. Véase *OHCS* pág. 208.
	«**triple**» (tos ferina,tétanos, difteria) 0,5 ml SC;
	HiB= *Haemophilus influenzae* tipo b, *OHCS* pág. 209; **polio**^{L} oral
	Nota: en prematuros, aún se administran a los 2 meses postnatales.
3 meses	Repetir «**triple**», HiB y **polio**^{L}.
4 meses	Repetir «**triple**», HiB y **polio**^{L}.
12-18 meses	**Sarampión/Parotiditis/Rubéola**^{L}**:** (vacuna MMR®) 0,5 ml SC.
4-5 años	**Tétanos, difteria & polio**^{L} dosis de recuerdo. MMR® 2.ª dosis.
10-14 años	**BCG**^{L}. (También Rubéola en las niñas que no recibieron MMR® 2.ª dosis).
15-18 años	**Polio**^{L} + **Tétanos** + dosis baja de **Difteria** «**Td**» dosis de recuerdo⳩.
–65 años	¿última dosis de recuerdo del **Tétanos**[1] ± **Pneumovax II**, siempre que esté indicado (págs. 299 y 301; considerar una vacunación anual de la **Gripe**, pág. 182).

▶ *Los procesos febriles agudos representan una contraindicacion de cualquier vacuna*. Administrar las vacunas vivas de forma conjunta o separadas >3 semanas. No dar vacunas vivas en trastornos primarios de inmunodeficiencia o si se administran esteroides (>60 mg kg día de prednisolona o >2 mg/kg/día en niños), o bien desde 3 semanas antes a 3 meses después de la inyección de inmunoglobulina normal humana. **HIVcon SIDA:** *OHCS* pág. 217; evitar la BCG en las zonas donde es baja la prevalencia de TB.

▶ *Contraindicaciones de las vacunas: se detallan en OHCS pág. 208*.

BCG (bacilo de Calmette-Guérin) Vacuna viva antenuada antituberculosa (efectiva hasta en el 80% de los individuos hasta un plazo aproximado de 10 años). Si la TB se encuentra diseminada en la población o existen antecedentes familiares en los últimos 6 meses, se administra BCG (*intradérmicamente*: 0,05 ml para neonatos; (0,1 ml en niños mayores). Practicar un habón de 7 mm (para volúmenes de ∼0,1 ml) entre el tercio superior y medio del brazo (inserción del deltoides) o bien, por razones estéticas, en la porción superoexterna del muslo. Emplear una aguja corta con breve biselado. La inyección se realiza contra una gran resistencia. Si no se propaga el habón durante la inyección es que la vacuna se introduce demasiado profunda y debe reinsertarse la aguja. A las 2-6 semanas se desarrolla una tumefacción que evoluciona hacía una pápula o pequeña úlcera. Evitar los vestidos ajustados (es importante el acceso de aire). ES: dolor, absceso local. CI: fiebre, esteroides orales (no inhalados) sepsis o eccema en la zona de vacunación, paresia inmunitaria (por ejemplo, VIH, enfermedad maligna).

---

[1] *Immunization Against Infectious Disease*, DoH, 1996; nota: la dosis de recuerdo de los 65 años no está recomendada por el DoH, pero su coste se amortiza por sus ventajas ($4527/vida salvada frente a $8000/vida salvada del muestreo de población para prevenir la hipertensión —véase c Bowman 1996 *Lancet* **348** 1664).

Test de Mantoux (pág. 178). Se ofrece (en GB) a todas las personas con riesgo de TB (ejemplo, contactos de los enfermos, trabajadores sanitarios) y a los niños entre los 10-13 años de edad para averiguar quiénes necesitan BCG.

Inmunización de los viajeros. ▶Véase pág. 153. Consultar con expertos[1]. Las vacunas existentes son: **Fiebre amarilla** (monodosis), que proporciona inmunidad al cabo de 10 días y dura 10 años. **Fiebre tifoidea monovalente (célula completa)**, o la forma oral (pág. 153). Vacuna del cólera (pág. 203). Dosis de recuerdo de la polio o inmunización completa, si no se realizó previamente. Considerar también posibles vacunaciones de **tétanos, difteria, rabia, vacuna de hepatitis A/inmunoglobulina humana.**

Otras inmunizaciones. Hepatitis B, pág. 464; carbunco; botulismo; gripe; neumococo (pág. 299); meningococo (grupos A & C); rabia; encefalitis japonesa.

Paludismo[ND]: manifestaciones clínicas y diagnóstico

El protozoo *Plasmodium*, inoculado por el mosquito Anopheles (20 esporozoitos/picadura), se multiplica en los hematíes (>10^{11} formas anulares de trofozoítos por infección), causando hemólisis, estasis de hematíes y liberación de citoquinas. **Factores de protección**[1]: rasgos falciformes; HLA-B53 +vo, encontrado en muchos individuos no europeos, permitiendo la destrucción de los hepatocitos infectados por el parásito mediante linfocitos T.

Paludismo por *falciparum*. El periodo de incubación, generalmente de 7-14 días (hasta 1 año si el paciente esta semiinmunizado o ha tomado la profilaxis. La mayoría de los viajeros lo manifiestan dentro de los primeros 2 meses. Después de unos síntomas prodrómicos de cefalea, malestar general, mialgias y anorexia, los enfermos desarrollan paroxismos que duran 8-12 h; frialdad súbita, escalofríos intensos que duran hasta 1 hora, y a continuación, fiebre elevada, sofoco, vómitos y sudoración muy profusa. ▶El ritmo clásico terciano y subterciano (paroxismos separados por 48 y 36 horas, respectivamente) es bastante raro y son más frecuentes los paroxismos diarios (cotidianos) o irregulares. Signos: anemia, ictericia y hepatosplenomegalia, sin linfadenopatías ni erupción. No se observan recidivas tras la curación.

Complicaciones: Paludismo cerebral (Mortalidad: 20 %; 80 % de las muertes). Signos: psicosis; convulsiones; apnea/hiperventilación; coma; ↑ tono y reflejos; crisis posturales extensoras; plantas elevadas; nistagmo; mirada desconjugada; rechinar de dientes; papiloedema; flaccidez. ▶Descartar hipoglucemia y meningitis.

La hipoglucemia se observa en el paludismo grave, sobre todo durante el tratamiento con quinina y en el embarazo. Si se asocia a paludismo cerebral, pueden observarse crisis posturales extensoras y oculogiras.

La insuficiencia renal aguda complica los estados de hipotensión y la hemoglobinuria («fiebre de las aguas negras»).

El edema pulmonar se produce por rehidratación excesiva, uremia o SDRA (véase pág. 317).

El paludismo «álgido» es un complejo de hipotensión grave y *shock* que complica las manifestaciones graves de la infección, como edema pulmonar, acidosis metabólica y sobreinfección bacteriana.

▶Considerar también la posibilidad de rotura esplénica.

En la gestación: riesgo elevado de muerte (madre o feto): ▶véase *OHCS* pág. 159.

---

[1] *Drug Ther Bul* 1993 **31** 11.

Utilizar quimioprofilaxis en las mujeres embarazadas de las áreas de transmisión.
Otros signos graves: anemia, CID, T.ª (42°C, ictericia, parasitemia >2 %).

El paludismo benigno. Presenta muy baja mortalidad, aunque la forma aguda es muy similar al paludismo *falciparum*. El período de incubación es mayor: *P. ovale*, 15-18 días; *P. vivax* 12-17 días; *P* malariae, 18-40 días; el 5-10 % del paludismo *malariae* se presenta más de un año después de la infección. El paludismo terciano benigno se produce por *P. vivax* o *P. ovale;* la fiebre aparece cada 3 días (es decir, los días 1, 3, 5, etc.). El paludismo cuartario benigno es producido por *P. malariae:* la fiebre recurre al 4º día (es decir, los días 1, 4, 7, etc.). Sin embargo, la fiebre no muestra inicialmente una clara regularidad. Las recidivas tienen lugar mientras el parásito permanece latente en el hígado *(P. vivax* u *ovale)* o en la sangre (*P. malariae)* **Complicaciones:** síndrome nefrótico (glomerulonefritis) en la infección crónica por *P. malariae*.

El diagnóstico. Se realiza por estudio microscópico repetido de películas gruesas y delgadas de sangre. En los pacientes parcialmente tratados se examina además la médula ósea, si el frotis de sangre es -vo. Actualmente, es posible detectar el antígeno y los anticuerpos antipalúdicos en el suero. *Otros estudios* comprenden RSC (anemia y RC suele ser normal), plaquetas (generalmente bajas), glucosa, UyE (hiponatremia, uremia), análisis de orina y hemocultivos. Siempre debemos preguntarnos: ¿He descartado *falciparum*? Si se trata de *falciparum*, ¿cuál es el nivel de parasitemia?

Signos de mal pronóstico (*falciparum*) Edad <3 años o gestante; coma profundo, convulsiones, ausencia de reflejo corneal, rigidez del descerebramiento, hemorragia retiniana, edema pulmonar, glucosa plasmática[1] <2,2 mmol/l, hiperparasitemia (>5 % del recuento de hematíes ó 250.000/μl), RC >12 x 10^9/l, Hb <7 g/dl, CID, creatinina >265 μmol/l, ↑ ácido láctico (>6 mmol/l LCR o plasma), ↑ 5∩-NT plasmático, ↓ antitrombina III[2]. Si (20 % = ó >$10^4/\mu$l) de parásitos son trofozoitos maduros o esquizontos, el pronóstico es malo, incluso aunque se visualicen escasos parásitos (refleja la masa crítica de los hematíes secuestrados[3]); igualmente ocurre con el hallazgo de pigmento palúdico en >5 % de los neutrófilos[4].

⚜ Paludismo: tratamiento, profilaxis y secuelas[1]

Tratamiento. ▶ Si no se conoce la especie o se trata de una infección mixta, debe tratarse como si el agente fuera *P. falciparum*.

▶ Actualmente, casi todos los tipos de *P. falciparum* son resistentes a la cloroquina —debe tratarse con quinina, excepto cuando se sabe con seguridad que es sensible a la cloroquina—. • La cloroquina es el fármaco de elección en los paludismos benignos (pág. 172) de la mayoría de los lugares del mundo —pero existen *P. vivax* cloroquina-resistentes en Papúa Nueva Guinea, Indonesia, Brasil, Colombia y Guayana—[5]. • Nunca debe confiarse en la cloroquina utilizada como profilaxis.

Paludismo por falciparum: si el paciente puede tragar y no presenta complicaciones (pág. 171), se administran 600 mg de quinina en sal/8 h oral durante 7 días; a continuación, Fansidar▶ (pirimetamina + sulfadoxina) 3 comprimidos en bolo, o si surgen resistencias, tetraciclina 250 mg/6 h durante 7 días con quinina. *Alternativa:* Malarone▶ (atovacuona + proguanil; 4 comprimidos una vez al día durante 3 días con los alimentos)⁶. Si el paciente está grave, debe ingresarse en la UCI y adminis-

---

[1] A Hill 1995 *Lancet* **345** 1003.
[2] H Gilles 1991 *Management of Severe & Complicated Malaria*, WHO.
[3] N White 1993 *Tr Roy Soc Trop Med Hyg* **87** 436 & 1996 **335** 800.
[4] N Phu 1995 *Tr Roy Soc Trop Med Hyg* **89** 200.
[5] Obtener ayuda de expertos: tel. 0151 7089393.

trar sal de quinina 20 mg/kg (máx 1,4 g) IV en 4 h, y a continuación, transcurridas 8-12 h, 10 mg/kg (máx 700 mg) en 4 h cada 8-12 h. Utilizar la vía IV hasta que el paciente pueda tragar y completar el tratamiento oral. Se utiliza el Fansidar®/tetraciclinas según la pauta antes mencionada. Corregir el hidrocloruro/dihidrocloruro/sulfato, aunque el bisulfato posee menor proporción de quinina.

Paludismos benignos: se administra cloroquina oral con 600 mg como base, 300 mg 8 h después y después 300 mg/24 h durante 2 días[1]. Primaquina 15 mg/24 h durante 14 días (21 días si se trata de la cepa Chesson del SE asiático/Oeste del Pacífico) después de la administración de cloroquina, para destruir la fase hepática de *vivax/ovale* y prevenir las recurrencias (primero debe estudiarse si existe deficiencia de G6PD). ***Otro tratamiento:*** esponja tibia + paracetamol para la fiebre. Transfusión si existe anemia grave. Considerar la posibilidad de exanguinotransfusión si la parasitemia >10 % y el paciente se encuentra en mal estado. Si se trata de paludismo cerebral, puede administrarse fenobarbital como profilaxis 3,5 mg/kg IM: evitar los esteroides y los diuréticos osmóticos. El paludismo «álgido» se trata como un paludismo normal + tratamiento para el *shock* bacteriano (pág. 673).

Controlar periódicamente TPR, PA, diuresis y glucemia. Recuento diario de parásitos, plaquetas, U y E, creatinina y bilirrubina en plasma.

Profilaxis[2].
- No ofrece protección total. Tratar de minimizar las picaduras (mosquiteros; repelentes; ropas de manga larga al anochecer —momento de la picadura de mosquito—).
- Tomar los fármacos desde 3 semanas antes del viaje (para revelar cualquier tipo de ES) hasta 4 semanas después del regreso.
- No es necesaria su administración si se visitan exclusivamente las ciudades de Hong Kong, Thailandia y Singapur.
- No existe profilaxis adecuada en algunas zonas del SE de Asia.

Ejemplos de dosificación: áreas de bajo riesgo (N. África, Oriente Medio, América Central y puntos de Sudamérica): **cloroquina** base 300 mg/semana oral + **proguanil** 200 mg/día oral. En gestantes, suplementos de ácido fólico con el proguanil.

Riesgo elevado: África subsahariana, Indonesia (no Bali), Laos, Vietnam, China rural, Myanmar (Birmania), Filipinas rural, Camboya: **mefloquina** (1 comprimido/semana en adultos *sin riesgo de gestación*); o bien, en el Oeste de Camboya, Thailandia, Papúa Nueva Guinea e Islas Salomón, **doxiciclina** 100 mg/24 h oral). Si los cuidados médicos son escasos y no hay riesgo de gestación, puede seguirse también la siguiente pauta: Fansidar® 3 comprimidos en una dosis (o mefloquina 15 mg/kg, máx 2 comprimidos de 250 mg cada uno repetidos a las 6 h)[2].

Efectos secundarios: *Cloroquina:* cefaleas, DyV, psicosis, retinopatías (uso continuado).

Fansidar®: síndrome de Stevens-Johnson, ↓ hematopoyesis.

Primaquina: hemólisis si G6PD (primero, test hematológico), metahemoglobinemia.

Mefloquina: DyV, convulsiones, *ictus*, signos neuropsiquiátricos (pueden ser terribles), t 1/2 prolongado; evitar si:
- Riesgo bajo de paludismo muy resistente a la cloroquina, ej., viaje de 2 semanas a los lugares de costa del Este africano.
- Antecedentes previos o familiares de epilepsia o psicosis.

---

[1] 150 mg cloroquina base = 250 mg fosfato de cloroquina (oral) = 200 mg sulfato de cloroquina (IV).
[2] PHLS 1997 *Com Dis Rep Rev* 7:R 137.

- Trabajos que requieren la máxima atención (ej., pilotos).
- Riesgo de gestación dentro de los tres meses desde la última dosis. Considerar la posibilidad de una dosis antes del viaje. Interacción: quinidina.

Dosis infantiles: *Cloroquina & proguanil:* hasta 5 semanas de edad, 1/8 dosis del adulto; 6-52 semanas, 1/4 dosis; 1-5 años de edad, 1/2 dosis; 6-11 años, 3/4 dosis; mayores, dosis deadulto. *Fansidar®*: evitar en niños <6 semanas; hasta 4 años, 1/4 dosis de adulto; hasta 8 años, 1/2 dosis; hasta 14 años, 3/4 dosis; mayores, dosis deadulto. Nota: debido a los patrones de resistencia, puede utilizarse proguanil + atovacuona[1].

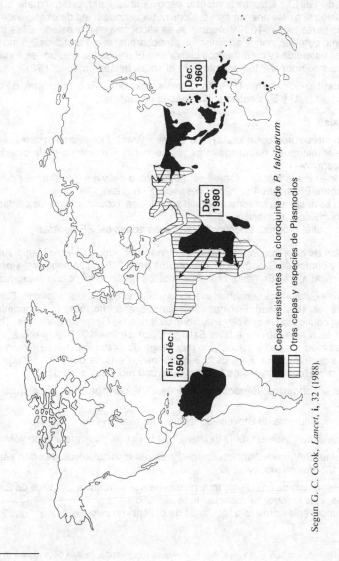

Según G. C. Cook, *Lancet*, **i**, 32 (1988).

---

[1] B Lell 1998 *Lancet* **351** 709.

Mefloquina —dosis semanal— por debajo de 15 kg, no se recomienda. 15-19 kg, 1/4 comprimido. 20-30 kg: 1/2 comprimido. 31-45 kg: 3/4 comprimido. >45 kg: 1 comprimido. Debe restringirse la dosis hasta los 3 meses; véase advertencias arriba.

Problemas en el tratamiento de los pacientes con paludismo:

- Creer que los fármacos van a funcionar, cuando el parásito nos lleva la delantera.
- Recogida inadecuada de la historia de viajes, incluyendo las escalas durante el trayecto.
- Necesidad de observar fiebre regular o esplenomegalia para el diagnóstico.
- No examinar suficientemente las extensiones gruesas o delgadas antes de afirmar: «no es paludismo».
- Demora en la confirmación por el laboratorio. ▶▶La acción inmediata salva vidas.
- Administrar una dosis de carga inadecuada de quinina, si el paciente ya ha tomado quinina.
- No disponer inmediatamente de quinina IV (en este caso, la alternativa sería el gluconato de quinina, ej., una dosis de carga de 10 mg/kg en 1-4 h, y después, 0,02 mg/kg/min IV con bomba durante 72 h o hasta que el paciente pueda ingerir alimento).
- No observar de cerca a los pacientes con *P falciparum* durante los primeros días.

Mycobacterium tuberculosis: manifestaciones clínicas

▶No existe otro agente patógeno que se cobre más vidas adultas. Prevalencia mundial: 1 1/2 billones (billones americanos) de personas; incidencia en GB: 5.700/año. El 10 % son resistentes a los fármacos; más frecuente en EE.UU.

Tuberculosis primaria. La infección inicial por *Mycobacterium tuberculosis* ocurre generalmente en la infancia y suele afectar al pulmón (por las gotitas respiratorias infectadas). Se produce una lesión periférica, con infección de sus ganglios de drenaje correspondientes. Los bacilos se diseminan por el organismo de forma precoz, pero rápidamente se desarrolla inmunidad y la infección se detiene en fase latente en sodas las localizaciones. La infección *primaria extrapulmonar* más frecuente es la GI, habitualmente en la unión ileocecal y en los ganglios linfáticos asociados.

TB posprimaria. Cualquier estado de compromiso inmunológico favorece la reactivación, como los tumores malignos, diabetes mellitus, esteroides y debilidad, sobre todo en ancianos e infectados por VIH. Las lesiones pulmonares progresan y se fibrosan (generalmente, en lóbulo superior). No obstante, el problema clínico puede aparecer en cualquier otra localización. En los ancianos y niños del Tercer Mundo, la diseminación de múltiples focos de tamaño diminuto por el organismo (incluido el propio pulmón) determina la TB miliar. La diseminación también se produce en sujetos inmunodeprimidos.

La TB primaria suele ser asintomática, pero puede causar fiebre, astenia, sudoración, anorexia, eritema nodoso, tos, expectoración y conjuntivitis flictenular (múltiples nódulos amarillo-verdosos de pequeño tamaño situados cerca del limbo). Se aíslan en el esputo bacilos ácido-alcohol resistentes (BAAR). La RXT es útil.

- **TB pulmonar:** puede ser asintomática, o bien, producir tos, expectoración, hemoptisis (que puede ser masiva), neumonía, derrame pleural y dolor torácico. La RXT y el examen del esputo son esenciales. Si se realiza una punción del derrame pleural, junto con biopsia de la pleura parietal, se aumenta el rendimiento diagnóstico. En ocasiones se forman micetomas (pág. 306) en las cavidades.
- **TB miliar:** se asocia a una imagen de RXT típica. Las manifestaciones clínicas son a veces inespecíficas. Debe descartarse la TB retiniana *(OHCS,* pág. 500). La biopsia de hígado, médula ósea, ganglios linfáticos o parénquima pulmonar muestra BAAR o granulomas.
- **TB meníngea:** véase pág. 400. Tratamiento de la meningitis tuberculosa: *OHCS* pág. 260.
- **TB genito-urinaria:** origina disuria, dolor inguinal o lumbar, hematuria y polaquiuria. Clásicamente, la piuria es estéril (es decir, sin bacteriuria). Tomar 3 muestras de la primera orina de la mañana para analizar BAAR. La ecografía renal y la UIV resultan muy útiles. La TB renal se extiende hacia la vejiga, vesículas seminales, epidídimo y trampa de Falopio. Véase *OHCS,* pág. 36, sobre endometritis TB.
- **TB ósea:** observar la presencia de colapso de vértebras adyacente a un absceso paravertebral (vértebra de Pott). Se realizan radiografías y cultivo de la biopsia (*OHCS* pág. 644).
- **TB cutánea (lupus vulgaris):** presencia de nódulos gelatinosos, ej., en la cara y el cuello.
- **TB peritoneal:** causa dolor abdominal y molestias GI. Descartar BAAR en líquido ascítico (se envía una cantidad considerable al laboratorio), aunque a veces se requiere la laparotomía.
- **Pericarditis tuberculosa aguda:** se sospecha cuando aparece como lesión primaria de tipo alérgico y exudativo.
- **Derrame pericárdico crónico y pericarditis constrictiva:** son reflejo de la granulomatosis crónica. Las fibrosis y calcificaciones pueden ser significativas, con extensión al miocardio. (La administración de esteroides a estos pacientes durante 11 semanas, junto con agentes antituberculosos, reduce la necesidad de realizar una pericardiectomía).

Otras consideraciones respecto a los pacientes con TB. ▶Considerar la posibilidad de VIH.

> ➢ Realizar comprobaciones regulares sobre el cumplimiento del tratamiento farmacológico (pág. 2) y la posible toxicidad.
> ➢ Notificar el control de enfermedades declarables, para realizar un estudio de contacto (preferiblemente, por un médico especialista en tórax).
> ➢ Explicar que será necesario un tratamiento prolongado, y la importancia de tomar todos los comprimidos indicados por el médico. Será necesario un análisis sanguíneo periódico para los niveles de transaminasas. Explicar los motivos de un tratamiento de observación directa, si éste es necesario, para reducir el riesgo de aparición de resistencias farmacológicas.
> ➢ Es necesario un control clínico regular durante el tratamiento. «*Si usted tiene problemas con el tratamiento, venga a vernos: lo que no debe hacer es suspender el tratamiento por su cuenta*».
> ➢ Explicar la necesidad del aislamiento respiratorio, mientras el paciente sea contagioso.

TB con SIDA y TB multirresistente a distintos fármacos (RMF)

La tuberculosis representa una complicación grave, pero susceptible de tratamiento, de la infección por VIH (pág. 188). Se calcula que del 30-50% de los pacientes con SIDA de los países desarrollados, también padecen TB[1]. Las interacciones del VIH y la TB son las siguientes[2]:

- Los tests de Mantoux pueden dar falsos —vos.
- Se produce una reactivación creciente de la TB latente.
- La presentación puede ser atípica.
- La vacunación previa con BCG puede no impedir que los pacientes infectados con VIH adquieran la tuberculosis[3].
- Las extensiones pueden ser negativas a gérmenes ácido-alcohol resistentes. Por lo tanto, resulta primordial realizar un cultivo —y es vital también para poder caracterizar la resistencia a los fármacos—.
- Las extensiones positivas tienden a contener menos bacilos ácido-alcohol resistentes.
- RXT atípica: neumonía lobar o bibasilar, linfadenopatías.
- Mucho más frecuentes los trastornos extrapulmonares y diseminados.
- Existe una buena respuesta a los fármacos, pero éstos tienden a ser más tóxicos.
- Debe consultarse con un experto en caso de ser necesario un tratamiento con isoniacida en un individuo VIH +vo; probablemente, *no* resultará útil la profilaxis con isoniacida para alargar la vida (controvertido)[3], pero todos los especialistas coinciden en que el control periódico de los síntomas clínicos es de vital importancia.

▶ Recuerde llevar a cabo un aislamiento respiratorio completo de los pacientes con TB en contacto estrecho con pacientes VIH +vos. Actualmente, las infecciones nosocomiales (hospitalarias) y las multirresistencias farmacológicas, representan un grave problema, no sólo en EEUU, afectando tanto a los pacientes VIH +vos como a los –vos. La mortalidad es de (80% en la transmisión de paciente a paciente—. Deben compararse los cultivos de TB frente a los agentes quimioterápicos de 1.ª y 2.ª línea[4]:

Agentes antituberculosos de 1.ª línea:

Isoniacida   Estreptomicina
Rifampicina   Amikacina
Piracinamida   Kanamicina
Etambutol   Capreomicina

Agentes de 2.ª línea:

Ofloxacina, ciprofloxacina
Cicloserina
Etionamida
Ácido aminosalicílico

Control de la diseminación de la TB multirresistente a los fármacos (MDR-TB) Principales objetivos: *identificación precoz; tratamiento completo; aislamiento*. El control puede ir ligado a[5]:

- Observación directa y confirmación de que los pacientes toman todos los fármacos prescritos.
- No esperar a demostrar la TB para utilizar una sala de aislamiento. Es suficiente con una radiografía sospechosa o unos antecedentes de MDR-TB.
- Utilización de mascarillas especiales (desechar cuando estén húmedas) por parte del personal y el paciente cuando abandone la sala de aislamiento (sólo cuando sea absolutamente necesario).
- La capacidad de realizar tinciones de ZN de día y de noche.
- Inducción/expectoración del esputo confinadas en salas de aislamiento.
- Las puertas de dichas salas deben disponer de dispositivos automáticos de cierre.
- Mantener una presión —va de aire en las salas de aislamiento (controlar frecuentemente)—.
- Levantar el aislamiento sólo después de que >2 esputos estén libres de bacilos *tras ser cultivados para MDR-TB*, o bien, si el paciente responde bien al tratamiento, el cual debe incluir 4 fármacos antituberculosos.
- Frecuentes pruebas cutáneas de tuberculina para el control de los trabajadores y personas en contacto.

Las pautas de control de la MDR-TB están en continua revisión. Deben consultarse estas cuestiones con un microbiólogo, así como remitirle rápidamente los pacientes a consulta en las enfermedades infecciosas. Existen unas pautas de recomendación realizadas por la British Thoracic Society y los USA National Institutes of Health.

[1] M Merson 1992 *BMJ* i 209; [2] Recomendaciones de la British Thoracic Society 1992 *BMJ* i 1231; [3] E Ong 1992 *BMJ* i 1567; [4] M Iseman 1993 *NEJM* **329** 784. Véase también: Pautas de tratamiento de la British Thoracic Society: L Oimerod 1990 *Thorax* **45** 403-8; [5] A Catanzaro y P Wenger 1995 *Lancet* **345** 204 & 235.

Tuberculosis^ND: diagnóstico y tratamiento

Diagnóstico. Microbiología: el *Mycobacterium tuberculosis* teñido con auramina resiste la decoloración ácido-alcohólica (bacilos ácido-alcohol resistentes, BAAR). El cuadro clínico sugiere las muestras más útiles para el diagnóstico. El diagnóstico **histológico** o **radiológico** se basa en los hallazgos patológicos característicos: granulomatosis (caseoso, es decir, como el queso blando), calcificación y cavitación (formación de cavidades). También resultan útiles las pruebas *inmunológicas de la TB:*

- En la prueba de la tuberculina, el antígeno tuberculoso es inyectado intradérmicamente y se observa la respuesta celular al cabo de 48-72 h.
- En el test de Mantoux, las diluciones de 0,1 ml de 1/10.000, 1/1.000 y 1/100, contienen 1, 10 y 100 unidades de tuberculina (ut), respectivamente. El test es +vo cuando se produce una induración (10 mm y es -vo, si la induración es <5 mm). Siempre se tiene en cuenta la concentración de la tuberculina y los mm de induración.
- Las pruebas de Heaf y Tine se utilizan en el «*screening*» y consisten en una serie de agujas ya cargadas con las que se inyecta tuberculina en círculo[1].
- La prueba de tuberculina +va sólo demuestra que el paciente tiene inmunidad y no infección activa. Indica una exposición previa o la vacunación BCG. Sin embargo, una prueba muy positiva sugiere infección activa. Puede haber resultados *falsos -vos* en la inmunosupresión, incluyendo TB miliar, sarcoidosis, SIDA, linfoma.
- Si se sospecha infección TB activa, emplear 1 ut. Si es + va, es probable la infección; en caso contrario, los resultados se interpretan según el contexto clínico.

Tratamiento de la tuberculosis pulmonar. *Antes del tratamiento:* destacar la importancia de la colaboración del enfermo (ayuda al paciente y frena la diseminación de la resistencia; se controla mirando la orina: la rifampina confiere un color amarillo-rosado). Valorar la función hepática y renal. Examinar la visión de colores antes y durante el tratamiento, ya que el etambutol causa toxicidad ocular que es reversible si se suspende con prontitud.

▶ Si ud. cree que el paciente va a olvidar tomar sus comprimidos, debe utilizar un tratamiento que pueda supervisar directamente.

- **Fase inicial** (8 semanas con 3-4 fármacos):
  1. Rifampicina 600-900 mg (niños 15 mg/kg) oral ac 3 veces a la semana.
  2. Isoniacida 15 mg/kg oral 3 veces a la semana.
  3. Piracinamida niños: 50 mg/kg; adultos: 2,5 g oral (2g si <50 kg) 3 veces/semana.
  4. Si es posible que surjan resistencias, añadir etambutol 25 mg/kg/24 h (no en niños) o estreptomicina 0,75- 1 g/24 h IM (niños 15 mg/kg/24 h). Realizar una medición semanal de PFHs.

- **Fase de continuación** (4 meses con 2 fármacos) rifampicina e isoniacida a dosis iguales. (2 comprimidos de Rifinah 300® = 600 mg de rifampicina + 300 mg de isoniacida). Si al paciente le resulta muy caro el tratamiento por el coste de la rifampicina (es el mejor agente antituberculoso), puede optarse por un tratamiento de rifampicina dos veces/semana (600 mg) + isoniacida (900 mg)[2],

---

[2] GAT 1997 75.
[1] A Castelo 1989 *Lancet* ii 1173.

que da buenos resultados. Si surgen resistencias, puede administrarse etambutol oral 15 mg/kg/24 h.
• Debe administrarse piridoxina (dosis máxima: 10 mg/24 h) a lo largo de todo el tratamiento.

Los esteroides, anatemizados por los microbiólogos especialistas en TB (inmunosupresión, ↑ riesgo de TB) *pueden* estar indicados en los trastornos meningíticos y pericárdicos, pág. 174-78.

Efectos secundarios principales. ▶ Solicitar consejo en la insuficiencia renal o hepática, o bien en la gestación.

Rifampicina: hepatitis (suspender si se eleva la bilirrubina. No importa si se produce un aumento discreto de AST), orina anaranjada, colorea las lentes de contacto, inactiva los anticonceptivos esteroides, síndrome gripal con el uso intermitente.

Isoniacida: neuropatías, hepatitis, deficiencia de piridoxina, rara vez agranulocitosis.

Etambutol: neuritis óptica (ceguera para los colores rojo y verde).

Piramicina: artralgia (empleo con cautela en la gota), hepatitis.

Prevención de la tuberculosis en pacientes VIH +vos. Considerar el tratamiento con isoniacida 300 mg/día oral (niños: 5 mg/kg, máx 300 mg) durante 1 año_ siempre que el paciente no haya sido vacunado con BCG y el test de Mantoux sea >5 mm (Heaf 1-4). Si ha sido vacunado con BCG (hace >10 años), sólo se inicia un tratamiento profiláctico cuando el Mantoux >10 mm (Heaf 3-4). En caso de no iniciar la profilaxis, deberá controlarse el estado clínico y realizarse RXT[1].

✝ Infecciones herpéticas

Varicela zóster. La varicela (*OHCS* pág. 216) es la infección primaria por este virus; después de la infección, el virus permanece latente en los ganglios de la raíz posterior. Su reactivación origina el herpes zóster, que afecta al 20 % de los adultos en algún momento de su vida. Grupos de alto riesgo: ancianos e inmunodeprimidos.

Manifestaciones del herpes: dolor, que se distribuye en el dermatoma correspondiente, el cual precede algunos días al malestar general y a la fiebre. Unos días después, aparecen máculas y luego pápulas + vesículas en el mismo dermatoma. Los dermatomas torácicos inferiores y la rama oftálmica del nervio trigémino (herpes oftálmico, *OHCS* pág. 484) son los más vulnerables. Si se afectan los nervios sacros, se observa retención de orina. En raras ocasiones, puede afectar a los nervios motores, causando parálisis. *Síndrome de Ramsay Hunt* (herpes del oído + paresia del VII par craneal, *OHCS* pág. 756). La recurrencia sugiere infección por VIH. **Tests** (si son precisos): elevación de los títulos de anticuerpos; cultivos; microscopía electrónica del líquido de las vesículas.

Tratamiento: aún no se ha aclarado si todos los pacientes con herpes necesitan aciclovir (para disminuir la replicación viral*), pero en caso de utilizarse, debe comenzarse el tratamiento lo antes posible: 800 mg 5 veces al día oral, durante 5 días (inmunodeprimidos: 10 mg/kg/8 h IV lento durante 10 días y control de la función renal). El famciclovir representa una alternativa con una pauta de tratamiento de dos veces al día. Debe controlarse el dolor con analgésicos orales o dosis reducidas de amitriptilina. Es probable que el tratamiento con predoisolona durante 4 semanas

---

[1] Recomendación de la Brit Thoracic Soc 1992 *BMJ* **i** 1231.

reduzca la neuralgia postherpética, de acuerdo con los estudios realizados. Si se afecta la conjuntiva, aplicar loción de aciclovir al 3%, 5 veces al día. Prestar atención a las iritis. Debe controlarse regularmente la agudeza visual. El paciente debe informar sobre *cualquier* pérdida de visión de inmediato (*OHCS* pág. 484). ES del aciclovir oral: vómitos, urticaria y encefalopatías.

Complicaciones: neuralgia posherpética que afecta al mismo dermatoma y persiste durante años, condicionando la vida del enfermo: su tratamiento es muy complejo. Ensayar la carbamacepina y luego la fenitoína, o bien, la crema de capsaicina (evita la irritación). Como último recurso, puede intentarse la ablación del ganglio correspondiente (muchas veces sin éxito), que produce anestesia en el dermatoma afectado.

Virus del herpes simple (HSV). Manifestaciones de la infección primaria:

1. *Infección sistémica,* por ejemplo, con fiebre, faringitis y linfadenopatías que pasan desapercibidas. No obstante, en los inmunodeprimidos aparece un proceso febril muy grave, con fiebre, linfadenopatías, neumonitis y hepatitis.
2. *Gingivoestomatitis:* úlceras con un fondo amarillo sobre la lengua y la mucosa bucal.
3. *Panadizo herpético:* el virus se introduce en el dedo por una herida de la piel y forma vesículas locales irritativas.
4. *Herpes traumático (herpes gladiatorum):* aparecen vesículas en aquellas zonas donde se introduce HSV por la fuerza bruta.
5. *Eccema herpético:* el virus infecta la piel eccematosa en una gran extensión.
6. *Meningitis por herpes simplex:* no es frecuente, y además, es autolimitada (típica en las mujeres durante una infección primaria por HSV II).
7. *Herpes genital:* varón: en el ano y en el pene (tallo o glande) se desarrollan unas vesículas y pápulas de pequeño tamaño y agrupadas (± en las palmas, pies o faringe). También hay dolor, fiebre y disuria. Mujer: *OHCS* pág. 30. Debe administrarse analgesis + famciclovir 125 mg/12 h oral durante 5 días ▫. Debe utilizarse preservativo. Si las recurrencias son frecuentes (ej., 6 años) o graves, debe aministrarse aciclovir de forma continuada (400 mg/12 h oral).
8. *Queratitis por HSV:* aparecen úlceras dendríticas corneales. Véase *OHCS* pág. 480.
9. *Encefalitis por herpes simplex:* (normalmente HSV I, con diseminación centrípeta, ej., desde los ganglios de los nervios craneales hasta los lóbulos frontal y temporal) ▶ *Debe sospecharse ante la aparición de fiebre, convulsiones, cefaleas, alteración comportamiento, disfasia, hemipareasias o coma*; o bien, encefalitis subaguda del tronco cerebral, meningitis o mielitis. *Diagnóstico:* PCR a partir de una muestra de LCR (± biopsia cerebral; TC/RM y ECG no son específicas y fiables[1]). Elevada mortalidad. Debe contarse con ayuda de un experto: debe ingresarse en UCI; control del balance hídrico para minimizar el edema cerebral (considerar la administración de manitol, pág. 688); ▶▶ administración *inmediata* de aciclovir 10mg/kg/8 h (si UyE ↔) IV durante 10 días, para lograr salvar la vida[1].

Tests: elevación de los títulos de anticuerpos en la infección primaria; cultivo; PCR para diagnóstico rápido.

HSV recurrente. Puede permanecer latente en las células ganglionares y reactivarse por enfermedades intercurrentes, inmunodepresión, menstruación o incluso luz solar. Las úlceras por frío (vesículas periorales) constituyen una de sus manifestaciones —y no suelen responder bien al tratamiento con crema de aciclovir—.

---

[1] European Union Concerted Action on Virus Meningitis &Encephalitis 1996 *J Neurol Neuros Psy* **61** 339.

Mononucleosis infecciosa (fiebre glandular)

Es una enfermedad frecuente del adulto joven (aunque afecta a pacientes de cualquier edad), pudiendo pasar desapercibida o producir enfermedad aguda, seguida a veces de letargia durante algunos meses. La produce el virus de Epstein-Barr (EBV), que infecta de forma preferente a los linfocitos B. A continuación, se observa una proliferación de células T (las células mononucleares «atípicas», véase más adelante) que ejercen un efecto citotóxico sobre las celulas infectadas por EBV. Estas últimas se «inmortalizan» por la infección EBV y en rarísimas ocasiones proliferan, desarrollando un cuadro indistinguible del linfoma inmunoblástico en sujetos inmunodeprimidos, cuyas células T supresoras son incapaces de controlar la multiplicación de estas células B.

El período de incubación se desconoce, pero puede oscilar alrededor de 4-5 semanas. Se cree que la diseminación tiene lugar a través de la saliva o gotitas respiratorias.

Síntomas y signos. Faringitis, fiebre, anorexia, malestar general, linfadenopatías. petequias en paladar, esplenomegalia. hepatitis y anemia hemolítica. Ocasionalmente, encefalitis, miocarditis, pericarditis, neuropatías. La erupción aparece habitualmente cuando se administra ampicilina (aunque no significa que el paciente sea alérgico a la ampicilina para siempre).

Estudios. El frotis de sangre muestra linfocitosis con numerosos linfocitos atípicos (por ejemplo, 20 % de todos RC). Estas células también se observan (aunque generalmente en menor número) en muchas infecciones víricas (sobre todo CMV), toxoplasmosis, hipersensibilidad medicamentosa, leucemias, linfomas e intoxicación por plomo.

Pruebas de anticuerpos heterólogos (por ejemplo Monospot® o Paul Bunnell): en las primeras fases se desarrollan anticuerpos heterólogos en la mayoría de los pacientes, que desaparecen al cabo de aproximadamente 3 meses. Estos anticuerpos aglutinan los eritrocitos de carnero y son absorbidos (es decir, impiden la aglutinación) por eritrocitos de buey, pero no por células renales de cobaya. Este patrón los diferencia de otros anticuerpos heterólogos. Estos anticuerpos no reaccionan con EBV ni sus antígenos. *Falsos +vos:* con el test Monospot®, se observan (rara vez) en la hepatitis, infecciones por parvovirus, linfoma, leucemia, rubéola, paludismo, carcinoma de páncreas y LED.

Inmunología: la presencia de IgM específica de EBV indica infección actual; las IgG indican que el paciente ha sufrido infección previa.

Diagnóstico diferencial. Citomegalovirus, hepatitis víricas, fase de seroconversión del VIH, toxoplasmosis, leucemia, faringitis estreptocócica (puede coexistir), difteria.

Tratamiento. Reposo en cama. Evitar el alcohol. En ciertas ocasiones, los expertos recomiendan prednisolona oral para los síntomas o complicaciones graves (80 mg, 45 mg, 30 mg, 15 mg y 5 mg, en días sucesivos y luego suspender). Su utilización no está estandarizada.

Complicaciones. La disminución del estado de ánimo, la depresión y la astenia se mantienen durante meses. Así mismo, puede aparecer trombocitopenia, rotura esplénica, obstrucción de las vías aéreas altas (puede requerir observación en la UCI), infecciones secundarias, neumonitis, meningitis aséptica, sindrome de Guillain-Barré, insuficiencia renal, linfoma y anemia hemolítica autoinmune, aunque todas ellas son poco frecuentes.

Otras enfermedades asociadas a la infección por EBV. El EBV (potenciado por el paludismo y las infecciones por VIH) desencadena un linfoma de Burkitt (pág. 540). Los linfomas de células grandes EBV +vos (de células B), aparecen en ocasiones, en los pacientes inmunodeprimidos. Se ha hallado genoma del EBV en las células de Reed-Sternberg del linfoma de Hodgkin, y del mismo modo, el EBV se asocia al carcinoma nasofaríngeo. Existen algunos indicios que lo implican también en el LES.

Gripe

Se trata de la infección respiratoria vírica más importante[1], debido a su frecuencia y tasa de complicaciones, especialmente en edades avanzadas. En las pandemias, pueden morir millones de personas, sobre todo cuando se ven implicadas cepas nuevas.

El virus (ortomixovirus ARN) tiene 3 tipos (A, B y C). Los subtipos se clasifican (en el tipo A) según las caracteristicas de la hemaglutinina (H) y neuraminidasa (N).

Las mutaciones son frecuentes, sobre todo en el virus A, y las nuevas cepas tienen propiedades antigénicas diferentes. La clasificación de la OMS indica el *tipo, origen del huésped, origen geográfico, número de cepa, año de aislamiento y subtipo;* por ejemplo: A/porcino/Taiwán/2/87 (H3, N2).

Diseminación: por medio de las gotitas respiratorias. **Período de incubación:** 1-4 días. **Contagio:** 1 día antes y hasta 7 días después del inicio de los síntomas. **Inmunidad:** las personas infectadas por una cepa sólo son inmunes frente a esa cepa.

Patogenia. Origina un proceso inflamatorio agudo necrotizante (e incluso hemorrágico) del tracto respiratorio inferior y superior.

El paciente. Fiebre brusca, malestar general, cefalea y mialgias, asi como postracion, vómitos y depresión. La convalecencia es lenta.

Diagnóstico. Resulta sencillo en las epidemias (una trampa fatal es la de no preguntar sobre los viajes, y de esta forma, no detectar el paludismo). En ocasiones, la serología resulta útil (titulos crecientes durante 2-3 semanas), si se desea confirmar el diagnóstico. También se puede cultivar el virus.

Complicaciones. Bronquitis (en el 20 %[1]), neumonías víricas o bacterianas (especialmente, por *Staph aureus*), sinusitis, otitis media, encefalitis, pericarditis.

Tratamiento. Reposo en cama ± aspirina. La amantadina, 100 mg/24 h oral durante 5 días reduce considerablemente los sintomas en algunos brotes (H2,N2; H3,N2; H1.Nl)[1]. La mayoría de los expertos recomiendan el traslado a la UCI de los escasos enfermos que desarrollan neumonía (± infección secundaria), debido a que la disnea y anoxia suelen progresar rápidamente hacia colapso circulatorio y muerte.

Prevención[2]. • Se utiliza la **vacuna trivalente** (con virus inactivados), reservando los virus fragmentados para los <13 años. La vacuna se prepara con los serotipos del momento; tarda <2 semanas en hacer efecto. **Indicaciones:** diabetes, trastornos pulmonares crónicos, insuficiencia cardíaca o renal; inmunosupresión; hemoglobinopatías, personal sanitario (en epidemias); mayores de 60 años. **Dosis:** 0,5 ml SC (deltoides) en una dosis; los niños deben ser revacunados al cabo de 5-6 semanas (1/2 dosis si <3 años en la porción anterolateral del muslo). **ES:** dolor leve o hinchazón (17 %). Son menos frecuentes la pericarditis y el síndrome de Guillain-Barré. Suele producirse fiebre, cefaleas y malestar general (10 %), pero ocurre con la misma frecuencia que a los que se administra una inyección con placebo[3]. • La **amantadina**, 100 mg cada 24 horas oral durante 6 semanas, ofrece un alto grado de protección (91 % para subtipos H2,N3 y Hl,N2 del virus A). ES: insomnio, nerviosis-

---

[1] L Van Voris 1981 *JAMA* **245** 1128-31.
[2] A Connolly 1993 *BMJ* **ii** 1452.

mo. La uremia y la inmunosupresión son motivo de fracaso de la vacuna, por lo que debe considerarse en dichos casos una profilaxis oral.

La pauta de vacunación de todos los grupos de riesgo (arriba) supone todo un desafío, especialmente en las poblaciones envejecidas.

Resfriado común (coriza). El rinovirus es la causa más frecuente y tiene >80 cepas diferentes. Inicialmente se produce una secreción nasal acuosa auto-limitante, que se torna mucopurulenta en unos días. *Incubación:* 1-4 días. *Complicaciones:* (6% en niños): otitis media, neumonía, convulsiones febriles. El *tratamiento* no suele ser necesario[□]. En los niños pequeños son útiles los colirios nasales de suero salino al 0,9% cuando la obstrucción nasal impide la alimentación. En los adultos, un estudio riguroso ha demostrado que el trihidrato de zinc gluconato 13,3 mg en pastillas de caramelo, 5 × diarios, logra reducir la duración del proceso en (50%; ES: náuseas, sabor metálico) [1].

Toxoplasmosis

El protozoo *Toxoplasma gondii* se transmite por vía intestinal, pulmonar y a través de lesiones cutáneas. El gato (hospedador definitivo) elimina los ovoquistes, aunque es probable que la ingesta de carne infectada mal cocinada sea tan importante como el contacto con las heces del gato. En el hombre, los evoquistes liberan trofozoitos, que emigran por el organismo, afectando de forma preferente el ojo, cerebro y músculos. La toxoplasmosis está distribuída por todo el mundo, pero es más frecuente en el Trópico. La infección dura para toda la vida, y el VIH puede reactivarla.

El paciente ▶ *Siempre que se observe una uveitis granulomatosa o una retinitis necrótica, debe sospecharse de toxoplasmosis, especialmente, en inmunodeprimidos.* La mayoría de las infecciones son asintomáticas: en GB, el 50% de los individuos de 70 años están infectados. La toxoplasmosis sintomática adquirida se asemeja a la mononucleosis infecciosa y suele ser autolimitada (dura escasos meses). La infección ocular, generalmente congénita, se presenta como uveitis posterior con visión borrosa y dolor, generalmente en la segunda década de la vida; puede producir cataratas. La encefalitis y miocarditis es rara, excepto en los inmunodeprimidos (por ejemplo, SIDA), en los que a veces es fatal.

Tests. La elevación × *4* del título de anticuerpos a lo largo de 4 semanas o la presencia de IgM específica indican infección aguda (no fiable si VIH +vo). La «prueba del colorante» o «*dye test*» fue la primera prueba serológica conocida. El aislamiento del parásito es complejo, pero la biopsia ganglionar o cerebral resultan diagnósticas. La TC del SNC puede mostrar las lesiones (resaltadas con contraste).

Tratamiento. Controvertido[1]; con frecuencia, el proceso suele ser autolimitado sin tratamiento; debe consultarse con un experto. Si se afecta el ojo o se trata de sujetos inmunodeprimidos (pero no gestantes), emplear pirimetamina, *25-50* mg cada 8 h oral durante 5 días, seguido de 25-50 mg cada 24 h oral durante 4 semanas + sulfadiacina, *4-6* g cada 24 h oral. ▶En caso de embarazo, debe consultarse con un experto.; considerar un tratamiento con espiramicina ± extracción de muestra de sangre del cordón umbilical, ej., a las 21 semanas para las IgM (pueden indicar infección fetal grave). Toxoplasmosis en la infección por VIH, véase pág. 188.

Toxoplasmosis congénita transplacentaria *(OHCS,* pág. 98). Puede producir aborto o una combinación de convulsiones neonatales, coriorretinitis, hidrocefalia, microcefalia y calcificación cerebral, La infección precoz tiene peor pronóstico.

---

[1] S Mossad 1996 *E-BM* **1** 204.
Más información sobre los brotes actuales, disponible en *http://www.open.gov.uk/cdsc/flufact.htm.*

Citomegalovirus (CMV)

La infección por CMV se transmite a través de los besos, el contacto sexual, la transfusión de sangre y los trasplantes de órganos. Como otros virus herpéticos, permanece latente tras la infección aguda durante el resto de la vida del enfermo y puede reactivarse en momentos de estrés o compromiso inmunológico.

El paciente. La inmensa mayoría de las infecciones por CMV pasan desapercibidas. El 50 % de las mujeres en edad fértil han sufrido la infección. La infección sintomática por CMV se parece a la mononucleosis infecciosa y es más grave en los inmunodeprimidos (por ejemplo, receptores de trasplante y SIDA), en los que produce neumonía, infección del SNC, coriorretinitis, colitis, hepatitis (dolor en el cuadrante superior derecho, ictericia); leucopenia o trombocitopenia.

Diagnóstico. El aislamiento y crecimiento del virus es lento. Por otra parte, la eliminación de CMV puede prolongarse después de la infección, lo que complica el diagnóstico de infección aguda por CMV. La serología resulta mucho más útil. La IgM especifica implica infección aguda (no fiable en seropositivos VIH).

Tratamiento. Sólo se tratan las infecciones graves (ej., inmunodeprimidos), con ganciclovir 5 mg/kg/12 h IV durante 1 h. La inmunización activa y pasiva está evaluándose actualmente. Como alternativa, se utiliza el foscarnet; véase CMV en VIH, pág. 189.

Prevención post-trasplante[1]. Si se trata de un paciente seropositivo, se administra ganciclovir, ej., 2,5 mg/kg/día IV durante las 2 semanas siguientes a la operación. Debe reducirse la frecuencia de administración si ↑ la creatinina (véase *Ann Int Med* 1995 **123** 18). Cuando se trasfunde sangre a los receptores del transplante o pacientes con leucemia o VIH, debe emplearse sangre libre de CMV o sangre filtrada.

CMV congénita (*OHCS* pág. 98). Debe sospecharse de: ictericia aguda, hepatosplenomegalia y púrpura. Defectos crónicos: retraso mental, parálisis cerebral, epilepsia, sordera, problemas oculares. Tratamiento: no se establece ningún tratamiento.

Hepatitis vírica

Hepatitis A. *Transmisión:* fecal-oral, a menudo en centros cerrados o en viajeros La mayoría de las infecciones pasa desapercibida en la infancia. *El paciente:* transcurridas 2-6 semanas de incubación y síntomas prodrómicos (anorexia, náuseas, dolor articular y fiebre), aparece la ictericia ± hepatomegalia dolorosa, esplenomegalia y linfadenopatías. *Tests:* las transaminasas séricas se elevan 22-40 días después de la exposición. Los anticuerpos especifícos aumentan a partir de los 25 días: IgM indica infección reciente y la IgG permanece detectable para siempre. *Tratamiento:* sintomático. Evitar el alcohol hasta que las transaminasas ↔. *Profilaxis:* la inmunidad es probablemente indefinida después de la infección. La inmunoglobulina humana normal (0,02 ml/kg IM) proporciona 3-6 meses de inmunidad pasiva para los grupos de riesgo (viajeros; personas en contacto con enfermos) y durante el periodo de incubación. Havrix® es una proteína inactivada del virus de la hepatitis A, cultivada en células humanas diploides); *dosis:* 2 dosis IM (en deltoides), con un intervalo entre ambas de 2-4 semanas, si >16 años deedad, dura 1 año (10 años si se adminístra una dosis de recuerdo a los 6 meses). Se utiliza Havrix® Junior para los menores de 15 años. *Pronóstico:* habitualmente autolimitado. No se conoce estado de portador ni evoluciona a hepatopatía crónica.

Hepatitis B. *Transmisión:* se disemina a través de productos hemoderivados, secreciones y contacto sexual. Los grupos de riesgo comprenden homosexuales, he-

---

[1] J Sanford 1997 *Guide to Antimicrobial Therapy* pág. 86 & pág. 95.

mofílicos, trabajadores sanitarios, adictos a la heroína y otras drogas IV, pacientes hemodializados y en instituciones cerradas, como prisiones. Es endémica en áreas tropicales y países mediterráneos.

Manifestaciones clínicas: similares a las de la hepatitis A, pero con un período de incubación de 1-6 meses. La urticaria y artralgia son más comunes en la hepatitis B.

Tests: el HBsAg (antígeno de superficie) aparece al cabo de 1-6 meses de la exposición. La presencia de HBeAg (antígeno-e) implica un alto grado de contagio; suele detectarse 1 1/2 —3 meses después de la fase aguda. La persistencia de estos antígenos (sobre todo HBsAg) durante >6 meses, representa el estado de portador, que ocurre en el 5-10 % de las infecciones. Los anticuerpos contra HBcAg (antígeno core, es decir, anti-HBc) indican infección previa; sólo frente a HbsAg (es decir, anti-HBs) indican vacunación.

La **vacunación puede** ser universal durante la infancia o sólo para los grupos de riesgo (policía GB, pág. 466). La inmunización pasiva (inmunoglobulina específica antihepatitis B) puede administrarse en las exposiciones de elevado riesgo ante contactos no inmunes.

Tratamiento: sintomatológico. Deben seguirse las normas locales de control de infecciones. No ingerir alcohol. La hepatitis B crónica responde al tratamiento IFN-α. Deben ser inmunizados también los contactos sexuales.

Complicaciones: insuficiencia hepática fulminante (rara, pág. 457); recurrencia; colestasis prolongada; hepatitis crónica (5-10 %, pág. 512, ± cirrosis ± carcinoma hepático). Otros: glomerulonefritis; crioglobulinemia.

Hepatitis C (Flavivirus de diseminación igual que el virus HBV). Se trata de una causa importante de hepatitis post-transfusional. (50 % desarrollan infección crónica; el 5 % desarrolla cirrosis, el 15 % de los cuales, presenta riesgo de hepatoma)[1]. Las pruebas de anticuerpos más recientes son capaces de detectar anticuerpos a los 4 meses (ej., antígenos c200 y c22-3, ± 5-1-1, c100-3, c33c). La sangre para transfusiones se somete a pruebas de detección del HCV (debe ofrecerse consejo a los donantes HCV +vos sobre la necesidad de practicárseles una biopsia hepática). El *interferón* (IFN-α2b, ej., 3 millones unidades, 3 dosis/semana SC durante 1 año) frena la infección y la progresión hacia hepatoma[2]. El tribavirin (ribovirina) mejora el aclaramiento viral y la respuesta al IFN. Debe controlarse al paciente mediante la medición de ALT ± PCR). La repetición del tratamiento puede ayudar al 50 % de los pacientes con recurrencia[1] (£1.300/tratamiento). La *gammaglobulina* ofrece *cierta* protección ante una transfusión no testada. Este estudio es conveniente, ya que la hepatitis C suele presentar un curso subclínico[3]; los *cónyuges presentan un riesgo elevado*.

Hepatitis D —agente delta— (se trata de un virus ARN incompleto, que sólo puede existir en presencia del virus HBV). Transmisión: idénticas vías que el HBV. Incrementa la incidencia tanto de la insuficiencia hepática aguda, como de la cirrosis. Se dispone de un test serológico de detección. El interferón (IFN-α) posee limitada eficacia en el tratamiento de esta infección.

Hepatitis E (ARN virus) es similar a la hepatitis A en cuanto a su transmisión y manifestaciones clínicas, sin riesgo aparente de insuficiencia hepática crónica. En algunas áreas, representa la causa vírica más frecuente de hepatitis en el adulto y niños mayores, y su mortalidad en madres gestantes alcanza hasta el 20 %. Incubación: 2-9 semanas. Diagnóstico: serológico. La gammaglobulina no es eficaz; no existe vacuna[4].

---

[1] *Drug ther Bul* 1993 **31** 61.
[2] *BMJ* 1997 **i** 1070.
[3] C Seymour 1994 *BMJ* **i** 211.
[4] *Lancet* 1995 **346** 519.

Capítulo 6. Enfermedades infecciosas

Hepatitis GB (su denominación corresponde a su primera víctima). Uno de los tipos de este flavivirus (HGB-C) puede producir una insuficiencia hepática fulminante.

Diagnóstico diferencial. *Hepatitis aguda:* fármacos, toxinas, alcohol, mononucleosis infecciosa, fiebre Q, leptospirosis, sífilis, paludismo, fiebre amarilla, ictericia obstructiva. ***Hepatitis crónica:*** alcohol, fármacos, hepatitis autoinmune crónica (pág. 464), enfermedad de Wilson (pág. 628).

Marcadores de infección VIH	Infección aguda (pico, meses desde infección)	Portadores Contagio alto	Portadores Contagio bajo	Infección previa
HbeAg	Presente al principio y luego ausente (4 1/2)	Presente*	Presente*	Ausente
HbsAg	Presente (5)	Presente	Presente	Ausente
anti-HBc IgM	Título alto (7)	Ause/bajo	Ausente	Ausente
anti-HBc IgG	Título moderado	Tít.alto	Moderado	Moderado
anti-Hbe	Ausente al ppio (9)	Ausente	Presente	Presente
anti-HBs	Ausente (>10)	Ausente	Ausente	Presente
ADN polimerasa	Presente	Presente	Ausente	Ausente
PFHs	↑↑↑	↑	Normal	Normal

La mayoría de los pacientes se recupera completamente de la infección HBV; esto se refleja en la desaparición del HbsAG y el desarrollo de anticuerpos frente al HbsAg. Los anti-HBs aparecen muy tarde (lo que implica inmunidad)[□].

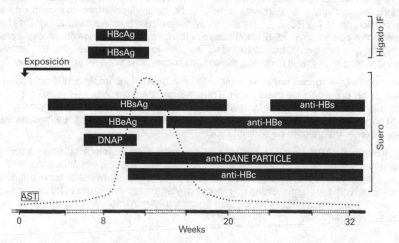

Sucesión de fenómenos virológicos relacionados con el nivel máximo de aminotransferasa sérica (AST) en la hepatitis B aguda.
[IF = inmunofluorescencia; Ag = antígeno; HBs = superficie del virus HB; Hbe = hepatitis B e; DNAP = ADN polimerasa]

Virus de la inmunodeficiencia humana (VIH)

El SIDA (definido a continuación), representa la etapa final de un complejo asociado a la infección e inmunodeficiencia por VIH. El centro estadounidense Center for Disease Control (CDC) afirma que la seropositividad con recuentos bajos de linfocitos CD4 (<200 x 10^6/l) es suficiente para el diagnóstico de SIDA. La mayoría de los casos en todo el mundo están producidos por el retrovirus VIH-1, junto con el VIH-2, que produce un cuadro similar, quizá, con un período de latencia algo mayor. Aproximadamente 30 millones de personas son seropositivas y (3 millones padecen SIDA); la mayoría son mujeres y niños en África subsahariana[1]. En Reino Unido, parece que se ha logrado frenar la tasa de incidencia ($\sim 30/10^6$/año).

Transmisión. Tiene lugar por contacto sexual (anal y vaginal: 75% de los casos mundiales), por inoculación de sangre o productos sanguíneos infectados y por agujas contaminadas. La transmisión vertical de madre a feto también se ha documentado. (El estudio de los donantes de sangre y la esterilización de los hemoderivados, reduce al mínimo estos riesgos en los países desarrollados). En el mundo desarrollado, la transmisión heterosexual es la más frecuente, con igual número de hombres y mujeres afectados, y una cifra creciente de niños infectados nacidos de madres seropositivas (transmisión vertical, *OHCS* pág. 98).

4 estadios de la infección por VIH. El virus VIH se une a los receptores CD4 de los linfocitos T *helpers* (células CD4), monocitos y neuronas. Durante la **seroconversión** (pág. 192), se produce una diseminación del virus, con colonización en los órganos linfáticos[2]. Aproximadamente 1 día después de la infección, las células libres CD4 mueren y liberan un elevado número de nuevos viriones, que permanecen libres en el plasma durante 6 horas. A continuación, invaden otras células CD4 susceptibles en los tejidos linfáticos. Se producen y destruyen billones de viriones cada día durante la fase de *latencia clínica* (que puede durar 7 años o más). Diariamente, las cifras de células infectadas CD4 se cuentan también en billones. Cuando decae la capacidad del hospedador de reponer células CD4, se manifiesta la inmunodeficiencia, al ↑ el riesgo de infecciones oportunistas (pág. 188).

Antes de desarrollarse la enfermedad definida, pueden aparecer algunos síntomas generales como, pérdida de peso, dermatitis seborreica ± **linfadenopatías generalizadas persistentes:** se caracteriza por la presencia de ganglios >1 cm de diámetro en (2 regiones no inguinales durante $\simeq 3$ meses sin causa conocida). La biopsia está indicada si existen síntomas o asimetría. **Síndrome de inmunodeficiencia adquirida (SIDA)** se define como el desarrollo de uno o más procesos característicos del SIDA en presencia de una infección demostrada de VIH. Los recuentos de CD4 suelen ser <200 x 10^6/l. Estas enfermedades (descritas en la pág. 188) son:

- Neumonía por Pneumocystis.
- Sarcoma de Kaposi.
- Toxoplasmosis SNC.
- Linfoma no-Hodgkin.
- Candidiasis esofágica.
- Tuberculosis.
- Linfoma primario SNC.
- Cáncer de cérvix.
- Síndrome caquéctico.
- Leucoencefalopatía multifocal progresiva.
- Mycobacterium avium intracelular.
- Retinitis CMV; demencia; meningitis criptocócica

---

[1] K Morris 1997 *Lancet* **350** 1683.
[2] A Fanci & G Pantaleo 1996 *Ann Int Med* **124** 654-63.

El **diagnóstico** se basa en la detección de los anticuerpos anti-VIH en el suero. La mayoría de los pacientes desarrollan anticuerpos en los primeros 3 meses desde la exposición. Antes de la seroconversión, el diagnóstico se basa en la detección del virus mediante PCR.

Efectos directos del VIH

Seroconversión aguda (pág. 192).

- **Enteropatías del intestino delgado** ± atrofia parcial de las vellosidades ($\downarrow$ peso; diarrea; malabsorción), trastornos del SNC (demencia; mielopatías; neuropatías, generalmente sensoriales y asimétricas). *Efectos renales:* fibrosis, glomeruloesclerosis, proliferación mesangial, dilatación de los túbulos.
- **Linfomas inducidos por el VIH:** normalmente, son del tipo no-Hodgkin de células B, y pueden situarse en cualquier localización, (ej., intestino delgado y SNC). A menudo, son agresivos, aunque responden bien a la quimioterapia con dosis elevadas de anti-retrovirales activos (HAART, *highly active anti-retroviral therapy*).

Debido a la inmunosupresión, los pacientes VIH no deben ser vacunados frente a la tuberculosis con vacuna BCG, frente a la fiebre amarilla, fiebre tifoidea oral o polio oral atenuada.

Pronóstico del SIDA. Si no es tratado, se produce la muerte en 20 meses; el plazo es mayor si el paciente es tratado.

Enfermedades oportunistas tras la infección por VIH

- **TB** pág. 177.
- **Leishmaniasis** pág. 214.
- **HHV-8** (sarcoma de Kaposi) pág. 621.
- **Orofaringe** *Candida* afecta al 80 % de los pacientes en algún momento de la infección VIH, con inflamación bucal, queilitis angular, disfagia (si está afectado el esófago). Si no lo está, pueden utilizarse comprimidos de nistatina o de anfotericina. Tratamiento sistémico: ej., fluconazol 50-200 mg/24 h oral durante 2 semanas (pueden producirse resistencias). Es probable que sea recurrente, por lo que deben facilitarse tratamientos de reserva.

Biología e ingeniería farmacológica en el VIH

El virus VIH invade los linfocitos: en esta localización, su RNA es transcrito de forma inversa, dando lugar a un ADN viral bicatenario que se integra en el ADN de la célula. La expresión de este ADN produce polipoliproteínas de gran tamaño en la superficie celular. Estas proteínas producen viriones inmaduros, que más tarde, serán liberados. El número de moléculas de ácido nucleico viral («carga viral») predice la evolución. Si el número de moléculas/ml >100.000, es probable que el paciente desarrolle el SIDA en los próximos 3 años (si no se administran fármacos antivirales). Si es >300.000 moléculas /ml, este plazo se acorta en tan sólo 1 año. Con un número de moléculas aproximado de 10.000, el tiempo de evolución es de 3-19 años.

La maduración de los viriones implica el ensamblaje de las polipoliproteínas mediante las proteasas del VIH. Los sistemas informatizados han hallado sustancias químicas que se unen y ocupan el punto de ensamblaje (conocemos su estructura 3D). Estos *inhibidores* de las proteasas se están utilizando actualmente (pág. 193), logrando $\downarrow$ la carga viral (como también lo hacen otros agentes antivirales). En aquellos pacientes en los que consigue disminuir la carga viral en 8 semanas, se reduce el riesgo de desarrollar la enfermedad en un 50 %. Si aumenta la carga viral, es muy probable que se desarrolle el SIDA[1]. También logran aumentar los recuentos de CD4 (ej., hasta 100-250 células/μl)[2].

[1] *Bandolier* 1997 **4** 5.
[2] UPHS/IDSA CDC MMWR 1997 RR-12.

- **Pulmonares.** Neumonía por *Pneumocystis carinii:* ▶ pág. 301. Si CD4 <200 × 10^9/l, se administra co-trimoxazol como profilaxis, 960 mg 3 veces a la semana, dapsona o pentamidina. *M tuberculosis:* resistencia farmacológica (pág. 177). Problemas tardíos: hongos (*Aspergillus* o *Cryptococcus*); nocerdia. Neumonitis CMV (raro). Administrar ganciclovir 5 mg/kg/12 h IV. En caso de resistencia al ganciclovir, se utiliza foscarnet IV (véase «oculares», a continuación); ES: erupción, vómitos, cefalea, ↑ urea, ictus, ↓Ca^{2+}, ↓glucosa).
- **SNC** *Toxoplasma gondii* es el principal patógeno focal del SNC en el SIDA, originando abscesos visibles mediante RM o TC en forma de lesiones anulares. Se tratan con pirimetamina; debe consultarse con un especialista. Por ejemplo, la dosis de carga de 200 mg, y a continuación, 50-70 mg/día (junto con ésta, debe administrarse ácido folínico 10 mg/24 h + sulfadiacina 100 mg/kg/24 h oral durante 6 meses). La clindamicina es una alternativa. Continuar la profilaxis secundaria para prolongar la vida. *Cryptococcus neoformans* (pág. 217) produce una meningitis insidiosa en hasta un 8 % de los casos. Debe vigilarse la presión del LCR (su elevación se asocia a ceguera y ↑ de la mortalidad). El fluconazol IV/oral puede utilizarse como alternativa al tratamiento con anfotericina/flucitosina en los trastornos menos severos. Es necesario poner en práctica la prevención secundaria para prolongar la vida con fluconazol 200 mg/día (consultar la dosis con un experto). Puede ser necesario realizar una PL para disminuir las presiones.
- **Oculares.** *CMV* origina una retinitis (↓ agudeza visual ± ceguera), pudiendo afectar al 45 % de los pacientes con SIDA. Un diagnóstico precoz y la administración de fármacos anti-CMV, pueden en cierto grado, disminuir su progresión. Ejemplo de dosificación: ganciclovir 5 mg/kg/12 h IV o foscarnet (ej., 60 mg/kg/8 h IV durante 2 semanas de inducción, y a continuación, por ejemplo 60 mg/kg/24 h indefinidamente); la insuficiencia renal representa un problema (*véanse prospectos para reducir la dosis*). Este tratamiento resulta caro y dificultoso, y conlleva todos los inconvenientes de utilizar vías intravenosas de forma prolongada. Podría sustituirse por el ganciclovir oral_ pero es menos eficaz. Se están ensayando tratamientos de cidofovir en IIV administrado 1 vez a la semana (el probenecid puede disminuir la nefrotoxicidad). Otra opción está representada por el ganciclovir contenido dentro de implantes intraoculares. Este tratamiento produce un tiempo medio de progresión de 216 días, comparado con los 104 días del ganciclovir IV. Pero el problema en este caso son los desprendimientos de retina posquirúrgicos (5 % de los casos en un estudio y 18 % en otro estudio). Un implante no es capaz de prevenir la infección por CMV del ojo contrario, o que se establezca en otra localización[1].

Una vez establecida la retinitis, puede intentarse un tratamiento con cidofovir IV o ganciclovir IV *con* foscarnet. La prevención con ganciclovir no es muy eficaz y además resulta muy costosa.

- **Intestinales.** La diarrea crónica por *Cryptosporidium parvum* puede resultar muy debilitante para el paciente: pág. 439. El éxito del tratamiento con paromomicina es muy limitado (no está disponible en el mercado en GB; disponible a través del IDIS, tel 0181 410 0700). Entre otras causas se incluyen, *Isospora belli* (administrar co-trimoxazol), *Microsporidium*, colitis CMV (el dolor abdominal sugiere este proceso), enteropatías por VIH e infecciones producidas por el complejo *Mycobacterium avium* (MAC) (fiebre, sudoración, peso, dolor abdominal, caquexia, hepatoesplenomegalia, Hb, Cirugía gástrica y sus consecuencias. F.alcalina). Puede cultivarse a partir del esputo o de muestras de sangre. MAC puede infectar hasta al 50 % de los pacientes con SIDA, recomendándo-

---

[1] C Beiser 1997 i 579 + J Bartlett 1996 *Med. Care of Pat. with HIV*, Williams & Williams.

se un tratamiento profiláctico, aunque puede fallar si los linfocitos descienden por debajo de 75×10^6 células[1]. La mayoría de las infecciones pueden prevenirse con azitromicina, claritromicina o rifabutina, pero pueden surgir problemas de interacción con los inhibidores de las proteasas. El tratamiento es problemático, con pautas multi-farmacológicas, por ejemplo, claritromicina 1/2- 1 g/12 h oral + etambutol 15-25 mg/kg/día o rifabutina 300 mg/día oral (ES: uveítis)[2]. Debe darse un plazo de 2-12 semanas para la respuesta y consultar con un microbiólogo.
- **FOD.** Las FODs importantes y susceptibles de tratamiento en las infecciones por VIH y sin enfoque clínico, pueden estar causadas por micobacterias, neumococos, salmonellas, hongos o toxoplasma.

Cuándo sospechar una neumonía causada por Pneumocystis carinii

- Ante cualquier síntoma respiratorio, especialmente, taquicardia, taquipnea, cianosis, o fiebre combinada con factores de riesgo conocidos para el VIH (pero debe tenerse en cuenta que el dolor torácico, los estornudos y la ortopnea *no* son síntomas típicos).
- Tos crónica, ej., no productiva, con empeoramiento progresivo (debemos preguntarnos si el paciente puede tener también *tuberculosis*).
- Dificultades respiratorias en cualquier adulto, sobre todo durante el ejercicio, y sin ningún motivo que justifique la disnea. Un indicio útil, especialmente si la RXT es -va, es medir la saturación de O_2 antes y después del ejercicio.
- Alteraciones nodulares, reticulares o granulares en la RXT neumotórax.

No administrar co-trimoxazol oral «por si acaso». Esto hará más difícil el diagnóstico. Ingresar en hospital o en un centro reconocido de tratamiento para VIH: el diagnóstico puede depender del análisis del lavado con suero salino en la broncoscopia; amplificación del ADN. Enviar una muestra de esputo.

▶La Pneumocistosis es la causa más frecuente de morbilidad asociada a VIH: debe recordarse que la profilaxis con co-trimoxazol logra una reducción significativa de la mortalidad, por lo que el tratamiento debe iniciarse a tiempo.

Auto-ayuda para evitar las infecciones oportunistas en la inmunodeficiencia

Las infecciones pueden prevenirse poniendo en práctica las medidas de sexo «seguro» y evitando los riesgos dietéticos. Los riesgos dependen del grado de inmunosupresión (la CDC recomienda actuar sobre el recuento de CD4 peor del paciente, y no sobre el más reciente) y también depende de la prevalencia local de la enfermedad. Por ejemplo, durante los brotes de criptosporidiosis, o bien si el recuento de CD4 <100×10^6/l, el agua debe ser hervida durante > 1 min (las bebidas pasterizadas, las cervezas y bebidas empaquetadas comercialmente que no requieren refrigeración, son probablemente seguras; es menos seguro tratar el agua con yodo o cloro (filtros caseros)[1].

Se recomienda a los viajeros tomar ciprofloxacina (500 mg/día) y tomando comidas picantes o muy hechas y agua embotellada. Deben haber sido vacunados de todas las enfermedades correspondientes, pero no vivas (excepto la del sarampión si no es inmune). Se utiliza la vacuna inactivada de la polio. Si se viaja a un área de fiebre amarilla, debe ofrecerse la posibilidad de vacuna viva atenuada, pero posee seguridad y eficacia inciertas si el paciente es seropositivo. Si no se administra, debe entregarse al paciente una carta de exención. En cualquier caso, deben tomarse todas las medidas para evitar las picaduras de mosquito. La vacuna del cólera no se recomienda para las actividades turísticas normales, incluso en las zonas endémicas de cólera. Lo más sensato es evitar los viajes a las áreas endémicas de tuberculosis y Leishmaniosis.

[1] UPHS/IDSA CDC MMWR 1997 RR-12.

---

[1] GAT Sanford 1997 pág. 86.

Lo que todo médico debe saber sobre el VIH

Prevención de la transmisión del VIH

- Favorecer un sexo seguro *salvavidas*, contractraceptivos de barrera y reducción del número de compañeros. Vídeos, seguidos de charlas interactivas, representan una manera de doblar el número de personas que utilicen preservativos. Otra de las formas está representada por el *programa de preservativos 100 %*, que incluye la distribución de preservativos en los lugares de prostitución, con un programa de refuerzo que permite el control y fomento del uso del mismo en cualquier establecimiento relacionado con el sexo. Se estima que este tipo de campañas ha logrado prevenir hasta 2 millones de infecciones VIH en Thailandia.
- Advertir a los homosexuales sobre los riesgos del turismo/promiscuidad sexual.
- Advertir a los drogadictos que no compartan las jeringuillas. Utilizar esquemas de intercambio de agujas.
- Control exhaustivo de otras enfermedades ETS, lo que logra disminuir la incidencia de VIH en un 40 %.
- Aumentar la vigilancia de las clínicas sobre las ETS.
- Reducir las transfusiones de sangre innecesarias
- Animar a toda gestante a someterse a la prueba del VIH (partos por cesárea y la administración de zidovudina durante el nacimiento, pueden evitar la transmisión vertical, *OHCS* pág. 98).

Exposición profesional y lesiones por pinchazo con agujas (VIH +vo?)[1]

(Tasa de seroconversión: (0,4 % para el VIH; 30 % para la Hepatitis B —si HbeAG +vo)

- Lavarse bien; apretar para que sangre; no chupar o sumergir en lejía.
- Anotar el nombre, dirección y detalles clínicos del «donante»; ¿Toma algún fármaco anti-VIH?
- Comunicar el incidente a la Oficina de sanidad profesional de su localidad. Rellenar un cuestionario sobre el incidente.
- Almacenar sangre de ambos implicados. Si es posible, averiguar si posee anticuerpos VIH o HbsAg de ambos. Inmunizar (activa y pasivamente) contra hepatitis B de forma inmediata, si es necesario. Aconsejar (riesgo VIH <0,5 % si el donante es VIH +vo) repetir los tests a los 3, 6 y 8 meses (la seroconversión puede llevar este tiempo).
- Valorar los riesgos preguntando al «donante»; si es seropositivo, cuál es su recuento CD4 y carga viral en plasma. Antes de iniciar las medidas profilácticas, debe realizarse un test de embarazo. Lograr la autorización del paciente. El inóculo ¿era de gran tamaño? ¿El pinchazo era profundo? (la exposición a las mucosas implica un riesgo muy bajo; a la conjuntiva, algo más elevado). Administrar 4 semanas de tratamiento, si es posible, iniciarlo en la 1.ª hora desde el pinchazo; **exposición de bajo riesgo:** no administrar medicación antiviral. **Alto riesgo:** zidovudina 300 mg/12 h + lamivudina 150 mg/12 h, y especialmente, para los casos más arriesgados, indinavir 800 mg/8 h oral. La elección del fármaco puede modificarse según las circunstancias.

Asesoramiento para la prueba del VIH. En caso de duda, consultar con una clínica especializada.

- Determinar el nivel de riesgo (ej., sexo sin protección; sexo en el extranjero).

---

[1] Internat. AIDS SOC &UK 1997 Guidelines. *Véase* P Easterbrook 1997 *BMJ* ii 557.

- Estudiar los beneficios de la prueba (ej., ansiedad; protección del compañero; planificación del futuro; evitar la transmisión vertical; acceder a un tratamiento).
- Estudiar las dificultades. Cómo contárselo a los allegados y cómo explicar las posibles consecuencias sobre su trabajo, hipotecas, seguros.
- Asesorar después de la prueba (ej., para volver a destacar las formas de el riesgo de exposición).
- *Asesorar a lo largo de toda la enfermedad VIH*: la cuestión más importante cuando una pareja está muriendo de SIDA es nombrar un tutor o protector para sus hijos; puede ser necesaria la ayuda de un abogado, y así mismo, para las cuestiones de hogar y trabajo. Preparar las pautas avanzadas también requiere una práctica especial. Al final de la enfermedad, los hospicios y equipos domiciliarios de los departamentos de salud sexual (medicina genitourinaria) ayudan a los enfermos terminales. El médico general también desempeña un papel importante.

Seroconversión aguda. Es el momento en que el VIH es más susceptible a los tratamientos, por lo que resulta esencial reconocer esta fase inicial. Cursa con fiebre, mialgias, una erupción maculopapular y linfadenopatías, muy similar a la mononucleosis infecciosa. A todas aquellas personas con este cuadro, se les debe ofrecer la posibilidad de someterse al test VIH (los tests de anticuerpos pueden, pero los niveles plasmáticos de ARN viral están Cirugía gástrica y sus consecuencias). Deben considerarse estas pruebas cuando aparecen signos inusuales (úlceras bucales, candidiasis bucal, leucopenia o signos SNC). Finalmente, el mejor «test» es el de realizar una buena anamnesis y conocer a nuestro paciente, y la comunidad a la que pertenece. Si identificamos una fase de seroconversión aguda, debemos consultar con un especialista inmediatamente: puede estar indicado un tratamiento vigoroso de combinación de antivirales.

Seguimiento del VIH y cuándo establecer un tratamiento

El seguimiento del VIH implica algo más que medir periódicamente los recuentos CD4. Los niveles plasmáticos de ARN viral predicen con exactitud la progresión del SIDA y la muerte, independientemente de los recuentos CD4. Esta prueba consiste clasicamente en medir cuantitativamente la PCR de la transcriptasa inversa para amplificar copias de ADN del ARN viral —o bien, manipulación de las cadenas ramificadas de ADN (ADNb) para amplificar ARN viral—. Los pacientes VIH en el nivel másbajo de carga viral (ARN VIH 4.530 copias de ARN/ml) poseen un 8 % de posibilidades de desarrollar el SIDA en los próximos 5 años, frente al 62 % de los pacientes con niveles más altos (>36.270 copias ARN/ml).

Los beneficios clínicos de los agentes anti-VIH dependen no sólo de la mejoría de los recuentos CD4; se obtienen beneficios adicionales al disminuir los niveles de ARN viral hasta al menos, un 70 % —lo que es posible actualmente con las terapias combinadas (pág. 193).

Para decidir cuándo debe recomendarse un tratamiento anti-VIH, se dispone de estudios a largo plazo que incluyen consecuencias clínicas extremas como la muerte del paciente. Los estudios a corto plazo concluyen que el tratamiento debe iniciarse cuando los niveles plasmáticos de ARN viral sobrepasen las 5.000-30.000 copias/ml, o bien, cuando el recuento CD4 sea <500 células x $10^6/l$ [1].

Deben utilizarse los recuentos CD4 y los niveles plasmáticos de ARN viral para controlar el tratamiento, por ejemplo, con una periodicidad de 3 meses [2]. Está justificado el cambio de tratamiento cuando los niveles plasmáticos de ARN viral aumentan de nuevo hasta el 70 % de su nivel inicial [2], o si se produce una reducción significativa del recuento CD4, o bien, si sobrevienen nuevos síntomas: véase pág. 193. La nueva pauta debe incluir al menos 2 fármacos nuevos para el paciente. Debe tenerse en cuenta que los tratamientos con tres agentes imponen una serie de condiciones logísticas, ya que algunos deben ingerirse con la comida y otros con el estómago vacío. Deben siempre comprobarse los *prospectos* para ver las interacciones: pueden originar problemas graves.

[1] CC Carpenter 1996 *JAMA* 276 **146**.
[2] JA Cohn 1997 *BMJ* I 487. Véase también *http://:www.cdcnac.org*.

Utilización de los agentes anti-VIH

Se trata de un lujo caro y complicado para la mayoría de los pacientes del mundo. Incluso en los países ricos, los recursos no siempre están disponibles.

▶ En muchos sentidos, *todos* los tratamientos anti-VIH son experimentales, y la cuestión es *¿Cuál es el mejor tratamiento?*, pero, *¿Cuál es el mejor ensayo terapéutico para mi paciente concreto?*. Se deben tratar estos temas con el paciente y con especialistas en enfermedades infecciosas.

La combinación, por ejemplo, de dos nucleósidos análogos, inhibidores inversos de la transcriptasa (NRTI) con un inhibidor de las proteasas, logra los mejores resultados[1]. Entre los NRTIs están:

- *Zidovudina (AZT)* ej., 250-300 mg/12 h oral ó 1-2 mg/kg/4 h IV. ES: supresión medular, cefalea, náuseas, mialgias, insomnio.
- *ddi (didanosina)* Ejemplo de dosificación: si el peso corporal <60 Kg: 200 mg de comprimidos cada 12 horas. Masticar completamente o pulverizar y disolver en agua (zumo de manzana para el sabor). *Precauciones:* prestar atención a:
    1. Pancreatitis (grave riesgo en este caso). Interrumpir el tratamiento si se eleva la amilasa pancreática. Puede reintentarse con precauciones una vez comprobado que no hay pancreatitis y la amilasa vuelve a sus valores normales, y debe tenerse cuidado con los tratamientos simultáneos con isotionato de pentamidina y otros pancreatotóxicos. Los triglicéridos también son tóxicos para el páncreas, por lo que deberán controlarse igualmente.
    2. Insuficiencia hepática (controlar transaminasas e interrumpir el tratamiento si se elevan).
    3. Insuficiencia renal.
    4. Neuropatías periféricas.
    5. Hiperuricemia.

Evitar la ddi, en caso de: lactancia; tratamientos con tetraciclinas.

Otros ES de la ddi: hiperuricemia (suspender el tratamiento si fracasan las medidas para reducir la concentración de uratos); diarrea; vómitos; confusión; insomnio; fiebre; cefaleas; dolor; erupción; prurito; convulsiones.

- *Zalcitabina (ddC)*, ej., 0,75 mg/8 h. ES: neuropatías (en el 20%); pancreatitis (1%).
- *Lamivudina*[1] *(3TC)* ej., 150 mg/12 h oral. Administrar con alimentos. ES: rara vez, neuropatías.
- *Stavudina (D4T)*, ej., 40 mg/12 h oral si el peso >60 Kg; si es inferior, 30 mg/12 h oral; suspender si aumentan las transaminasas o aparecen neuropatías. Otros ES: neutropenia; trombocitopenia, pancreatitis. El tratamiento conjunto con zidovudina puede inhibir la activación intracelular de la stavudina.

Inhibidores selectivos de la proteasa: como el *ritonavir* 600 mg/12 h oral con alimentos y el *indinavir*, 800 mg en intervalos estrictos de 8 h, 1 hora antes ó 2 horas después de las comidas, o con una comida pobre en grasas (ES: náuseas, DyV, dolor abdominal, letargo, erupciones, Cirugía gástrica y sus consecuencias PFH, grasa visceral; por contener un 43% de etanol, no debe administrarse con disulfiram o metronidazol)[2]. Una alternativa es el *saquinavir* 600 mg/8 h oral. ES: diarrea, malestar abdominal, náuseas y úlceras bucales.

---

[1] http://www.hivatis.org. & J Montaner 1997 *Lancet* **349** 1042 & *BMJ* 1997 **i** 699 & Delta commitee 1996 *Lancet* **348** 283 & *E-BM* 1997 **2** 17.
[2] D Cameron 1998 *Lancet* **351** 543+867.

Las proteasas de VIH intervienen en el desarrollo final del VIH, y al ser inhibidas, se retrasa la diseminación del virus de célula a célula, alargando el tiempo de aparición de los síntomas clínicos. Todos los inhibidores de las proteasas inhiben el sistema enzimático del citocromo, por lo que pueden incrementar las concentraciones de benzodiacepinas, astemidazol, cisaprida, terfenadna y rifabutín (el ritonavir, con grave riesgo). Si se administra ketoconazol, la dosis de indinavir debe ser reducida hasta 600 mg/8 h oral.

Inhibidores no-nucletídicos de la transcriptasa inversa: incluyen la nevirapina (200 mg/día durante 2 semanas, y a continuación, 200 mg/12 h oral). Se trata de un poderoso agente anti-VIH, pero rápidamente, surgen mutaciones resistentes del virus. ES: síndrome de Stevens-Johnson[1]. **Inhibidores de la integrasa:** también tendrán un papel importante en el futuro[2].

Recurrencia y resistencia a los fármacos. Cuando fracasa un tratamiento anti-VIH en el control de los síntomas, o disminuyen los recuentos CD4, o bien, los niveles plasmáticos de ARN viral aumentan de nuevo hasta un 70 % de sus cifras iniciales, debe utilizarse un nuevo agente anti-VIH —tratando de evitar las resistencias cruzadas—. (No tiene mucho sentido sustituir el indinavir por el ritonavir, ya que si el virus ha adquirido resistencia frente al primero, también es resistente frente al segundo.)

Reglas de oro del tratamiento anti-VIH

- Procurar interrumpir la replicación viral de forma permanente.
- Controlar la carga viral plasmática y el recuento CD4 (véase pág. 192).
- Comenzar un tratamiento antirretroviral pronto, *antes* de que se establezca la inmunodeficiencia[1].
- Utilizar 3 fármacos antivirales (minimizan la replicación y resistencias cruzadas).
- Utilizar una combinación diferente si vuelve a incrementarse la carga viral del plasma.
- Explicar al paciente que las pautas de tratamiento son complejas: dar tiempo a que se establezca un equilibrio entre la farmacodinamia y las expectativas y estilo de vida del paciente.

---

† Enfermedades de transmisión sexual (ETS)

▶ Enviar rápidamente al paciente a un centro especializado para realizar un estudio bacteriológico extenso y estudiar los contactos. Algunas clínicas disponen de un servicio telefónico permanente para aconsejar o para ver a los pacientes inmediatamente durante los días laborables. Debe evitarse la administración de antibióticos hasta haber sido examinado en el centro, o al menos, consúltelo.

Presentación: flujo (página siguiente) VIH (pág. 187) o lesiones genitales:

- Herpes, pág. 179.
- Sífilis, pág. 208.
- Verrugas genitales, *OHCS* pág. 592.
- Salpingitis, *OHCS* pág. 50.
- Piojos genitales *OHCS* pág. 600 (*Phthirias pubis;* Tto: malatión).

---

[1] *Lancet* 1998 **351** 567.
[2] *Drug Ther Bul* 1997 **34** 25 & *Lancet Review* 1995 **346** s12 & B Larder 1995 *Science* **269** 696.

Sarna. Producida por arácnidos (8 patas). Su transmisión es frecuente dentro de las familias.

Presentación: erupción papular (en abdomen o cara medial del muslo; prurito nocturno) + túneles excavados (buscar y palpar entramado en superficie flexora de la muñeca).

Incubación: aproximadamente 6 semanas (durante las cuales, se produce una sensibilización frente a las heces y/o saliva de los agentes causales). Las lesiones del pene producen nódulos rojos.

Diagnóstico: tratar de extraer un arácnido del túnel mediante unas pinzas para examen microscópico ($\times$ 10), aunque no siempre se logra. Pero puede verterse una gota de aceite sobre la lesión y realizarse un raspado con el bisturí para obtener muestras de heces y huevos del parásito. **Tratamiento:** ▶ Tratar todo el mobiliario y utensilios de la casa. Entregar las recomendaciones por escrito (*OHCS* pág. 600). Aplicar malatión 0,5 % líquido (Derbac-M®) o, durante la gestación o bebés <6 meses, monosulfiram (=sulfiram) 25 % en alcohol metílico (diluído en 3 partes de agua por cada parte de solución), desde el cuello hacia abajo (incluir la cabeza en los <2 años y en ancianos o inmunodeprimidos). Es preciso pintar *todas* las regiones, incluyendo las plantas de los pies. ▶ Evitar los ojos. Enjuagar después de 24 horas.

Linfogranuloma. En raras ocasiones, las ETS manifiestan una ulceración en los ganglios linfáticos inguinales, como en el *Linfogranuloma venéreo, chancroide** o granuloma inguinal (Donovanosis, causada por *Calymmatobacterium granulomatis*, produciendo úlceras genitales rojas, indoloras y extensas u otras úlceras y pseudobubas, es decir, abscesos *cerca* de los ganglios inguinales, con posible elefantiasis ± malignización. Diagnóstico: detección de los cuerpos de inclusión en forma de imperdible en el citoplasma de los histiocitos. Tratamiento: >14 días con tetraciclinas).

Historia clínica. Contactos sexuales con detalle de fechas, parejas, tipo de contacto; relaciones homosexuales; uso de anticonceptivos; antecedentes de contactos; ETS anteriores; historia obstétrica, menstrual y médica; tratamientos antimicrobianos.

Exploración física. Emplear guantes. Examen detallado de genitales, incluyendo ganglios inguinales y vello púbico (liendres, piojos). Escroto, espacio subprepucial y uretra del varón. Tacto rectal y proctoscopia (si es necesaria); tacto vaginal y examen con espéculo.

Tests. Remitir a clínica especializada. Orina: análisis y sedimento. Úlceras: cultivos de VIH (medio de transporte para virus) y microscopía de campo oscuro de extensiones sanguíneas para observar *Treponema pallidum*. **Varones:** extensión uretral para tinción de Gram y cultivo de *N gonorrhoeae* (enviar inmediatamente al laboratorio en el medio de Stuart); raspado uretral para clamidias. **Mujeres:** raspado vaginal alto en el medio de Stuart para microscopía y cultivo (*Candida, Gardnerella vaginalis*, anaerobios, *Trichomonas vaginalis* —pueden requerir medios de cultivo especiales dependiendo de las posibilidades del laboratorio—); tomar una muestra endocervical para *Chlamydia tracomatis* (esta bacteria intracelular obligada produce la ETS más difícil de diagnosticar; por desgracia, también es la más frecuente). Se necesita un medio especial, o bien, inmunofluorescencia indirecta, aunque las pruebas serológicas son difíciles (reacciones cruzadas con *C pneumoniae*[1]) y no puede confiarse

---

[3] G Scott 1995 *Lancet* **345** 207.

Secreción vaginal y uretritis

El flujo vaginal no infectado puede ser fisiológico. La mayoría presenta mal olor y es pruriginoso y se debe a una infección. Un flujo fétido puede deberse a un cuerpo extraño (ej., tampones olvidados o canicas en los niños).

►El flujo rara vez se ciñe a las descripciones clásicas.
►Las inflamaciones génito-urinarias no tratadas ↑ la carga viral de VIH-1 en el semen de 3 veces.

Candidiasis (Candida albicans). Es la causa más frecuente de flujo, que presenta forma clásica de requesón blanco. La vulva y vagina aparecen enrojecidas, con fisuras y dolorosas. Su compañero puede carecer de síntomas. *Factores predisponentes:* gestación, píldora anticonceptiva, inmunodeficiencias, antibióticos, diabetes (comprobar glucosuria). *Diagnóstico:* el microscopio revela las cadenas de micelios o las típicas esporas ovaladas. Cultivo en el medio de Sabouraud. *Tratamiento:* un único óvulo imidazólico, ej., clotrimazol 500 mg, + crema para la vulva (y para su compañero). Tal vez sea preciso volver a remarcar a la paciente que la transmisión no tiene por qué ser sexual. Candidiasis recurrente: véase *OHCS* pág. 48.

Trichomonas vaginalis (TV). Origina una vaginitis con secreción fina, maloliente, amarilla. La transmisión es sexual. Descartar gonorrea (puede co-existir). Se aprecian los flagelos móviles en una extensión microscópica, o bien, cultivos. *Tratamiento:* metronidazol 200 mg/8h oral durante 7 días o 2 g oral en bolo; tratar al compañero; si la paciente está gestante, utilizar la pauta de 7 días.

Vaginosis bacteriana. Produce una secreción con olor a pescado (cadaverina y putrescina). El pH vaginal es >5,5. La vagina no presenta inflamación y el prurito es poco frecuente. Si se añade hidróxido de potasio a la secreción en un porta, emite olor a amoniaco. En el microscopio, se observan células del epitelio vaginal llamadas «células indicio». Existe una alteración de la flora bacteriana ± proliferación de *Gardnerella vaginalis, Mycoplasma hominis*, peptoestreptococos, *Mobiluncus* y anaerobios, como *Bacteroides* spp con escasos lactobacilos. En caso de embarazo, existe riesgo de parto prematuro e infecciones amnióticas. *Diagnóstico:* Cultivo. *Tratamiento: OHCS* pág. 48.

Gonorrea. *Neisseria gonorrhoea* (gonococo; GC). Puede infectar cualquier tipo de epitelio columnar —uretra, cérvix, recto. faringe, conjuntiva, pero no el de la vagina (que es escamoso)—. Incubación: 2-10 días. *El paciente: Varón:* secreción uretral purulenta ± disuria; o proctitis, tenesmo y secreción rectal si el paciente es homosexual. *Mujer:* generalmente, asintomático, pero puede presentar secreción vaginal, disuria y proctitis. *Complicaciones locales:* prostatitis, cistitis, epididimitis, salpingitis, bartolinitis. *Sistmicas:* septicemia, ej., con petequias, pústulas en manos y pies, artritis (metastásica o estéril), endocarditis (raro). *Obstétricas:* oftalmia[ND] (*OHCS* pág. 100). *A largo plazo:* estenosis utetral, infertilidad.

Tratamiento: 1 dosis de amoxicilina 3 g oral + probenecid 1 g oral, o penicilina procaína 2,4 g (4,8 g para mujeres) IM + probenecid 1 g oral. Estidiar los contactos. No debe mantener relaciones ni tomar alcohol hasta la curación. En caso de alergias/resistencias a la penicilina, se utiliza ofloxacina 400 mg oral en bolo o ciprofloxacina 500 mg en bolo oral. Para las cepas productoras de β-lactamasa: cefuroxima 1,5 g IV + probenecid 1 g oral.

Uretritis no-gonocócicas. Son más frecuentes que las gonocócicas. La secreción es menor y los signos menos agudos, pero estos datos no favorecen el diagnóstico. Las mujeres (típicamente asintomáticas) pueden presentar cervicitis, uretritis o salpingitis (dolor, fiebre, infertilidad). El recto y la faringe no se infectan. *Microorganismos: Chlamydia trachomatis; Ureaplasma urealyticum*, algunos Mycoplasmas; *Mycoplasma genitalium; Trichomonas vaginalis; Gardnerella*; bacterias Gram -vas y anaerobios; *Candida*. *Complicaciones:* las complicaciones locales pero no las sistémicas del GC. *Chlamydia:* produce el síndrome de Reiter y conjuntivitis en recién nacidos. *Tratamiento:* 1 semana con oxitetraciclina 250 mg/6h oral 1h ac, o doxicicliina 100 mg/12h oral durante 1 semana. Estudiar los contactos. Evitar relaciones durante el tratamiento y el alcohol durante 4 semanas. Si no responde al tratamiento: eritromicina 500 mg/12h oral (1 semana).

Uretritis no infecciosas. Traumáticas; químicas; cáncer; cuerpos extraños.

en los análisis de orina basados en sondas de plásmidos ni en las reacciones en cadena de la ligasa[1].

Tests hematológicos: sífilis, hepatitis y serología VIH después de obtener consentimiento.

Seguimiento. Citar los pacientes al cabo de 1 semana y a los 3 meses, para repetir extensiones, cultivos y serología sifilítica.

Infecciones bacterianas por Grampositivos

Estafilococos. Los estafilococos que causan infección suelen pertenecer a *Staph aureus*. En general, se trata de infecciones localizadas en piel, párpados y heridas, pero también se observan septicemias. Infecciones profundas por *S* aureus: neumonía cavitada, osteomielitis, artritis séptica, endocarditis. Estas infecciones suelen ser agudas y graves. La producción de β-lactamasa, capaz de destruir numerosos antibióticos (pág. 154-pág. 170) es el principal problema terapéutico. Las toxinas de *S. aureus* ocasionan intoxicación alimentaria (pág. 168) y el síndrome del *shock* tóxico (TSST-1): *shock*, confusión, fiebre, erupción con descamación, diarrea, mialgias, ↑CPK, trombocitopenia ej., asociado al uso de tampones hiperabsorbentes, que ofrecen un medio ideal para el (*S aureus* productor de toxinas). *Staph epidermidis (albus)* es un patógeno que afecta cada vez más a los inmunodeprimidos, en relación sobre todo con vías IV y prótesis de cualquier tipo. Habitualmente, basta con extraer la vía infectada, hecho bastante afortunado, ya que este germen presenta múltiples resistencias a antibióticos. En los demás casos, siempre que se aisla *Staph epidermidis* en cultivos, se puede asumir que es un contaminante (excepto cuando aparece en varios hemocultivos, o en los recién nacidos). Las infecciones profundas por *S. aureus* requieren 4 semanas de tratamiento con flucloxacina 500 mg/6 h IV ± eliminación de los cuerpos extraños tales como las artroplastias. Debe realizarse un antibiograma.

Staph aureus meticilina-resistente (MRSA). Representa el gran reto respecto a las infecciones hospitalarias, causando neumonía, septicemia, infección de heridas y muerte. En EEUU, el 29 % de los hospitales tiene problemas con el MRSA (que afectan tanto a comunidades pequeñas como a hospitales terciarios)[□]. Tasa de portadores (ej., nasales): 1-10 %. Factores predisponentes: VIH, diálisis, UCI. Estos estafilococos también pueden transmitirse dentro de una comunidad. *Tratamiento:* Requerir consejo del microbiólogo. Sólo algunos tipos son sensibles a la vancomicina[1]. Medidas preventivas:

- Lave sus manos ahora mismo ¡y su estetoscopio!
- Consultar sobre la necesidad de erradicación (con *multiprocina*)en pacientes que van a requerir UCI.
- Cultivos de vigilancia en pacientes durante los brotes.
- Consultar sobre la necesidad de utilizar zapatillas/guantes mientras se permanece en contacto con pacientes infectados o colonizados. Es necesario utilizar máscaras ante neumonías producidas por MRSA.
- Consultar sobre la posibilidad de agrupar a todos los pacientes MRSA en el servicio.

---

[1] H Lee 1995 *Lancet* **345** 213.

* En los Trópicos, el chancroide representa una causa frecuente de úlceras genitales adquiridas por transmisión sexual —típicamente con una base granular amarillenta y bordes irregulares (± bubas inguinales, que pueden necesitar su drenaje con una aguja de gran calibre; véase imagen en *TMR* 980/16991); el agente causal es *Haemophilus ducreyi*. La OMS recomienda tratar con eritromicina 500 mg/8h durante 7 días, ceftriaxona 250 mg IM (1 dosis), o ciprofloxacina 500 mg (1 dosis). El chancroide facilita la transmisión del HIV.

- Los pacientes simplemente colonizados con MRSA *no* necesitan medidas de aislamiento ●.

Estreptococos. Los estreptococos del grupo A (ej., *Strep pyogenes*) son patógenos frecuentes que producen infecciones en heridas y piel (por ejemplo, impétigo, erisipela, *OHCS* pág. 590), tonsilitis, escarlatinaND, fascitis necrotizante (pág. 109), *shock* tóxico (arriba) o septicemia. Las complicaciones tardías incluyen la fiebre reumática y glomerulonefritis. *Strep pneumoniae* (neumococo; diplococo) produce neumonía, otitis media, meningitis, sepsis y rara vez peritonitis primaria. La resistencia a la penicilina está representando un problema. *Strep sanguis, mutans* y *mitior* (del grupo «viridans»), *bovis*, y *Enterococcus faecalis,* producen todos ellos endocarditis. *Enterococcus faecalis* también produce ITU, infección de heridas y septicemia. *Strep mutans* representa una causa muy frecuente de caries dental. *Strep milleri* forma abscesos en órganos internos, como SNC, pulmones e hígado. La mayoría de los estreptococos son sensibles a las penicilinas, pero *Ent faecalis* ofrece dificultades de tratamiento; no obstante, suele responder a la combinación de ampicilina y un aminoglucósido, como la gentamicina, págs. 159 y 657.

Carbunco o ántraxND (*Bacillus anthracis,* África, China, Asia, Europa del Este, Haití). Se disemina a través de la manipulación de cadáveres infectados. La carne bien cocinada no ofrece riesgos. Forma más frecuente: «pústula maligna» cutánea localizada. En ocasiones, los edemas son acusados, por ejemplo, con fiebre ± hepatoesplenomegalia. Las esporas inhaladas o deglutidas producen ántrax pulmonar o GI, respectivamente, con hemorragias GI masivas y dificultades para la respiración (± meningoencefalitis). La tinción de Gram es característica (bacilo Gram +vo). Tratamiento: bencilpenicilina.

La **difteria**ND está producida por la toxina de *Corynebacterium diphteriae.* Por lo general, se inicia con una tonsilitis ± una falsa membrana sobre las fauces. La toxina provoca polineuritis, que a menudo se presenta con afectación de pares craneales. El *shock* se debe a miocarditis, presencia de toxinas en sangre o trastornos del sistema de conducción. Tratamiento con antitoxina (*OHCS* pág. 276) y eritromicina IV. La vacunación ha resultado muy efectiva en GB. Debe tenerse en cuenta esta enfermedad en el diagnóstico diferencial de las lesiones cutáneas de los viajeros recientes a países tropicales o Europa del Este. Las personas nacidas antes de 1942 que visitan Rusia (o Ucrania) y han mantenido *estrecho contacto* con sus habitantes, requieren un tratamiento primario con una pauta de *dosis bajas*: 0,1 ml IM de la vacuna pediátrica de antígeno simple (Evans Medical —3 dosis, con intervalos de 1 mes—). Dosis de recuerdo, ej., 0,5 ml de Diftavax® (contiene también toxoide contra el tétanos) para los *estrechos contactos* de difteria, si han transcurrido >5 años desde de la primera inmunización. Los tests de Schick ya no están disponibles. Todos los contactos estrechos deben recibir también un tratamiento profiláctico con antibióticos, ej., 10 días de eritromicina 250 mg/6 h oral *antes* de conocer los resultados del frotis.

La **listeriosis** está producida por *Listeria monocytogenes.* Es un bacilo Gram +vo con una capacidad poco usual para multiplicarse a bajas temperaturas. Como posibles orígenes de brotes de gastroenteritis están los patés, leche, vegetales crudos y quesos blandos (*brie, cammembert* y azules). No se ha demostrado la transmisión de persona a persona. Puede producir un cuadro gripal inespecífico, neumonía, meningoencefalitis, ataxia, erupción o FOD, especialmente en inmunodeprimidos y neonatos (puede causar abortos o partos prematuros)[1]. *Diagnóstico:* cultivo de sangre, placenta, líquido amniótico, LCR y cualquier resto expulsado de la concepción. Realizar *hemocultivos en toda paciente gestante con fiebre de origen desco-*

---

[1] S Tabaqchali 1997 *Lancet* **350** 1644.

nocido durante 48 h. La serología, a partir de torundas vaginales y rectales, no sirve, ya que puede formar parte de la flora comensal. **Tratamiento:** ampicilina IV (en caso de alergia, eritromicina) + co-trimoxazol. **Profilaxis durante la gestación:** evitar los quesos blandos, patés y alimentos poco cocinados. Observar siempre la fecha de caducidad de los alimentos. Comprobar que la comida recalentada se calienta de forma uniforme; cumplir los tiempos de seguridad cuando se utilice el microondas; tirar todas las sobras.

Nocardia spp. Ocasiona una infección subcutánea crónica (por ejemplo, pie de Madura) en climas cálidos. Además, produce infecciones torácicas, cerebrales y abscesos hepáticos en inmunodeprimidos. **Microscopio:** cadenas ramificadas de cocos. **Tratamiento:** ej., 3 g sulfametoxazol/12 h oral durante 6 semanas[1]; comprobar los niveles sanguíneos en la insuficiencia renal.

Clostridios. Originan infecciones en las heridas y gangrena gaseosa (*shock* o insuficiencia renal) tras una intervención quirúrgica o traumatismo (*Cl perfringens*). Resulta esencial el desbridamiento; también se administra bencilpenicilina 1,2-2,4 g/6 h IV, antitoxina y oxígeno hiperbárico. Puede llegar a ser precisa la amputación, especialmente en los quirófanos de campaña. Intoxicación alimentaria por *Clostridium*: pág. 169. *Cl. difficile*: pág. 440. Botulismo, pág. 699.

Actinomicosis. Causa: *Actinomyces israelii*. **Presentación:** infección subcutánea con trayectos sinusoidales crónicos y pus contenido en gránulos de azufre. Generalmente afecta el área mandibular (o IUCDs, *OHCS* pág. 62). También produce masas abdominales. **Tratamiento:** bencilpenicilina (pág. 155) durante ≥ 2 semanas después de la curación clínica. Retirar IUCD. Consultar con los cirujanos.

Infecciones bacterianas por Gramnegativos

Enterobacterias. Algunas son comensales intestinales normales, y otras, ambientales. Sin embargo, también se transforman en patógenas. Constituyen la causa más frecuente de ITU y sepsis abdominal, sobre todo posquirúrgica y en el abdomen agudo. Asimismo, producen sepsis y endocarditis con mucha frecuencia. En *raras* ocasiones dan lugar a infecciones torácicas (sobre todo, *Klebsiella*), meningitis o endocarditis. Estos gérmenes suelen ser sensibles a ampicilina y trimetoprim, pero a veces hay que utilizar cefuroxima un aminoglucósido en las infecciones graves. *Salmonella* y *Shigella* se describen en pág. 169 y pág. 203.

Pseudomonas aeruginosa. Es un patógeno importante en el medio hospitalario, sobre todo en inmunodeprimidos y enfermos con fibrosis quística. Además de neumonía y septicemia, puede producir ITU, infección de heridas, osteomielitis e infecciones cutáneas. El principal problema es el aumento de la resistencia. Hay que analizar la sensibilidad de cada cepa, aunque una buena combinación es la piperacilina o azlocilina, junto con un aminoglucósido. La ciprofloxacina, ceftazidima e imipenem (pág. 159) son medicamentos recientes útiles contra *Pseudomonas*.

Haemophilus influenzae. Afecta en general a niños no vacunados <4 años de edad, causando otitis media, neumonía, meningitis, osteomielitis, septicemia y *crup* (epiglotitis aguda). En los adultos causa agudización de la EPOC. Suele ser poco sensible a la ampicilina; la cefotaxima es más eficaz. Los gérmenes encapsulados suelen ser más patógenos que los no encapsulados. La inmunización (pág. 170) ha logrado rebajar notablemente su incidencia.

---

[1] Las dosis no aparecen en *BNF*, véase N Beeching *Infectious Diseases* 1994 Wolfe.

Peste[ND]. **Causa:** *Yersinia pestis;* se disemina a través de las pulgas de roedores o (más raro) gatos. La peste bubónica se caracteriza por las linfadenopatías (bubas). La peste neumónica también puede ser diseminada a través de las gotitas respiratorias de otros pacientes infectados. *Incubación:* 1-7 días. Se manifiesta con linfadenopatías o con un cuadro gripal, con disnea, tos, esputo hemorrágico copioso, septicemia y enfermedad hemorrágica fatal. **Diagnóstico:** tipaje de fagos o cultivos bacterianos, o bien, una elevación de 4 puntos de los anticuerpos anti-antígeno F de *Yersinia pestis*[1]. **Tratamiento:** aislamiento de los sospechosos. Una semana con oxitetraciclina (250 mg/6 h 1 h ac) o estreptomicina (también se usa profilácticamente, aunque ningún ensayo ha podido demostrar su eficacia) en el primer trimestre de gestación, amoxicilina 250-500 mg/8 h oral; al final de la gestación, co-trimoxazol 480 mg/12 h oral; niños: co-trimoxazol[2]. Permanecer en casa. Cuarentena (inspección diaria durante 1 semana), repelentes de insectos en piernas y camas, y evitar que los cadáveres de animales favorezcan la cadena de diseminación. Las vacunas no ofrecen protección *inmediata* (se requieren múltiples dosis).

Brucellosis. Se trata de una zoonosis (animales domésticos) frecuente en Oriente Medio. Los síntomas pueden durar varios años; el principal problema es llegar al diagnóstico. Causa: un cocobacilo Gram -vo, *Brucella melitensis* (la más virulenta), *B. abortus, B. suis* y *B. canis.* **El paciente:** típicamente, es veterinario o granjero, ej., con:

Fiebre (FOD); sudoración   Anorexia; pérdida de peso   Complicaciones —ej.,
Mialgias; cefalea   Erupción; bursitis; orquitis Osteomielitis; EBS/EI
Vómitos; malestar   Hepatoesplenomegalia   Absceso hepático
Depresión; cansancio   Artritis; sacroilítis   Absceso de bazo/pulmón
Estreñimiento; diarrea   Pancitopenia   Meningoencefalitis

Tests: hemocultivo (6 semanas, contactar con laboratorio); serología: si los títulos son equívocos (ej., >1:40 en zonas no endémicas) se realiza el ELISA ensayos inmunorradiométricos.

Tratamiento: doxiciclina 100 mg/12 h + estreptomicina 1 g/día IM durante 2-3 semanas (↓ la tasa de incidencia desde 2-10% frente a >20%)[3]. Si se trata de un niño, consultar con un experto.

Bordetella pertussis[ND]. Produce tos ferina, que se inicia con una fase catarral inespecifica de fiebre y tos. Al cabo de aproximadamente una semana, el niño presenta los paroxismos característicos de tos con estridor inspiratorio. En general, se produce la recuperación sin complicaciones, aunque en algunos casos, sobre todo en niños más pequeños, se desarrolla neumonía con bronquiectasias posteriores, o bien convulsiones y daño cerebral. Hay que administrar precozmente eritromicina. anque sólo sea para limitar la extensión. Véase inmunización, pág. 170 y *OHCS* pág. 208.

Pasteurella multocida. Se adquiere a través de animales domésticos, generalmente, por mordedura de gato o perro y produce infecciones cutáneas, septicemia, neumonía, UTI o meningitis. Tratamiento con amoxicilina-clavulánico 625 mg/8 h oral.

Yersinia enterocolitica. Presentación: en Escandinavia, representa una causa frecuente de poliartritis reactiva asimétrica de las articulaciones que soportan el peso corporal, y en América, de enteritis. También produce uveitis, apendicitis, linfadenitis mesentérica, piomiositis, glomérulonefritis, tiroiditis, dilatación del colon, ileitis y perforación terminal y septicemia. ***Tests:*** la serología suele resultar más útil que

---

[1] F Charlton 1994 *BMJ* **i** 1060.
[2] D Dennis 1994 *BMJ* **ii** 893.
[3] G Luzzi 1993 *Tr Roy Soc Trop Med Hyg* **87** 138.

los cultivos, ya que suele existir un tiempo prolongado entre la infección y las manifestaciones clínicas. Los títulos de aglutinación >1:160 indican infección reciente.
Tratamiento: no es necesario ninguno, o bien, ciprofloxacina 500 mg/12 h oral durante 3-5 días.

Moraxella catarrhalis (diplococo). Es una causa cada vez más frecuente de neumonía, agravamiento de EPOC, otitis media, sinusitis, sepsis, endocarditis y meningitis, que suele ser sensible a amoxicilina.

Tularemia. Está producida por *Francisella tularensis* (bacilo Gram -vo), que se adquiere al manipular cadáveres de animales infectados. Produce erupciones, fiebres, tonsilitis, cefalea, malestar general, hepatoesplenomegalia y linfadenopatías. Pueden existir pápulas en los puntos de inoculación (ej., dedos). **Complicaciones:** meningitis, osteomielitis, EBS/EI, pericarditis, septicemia.

Diagnóstico: consultar con el microbiólogo de zona. Sólo pueden utilizarse laboratorios con cámaras de seguridad apropiadas para manipular patógenos peligrosos. Las torundas con exudados y aspirados deben ser transportados en contenedores apropiados.

Tratamiento: estreptomicina 7,5-10 mg/kg/12 h IM durante 2 semanas. Las tetraciclinas orales son eficaces en la quimioprofilaxis.

Prevención: hallar el vector animal concreto; reducir el contacto humano con dicho vector, si es posible. La vacunación es posible en los grupos de alto riesgo.

Enfermedad por arañazo de gato. *Causa:* la mayoría se debe a *Bartonella henselae*, un bacilo Gram -vo pequeño, curvo, pleomórfico (estuvo incluido anteriormente en el Gén. Rickettsia). *Diagnóstico:* se sospecha de esta enfermedad cuando coexisten tres de las siguientes circunstancias: un arañazo de gato; linfadenopatías regionales con resultados -vos en los tests de laboratorio que buscaban otras causas de linfadenopatías (pág. 50); respuesta +va al test cutáneo de antígeno de arañazo de gato —o microabscesos hallados en los ganglios linfáticos—. *Tratamiento:* incierto, ya que no suele responder *in vivo*, a pesar de su susceptibilidad *in vitro*. Agentes posibles: rifampicina, ciprofloxacina, co-trimoxazol, gentamicina (pág. 159-pág. 657).

Véanse también **Espiroquetas**, pág. 206; **Neisseria**, pág. 404, y **Legionella**, pág. 302.

Tétanos[ND]

Aspectos esenciales. La tetanospasmina, *exotoxina producida por Clostridium tetani*, produce espasmos musculares y rigidez, que son los hallazgos cardinales del tétanos (= distensión).

Incidencia. ~50 casos/año en Gran Bretaña. Mortalidad: 40 % (80 % en neonatos).

Patogenia. Las esporas de *Clostridium tetani* viven en las heces, suelos, polvo y sobre diversos instrumentos. Basta una brecha muy pequeña en la piel o mucosa, como cortes, quemaduras, perforación de oreja o un pequeño desgarro (los diabéticos presentan grave riesgo), para que se introduzcan los esporos, que germinan y producen la exotoxina. Esta se traslada a los nervios periféricos e interfiere en las sinapsis inhibidoras.

El paciente. Los síntomas pueden aparecer desde el primer día, o bien, varios meses después del traumatismo (a veces, ya olvidado). Existen prodromos de fiebre, malestar general y cefalea antes de aparecer los síntomas clásicos: *trismus* (el enfermo no puede cerrar la boca; del griego *trismo*= dificultad para cerrar la boca), *risa sardónica* (postura de sonrisa forzada por hipertonía de la musculatura facial); *opistótonos* (tronco arqueado con hiperextensión del cuello); *espasmos*, que inicialmente están provocados por los movimientos, inyecciones, ruido, etc., y posteriormente son espontáneos (además, pueden causar disfagia y parada respiratoria); disfunción autonómica (arritmias y fluctuaciones amplias de la PA).

El diagnóstico diferencial. Comprende los abscesos dentales, la rabia, toxicidad por fenotiacinas e intoxicación por estricnina. La intoxicación por fenotíacinas sólo suele afectar los músculos faciales y linguales. En caso de sospecha, administrar benzotropina, 1-2 mg IV.

Los signos de mal pronóstico. Son un período de incubación corto, rápida progresión del *trismus* hacia espasmos (<48 h), aparición postparto o posinfecciosa y tétanos en el recién nacido y en el anciano.

Tratamiento. Consultar con algún experto; enviar a UCI. Monitorización ECG + PA. Vigilar el balance hídrico.

- Limpiar las heridas y desbridar. Penicilina IV o metronidazol rectal 1g/8 h durante 1 semana.
- Administrar inmunoglobulina humana antitetánica (HTIG) 500 u IM para neutralizar la toxina libre. (Si sólo se dispone de suero antitetánico de caballo (ATS), realizar una prueba sc con una pequeña dosis antes de aplicar 10.000 ui IV y 750 u/día en la herida durante 3 días). Algunos autores prefieren la administración intratecal de la antitoxina.
- Ventilación asistida y sedación inmediata si progresan los síntomas.
- Controlar los espasmos con diacepam, 0,05-0,2 mg/kg/h IV, o fenobarbital, 1,0 mg/kg/h IM o IV con clorpromacina, 0,5 mg/kg/6 h IM (el bolo IV es peligroso), comenzando 3 h después del fenobarbital. Si no se controlan los espasmos, paralizar la musculatura (tubucurarina, 15 mg IV) y realizar ventilación mecánica.

Prevención. La inmunización activa con toxoide tetánico forma parte de la vacuna triple del primer año de vida (pág. 170). Los recuerdos se administran al iniciar el colegio y la vida adulta. Una vez recibidas 5 inyecciones, sólo debe revacunarse cuando se produce una herida significativa, y considerar la posibilidad de una última dosis de recuerdo a los 65 años[1,2] ☛ ***Inmunización primaria de los adultos:*** 0,5 ml de toxoide tetánico IM repetido dos veces con intervalos de 1 mes.

Heridas: Cualquier herida requiere 0,5 ml más de toxoide IM, a menos que el sujeto esté totalmente inmunizado (tratamiento completo con toxoide o dosis de recuerdo en los últimos 10 años). Las personas no inmunizadas requieren 2 inyecciones adicionales (0,5 ml IM) en intervalos mensuales. Los parcialmente inmunizados (es decir, con un recuerdo del toxoide o con un ciclo de vacunación completo > 10 años antes) sólo precisan un único recuerdo de toxoide[2].

Inmunoglobulina humana antitetánica. Se requiere en pacientes con inmunidad parcial o nula (definición previa) que presentan heridas sucias, antiguas (>6 h), claramente infectadas, desvitalizadas o contaminadas con tierra. Administrar 250-500 unidades IM, con una jeringa diferente y en el lado contrario al de la inyección de toxoide.

▶ Si se desconoce el estado inmunológico, se considera que el enfermo no está inmunizado. La inmunización infantil de rutina se inició en 1961, por lo que muchos adultos mantienen el riesgo.

▶ La educación en la higiene y el desbridamiento de la herida son medidas de vital importancia.

---

[1] C Bowie 1996 *Lancet* **348** 1195.
[2] DoH 1996; la dosis de recuerdo de los 65 años **no** está recomendada por la DoH, pero se ha estimado su relación coste-beneficio ($4527/vida salvada frente a $8000/vida salvada del programa de detección de hipertensión —C Bowman 1996 *Lancet* **348** 1664; esta pauta aún no es considerada adecuada por algunos autores —R Sehgal 1997 *Lancet* **349** 573.

† Fiebre entérica[ND]

Fiebre tifoidea y paratifoidea. Están producidas por *Salmonella typhi* y *Salmonella paratyphi* (tipos A, B y C) respectivamente. (Otras salmonellas producen diarrea y vómitos, pero rara vez, trastornos similares al tifus; véase pág. 168, pág. 439).

Incubación: 3-21 días. *Diseminación:* Fecal-oral. El 1% se transforma en portador crónico.

Presentación: suele consistir en malestar general, cefalea, fiebre alta con bradicardia relativa, tos y estreñimiento (o diarrea). Los signos SNC (coma, delirio, meningismo) son graves. La diarrea es más frecuente después de la primera semana. Se observan unas manchas rosadas en el tronco del 40% de los pacientes, pero a veces son difíciles de diferenciar. También se observa epistaxis, dolor abdominal y esplenomegalia.

Diagnóstico: hemocultivo en los primeros 10 días; cultivo de orina y heces en los segundos 10 días. El cultivo de médula ósea es el que más rendimiento tiene. La prueba serológica de Widal no es fiable.

Tratamiento: reposición de líquidos y nutrición adecuada. El cloramfenicol es el tratamiento de elección; 1 g cada 8 h oral hasta que disminuye la fiebre, luego *500* mg cada 8 h durante una semana y 250 mg cada 6 h hasta completar 14 días de tratamiento (puede acortarse). Medicamentos de segunda línea; amoxicilina, 1 g cada 6 h oral durante 14 días; ciprofloxacina 500 mg/12 h oral durante 14 días (puede ser necesario establecer un tratamiento IV). En caso de encefalopatía ± *shock*, administrar dexametasona, 3 mg/kg IV en bolo y luego 1 mg/kg cada 6 h durante 2 días. La antibiorresistencia puede representar un problema (incluso con la ciprofloxacina).

Complicaciones: osteomielitis (sobre todo en la enfermedad falciforme); TVP; hemorragia GI o perforación; colecistitis, miocarditis, pielonefritis; meningitis; abscesos. Se considera que se ha eliminado la infección cuando se negativizan 6 cultivos consecutivos de orina y heces. Los portadores crónicos con riesgo de diseminación de la enfermedad representan un problema (por ejemplo, manipuladores de alimentos) y deben ser tratados con amoxicilina, 4-6 g/día junto con probenecid, 2 g/día durante 6 semanas, aunque a veces se requiere colecistectomía.

Pronóstico: Mortalidad del 10% sin tratamiento y del 0,1% con tratamiento.

Profilaxis con vacuna: pág. 170.

Disentería bacilar[ND]

Shigella. Produce dolor abdominal y diarrea sanguinolenta ± fiebre de comienzo brusco, cefalea y rigidez de nuca con LCR estéril. El periodo de incubación es de 1-7 días. Las epidemias escolares en Gran Bretaña suelen ser leves (a menudo por *S. sonnei*), aunque la disentería importada es grave (generalmente, por *S. flexneri* o *S. dysenteriae*). Se disemina por vía fecal-oral. El germen se cultiva en heces. El tratamiento es de soporte con líquidos, evitando los antidiarreicos. Se recomienda ciprofloxacina 500 mg/12 h oral durante 3-5 días. La *shigelliosis* importada suele ser resistente a diferentes antimicrobianos: es importante realizar antibiograma. A veces se observa espondiloartritis asociada (pág. 591).

Cólera[ND]

Vibrio cholerae (bacilo Gram -vo con forma de coma).

Incubación: entre unas horas y 5 días. *Diseminación:* fecal-oral y generalmente se presenta en pandemias. Produce diarrea acuosa (en «agua de arroz») (por ejemplo, 1 l/h), fiebre, vómitos y deshidratación rápida, que es la causa de la muerte.

Diagnóstico: estudio microscópico directo de las heces y cultivo.

Epidemias: ej., epidemias en 1990 en Sudamérica, Zaire y Bangladesh (*Bengal Vibrio cholerae 0139*).

Tratamiento: hay que adoptar medidas de aislamiento para proteger al enfermo y reemplazar meticulosamente las pérdidas de líquidos y sales; en casos desesperados (en *shock*), se administra salino IV 0,9 % con 20 mmol/l de K^+ hasta conocer el resultado de UyE (evitar el Ringer lactato simple)[9]. La rehidratación oral con la fórmula de la OMS (20 g glucosa/l) no es tan efectiva como la solución cocinada de arroz en polvo (50-80 g/l) para reducir el volumen de las heces, quizás porque la solución de la OMS no contiene suficiente glucosa para permitir la absorción de todo el sodio y agua en el líquido de rehidratación. Su elevada osmolaridad (310 mmol/l frente a 200 mmol/l) también es desfavorable para la absorción de agua[1]. La tetraciclina l0 mg/kg/6 h oral durante 2 días, reduce las pérdidas hídricas. *Prevención:* sólo debe beberse agua tratada. Cocinar bien todos los alimentos; ingerirlos muy calientes. Evitar los mariscos. Pelar todas las verduras y frutas. Se dispone de vacunas orales (vivas y muertas) (CVD 103-HgR ofrece protección casi completa para 8 días)[2].

Nota histórica sobre las fiebres entéricas

Tifoidea significa, como *tifus*, en griego = humo, en el sentido de *stupor* u *oscurecimiento del intelecto, como estando envuelto en humo* (como ocurre en el tifus grave).

La provisión de agua limpia para beber y otras medidas higiénicas, han logrado reducir el impacto de las fiebres entéricas. Pero a lo largo de los siglos, e incluso en nuestros días, en muchos lugares como India y Sudamérica, el tifus y otros trastornos tifoideos son causantes de una elevada mortalidad. Quizás, una de las muertes más significativas ocurrió al mediodía del 23 de abril de 1851 en Malvern: fue la de una pequeña niña cuya muerte seguramente, aunque de forma indirecta, iluminó la ciencia del siglo XX. Se llamaba Annie Darwin y su padre Charles. Annie era la hija favorita y compañera de diversiones de su padre, y con su prolongada agonía por fiebres entéricas, Darwin renunció a creer en un universo justo y moral. De este modo, libre de obstáculos, su mente fue capaz de idear y explicar de forma convincente la respuesta más devastadora para la vieja pregunta: que estamos aquí por casualidad, gracias a la selección natural, la supervivencia del más fuerte y por la *«labor antieconómica, torpemente baja y horriblemente cruel de la Naturaleza»*[1].

Apunte realizado por Darwin en 1856, antes de comenzar a escribir su *Origen de las Especies* y citada en el libro *Darwin* de Adrian Desmond y James Moore, 1989, Penguin.

Lepra[ND]

▶ El diagnóstico de lepra debe considerarse en todas las personas que han visitado áreas endémicas y presentan trastornos indoloros en la piel y nervios. No se trata sólo de una enfermedad tropical, ya que también existe en EEUU, por ejemplo, en Texas, Louisiana y California, así como en Hawaii y Puerto Rico.

Mycobacterium leprae afecta a varios millones de personas del área tropical y subtropical. Desde el empleo difundido de la dapsona, la prevalencia ha disminuido (desde el 0,5 % a 2/1000 en Uganda; desde 11 % a 4/1000 en regiones de India).

---

[1] Cholera Working Group 1993 *Lancet* **342** 387 & S Gore 1992 *BMJ* **i** 287.
[2] M Levine 1997 *Lancet* **349** 220, 231.

El paciente. El período de incubación varía entre meses y años y la evolución posterior depende de la respuesta inmunitaria del enfermo. Cuando ésta es ineficaz, se desarrolla la enfermedad «lepromatosa», en la que predominan los histiocitos espumosos llenos de bacilos con escasos linfocitos. Si la respuesta inmunitaria es enérgica, la enfermedad es de características «tuberculoides», con granulomas que contienen células epiteliales y linfocitos, pero escasos o ningún bacilo. Los casos límite se sitúan entre ambos extremos (fronteriza).

Lesiones cutáneas: máculas, pápulas o lesiones anulares con anestesia e hipopigmentación (con ribete eritematoso elevado). El eritema nodoso aparece en la enfermedad «lepromatosa», sobre todo, durante el primer año de tratamiento.

Lesiones nerviosas: pueden estar afectados nervios periféricos importantes, dando lugar a un alto grado de incapacidad. En ocasiones, puede palparse un nervio sensitivo engrosado discurriendo a través de una lesión cutánea (ej., nervio cubital por encima del codo, nervio mediano en la muñeca o nervio auricular mayor por debajo de la oreja).

Lesiones oculares: ▶ *Enviar rápidamente al oftalmólogo.* La temperatura inferior de la cámara anterior favorece la invasión de la córnea (e infecciones secundarias y cataratas). Signos inflamatorios: iritis crónica, escleritis, epiescleritis. Puede existir una reducción de la sensación corneal (paresia del V par) y disminución del parpadeo (paresia del VII par) y lagoftalmia (dificultad para cerrar los ojos; *lagos* significa liebre en griego), ± crecimiento de las pestañas hacia dentro del ojo (triquiasis).

Diagnóstico. Se realiza por biopsia del nervio engrosado; los cultivos *invitro* no son posibles. Como dato curioso, tener en cuenta que los cultivos son posibles en almohadilla de armadillo (o ratón), pero ¡no intete solicitar este test a su laboratorio! Las extensiones de la lesión cutánea o del exudado nasal sólo son positivas en la enfermedad fronteriza y «lepromatosa». Los problemas de clasificación debido a su semejanza con la biomasa de los bacilos, influyen en el tratamiento: cuanto mayor sea el número de microorganismos, mayor será la probabilidad de que algunos sean resistentes a los fármacos.

Otros tests: neutrofilia, ↑VSE, ↑IgG, falsos +vos en el test reumatoide.

Tratamiento[2]. Solicitar consejo a un experto sobre:

- Pautas de resistencia, ej., frente a dapsona, cuando se necesita recurrir (rara vez) a la etionamida.
- Empleo de la prednisolona para las complicaciones graves.
- Cuándo es precisa la cirugía ± fisioterapia, junto con la quimioterapia. En GB, resulta esencial el asesoramiento de los miembros de Leprosy Opinion. En algunos lugares es necesaria la administración supervisada de fármacos (S), mientras que en otros no ocurre así (NS). La OMS recomienda la rifampina, 600 mg oral al mes (S), dapsona, 100 mg q24 h oral (NS), y clofacimina, 300 mg al mes (S) o 50 mg cada 24 h (NS) durante 2 años, para la enfermedad lepromatosa y fronteriza. En la lepra tuberculoide, las recomendaciones son rifampina, 600 mg al mes (S), y dapsona, 100 mg cada 24 h (NS) durante 6 meses. La dapsona produce a veces hemólisis[1].

▶ Se observa en ocasiones una *parálisis* brusca y permanente de los nervios tras la inflamación inducida por la muerte de los bacilos (± *orquitis, postración* o *muerte*); pero esta «reacción de la lepra» se reduce empleando talidomida (**NO** en el embarazo). Consultar urgentemente con un especialista en lepra.

---

[1] K Meeran 1989 *BMJ* i 364.

Las pautas establecidas por la OMS son problemáticas, ya que muchos especialistas encuentran complicado llevar a cabo los tratamientos bajo supervisión (nómadas, pobladores de junglas, montañas remotas). Las pautas terapeúticas de menor duración resultarían más prácticas y eficaces[1].

⚏ Espiroquetas

Enfermedad de Lyme (*Borrelia bugdorferi*[pt al]). Se transmite por garrapatas. *No debemos cometer el error de pensar que se limita a la zona de Lyme (Connecticut)*: se trata de una enfermedad de distribución mundial. ▶ Debe preguntarse: «¿Recuerda haber sido picado por algún insecto?» No todas las personas podrán recordarlo: puede iniciarse con un *eritema crónico migratorio* (pág. 600), ± malestar general, ↓ conciencia, rigidez de nuca; linfadenopatías; artralgia (más tarde, artropatía erosiva); miocarditis; bloqueo cardíaco; meningitis; ataxia; amnesia; paresias de los pares craneales; neuropatías; meningorradiculitis linfocítica (síndrome de Bannwarth). *Diagnóstico:* clínico ± serológico (si resulta -vo, puede utilizarse la reacción PCR)[?]. *Tratamiento:* lesiones cutáneas con doxiciclina 100 mg/12 h oral (amoxicilina o penicilina V si <12 años) durante 10-21 días, y las complicaciones tardías con dosis elevadas de bencilpenicilina IV, cefotaxima o ceftriaxona. *Prevención:* mantener cubiertas las extremidades; utilizar repelentes de insectos; collares anti-garrapatas para las mascotas; examinar la piel periódicamente en las zonas de riesgo. La profilaxis varía una vez que la garrapata logra picar. En las zonas endémicas, merece la pena conocer estas medidas (ej., si el riesgo es >1 %). *Extracción de la garrapata:* asfixiar a la garrapata, por ejemplo, con aceite de petróleo, y después, extraer con cuidado, sujetándola cerca de la boca y girando; a continuación, desinfectar la picadura.

(Véase http://www.lymenet.org/)

Treponematosis endémica. La *frambesía* está producida pot *Treponema pertenue*, que es morfológica y serológicamente indistinguible de *T. pallidum*. Se trata de una enfermedad granutomatosa crónica, prevalente en niños del trópico rural. Se disemina de una persona a otra a través de desgarros de la piel y se fomenta en malas condiciones higiénicas. La lesión primaria (pápula ulcerosa) aparece 4 semanas después de la exposición. A continuación se observan las lesiones secundarias dispersas, sobre todo en zonas de piel húmeda, pero también en otras (adquiriendo grandes dimensiones). Las lesiones terciarias son granulomas ulcerados gomatosos subcutáneos que afectan a la piel y los huesos. No se observan complicaciones cardiovasculares ni SNC. La **pinta** (*T carateum*) afecta sólo a la piel; se produce en América Central y Sudamérica. La **sífilis endémica no-venérea (bejel;** T pallidum) afecta a los niños de países subdesarrollados, y cursa de modo similar a la frambesía. En los países desarrollados, *T pallidum* es el agente causal de la sífilis venérea (pág. 208). *Diagnóstico:* clínico. *Tratamiento:* penicilina procaína (pág. 155).

Enfermedad de Weil[ND] ***Etiología:*** *Leptospira interrogans* (ej., serogrupo *L icterohaemorrhagiae*). El contagio es mediante el contacto con orina de rata infectada, ej., al nadar.

Signos: fiebre, ictericia, cefalea, enrojecimiento conjuntival, piernas doloridas (miositis), púrpura, hemoptisis, hematemesis o hemorragias. En ocasiones, se complica con meningitis, miocarditis y sobre todo con insuficiencia renal. El aumento de transaminasas es relativamente pequeño.

Diagnóstico: el diagnóstico se realiza por la prueba de fijación de complemento, la prueba de aglutinación de Schuffner y los cultivos de sangre, orina y LCR.

---

[1] MF Waters 1993 *Tr Roy Soc Trop Med Hyg* **87** 500.

Sífilis —el arquetipo de enfermedad causada por espiroquetas (treponemas)—

Treponema pallidum penetra a través de las abrasiones durante la práctica sexual. Las manifestaciones clínicas son consecuencia de la endarteritis obliterante (reducción de la luz de las pequeñas arterias por la proliferación de la capa íntima). Es muy frecuente en los homosexuales, pero con las medidas profilácticas para el SIDA, también ha disminuido su riesgo. *Incubación:* 9-90 días. Muestra 4 estadios clínicos:

1. **Primario:** la mácula de la zona de contacto sexual se transforma en una úlcera dura, indolora y muy contagiosa (*chancro primario*).
2. **Secundario:** se produce 4-8 semanas después del chancro. Fiebre, malestar general, linfadenopatías, erupciones (tronco, palmas, plantas), alopecia, condiloma plano (pápulas anales), úlcera bucal serpinginosa; menos frecuente, hepatitis, meningitis, nefrosis, uveítis.
3. **Sífilis terciaria:** tiene una latencia de 2-20 años (cuando los pacientes ya no son contagiosos): se producen *gomas* (granulomas en la piel, mucosas, huesos, articulaciones y rara vez, en las vísceras, como pulmón y testículo).
4. **Sífilis cuaternaria:** —*Cardiovascular:* aneurisma aórtico ascendente ± regurgitación aórtica. *Neurosífilis: a) Meningovascular:* paresias de los pares craneales, *ictus*; *b) Paresia general del debilitado (PGD):* demencia, psicosis (si no se trata, el paciente muere; el tratamiento *puede* corregir el deterioro); *c) Tabes dorsalis:* ataxia sensorial, parestesias en las piernas, tórax y puente nasal, dolores lacerantes, crisis gástricas, pérdida de reflejos, plantares flexores, articulaciones de Charcot (pág. 431). *Pupila de Argyll Robertson* (pág. 40).

Problemas: siempre debemos preguntarnos: ¿*Está presente el virus VIH complicando esta enfermedad?* ►Cualquier lesión genital es sífilis hasta demostrar lo contrario, aunque existen otras causas: traumatismos, herpes, sarna, enfermedad de Behçet, cáncer, chancroide, linfogranuloma venéreo, granuloma inguinal. **Serología** (2 tipos):

1. Pruebas de anticuerpo cardiolipina: detectable en la enfermedad primaria, pero desaparece en las formas tardías. Es señal de enfermedad activa y la prueba se hace negativa después del tratamiento. *Falsos +vos:* (con anticuerpos anti-treponema negativos): gestación, inmunización, neumonía, paludismo, LES, TB, lepra. *Ejemplos:* VDRL (venereal disease research laboratory, prueba en porta), RPR (rapid plasma reagin), WR (Wassermann reaction).
2. Anticuerpos específicos anti-treponema: +vos en la forma 1^{aria}, permaneciendo invariables a pesar del tratamiento. *Ejemplos:* TPHA (prueba de hemaglutinación del *T pallidum*), TPI (prueba de inmovilización de *T pallidum*); ninguno de ellos es capaz de diferenciar la sífilis de las frambesías no venéreas, bejel o pinta.

Otras pruebas: en la sífilis 1^{aria}, los treponemas se observan a través de un microscopio de campo oscuro a partir del líquido de los chancros; con frecuencia, la serología en esta fase es -va. En la sífilis 2^{aria}, los treponemas se observan en las lesiones y ambos tipos de tests de anticuerpos son positivos. En la sífilis tardía, los microorganismos no se ven, pero ambos tipos de pruebas serológicas son aún positivos (el test de cardiolipina puede ser negativo). En la neurosífilis, los tests de anticuerpos en LCR son positivos. Si el paciente es VIH +vo, la serología puede dar negativa durante la reactivación de la sífilis.

Tratamiento: penicilina procaína (= bencilpenicilina procaína) 600 mg/24h IM durante 10 días (sífilis terciaria o meningovascular: 14 días; SNC: 14 días). Recordar la reacción de Jarisch-Herxheimer (pág. 207), más frecuente en la sífilis 2^{aria}; más peligrosa en la 3^{aria}. Considerar la posibilidad de administrar esteroides. Estudiar los contactos. Si VIH +vo, la penicilina puede no actuar frente a la neurosífilis; debe consultarse al microbiólogo. **Sífilis congénita:** *OHCS* pág. 98.

Tratamiento: sintomático y con bencilpenicilina, 600 mg/6 h durante 7 días. La doxiciclina 100 mg/12 h oral es útil en la profilaxis de los grupos de alto riesgo. La *reacción de Jarisch-Herxheimer* se produce con escasa frecuencia en la leptospirosis. Se trata de una reacción sistémica, que aparece varias horas después de la primera dosis de antibiótico, con fiebre, taquicardia, vasodilatación, que a veces sigue un curso fatal. Se cree debida a la liberación súbita de endotoxinas.

La **fiebre canícola.** Es una meningitis aséptica causada por *Leptospira canicola.*

La **fiebre recurrente**[ND]. Está originada por *borrelia recurrentis* (transmitida por piojos) o *B. duttoni* (transmitida por garrapatas). Suele ocurrir en pandemias después de guerras o desastres, y puede cobrarse millones de víctimas. *Presentación:* después de 2-l0 días de incubación, aparecen fiebre brusca, temblores, y cefalea. Así mismo, se observa una erupción petequial (muchas veces leve o ausente), ictericia y hepatoesplenomegalia. Pueden presentarse crisis de fiebre muy elevada y taquicardia. Cuando desaparece la fiebre, sobreviene hipotensión por vasodilatación, que puede ser fatal. Las recidivas son más leves. *Tests:* se observan los gérmenes en las extensiones gruesas y delgadas teñidas con Leishman. *Tratamiento* con tetraciclinas, 500 mg oral o 250 mg IV en dosis única (pero durante 10 días para *B. duttoni*). La reacción de *Jarisch-Herxheimer* (arriba) resulta fatal en el 5 % de los casos: de ahí que se administre meptazinol 100 mg en inyección IV lenta como profilaxis, junto con las tetraciclinas, y se repita a los 30 min (en la fase de escalofrío) y durante la fase de sofoco (si la PA sistólica <75 mmHg). Debe despiojarse al paciente. La doxiciclina (pág. 158) es útil en la profilaxis de los grupos de alto riesgo.

Poliomielitis[ND]

El virus agente causal de la poliomielitis es un Picornavirus muy contagioso. *Diseminación:* por gotitas respiratorias o por contagio fecal-oral.

El paciente: período de incubación de 7 días, seguido de pródromos de tipo gripal durante 2 días. La siguiente fase (preparalítica) se caracteriza por fiebre (por ejemplo, 39°C), taquicardia, cefalea, vómitos, rigidez de nuca y temblor unilateral, que progresa hacia un estadio paralítico en el 65 % de los casos, con mialgias y signos de la motoneurona inferior.

Tests: LCR: ↑RC, polinucleares y luego linfocitos, resto normal; sueros pareados (con 14 días de separación); el raspado de faringe y el cultivo de heces muestran el virus causal.

Polio: un modelo de profilaxis
- Antes de 1950, la distribución era mundial.
- 12 de abril 1955: comienzan las vacunaciones.
- 1991: se logra interrumpir la transmisión en el hemisferio occidental.
- 1993: China impone varios días de inmunización nacional (>80 millones de niños son vacunados en 2 días; 1 año después, sólo se confirman 5 casos de polio salvaje, de forma que se intenta conseguir una erradicación mundial en el año 2000, excepto, quizás algunas regiones de África e India).
- 1997: 1 caso de polio «salvaje» confirmado en Europa.
- Cualquier tipo de polio en Occidente corresponde al caso de polio causado por la vacunación, accidente muy poco frecuente. La mitad de estos casos actuará como contactos adultos de niños vacunados.

Historia natural: <10 % de los pacientes con parálisis muere, aunque la pérdida de las células medulares del asta anterior es permanente y el enfermo requiere los cuidados oportunos. En ocasiones, se observa una *progresión tardía* de la parálisis. *Factores predisponentes de la parálisis grave:* edad adulta; gestación; pos-tonsilectomía; fatiga/traumatismo muscular por ejercicio intenso durante el período de incubación. *Profilaxis:* vacuna viva por vía oral (pág. 170). En el área tropical, se necesita la vacuna con virus muertos para inducir una inmonidad adecuada. Los adultos deben revacunarse en el momento en que sus hijos son vacunados por primera vez.

Rabia[ND]

La rabia es una infección por Rhabdovirus que se transmite por mordedura de mamíferos infectados, ej., murciélagos (el mordisco puede pasar desapercibido[1]), perros, gatos, zorros o mapaches. *El paciente:* incubación habitual de 9-90 días; por tanto, las medidas profilácticas deben mantenerse varios meses después de la mordedura. Síntomas prodrómicos de cefalea, malestar, conducta anómala, agitación, fiebre y prurito en la zona de la mordedora, seguidos de la «rabia furiosa» (hidrofobia) con espasmos musculares a menudo, acompañados de terror profundo por efecto del agua. El 20 % padece una «rabia silente», que comienza con parálisis fláccida en la extremidad mordida, que se extiende progresivamente. *Profilaxis antes de la exposición:* (ej., veterinarios, cuidadores de zoo, oficiales de aduanas, personas que manipulan murciélagos, expedicionarios a lugares remotos): administrar vacunas con cepas de células diploides humanas (1 ml IM, en el deltoides) en los días 0, 7 y 28, y de nuevo transcurridos 2-3 años si aún persiste el riesgo. *Tratamiento de personas mordidas en países endémicos* (si no está vacunada o seguramente no lo está): ▶Consultar con expertos. Mantener en observación al animal causante, si es posible, para comprobar si muere (aunque es posible que no muera de rabia antes de que lo haga el paciente)[2]; pueden existir portadores asintomáticos, pero no producen (hasta ahora) rabia en el hombre. Limpiar la herida. Administrar la vacuna los días 0, 3, 7, 14, 30 y 90 (1 ml IM) y la inmunoglobulina antirrábica humana (20 u/kg en el día 0; media dosis IM y media infiltrada localmente alrededor de la herida). La rabia sigue una evolución fatal, una vez que comienzan los síntomas, pero han existido casos en que se logró la supervivencia, siempre que se realice un seguimiento óptimo del SNC y sistema cardiorrespiratorio). Debe ofrecerse la opción de vacunación al personal a cargo del enfermo.

Fiebre hemorrágica vírica[ND]

Fiebre amarilla: infección epidémica producida por Arbovirus y transmitida por el mosquito *Aedes* (Bolivia, Perú y savanas húmedas den centro y Oeste de África). Inmunización: pág. 170. *El paciente:* el periodo de incubación, de 3 a 14 días, se sigue en el 85 % de los casos de un síndrome leve de fiebre, cefalea, náuseas, albuminuria, mialgias y bradicardia relativa. La forma grave se caracteriza por 3 días de cefalea, mialgia, anorexia ± náuseas, seguido de fiebre de comienzo brusco; tras una breve remisión, aparece postración, ictericia grave (± hígado graso), hematemesis y otras hemorragias y oliguria. *Mortalidad:* <10 % (día 5-10). *Diagnóstico:* ELISA. *Tratamiento:* sintomático.

Fiebre de Lassa[ND], **virus Ebola**[ND], **virus Marburg**[ND] y *fiebre hemorrágica* dengue (el dengue es la enfermedad producida por Arbovirus de mayor prevalencia)[3]. Estas enfermedades comienzan con cefalea brusca, dolor pleurítico, dolor de espalda,

---

[1] *Morbid & Mortal Weekly Rec* 1998 **47** 1.
[2] T Hemachudha 1991 *NEJM* **324** 1890.
[3] T Monath 1997 afirma que el dengue no tiende a producir hemorragias si AST↔; otros signos: ↓ hemostasia, test del torniquete +vo (>10 petequias/2,5 cm² de piel), ↓ plaquetas, ↑Hto, RC<5, derrame pleural (realizar RXT en decúbito) —*Lancet* **350** 1719.

mialgias, conjuntivitis, postración, deshidratación, erupción facial (dengue) y fiebre. Pronto sobrevienen las hemorragias. Puede existir una resolución espontánea, o bien, insuficiencia renal, encefalitis, coma y muerte. **Tratamiento:** sintomático.
▶ Emplear medidas especiales de control de infección en todas las fiebres hemorrágicas (*Lassa, Ebola, Marburg*); solicitar inmediatamente consejo de expertos.

Rickettsias y bacterias transmitidas por artrópodos

Las rickettsias son bacterias intracelulares que pasan al menos, parte de su vida en hospedadores específicos artrópodos, antes de invadir las células mononucleares humanas, neutrófilos y vasos sanguíneos (tipos vasculotrópicos). Todos los cataclismos ocurridos durante el siglo XX han favorecido la infestación a través de los piojos (guerras, revoluciones, hambrunas, superpoblación y desintegración de imperios); como resultado de todo ello, las Rickettsias (especialmente, el tifus, página siguiente) han acabado con millones de personas.

Fiebre Q. *Coxiella burnetti* causa alrededor de 100 casos anuales de fiebre Q en el Reino Unido. Su denominación se debe al nombre de «*query fever*» o fiebre desconocida, por el que se le conoció cuando surgió en unos trabajadores de un matadero australiano. *Epidemiología:* distribución universal, generalmente rural, con reservorio en ganado doméstico y ovejas. Este germen es muy resistente a la desecación y generalmente se inhala con polvo infectado. También se contrae por la ingesta de leche no pasteurizada, de forma directa a través de cadáveres animales en mataderos, y a veces por gotitas respiratorias, así como por picaduras de garrapata.

El paciente: debe sospecharse fiebre Q en cualquier persona con F0D prolongada o neumonía atípica. Se manifiesta por fiebre, mialgia, sudoración. cefalea, tos y hepatitis. Si se convierte en crónica, sospechar endocarditis («con cultivos negativos»). Suele afectarse la válvula aórtica y los signos clínicos tardan a veces muchos años en aparecer. También puede causar abortos.

Tests: RXT (muestra opacidad, generalmente en lóbulo inferior, o una o varías lesiones de tipo masa, que persisten varios meses durante la recuperación del enfermo). La biopsia hepática evidencia granulomas. El diagnóstico se realiza por serología. La presencia de antígenos de fase I indica infección crónica; los antígenos de fase II indican infección aguda.

Tratamiento: las tetraciclinas son eficaces *in vitro* (rickettsiostáticas), pero no se ha comprobado que aceleren la recuperación. Se administra con la esperanza de prevenir la cronicidad. Otras alternativas comprenden la rifampicina y el cotrimoxazol.

Bartonellosis. Se trata de una infección no contagiosa producida por un microorganismo móvil, con forma de bacilo y Gram -vo denominado *Bartonella bacilliformis*, que parasita los eritrocitos. Se disemina a través de la picadura de moscas de arena al amanecer o anochecer —en los Andes, Perú, Ecuador, Colombia, Thailandia y Nigeria—. La inmunosupresión transitoria favorece las infecciones asociadas (ej., salmonelosis). *El paciente:* fiebre, erupciones, linfadenopatías, hepatoesplenomegalia, síndromes cerebelosos[1], nódulos dérmicos (verrugas), hemorragias retinianas, derrame pericárdico, edemas, pleocitosis del LCR, hemólisis (Coombs -vo ± disnea e ictericia) y glóbulos rojos hipocrómicos y microcíticos con anemia megaloblástica.

---

[1] JE González-Mendoza 1993 *Tr Roy Soc Trop Med Hyg* **87** 367.

Tifus: el arquetipo de rickettsiasis

Las Rickettsias responsables del tifus se transmiten entre los hospedadores a través de artrópodos. El período de incubación es de 2 a 23 días y continúa con un proceso agudo de comienzo súbito con cefalea grave, vómitos, fotofobia, sordera y toxemia. En algunas especies se observa una *escara*, que es una lesión cutánea única en la zona de inoculación inicial, que se ulcera formando una escara negra. Posteriormente en la forma aguda (5.º-6.º día), aparece una erupción cutánea más generalizada (véase más abajo). Es de naturaleza maculopapular, como el sarampión o la rubéola, o bien, de tipo hemorrágico. Las infecciones asintomáticas son frecuentes, al igual que los procesos febriles leves.

Patología: vasculitis diseminada con proliferación endotelial que afecta cualquier órgano. La oclusión trombótica produce gangrena. Los pacientes mueren por *shock*, insuficiencia renal, CID o *ictus*.

Diagnóstico: suele ser complejo, ya que el cuadro clínico suele ser inespecífico, los gérmenes crecen con dificultad y la prueba del anticuerpo heterófilo tradicional de Weil-Felix posee baja especificidad y sensibilidad. Las pruebas de inmunofluorescencia y ELISA con sueros pareados suponen un enorme avance. En la fiebre manchada de las Montañas Rocosas la biopsia cutánea resulta diagnóstica.

Los dos principales tipos de tifus son:

1. *El tifus epidémico transmitido por piojos:* R. prowazeki es transmitido por el piojo humano *Pediculus humanus*, cuyas heces son inhaladas o bien, atraviesa la piel. Se hace latente y se reactiva posteriormente (enfermedad de Brill-Zinsser).
2. La *fiebre manchada de las Montañas Rocosas* se transmite por garrapatas (R. rickettsi) y es el patógeno principal de este grupo. Se observa una marcada fluctuación asincrónica en la incidencia, respecto a las diferentes zonas geográficas. La localización típica es en los estados sureños de los EE.UU, donde la incidencia es de 600 casos anuales.

Factores predisponentes para el desenlace fatal: edad avanzada, varón, raza negra o deficiencia de G6DP.

El paciente con tifus: puede o no presentar una erupción característica típica al 4.º día de iniciarse la fiebre (máculas rosadas que comienzan en las palmas, plantas y muñecas), que se torna purpúrea y ligeramente papular en pocos días. Puede existir hemólisis, con trombocitopenia hasta en el 50 % de los casos. Más tarde, aparecen edemas en manos y pies, y hemorragias en los orificios naturales cuando existe CID.

Complicaciones: insuficiencia respiratoria (12 %); insuficiencia renal (14 %). ▶Antecedentes de exposición a garrapatas sólo ocurre en el 60 % de los pacientes.

Tests: hemoaglutinación en látex, inmunofluorescencia indirecta y ELISA.

Tratamiento: ▶▶No debe esperarse al resultado de la serología. Todos los tipos de rickettsiosis se tratan con tetraciclinas, 500 mg/6h durante 7 días. Se han descrito problemas de resistencias en el norte de Thailandia.

Otras formas de tifus: incluyen el *tifus murino endémico, la fiebre de las garrapatas (fiebre botonosa), rickettsiosis pustulosa* (R akari —la erupción que provoca es de tipo papular, y puede hacerse vesicular—), y *el tifus de los matorrales* (más frecuente en el SE de Asia).

Tests: cultivo de los microorganismos, o tinción Giemsa en extensiones sanguíneas delgadas o gruesas.

Tratamiento: responde bien a la penicilina, pero el cloranfenicol (50 mg/kg/día durante 7 días) se utiliza con más frecuencia debido a su frecuente asociación con salmonelosis.

Fiebre de las trincheras. Está producida por *Bartonella quintana* inoculada a partir de heces de piojo, no sólo en los soldados, sino también en los vagabundos y alcohólicos.

El paciente: puede presentar fiebre, cefalea, mialgias, convulsiones, dolor de espalda, erupción (máculas de 2-4 mm), dolor ocular, dolor de piernas, esplenomegalia y con menos frecuencia, endocarditis. No es mortal; puede recurrir. *Tratamiento:* tetraciclinas.

Ehrliquiosis. *Ehrlichia chaffeensis* es un microorganismo Gram -vo intracitoplasmástico obligado relacionado con las Rickettsias y que se disemina a través de las garrapatas (*Dermacentor variabili*). Origina fiebre, cefalea, anorexia, malestar, dolor abdominal, dolor epigástrico, conjuntivitis, linfadenopatías, ictericia, erupción, confusión y linfadenopatías cervicales.

Resultados de los tests: leucopenia, trombocitopenia, ↑ AST[1].

Tratamiento: responde a la doxiciclina.

Giardiasis

Giardia lamblia es un protozoo flagelado habitual que asienta en el duodeno y yeyuno. Se transmite por las heces. Factores de riesgo son los viajes, la inmunosupresión, la homosexualidad, la aclorhidria y las guarderías al cambiar los pañales a los niños. En ocasiones, se contaminan los sistemas de agua potable.

Presentación: generalmente, asintomática. La combinación de astenia, flatulencia, plenitud, deposiciones blandas y dolor abdominal (malestar ± diarrea explosiva) es frecuente. Ocasionalmente, se produce malabsorción (con ↓peso) e intolerancia a los disacáridos.

Diagnóstico: el estudio microscópico repetido de quistes o trofozoitos en heces puede ser negativo, y es necesario recurrir al aspirado duodenal o al Enterotest®. Se dispone de un test de ELISA. Por último, puede ser necesario ensayar un tratamiento empírico.

Diagnóstico diferencial: con cualquier causa de diarrea (pág. 167, pág. 168 y pág. 439), esprue tropical (pág. 473), enfermedad celíaca (pág. 474). Véase *http://vm.cfsan.fda.gov/(mow/intro.html.*

Tratamiento: la higiene escrupulosa resulta esencial. Administrar metronidazol, 400 mg/8 h oral durante 5 días o 2 g/24 h durante 3 días, o bien tinidazol, 2 g oral en una dosis, recomendando evitar la conducción de vehículos y el alcohol, o hidrocloruro de mepacrina 100 mg/8 h oral durante 5-7 días (bajo coste pero frecuentes ES). Si fracasa el tratamiento, comprobar la colaboración del enfermo (pág. 2) y valorar el tratamiento de toda la familia. Si persiste la diarrea, evitar la leche, ya que la intolerancia a la lactosa puede persistir durante 6 semanas.

Otros protozoos que ocasionan infección GI son *cryptosporidium* (pág. 440) e *Isospora* (especialmente frecuente en el SIDA), *Balantidium coli* y *Sarcocystis*.

Amebiasis

La infestación por *Entamoeba histolytica* (de distribución universal) se disemina por vía fecal-oral. Para destruir los quistes es necesario hervir los alimentos contaminados. Los trofozoitos permanecen en el intestino o invaden tejidos extraintestinales, produciendo úlceras GI con forma de «cuello de botella». El cuadro puede ser asintomático o sólo causar diarrea leve. La disentería representa el otro extremo del espectro clínico.

---

[1] D Pierard 1995 *Lancet* **346** 1233.

Disentería amebiana[ND]. Puede comenzar varios años después de la infestación. La diarrea se inicia gradualmente, haciéndose profusa y sanguinolenta. La fiebre alta, el dolor cólico y el tenesmo son raros, pero se observa un proceso febril agudo que produce postración, así como remisiones y exacerbaciones. Se diagnostica por estudio microscópico del fresco de heces. La serología indica si el paciente ha estado alguna vez en contacto con el parásito.

Diagnóstico diferencial: la disentería amebiana posee un inicio gradual con pus, hematíes y trofozoitos en las heces. La disentería bacilar muestra a menudo un comienzo súbito, con deshidratación, heces más acuosas y sin trofozoitos. La colitis ulcerosa aguda también tiene un comienzo más gradual. La deshidratación es rara y las heces son muy sanguinolentas con relativamente pocos leucocitos. Otras causas de diarrea sanguinolenta: pág. 439.

Los **abscesos amebianos del colon** producen a veces perforación y peritonitis.

Los **amebomas** son masas inflamatorias, localizadas generalmente en el ciego, que plantean el diagnóstico diferencial con otras masas en FID.

Los **abscesos hepáticos** suelen ser únicos y se localizan en el lóbulo derecho; contienen un líquido achocolatado. En general se manifiestan por fiebre alta en picos, sudoración, dolor en HD y palpación dolorosa. Existe elevación del RCB y las PFH están discretamente alteradas, aunque también puede ocurrir obstrucción mecánica. El diagnóstico viene determinado por la ecografía y la TC, así como la serología positiva, pero a veces es necesario un aspirado.

Tratamiento. Metronidazol, 800 mg cada 8 h oral durante 5 días (ES: neuropatías; convulsiones; ↓RCB), para la disentería amebiana aguda (es muy activo contra las amebas en fase vegetativa), seguido de furoato de diloxanida 500 mg/8 h oral durante 10 días para destruir los quistes intestinales. La diloxanida es el mejor fármaco en la forma crónica con quistes de *Entamoeba*, pero sin formas vegetativas en las heces. Absceso hepático amebiano: metronidazol, 400 mg cada 8 h durante 10 días, repetido a las 2 semanas, según la respuesta; aspirado si no mejora a las 72 horas, administrando un tratamiento con diloxanida después del metronidazol.

Tripanosomiasis

Tripanosomiasis africana (enfermedad del sueño). *T. gambiense* origina una enfermedad lenta y emaciante con un largo período de latencia (variedad del Africa Occidental). *T. rhodesiense* causa una enfermedad más rápidamente progresiva (medio rural del África oriental). El germen se introduce en la piel tras la picadura por la mosca *tsetsé* infectada y se disemina a los ganglios linfáticos, sangre, bazo, corazón y cerebro.

El paciente: entre los signos se incluye el chancro subcutáneo en el lugar de inoculación. Ataques febriles irregulares, linfadenopatías (con hipertrofia preferente de los ganglios cervicales posteriores en la infectación por *T. gambiense:* signo de Winterbottom), cefalea, erupciones, artralgias, pérdida de peso, amenorrea, impotencia, edema periférico y pulmonar, ascitis, derrame pericárdico y nefritis. En la fase posterior de la historia natural, algunos pacientes desarrollan signos SNC (apatía, depresión, ataxia, disquinesias, demencia, hipersomnolencia y coma).

El diagnóstico se realiza por demostración del parásito en sangre o ganglios linfáticos. Debe analizarse el LCR.

Tratamiento: requerir el consejo de un experto.
- Tratar la anemia y las otras infecciones, en primer lugar.
- Fase precoz (hemolinfática): suramina 20 mg/kg IV en los días 1, 3, 7, 14, 21. Administrar 200 mg de dosis de prueba en primer lugar.
- Trastornos SNC: véase página siguiente.

La suramina produce proteinuria y suele incrementar los niveles plasmáticos de urea y creatinina, por lo que conviene vigilar con frecuencia la función renal.

El melarsoprolol provoca encefalopatía letal hasta en un 10 % de los pacientes que se caracteriza por alteración de la conducta, convulsiones y coma por edema cerebral. Puede prevenirse parcialmente con prednisolona 1 mg/kg/24 h oral (máx 40 mg), comenzando el día antes de la primera inyección[1]. Consultar con un experto.

Las tripanosomiasis resistentes al arsénico se consideraban irremediablemente fatales, hasta la llegada del difluormetilornitina (DFMO) en 1984. Ejemplo de dosificación: 100 mg/kg/6 h IV en 1 hora durante 14 días, seguido de 75 mg/kg/6 h oral durante 3-4 semanas. ES: anemia, diarrea; convulsiones, leucopenia; alopecia. Este fármaco se está ensayando también en la enfermedad de Chagas.

Melarsoprol en la enfermedad del sueño tardía

Una pauta incluye 12 dosis del modo siguiente:

Día	
1	0,4 mg/kg/ IV lenta
2	0,8
3	1,0
10	2,0
11	2,0
12	2,0
19	2,0
20	2,5
21	3,0
28	3,5
29	3,5
30	3,5

En pacientes muy debilitados, debe comenzarse con 2 dosis iniciales IV de suramina 0,2 g, con un intervalo entre ellas de 24h.

▶Consultar con un experto.

Véase J Sanford 1997 *Guide to Antimicrobial Therapy*, 87.

Tripanosomiasis americana (enfermedad de Chagas). Está producida por *T cruzi*. Se disemina a través de las chinches de Reduviid o mediante transfusión sanguínea. Después de la inoculación, aparece un nódulo (Chagoma) que a veces se escarifica. **Presentación:** fiebre; edema bipalpebral unilateral (signo de Romaña); oftalmia (=inflamación ocular); linfadenopatías; hepatoesplenomegalia, o bien permanece en una fase de latencia (por ejemplo, 20 años), seguida de invasión y daño multiorgánico, en especial del corazón y musculatura lisa intestinal. **GI:** megaesófago, dilatación gástrica, megacolon.

---

[1] J Pepin 1989 *Lancet* i 1246.

Corazón: cardiomiopatía dilatada, defectos de conducción, síncope, embolias, FVI, elevación ST, inversión onda T, aneurisma ventrículo izquierdo; muerte súbita.

Diagnóstico: forma aguda: se observan los protozoos en sangre o hemocultivo, en LCR o en aspirado ganglionar. Forma crónica: serología (ELISA de IgG de Chagas).

Tratamiento: no es muy efectivo. Nifurtimox 2 mg/kg/6 h oral o benzimidazol (3,7 mg/kg/12 h oral durante 60 días) para la forma aguda (agentes tóxicos que sólo eliminan el parásito en el 50 % de los pacientes[1]). La forma crónica sólo puede tratarse de forma sintomática. El alopurinol reduce la parasitemia.

Leishmaniasis

La infestación intracelular causada por el protozoo *Leishmania* se disemina a través de las moscas de arena, y se distribuye ampliamente en África, India, Latinoamérica, el Oriente Medio y las zonas mediterráneas.

Leishmaniasis cutánea (botón de Oriente). Se trata de una enfermedad importante que afecta a >300.000 personas. Puede ser leve y localizada, o bien, difusa y grave. Las lesiones aparecen en el lugar de la picadura en forma de pápula pruriginosa, cayéndose luego la costra y dejando una úlcera con bordes perpendiculares y profundos. La mayoría curan espontáneamente dejando cicatriz, que resulta desfigurante cuando las lesiones son extensas. Causa: *L. trópica* o *L. mexicana* (que tiende a destruir el pabellón auricular). El diagnóstico se realiza por estudio microscópico del material aspirado por debajo del *margen* de la úlcera. ***Tratamiento:*** si no se produce cicatrización espontánea, debe utilizarse estilbogluconato de sodio (Sb^V, es decir, antimonio pentavalente) 10 mg/Kg/12 h IV (máx 850 mg/día) durante 10 días. Sólo resulta eficaz en ocasiones. Pueden utilizarse infiltraciones locales. Conviene asesorarse por un experto —puede ser necesario administrar aminosidina: ejemplo de dosis: 14 mg/kg/día IM durante 60 días con 10 mg Sb^V/kg/día IN[2]—. También se utilizan pomadas.

Leishmaniasis mucocutánea (espundia). Está producida por *L. brasiliensis* y aparece en Sudamérica. La lesión cutánea primaria suele complicarse por la diseminación a la mucosa de la nariz, faringe, paladar, laringe y labio superior (en este orden), lo que determina una cicatrización grave y muerte por neumonía.

Diagnóstico: como el número de parásitos es a veces escaso, suele ser necesaria la prueba cutánea con leishmanina para distinguir este proceso de la lepra, TB, sifilis, frambesía y carcinoma. Se dispone también de pruebas de anticuerpos de inmunofluorescencia indirecta.

Tratamiento: no ofrece buen resultado cuando se afecta la mucosa, por lo que todas las lesiones cutáneas que ocurren en áreas con prevalencia de *L brasiliensis* deben tratarse con antimonio pentavalente.

Kala-azar (leishmaniasis visceral). *Kala-azar* significa *enfermedad negra*, que denota la aparición de una hiperpigmentación (cara, manos, pies, abdomen, como se observa en India). Producida por *L. donovani, L. chagasi* o *L. infantum* (o con menos frecuencia, «visceralización» de *L. trópica*, ej., en Irán, Israel y NE de India)[3]. Este protozoo se disemina por los linfáticos a partir de lesiones cutáneas (con frecuencia, mínimas). El germen se multiplica en el sistema reticuloendotelial en el interior de los macrófagos (cuerpos de Leishman-donovan). Proporción varón/mujer >3:1. Se asocia al virus VIH.

---

[1] L Kirchhoff 1993 *NEJM* **329** 389.
[2] S Teklemariam 1994 *Tr Roy Soc Trop Med Hyg* **88** 334.
[3] D Sacks 1995 *Lancet* **345** 959.

Presentación[3]

- Fiebres 100 %
- Sudores 90 %
- Temblores 83 %
- Quemazón pies 52 %
- Artralgia 36 %

- Esplenomegalia 96 %
- Fatiga 88 %
- Tos 69 %
- Insomnio 42 %
- Epistaxis 19 %

- ↓ peso 95 %
- ↓ apetito 87 %
- Hepatomegalia 63 %
- Dolor abdominal 42 %
- Linfadenopatías

Tests: hiperesplenismo (anemia y ↓plaquetas y RCB), ↓albúminas, ↑IgG; prueba cutánea con leishmanina negativa. El diagnóstico depende de la identificación del parásito en sangre (generalmente sólo es útil en el subcontinente indio), médula ósea (80 %), ganglios linfáticos o aspirado esplénico (95 %). Se ha desarrollado un test serológico para pruebas de campo (antígeno K39)[3]. La serología puede ser negativa si el paciente es VIH +vo.

Tratamiento: conviene contar con el consejo de un experto. Pauta oficial de la OMS: antimonio pentavalente (estibogluconato sódico, Sb^V) 20 mg/kg q24 h IV o IM durante 30 días, con una dosis máxima de 850 mg/día. ES: malestar general (el paciente permanece todo el día en cama y no quiere comer), tos, dolor retrosternal, alargamiento del intervalo Q-T del ECG, arritmias, anemia, uremia, hepatitis. Las pautas se van modificando —ej., 10 mg Sb^V/8 h durante 10 días[1], sin el límite de 850 mg —ya que el 25 % de los casos no responde o surgen recidivas, en cuyo caso puede emplearse pentamidina: IM profundo 3-4 mg en días alternos, hasta 10 dosis: ESs pueden ser fatales (hipotensión, arritmias, hipoglucemia, diabetes permanente en el 4 % casos[1]). Otros agentes anti-leishmanias son: aminosidina (paromomicina), anfotericina B liposómica (AmBisome®)[2].

La **leishmaniosis dérmica pos-kala-azar,** con lesiones similares a la lepra, puede aparecer meses o años después de un tratamiento adecuado.

Hongos

Los hongos originan enfermedades actuando como alérgenos inhalados, produciendo toxinas o mediante infección directa. Las infecciones micóticas pueden ser superficiales o profundas y ambos tipos son mucho más frecuentes en inmunodeprimidos.

Micosis superficiales. La infección por dermatofitos *(Trichophyton, Microsporum, Dermatophyton)* causa tiña. El diagnóstico se realiza por estudio microscópico del raspado cutáneo y el tratamiento consiste en clotrimazol tópico al 1% cada 12 horas; este tratamiento se mantiene 14 días después de la curación. Administrar griseofulvina 0,5-1 g q24 h oral hasta 18 meses, en las lesiones intratables, aunque actualmente se está ensayando con itraconazol y terbinafina como alternativas prometedoras.

Candida albicans produce *muguet oral* (pág. 453) y vaginal (pág. 197).

Malassezia furfur produce pitiriasis versicolor: una erupción macular de color marrón sobre la piel poco pigmentada y de color pálido sobre la piel oscura. Se trata con crema de clotrimazol o ketoconazol 400 mg oral en dosis única. Algunas micosis superficiales penetran en la epidermis y producen infecciones subcutáneas crónicas como el pie de Madura o la esporotricosis. Su tratamiento es complejo y en ocasiones, requiere incluso la amputación de la extremidad afectada.

---

[1] S Sundar 1998 *BMJ* **i** 563 (sensibilidad: >98 %; especificidad: >95 %).
[2] F Hashim 1994 *Tr Roy Soc Trop Med Hyg* **88** 431.

Micosis sistémicas. *Aspergillus fumigatus* coloniza el pulmón y puede producir lesiones alérgicas. La aspergilosis sistémica invasiva se observa en los inmunodeprimidos. La aspergilosis se expone con detalle en la página 306. La candidiasis sistémica sólo aparece también en inmnnodeprimidos: debemos tener esto en cuenta *siempre que* tratemos una FOD. La IU por *Candida* se observa en la diabetes mellitus; este hongo es también una causa poco frecuente de endocarditis sobre válvulas protésicas. Deben realizarse cultivos repetidos de sangre y estudio serológico. Si el problema no se resuelve al eliminar el factor predisponente (por ejemplo, una vía IV), se trata con anfotericina B IV (emplear la pauta de la pág. 307) o fluconazol 400 mg *stat*, y después 200 mg/día oral.

Candida en las ITU: colonización → Invasión → Diseminación

No todos los pacientes con cultivo positivo de levaduras necesita tratamiento: candidaes un comensal normal (ej., en la piel, faringe o vagina) —pero si coloniza en otras localizaciones (orina, esputo o drenajes quirúrgicos), se incrementa el riesgo de invasión, especialmente, en las ITU con factores predisponentes conocidos[1]:

- Ventilación prolongada
- AB de amplio espectro
- Sondas urinarias
- Inmunosupresión
- Vías intravasculares
- Nutrición IV

La *invasión* implica la presencia de hongos en tejidos normalmente estériles.

La *diseminación* significa invasión de órganos distantes a través de la sangre (ej., endoftalmitis + hongos en pulmón o riñón). Considerar un tratamiento con anfotericina B IV (pág. 340) o fluconazol (itraconazol si no se obtiene respuesta) en las siguientes circunstancias inequívocas (especialmente, si el estado del paciente se deteriora)[2]:

- Hemocultivo único +vo —si se dan los factores predisponentes (arriba).
- Aislamiento de candida en alguna localización estéril excepto la orina.
- Levaduras al microscopio en una muestra procedente de un tejido estéril, antes de conocer el cultivo.
- Histología positiva a partir de tejidos normalmente estériles en pacientes de riesgo (arriba).

▶ Antes de iniciar el tratamiento con antifúngicos sistémicos, debe solicitarse consejo del microbiólogo.

[1] J Lipman 1997 *BMJ* i 266.
[2] British Soc for Antimicrobial Chemo 1994 *Intensive Care Med* **20** 522.

Meningitis criptocócica en pacientes VIH

- Puede ser necesario disminuir la presión del LCR hasta un 50% mediante extracción del mismo.
- Anfotericina B 0,5-0,8 mg/kg/día IV hasta obtener respuesta, y a continuación...
- Fluconazol 400 mg/día oral durante 2 meses, y después...
- Mantener el fluconazol oral 200 mg/día indefinidamente.

Nota: los estudios demuestran que la adicción de flucitosina a la anfotericina no ofrece resultados significativos dentro de este contexto (pero sí puede desempeñar un papel beneficioso con el fluconazol). Consultar con expertos.

Cryptococcus neoformans causa meningitis., neumonía y otras infecciones en el inmunodeprimido. Es especialmente frecuente en los enfermos con SIDA, pero también en los que padecen sarcoidosis, enfermedad de Hodgkin o son tratados con esteroides. La historia clínica suele ser prolongada y existen manifestaciones que sugieren hipertensión craneal, como confusión, edema papilar o lesiones de los pares craneales. Ello retrasa a veces el estudio del LCR, que es la clave diagnóstica. Si se sospecha el diagnóstico, debe solicitarse específicamente una tinción con tinta china del LCR. El germen también se puede cultivar; los antígenos se detectan mediante el test de látex en LCR y sangre. La meningilis VIH negativa se trata con anfotericina B IV 0,5-0,8 mg/kg/día + flucitosina 37,5 mg/kg/8 h oral, hasta que desaparezca la fiebre y el cultivo sea -vo (ej., 6 semanas). La dosis de flucitosina debe ser ajustada para alcanzar un pico máximo de 70-80 mg/l; mínimo 30-40. Cuando el cultivo sea -vo, comenzar con fluconazol 400 mg día oral durante 8-10 semanas. La respuesta debe ser controlada clínicamente y mediante serología. Si es +vo, véase página siguiente. La neumonía criptocócica es la otra manifestación más importante (la más frecuente en EE.UU). Su tratamiento es similar.

Existen otros hongos, que se localizan generalmente en América y Africa, y que causan infecciones profundas. *Histoplasma* capsulatum, *coccidioides immitis*, *Paracoccidioides* brasiliensis y *Blastomyces dermatitidis* producen infecciones asintomáticas, trastornos pulmonares agudos o crónicos o infecciones diseminadas. La neumonitis aguda por histoplasma se asocia a artralgia, eritema nodoso y eritema multiforme. Los trastornos crónicos, más frecuentes con los otros 3 hongos, se manifiestan por fibrosis de los campos superiores o lesiones radiológicas de tipo «moneda». El diagnóstico se realiza por serología, cultivo y biopsia. Estas enfermedades se tratan con anfotericina B (pág. 307), excepto *Paracoccidioides*. que responde al itraconazol 50-100 mg/día oral.

Profilaxis de las infecciones fúngicas. Es un objetivo en los pacientes inmunodeprimios y puede lograrse administrando fluconazol oral: ej., 50-400 mg/día tras un episodio de meningitis criptocócica (tratada) en pacientes con VIH, o tras tratamientos con citotóxicos o radioterapia (400 mg si se sospecha de infección sistémica, ej., tras un trasplante de médula ósea) —preferiblemente iniciando antes de establecerse la neutropenia, continuando durante 1 semana después de regresar a cifras normales el RC—.

† Nematodos (vermes redondos)

Existen en todo el mundo: ~1000 millones de personas son hospedadores de nematodos (unos cientos de millones arriba o abajo[1]). Muchos conviven con nosotros pacíficamente, aunque las ascariasis pueden dar lugar a una obstrucción GI fatal, los vermes ganchudos pueden retrasar el crecimiento, los necator pueden provocar anemia debilitante y los trichuris causan disentería (es decir, diarrea hemorrágica) y prolapso rectal —por lo que resulta beneficioso realizar tratamientos masivos para las poblaciones (ej., albendazol 400 mg/24 h oral durante 3 días, a todos los niños de un colegio) en las zonas de alta incidencia—.

Necator americanus* y *Ancylostoma duodenale (Vermes uncinados o ganchudos). Ambos habitan en el subcontinente indio, SE de Asia, centro y N de África y algunas partes dc Europa. Necator está presente también en América y Africa subsahariana. Los gusanos de pequeño tamaño se reúnen en número suficiente y se adhieren a la mucosa GI alta, produciendo hemorragia (causa muy importante de anemia por deficiencia de hierro). Los huevos pasan a las heces y se incuban en el suelo. Las larvas penetran por los pies e inician una nueva infestación. A veces, *Ancylostoma* se transmite por vía oral. *Diagnóstico* por microscopia de las heces. *Tratamiento* con mebendazol, 100 mg cada 2 h vía oral durante 3 días, y hierro.

Strongyloides stercoralis. Es un parásito endémico en algunas zonas (sub)tropicales. Se transmite por vía percutánea y produce rápidamente una urticaria migratoria sobre los muslos y tronco (*larva migrans* cutánea). Así mismo, neumonitis, enteritis y malabsorción o exacerbaciones agudas. Signos crónicos: diarrea, dolor abdominal y urticaria. Los vermes pueden trasladar bacterias al torrente sanguíneo originando septicemia ± meningitis, si acceden al LCR. *Diagnóstico:* estudio microscópico de las heces y cultivo, serología o aspirado duodenal. **Tratamiento** con albendazol 5 mg/Kg/12 h oral durante 3 días (las dosis recomendadas pueden no resultar suficientes[2], y se recomiendan 800 mg/día oral para algunos adultos). Estudios abiertos han obtenido buenos resultados con ivermectina, que puede convertirse en el tratamiento de elección[3]. La hiperinfestación representa un problema en los inmunodeprimidos (ej., con esteroides, o más raro, en el SIDA). Otra opción es el tiabendazol (22 mg/Kg/12 h oral, máx 3 g/día, por ejemplo, durante 2 días).

Filariasis

Es muy frecuente: prevalencia: 18 millones en todo el mundo.

1. **Onchocerca volvulus.** Produce ceguera (ceguera de los ríos) en el 72% de algunos pueblos de África y América tropical —dando lugar al abandono de grandes extensiones de tierra fértil (ej., con porcentajes del 40% de personas ciegas entre los mayores de 50 años). Se desarrolla un nódulo en la lugar de la picadura, que va enviando microfilarias a zonas distantes de la piel, con anomalías de la pigmentación. liquenificación, pérdida de la elasticidad y mala cicatrización. Los ojos muestran queratitis, uveitis, cataratas, pupilas fijas, degeneración en el fondo de ojo y neuritis/atrofia óptica. También existe linfadenopatías y elefantiasis. El **diagnóstico** se realiza por detección visual de las microfilarias en el ojo o en muestras de piel. Se extrae una porción fina de piel limpia y no anestesiada con un bisturí. Se añade una gota de salino fisiológico en el porta y se comprueba la presencia de larvas móviles a los 30 min.
2. Filaria linfática (ej., **Wuchereria** bancrofti). Produce linfadenitis, elefantiasis, hidroceles y eosinofilia pulmonar tropical —principalmente, en Asia tropical. **Tests:** extensiones gruesas; serología. **Complicaciones:** hiperreactividad inmunológica que origina eosinofilia pulmonar tropical (tos, estornudos, fibrosis pulmonar, recuento sanguíneo de eosinófilos muy elevado + ↑↑ IgE e IgG). Se trata de un problema importante de salud pública (prevalencia de 120 millones) y está señalada por la OMS para su erradicación, por ejemplo, con un tratamiento masivo con ivermectina ± dietilcarbamacina[4].
3. **Loa loa.** Origina una tumefacción transitoria de tipo celulítico «Calabar» y emigra a través de la conjuntiva. Se observa en África central y occidental.

Tratamiento: debe ser realizado por expertos, ya que la muerte de la filaria puede provocar una grave reacción alérgica (reacción de Mazzotti: tratamiento previo con prednisolona 1 mg/kg/24h durante 2 días, para prevenir esta causa de ceguera). La ivermectina, una lactona macrocíclica semisintética, no precipita la reacción alérgica y actualmente, es el fármaco de elección (1 dosis de 150 μg/kg oral, repetida cada año para onchocerca, por ejemplo —véase *OHCS* pág. 512, ó 20 μg/kg oral como dosis única para la wuchereria[4]). No es capaz de matar al verme adulto, por lo que será necesario repetir el tratamiento en 6-12 meses. Esto sustituye a la dietilcarbamacina. Se administra cada 6-12 meses hasta que muere el verme adulto. Las campañas terapéuticas masivas pueden evitar la ceguera en algunas poblaciones, pero los efectos secundarios pueden representar un problema[5]. Los laboratorios ofrecen ivermectina gratuíta para estas comunidades. El linfedema responde al tratamiento con medias de compresión (resulta duro utilizarlas) o a la benzopirona (cumarina) 400 mg/24h oral[6].

[1] D Bundy 1994 *Tr Roy Soc Tr Med Hyg* **88** 259.
[2] N Beeching 1995 Ibid **89** 342.
[3] A Datri 1994 Ibid **88** 344.
[4] M Bockarie 1998 *Lancet* **351** 162 &J Sanford 1997 *Guide to Antimicrobial Therapy*, Dallas, ISBN 0-933775-30-X.
[5] D Mabey 1993 *Lancet* **i** 154.
[6] JR Casley-Smith 1993 *BMJ* **ii** 1037.

Ascaris lumbricoides. Tiene distribución universal y se asemeja al gusano de los jardines *(Lumbricus);* de ahí su nombre. Una característica inusual es la de poseer 3 labios dotados de dientes finos. La transmisión ocurre por vía fecal-oral; migra a través del hígado y pulmón y asienta en el intestino delgado. Habitualmente. no se observan síntomas, pero puede producir la muerte por obstrucción GI o perforación. Puede alcanzar gran longitud (ej., 25 cm). Examinar:

- Huevos en heces (teñidos de color naranja por la bilis; 60-45 μm de diámetro transversal); la producción diaria de huevos es de 200.000).
- Gusanos en el estudio radiológico con bario.
- Eosinofilia (puede no existir en los pacientes inmunodeprimidos). *Tratamiento* con mebendazol, como en los vermes uncinados (ver página anterior).

Trichinella spiralis. Se transmite por carne de cerdo poco cocinada. Distribución universal. Emigra al músculo y produce mialgias, miocarditis, edema periorbitario, fiebre y edemas. *Tratamiento* con prednisolona 40 mg/día durante 5 días, y después, mebendazol 300 mg/8 h oral durante 3 días, y a continuación, 500 mg/8 h durante 10 días.

Trichuris trichura (verme látigo). Produce síntomas abdominales inespecíficos. Diagnóstico por microscopia fecal y *tratamiento* como en el caso de los vermes uncinados.

Enterobius vermiculanis («gusano alfiler»). Es frecuente en climas templados; produce prurito anal cuando sale del intestino para depositar los huevos en el periné. Aplicar cinta de celo en el periné y estudiar los huevos al microscopio. *Tratamiento* con mebendazol, 100 mg oral (1 dosis); repetir a las 2 semanas si ⩾2 años; si la edad del paciente es entre 6 meses y 2 años: pirantel, 10 mg/kg oral (1 dosis; las tabletas son de 125 mg). Tratar a toda la familia. *La higiene es más importante que los fármacos* —los gusanos adultos mueren a las 6 semanas y no se multiplican en el colon—. Si los síntomas continúan, es señal de *reinfección*.

Toxocara canis. Es la causa más frecuente de *larva visceral* **migratoria;** aunque la causa puede deberse a cualquier otro helminto invasivo. Se manifiesta por granuloma ocular (ceguera, estrabismo) o afectación visceral macroscópica (fiebre, mialgia, hepatomegalia, asma, tos). El *diagnóstico* requiere estudio histológico. El *tratamiento* se realiza con tiabendazol o dietilcarbamacina, aunque no suele dar buenos resultados. Toxocara suele adquirirse a través de la ingestión de tierra contaminada por heces animales —por lo que las mascotas deben ser regularmente desparasitadas, y alejarlas de las zonas de juego—.

† Cestodos (vermes planos o tenias)

Estos parásitos se adhieren a la mucosa del intestino delgado, pero no succionan sangre.

La infestación por *Taenia solium* ocurre al tomar carne de cerdo en malas condiciones o agua contaminada, y la *T. saginata* se adquiere por comer carne de ternera no cocinada y contaminada. Producen síntomas abdominales inespecíficos y malabsorción. Los alimentos y el agua contaminados contienen cisticercos que evolucionan a gusanos adultos en el intestino. Sin embargo, si una persona deglute huevos de *T. solium* (vía fecal-oral), éstos penetran en la circulación y se diseminan por el organismo, transformándose en cisticercos en su interior (cisticercosis). Estos gusanos se enquistan en el músculo, piel, corazón, ojo y SNC (causando signos focales). Deben examinarse los brazos y piernas para palpar las posibles lesiones subcutáneas.

Neurocisticercosis: los signos dependen del *número* y *localización* de los cisticercos, generalmente, en el *cerebro* (originando convulsiones, signos focales SNC ± demencia, o bien, cursar sin sintomatología), *ventrículos cerebrales* —en este caso los cisticercos pueden enquistarse (=«forma de racimos») como racimos de uvas, dando lugar a hidrocefalia si llegan a bloquear los forámenes intraventriculares—, y también se localizan en las *cisternas basales* (causando una meningitis basal, lesiones de los nervios craneales y aracnoiditis, con bloqueo del flujo del LCR e incremento de la PIC). Los cisticercos localizados en la *columna* pueden originar síntomas radiculares o compresivos (pág. 387).

Los signos varían dependiendo del grado de vasculitis y reacción inflamatoria como respuesta a la presencia de los cisticercos, y según el parásito permanezca vivo, dando lugar a granulomatosis. En la fase «inactiva» se produce una calcificación y fibrosis. Las lesiones se aprecian mediante RM/TC, con una imagen de cielo estrellado cuando los quistes son muy numerosos.

Tratamiento: niclosamida, 2 g en 2 dosis, con un intervalo de 1 h entre ambas, seguido de un enema 2 h después. Es conveniente administrar antieméticos al levantarse por la mañana. En la neurocisticercosis, se utiliza albendazol 5 mg/Kg/8 h oral, o praziquantel 20 mg/kg q8 h oral durante 14 días. La respuesta alérgica a la muerte de las larvas se cubre con dexametasona, 12 mg cada 24 h oral durante 21 días. El papel de los esteroides en el tratamiento rutinario de la neurocisticercosis es controvertido. Buscar ayuda de un experto. Nota: si se encuentran afectados los ventrículos de LCR, será necesario derivar este líquido antes de iniciar el tratamiento farmacológico, y debe tenerse en cuenta que los fármacos pueden empeorar la fase aguda de la encefalitis causada por cisticercos.

Diphyllobothrium latum. Se adquiere al ingerir pescado no cocinado y produce los mismos síntomas que *Taenia solium*. Se trata de modo similar con niclosamida. Puede causar deficiencia de vitamina B_{12}, consumida por el gusano.

Hymenolepis nana* e *H. diminuta (tenias enanas). Rara vez producen síntomas. Se tratan con niclosamida 2 g el primer día, y después, 1 g/24 h durante 6 días. *H nana* puede tratarse con una única dosis de praziquantel (25 mg/Kg oral).

Quiste hidatídico. Es una zoonosis causada por la ingestión de huevos del parásito canino *Echinococcus granulosus* (cestodo o tenia), por contacto con heces de perro. Es más común en las regiones con ganado ovino; representa un problema creciente en regiones de China, Alaska, Gales y Japón. Suele **manifestarse** por los efectos del tamaño del quiste a nivel pulmonar (disnea, dolor o hemoptitis e incluso anafilaxia, al expectorar el parásito por la vía aérea) o hepático (hepatomegalia, ictericia obstructiva, colangitis o FOD). Pero también puede emigrar a cualquier otra localización. A veces se trata de un hallazgo casual (por ejemplo, durante el diagnóstico diferencial de nódulos solitarios o incluso múltiples en la radiografía de tórax). Otras veces afecta a otros órganos, como SNC. **Diagnóstico:** radiografía simple, ecografía y TC del quiste. Actualmente, un test serológico de gran fiabilidad ha desplazado la prueba intradérmica de Casoni, de variable sensibilidad. **Tratamiento:** extirpación quirúrgica de los quistes sintomáticos. Evitar derramar su contenido, ya que esto provocaría una reacción anafiláctica. El fármaco de elección es el albendazol 5 mg/Kg/12 h durante 28 días antes de la intervención (± repetir × 1, después de un lapso de 14 días): buscar ayuda experta. Abordaje **PAIR: p**unción → **a**spirado del quiste → **i**nyección de suero salino hipertónico → **r**easpirado. (el quiste alveolar está producido por *E multilocularis*).

Diagnóstico de cisticercosis

Mediante estudio microscópico de las heces y examen de los raspados perineales.

- Diferenciar ***T. solium*** de ***T. saginata*** mediante examen del escólex o de una proglótide madura; los huevos son indiferenciables.
- Un medio menos técnico de identificar las especies ambas especies consiste en preguntar al paciente sobre *los movimientos* del verme. Si describe un movimiento vigoroso hacia el exterior del recto, se trata de *T. saginata*.
- Existe una prueba de hemaglutinación indirecta.
- El LCR puede mostrar eosinófilos en la neurocisticercosis, y existe una prueba de antígenos para el LCR.
- La TC y la RM pueden localizar los quistes. Las RXC y radiografías de partes blandas del muslo, muestran la presencia de quistes calcificados.

✟ Trematodos (duelas)

Esquistosomiasis (bilharzia) es la enfermedad más prevalente causada por duelas y afecta a 200 millones de personas en el mundo. Los vectores, caracoles, liberan la cercaria que penetra en la piel; por ejemplo, durante un paseo por el mar, causando la erupción papular pruriginosa («prurito del nadador»). Las cercarias se desprenden de su cola para transformarse en esquistosomas y migran a través de los pulmones, los parásitos llegan hasta el hígado, donde crecen y se desarrollan. Aproximadamente 2 semanas después de la infestación inicial, el paciente presenta fiebre, urticaria, diarrea, tos, mareos y hepatoesplenomegalia («fiebre de Katayana», un complejo inmune auto-limitante). En aproximadamente 8 semanas, los vermes maduran, se emparejan y migran hasta sus lugares de reposo, es decir, las venas vesicales *(s. haematohium)*, o venas mesentéricas *(mansoni* y *japonicum)*. Los huevos liberados a partir de esta localización producen granulomas y cicatrización. La esquistosomiasis clínica es un proceso inmunológico del huésped humano debido a hipersensibilidad tipo IV (al menos en el caso de *s. mansoni)* a los huevos de esquistosoma.

El paciente: es probable que haya visitado África, Oriente Medio y Brasil (*S. mansoni*) y se manifiesta por dolor y molestias intestinales y, finalmente, fibrosis hepática, inflamación granulomatosa e hipertensión portal (no se ha comprobado la evolución hacia una verdadera cirrosis). *S. japonicutm,* a menudo el más grave, está presente en SE de Asia, tiende a afectar el intestino y el hígado y puede emigrar hacia pulmones y SNC («mielitis del viajero»). La esquistosomiasis urinaria (e. *haematobium)* se localiza en Africa, Oriente Medio, España, Portugal, Grecia y el océano Índico. Se manifiesta por polaquiuria, disuria, hematuria (± hematospermia) e incontinencia y puede progresar hacia hidronefrosis e insuficiencia renal.

Diagnóstico: se basa en la detección de los huevos en la orina (*haematobium* —se recogen al mediodía, por la variación diurna en la puesta de huevos; los huevos presentan una espícula terminal—) o heces (*mansoni* —los huevos presentan una espícula lateral—, y *japonicum*), o mediante biopsia rectal (todas las especies). La ecografía es una prueba adecuada de «*screening*» de morbilidad GU en la infestación por *S. haemotohium,* ya que revela la congestión renal, la hidronefrosis y el engrosamiento de la pared vesical (pero no calcificación).

Tratamiento: se realiza con praziquantel, 40 mg/kg oral dividida en dos dosis con intervalo de 4-6 h para *S. mansoni* y *S. haematobium,* y de 20 mg/Kg/8 h durante 1 día para *S. japonicum.* Poco después del tratamiento se observa a veces un dolor abdominal transitorio y diarrea sanguinolenta.

Fasciola hepática. Se propaga por ganado ovino, agua y caracoles. Produce aumento del hígado, seguido de fibrosis, además de fiebre, dolor abdominal, diarrea, pérdida de peso e ictericia leve con eosinofilia. *Tests:* estudio microscópico de las heces; serología. *Tratamiento:* triclabendazol 10 mg/Kg oral, una única dosis (puede repetirse una vez), o bitionol 25 mg/Kg/8 h oral durante 1 día.

Opisthorchis y ***Clonorchis.*** Son duelas hepáticas frecuentes en el Extremo Oriente, que predisponen a colangitis, colecistitis y colangiocarcinoma. *Tests:* se diagnostican por estudio microscópico de las heces. *Tratamiento:* praziquantel 25 mg/Kg/8 h oral durante 1 día.

Fasciolopsis buski. Es una duela intestinal de gran tamaño, aproximadamente 7 cm de longitud, que produce úlceras y abscesos en las zonas de inserción. Se trata con praziquantel.

Paragonimus westermani. Se contrae al ingerir cangrejos crudos de agua fresca o marisco. El parásito emigra por el intestino y diafragma e invade el pulmón (donde produce disnea, tos y hemoptisis). Complicaciones secundarias: absceso pulmonar y bronquiectasia. Se observa en el Extremo Oriente, Sudamérica y Congo, donde suele confundirse con tuberculosis (similar aspecto clínico e imagen RXT). *Tests:* el esputo contiene huevos del parásito —debe tenerse en cuenta para el diagnóstico, y no sólo se investigan los bacilos ácidorresistentes—. *Tratamiento:* praziquantel (25 mg/Kg/8 h oral durante 2 días) o bitionol (20 mg/Kg/12 h oral hasta completar 14 dosis[1]).

Infecciones exóticas[2]

Las infecciones exóticas pueden ser *adquiridas en la comunidad.* Debe preguntarse:
- Viajes al extranjero.
- Qué más países ha visitado en el pasado.
- Cuerpos extraños, ej., cadera.
- Inmunosupresión o factores de riesgo para VIH.
- Mascotas que posee.
- Tejidos necróticos que puedan atraer a patógenos.
- Exposición posible por su profesión.
- Posibles picaduras sufridas por el paciente.

De forma alternativa, las infecciones pueden proceder de hospitales, es decir, *infecciones nosocomiales.* Con el desarrollo de los trasplantes y aparición de la inmunosupresión con el VIH, así como la selección de cepas resistentes a múltiples fármacos por la omnipresencia de los antibióticos, las enfermedades infecciosas representan actualmente un problema en aumento. Las nuevas técnicas como la PCR, están permitiendo caracterizar agentes infecciosos más emparentados.

Cuando se sospecha de una infección (fiebre, sudores, inflamación, ↑VSE, o *cualquier* síntoma injustificado), se debe pedir consejo a un microbiólogo. Los tratamientos que se exponen en la siguiente página son exclusivamente farmacológicos; debe realizarse un desbridamiento ± drenaje quirúrgico, cuando así sea necesario. Es preciso recordar que, para algunos microorganismos recién descubiertos, no encajan todos los postulados de Koch (pág. 149), por lo que la siguiente lista es orientativa; no está completa y las pautas medicamentosas sólo sirven como guía. Debe tenerse en cuenta la importancia de cultivar el germen, considerando el hecho de que, en numerosas ocasiones, habrá que iniciar el tratamiento antes de conocer el agente causal, apremiados por el estado del paciente.

No debemos rendirnos aunque no sea posible cultivar el microorganismo. Sigamos en contacto con el microbiólogo. Quizás, el agente es muy «fastidioso» en cuanto a sus requerimientos nutricionales. Aunque logremos el cultivo, nuestros problemas no han terminado. Puede ser que el microorganismo sea patógeno, o bien, comensal (es decir, parte de la flora normal del paciente). Si no es posible el cultivo, otra opción es la de identificar los anticuerpos o el antígeno en el suero u otros fluidos corporales. En ocasiones, es necesario repetir las pruebas, y se admite en general, que un incremento de 4 puntos en los títulos de anticuerpos durante la convalecencia (respecto al suero obtenido en la fase aguda) indica que ha existido una infección reciente, aunque no es definitivo, como tampoco lo es la ausencia de este incremento, que no significa que el microorganismo en cuestión sea inocente. La prueba PCR se utiliza cada vez más para realizar identificaciones: pero, atención, porque no es una prueba infalible, ya que frecuentemente, se contamina con ADN del laboratorio o de cualquier parte, representando actualmente un problema difícil de evitar.

La siguiente *tabla sólo sirve de orientación:* nadie es capaz de recordar mucho tiempo *todos* los datos que incluye, aunque sean los de las enfermedades más frecuentes —mucho menos, las más raras. Debemos comprobar con el microbiólogo las sensibilidades a los distintos antibióticos.

Dosis de antibióticos: Cefalosporinas, véase pág. 156; penicilinas, pág. 155; otros, pág. 158.

---

[1] J Sanford 1997 *Guide to Antimicrobial Therapy,* Antimic.Ther.Inc, Dallas, ISBN 0-933775-30-X.
[2] Fuentes: J Paul 1996 *OTM* 3e 778 R Mitchell 1987 *OTM* 2e 5378, OUP ≈ Moorfield's Eye Hospital.

Microorganismo	Localización o tipo de infección	Ejemplo de tratamiento
Acanthamoeba	Úlceras corneales	Propamidina + neomicina, *OHCS* pág. 497
Acinetobacter calcoaceticus	ITU; LCR; pulmón; hueso; conjuntiva	Gentamicina
Actinobacillus actinomycetemcomitans	EI; SNC; ITU; hueso; tiroides; pulmón; periodontitis; abscesos	Penicilina ± gentamicina
Actinobacillus lignieresii	LCR; EI; heridas; hueso; ganglios linfáticos	Ampicilina ± gentamicina
Actinobacillus ureae	Bronquis; LCR post-traumatismo; hepatitis	Ampicilina ± gentamicina
Aerococcus viridans	Empiema; ITU; LCR; hueso	Penicilina ± gentamicina
Aeromonas hydrophila	EI; LCR; córnea; hueso; VyD; absceso hepático	Gentamicina o co-trimoxazol
Agrobacterium radiobacter	Peritonitis por diálisis; EI	Co-trimoxazol
Alcaligenes spp	Peritonitis por diálisis; oído; pulmón	Ceftacidima
Afipia broomeae	Médula; líquido sinovial	Imipenem o ceftriaxona
Arachnia propionica	Actinomicosis; conducto lagrimal; SNC	Penicilina
Arcanobacterium	Garganta; celulitis; úlcera en pierna	Penicilina
Bacillus cereus	Heridas; oído; ojo; pulmón; ITU; EI	Gentamicina
Bifidobacterium	Vagina; ITU; EI; peritonitis; pulmón	Penicilina
Bordetella bronchiseptica	ITRS; LCR (tras contacto con animales)	Co-trimoxazol?
Buckholderia cepacia etc (antes, Pseudomonas)	Heridas; pies; pulmones; EI; DPCA; ITU; ectima gangrenoso; peritonitis	Gentamicina
Burkholderia picketti	LCR (antes, *Pseudomonas*)	Cefalosporinas
Burkholderia pseudomallei (antes, Pseudomonas pseudomallei)	Meloidosis: septicemia autorreactiva con síntomas multisistémicos protéicos, ej., de los recolectores de arroz, a través del agua o suelo en Thailandia, Papúa, Vietnam, *etc*: caprichoso, silencioso, mortal	Ceftacidima o cloranfenicol
Capnocytophaga achracea y C sputagena	Úlcera bucal; estomatitis; artritis. Sangre; absceso cervical	Penicilina o minociclina
Cardiobacterium hominis	EI (= endocarditis infecciosa)	Penicilina + gentamicina
Chromobacterium violaceum	Ganglios; ojo; hueso; hígado; pústulas	Eritromicina, cloranfenicol
Citrobacter koseri/diversus	LCR; ITU; sangre; colecistitis	Cefuroxima + gentamicina
Corynebacterium bovis/equi	EI; LCR; otitis; úlcera pierna; pulmón	Eritromicina + rifampicina
Corynebacterium ovis	Articulaciones; hígadi; músculo; granulomatosis	Penicilina
Corynebacterium ulcerans	Similar a difteria ± signos SNC	Penicilina + antitoxina diftérica
Cyclospora cayetanensis	Diarrea (a través de frambuesas)	Co-trimoxazol
Edwardsiella tarda	Celulitis; abscesos; ↓PA; disentería a través de heridas peces	Cefuroxima + gentamicina

Infecciones exóticas **225**

Microorganismo	Localización o tipo de infección	Ejemplo de tratamiento
Eikenella corrodens	Senos paranasales; oído; EP tras flebitis vena yugular (sepsis postangina) a través de picadura	Penicilina + gentamicina
Erysipelothrix rhusiopathiae	Similar a erisipela (OHCS pág. 590); EI	Penicilina
Eubacterium	Heridas; sepsis ginecológica; EI	Penicilina
Flavobacterium meningosepticum	Pulmones; meningitis epidémica neonatal; bacteriemia post-op	Penicilina
Flavobacterium multivorum	Peritonitis (espontánea)	Cefuroxima
Gemella haemolysans	EI; meningitis postquirúrgica	Penicilina + gentamicina
Helicobacter cinaedia	Proctitis en varones homosexuales	Ampicilina o gentamicina
Kingella denitrificans kingae	Garganta; laringe; párpado; articulaciones; piel	Penicilina
Kurthia bibsonii/sibirica/zipfii	EI (endocarditis infecciosa)	Penicilina
Lactobacillus	Dientes; corioamnitis; pielitis	Cefalosporinas, penicilina
Megasphaera elsdenii	EI (endocarditis infecciosa)	Metronidazol
Mobiluncus curtisii/mulieris	Vagina; útero; septicemia en cirrosis	Penicilina
Moraxella osloensis y M nonliquefaciens	Conjuntiva; heridas; vagina; ITU; LCR; SNC; hueso; estomatitis hemorrágica	Penicilina
Neisseria cani	Heridas por mordisco de gato	Amoxicilina
Neisseria cinerea/mucosa + N subflava; N flavescens	EI; SNC; hueso; mordisco humano o diálisis peritoneal	Penicilina, cefalosporinas
Pasteurella multocida	Huesos; pulmón; LCR; ITU; pericarditis; epiglositis. Mordedora de perro/gato	Penicilina
Pasteurella pneumotrophica	Heridas; articulaciones; hueso; LCR	Penicilina o ciprofloxacina
Peptostreptococcus magnans	Hueso; articulaciones; heridas; dientes; cara	Penicilina o ciprofloxacina
Plesiomonas shigelloides	DyV; ojo; sepsis tras lesión con espina de pescado	Ciprofloxacina
Propionibacterium acnes	Cara; heridas; derivaciones LCR; hueso; EI; granuloma hepático (botiromicosis)	Tetraciclinas o penicilina
Prototheca wickerhamii/zopfii = achlorophyllous algae	Granuloma subcutáneo; bursitis Linfadenitis; ganglios; granuloma	Anfotericina o Ketoconazol
Providencia stuartii	ITU; quemaduras o infecciones pulmonares	Gentamicina
Pseudomonas maltophilia	Heridas; oído; ojo; pulmón; ITU, EI	Co-trimoxazol
Pseudomonas putrefaciens	LCR tras cirugía SNC/ traumatismo cabeza	Cefotaxima
Rothia dentocariosa	Absceso apendicular	Penicilina + gentamicina
Serratia marcescens	Heridas; quemaduras; pulmón; ITU; hígado; LCR; huesos; síndrome del pañal	Imipenem, ceftacidima, ciprofloxacina (resistencia múltiple)
Sphingomonas paucimobilis	Úlcera pierna; LCR; ITU	Ceftacidima
Streptococcus bovis	EI si existe neoplasia en colon; realizar colonoscopia	Penicilina + gentamicina
Vibrio vulnificus	Heridas; músculos; útero; fasciitis	Tetraciclinas, penicilina

Medicina cardiovascular 7

Salud cardiovascular 227

Algunos síntomas y signos:

Dolor torácico 229
Presión venosa yugular 230
Ruidos cardíacos 232
Soplos 234

Técnicas diagnósticas:

ECG: método 235
ECG: puntos adicionales 237
ECG: alteraciones 239
ECG en la prueba de esfuerzo 240
Monitorización ambulatoria del ECG 241
Cateterismo cardíaco 242
Ecocardiografía 245
Cardiología nuclear 245

Fármacos:

Fármacos cardiovasculares 247
Aterosclerosis y mecanismo de acción de los fármacos estatímicos 249

Enfermedades y procesos patológicos:

Angor pectoris 248
Infarto de miocardio (IM) 251
Tratamiento inmediato del IM 252
Complicaciones del IM 254
Arritmias 258
Bradicardia 259
Taquicardia supraventricular 260
Fibrilación y *flutter* auricular 261
Taquicardia ventricular 263
Marcapasos 267
Insuficiencia cardíaca: conceptos básicos 269
Insuficiencia cardíaca: tratamiento a largo plazo 270
Cómo iniciar un tratamiento con inhibidores de ECA 272
Hipertensión 273
Tratamiento de la hipertensión 274
Fiebre reumática 277
Valvulopatía mitral 278
Valvulopatía aórtica 279
Valvulopatías derechas 281
Cirugía cardíaca 281
Endocarditis infecciosa 283
Prevención de la endocarditis 285
Miocardiopatías 286
Pericardiopatías 288
Defectos del septo auricular (DSA) 289
Defectos del septo ventricular 290

Páginas de interés en otros capítulos. *Shock* cardiogénico (pág. 675); parada cardíaca (pág. 676); exploración cardiovascular (pág. 26); soplo carotídeo (pág. 55); tos (pág. 55); cianosis (pág. 41); disnea (pág. 43); hemoptisis (pág. 49); nódulos (pág. 51); edema (pág. 47); oliguria (pág. 51); palpitaciones (pág. 51); aneurismas (pág. 104); hiperlipidemis (pág. 577); análisis de factores de riesgo (pág. 649); edema pulmonar (pág. 679); trombolisis en casa (*OHCS* pág. 803).

Salud cardiovascular

La cardiopatía isquémica es responsable del 30% de las muertes de varones en Inglaterra y del 22% de las mujeres; su incidencia se ha reducido en los países desarrollados entre un 2-30% en la última década; pero la salud cardiovascular no *sólo* consiste en prevenir la cardiopatía isquémica: también implica la capacidad de *ejercitar el corazón*, y disfrutar con el ejercicio (¡sin pasarse!) es uno de los mejores sistemas para mejorar la salud, no sólo porque al corazón le viene bien (↓PA,

↑ colesterol «bueno», disminuye las placas de ateroma) sino porque también previene la osteoporosis, mantiene a raya la depresión, mejora la tolerancia a la glucosa y aumenta las defensas inmunitarias (por ejemplo, en el cáncer y VIH seropositivos)*. Las personas que mejoran y *mantienen* su forma física, viven más tiempo: ▶ *reduce en >40 % la mortalidad por cualquier causa ajustada a las distintas edades*[1, 2]. El intentar disminuir la obesidad con dieta (pág. 435) proporciona menos beneficios que con el ejercicio y dejando de fumar (abajo). Esto se debe en parte a que las dietas rara vez cumplen sus objetivos. Además, no es correcto afirmar que las personas delgadas están más sanas que las obesas, y por este motivo es preciso adelgazar. Aunque lo hagan, no se ha podido demostrar que vivan más[3].

El consumo moderado de alcohol (pág. 435) también disminuye el riesgo de mortalidad cardiovascular. También se ha comprobado que el alcohol ↓ la infección gástrica por *H. pylori*, factor de riesgo demostrado para los trastornos cardiovasculares[4].

El tabaco es otro factor significativo de riesgo. Debemos ayudar a las personas a dejar de fumar, ya que dejarlo deshace gran parte del daño que ya había causado. *Con una simple recomendación, suele ser suficiente.* La mayoría de los fumadores quieren dejarlo, a diferencia de lo que ocurre respecto a las dietas insanas, a las que se aferran las personas, pág. 435. Como en algunos casos, no funcionan las recomendaciones: debemos insistir siempre. No deberemos permitir el tabaco en las consultas, sobre todo, en aquellas relacionadas con enfermedades agravadas por el mismo.

- Comprobar que los consejos concuerdan con las creencias del paciente sobre el tabaco.
- Concentrarnos en los beneficios de dejar de fumar.
- Invitar al paciente a elegir una fecha (cuando vaya a estar más tranquilo) para dejar de fumar.
- Aconsejar deshacerse de antemano de todos los accesorios del tabaco, como cigarrillos, pipas, ceniceros, encendedores, cerillas; informar a los conocidos de la decisión; rehusar a la invitación de fumar «sólo un cigarro».
- Considerar la posibilidad de recetar al paciente chicles de nicotina, masticados intermitentemente (para limitar la liberación de nicotina). Pueden ser necesarios ⩾ 10 unidades de 2 mg/día. Los resultados no son tan fiables como con los parches de nicotina (más fáciles de usar, con mínimas instrucciones), que casi doblan la tasa de éxitos (ej., de 11,7 % a 19,4 % comparado con el placebo). Si el paciente se encuentra en dificultades, puede incrementarse la dosis durante 1 semana[5]. En las personas más adictas, los chicles ofrecen mejores resultados que los parches (por ejemplo, cuando pasean y ansían un cigarro)[5]. Las recomendaciones por escrito no influyen más que los consejos simples dados por las enfermeras. Siempre debemos ofrecernos para un seguimiento.

Los lípidos y la PA (págs. 577 y 273-274) constituyen otros factores importantes de riesgo que se pueden modificar (ya que no se pueden cambiar los genes ni el sexo). La gráfica de la PA comparada con la mortalidad tiene forma de «J» (el punto más bajo en 75-79 mmHg de presión diastólica).

Para calcular cómo interaccionan los factores de riesgo entre sí, véase la **ecuación de riesgos** de la pág. 650.

▶ Deben aplicarse las medidas preventivas *de forma inmediata* en la vida, para maximizar sus beneficios, cuando se pueden salvar muchos años de vida, y antes de que los «malos» hábitos estén demasiado arraigados.

---

[1] I Lee 1995 *JAMA* **273** 1179 27.
[2] SN Blair 1995 *JAMA* **272** 1092 & *E-BM* 1995 **1** 26 & 27.
[3] 1995 Oxcheck *BMJ* i 1099.
[4] DJ Jenkins 1997 *BMJ* ii 1481.
[5] M Russell 1993 *BMJ* i 1308.

Dolor torácico

El dolor parecido al de origen cardíaco puede estar producido por un motivo leve, pero siempre debemos pensar que un dolor de tipo isquémico puede deberse a un *aneurisma disecante, una pericarditis o a una embolia pulmonar*. Debe medirse la PA en ambos brazos; observar las piernas, por si existe una TVP.

Dolor central. *Características:* el dolor *constrictivo* es sugestivo de angina, ansiedad o esofagitis; el dolor *punzante* puede ser de origen pleural o pericárdico (ambos pueden aumentar con la inspiración profunda, es decir, pleurítico). El dolor intenso y prolongado (>1/2 hora)sugiere infarto de miocardio (IM): «Doctor, creía que me iba a morir» —especialmente, cuando el paciente lleva el puño cerrado sobre el esternón (signo de Levine +vo)—. Las características que hacen improbable el origen cardíaco del dolor, son: dolores tipo pinchazo; dolores que duran menos de 30 seg, aunque sean intensos; dolores bien localizados en la región submamaria izquierda («En mi corazón, doctor»); dolores con localización continuamente variable; paciente muy joven.

Irradiación: al hombro, a uno o ambos brazos, o al cuello y mandíbula, sugiere la existencia de lesión cardíaca, aórtica o esofágica. El dolor de la disección aórtica suele localizarse en la espalda, pudiendo ser interescapular, pero casi siempre es retroesternal. El dolor epigástrico puede ser de origen cardíaco.

Si el dolor aparece con el esfuerzo, emociones o palpitaciones, hay que pensar en dolor cardíaco o ansiedad; si se inicia con la ingestión de alimentos, el decúbito, las bebidas calientes o el alcohol, hay que considerar la esofagitis. No obstante, una comida también puede desencadenar una angina de pecho.

Si se *alivia* interrumpiendo el ejercicio, hay que sospechar la existencia de lesión cardíaca, mientras que si mejora con antiácidos hay que pensar en esofagitis. El gliceriltrinitrato mejora el dolor cardíaco y el esofágico, pero actúa mucho más rápidamente en el primero. Si el dolor mejora reclinándose hacia adelante, hay que considerar la pericarditis.

Asociaciones: cuando el dolor se asocia con disnea, hay que pensar en dolor de origen cardíaco, tromboembolismo pulmonar, pleuresía o ansiedad (preguntar sobre la existencia de parestesia periférica y perioral de la hiperventilación). El infarto de miocardio puede asociarse con náuseas, vómitos y sudoración, lo mismo que las lesiones del tracto GI (gastrointestinal) superior.

La angina de pecho típica no siempre significa enfermedad arterial coronaria. Las obstrucciones al flujo de salida del ventriculo izquierdo, como la estenosis aórtica y la miocardiopatía hipertrófica obstructiva (MCHO), también producen angina típica, lo mismo que la anemia.

En la disección aórtica, el dolor suele ser desgarrador y en el punto medio entre los omóplatos: véase pág. 105.

Dolor no central. Puede ser de origen cardíaco, pero es necesario un diagnóstico diferencial con otros procesos.

Dolor pleurítico: Es un dolor que se agrava con la inspiración y que produce limitación de la ventilación. El paciente puede «retener su respiración». Implica la existencia de inflamación de la pleura y localiza con precisión la patología. Si bien el tromboembolismo pulmonar periférico conduce al infarto pulmonar y algunos días más tarde aparece dolor pleurítico, el tromboembolismo masivo puede causar dolor torácico central, semejando infarto de miocardio, a menudo con colapso cardiovascular asociado.

Fractura de costilla: el dolor empeora al presionar suavemente sobre el esternón.

Espondilitis anquilopoyética: El movimiento de la espalda está limitado.

Síndrome de Tietze (costocondritis): véase pág. 626.

Tabes dorsalis: el dolor puede ser «como una descarga».

Procesos pancreáticos y de la vesícula biliar también pueden semejar dolor de origen cardíaco.

Siempre que el paciente acuda en estado agudo:

- Debe ser ingresado, aunque estemos seguros de que la causa es benigna.
- Controlar con ECG (realizar ECG de 12 terminales).
- Colocar una vía IV.
- Administrar O_2 con mascarilla.
- Aliviar el dolor (ej., morfina 5-15 mg IV lenta con un antiemético).
- RXT.

La **famosa trampa del zóster** (pág. 179); endoscopia ayer = rotura de esófago hoy; si existe *shock*, pero ↑ PVY = taponamiento cardíaco; caso «de libro» de dolor pectoral central agobiante= adicción a heroína.

Dolor pectoral sin ninguna causa. En ocasiones, a pesar de las pruebas exhaustivas, incluyendo angiografía coronaria y estudio de probable depresión, el dolor no puede ser diagnosticado. No debemos rechazar a estos pacientes: debemos explicarles nuestras conclusiones. Hasta un 50 % presentan un «síndrome de dolor crónico» que responde a las dosis bajas con tricíclicos, como la imipramina 50 mg oral por las noches [1], al igual que los pacientes con neuralgia post-herpética (un síndrome mejor estudiado de dolor crónico).

Presión venosa yugular

La vena yugular interna actúa como un manómetro algo caprichoso de la presión de la aurícula derecha. Hay que observar dos signos: la altura (presión venosa yugular-PVY) y la forma de la onda del pulso. Es difícil observar la presión venosa yugular. No debemos desanimarnos si esta habilidad nos rehuye. Hay que seguir observando cuellos, y con el tiempo, los patrones que observaremos empezarán a cobrar sentido.

Signos que ayudan a distinguir el pulso venoso del arterial: El pulso venoso no suele ser palpable y se oblitera con la presión de un dedo sobre la vena. La presión venosa aumenta transitoriamente tras presionar el abdomen por debajo del reborde costal derecho (reflujo hepatoyugular). La PVY se modifica con los cambios posturales, y suele haber un pulso venoso doble por cada pulso arterial.

Altura. Observar al paciente colocado a 45°, con su cabeza ligeramente girada hacia la izquierda. Mirar la vena yugular interna derecha, que discurre inmediatamente medial al extremo clavicular del esternocleidomastoideo, hasta el ángulo que forma el maxilar inferior con el lóbulo de la oreja. No debemos fijarnos en la vena yugular externa.

La PVY es la altura vertical del pulso en centímetros por encima del ángulo esternal, y se considera aumentada si >4 cm.

Forma de la onda. Hay un impulso doble:

1. *Onda* a (Contracción auricular).
2. *Onda v,* que se observa al final de la sístole ventricular, cuando la válvula tricúspide está próxima a abrirse, y representa el llenado venoso máximo de la aurícula derecha.

Entre ellas se sitúan los senos x e y. La *onda c* representa el hinchamiento hacia atrás de la válvula tricúspide cuando ésta se cierra.

Alteraciones. ***PVY aumentada con onda normal:*** sobrecarga de líquidos; insuficiencia cardíaca derecha (por ejemplo, por sobrecarga de líquidos, ↑ reflejo en el tono venoso, alteración de la función ventricular derecha e insuficiencia tricúspide).

PVY aumentada con ausencia de pulsación: Obstrucción de la VCS (edema de la cabeza y cuello, circulación venosa colateral y ausencia de pulso venoso).

Onda a de gran tamaño: Estenosis trícuspídea, hipertensión pulmonar, estenosis pulmonar, determinados casos de HVL (efecto Bernheim)[▫].

Onda de cañón (*onda a* de gran tamaño con caída rápida por la contracción de la aurícula contra una válvula tricúspide cerrada): contracción simultánea de aurículas y ventrículos (por ejemplo, en el bloqueo cardíaco completo, *flutter* auricular, marcapasos ventricular de único compartimento, ritmo nodal, extrasistolia/taquicardia ventricular).

Ausencia de onda a: Fibrilación auricular.

Ondas (cv) sistólicas: Regurgitación tricuspídea (es decir, que se produce durante la sístole ventricular, combinándose las *ondas c* y *v*). Debe observarse el movimiento del lóbulo de la oreja.

Seno y lento: Estenosis tricuspídea.

Pericarditis constrictiva y ***taponamiento pericárdico:*** Meseta alta en PVY (que aumenta con la inspiración) con senos x e y profundos.

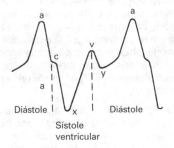

La onda del pulso venoso. Extraído de *Clinical Examination* 4 ed, J MacLeod 1976, Chuchill Livingstone.

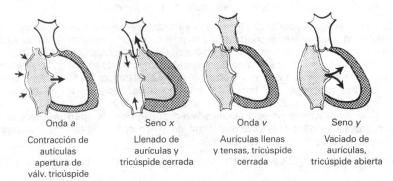

Pulso venoso. Los sucesos que van ocurriendo en la aurícula derecha, se reflejan en la forma de la onda yugular.

Ruidos cardíacos

▶ Deben escucharse sistemáticamente: primero los ruidos y luego los soplos. Mientras se escucha, debe palparse la arteria carótida: el ruido S_1 es sincrónico con pulso ascendente.

Ruidos cardíacos. El primero y segundo ruidos suelen ser claros, mientras que pronunciarse con seguridad sobre la existencia de otros ruidos o soplos suaves puede resultar difícil, e incluso colegas experimentados pueden no ponerse de acuerdo respecto a los soplos más difíciles.

El primer ruido cardíaco (S_1) representa el cierre de las válvulas mitral y tricúspide (representa exactamente las vibraciones que se producen inmediatamente después de su cierre). Por este motivo, se oye mejor en las áreas mitral y tricúspide. Es fuerte en la estenosis mitral (tan fuerte que puede ser palpable: choque de punta, pág. 41), cuando el intervalo PR es corto y hay taquicardia. Es suave en la insuficiencia mitral y si el intervalo PR es largo. Su intensidad es variable en el bloqueo AV y en la fibrilación auricular. Es normal que se escuche desdoblado en la inspiración.

El segundo ruido cardíaco (S_2) representa el cierre de las válvulas aórtica y pulmonar, produciendo los componentes A_2 y P_2. Como en el caso del primer ruido, se debe exactamente a las vibraciones que se producen inmediatamente después del cierre de las correspondientes válvulas. El desdoblamiento en la inspiración (es decir, A_2 y P_2 se oyen en momentos muy ligeramente distintos) es normal y se debe fundamentalmente a la variación con la respiración del retorno venoso al corazón derecho; de forma que es sobre todo el componente pulmonar el que se desplaza, haciendo que sea el área pulmonar donde mejor se oiga el desdoblamiento. En el bloqueo de rama derecha se produce un desdoblamiento amplio del segundo ruido, así como en la estenosis pulmonar, y en la comunicación interauricular (desdoblamiento amplio y fijo, es decir, no varía con la respiración). El desdoblamiento invertido (es decir, desdoblamiento que aumenta con la *expiración*) se produce en la hipertensión sistémica, bloqueo de rama izquierda y estenosis aórtica (pero en esta última A_2 suele ser muy suave o estar ausente: segundo ruido con componente único). A_2 es fuerte en la hipertensión sistémica. Y P_2 es fuerte en la hipertensión pulmonar y suave en la estenosis pulmonar.

El tercer ruido cardíaco (S_3) se produce poco después de S_2. Es normal en personas jóvenes (<35 años) y su tono es bajo, escuchándose mejor con estetoscopio de campana. También se observa en la insuficiencia cardíaca izquierda y derecha (se escucha mejor en las áreas mitral y tricúspide, respectivamente), en la insuficiencia mitral y en la pericarditis constrictiva (cuando es inicial y de tono más alto: el «golpe pericárdico»). Significa que el llenado ventricular es rápido.

El cuarto ruido cardíaco (S_4) tiene lugar inmediatamente antes de S_1. Siempre es patológico, y representa la contracción auricular contra un ventrículo rígido por alguna causa; por ejemplo, una estenosis aórtica, o en la cardiopatía hipertensiva.

Se escucha un **click sistólico** de *eyección* al inicio de la sístole en la estenosis aórtica (pero no en la esclerosis) y en la hipertensión sistémica. Las lesiones equivalentes del corazón derecho también pueden ocasionar *clicks*. En el prolapso de la válvula mitral se producen *clicks* mesosistólicos (pág. 279).

Cuando la válvula no está calcificada, un **chasquido de apertura** precede al soplo mesodiastólico de la estenosis mitral; debe escucharse en el diafragma, entre el vértice y el borde inferior del esternón.

Ritmos triple y de galope. Un tercio del cuarto ruido cardíaco, que se produce en la

---

Véase http://www.geocities.com/HotSprings/9596/ & http://www.bmjpg.com/studbmj/data/st09ed2.htm.

taquicardia sinusal, puede dar la impresión de ruido de cascos al galope. Cuando se producen S_3 y S_4 en una taquicardia, por ejemplo en una embolia pulmonar, ambos ruidos se suman y aparecen como si se tratase de uno sólo —galope de sumación—.

Nota: la superposición de sonidos no se produce en la fibrilación auricular.

Los **ruidos de las prótesis valvulares** se originan en las válvulas no biológicas como consecuencia de su cierre y apertura.

Cadencia de los ruidos cardíacos

Para ayudar a diferenciar los ruidos S_3 y S_4, debe escucharse la cadencia de los ruidos cardíacos:

S_3 suena como «Kentucky»:

S_1 ——— S_2 — S_3
KEN ——— TU - KY

S_4 suena como «Tennessee»:

S_4 — S_1 ——— S_2
TE - NNE ——— SSEE

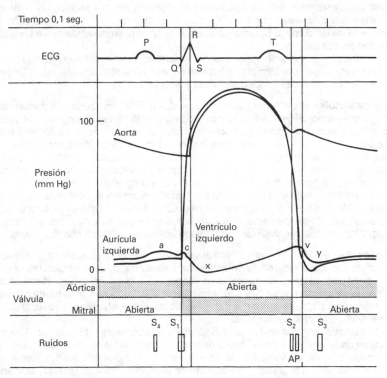

El ciclo cardíaco. Según *Med Int* I (17) 759.

† Soplos

▶ Siempre deben tenerse en cuenta otros signos físicos antes de escuchar y responder a la pregunta: ¿Qué espero oír? Aunque no debemos permitir que nuestras expectativas determinen lo que oímos. Así pues, mientras escucha, pregúntese: ¿Puedo oír algo inesperado?
▶ En caso de duda, confiemos en el electrocardiógrafo más que en los sonidos controvertidos.

Los soplos de estenosis se producen cuando una vávula tiende a abrirse por completo y no lo consigue: los soplos de regurgitación tienen lugar cuando una válvula tiende a cerrarse y no lo logra. Considerar el ciclo cardíaco mientras se ausculta. Tradicionalmente, los cardiólogos han clasificado la intensidad del soplo sistólico en una escala hasta el 6. Los soplos diastólicos, al ser más bajos, se miden en una escala hasta el 4.

Debe posibilitarse al máximo la escucha de un soplo utilizando el estetoscopio correctamente. La campana debe aplicarse con mucha suavidad sobre la piel, siendo especialmente apropiada para oír los soplos de tono bajo (por ejemplo, soplo de estenosis mitral). Los filtros de membrana anulan los tonos bajos y hacen que se detecten con mayor facilidad los soplos con tonos más altos (por ejemplo, el soplo de insuficiencia aórtica). Una campana aplicada firmemente a la piel se comporta como una membrana.

Los soplos originados en las cavidades izquierdas se acentúan en la espiración, y los de las derechas en la inspiración. También pueden ser útiles otras maniobras que alteran la hemodinámica, como el ejercicio, que puede poner de manifiesto el soplo de la estenosis mitral. La maniobra de Valsalva suaviza el soplo de la insuficiencia mitral y de la estenosis aórtica, pero hace más ruido el del prolapso valvular mitral y la miocardiopatía hipertrófica obstructiva; acurrucarse rápidamente tiene los efectos contrarios.

Algunos soplos se oirán mejor al poner la parte importante del corazón más próxima al estetoscopio: por ejemplo, la estenosis mitral en la posición lateral izquierda o la insuficiencia aórtica inclinándose hacia adelante.

Soplos sistólicos. Un *soplo sistólico de eyección* (*SSE*; crescendo-decrescendo); con forma romboidal [◆] en el fonocardiograma) suele tener su origen en el tracto de salida y aumenta y disminuye con las presiones intraventriculares. Cuanto más alto sea, más probable es su importancia clínica. Los soplos de flujo son comunes en los niños y en los estados de alto flujo (por ejemplo, taquicardia, embarazo) y no se asocian con *thrill*. Las causas orgánicas comprenden estenosis y eclerosis aórtica, miocardiopatía hipertrófica obstructiva y estenosis pulmonar.

Un *soplo pansistólico* (*SPS*) es de intensidad uniforme y se confunde con el segundo ruido. Suele ser orgánico y puede representar insuficiencia mitral o tricúspide (en este caso, S1 puede escucharse muy bajo), o bien, un defecto septal ventricular (pág. 290). El prolapso valvular mitral puede ocasionar un soplo sistólico tardío.

Soplos diastólicos. Un *soplo protodiastólico* (*SPD*) es de tono alto y se pierde con facilidad; cuando clínicamente se sospecha su existencia, debe escucharse en el comienzo de la diástole «la ausencia de silencio». En la insuficiencia aórtica (y rara vez en la pulmonar) hay un SPD. Si la insuficiencia pulmonar es secundaria a hipertensión pulmonar, que a su vez se debe a estenosis mitral, el soplo protodiastólico se denomina soplo de Graham Steel.

Los *soplos mesodiastólicos* (*SMD*) son de tonalidad baja y retumbantes. Pueden suceder en la estenosis mitral, fiebre reumática (soplo de Carey Coombs: debido al engrosamiento de las valvas de la válvula mitral) e insuficiencia aórtica (soplo de Austin Flint: debido al aleteo de la cúspide de la valva anterior de la mitral causado por el flujo de regurgitación).

ECG: método

Cuando paseamos nuestros ojos por la cordillera del corazón, debemos descubrir cada colina, valle, precipicio, y alcanzar la cumbre[1]. Debemos estudiar cada ECG de forma individualizada, y a su debido tiempo, iremos acostumbrándonos a interpretarlo. En primer lugar, debemos confirmar el nombre y edad del paciente, así como la fecha del ECG. A continuación:

- **Velocidad:** pág. 237 (resumen: 300/RR medidos en los cuadros grandes; cada uno corresponde a 0,2 s).
- **Eje:** pág. 237 (resumen: si I y II son ambos «positivos», el eje es normal).
- **Ritmo:** si los ciclos no son claramente regulares, utilizar el «método del papel»: poner un papel a lo largo del ECG y marcar la posición de tres ondas R consecutivas. Deslizar el papel de un lado a otro para comprobar que todos los intervalos son iguales. Si hay irregularidades, comprobar si las diferentes velocidades son múltiplos unas de otras (es decir, bloqueo variable), si los cambios son bruscos (si es así, concentrarse sobre este primer complejo), o si es totalmente irregular (es decir, FA o FV).
- **Comienzo de la despolarización:** el *ritmo sinusal* implica el comienzo a partir del nódulo auricular, y se caracteriza por la existencia de una onda P normal precediendo cada complejo QRS. La *fibrilación auricular* (FA) tiene una línea basal irregular y las ondas P no se distinguen; los complejos QRS son irregularmente irregulares (pero pueden ser engañosamente regulares cuando el paciente está controlado con digoxina). El *flutter auricular* tiene una línea basal en «dientes de sierra» con complejos QRS regulares. El *ritmo nodal* tiene normal el complejo QRS, pero las ondas P están ausentes o se producen inmediatamente antes (es decir, PR muy corto) o dentro del complejo QRS. El *ritmo ventricular* tiene complejos QRS que duran >0,12 s, con ondas P situadas tras ellos (ritmo marcapasos pág. 267).
- **Forma de la onda-P.** «P mitral» (dilatación de AI): onda P bífida, >0,11 s en II y bifásica en VI. «P pulmonar» (dilatación de AD): onda P alta (>2,5 mm) onda P en II; vector positivo inicial dominante en la onda P en VI.
- **Intervalo PR:** desde el comienzo de la onda P hasta el inicio del complejo QRS (pocas personas conocen este hecho oculto, y aquellos que lo conocen pueden afirmar que sustituir su nombre por el de «intervalo PQ» haría más fácil ejercer la medicina). Su valor normal varía entre 0,12 y 0,21 s. >0,21 s significa que hay retraso en la conducción auriculoventricular (bloqueo cardíaco, pág. 236)[2]. Los **bloqueos de 1.er, 2.º y 3.er grado** se describen en la pág. 260. Un intervalo PR acortado significativamente implica una conducción AV inusualmente rápida a lo largo de una ruta accesoria (ej., síndromes de Wolff-Parkinson-White y de Lown-Ganong-Levine, pág. 261, pág. 622) o de un ritmo nodal.
- **Anchura QRS:** si >0,12 s, sugiere la presencia de un defecto de conducción (pág. 237 y pág. 260).
- **Altura QRS:** hipertrofia ventricular (pág. 238). Buscar *ondas Q patológicas*: >25 % de las ondas R subsiguientes; >0,04 s de anchura.
- **Intervalo QT:** desde el comienzo de QRS hasta el final de T. Varía según la velocidad. Se calcula un intervalo para 60/min (QT^{60} ó QT^c), dividiendo el intervalo QT medido entre la raíz cuadrada de la longitud del ciclo, es decir QT^c = (Q-T)/($\sqrt{R-R}$). La QT^c normal es de 0,35-0,43 s.

Segmento ST: la elevación (>1 mm) o depresión (>0,5 mm) plana implica infarto (pág. 253) e isquemia (pág. 242), respectivamente. La elevación con forma de silla de montar amplia se produce en la pericarditis (pág. 288).

---

[1] Véase RM Rilke, *Exposed on the Heart's Mountains*, Penguin Modern European Poets.
[2] N Balasuriya 1994 *ABC of ECG*, North Colombo Medical College, Ragama, Sri Lanka.

La **onda-T** suele ser anormal cuando es negativa en I, II y V4-6. Es picuda en la hiperpotasemia (pág. 239) y aplanada en la hipopotasemia.

Las **ondas-U** son el doble de prominentes en la hipopotasemia, aunque también pueden ser normales.

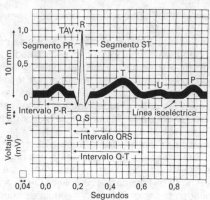
TAV = tiempo de activación ventricular

Bloqueo cardíaco
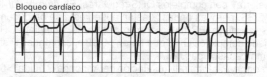

Bloqueo AV de primer grado. Intervalo P-R = 0,28 seg.
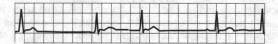

Bloqueo AV. Motriz tipo I (Wenkebach)
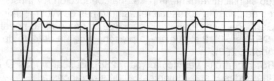

Bloqueo AV. Motriz tipo II. El cociente de conducción AV difiere de 2:1
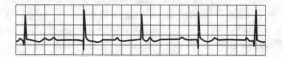

Bloqueo AV completo con estrechos complejos ventriculares. No existe relación entre la actividad auricular y la más lenta actividad ventricular.

ECG: puntos adicionales

Dónde colocar las derivaciones precordiales

V1: borde esternal derecho, cuarto espacio intercostal.
V2: borde esternal izquierdo, cuarto espacio intercostal.
V3: intermedia entre V2 y V4.
V4: latido de la punta del paciente (pág. 51).
Todas las derivaciones siguientes se sitúan en el mismo plano horizontal que V4.
V5: línea axilar anterior.
V6: línea axilar media.
V7: línea axilar posterior.

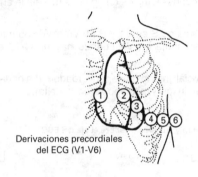

Derivaciones precordiales del ECG (V1-V6)

Debe finalizarse el ECG de 12 derivaciones con una tira larga en la derivación II.

Frecuencia. A la velocidad habitual (25 mm/s), cada «cuadrado grande» pasa en 0,2 s; cada «cuadrado pequeño» en 0,04 s. Para calcular la frecuencia, debe dividirse 300 entre el intervalo R-R (en cuadrados grandes).

El eje frontal medio es la suma de todas las fuerzas ventriculares durante la despolarización ventricular (véase pág. 238).
Las 6 derivaciones de los miembros se sitúan en el plano coronal (pág. 239).
El eje normal se sitúa entre −30° y +120° (algunos afirman que a +90°).
La desviación del eje a la izquierda implica que es más negativa de −30°.
La desviación del eje a la derecha implica que es más positiva de +120° (algunos afirman que +90°).

Trastornos del sistema de conducción ventricular —*Bloqueo de rama*— (ECGs pág. 257). La evidencia de un retraso en la conducción, ocurre cuando QRS >0,12 s. Los patrones de conducción anormal que duran menos de 0,12 s son bloqueos incompletos. El área que debería ser alcanzada por el haz bloqueado se despolariza de forma lenta y tardía. Si se toma V1 como ejemplo, la despolarización ventricular derecha en esta derivación es +va y la despolarización ventricular izquierda es −va. Por consiguiente, si el último pico en el complejo QRS en la derivación V1 está por encima de la línea isoeléctrica (es decir, onda secundaria positiva), es el ventrículo derecho el que se despolariza más tarde, y expresa la presencia de un *bloqueo de rama derecha* (BRD, ECG en pág. 257). Un BRD aislado puede constituir una variante de lo normal; junto con otras anomalías, puede indicar la existencia de una cardiopatía isquémica, fibrosis, hipertensión pulmonar o un defecto cardíaco congénito.
Si el último pico está por debajo de la línea isoeléctrica, se trata de un *bloqueo de rama izquierda* (BRI, ECG en pág. 257). En V6 ocurre lo contrario. ▶ Si hay bloqueo de rama izquierda, no puede comentarse el segmento ST o la onda T.

El **bloqueo bifascicular** es la combinación del bloqueo de rama derecha y un hemibloqueo de la rama izquierda (que se manifiesta como una desviación del eje; por ejemplo, un hemibloqueo anterior izquierdo).

El **bloqueo trifascicular** es la combinación de un bloqueo bifascicular y un bloqueo cardíaco de primer grado (auriculoventricular).

Hipertrofia ventricular. Puede venir sugerida por la presencia de complejos QRS más grandes de lo habitual, aunque existe un gran solapamiento entre complejos normales y de hipertrofia. La coexistencia de un patrón de distensión con depresión del ST e inversión de ondas T en las derivaciones precordiales (V1-3 para la hipertrofia ventricular derecha y V4-6 para la izquierda) es fuertemente sugestiva de hipertrofia ventricular. La distensión puede suponer la existencia de isquemia en el ventrículo dilatado. Algunos ejemplos de criterios de voltaje en la hipertrofia son los siguientes:

— *Izquierda:* La suma de S en V1 y R en V5 o *V6* >35 mm.
— *Derecha:* R dominante en V1 cuando hay un QRS estrecho excluyendo BRD.

Diagnóstico diferencial: infarto posterior verdadero (La onda -T está vertical) o un síndrome de Wolff-Parkinson-White tipo A (onda-delta).

Problemas de conducción y sus efectos sobre el eje del ECG

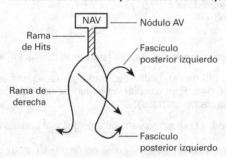

1. Conducción normal → eje normal

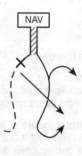

2. BRD → eje normal
(ya que el ventrículo izquierdo se despolariza con normalidad)

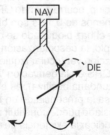

3. Hemibloqueo anterior izquierdo izquierdo → desviación izquierda del eje

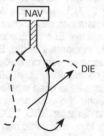

4. BRD y hemibloqueo anterior izquierdo → desviación izquierda del eje.

Algunas reglas empíricas para determinar el eje del ECG:

- El eje es normal, cuando los complejos en I y II son ambos predominantemente positivos.
- El eje se sitúa a 90° respecto a un complejo isoeléctrico (es decir, las desviaciones positiva y negativa son de igual tamaño).

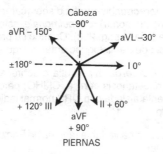

⋕⋕⋕ ECG: alteraciones

Infarto de miocardio: (Para ejemplos de ECG, véase pág. 253).

- En pocas horas, las ondas -T se hacen anormalmente altas y el segmento ST comienza a elevarse. (Los signos del ECG se muestran caprichosos justo cuando más deseamos obtener una certeza: inmediatamente antes de que iniciemos el tratamiento de trombolisis).
- En las primeras 24 h, la onda T se habrá invertido, al tiempo que la elevación del ST comienza a remitir.
- Las ondas Q patológicas empiezan a formarse en el plazo de pocos días.
- Las ondas Q suelen persistir, pero desaparecen completamente en un 10 %.
- La inversión de la onda T puede o no mantenerse.
- La elevación del ST rara vez persiste, excepto en el aneurisma ventricular.

Las derivaciones afectadas ponen de manifiesto la localización del infarto: inferior (II, III, aVF), anteroseptal (V1-4), anterolateral (V4-6, I y aVL), posterior verdadera (alteraciones inversas tipo imagen de espejo en V1-2; R alta y ↓ ST). Algunos infartos presentan alteraciones en ST y T, con ausencia de ondas Q («infarto sin onda Q»).

Embolia pulmonar: lo más frecuente es observar una taquicardia sinusal y un ECG normal, aparte de esta alteración; pueden aparecer ondas S profundas en I, ondas Q patológicas en III, ondas-T invertidas en III («SI QIII TIII»), patrón de sobrecarga en V1-3 (pág. 238), desviación del eje a la derecha y fibrilación auricular BRD (ECG en pág. 253).

Efecto de la digoxina: depresión del ST y onda T invertida en V5-6 («*tick* invertido»). Las alteraciones son más acusadas en la *intoxicación* por digoxina (cualquier arritmia, aunque los ritmos ectópicos ventriculares y la bradicardia sinusal son más frecuentes).

Hiperpotasemia: (pág. 566). Ondas T altas, con forma de tienda, ↓ segmento St, ↑ intervalo P-R, QRS ancho y ausencia de ondas P. (ECG pág. 240).

Hipopotasemia: ondas T pequeñas, ondas U prominentes y bigeminismo ventricular (una extrasístole prematura acoplada a cada latido sinusal).

Hipercalcemia: intervalo QT acortado.

Hipocalcemia: intervalo QT alargado.

Pericarditis aguda: pág. 288.

Causas de algunas alteraciones en el ECG

Desviación del eje a la derecha: hipertrofia o sobrecarga ventricular derecha (por ejemplo, tromboembolismo pulmonar), *cor pulmonale*, estenosis pulmonar, pero *no* bloqueo de rama derecha (véase pág. 238). Cuando se presenta aislada, con QRS normal, indica la existencia de hemibloqueo anterior izquierdo.

Desviación del eje a la izquierda: hipertrofia o sobrecarga ventricular izquierda (por ejemplo, hipertensión, estenosis aórtica, CMHO) pero no bloqueo de rama izquierda. Cuando se presenta aislada con QRS normal indica la existencia de hemibloqueo anterior izquierdo.

Elevación del ST: Infarto, angina variable (angina de Prinzmetal, pág. 624), pericarditis y aneurisma ventricular.

Depresión del ST: isquemia, hipertroita con sobrecarga y tratamiento con digoxina.

Bloqueo cardíaco: cardiopatía isquémica, fármacos (digoxina, verapamil), miocarditis, miocardiopatías, fibrosis y enfermedad de Lyme.

Taquicardia sinusal: Ejercicio, emoción, ansiedad, dolor, fiebre, IM, *shock*, insuficiencia cardíaca, fármacos (por ejemplo, atropina, nitritos, adrenalina), pericarditis constrictiva, miocarditis, endocarditis, hipertiroidismo, hábito de fumar e ingestión de café.

Bradicardia sinusal: Atletas, ataque vasovagal, fármacos (por ejemplo β-bloqueantes, verapamil, digoxina), infarto (sobre todo inferior), enfermedad del seno, hipotiroidismo, hipotermia, elevación de la presión intracraneal e ictericia.

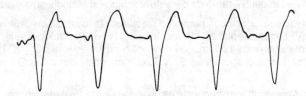

Hiperpotasemia

ECG en la prueba de esfuerzo

Esta prueba se utiliza para el diagnóstico de la cardiopatía isquémica, valoración de la tolerancia al esfuerzo, respuesta al tratamiento (comprendida la revascularización quirúrgica) y pronóstico. También es útil en la evaluación de las arritmias relacionadas con el esfuerzo.

Se somete al paciente a un protocolo estandarizado (por ejemplo, Bruce) de esfuerzo creciente, con registro continuo del ECG de 12 derivaciones y de la presión arterial. Hay que vigilar la aparición de depresión del segmento ST, pero sin dejarse engañar por la depresión del punto-J con segmento ST de pendiente inclinada hacia arriba, ya que esto se asocia con una incidencia muy baja de cardiopatía isquémica. (El punto J es la unión del complejo QRS y del segmento ST; véase pág. 242).

Detener la prueba si:

- La depresión del segmento ST >4 mm.
- El paciente está exhausto o en peligro de caerse.
- Hay arritmia ventricular (no sólo latidos ectópicos).
- La presión arterial desciende.
- El paciente presenta dolor torácico (aunque si se trata de una prueba diagnóstica habrá que continuar vigilando los cambios del ECG —estar atento—).

Contraindicaciones: alteraciones de los electrolitos, angor inestable, infarto reciente (<7 días), estenosis aórtica grave, hipertensión pulmonar, bloqueo de rama izquierda (pág. 237, puede significar que no es posible interpretar los cambios del ECG —realizar una prueba con talio para valorar la isquemia—), CMOH, miopericarditis aguda, hipertensión grave.

Interpretación de la prueba: una prueba positiva sólo permite valorar la probabilidad de que el paciente presente una cardiopatía isquémica. El 75 % de los pacientes con enfermedad coronaria importante tienen una prueba positiva, pero también es positiva en el 5 % de las personas con arterias normales. Cuanto más positivo es el resultado, mayor es la seguridad de la predicción. La depresión del segmento ST con pendiente hacia abajo es mucho más importante que con pendiente hacia arriba; por ejemplo, la depresión de 1 mm del punto J con pendiente hacia abajo del segmento ST predice enfermedad de 2-3 vasos en el 99 % de los casos.

Mortalidad: 10 por cada 100.000; *Morbilidad:* 24 por cada 100.000.

Monitorización ambulatoria del ECG

La monitorización continua del ECG durante 24 horas (puede prolongarse hasta 72 h en CMOH), puede utilizarse para comprobar y captar las arritmias paroxísticas. El paciente se somete al registro durante un periodo de 24 h con la finalidad de documentar el ritmo cardíaco durante un episodio sintomático. La quinta parte tendrá un ECG normal durante los síntomas; investigar otros sistemas, si está indicado. Alrededor del 10 % presentará arritmias coincidiendo con los síntomas.

Sin embargo, el 70 % de los pacientes no tendrá sintomatología durante el periodo de monitorización, de forma que la rentabilidad es pequeña. A estos pacientes se les puede proporcionar un monitor, que es menos molesto y puede utilizarse durante un periodo mucho más prolongado. Se enseña al paciente la forma de activarla cuando se produzca un episodio (por ejemplo, «Cardiac memo»), que resulta menos engorroso, permite monitorizar durante más tiempo y es capaz de enviar información a los departamentos de cardiología por vía telefónica; en algunos centros, estos dispositivos representan la primera forma específica de investigación y la más utilizada)[1].

Los monitores pueden ser programados para detectar la depresión del segmento ST, o bien, sintomática (para determinar una angina), o bien, para revelar isquemias silentes o putativas (predicen el riesgo de repetición del infarto o de muerte precoz tras el IM).

---

[1] S Kinley 1996 *E-BM* 1 159.

Capítulo 7. Medicina cardiovascular

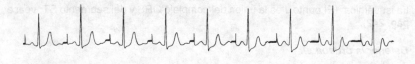

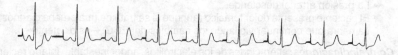

Estos complejos han sido tomados de ECG de muestra registrados a intervalos de un minuto durante una prueba de esfuerzo (línea superior) y posterior recuperación (línea inferior). En el momento de la máxima depresión de ST, el segmento ST es casi horizontal. Esta es una prueba de esfuerzo positiva.

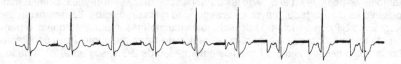

Un ECG de esfuerzo negativo en el mismo formato. Es negativo porque aunque el punto J está deprimido, el segmento ST siguiente presenta una marcada pendiente.

Cateterismo cardíaco

Consiste en la introducción de un catéter en una arteria (para examinar las cavidades izquierdas del corazón y realizar una arteriografía coronaria) o en una vena (para obtener imágenes de las cavidades derechas del corazón). El catéter se manipula dentro del corazón y grandes vasos para medir presiones, obtener muestras de sangre para valorar la saturación de oxígeno, y para inyectar medios de contraste radioopacos, al tiempo que se registra película de vídeo para observar el flujo de la sangre y la anatomía del corazón y los grandes vasos. El catéter permite insertar balones para valvuloplastia y angioplastia y para realizar biopsias cardíacas. Continuamente, se va controlando el ECG y la presión arterial. Puede aprovecharse la oportunidad para realizar una ecografía cardíaca (utilizando una sonda diminuta de 1 mm con un transductor transmisor receptor rotante insertado en su extremo), para facilitar la cuantificación del estrechamiento arterial[1].

El 40 % de los cateterismos no requieren ingreso hospitalario en GB (puede realizarse si el paciente permanece en reposo en casa durante 4 horas).

Indicaciones:

- Trastornos de las arterias coronarias: diagnóstico (comprendiendo la valoración de la permeabilidad del injerto del *bypass*) y tratamiento terapéutico (angioplastia: globo o láser).
- Valvulopatías: valoración de la gravedad y valvuloplastia terapéutica. La valvuloplastia aórtica (si el paciente está muy grave o no desea ser sometido a inter-

vención quirúrgica) puede realizarse mediante abordaje retrógrado (desde la aorta) o transeptal. También se realizan valvuloplastias mitral y pulmonar.
* Otras: cardiopatías congénitas; miocardiopatía; trastornos pericárdicos; biopsia endomiocárdica.

Morbilidad: Arritmias, tromboembolismo pulmonar (coronario y sistémico), infecciones, traumatismos cardíacos y de grandes vasos (por ejemplo, disección). El riesgo de IM, ataque o muerte es de aproximadamente 1 caso por cada 1.000 procedimientos. Si existe gran dolor o deterioro sobre el punto de punción arterial, debe considerarse la opción de realizar una ecografía para diagnosticar un posible aneurisma falso.

Valoración previa al procedimiento: Comprobar los pulsos periféricos y el estado físico general del paciente. ECG, RXT, RSC, plaquetas, UyE, pruebas de coagulación, grupo y reserva de sangre.

Post-procedimiento: Comprobar regularmente los pulsos periféricos más allá de la localización del catéter; verificar las zonas de posible hemorragia.

Valores normales de presiones y saturaciones

Localización		Presión (mmHg)	Saturación (%)
Vena cava inferior			76
Vena cava superior			70
Aurícula derecha	a	2-10	74
	v	2-10	74
	media	0-8	74
Ventrículo derecho	sistólica	15-30	74
	telediastólica	0-8	74
Arteria pulmonar	sistólica	15-30	74
	telediastólica	3-12	74
	media	9-16	74
Lecho capilar pulmonar	a	3-15	98
	v	3-12	98
	media	1-10	98
Ventrículo izquierdo	sistólica	100-140	98
	telediastólica	3-12	98
Aorta	sistólica	100-140	98
	telediastólica	60-90	98

Gradientes (mmHg) a través de válvulas estenosadas

Válvula	Gradiente normal	Gradiente estenósico		
		Leve	Moderado	Grave
Aórtica	0	<30	30-50	>50
Mitral	0	<5	3-15	>15
Protésica	5-10			

Durante el cateterismo, se pueden realizar **estudios electrofisiológicos intracardíacos** del tipo y origen de las arritmias y vías aberrantes, introduciendo algunos electrodos en diferentes zonas del corazón. Las arritmias pueden inducirse y valorar la efectividad de su control por los distintos fármacos. Las derivaciones aberrantes del sistema de conducción pueden ser sometidas a ablación eléctrica, con buenos resultados.

Anatomía coronaria

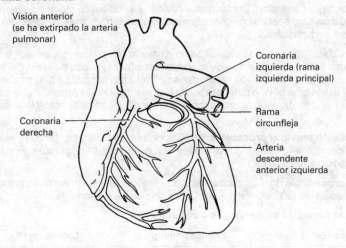

Visión angiográfica

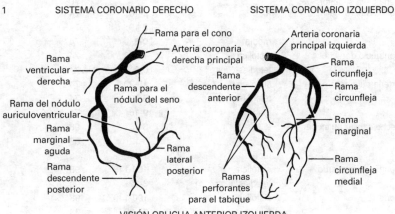

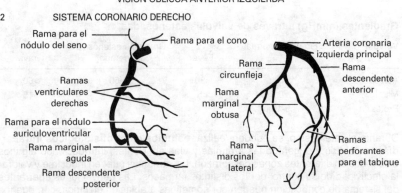

Ecocardiografía

Esta técnica no invasiva se basa en la diferente capacidad de las distintas estructuras del corazón para reflejar las ondas de ultrasonidos. No sólo pone de manifiesto la anatomía, sino que proporciona también una imagen continua del corazón funcionando durante todo su ciclo.

El ecocardiograma 2D proporciona una imagen de un plano con forma de abanico de dos dimensiones. En este sentido, se ven, por ejemplo, las cuatro cavidades en visión desde la punta o en una sección transversal de la válvula aórtica desde la región paraesternal.

La ecocardiografía modo-M ofrece una imagen de las estructuras alcanzadas por un haz estrecho y único por debajo del transductor. Desplazando el transductor, se puede registrar el fino movimiento de las válvulas, que se puede medir y situar en el tiempo más fácilmente que con el modo 2D.

Recientemente, se ha introducido la *ecocardiografía Doppler en color,* que permite valorar el flujo y gradientes de sangre a través de las válvulas y detectar los defectos septales (pág. 289) y la enfermedad miocárdica.

La *ecocardiografía transesofágica (TOE)* es más sensible que la ecocardiografía transtorácica convencional (TTE). La TTE posee una resolución limitada en un 10-25 % de los pacientes, por problemas de obesidad o por padecer EPOC. La inserción del transductor en el esófago permite obtener imágenes de alta calidad, debido a la proximidad del transductor al corazón, sin interponerse entre ambos el tejido pulmonar.

Indicaciones de la ecocardiografía

Insuficiencia cardíaca: para diagnosticar tanto su presencia como su causa. Con el Doppler color, es posible determinar su etiología (por ejemplo, una valvulopatía o un trastorno pericárdico). Un sistema óptimo para medir la función del VI consiste en comparar el tamaño sistólico del mismo con su tamaño telediastólico; la diferencia representa la base del diagnóstico ecográfico de la insuficiencia cardíaca.

Valvulopatías: la estenosis mitral es característica del modo-M, pero la estenosis aórtica se demuestra mejor con la 2D. Ninguna técnica es diagnóstica en las lesiones de insuficiencia, que se valoran mejor por Doppler. El Doppler también permite cuantificar el gradiente a través de una estenosis.

Cardiomegalia: las hipoquinesias global y focal, aneurismas y derrames pericárdicos también se demuestran bien con la 2D. **Hipertrofia del ventrículo izquierdo:** las ecografías son de 5-10 veces más sensibles que el ECG para detectar esta anomalía. Es muy importante detectar y controlar la HVI, ya que, independientemente de la PA, constituye un riesgo de muerte súbita de origen cardíaco (el riesgo relativo es de 1,7 por 50 g/m^2 —relativo al peso—)[1]. La HVI se relaciona con la edad, la obesidad y la viscosidad hemática, así como con la PA, de forma que la ecografía interviene en el *estudio del riesgo coronario.* La definición de HVI es compleja[*], considerándose anormal >134 g/m^2 (>110 g/m^2 en las mujeres).

La demostración de *las **vegetaciones** y **los trombos murales*** es menos fiable.

El *derrame pericárdico* se diagnostica mejor por ecocardiografía, utilizando cualquier técnica.

Cardiología nuclear

La ventriculografía con isótopos radiactivos es una exploración menos agresiva que el cateterismo cardíaco y muy efectiva en la valoración de la anatomía macroscópica ventricular (por ejemplo, para disquinesias globales y focales) y fun-

---

[1] J Chambers 1995 *BMJ* ii 273.

ción (por ejemplo, fracción de eyección). Se utiliza el tecnecio-99 para marcar los hematíes o la albúmina.

La perfusión miocárdica se valora mejor utilizando talio-20l (su distribución refleja la del K^+) inyectado inmediatamente antes de realizar un ejercicio máximo en la máquina de caminar. Las imágenes obtenidas durante el ejercicio se comparan con las imágenes en reposo obtenidas 2 1/2- 3 horas más tarde: podrán apreciarse los de-

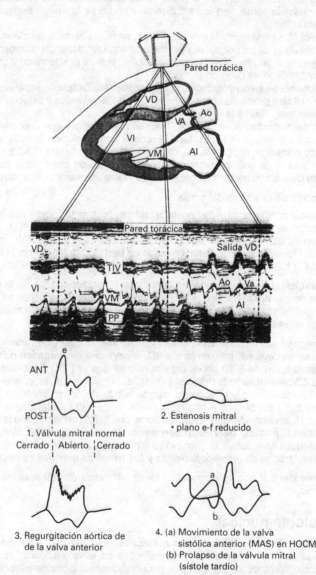

Ecocardiograma normal en modo-M. (VD = ventrículo derecho; VI= ventrículo izquierdo; AO= aorta; VA= válvula aórtica; AI= aurícula izquierda; VM= válvula mitral; PP= pared posterior del VI; TIV= tabique interventricular).
Extraído de, R Hall *Med Int* (17) 774.

fectos permanentes (infartos) o los de perfusión (isquemia), así como la determinación de la arteria coronaria afectada.

El **infarto de miocardio** puede marcarse con pirofosfato de tecnecio, ya que el tejido normal no lo capta. Es valorable en caso de pacientes que acuden cuando ya es demasiado tarde para que las enzimas sean evaluables (aunque antes de 10 días desde el infarto) y/o sí el ECG no es útil (por ejemplo, en el BRI). Véase Tomografía de emisión de positrones, pág. 647.

Fármacos cardiovasculares

Aspirina a bajas dosis. Desempeña un papel esencial como antiagregante plaquetario en la angina inestable/IM (+TIA/ataque); también puede utilizarse en la profilaxis primaria[1]. Ayuda a mantener abiertos los *bypass* coronarios.

β-bloqueantes. Se administran para disminuir los efectos simpáticos sobre el sistema cardiovascular. El bloqueo de los receptores β_1-adrenérgicos tiene un efecto inotrópico y cronotrópico negativo, y retrasa la conducción AV; el bloqueo de los receptores β_2 causa vasoconstricción coronaria y periférica y broncoconstricción. Por esta razón, se han desarrollado agentes bloqueantes que son *relativamente* específicos para los receptores β_1 (cardioselectivos), como bisoprolol 10 mg/día oral. Los β-bloqueantes se utilizan en la angina para disminuir la demanda miocárdica de oxígeno, y para el control de la hipertensión y de ciertas arritmias, por ejemplo, se sabe que tienen un efecto profiláctico beneficioso tras el infarto de miocardio (↓ mortalidad). *CI*: asma/EPOC, trastornos vasculares periféricos (efecto $\beta2$), insuficiencia cardíaca/bloqueo cardíaco (inconvenientes de los efectos $\beta1$, aunque véase carvedilol, pág. 271). *ES*: letargia, impotencia, ↓ alegría de vivir, pesadillas, ↓tolerancia a la glucosa, cefalea.

Los **diuréticos** se utilizan en la hipertensión (tiacidas) e insuficiencia cardíaca. *ES*: deshidratación. *Furosemida*: ↓K^+, ↓Ca^{2+}, ototoxicidad; *tiazidas*: ↓K^+, ↑Ca^{2+}, ↓Mg^{2+}, ↑ uratos (± gota), ↑ glucosa, ↓ plaquetas; *amilorida*: ↑K^+, síntomas GI.

Los **vasodilatadores** disminuyen el trabajo del corazón en la insuficiencia cardíaca, en las cardiopatías isquémicas y en la hipertensión. Pueden ser fundamentalmente venodilatadores (por ejemplo, los nitratos), que disminuyen la presión de llenado (precarga), o bien, dilatadores arteriales (como la hidralacina), que sobre todo reduce la presión arterial sistémica (poscarga), o una combinación de ambas acciones (por ejemplo, el prazosin). Para los inhibidores de la enzima convertidora de la angiotensina (ECA), véase pág. 272.

Antagonistas del calcio. Actúan ↓ la entrada del Ca^{2+} en las células a través de los canales sensibles al voltaje de las células musculares lisas, de forma que favorecen la vasodilatación coronaria y periférica y reducen el consumo miocárdico de oxígeno.

Farmacología: los efectos de los antagonistas específicos del Ca^{2+} varían según el tipo de canal correspondiente a cada tejido. El verapamilo y el diltiacem disminuyen la velocidad de conducción a nivel de los nódulos atrioventricular y sinusal y provocan vasodilatación coronaria. El diltiacem permite el incremento normal del pulso en el ejercicio máximo. El verapamilo no debe administrarse junto a β-bloqueantes (riesgo de bradicardia ± FVI). La nifedipina resulta adecuada en el espasmo coronario, pero puede producir una taquicardia refleja, por lo que suele administrarse con un β-bloqueante. El uso prolongado de preparaciones de acción corta se ha asociado (aunque no se ha demostrado) a un incremento de la mortalidad[2].

---

[1] (75 mg/día) MRC 1998 *Lancet* **251** 233.
[2] *E-BM* 1997 **2** 29.

Aterosclerosis y mecanismo de acción de los fármacos estatínicos

La llegada de los fármacos estatínicos para el tratamiento de la aterosclerosis e hiperlipidemia es uno de los principales avances de la cardiología de los últimos tiempos. Para comprender su papel, es necesario conocer su historia. Podemos pensar en la aterosclerosis como un montón de nieve depositada sobre una montaña. No tiene nada de especial, hasta que un día una avalancha de nieve devasta la comunidad asentada al pie de la montaña. La nieve representa los lípidos y macrófagos cargados de lípidos; la montaña es una pared arterial; la avalancha representa la rotura de una placa; y la comunidad situada debajo es, a menudo, el miocardio o las neuronas del SNC. La devastación es el infarto (del latín *farcire*, obstruir). Para valorar el riesgo de trombosis, debemos recordar la tríada de Rudolph Virchow (1861-1902) de *alteraciones en las paredes vasculares, alteraciones en el flujo de sangre y alteraciones en los constituyentes hemáticos.*

Biología de una placa. El ateroma es el resultado de varios ciclos de lesión-reparación de la pared vascular, que conducen a la acumulación de linfocitos-T, los cuales producen factores de crecimiento, citoquinas y quimioatrayentes. Los LDL acceden mediante un proceso denominado transcitosis, y experimentan una serie de modificaciones oxidativas mediadas por los macrófagos, con liberación de radicales libres; proceso que se ve incrementado por el hábito de fumar y por la hipertensión. La rotura de la placa origina los procesos coronarios más agudos[1]. Estas placas poseen un núcleo de macrófagos cargados de lípidos y una capa fibrosa que las separa del endotelio. Existen numerosos factores que predisponen a la formación de estas placas, como los factores genéticos, el sexo (masculino), la PA, el tabaco, diabetes mellitus. Pero no debemos pensar en las placas como algo estático o muerto. Son capaces de disminuir su acúmulo o aumentarlo, o bien pueden inflamarse (por ejemplo, en la angina inestable)[2]. El equilibrio entre la entrada y salida de lipoproteínas de baja densidad (LDL) es alterable, por ejemplo, por efecto de la dieta o por fármacos antilipídicos. Tampoco la pared vascular es un espectador anónimo de lo que acontece en este escenario. La pared vascular esclerosada incluye áreas de inflamación crónica, con monocitos, macrófagos y linfocitos-T, con proliferación de musculatura lisa y elaboración de una matriz extracelular. Estos macrófagos elaboran colesterol y también producen enzimas (como la colagenasa intersticial, gelatinasa y estromelisina), implicadas en la digestión de la cápsula que envuelve la placa. Cuanto más delgada sea la capa y menos células de musculatura lisa se vean implicadas, más inestable será la placa.

Después de la ruptura de la placa, lo que experimenta el fibrinógeno y plaquetas circulantes, determina la dimensión de la catástrofe inminente. La hipercolesterolemia (si existe) se asocia a una hipercoagulabilidad de la sangre y una reactivación plaquetaria aumentada en los puntos de lesión vascular.

Control de las placas. ¿Qué podemos hacer respecto a las placas? En primer lugar, intentar evitarlas: seguir una dieta sana (pág. 435, con vit.E, pág. 480), tratar de hacer *algo de* ejercicio, procurar dejar el tabaco; tratar la PA elevada y la diabetes. Una vez que ya se ha formado la placa, podemos colocar un *bypass*, extirparla (físicamente o por compresión) o realizar una derivación (con un conducto metálico). La angioplastia desintegra la placa, causando una respuesta ante la lesión: retracción elástica → formación de trombo → inflamación → proliferación de músculo liso → remodelación arterial. Una alternativa para esta modificación drástica es la administración de un fármaco «estatínico», siempre que exista hipercolesterolemia, pero debemos tener en cuenta que todo el proceso descrito más arriba está influenciado de forma positiva por estos fármacos. Son inhibidores de la reductasa HMG-CoA (simvastatina, pravastatina, pág. 578); la inhibición de esta enzima trae como consecuencia efectos que favorecen la reducción de las LDL, por ejemplo[3]:

- ↓Estados protrombóticos: ↓ fibrinógeno sérico (no con atorvastatina), ↓ agregación plaquetaria a través de la ↓ producción de tromboxano plaquetario.
- Reducción de la inflamación alrededor de las placas a punto de resquebrajarse y desprenderse (los estatínicos inhiben la citotoxicidad celular anticuerpo-dependiente).
- Reducción de la síntesis de colesterol por parte de los macrófagos del interior de los vasos.
- Reducción de la proliferación y migración de los macrófagos dentro de los vasos.

Indicaciones: angina (=^{A}, debajo), disrritmias^D e hipertensión^H.

Dosis típicas: *Fenilalquilaminas:* Verapamilo^{AHD} 40-120 mg/8 h oral. *Benzotiacepinas:* Diltiacem^{AH} ej., 60 mg/8 h oral, máx 160 mg/8 h, menos en las edades avanzadas; (los comprimidos depot son de 90, 120, 180 y 300 mg). *Dihidropiridinas:* Nifedipina^{AH} 20 mg/12 h oral pc (como depot); amlodipina^{AH} 5 mg/24 h. *ES:* sofocos, cefalea, edema (falta de respuesta diurética), ↓ función VI, hipertrofia gingival. *CI:* Nifedipina: influye en la fertilidad femenina. Diltiacem: influye en la fertilidad masculina, ↓ pulso, bloqueo cardíaco.

La **digoxina** se utiliza para disminuir la frecuencia ventricular en la FA (hasta <100). Tiene sólo un efecto inotrópico positivo muy débil, por lo que su utilización en la insuficiencia cardíaca en el ritmo sinusal debe limitarse a cuando el paciente presenta sintomatología a pesar de los tratamientos con ECA (pág. 272)[1]; no obtiene buenos resultados en cuanto a la mortalidad (pero reduce los ingresos por empeoramiento de la ICC en 25%)[2]. Los pacientes de edad avanzada presentan mayor riesgo de toxicidad: deben utilizarse dosis más bajas. Deben controlarse los niveles plasmáticos >6 h después de la dosis (pág. 658). Dosis típica: 500 μg oral en bolo, y a continuación, 125 μg (en ancianos) hasta 375 μg/día oral (62,5 μg/día es casi nunca suficiente)[3]. El riesgo de toxicidad ↑ si: ↓K$^+$, ↓Mg^{2+} o ↑Ca^{2+}. t 1/2 ≈ 36 h. A los pacientes en tratamiento con digoxina, se les debe administrar menos voltaje en caso de cardioversión (comenzar con 5). *ES:* cualquier arritmia (TSV con bloqueo AV es muy sugestiva), náuseas, ↓ apetito, visión amarilla, confusión y ginecomastia. En caso de intoxicación, hay que interrumpir el tratamiento, comprobar el K$^+$ y tratar las arritmias. Considerar los anticuerpos especificos de la digoxina (Digibind®, pág. 697). *CI:* CMHO; síndrome de Wolff-Parkinson-White (pág. 261 y pág. 286).

Antiarrítmicos clasificados por su principal lugar de acción:

Nódulo auriculoventricular: adenosina, verapamil, β-bloqueantes, digoxina.

Sólo ventrículos: lidocaína. mexiletina, fenitoina. flecainida.

Aurículas, ventrículos y haz de Kent: quinidina, procainamida, disopiramida, amiodarona.

Inhibidores ECA, pág. 272; **Nitratos**, pág. 250; **Antihipertensivos**, pág. 274.

⋕ Angor pectoris

Se trata de un dolor torácico central, opresivo, que puede irradiarse a la mandíbula, cuello y a uno o ambos brazos. En realidad, puede sentirse únicamente en la mandíbula o en un brazo. Es representativo de isquemia miocárdica, se desencadeno con el esfuerzo (habitualmente predecible), con la ansiedad, con el agua fría y comidas copiosas, y puede asociarse con disnea y desfallecimiento. Mejora con el reposo y la administración de nitratos. No suele haber signos físicos, y el dolor remite espontáneamente en 1/3 de los pacientes.

Causas. Normalmente, la enfermedad arterial coronaria. Rara vez: valvulopatías, por ejemplo, estenosis aórtica; MCHO; hipoperfusión por arritmias; arteritis; anemia.

Incidencia. Cinco por cada 1.000 por año en hombres de más de 40 años de edad.

Diagnóstico. El ECG suele ser normal entre los ataques. Signos de isquemia son la depresión del segmento ST y aplanamiento o inversión de las ondas T. Pueden existir alteraciones de la onda Q correspondientes a infartos anteriores. Si el ECG es normal (casi siempre), debe considerarse la posibilidad de realizar un ECG durante el ejercicio (pág. 240), o bien, una obtención de imágenes con radioisótopos (talio),

---

[1] *Lancet* 1997 **349** 833 & 1994 **343** 128.
[2] *NEJM* 1997 **336** 525.

pág. 246. Indicaciones de la angiografía: angina no controlada; diagnóstico incierto. Descartar anemia, policitemia, arteritis de células gigantes (RC y VSE).
Tratamiento. Estudio de los factores de riesgo modificables: tabaco; PA; DM; lípidos (administrar estatínicos si el colesterol (5 mmol/l, pág. 578); peso; forma física (pág. 227).
Fármacos: salvo contraindicaciones, *todos* deben tomar 75-150 mg de aspirina diariamente (mortalidad ↓ 34 %[1]). Para los síntomas, se administra trinitrato de glicerina en spray (GTN, 0,4 mg/pulverización intra-oral; los comprimidos sublinguales se deterioran al cabo de 8 semanas), hasta un máximo de cada 1/2 hora. Debe irse aumentando hasta las dosis máximas toleradas de la terapéutica «triple», por ejemplo:

- β-bloqueantes: atenolol 50-100 mg/24 h oral. CI: asma, FVI, bradicardia.
- Antagonistas del calcio, como el diltiacem 60 mg/8 h oral (pág. 247).
- Nitratos, como el mononitrato de isosorbida depot, 60 mg/24 h oral (dosis más frecuentes causan tolerancia con facilidad), o bien, parches adhesivos de nitrato en la piel (5-10 mg/24 h, retirar durante 4-8 h cada 24 h) o mediante absorción oral (ej., 1 mg, 2 mg ó 3 mg de píldoras de Suscard Buccal®). ES: cefaleas.

Finalmente, puede intentarse la adición de un *activador de los canales de* K^+, como el nicorandil 10-30 mg/12 h oral.

Revascularización coronaria: la angioplastia coronaria transluminal percutánea (ACTP) y el *bypass arterial* coronaria, pág. 282, constituyen el tratamiento de elección cuando fracasan los fármacos para controlar la angina o bien, no son tolerados. La elección depende del número y distribución de las estenosis, el estado clínico (angina estable o inestable), intervenciones anteriores de este tipo, etc. En la angioplastia, se introduce un catéter de balón que es inflado en el punto de localización de la estenosis, aunque el riesgo de oclusión completa requiere una solución quirúrgica posterior. Se produce una tasa de recidivas del 33 % frente al 11 % en el caso del *bypass*, al cabo de 6 meses, y un 30 % requiere un *bypass* posteriormente[2]. Las tasas de mortalidad y de IM en pacientes de bajo riesgo, son similares, por lo que la angioplastia se convierte en una opción atractiva, especialmente porque es posible realizar procedimientos repetidos (repetir un *bypass* suele resultar problemático). La mortalidad es <2 % (varía con el cirujano). El 70 % obtiene un alivio completo y el 20 % experimenta una notable mejoría de sus síntomas, aunque el dolor regresa en un 50 % de los pacientes en un plazo de 5 años. La aspirina, 75-300 mg/24 h oral, reduce el riesgo de obstrucción del injerto. *Nota*: el pronóstico mejora con el *bypass* cuando existe una estenosis de la arteria coronaria principal izquierda, en numerosas estenosis graves, en alteraciones graves de la función del VI, o cuando además es necesario corregir una valvulopatía o un aneurisma del VI.

Angina inestable. Es un *angor* de gravedad rápidamente creciente, en reposo o de mínimos esfuerzos. Tratar con diltiacem[3] ± β-bloqueantes como en el caso anterior; dinitrato de isosorbide 2-20 mg/h, IV; aspirina (75 mg/24 h oral; heparina 5.000 u IV en bolo, y a continuación, IIV para mantener un tiempo parcial de tromboplastina activada de 1,5-2,5 de control. Otra opción está representada por la heparina de bajo peso molecular, por ejemplo, enoxaparina 1 mg/kg/12 h SC[4]. Control y seguimiento en la UCI y descartar IM (y prevenir su desencadenamiento). Sin tratamiento, ~15 % de estos pacientes morirá en el término de 1 año, de manera que es necesario realizar la angiografía a los pocos días o semanas de la instauración del dolor. Si el dolor no se puede controlar, está indicada una angiografía e implantar un injerto *bypass* de urgencia. **Angina de Prinzmetal (variable)**, pág. 624.

---

[1] *Lancet* 1992 **340** 1421.
[2] RITA 1993 *Lancet* **341** 573.
[3] *Lancet* 1995 **345** 1201.
[4] ESSENCE 1997 *NEJM* **337** 447.

Infarto de miocardio (IM) 251

La **mortalidad** es del 0,5-4 % por año (muerte súbita, infarto e insuficiencia), dependiendo del número de vasos afectados. La mortalidad se duplica sí existe disfunción del ventrículo izquierdo.

Infarto de miocardio (IM)

▶ *El ECG puede ser normal: no debe descartarse el diagnóstico de IM si la historia clínica es evidente. Cualquier nueva modificación del ECG puede implicar IM.*

El IM conlleva la muerte por necrosis del músculo cardíaco. **Incidencia** 5/1.000 anuales (GB).

Causas/asociaciones. Sexo masculino, influencia genética, ↑ PA, hábito de fumar, ↑ lípidos, estrés (las tasas se duplican cuando el estrés es intenso, ej., el día antes de un terremoto). El 90 % de los IM transmurales agudos (ondas Q precedidas de una elevación de ST en varias derivaciones) están producidos por una trombosis, como en la rotura de una placa de ateroma de una arteria coronaria (pág. 249) , de forma que son susceptibles de un tratamiento de trombolisis. Los IM sin onda Q y los estados pre-infarto se deben a agregaciones plaquetarias intermitentes (susceptibles de tratamiento con heparina y aspirina); los ECG pueden ser normales.

Mortalidad. Un 50 % de las muertes se produce en las 2 primeras horas desde la aparición de los síntomas.

Síntomas. El dolor es de tipo anginoso, pero frecuentemente, más intenso y dura >30 min, pudiendo causar vómitos, sudoración y distrés máximo. Los infartos indoloros («silentes») son bastante comunes (por ejemplo, en los diabéticos y personas de edad avanzada).

Signos. Casi siempre, ninguno, aunque puede existir distrés, frío, sudoración, ↑ ó ↓ del pulso, ↑ ó ↓ de la PA. El paciente puede presentar cianosis y en ocasiones, una leve pirexia (aunque se deben investigar otras causas). Signos de complicaciones, como IVI, disnea, crepitaciones.

Tests. ECG (pág. 239): elevación ST* (véase pág. 252), inversión de la onda T y presencia de ondas Q, típicas en las derivaciones adyacentes al infarto. Las ondas T hiperagudas pueden representar un signo precoz, precediendo a la elevación ST. Las derivaciones II, III y aVF se refieren a la porción inferior del corazón, V1-3 , la porción anterior y V4-6, la porción lateral (el tabique se refleja en V3-4). Otras derivaciones pueden mostrar una depresión ST «invertida». La ausencia dc ondas Q en un infarto comprobado se asocia a un riesgo mayor de IM ulterior. *RXT*: cualquier evidencia de disección o insuficiencia aórtica o cardiomegalia. *UyE. RC.* También puede existir **hiperglucemia** (no debemos olvidar que: *el lograr disminuir la glucemia, salva muchas vidas*) ⁽¹⁾. Los **lípidos** pueden encontrarse en niveles bajos desde las primeras 24 h después del infarto, hasta 3 meses después.

Enzimas cardíacas:

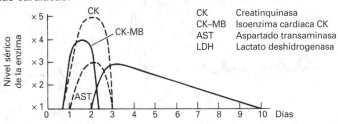

CK	Creatinquinasa
CK–MB	Isoenzima cardíaca CK
AST	Aspartado transaminasa
LDH	Lactato deshidrogenasa

⦿ *E-BM* 1996 **1** 41.
* JK French 1996 *BMJ* **i** 1637 —otros criterios establecen también (2 mm en V4-V6, pero debe considerarse que otros cardiólogos afirman que *una* sola derivación precordial es suficiente si (1,5 mm; también es sospechoso un bloqueo reciente de la rama izquierda, con sus síntomas correspondientes.

Cambios secuenciales en el ECG tras un infarto agudo de miocardio.

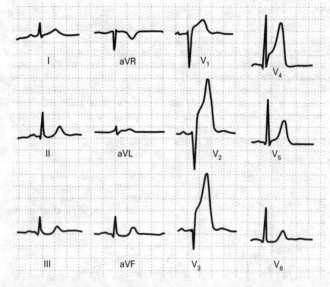

Infarto agudo inferolateral con mínimas alteraciones ST "inversas" en I, a VL y V_2-V_3.

Infarto agudo anteroseptal con mínimas alteraciones ST "inversas" en III y a VF.

Diagnóstico. Se basa en 2 ó 3 datos extraídos de la historia clínica, en las alteraciones del ECG y en los cambios en los valores de las enzimas sugestivas de IM. La CK se encuentra en la musculatura esquelética y miocárdica, por lo que su elevación indica[1]: IM, una caída/traumatismo, inyección IM, ejercicio prolongado o una miositis (por ejemplo, por el uso de fármacos estatínicos), individuos afro-caribeños, hipotermia e hipotiroidismo. Debe solicitarse una determinación de los niveles de isoenzima CK-MB si existen dudas sobre el origen de la elevación de la CK (índice normal CK-MB/CK <5 %). La troponina T cardíaca es otro indicador de lesión miocárdica; permanece elvada durante al menos 1 semana[1].

Diagnóstico diferencial: véase pág. 229 —angina, pericarditis, miocarditis, disección aórtica (pág. 104), embolia pulmonar y reflujo/espasmo esofágico—.

▸▸▸ Tratamiento inmediato del IM

El mayor riesgo de muerte se encuentra en la primera hora, de aquí que los equipos ambulantes paramédicos especiales que acuden *a domicilio*[2] reduzcan la mortalidad, comparado con los que acuden directamente a las urgencias. Véase *Trombolisis a domicilio, OHCS* pág. 804. La principal prioridad es decidir si es necesario trombolizar. ▸«El tiempo es músculo».

El paciente que se presenta a su MG días después de su IM tiene un riesgo más bajo, y se puede tratar en su domicilio, a no ser que el dolor no mejore o las complicaciones sean un problema.

Tratamiento en la UCI ▸ El paciente puede estar muy asustado; es necesario tranquilizarle y avisar a su familia. Debemos explicarle que va a sobrevivir (>90 % en el grupo de bajo riesgo, es decir, con los síntomas típicos de IM, <60 años, sin diabetes, sin antecedentes y pulso <100)[*].

- Debe colocarse un monitor de ECG y comprobar que el carrito con el desfibrilador se encuentra cerca.
- Oxígeno al 5 % (a no ser que retenga CO_2, como en el EPOC).
- Colocar un catéter IV para emergencias.
- Morfina 5-15 mg IV a un ritmo de (1 mg/min, si no se ha administrado antes (+ antiemético, como la metoclopramida 5-10 mg IV) Es: *analgésico, ansiolítico, antiarrítmico, vasodilatador.*
- Aspirina 300 mg (si no se la ha administrado ya su médico general) para reducir la agregación plaquetaria.
- Trinitrato de glicerina (0,5 mg sublingual) para provocar una vasodilatación coronaria.
- Descartar una *disección/aneurisma aórtico, pericarditis, EP* o *úlcera péptica.* Medir la PA en ambos brazos; ¿existen soplos o rozamientos? Explorar las pantorrillas; palpar el abdomen.
- Indicaciones de trombolisis:
    1. Presentación antes de las primeras 12 h desde la aparición de un dolor torácico con:
        — elevación ST   >2 mm en 2 o más derivaciones precordiales, o
                                        >1 mm en 2 o más derivaciones de las extremidades, o

---

[1] R Donelly 1998 *Lancet* **351** 537.
[*] El meta-análisis (*JAMA* 1997 **278** 2093) indica que, en el futuro, la angioplastia puede llegar a formar parte del tratamiento de primera línea para el IM agudo, pero actualmente, es la trombolisis, hasta que los ensayos *a largo plazo* nos ofrezcan datos sobre su comparación. También existen importantes implicaciones sobre los recursos presupuestarios asociados con la angioplastia.
[2] GREAT 1992 *BMJ* **ii** 548.

Contraindicaciones de la trombolisis en el IM agudo

- Riesgo de hemorragia:

    Tendencia a hemorragia general
    anticoagulación con warfarina cuando la tasa de protrombina >3
    hemofilia
    trastorno hepático grave (incluyendo varices)
    trombocitopenia
    Tendencia a hemorragia local
    ataque (<2 semanas o con discapacidad residual); intervención quirúrgica reciente
    traumatismos
    resucitación (cardiopulmonar prolongada)
    hemorragia ocular (vítreo; retinopatía no proliferativa)
    úlcera péptica; hemorragia GI; gestación; hemorragia vaginal copiosa
    extracción dental (reciente); TB con cavitación

- Hipertensión

    Sistólica PA >200 mmHg
    Diastólica PA >120 mmHg

- Trombos pre-existentes con riesgo de embolia

    Endocarditis
    Aneurisma aórtico

Nota: debe utilizarse otro agente trombolítico, cuando el paciente ha experimentado una reacción alérgica previa a la SK, o si le ha sido administrada anteriormente desde 5 días a 1 año antes.

Cuando está contraindicada la trombolisis, el paciente deberá ser enviado a realizar una angiografía inmediata ± angioplastia.

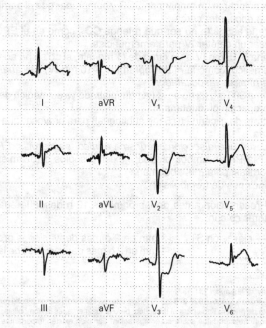

Infarto agudo de miocardio posterolateral

— ondas R y depresión ST en V1-V3 (infarto posterior), o
— aparición nueva de un bloqueo de rama.

2. Presentación de 12-14 h después de la aparición del dolor torácico con dolor continuo ± signos ECG de infarto inminente.

Contraindicaciones de trombolisis: véase página siguiente (puede resultar demasiado simplista tratar de distinguir las contraindicaciones relativas y absolutas). Debemos advertir al paciente del riesgo del 1 % de ataque. La estreptoquinasa (SK) suele ser el agente trombolítico de elección, pero puede estar indicado el t-PA si el paciente ha sufrido una reacción previa a la SK o ya le ha sido administrada anteriormente en los últimos 5 días hasta 1 año.

Se administran 1,5 millones de unidades de SK en 100 ml de suero salino al 0,9 % IV en 1 h. Esta pauta reduce la mortalidad (43 % (del 13 % al 8 %)[1]. la pauta normal de t-PA: 1,5 mg/kg en 3 h con heparina (ej., 5.000 u IV en bolo, y después, 1.000 u/h IV en 24 h; debe controlarse diariamente el tiempo de tromboplastina parcial[2]. *ES de la SK:* ↓ PA (administrar líquidos IV y elevar las piernas); la reacción anafiláctica es poco frecuente; no se ha observado un incremento global de la incidencia de ataque.

¿Está dando resultado la trombolisis? Si el dolor no se ha aliviado, y sobre todo, cuando continúa la elevación de ST, debe considerarse la posibilidad de repetir la trombolisis (no en bolo) y se administra diamorfina 5-10 mg IV siempre que sea necesario. Puede realizarse una angiografía inmediata ± angioplastia*.

- Los i-ECA ↓mortalidad, como el ramipril 2,5 mg/12 h oral el día 3º; ↑ después de 48 h a 5 mg/12 h [4].
- ECG continuo con control de TPR y PA cada 4 h.
- 24 h de reposo en cama.
- ECG diario cada 12 h, enzimas cardíacas y UyE cada 2-3 días.
- Examen diario del corazón, pulmones y piernas para evitar posibles complicaciones.
- ¡Prohibido fumar!

Complicaciones del infarto de miocardio

- Arritmias (pág. 258-pág. 259).
- *Shock.*
- Insuficiencia cardíaca.
- Hipertensión: si PA >200/100 mmHg, debe aliviarse el dolor y la ansiedad. Si PA aún se mantiene alta, puede intentarse administrar trinitrato IV (pág. 248) o un β-bloqueante oral (pág. 275). No deben tratarse las tensiones bajas. También pueden utilizarse β-bloqueantes IV.
- Pericarditis, ej., síndrome de Dressler (pág. 617).
- TVP y EP; y embolia sistémica.
- Defecto del tabique ventricular: se presenta de forma similar a una insuficiencia cardíaca aguda; tratamiento quirúrgico.
- Rotura de la musculatura papilar: se presenta con edema pulmonar agudo debido a la insuficiencia mitral; el tratamiento es la cirugía urgente.
- La rotura cardíaca y el taponamiento subsiguiente son igualmente devastadores y normalmente, irremediables sin una intervención quirúrgica urgente.

---

[1] LIMIT-2 1992 *Lancet* **339** 1553.
[2] GUSTO 1993 *NEJM* **329** 673 (existen mayores ventajas con t-PA respecto a la SK, pero el coste es de $220.000/vida extra salvada, H Freidman 1993 *NEJM* **330** 504).
E-BM 1997 **2** 174 & ISIS-4 1995 *Lancet* **345** 669 & *BNF* 1998 i 90.

- Los aneurismas del ventrículo izquierdo son tardíos, y se presentan en forma de insuficiencia VI intratable, arritmias o embolias. ECG: elevación persistente del segmento ST. RXT: abultamiento en el borde cardíaco izquierdo. Anticoagulantes. Considerar la posibilidad de su excisión.

Tratamiento ulterior del IM

Si no hay complicaciones, el paciente puede permanecer sentado fuera de la cama el 2.º día, caminar libremente el 5.º día (cuando se interrumpa la administración de heparina s. e.), volver a su casa entre el 5.º -7.º día y retornar al trabajo después de 4 a 12 semanas, dependiendo del grado de esfuerzo que requiera. No debe conducir durante 1 mes y tiene la responsabilidad de informar a su compañía de seguros. Si el infarto ha sido complicado (por ejemplo, con arritmia, angina posinfarto o insuficiencia cardíaca) o bien, su profesión es la de conductor profesional, debe informar a las autoridades de tráfico. Se le debe aconsejar que aumente gradualmente su nivel de esfuerzo, y puede beneficiarse de un programa de entrenamiento planificado. Específicamente, hay que mencionarle a él y a su pareja que pueden volver a mantener una actividad sexual normal. Evitar los transportes aéreos durante 6 semanas(más tiempo si sufrió una angina grave o una insuficiencia cardíaca)[1]. Interrogarle sobre sus temores al incorporarse a una vida normal. Desaconsejar con firmeza los factores de riesgo. Cita para un test de lípidos ($\geqslant$ 3 meses desde el apto si se realizó en las primeras 24 h).

Los 5 signos de buen pronóstico

- Ausencia de hipertensión pre-existente.
- Tamaño cardíaco normal en la RXT.
- Ausencia de arritmias significativas después del 1er día
- Ausencia de edema pulmonar pos-IM.
- Ausencia de angina pos-IM.

Estos pacientes presentan un riesgo muy pequeño; puede pensarse en suspender la administración de aspirina y β-bloqueantes/como el atenolol 50 mg/24 h oral)[2]. Comenzar un tratamiento con inhibidores del ECA (pág. 272) si existen evidencias clínicas de IVI o la ecografía muestra una fracción de eyección reducida[3]. Considerar la posibilidad de administrar un estatínico si el colesterol total>4,8 mmol/l o las LDL >3,2 mmol/l (pág. 578).

Revisión a las 4-6 semanas para:

- Revisar los síntomas como la angina, respiración acortada y palpitaciones. Si se repite la angina, debe tratarse de forma convencional, se realiza la prueba de esfuerzo y se considera la posibilidad de realizar una angiografía coronaria.
- Iniciar un programa de rehabilitación cardíaca basada en ejercicios.
- Considerar la administración de inhibidores del ECA (pág. 272) si existe IVI (se sabe que ↓ mortalidad)[3].

Comprobar la tasa de lípidos en ayunas a los 3 meses y repasar la necesidad de administrar estatínicos (pág. 247 y pág. 578). Estos fármacos reducen la morbilidad cardiovascular subsiguiente tanto como la aspirina y los β-bloqueantes.

---

[1] H Bethnell 1996 *BMJ* **312** 3172.
[2] G O'Connor 1989 *Circulation* **80** 234-44.
[3] AIRE (ramipril) group 1993 *Lancet* **ii** 821 & ISIS-4 1995 *Lancet* **345** 969.

Bloqueo de rama izquierda

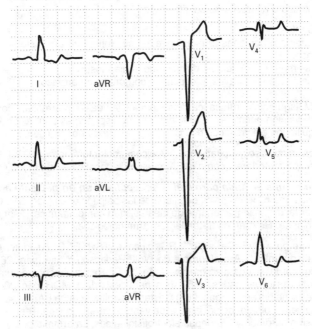

Bloqueo de rama derecha

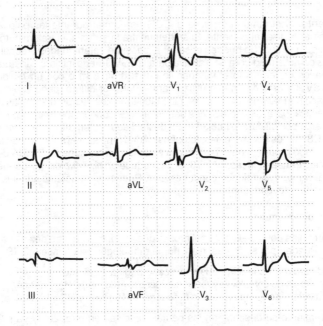

Arritmias

Las arritmias o alteraciones del ritmo son:

- Frecuentes.
- Casi siempre benignas (aunque pueden ser reflejo de un trastorno cardíaco subyacente).
- Casi siempre intermitentes, dificultando el diagnóstico.
- En ocasiones son graves, provocando compromiso cardíaco.

Causas: IM, isquemia cardíaca, cardiomiopatía dilatada e hipertrófica, miocarditis y vías de conducción anómalas. Otros factores predisponentes son, algunos fármacos, desequilibrios electrolíticos (K^+, Ca^{2+}, Mg^{2+}) y trastornos tiroideos.

Presentación: colapso, palpitaciones, «vuelcos», dolor torácico, ↓PA, IVI. Las arritmias no comprometedoras, como la FA, suelen diagnosticarse de modo casual.

Valoración de una arritmia paroxística sospechada en un paciente ambulatorio: se realiza una historia clínica detallada de las palpitaciones (pág. 51). Considerar cualquier factor desencadenante de inestabilidad hemodinámica: dolor torácico, disnea o colapso. Revisar los tratamientos farmacológicos.

Tests: sangre para UyE, Ca^{2+}, Mg^{2+}, RC, glucosa, TSH. ECG: cualquier signo de cardiopatía isquémica, FA o síndrome de Wolff-Parkinson-White (pág. 261). ECG ambulatorio, como el «*cardiac memo*» (pág. 241). Realizar ecocardiogramas en aquellas arritmias injustificadas si <50 años, para descartar CMOH (pág. 286; origina arritmias de complejo ancho, pág. 263) y estenosis mitral (causa FA). Si se confirma una arritmia ventricular, debe enviarse el paciente al cardiólogo, para ser sometido a un cateterismo cardíaco y a pruebas electrofisiológicas. La arritmia puede ser estimulada, pudiendo estudiarse su respuesta terapeútica respecto a determinados fármacos.

Tratamiento: si el ritmo que refleja el ECG es normal durante las palpitaciones, debemos tranquilizar al paciente. Si se demuestra la arritmia, el tratamiento dependerá del tipo que sea. Se pueden enseñar al paciente determinados procedimientos manuales como la maniobra de Valsava para la TSV. Puede iniciarse un tratamiento con fármacos orales como el verapamilo (40-120 mg/8 h) o con un β-bloqueante para la TSV. La amiodarona se utiliza para la TV. Por último, puede colocarse un marcapasos permanente para corregir las taquiarritmias, las bradiarritmias o de forma profiláctica, para las alteraciones del sistema de conducción (pág. 267). Se puede estudiar la posibilidad de implantar un desfibrilador automático. *Amiodarona*: 400 mg/24 h. ES: depósitos corneales, fotosensibilidad («no salir al sol»), hepatitis, pesadillas, ↑ tiempo protrombina, ↑T4, ↓ T3 (la amiodarona contiene un 37,5 % de yodo). Controlar las transaminasas, T4 y T3. Si se produce un hipertiroidismo, pueden prescribirse fármacos antitiroideos *concurrentes*. Puede ser necesario administrar tiroxina exógena (=levotiroxina).

Arritmias periataque

Son arritmias potencialmente peligrosas que conducen con rapidez a una parada cardíaca. Pueden por su frecuencia y por la morfología del complejo QRS, en:

- Bradicardia (frecuencia <60 lpm), véase página siguiente.
- Taquicardia de complejo estrecho (frecuencia >100 lpm, QRS <120ms), pág. 260.
- Taquicardia de complejo ancho (frecuencia >100 lpm, QRS >120ms), pág. 263.

El tratamiento se describe en las pautas descritas en pág. 262 y pág. 266. *En cualquier caso:*

- Conectar al paciente un monitor cardíaco y disponer de un desfibrilador a mano.
- Administrar oxígeno e insertar una vía IV.
- Enviar muestras de sangre para determinar desequilibrios electrolíticos.
- Si desaparece el pulso, deben ponerse en práctica los protocolos de parada cardíaca (pág. 678).

Bradicardia. El ECG muestra una frecuencia de pulsaciones <60 latidos por minuto. En la siguiente página, figura una tabla y esquema de diagnóstico.

Síndrome sinusal: es frecuente en pacientes de edad avanzada. La disfunción del nódulo sinusal origina una bradicardia ± parada, bloqueo sinoauricular o TSV alternando con bradicardia/asistolia (síndrome taqui-bradi). Puede producirse una FA y una tromboembolia. **Tests:** ECG 24 h ± ECG en prueba de esfuerzo. **Tratamiento:** marcapasos si aparecen síntomas.

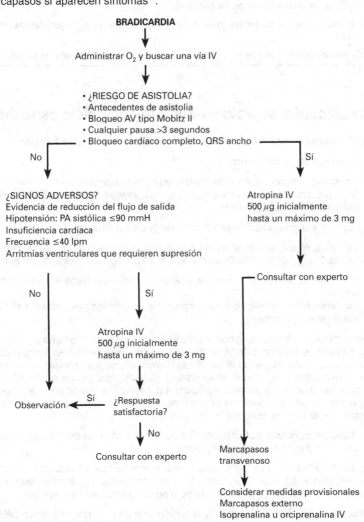

> **Diagnóstico de las bradicardias**
>
> **Bradicardia sinusal:** intervalo PR constante <200 ms (1 cuadro grande del ECG).
>
> **Trastornos del nódulo sinusal:** como el síndrome sinusal (véase página anterior).
>
> **Bloqueo del nódulo AV**
> - Bloqueo de primer grado: intervalo PR constante >200 ms. No requiere tratamiento.
> - Bloqueo de segundo grado:
>   — Mobitz tipo I (Wenckebach): alargamiento progresivo del intervalo P-R y disminución QRS.
>   — Mobitz tipo II: intervalo PR constante con latidos disminuidos
>   — Bloqueo 2:1 ó 3:1: sólo cada 2 ó 3 ondas P y seguido de un complejo QRS.
>
>   Debe descartarse la posible toxicidad por digoxina y β-bloqueantes. La decisión de insertar marcapasos debe basarse en los síntomas.
>
> - Bloqueo de tercer grado: intervalos P-P y P-R constantes, pero sin guardar una relación.
>
> El marcapasos resulta esencial, incluso aunque el paciente no presente síntomas.

⚕ Taquicardia supraventricular (de complejo estrecho)

El ECG muestra un complejo QRS de <120 ms a una frecuencia >100 lpm.

Fundamentos del tratamiento:

- Identificar el ritmo subyacente y tratar en consecuencia.
- Si el paciente presenta afectación («signos adversos», página 262), deberá realizarse una cardioversión.

Diagnóstico y tratamiento: véase cuadro de la página 262.

De igual modo que el masaje en el seno carotídeo, la adenosina causa un bloqueo transitorio de la conducción a través del nódulo AV (t 1/2 = 10-15 s). Actúa de dos formas:

- Mediante cardioversión de una taquicardia de reentrada hasta regresar al ritmo sinusal.
- Mediante enlentecimiento transitorio de los ventrículos para mostrar el ritmo auricular subyacente.

Se administra adenosina en bolo rápido en una vena de gran tamaño (ej., antecubital), seguido de un chorro de 10 ml de suero salino. Se administran 3 mg, a continuación, 6 mg y finalmente, dosis de 12 mg a intervalos de 2 min, mientras se obtiene un registro del ritmo. Debe advertirse al paciente que puede sentir malestar durante esos momentos (tirantez torácica). La adenosina puede agravar el broncoespasmo en los asmáticos, es antagonizada por la teofilina y potenciada por el dipiridamol —debe administrarse media dosis—.

Identificación del ritmo subyacente. Puede resultar complicado, por lo que deberemos solicitar ayuda experta, si es posible.

Taquicardia sinusal: la revisión del paciente puede revelarnos la causa, como infecciones, *shock*, IM, dolor (pág. 240). La adenosina enlentece transitoriamente la frecuencia ventricular. El tratamiento debe dirigirse a la causa subyacente.

Fibrilación auricular: comprobar la duración irregular de los complejos QRS y ausencia de ondas P. Tratamiento en pág. 262.

Flutter auricular: Puede resultar especialmente difícil de diferenciar de la TSV. Cuando la frecuencia ventricular es de 150 lpm, siempre debemos sospechar la existencia de un flutter auricular con bloqueo 2:1. La adenosina suele revelar los dientes de sierra de a línea basal. Tratamiento en pág. 262.

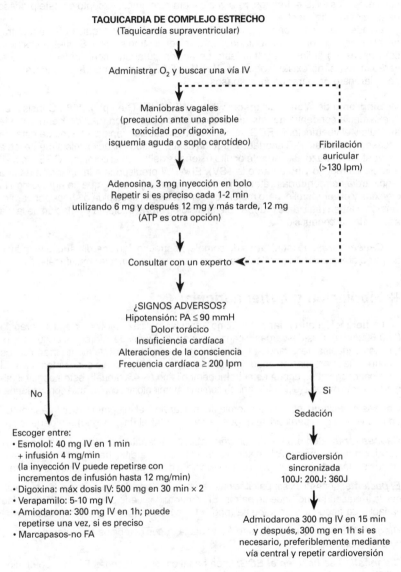

Taquicardia de la unión: el nódulo AV normal tiene un largo período refractario, evitando que el aumento de frecuencia auricular se desplace a los ventrículos, por tanto, permitiendo un adecuado llenado diastólico. En algunos individuos, existe una segunda vía de conducción entre las aurículas y los ventrículos, que permite establecer un nuevo circuito. Existen dos tipos de taquicardia de reentrada, (1) taquicardia de reentrada nodal intra-AV, donde todo el circuito de taquicardia se limita al nódulo AV y el miocardio circundante, y (2) taquicardia de reentrada AV, en la que existe una vía adicional entre la aurícula y el ventrículo, que completa el circuito. Debido al período refractario del nódulo AV normal, la frecuencia ventricular de 150 con complejos QRS estrechos, rara vez supera este límite, excepto en este proceso de taquicardia de reentrada (150-250/min).

La adenosina es capaz de producir la cardioversión de la taquicardia de reentrada, al menos, de forma momentánea, para volver al ritmo sinusal. Si vuelve a ocurrir, será necesario aplicar un tratamiento de acción duradera, con fármacos como el verapamilo (si no existe bloqueo-β, WPW o TV). También puede considerarse la amiodarona o preparar un marcapasos.

Síndrome de Wolff-Parkinson-White (WPW) (ECG en pág. 268). Consiste en la existencia congénita de una vía accesoria de conducción (haz de Kent) entre la aurícula y el ventrículo. El ECG muestra una conducción rápida a través de esta vía accesoria (intervalo P-R acortado) seguida de una despolarización inicialmente lenta del ventrículo (trazo ascendente oculto u «ondas delta» en el complejo QRS: sólo se aprecia en reposo y no durante la TSV). El WPW predispone a la aparición de una taquicardia de reentrada (tratamiento con verapamilo) y a FA, que se agrava con la digoxina y el verapamilo, pero mejora con amiodarona, flecainida o *shock* por cardioversión. Deben realizarse pruebas electrofisiológicas al paciente y ablación de la vía accesoria de conducción.

Causas raras: de taquicardia de complejo estrecho: taquicardia auricular inducida por digoxina, EPOC —relacionado con taquicardia auricular multifocal—.

Fibrilación y *flutter* auricular

La **fibrilación auricular** es un ritmo auricular ineficaz, caótico, irregular y rápido (300-600/mim). Sus descargas alcanzan el nódulo AV desde diferentes ángulos a intervalos variables, resultando así una frecuencia ventricular totalmente irregular. Es común en las personas de edad avanzada (hasta un 9 %) y suele ser asintomática. El principal riesgo que supone es el tromboembolismo (~ 4 % anual); este riesgo disminuye en gran medida (ej., ~ 1 % anual) con un tratamiento anticoagulante con warfarina.

Causas comunes: Infarto y isquemia de miocardio, valvulopatía mitral (más común en la estenosis), hipertiroidismo (puede representar el único signo) e hipertensión.

Causas raras: Comprenden miocardiopatías, pericarditis constrictiva, síndrome sinusal, carcinoma bronquial, mixoma auricular, endocarditis, hemocromatosis y sarcoidosis. Una FA «sola» implica que no se trata de ninguna de las causas anteriores.

El paciente: pueden existir palpitaciones o un pulso *irregularmente irregular*, es decir, que la irregularidad no sigue un patrón. El primer ruido puede presentar una intensidad variable. La frecuencia en la punta (pág. 41) es mayor que en la arteria radial.

Diagnóstico diferencial: bloqueo AV variable; focos ectópicos auriculares y ventriculares múltiples.

Diagnóstico se basa en el ECG: línea basal caótica sin ondas P y con complejos QRS irregularmente irregulares, aunque con silueta normal.

Tratamiento: si el tratamiento de algún proceso agudo asociado (por ejemplo, IM, neumonía) no logra retornar al ritmo sinusal en 48 h, debe considerarse la posibilidad de realizar una cardioversión (requiere anestesia general o sedación intensa): warfarinizar durante 3 semanas antes del *shock* de la cardioversión (100J → 200J) y durante 4 semanas después. Si esto fracasa, tratar como si fuera una FA crónica. Se

Fibrilación auricular: resumen del tratamiento

- Tratar cualquier causa reversible.
- Considerar la cardioversión para lograr el ritmo sinusal (administrar profilaxis tromboembólica antes de la misma: el trombo puede ser destruido).
- Controlar la frecuencia ventricular si no es posible/aconsejable la cardioversión.
- Prevenir las embolias: warfarina (o aspirina si no es posible la warfarina).

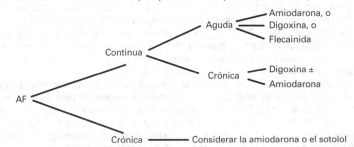

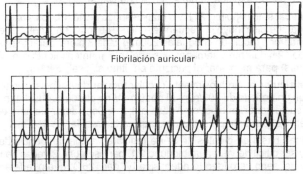

Fibrilación auricular

Fibrilación auricular con respuesta ventricular rápida. El diagnóstico se basa en el ritmo ventricular totalmente irregular.

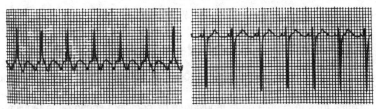

Aleteo auricular con bloqueo AV 2:1. La derivación a VF (a la izquierda) muestra el característico ritmo basal en dientes de sierra, mientras que V1 (a la derecha) muestra una actividad auricular moderada, en la que ondas "F" alternas se superponen a las ondas-T ventriculares.

puede intentar una cardioversión farmacológica con amiodarona (aunque interactúa con la warfarina) mientras se espera a la cardioversión con *shock*, que puede entonces resultar innecesaria.

FA crónica: El objetivo se controla la frecuencia ventricular, más que conseguir un ritmo sinusal.

- Utilizar digoxina: dosis de choque oral de 0,5 mg × 3 dosis en 2 días mantenimiento con 0,25 mg cada 24 h por vía oral. En las personas de edad avanzada, comenzar la dosis de choque con 0,75 mg en total y seguir con una dosis de mantenimiento de ∼0,125 mg/24 h. (también puede utilizarse amiodarona).
- Si la frecuencia es aún muy elevada, debe comprobarse la concordancia (pág. 2) y los niveles plasmáticos; puede ↑ dosis con precaución ± β-bloquente a bajas dosis (ej., propranolol 10-20 mg/8 h oral o sotalol).
- Discutir los riesgos y beneficios de la anticoagulación con el paciente. En general, se utiliza la warfarina, hasta mantener unos niveles de tasa de protrombina de 2,5-3,5[1] ☞ (pág. 530). Pero si el paciente es reacio, o bien, el riesgo de embolia es muy reducido (por ejemplo, FA sola con ecografía normal y sin antecedentes de embolias o TIA[2]), o bien, el riesgo de hemorragia es elevado ± warfarina contraindicada (ej., con AINEs o antecedentes de úlcera péptica), puede resultar aceptable el tratamiento con aspirina 300 mg oral con las comidas, evitando la dependencia del médico (la tasa de *ictus* en ancianos es de 4,6 % tomando aspirina *frente* al 4,3 % con warfarina)[3].

FA paroxística: sotolol 80 mg/24 h vía oral; después de 48 h ↑ dosis hasta 80 mg/12 h ± a medida que disminuye la frecuencia, hasta 160 mg/12 h; controlar el intervalo Q-T) o amiodarona (dosis de choque de 200 mg cada 8 h oral durante una semana, 200 mg cada 12 h durante 1 semana; más adelante, mantenimiento con 100-200 mg cada 24 horas) para mantener al paciente en ritmo sinusal.

El *flutter* **auricular** es un movimiento circular regular de despolarización auricular continua con un periodo de 300/min. El nódulo AV no puede conducir tan rápido, de forma que suele haber un bloqueo AV 2:1 ó 3:1. ▶Considerar siempre el *flutter* en primer lugar si el paciente presenta una taquicardia regular de 150/min.

ECG: línea basal en dientes de sierra regulares a una frecuencia de 261/min. Esto puede ser difícil de ver en un bloqueo 2:1, pero se pone 2 veces de manifiesto por masaje del seno carotídeo (o adenosina IV, pág. 261), que puede aumentar el grado del bloqueo.

Tratamiento: Tratar de la misma forma que la fibrilación.

Algunos pacientes varían entre *flutter* y fibrilación.

⁂ Taquicardia ventricular (de complejo ancho)

El ECG muestra complejos QRS >120 ms (> 3 cuadros grandes) + frecuencia >100 lpm.

▶La causa más frecuente de la taquicardia de complejo ancho es la taquicardia ventricular (TV).

Fundamentos del tratamiento:

- En caso de duda, tratar como una TV y proceder a cardioversión con *shock*.
- Identificar el ritmo subyacente y tratar según la causa.

---

[1] Stroke in AF group 1997 *E-BM* **2** 19.
[2] M Ezekowitz 1992 *MEJM* **327** 1406.
[3] *Throm Haemost* 1997 **78** 377.

Clasificación:

- Taquicardia ventricular.
- Fibrilación ventricular.
- Extrasístoles ventriculares (ectópicas).
- *Torsade de pointes* (ECG en pág. 268).
- Taquicardia supraventricular con bloqueo de la conducción, ej., FA, *flutter* auricular, taquicardia de reentrada.

Identificación del ritmo subyacente: puede resultar complicado, por lo que deberá solicitarse ayuda experta si es preciso. No debe descartarse TV aunque el paciente permanezca consciente. El diagnóstico se basa en la historia clínica (la cardiopatía isquémica incrementa la probabilidad de arritmia ventricular superpuesta a una TSV con conducción aberrante), en el ECG de 12 derivaciones y en la respuesta del paciente a la administración de adenosina (pág. 260). Los hallazgos del ECG que demuestran una TSV con conducción aberrante, incluyen:

- La presencia de ondas P *asociadas con* el complejo QRS.
- Ausencia de latidos de fusión o captura (característicos de un origen ventricular).
- QRS <0,14 segundos.
- Morfología de QRS igual que en el ritmo sinusal.
- Eje normal.
- Morfología de QRS típica de BRD o BRI.

Si todos los complejos presentan polaridades semejantes en las derivaciones precordiales («concordancia»), debe sospecharse de TV.

Tratamiento: depende principalmente del estado del paciente (véanse «signos adversos», página siguiente). Es importante recordar:

- Conectar un monitor cardíaco al paciente y disponer cerca de un desfibrilador.
- Administrar O_2 y buscar una vía IV.
- Enviar muestra de sangre al laboratorio para determinar alteraciones eletrolíticas.
- Si desaparece el pulso, debe iniciarse el protocolo de parada cardíaca (pág. 678).

Véase *Guía de Resucitación* (página siguiente). Si la taquicardia no responde, consultar con un experto y considerar la posibilidad de:

- Administrar procainamida 25-100 mg IV en 2 min hasta 1 g (control por ECG). Suspender si la PA disminuye por debajo de 100 mmHg. Mantenimiento oral con 250 mg/6 h.
- Colocar marcapasos.

Fibrilación ventricular (FV) (ECG en pág. 268). Véanse recomendaciones en pág. 678.

Taquicardia ventricular (TV) (ECG en pág. 268). Se define como (3 extrasístoles ventriculares sucesivas a una frecuencia > 100/min (2 se denomina «salva»).

Prevención de la TV recurrente: aislamiento quirúrgico de la zona arritmiogénica o implantación de desfibriladores automáticos de reducido tamaño.

Extrasistolia ventricular (ritmos ectópicos). Es la arritmia más común tras el infarto de miocardio, pero también puede observarse en individuos sanos ($\leqslant$10/h). Cuando aparece tras el IM, sugiere inestabilidad eléctrica, con riesgo de FV si se observa el patrón «R sobre T» (es decir, no existe intervalo antes de la onda-T). Si son frecuentes (>10/min), se tratan con lidocaína. Otros autores recomiendan no tratar, pero mantener en observación al paciente.

Torsade de pointes (ECG en pág. 268). Es similar a una FV, pero presenta un eje variable. Suele deberse a inducción por fármacos antiarrítmicos que prolongan el intervalo Q-T. Considerar la posibilidad de suspender su administración, sustituyéndola por Mg^{2+} IV e inserción de un marcapasos.

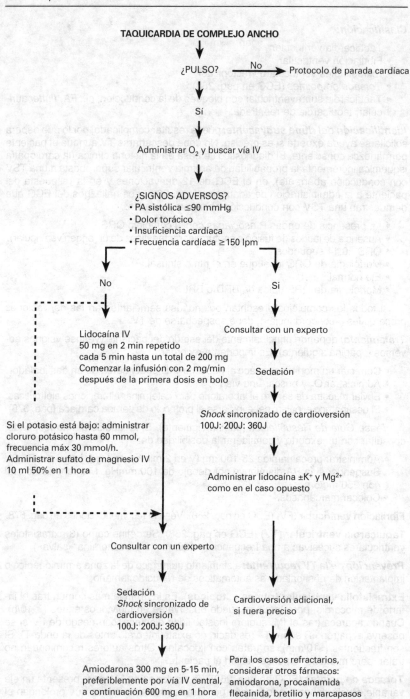

✝ Marcapasos

Los marcapasos proporcionan el impulso eléctrico inicial para la contracción. Pueden lograr beneficios espectaculares, incluso en pacientes muy ancianos. Se coloca subcutáneamente, para que pueda ser programado a través de la piel cuando sea necesario modificarlo, por ejemplo para frecuencias diferentes. Tiene una duración de 7-15 años.

Indicaciones del marcapasos temporal: véase pág. 705 con una descripción detallada de su técnica de inserción.

- Bradicardia sintomática no controlada con fármacos.
- Supresión de TV y TSV resistentes a los fármacos.
- Trastornos agudos de la conducción:

    — Tras IM agudo *anterior*, se requiere estimulación profiláctica con marcapasos en:

    a) bloqueo AV de 2.º ó 3er grado;
    b) bloqueo bi- o tri-fascicular (pág. 238).

    — Tras un IM *inferior*, sólo actúa sobre los síntomas.

Indicaciones del marcapasos permanente:

- Bloqueo cardíaco de 2.º (Mobitz tipo II) y 3.er grado (bloqueo auriculoventricular).
- Bradicardias sintomáticas (por ejemplo, síndrome del seno enfermo, pág. 259).
- En ocasiones, resulta adecuado para suprimir taquiarritmias resistentes.

Algunos autores afirman que el bloqueo bifascicular persistente tras IM requiere un sistema permanente, pero esto sigue siendo controvertido.

La **implantación** se hace bajo anestesia local. **Valoración previa a la implantación:** RSC, plaquetas, estudio de coagulación. HbsAg. Se inserta un catéter IV de implantación. Pedir consentimiento. Considerar la premedicación. Administrar antibiótico profiláctico (flucoxacilina 500 mg IM y benzilpenicilina 600 mg IM) 20 min. antes, y 1-6 h después. Antes del alta, comprobar colocación (RXT) y funcionamiento.

ECG del ritmo estimulado. Comprobar que a cada pico vertical de estimulación le sigue inmediatamente un complejo QRS ancho. Si el sistema es de «demanda» de 60 latidos/min, el pico de estimulación sólo se verá si los latidos naturales se producen con frecuencia inferior a 60/min; el caso contrario indica un mal funcionamiento de la sensibilidad del marcapasos, lo mismo que si falla su introducción a frecuencias más lentas, o bien, por una incorrecta colocación de la derivación (cualquiera de sus terminaciones) o por estar elevado el umbral del marcapasos. Los **marcapasos de doble cámara** estimulan las aurículas, y a continuación, los ventrículos, mejorando el volumen y permitiendo, a través de sistema sensorial, el incremento de la frecuencia cardíaca con el ejercicio, siempre que la función del nódulo sinusal sea normal. Su coste es mayor, pero permiten al paciente hacer ejercicio y disfrutar más de la vida. Por este motivo, con frecuencia, sólo se adquieren para los pacientes más jóvenes. Se trata de un buen ejemplo (o malo) de discriminación sanitaria por motivos de edad.

Después de la inserción. Se examina la posible existencia de un hematoma en la herida, dehiscencias o tirantez durante la primera semana. Debe determinarse la frecuencia del choque de punta (pág. 41). Si se encuentra 6 ó más latidos por minuto por debajo de lo establecido para el marcapasos, debe sospecharse un mal funcionamiento. Otros problemas: rotura de la derivación; interferencias en el marcapasos (por ejemplo, a partir de los músculos del paciente). Reglas de utilización: *OHCS* pág. 468.

> **Clave de 3-letras de los marcapasos —por ejemplo, «VVI»o «DDD»—**
>
> La 1.ª letra = cavidad donde se coloca (**A**urícula, **V**entrículo, o ambas, es decir, **D**oble).
> La 2.ª letra = cavidad estimulada (**A**urícula, **V**entrículo, o ambas, es decir, **D**oble).
> La 3.ª letra = modo de respuesta a la estimulación. I = inhibición de la función del marcapasos; T = (triggered) = disparo de la función del marcapasos; D = respuesta doble (inhibición + disparo) —por tanto, DDD, por ejemplo, significa que está colocado en aurícula y ventrículo, advirtiéndose actividad eléctrica en ambas cavidades, con actividad auricular que desencadena la frecuencia ventricular hasta un límite superior preestablecido (permitiendo al corazón latir más rápido cuando un intruso entra enla habitación, aunque también, desafortunadamente, cuando se produce una taquiarritmia auricular; esta característica no ocurre en los marcapasos DDI)—.
>
> (La letra «R» colocada detrás de alguna de estas claves se refiere a diversos dispositivos de programación y ajuste de frecuencias).

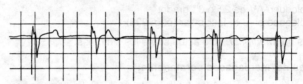

ECG de un ritmo de marcapasos

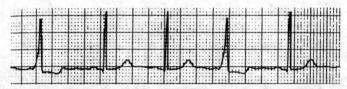

ECG de un síndrome de Wolff-Parkinson-White (p288) en el 1er y 4° latidos; comparados con los restantes latidos, se observa cómo la onda delta ensancha el complejo ventricular y acorta el intervalo.

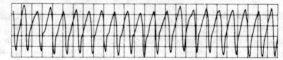

ECG de una taquicardia ventricular con una frecuencia de 235 por minuto (p292)

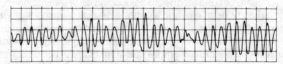

ECG de una fibrilación ventricular (p678)

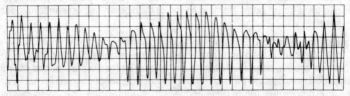

ECG de una taquicardia en *torsade* de *pointes* (p268)

Insuficiencia cardíaca: conceptos básicos

Se trata de un síndrome de retención de líquidos que origina disnea durante el ejercicio (o al tumbarse el paciente horizontal) y edemas, debido a un rendimiento cardíaco insuficiente. Puede complicar diversos trastornos cardíacos diferentes. Un *error frecuente* consiste en no investigar *la causa*. Cuando se eleva la presión venosa (es decir, de llenado), se produce una congestión pulmonar y periférica —de ahí el término insuficiencia cardíaca congestiva (ICC)—.

Clasificación. Puede ser (i) de alto gasto, bajo gasto o por sobrecarga de líquidos; o (ii) insuficiencia ventricular derecha o izquierda (IVD e IVI).

Insuficiencia con alto gasto. El corazón mantiene un gasto normal o aumentado en relación con los requerimientos muy elevados. La insuficiencia aparece cuando el corazón no consigue satisfacer estos requerimientos, lo que puede suceder en un corazón normal, pero aún más si existe cardiopatía. *Causas:* insuficiencia cardíaca con anemia o gestación, hipertiroidismo, enfermedad de Paget, malformaciones arteriovenosas y beriberi. *Consecuencias:* signos iniciales de predominio de IVD, pero más adelante se evidencia la IVI.

Insuficiencia con bajo gasto. El corazón no consigue generar un gasto suficiente (por ejemplo, fracción de eyección <0,35), o sólo puede conseguirlo con presiones de llenado elevadas. Causas:

- *Excesiva precarga:* por ejemplo, insuficiencia (regurgitación) mitral o sobrecarga de líquidos. La sobrecarga de líquidos puede causar una IVI en un corazón normal siempre que la excreción renal se encuentre alterada o cuando están implicados grandes volúmenes (por ejemplo, corriendo muy deprisa). Se produce con relativa facilidad cuando existe un compromiso simultáneo de la función cardíaca y en las edades avanzadas.
- *Bombeo insuficiente debido a:*
  - *Trastornos del músculo cardíaco:* cardiopatía isquémica; miocardiopatías (pág. 286).
  - *Llenado insuficiente:* pericarditis constrictiva, taponamiento, miocardiopatías restrictivas. Este puede ser el mecanismo de acción de la sobrecarga de líquidos: la dilatación del corazón derecho actúa sobre el ventrículo izquierdo, limitando el llenado, ya que el pericardio no se dilata (actualmente, se considera que el mecanismo justificado por la «joroba de la curva de Starling» es un error de artefacto).
  - *Frecuencia cardíaca inadecuada:* β-bloqueantes, bloqueo cardíaco, post-IM.
  - *Fármacos inotrópicos negativos:* como la mayoría de los agentes antiarrítmicos.
- *Poscarga crónica excesiva:* Por ejemplo, estenosis aórtica, hipertensión.

La **insuficiencia ventricular izquierda** se caracteriza por el *edema pulmonar*. Los *síntomas* consisten en disnea de esfuerzo, ortopnea, disnea paroxística nocturna, sibilancias (asma cardíaca), tos (a veces con espuma rosada), hemoptisis y fatiga. Los *signos* son taquipnea, taquicardia, crepitaciones basales inspiratorias, S3 (pág. 232), pulso alternante (presiones alternantes de pulsos grandes y pequeños), cardiomegalia, cianosis y derrame pleural. El índice máximo de flujo espiratorio puede encontrarse bajo, pero si es <150 l/min, debe sospecharse de EPOC o de asma.

Tests. La **RXT** muestra prominencia de las venas de los lóbulos superiores (redistribución), sombras de manchas difusas en el pulmón, a menudo basales, pero en ocasiones, periféricas («alas de murciélago»), o bien, a veces unilaterales o nodulares (especialmente, si previamente existe una EPOC), líquido en las cisuras pulmonares, derrame pleural, cardiomegalia, líneas B de Kerley (atribuidas al edema intersticial[1] y a la sobrecarga de los linfáticos periféricos[2]), engrosamiento peribronquial.El **ECG** puede poner de manifiesto la causa (buscar evidencias de infarto, isquemia o hipertrofia ventricular).

La **ecocardiografía** representa la prueba clave del diagnóstico[3], y en teoría se recomienda siempre que no se conozca el diagnóstico o la causa de la insuficiencia cardíaca, lo que ocurre a menudo ". Ocasionalmente, puede haber indicación de **biopsia endomiocárdica**.

La **insuficiencia ventricular derecha** causa edema periférico (pág. 47), malestar abdominal, náuseas, fatiga y agotamiento (a menudo, con ganancia de peso). **Signos:** PVY elevada, hepatomegalia, edemas detectables a la presión y ascitis.

Comunicación al paciente. Como el término *insuficiencia* cardíaca inspira ideas catastrofistas en los pacientes, antes evitábamos esta denominación, utilizando mejor «congestión», hasta que quedó claro que los pacientes más inteligentes descubrían el verdadero nombre de su enfermedad y se sentían engañados. Por este motivo, *debemos conocer a nuestros pacientes* y comunicarles su enfermedad de acuerdo con su personalidad.

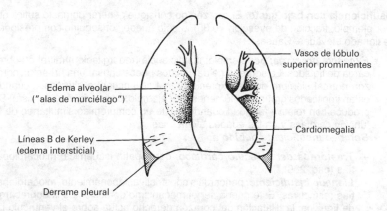

RXT en la insuficiencia ventricular izquierda

⁂ Insuficiencia cardíaca: tratamiento a largo plazo

- Tratar las causas siempre que sea posible, como las valvulopatías o la hipoxia en el *cor pulmonale*.
- Detectar los posibles factores exacerbantes reversibles (por ejemplo, anemia, trastornos tiroideos, infecciones, ↑PA).
- Limitar la ingesta de sal y alcohol (si esta última es excesiva).
- Mantener un peso óptimo y seguir una dieta adecuada (pág. 92).
- Dejar de fumar.
- Evitar los AINEs; producen retención de líquidos y pueden interactuar con los diuréticos e inhibidores del ECA, para originar una insuficiencia renal crónica.

---

[1] *Oxford Textbook of Medicin (OTM) pág. 283.*
[2] OTM (1996) pág. 2.502.
[3] HJ Dargie 1994 *BMJ* i 321.

Tratamiento fármacológico: Se dispone de 4 tipos de fármacos:
1. Diuréticos.
2. Inhibidores del ECA.
3. Vasodilatadores como los nitratos.
4. Inotrópicos (digoxina).

Una 5.ª opción que gana más adeptos es la de los bloqueantes $\alpha + \beta$ con carvediol —que puede salvar muchas vidas, no por sus efectos farmacológicos inmediatos, sino por «mejorar la biología del corazón a largo plazo»)[1]. Si los síntomas son leves, puede comenzarse con una tiacida (diurético), como la bendrofluacida (= bendroflumetiacida) 2,5 mg/24 h oral). Una vez estabilizado, se administra un i-ECA (ver página siguiente; para mejorar los síntomas y el pronóstico; ↓ riesgo de IM); incrementar la dosis si es preciso (ej., captopril 25 mg/8 h oral)[2]. Si el tratamiento no funciona, debe sustituirse la tiacida por un diurético de asa, como la furosemida 40 mg/24 h oral, hasta 160 mg, y si es necesario, añadir digoxina[3] (pág. 248) ± vasodilatador, como el mononitrato de isosorbida de liberación modificada, ej., 60 mg/24 h oral.

Seguimiento e impedir la hipopotasemia inducida por los diuréticos: debe controlarse el peso corporal, PA, estado clínico y UyE antes y 1 semana después de iniciar el tratamiento medicamentoso, e idealmente cada 6 meses, una vez que se haya estabilizado el K⁺. Los diuréticos ahorradores de K⁺ no suelen ser necesarios (la hipopotasemia leve no suele ser dañina[4]), excepto:

- K^+ <3,2 mmol/l.
- Predisposición conocida a las arritmias.
- Digoxina simultánea (su cardiotoxicidad aumenta al ↓ K^+).
- Procesos pre-existentes de pérdida de K^+, como la cirrosis.

Ejemplo de dosificación: amilorida 5 mg/24 h oral (= amilofrusida, si se combina con 40 mg de furosemida).

Si ↑ CO3H⁻ ± malestar general, sed o hipotensión, debe sospecharse de un exceso de diuréticos.

Insuficiencia cardíaca y relaciones sexuales. Debemos tranquilizar al paciente asegurándole que si es capaz de subir a una velocidad razonable 2 tramos de escalera, también podrá mantener relaciones sexuales. Si el problema es la disnea o la angina, deberá tener en la mesilla siempre un spray de nitrato. La actividad causará menos problemas si lo realiza tras una noche con sueño suficiente y el cónyuge sano realiza la mayor parte del esfuerzo[4]. Las relaciones más problemáticas son las que se realizan con un nuevo compañero, después de un baño caliente o con el estómago lleno.

Insuficiencia cardíaca que no responde al tratamiento. Volver a valorar la causa y comprobar que el paciente realiza el tratamiento (pág. 2). El objetivo es recuperar el terreno perdido y mejorar al paciente hasta lograr su estado de manejabilidad ambulatoria anterior. Por tanto, se le debe ingresar en el hospital.

- Reposo estricto en cama.
- Cuña cerca de la cama.
- Evitar los esfuerzos para defecar.
- Utilizar medias especiales antitromboembólicas.

---

[1] M Packer 1996 *NEJM* **334** 1349-*N* = 1094; en este caso, el carvediol ↓ mortalidad un 65%, pero existen dudas sobre los resultados, debido al excesivo número de muertes con el carvediol durante el período de rodaje previo al ensayo (*E-BM* 1996 **i** 212).
[2] Consensus 1987 *NEJM* **316** 1429.
[3] R Jaeschke 1990 *Am J Med* **88** 279-86; el meta-análisis demuestra que el 12% de los pacientes con insuficiencia cardíaca en ritmo sinusal, se benefician del tratamiento con digoxina (véase pág. 276).
[4] *Drug Ther Bul* 1991 **29** 87.

- Prevención anti TVP: heparina, 5,000 u cada 8 horas SC.
- Furosemida IV(<4 mg/min —por esta vía también actúa como venodilatador—).
- Considerar la posibilidad de administrar el diurético metolazona, ej., 5-20 mg/24 h oral.
- Determinación diaria del peso corporal y frecuente UyE (↓ K⁺).
- Modificar la dosis del vasodilatador/i-ECA hasta el máximo tolerado. A veces es necesario adoptar un compromiso: el paciente deberá aceptar un cierto edema o limitación del esfuerzo, con el fin de evitar los síntomas inaceptables de rendimiento cardíaco insuficiente.
- *In extremis*, el paciente puede beneficiarse con un período de tratamiento con inotrópicos IV (véase pág. 675) hasta que agudización, aunque este tratamien-

---

Cómo iniciar un tratamiento con inhibidores de la ECA

▶ La mayoría de los pacientes tolera muy bien el tratamiento con inhibidores de la enzima convertidora de la angiotensina, y con la evidencia de que vivirán más tiempo y se sentirán mejor, nuestra labor consistirá en utilizarlas cuando las circunstancias sean adecuadas. Sin embargo, debemos comprobar que seguimos la siguiente pauta, sin olvidar las contraindicaciones y teniendo en cuenta que los riesgos de hipotensión con la primera dosis son reducidos.

¿Existe alguna contraindicación o problema[P] con la inhibición del ECA?
- Interrogar sobre:
    - Hipotensión sintomática (mareos, desmayos).
    - Drogas que interactúan[P]: AINEs (↑ el riesgo de lesión renal); sales de K⁺/ciclosporina/diuréticos ahorradores de K⁺ (todos con riesgo de hiperpotasemia); Li⁺ (↑ niveles).
    - Gestación o lactancia.
    - Angio-edema, trastornos del colágeno, porfiria.
- Buscar:
    - Estenosis de la arteria renal* o aórtica; ↓ PA.

¿Existe algún trastorno de alto riesgo? *Ayuda de un especialista ± ingreso en hospital*
- Interrogar sobre:
    - Síntomas de insuficiencia cardíaca grave (respiración acortada ante un esfuerzo mínimo); furosemida 80 mg/día (o equivalente).
    - Síntomas de claudicación intermitente (riesgo de estenosis de la arteria renal*).
- Buscar:
    - PA sistólica <90 mmHg.
- Signos de insuficiencia cardíaca grave, ateroesclerosis (soplos) o EPOC.
- Tests para:
    - Desequilibrios UyE: Na⁺ <130 mmol/l; k⁺ >5,5 mmol/l; creatinina >200 μmol/l; RC: neutropenia (raro).

A continuación...
- Suprimir los diuréticos y suplementos de K⁺.
- Explicar los riesgos de mareos (hipotensión de la primera dosis):
    - Recomendar que permanezca tumbado 1h después de las primeras dosis.
- Comenzar con una dosis pequeña, ej., perindopril 2 mg noche oral.
- Ir aumentando hasta que desaparezcan los síntomas o sobrevengan (↓ PA) o se eleve la creatinina, ej., hasta 2 mg/12h.

Revisión al cabo de ~1 semana; repetir UyE.

* Si la insuficiencia renal renovascular impide la utilización de fármacos i-ECA (empeoran en este caso la tasa de filtración glomerular) y la furosemida no logra una respuesta positiva, considerar el provocar una vasodilatación máxima con nitratos e hidralacina; consultar con un especialista.

to puede ser muy difícil de interrumpir. De forma similar, los *opiáceos* también pueden desempeñar un papel importante ($\downarrow$ síntomas + venodilatación).
• Por último, considerar la posibilidad de trasplante cardíaco.

Insuficiencia cardíaca aguda (edema pulmonar). Véase pág. 679.

ⱻⱻⱻ Hipertensión

▶ Es uno de los principales factores de riesgo para los accidentes vasculares cerebrales y el infarto de miocardio (IM). Suele ser asintomática, por lo que su detección es vital —*antes* de que se produzca la lesión—. Al medir la PA, debemos comprobar que el manguito sea lo suficientemente ancho (> 1/2 de la circunferencia del brazo).

Interpretación de los valores. No existe un valor de Pa concreto, por encima del cual, debamos tratar o por debajo del cual debamos no tratar: debemos tener en cuenta los antecedentes familiares, edad, si es fumador, y sus niveles de lípidos (véase *ecuación de riesgos*, pág. 650) —y problemas más complejos como el valor que el paciente le da a la vida—. Si el paciente está de acuerdo, debemos implicar al cónyuge en la decisión. Nadie es capaz de recordar siempre el tomar los antihipertensivos, y el cónyuge puede estar más motivado a llevar correctamente el tratamiento. Si el paciente no valora su propia vida debemos, en primer lugar, tratar su depresión, enfado o dolor antes de hablar sobre tratamientos con antihipertensivos. Por tanto, la primera regla es: *conocer a nuestro paciente*. No debemos pensar que aquí tenemos otra tarea rutinaria; el diálogo nos sirve de distracción de todas las cosas aburridas que hacemos durante el día y ayuda a mantenernos con la cabeza en nuestro sitio.

Lo fundamental es la idea del paciente sobre los riesgos/beneficios del tratamiento. Debemos asegurarnos de informarle adecuadamente. Resulta inaceptable producir una serie de efectos secundarios en unas personas que se creían sanas antes de ponerse en nuestras manos: la mayoría de nosotros vivimos el presente y nos cuesta trabajo pensar sobre nosotros dentro de 20 años. La British Hypertension Society recomienda tratar la hipertensión cuando la PA diastólica *sostenida* es >100 mmHg en (3 lecturas realizadas con intervalos de 1 semana). Los tratamientos también están indicados si la PA diastólica *sostenida* es >90 mmHg durante 6 meses, si la PA sistólica >160 mmHg, o si existen lesiones en los órganos terminales.

• Hipertrofia ventricular izquierda.
• IM.
• *Ictus*/TIA.
• Trastornos vasculares periféricos.
• Angina.
• Insuficiencia renal.
• Si *no* existen lesiones terminales y la presión sistólica es de 90-99 mmHg durante > 1/2 año, sólo debe tratarse cuando existen factores de riesgo en el paciente, es decir, es varón, antecedentes familiares, fumador, diabético, ↑ triglicéridos. (La PA sistólica ⩾200 mm Hg también requiere tratamiento farmacológico inmediato, aunque no existan factores de riesgo o lesiones de órganos terminales o elevación de la PA diastólica). **La PA en la edad avanzada (65-80 años):** el tratamiento se basa en 3 ensayos, si la presión sistólica ⩾180 mmHg. *Nota*: si las Pas son lábiles o equívocas, resulta útil colocar un sistema de medición contínua en el paciente ambulatorio (Holter) durante 24 h.

Causas. En el 95 % de los casos, la causa es desconocida («esencial»), aunque la obesidad, alcohol e ingesta de sal pueden desempeñar un papel importante. El 5 % restante (es decir, hipertensión secundaria) se debe a:

Trastornos renales: estenosis de la arteria renal (ateroma o displasia fibromuscular, pág. 360), riñones poliquísticos, pielonefritis crónica, glomerulonefritis, poliarteritis nodosa y esclerosis sistémica (pág. 594).

Trastornos endocrinos: síndrome de Cushing (pág. 496) y de Conn (pág. 500), feocromocitoma (pág. 500), acromegalia, hiperparatiroidismo y DM.

Otras: coartación, preeclampsia *(OHCS,* pág. 96) y esteroides.

Presentaciones. Cefalea, *ictus*, insuficiencia cardíaca, IM, insuficiencia renal (letargia, proteinuria), visión con manchas o distorsionada. Siempre debe comprobarse la existencia de retinopatías, tanto *arteriopáticas* (*cortes* arteriovenosos: las arterias cortan las venas que atraviesan) como *hipertensivas* (vasoconstricción arteriolar y filtración que produce una *isquemia retiniana con microinfartos* (por ejemplo, *manchas de algodón, edema macular, hemorragias* y, con menos frecuencia, *papiloedema* —véase pág. 598).

Debe buscarse exhaustivamente la causa en las personas jóvenes con hipertensión grave. Actuar con moderación en los pacientes de edad avanzada (los beneficios del diagnóstico y tratamiento serán menores). Dialogar con el paciente. Preguntar si él o ella conocían su hipertensión. Episodios de sentirse «como muriendo» o cefaleas, o sudoración o palpitaciones, sugieren feocromocitoma (pág. 500). A continuación, debe realizarse una exploración cardiovascular completa. Valorar el grado de lesión de órganos terminales con un oftalmoscopio (dilatar la pupila con tropicamida 1 % si las imágenes no son claras), ECG, RXT, UyE.

También deben determinarse UyE, Ca^{2+}, creatinina, glucosa en ayunas y colesterol, OPM (proteínas, sangre). En ocasiones, puede realizarse una ecografía renal, UIV, arteriografía renal, VMA urinario 24 h × 3, cortisol libre en orina (pág. 497).

† Tratamiento de la hipertensión

Descubrir y tratar cualquier causa subyacente (por ejemplo, dolor, obesidad, ↑ alcohol, véase pág. 273).

Objetivo del tratamiento. PA <160/90* —y un paciente feliz y bien informado—.

Tratamiento no farmacológico

- Dejar de fumar (para ↓ arteriopatías, no la PA). Si el paciente es obeso, explicarle cuál sería su peso ideal; proporcionar un plan de dieta agradable (pág. 435); revisar su dieta actual. La organización «*Weight-Watchers*» de auto-ayuda ofrece gran ayuda en GB.
- Reducir el consumo de alcohol a ∼1 unidad/día.
- Recomendar ejercicio regular.
- Evitar comidas muy saladas.
- Incrementar el consumo de K^+ en la dieta (ej., 5 piezas de fruta/día).
- Reducir el estrés. Considerar las terapias de relajación (respiración lenta, relajación muscular y relajación mental imaginando experiencias agradables ± estrategias cognitivas para evitar el estrés, y conocimientos para enfrentarnos con los sentimientos agresivos). Puede realizarse en grupos con un profesor que manda ejercicios para hacer en casa. El 50 % de los ensayos resulta beneficioso, con reducción de la PA de 6-26 mmHg (sistólica) y de 5-15 mmHg (diastólica)[1].

Tratamiento farmacológico. Explicar al paciente que puede estar tomando comprimidos toda la vida y que debe hacerlo, aunque no sienta mejoría. Pedirle que sí la medicación le produce efectos secundarios consulte a su médico, sin limitarse a interrumpirla por su cuenta. Los fármacos más antiguos presentan más efectos secundarios, pero los ensayos con estas drogas demuestran que son capaces de salvar vidas. Los bloqueantes de los canales del Ca^{2+} han sido confirmados en un gran ensayo en pacientes de edad avanzada[1], pero desconocemos si los i-ECA más recientes y los bloqueantes de los receptores II de la angiotensina (ej., losartan ®.) son tan eficaces. *A continuación, se citan los siguientes:*

- Bendrofluacida (=bendroflumetiacida) 2,5-5 mg oral o β-bloqueantes, como el atenolol 50-100 mg/24 h oral (si no existe asma, insuficiencia cardíaca o claudicación).
- Si resulta inadecuada, añadir o sustituir el tratamiento por inhibidores de la enzima convertidor de la angiotensina (i-ECA), como el lisinopril 2,5-20 mg/24 h oral (máx 40 mg/día) o enalapril (misma dosis). Véase pág. 272 para la pauta inicial. Los i-ECA pueden ser los fármacos de elección cuando hay una IVI coexistente. Son también de primera elección en los diabéticos (ayudan a prevenir la insuficiencia renal); en los pacientes de edad avanzada, cuando los β-bloqueantes causan frecuentemente efectos secundarios.
- Si no es posible controlarla, puede sumarse un antagonista del calcio (como la amlodipina 5 mg/24 h oral). ES: sofocación, fatiga, hiperplasia de las encías, edema —véanse recomendaciones en pág. 247.
- Si aún no es posible controlar la hipertensión, debe consultarse el caso a un especialista. Agentes como la metildopa, prazosín, minoxidil o hidralacina, pueden ser necesarios.

Nota: las *tiacidas* (como la bendroflumetiacida) no se utilizan con mucha frecuencia, por sus efectos secundarios de impotencia, el más negativo QALY (pág. 2); otros ES: gota, ↓ K⁺, ↑ colesterol, ↑ glucosa —aunque pueden ser adecuadas para pacientes de edad avanzada—. La *metildopa* suele fracasar porque produce somnolencia (o hemolisis), y la *hidralacina* puede producir taquicardia (excepto si se administra junto a un β-bloqueante), y también, LES.

Los efectos secundarios suelen condicionar la elección del fármaco. En el caso de los β-bloqueantes y los diuréticos, el 80 % de los ES se produce en el primer año. Si fracasa un fármaco de primera línea, debe intentarse con otro.

Hipertensión maligna. Su tarjeta de visita es la necrosis fibrinoide. Si no se trata, el 90 % de los pacientes muere en el plazo de 1 año; con tratamiento, el 60 % sobrevive a los 5 años. ***Detección:*** muestreos universales desde la edad de 20 años. ***Presentación:*** IVI, encefalopatía hipertensiva (convulsiones, coma), insuficiencia renal, cefaleas o PA ↑↑ ± retinopatía grave (pág. 274). Debe realizarse una TC si existen signos SNC agudos que dificultan descartar el *ictus*. ***Tratamiento:*** reposo en cama; *nifedipina* 10-20 mg/8 h; comenzar masticando una cápsula de 10 mg y tragándola después. La PA comienza a descender suavemente después de 1/2 hora. La *furosemida* se administra cuando existe insuficiencia ventricular izquierda (pág. 679). Evitar las caídas bruscas de la PA, ya que podría ↓ la autorregulación cerebral (y ↑ el riesgo de *ictus*). Si resulta esencial controlar minuto a minuto la PA (por ejemplo, durante las convulsiones), debe ingresarse al paciente en la UCI y administrar *nitroprusiato sódico*: 0,3 μg/kg/min Ivvalorado hasta 6 μg/kg/min (por ejemplo, 50 mg en 1 litro de dextrosa al 5 %; sólo debemos administrar 100-200 ml/h durante muy pocas horas para evitar el riesgo del cianuro). Medir la PA cada minuto (si se dispone de monitor intra-arterial) hasta que se estabilice, y después, cada 30 min. Se trata de

---

* Cuanto más baja, mejor; William Blake consideró el problema en este caso: *nunca puedes decir cuando has llegado lo suficientemente lejos sin llegar demasiado lejos*. ▶ Cuidado con las caídas y mareos; (tienes que adivinar cuándo debes parar.
[1] J Staessen 1997 *Lancet* **350** 757.

llegar a una PA diastólica de 100-110 mmHg. Debe recubrirse el frasco con una lámina reflectante para impedir la fotoinactivación. El *labetalol* representa un fármaco IV alternativo (por ejemplo, 50 mg IV durante 1 min, repetido cada 5 min, máx 200 mg), como también lo es la *hidralacina* (5-10 mg durante 20 min; repetir después de 30 min si es necesario).

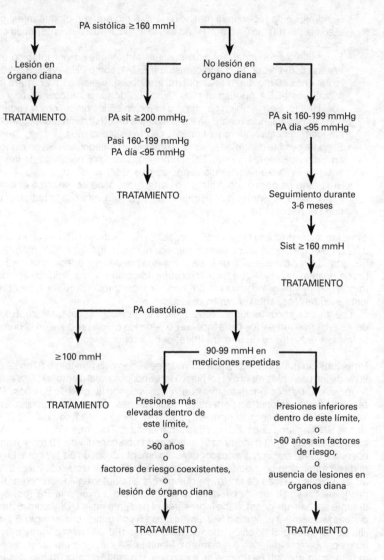

Pautas para el tratamiento de la hipertensión esencial-adaptación de The British Hypertension Society Guidelines BMJ 1993 306, 983-987.

Para determinar cómo interactúan los factores de riesgo, véase la *ecuación de riesgo* de la pág. 650. Véase también USA Joint National Committee regimen (JNV vi) 1997 *Arch Int Med* **157** 2413 & *Lancet* 1998 **251** 288.

Fiebre reumática

Se trata de una enfermedad sistémica debida a una reacción cruzada con los estreptococos β-hemolíticos del grupo A (por ejemplo, tras una infección de garganta). En el 2 % susceptible de la población, puede haber lesión permanente de las válvulas del corazón, y el riesgo de endocarditis subsiguiente está aumentado. Es un proceso común en el Tercer Mundo y raro en Occidente, aunque están apareciendo bolsas de resurgimiento en EE.UU. Suele seguir a un periodo de latencia de 2-4 semanas. La incidencia máxima se encuentra entre 5-15 años.

Diagnóstico. Se basa en los *criterios de Jones revisados* y puede hacerse cuando existe evidencia de infección estreptocócica previa, más 2 criterios mayores o 1 mayor y 2 menores.

Evidencias que sugieren una infección estreptocócica reciente (1 es suficiente):

- Escarlatina reciente.
- Cultivo positivo de exudado faríngeo.
- Aumento del título de antiestreptolisina O (ASLO) >200 u/ml.

Criterios mayores:

- Carditis (endo-, mio- o pericarditis), presentándose por ejemplo, como taquicardia de reposo, soplos cambiantes (más comúnmente insuficiencia mitral o aórtica, o el soplo de Carey Coombs, pág. 234), roce pericárdico, insuficiencia cardíaca, cardiomegalia y trastornos de conducción (45-70 %). Un soplo sistólico apical puede representar el único signo[1].
- Poliartritis migratoria («en brotes»), con articulaciones rojas y muy dolorosas (75 %).
- Corea de Sydenham (baile de San Vito, *OHCS* pág. 758) (10 %). más común en la mujer. Son movimientos rápidos anómalos que aparecen de forma tardía, tras una fase de debilidad emocional y alteraciones de la conducta[2].
- Nódulos subcutáneos (2-20 %).
- Eritema marginal (2-10 %), tronco, muslos, brazos, pág. 602).

Criterios menores:

- Elevación de la VSG o proteína C reactiva (PCR).
- Artralgia (pero no si la artritis es uno de los criterios mayores).
- Fiebre.
- Historia de fiebre reumática anterior o de cardiopatía reumática.
- Intervalo PR alargado (pero no si la carditis es criterio mayor).

Tratamiento

- Reposo en cama hasta que la PCR sea normal durante 2 semanas; (puede tardar 3 meses).
- Benzilpenicilina, 600 mg IM, luego penicilina V 250 mg/6 h por vía oral.
- Analgésicos para la carditis y la artritis: AINEs (pág. 588) o aspirina, 90 mg/kg/día por vía oral (en 4 dosis al día, hasta 8 g) durante 2 días, luego 70 mg/kg/día durante 6 semanas. Controlar los niveles en sangre. Vigilar los posibles efectos secundarios: ototoxicidad, hiperventilación y acidosis metabólica, trastornos GI. Se admite que los esteroides no ejercen un efecto significativo sobre las secuelas, pero sí pueden mejorar los síntomas[1,2].

---

[1] G Stollerman 1995 *Lancet* **346** 391.
[2] D Kanaber 1996 *Lancet* **ii** 1000.

- Inmovilizar las articulaciones en la artritis grave.
- Haloperidol (0,5 mg/8 h oral) para la corea.

Pronóstico. El 60 % de los pacientes con carditis desarrolla cardiopatías reumáticas crónicas. Esto dependerá de la gravedad de la carditis —por ejemplo, una carditis leve sin cardiomegalia sanará completamente en ~80 % de los pacientes, siempre que se tomen medidas para prevenir los ataques reumáticos recurrentes—[1]. La recidiva puede producirse por una futura infección estreptocócica, embarazo y anticonceptivos orales. Del 60 % que padece complicaciones cardíacas, las secuelas afectan a las válvulas mitral, aórtica, tricúspide y pulmonar en porcentajes del 70 %, 40 %, 10 % y 2 %, respectivamente. Las lesiones de insuficiencia se pueden desarrollar con el ataque agudo y pueden regresar posteriormente, mientras que las de estenosis pueden aparecer años más tarde.

Profilaxis secundaria. Tras la fiebre reumática, debe administrarse penicilina V dos veces/día oral, hasta los 25 años de edad. Después, administrar de por vida antibióticos en caso de intervenciones dentales o quirúrgicas. En caso de alergia a la penicilina, utilizar eritromicina.

† Valvulopatía mitral

▶ Retrasar la sustitución de la válvula mitral hasta que los síntomas lo requieran.

Estenosis mitral. *Causa:* Cardiopatía reumática.

Síntomas: disnea, palpitaciones, fatiga; con hipertensión pulmonar: hemoptisis, bronquitis recurrentes, insuficiencia cardíaca derecha y, en ocasiones, dolor torácico (sospechar otras causas del dolor).

Signos: Inspección: cianosis periférica (en las mejillas = «rubor malar»).

Palpación: los pulsos presentan un carácter normal; pulso irregular (si existe FA por dilatación de la aurícula izquierda); alzamiento paraesternal izquierdo (la hipertensión pulmonar origina hipertrofia del VD); latido de la punta no desplazado (es decir, S1 palpable, véase pág. 232 y pág. 41).

Auscultación: primer ruido fuerte; chasquido de apertura, que se oye después del primer ruido (producido por el choque brusco de la válvulas al abrirse, igual al crujido de un golpe de vela causado por un viento fuerte), y que precede a un soplo retumbante mesodiastólico (se oye mejor en la punta, pág. 41) con acentuación presistólica. Hipertensión pulmonar (pág. 331) y soplo de Graham Steel (pág. 234).

Gravedad: Cuanto más grave es la estenosis, más acentuada es la disnea; cuanto mayor es la dilatación de la aurícula izquierda, más prolongado es el soplo y más próximo se oye el chasquido de apertura al segundo ruido.

Exploraciones complementarias: ECG: P mitral si hay ritmo sinusal, pero habitualmente existe FA; hipertrofia ventricular derecha. RXT: dilatación de la aurícula izquierda (imagen doble detrás del corazón), ensanchamiento de la carina traqueal, edema pulmonar y, más tarde, calcificación de la válvula mitral. El *ecocardiograma* es diagnóstico (¿Es el cierre mesodiastólico de la valva anterior <50 mm/s?). Se aprecia una estenosis significativa cuando el orificio valvular es <1 cm^2/m^2 de superficie corporal.

Tratamiento: anticoagular (si hay FA) (pág. 529); diuréticos y digoxina (pág. 271 y pág. 248) para mejorar los síntomas. Si esto es insuficiente, practicar valvulotomía o

---

[1] D Albert 1995 *Medicine* 74 1-12.

valvuloplastia de balón (si la válvula aún es flexible y no está calcificada) o sustitución de la válvula mitral. Profilaxis antibiótica contra la endocarditis (pág. 285). Penicilina administrada de forma regular para prevenir las recurrencias de la fiebre reumática, si el paciente <25 años (pág. 277). Asegurar adecuada alimentación (pág. 92).

Complicaciones: Hipertensión pulmonar; embolias a partir de trombos murales, por ejemplo, en el área de McCallum, inmediatamente encima de la valva posterior de la válvula mitral.

Insuficiencia (regurgitación) mitral. *Causas:* Cardiopatía reumática, prolapso valvular mitral, rotura de cuerda tendinosa, rotura (tras IM) o disfunción (en la dilatación o disfunción ventricular) de músculo papilar, endocarditis, miocardiopatía (hipertrófica y dilatada), artritis reumatoide y posiblemente, fenfluramina y fentermina.

Síntomas: Disnea y fatiga. *Signos:* Latido de la punta fuerte y desplazado (pág. 41), S1 suave, S3 fuerte, soplo pansistólico en punta con irradiación a axila. A veces hay FA.

Gravedad: Cuanto más grave es la insuficiencia, mayor es el ventrículo izquierdo. Con el tiempo, aparece la insuficiencia ventricular izquierda.

Exploraciones complementarias: RXT: dilatación cardíaca. El *ecocardiograma* puede revelar la causa y cuantía de la dilatación ventricular. La *ecocardiografía Doppler* es semicuantitativa en la valoración de la regurgitación.

Tratamiento: Anticoagulación en FA. Digoxina, diuréticos y cirugía si es grave. Profilaxis antibiótica contra la endocarditis.

Prolapso de la válvula mitral. Prevalencia: ~5%. Puede ser asintomático o asociarse con dolor torácico atípico, palpitaciones, síncope, hipotensión postural y fenómenos embólicos. Clínicamente, presenta un *click* mesosistólico y un soplo telesistólico. Se produce un exceso de catecolaminas con un incremento de la capacidad de respuesta, constituyendo en parte este síndrome, una neuroendocrinopatía. *Tests:* la ecocardiografía es diagnóstica. El ECG puede mostrar inversión inferior de la onda T. Aunque poco frecuente, la FV puede producir muerte súbita y se recomienda realizar pruebas electrofisiológicas invasivas a los pacientes con síncope o arritmias ventriculares. *Tratamiento:* los β-bloqueantes alivian las palpitaciones y el dolor torácico. Existe riesgo de endocarditis, de manera que hay que hacer profilaxis antibiótica, por ejemplo, si existe regurgitación o engrosamiento (mixomatoso) de las valvas valvulares.

┼ Valvulopatía aórtica

Estenosis aórtica. *Causas:* cardiopatías reumáticas o congénitas, válvula bicúspide congénita, calcificación degenerativa, cardiomiopatía hipertrófica.

Síntomas: angina, disnea, síncope, mareos y muerte súbita.

Signos: onda del pulso de volumen pequeño y elevación lenta; pinzamiento de la presión del pulso (diferencia entre las presiones sistólica y diastólica); latido de la punta no desplazado (pág. 41). En la estenosis leve, S_2 está normalmente desdoblado, con A_2 precediendo a P_2. Cuando la estenosis se agrava, A_2 está cada vez más retrasado, dando primero un S_2 único y luego un desdoblamiento invertido. Cuando existe calcificación de la válvula aórtica, A_2 se hace aún más suave y puede desaparecer por completo. También puede haber un S_4 añadido, un *click* de eyección (si la válvula es flexible) y un soplo sistólico eyectivo, más fuerte en el área aórtica (a veces en otra parte), que se irradia a carótida y punta.

Exploraciones complementarias: ECG: hipertrofia ventricular izquierda, con sobrecarga. RXT: dilatación posestenótica de la aorta ascendente; calcificación de la válvula (se ve mejor en fluoroscopia). El *Doppler* y la *ecocardiografía* 2D proporcionan el diagnóstico, pudiendo determinar el gradiente a través de la válvula. Si no hay dolor torácico, el *cateterismo cardíaco* puede resultar innecesario, pero si el *angor* es importante debe realizarse al mismo tiempo una *angiografía coronaria* para excluir la coexistencia de enfermedad arterial coronaria.

Tratamiento: Estos pacientes presentan un alto riesgo de sufrir crisis de Stokes-Adams y muerte súbita. La sustitución de la válvula suele ser necesaria en los pacientes sintomáticos. El tratamiento de la EA importante asintomática es un problema sin resolver: muchos cardiólogos aconsejan la sustitución si el gradiente sistólico a través de la válvula es >50 mmHg. Si el paciente no está dispuesto para cirugía, puede intentarse hacer una valvuloplastia transluminal percutánea. La profilaxis antibiótica contra la endocarditis es esencial (pág. 285), así como la adecuada alimentación del enfermo (pág. 92) antes de la intervención.

Esclerosis aórtica. Es la degeneración senil de la válvula no asociada a obstrucción del flujo de salida del ventrículo izquierdo. Hay un soplo sistólico eyectivo, pero el carácter del pulso se mantiene normal. Estos pacientes no presentan *clicks* de eyección, ni S_2 anormales.

Insuficiencia aórtica. *Causas «frecuentes» y más raras:*

- Cardiopatía reumática
- Enfermedad de Takayasu (pág. 626)
- Disección aórtica
- Ehlers-Danlos (*OHCS* pág. 746)
- Endocarditis
- Fenestración de la valva aórtica
- Sífilis
- Policondritis recurrente
- Congénita, por ejemplo, con:

  — defectos del tabique ventricular
  — válvula aórtica bicúspide
  — estenosis aórtica subvalvular

- Osteogénesis imperfecta
- Calcificación valvular
- Espondilitis
- Enfermedad de Reiter
- Enfermedad de Marfan
- LES (pág. 595)
- ↑ PA
- Aortitis
- Traumatismos

Algunos fármacos para adelgazar *pueden* también causar esta alteración, como la fenfluramina y fentermina.

Síntomas: disnea, palpitaciones (debidas a las extrasístoles).

Signos de una presión del pulso amplia: Pulso colapsante (martillo de agua). Signo de Corrigan: pulsación visible en el cuello. Signo de Musset: sacudidas rítmicas de la cabeza. Pulsaciones capilares visibles (por ejemplo, en el lecho ungueal —signo de Quincke—).

Otros signos: el signo de Duroziez es un soplo diastólico femoral que refleja el flujo de sangre *retrocediendo* hacia la aorta en la insuficiencia aórtica grave. Para poner de manifiesto el signo, hay que comprimir la arteria femoral en un punto distal al de auscultación. Latido de la punta desplazado e hiperdinámico; soplo diastólico precoz y de tonalidad alta; soplo mesodiastólico de Austin Flint (debido a que el flujo de regurgitación hace vibrar la valva mitral anterior).

Exploraciones complementarias: RXT: Cardiomegalia. El Eco Dopper es diagnóstico. El modo-M y el 2D muestran el grado de dilatación ventricular.

Tratamiento: Si hay síntomas, sustituir la válvula antes de que se establezca una alteración importante de la función ventricular. Profilaxis para la EBS (pág. 285).

Valvulopatías derechas

Estenosis tricuspídea. ***Causas:*** fiebre reumática; siempre se acompaña de una valvulopatía mitral.

Características: edema; onda-*a* gigante, onda-*v* reducida y seno y lento en la PVY (pág. 230); chasquido de apertura, soplo protodiastólico (borde esternal izquierdo en inspiración). La ecocardiografía con Doppler puede ser diagnóstica.

Tratamiento: diuréticos y en ocasiones con reparación quirúrgica.

Insuficiencia tricuspídea. Suele ocurrir con la dilatación del VD (pág. 331).

Causas: endocarditis (abuso de drogas IV) carcinoide, reumática o congénita *(por* ejemplo, malformación de Ebsteitt, *OHCS*, pág. 746); fármacos para adelgazar, pág. 278.

El paciente: buscar: edema, ondas sistólicas en PVY, hepatomegalia pulsátil (conduce a ictericia ± fibrosis hepática), protrusión sistólica de los globos oculares; ascitis, protrusión paraesternal del VD, soplo pansistólico que se oye mejor en el borde esternal inferior en inspiración. También puede haber signos correspondientes al proceso subyacente (por ejemplo, disnea). ***Tratamiento:*** diuréticos, vasodilatadores. ***Cirugía:*** anuloplastia, sustitución de la válvula (aunque la mortalidad operatoria es del 20 %). Tratar la causa subyacente.

Estenosis pulmonar. Suele ser congénita, por ejemplo, en la tetralogía de Fallot (*OHCS*, pág. 748). *Otras:* fiebre reumática, síndrome carcinoide. ***Signos:*** ondas *a* prominentes en la PVY (↑ en la inspiración); protrusión del VD en el borde esternal izquierdo: al principio, S2 puede aparecer ampliamente desdoblado, pero en la estenosis grave, el elemento pulmonar puede llegar a ser inaudible, por lo que no se aprecia ningún desdoblamiento; soplo sistólico eyectivo (más fuerte a la izquierda de la parte superior del esternón), con irradiación al hombro izquierdo; ECG: HVD. RXT: dilatación de las arterias pulmonares.

Insuficiencia pulmonar. Se deriva de cualquier causa de hipertensión pulmonar (pág. 331). Produce un soplo protodiastólico decrescendo en el borde esternal izquierdo (soplo de Graham Steel).

Cirugía cardíaca

Valvulotomía mitral cerrada. Se utiliza en la estenosis mitral en caso de que la válvula no esté calcificada (es decir, S_1 fuerte, chasquido de apertura prominente). El orificio de la válvula se dilata introduciendo un dedo en la aurícula izquierda. Si la maniobra es excesiva, se producirá insuficiencia valvular. Este procedimiento puede repetirse en caso necesario. La **valvulopatía mitral abierta** se realiza bajo visión directa en el *bypass*. La valvuloplastia de balón está ganando popularidad.

Sustitución valvular. Se puede hacer con válvulas de cerdo (Carpentier-Edwards; xenoinjertos —pueden sustituir cualquier válvula cardíaca—). A diferencia de las válvulas metálicas, no necesitan anticoagulación permanente (útil en embarazadas y ancianos), pero que no son tan duraderas como las válvulas artificiales, por ejemplo, la de ajuste de esfera de Starr-Edwards y la de discos basculantes simples de Björk-Shiley, o la de Medtonic-Hall. Las válvulas St. Jude poseen dos discos basculantes; todas ellas presentan riesgo de provocar tromboembolias, hemólisis, fugas y endocarditis (profilaxis, pág. 285).

▶ Si un paciente con válvula protésica presenta un deterioro repentino, debe sospecharse que presenta un coágulo (o que se ha roto), especialmente, si los ruidos cardíacos son extraños, tranquilos o ausentes: debe consultarse urgentemente con un especialista. Del mismo modo, puede sospecharse de endocarditis.

Nota: existen pocas diferencias entre las válvulas mecánicas y las tisulares, en términos de supervivencia. Algunos médicos encuentran demasiado ruidosos los dispositivos mecánicos[1].

Trasplante de corazón. Se considera esta opción cuando el trastorno cardíaco deteriora gravemente la vida del paciente y la esperanza de vida no sobrepasa los 6-7 meses. La supervivencia a los 5 años puede alcanzar ~70%. CI: infarto pulmonar reciente; trastorno grave vascular periférico o cerebrovascular; trastornos sistémicos graves; infecciones activas (contraindicación por la inmunosupresión); VIH seropositivo.

Valoración preoperatoria. RSC, plaquetas, VSG, pruebas de coagulación, UyE, PFH, HbsAg, serologcia CMV, RXT, ECG, 10 unidades de sangre cruzada, OPM y exudado nasal e inguinal.

Injerto con bypass arterial coronario

Se trata de una opción para el tratamiento de la angina cuando fracasa el tratamiento farmacológico, o cuando existe un trastorno de la rama izquierda principal (en este caso, salvaría la vida del paciente), o bien, cuando no es posible realizar una angioplastia (pág. 248) o ha fracasado.

La intervención se planifica de acuerdo con lo que muestran los angiogramas. El corazón es detenido y la sangre es bombeada a través del organismo mediante un dispositivo artificial exterior al paciente (bypass cardíaco). (Las toracotomías mínimamente invasivas, no requieren estos procedimientos, y aunque han sido descritas correctamente[1,2], sus resultados no han sido aún validados en ensayos estadísticos).

Para el injerto se utiliza la propia vena safena del paciente. Un extremo es conectado a la aorta y el otro a la arteria coronaria, en un punto distal respecto a la estenosis. Pueden realizarse varios injertos.

>50% de los injertos venosos termina obliterándose en el plazo de 10 años (aunque las dosis bajas de aspirina ayudan a prevenir esto). Más recientemente, se ha utilizado la arteria mamaria interna del paciente, con mayor duración (pero puede producirse insensibilidad en la pared torácica).

Después de la intervención: si persiste la angina (por mala circulación del injerto, trastornos distales, nuevo ateroma u obliteración del injerto), deberá prescribirse un tratamiento farmacológico y considerarse la posibilidad de realizar una angioplastia (es peligroso repetir la intervención quirúrgica). Los primeros problemas que surgen se refieren al humor, al sexo y al intelecto —la rehabilitación ayuda—:

- Ejercicio: caminar → bicicleta → natación → carrera.
- Conducir al cabo de 1 mes: no es necesario notificar licencias de tráfico, *OHCS* pág. 468.
- Incorporación al trabajo a los 3 meses, por ejemplo.
- Vigilar: tabaco, PA, triglicéridos.
- Aspirina 75 mg/24 h oral para siempre.

[1] M Massimo 1998 *BMJ* i 88.
[2] GD Angelini 1996 *NEJM* **347** 757.

---

[1] British Heart Foundation *Factfile* 1994 **9** 1.

⚕ Endocarditis infecciosa

▶ *Fiebre + soplo regurgitante reciente = endocarditis, hasta poder demostrar lo contrario.*

Clasificación

1. El 50 % de todas las endocarditis se produce en válvulas normales. Su evolución es más aguda cuando se presenta con insuficiencia cardíaca aguda.
2. La endocarditis que asienta sobre válvulas reumáticas, degenerativas o congénitamente anormales tiende a seguir una evolución subaguda.
3. La endocarditis que asienta sobre prótesis valvulares puede ser «precoz» (adquirida en la implantación, con mal pronóstico) o «tardía» (adquirida hematógenamente). Riesgo durante toda la vida: 1-4 %. Por lo general, las prótesis infectadas deben sustituirse.

Patogenia. Todas las causas de bacteriemia, por ejemplo cualquier intervención dental, mala higiene bucal, manipulación GU, cirugía abierta, expone a la válvula a la colonización. En el 60 % de los casos no se encuentra la puerta de entrada. El microorganismo más común, *Strep.viridans* (35-50 %), desarrolla con mayor frecuencia un curso subagudo. Otros microorganismos comprenden otras cepas de *estreptococos* (sobre todo *faecalis*) y *Staph. aureus* (20 % de todos los casos, pero el 50 % de las endocarditis agudas). Es raro que intervengan otras bacterias, hongos, *Coxiella* o *Chlamydia*. Causas de origen no bacteriano son la ELS (endocarditis de Libman-Sacks) y las neoplasias. Las vegetaciones pueden originar embolias. La endocarditis de cavidades derechas es más común en los drogadictos IV, y puede ocasionar abscesos pulmonares. La endocarditis se asocia con vasculitis.

El paciente con endocarditis crónica, puede experimentar 4 tipos de fenómenos:

a) **Infecciosos:** fiebre, ↓ peso, malestar, sudoración nocturna, acropaquias (**LÁMINA 7**), esplenomegalia, anemia, aneurismas micóticos.
b) **Soplos cardíacos ± insuficiencia cardíaca.**
c) **Embólicos:** como accidente vascular cerebral.
d) **Vasculíticos:** hematuria microscópica, hemorragias en astilla, nódulos de Osler (lesiones dolorosas en el pulpejo de los dedos), lesiones de Janeway (máculas palmares), manchas de Roth (vasculitis retiniana), incluso insuficiencia renal.

Los 4 signos principales son: fiebre, hematuria, esplenomegalia y soplos.

El **diagnóstico** puede ser complicado. Se realizan 3 **hemocultivos** en diferentes momentos y de distintas venas, preferiblemente cuando la fiebre está elevándose. Las primeras 2 tandas de los hemocultivos son positivos en >95 % de las endocarditis de cultivo-positivo. VSG alta. Anemia normocrómica y normocítica. *RXT:* cardiomegalia.

La **ecocardiografía transtorácica** puede demostrar la existencia de vegetaciones, pero sólo si son >3 mm (la ecografía transesofágica es más sensible y posee mayor valor predictivo negativo). Se realiza un *urianálisis* para comprobar si hay hematuria. La endocarditis causada por *Strep bovis* se asocia con carcinoma de colon, y precisará colonoscopia inmediata. Los *criterios de Duke*[1] para el diagnóstico definitivo de la endocarditis, aparecen en la página siguiente.

Tratamiento. Trabajar junto a un microbiólogo y un cardiólogo.

---

[1] DT Durack *Am J Med* 1994 **96** 200.

> **Criterios clínicos de Duke para el diagnóstico de la endocarditis infecciosa**
>
> **Crierios mayores:**
>
> - Hemocultivo positivo:
>
>   — Microorganismo típico en 2 cultivos diferentes.
>   — Hemocultivos persistentemente positivos (>12 h de separación, 3 o mayoría de 4 o más).
>
> - Afectación del miocardio
>
>   — Ecocardiografía positiva (vegetaciones, abscesos, dehiscencia de la válvula protésica), o
>   — Nueva insuficiencia valvular (la modificación del murmullo no es suficiente).
>
> **Criterios menores:**
>
> - Predisposición (lesión cardíaca o drogadicción IV)
> - Fiebre >38º C
> - Fenómenos vasculares/inmunológicos
> - Hemocultivos positivos que no concuerdan con los criterios mayores
> - Ecocardiograma positivo que no se encuadra en los criterios mayores.
>
> **Cómo realizar el diagnóstico:**
>
> - Endocarditis infecciosa definitiva: 2 criterios mayores, o
> - 1 mayor y 3 menores, o
> - 5 menores (si no existe ningún criterio mayor).

- Antibióticos para:

  1. *estreptococos:* bencilpenicilina 1,2 g/4 h IV + gentamicina (por ejemplo, 1 mg/kg/8 h IV durante (2 semanas, véase pág. 657), y a continuación, amoxicilina 1 g/8 h oral durante 2 semanas.
  2. *Staph aureus:* flucloxacilina 2 g/6 h IV + gentamicina (pág. 657), y a continuación, flucloxacilina sola durante ≥2 semanas. En caso de alergia a penicilina: vancomicina 1 g/12 h IV lenta + gentamicina.
  3. *Staph epidermidis:* vancomicina + rifampicina.

Determinar las concentraciones mínimas bactericidas y los niveles de gentamicina (pág. 657).

- Si resulta necesario aplicar un tratamiento inmediato «a ciegas»: bencilpenicilina, por ejemplo, 1 g/4 h IV + gentamicina (pág. 657); si el proceso es agudo, añadir flucloxacilina, 2 g/6 h IV.
- Considerar la posibilidad de realizar una intervención quirúrgica (por ejemplo, la sustitución de una válvula bajo cobertura antibiótica con vancomicina), si[1]:

  — Empeoramiento IVI.
  — Endocarditis fúngica.
  — Válvula protésica infectada inestable
  — Obstrucción valvular
  — Bacteriemia persistente
  — Embolias repetidas
  — Absceso miocárdico

Pronóstico. Mortalidad del 30 % con estafilococos; 14 % con microorganismos entéricos; 6 % con estreptococos sensibles.

---

[1] NJ Beeching 1994 *Infectious Diseases* 1994 Wolfe.

Prevención de la endocarditis[1]

Cualquier paciente con valvulopatía reumática o congénita o que sea portador de prótesis valvulares está en riesgo y debe tomar antibióticos antes de someterse a una intervención programada que pueda dar lugar a bacteriemia. A continuacón, se describen las recomendaciones de la *British Cardiac Society/Royal College of Physicians*[1]:

¿Qué valvulopatías y otros procesos se incluyen?

Profilaxis recomendada
Válvula(s) protésica(s)
Endocarditis previa, incluso sin otra cardiopatía
Cuaquier valvulopatía adquirida
Prolapso mitral con insuficiencia
Defectos septales

Profilaxis no recomendada
Prolapso de la válvula mitral (no insuficiencia)
Soplo funcional/inocente

¿Qué procedimientos se incluyen?

Profilaxis recomendada
Procedimientos dentales que causan hemorragia gingival, como la eliminación del sarro
Cirugía de las vías respiratorias altas
Escleroterapia de varices esofágicas
Dilatación esofágica
Cirugía/instrumentación del intestino delgado, vesícula biliar o aparato GU
Procedimientos obstétricos/ginecológicos en pacientes de alto riesgo

Profilaxis no recomendada
Broncoscopia flexible
Endoscopia diagnóstica del aparato GI alto
Ecocardiografía transesofágica
Cateterismo cardíaco
Parto por cesárea o parto normal

¿Qué pautas se realizan?

1. Procedimientos dentales y de las vías respiratorias altas:

	No alergia a la penicilina	Alergia a la penicilina o >1 exposición en el último mes
Pacientes con riesgo moderado/bajo	Amoxicilina 3 g oral 1 h antes de la intervención	Clindamicina 0,6 g oral 1 h antes de la intervención
Pacientes de elevado riesgo (válvula protésica y anestesia general, endocarditis previa)	Amoxicilina 1 g IV + Gentamicina 120 mg IV preop y Amoxicilina 0,5 g oral 6 h después de la intervención	Vancomicina 1 g IV en 100 min Gentamicin 120 mg IV lenta antes de la intervención*.

2. Procedimientos genitourinarios: antibióticos como en el caso de los pacientes dentales de alto riesgo del apartado anterior. Si existe infección de orina, debe también incluirse profilácticamente el correspondiente microorganismo.

---

[1] *Valvular Heart Disease Investigations and Management*, Royal College of Physicians, 1996.
* Se recomienda la profilaxis para estos procedimientos en pacientes de alto riesgo.
** La **BNF** recomienda teicoplanina como posible sustituta de la vancomicina.

3. **Procedimientos gastrointestinales, obstétricos y ginecológicos:** sólo es necesario un tratamiento profiláctico si el paciente es portador de una válvula protésica, o ha padecido endocarditis en el pasado (se realizaría como en los pacientes dentales de alto riesgo del primer apartado).

╫╫╫ Miocardiopatías

Las **miocardiopatías** son los trastornos del músculo cardíaco. Existen 3 tipos:

- **Miocardiopatía congestiva (dilatada) idiopática:** (↑ tamaño ventricular; ↓ contractilidad).

Prevalencia: 0,2 %. *Mortalidad:* 40 % en el 2.º año (muerte súbita, *shock* cardiogénico).

Paciente típico: varón joven con IVD, IVI, cardiomegalia, FA ± embolias.

Se diagnostica descartando las cardiopatías isquémicas, valvulares, ↑PA, pericárdicas y específicas (más abajo). La *ecocardiografía* muestra un corazón *globalmente* dilatado e hipocinético. *Otras exploraciones* son negativas o muestran alteraciones inespecíficas.

Tratamiento: Como en la insuficiencia cardíaca. Considerar el trasplante.

- **Miocardiopatía hipertrófica (obstructiva) (MCHO):** Hipertrofia asimétrica del músculo ventricular (normalmente, septum y VI, con >2 desviaciones estándar de la media) de causa desconocida, que suele llevar a un descenso gradual del rendimiento del VI, o bien, con menos frecuencia (<2,5 % anual), a muerte súbita (el riesgo ↑ con el ejercicio intenso y la anestesia, así como con antecedentes familiares de muerte súbita; FA paroxística o taquicardia ventricular). *Prevalencia*: 0,2 %. El 25 % se asocia a obstrucción subaórtica y/o movimiento anterior sistólico de la válvula mitral. El 70 % se asocia a mutaciones en los genes que codifican proteínas como la β-miosina (cromosoma 14), la α-tropomiosina (cromosoma 15) y la troponina-T (cromosoma 1).

La *transmisión hereditaria* es típicamente dominante autosómica, aunque un 50 % son esporádicas.

Estudio de los familiares: puede traer consecuencias contradictorias: por un lado, son útiles para establecer medidas preventivas, pero por otro lado, el paciente puede ser rechazado por la compañía aseguradora de vida.

Síntomas: a menudo, ninguno, o bien, disnea (ej., disnea paroxística nocturna), dolor torácico atípico o de esfuerzo, síncopes (15-25 %, por ejemplo, por arritmias), palpitaciones y manifestaciones de insuficiencia cardíaca derecha.

Signos: a menudo, ninguno, o bien, pulso irregular, doble latido en punta (pág. 41), S_3, S_4, soplo telesistólico (obstrucción del flujo de salida ± insuficiencia mitral). Se observa fibrilación auricular en ~5 %. *ECG*: HVI y BRI.

La *ecocardiografía* suele ser diagnóstica: hipertrofia septal asimétrica, movimiento anterior sistólico de la válvula mitral, cierre mesosistólico de la válvula aórtica. El cateterismo cardíaco muestra una cavidad del VI similar a una banana pequeña + engrosamiento de las trabéculas y músculos papilares; obliteración de la cavidad en la sístole.

Tratamiento: β-bloqueantes o verapamilo para el dolor torácico. Amiodarona 100-200 mg/día para las arritmias (ha demostrado mejorar el pronóstico). Intentar y mantener el ritmo sinusal, ya que la pérdida de fuerza auricular es grave. Se considerará la implantación de un marcapasos de doble cámara en la obstrucción del flujo. Por último, considerar la miectomía o miotonía septal. En la FA paroxística, anticoagular.

- **Miocardiopatía restrictiva:** se debe a una rigidez endomiocárdica. Clínicamente, parece una pericarditis constrictiva (pág. 288). Es más común en los trópicos, donde se debe a una fibrosis idiopática endomiocárdica. En Gran Bretaña, la causa más común es la amiloidosis.

Trastornos específicos del músculo cardíaco. Se comportan como miocardiopatías dilatadas. Pero la amiloidosis y síndrome carcinoide pueden incluirse en los trastornos restrictivos; la amiloidosis y afectación cardíaca en la ataxia de Friedreich pueden imitar a las manifestaciones de CMHO. *Principales causas:* isquemia, ↑PA (que puede presentarse en la insuficiencia con PA normal: explorar el fondo de ojo para detectar las primeras manifestaciones de hipertensión). *Otras causas:* infecciones (fiebre reumática, EI, TB, enfermedad de Lyme); alcohol; cocaína; «éxtasis»; posparto; hábito de fumar; conectivopatías; diabetes; hiper e hipotiroidismo; acromegalia; enfermedad de Addison; feocromocitoma; hemocromatosis; sarcoidosis; distrofia muscular de Duchenne; distrofia miotónica; radiaciones; fármacos (por ejemplo citotóxicos) y enfermedades de depósito.

Miocarditis aguda. Es la inflamación del miocardio y puede presentarse como el infarto de miocardio. Las causas más comunes son las infecciones víricas, por ejemplo, *Coxsackie,* pero también puede producirla la enfermedad de Lyme, difteria, otras infecciones, fiebre reumática aguda y fármacos.

El paciente: presenta mareos, ↑ pulso, angina, disnea, arritmia, insuficiencia cardíaca.

Tests: descartar IM + derrame pericárdico. Considerar la realización de serología vírica o de la enfermedad de Chagas.

Tratamiento: de mantenimiento. Estos pacientes pueden recuperarse espontáneamente o desarrollar una insuficiencia cardíaca que no responde al tratamiento[1].

Mixoma cardíaco

Todos los médicos debemos conocer cuándo sospechar de la presencia de un mixoma en la aurícula izquierda, aunque esta alteración sea muy poco frecuente (prevalencia ≤5/10.000), ya que es un trastorno peligroso, pero responde bien al tratamiento —y susceptible a confusiones al serle presentado a los pacientes—. La presentación es similar a la de una obstrucción de la aurícula izquierda (como una estenosis mitral), embolias sistémicas, FA, o fiebre, pérdida de peso, ↑ VSG y acropaquia (representa una causa rarísima de este trastorno). Proporción mujer:varón ≈ 2:1.

Los signos que lo diferencian de la estenosis mitral son la concurrencia de embolias (ej., lo suficientemente grandes para obstruir la bifurcación aórtica), aunque los pacientes mantienen el ritmo sinusal. La auscultación puede revelar un «ruido de tumor», cuando cuándo un tumor pedunculado alcanza el extremo de su atadura. Los signos auscultatorios varían según la postura del paciente. Siempre que se extraigan émbolos, deben ser observados al microscopio para detectar posibles células mixomatosas.

Tests: la ecocardiografía es diagnóstica. Si se diagnostica un mixoma auricular *derecho,* puede formar parte del síndrome de Carney (mixomas múltiples, pecas centrofaciales ± Cushing, acromegalia o tumor de células de Sertoli).

Tratamiento: debe ser extirpado.

Tipos de masas intracardíacas:

- Trombos.
- Vegetaciones.
- Quiste pericárdico.
- Quiste hidatídico.

Tumores benignos:

- Mixoma; teratoma.
- Lipoma; neurofibroma.

Tumores malignos:

- Sarcoma.
- Mesotelioma.
- Linfoma.

Véase *OTM* 3e 2472.
[1] Cardiomyopathy Assoc^n: 40 The Metro Centre, Tolpits Lane, Watford, Herts WB1 8SB. UK tel. 01923 24997; también 1997 British Heart Foundation Factfile 5/97.

Pericardiopatías

Pericarditis

Causas:

- Infecciones: virus (la causa más común, sobre todo *Coxsackie);* TB (a menudo derrame rápido, ver si hay calcificación); otras bacterias; parásitos.
- Pericarditis maligna.
- Uremia.
- Infarto de miocardio (IM).
- Síndrome de Dressler (se produce 10 días después del IM, pág. 617).
- Traumatismos.
- Radioterapia.
- Enfermedades del tejido conjuntivo.
- Hipotiroidismo.

Síntomas: Dolor esternal constante y punzante, que mejora al reclinarse hacia adelante. Puede irradiarse al hombro izquierdo y, a veces al brazo o al abdomen. Puede empeorar al acostarse sobre el lado izquierdo, con la inspiración, tos y deglución.

Signos: Roce pericárdico: ruido superficial de arañado, que se oye mejor en el borde esternal izquierdo. Comprobar signos de taponamiento: ↑ PVY y pulso paradójico.

Tests: ECG: Segmentos ST cóncavos hacia arriba (forma de silla de montar) en todas las derivaciones, excepto en AVR. A diferencia del infarto, no son alteraciones recíprocas. (El patrón clásico es bastante raro).
RXT: Normal, a no ser que haya derrame.

Tratamiento: Tratar la causa. Ibuprofeno ej., 400 mg/8 h después de las comidas, para aliviar el dolor. Considerar los corticoides en los casos resistentes.

Derrame pericárdico. Es la acumulación de líquido en el saco pericárdico producida por cualquiera de las causas de pericarditis.

El paciente puede presentar signos de insuficiencia cardíaca derecha e izquierda. Si el derrame se hace tan grande como para ocasionar una caída de la PA, significa que se ha producido un *taponamiento cardíaco* (pág. 675). Se caracteriza por taquicardia, hipotensión, síncopes, pulso paradójico (descenso de la presión arterial sistólica de >10 mmHg en la inspiración) y una PVY muy elevada, que aumenta paradójicamente con la inspiración (signo de Kussmaul). Tríada de Beck: elevación de la PVY; caída de la PA y corazón silencioso y de tamaño reducido.

Diagnóstico diferencial: Con el IM y tromboembolismo pulmonar. Aunque el taponamiento es mucho menos común, debe recordarse en situaciones de alto riesgo, por ejemplo en los días siguientes a la cirugía cardíaca.

La RXT muestra un corazón globular de gran tamaño. El ECG presenta bajos voltajes y morfologías alternantes del QRS (alternancia eléctrica).

La *ecocardiografía* es diagnóstica, mostrando una zona libre de ecos rodeando al corazón. El líquido puede no estar uniformemente distribuido.

Tratamiento: Tratar la causa. Si hay taponamiento, el líquido debe drenarse urgentemente. Véase pág. 676 sobre la metodología (solicitar ayuda experta). Enviar muestras del drenado para cultivo, citología y hematocrito. Puede ser prudente dejar un drenaje pericárdico *in situ.*

Pericarditis constrictiva. Es el encajamiento del corazón dentro de un pericardio no extensible. Suele deberse a TB, pero puede seguir a cualquier causa de pericarditis.

El paciente: los signos son principalmente de insuficiencia cardíaca derecha, con ascitis grave, hepatoesplenomegalia, ↑ PVY con elevaciones paradójicas durante la inspiración, hipotensión, pulso paradójico y S_3 fuerte de tonalidad alta (golpe pericárdico).

La RXT muestra un corazón pequeño (en el 50 % de los casos) y puede haber calcificación.

Tratamiento: Extirpación quirúrgica del pericardio.

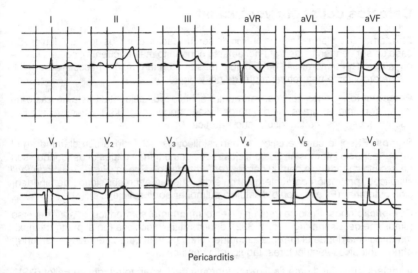

Pericarditis

Defectos del septo auricular (DSA)

Fundamentos. Persistencia de un orificio que comunica las aurículas. A menudo, no es detectado hasta que da lugar a una serie de síntomas en la vida adulta. Los más frecuentes son los orificios *ostium secundum* (en la porción más alta del tabique); los orificios *ostium primum* (opuestos a los cojinetes endocárdicos) se asocian a valvulopatías AV.

Presentación. La mayoría presentará síntomas a partir de los 40 años de edad, principalmente, arritmias (sobre todo, FA9 e insuficiencia cardíaca. Los émbolos paradójicos (que pasan desde el lado derecho al izquierdo a través del defecto) son poco frecuentes.

Signos. Se produce un desdoblamiento amplio y fijo de S2. Soplo sistólico pulmonar de eyección (flujo incrementado a través de la válvula). La hipertensión pulmonar puede producir soplos pulmonares regurgitantes (por la dilatación de la arteria pulmonar, o soplos tricúspides regurgitantes (ambos diastólicos). Debe sospecharse un defecto septal siempre que los soplos se escuchen con más claridad en el 2º espacio intercostal a nivel del borde esternal izquierdo.

Complicaciones. Comunicación inversa, como se describe arriba. No existe un incremento *significativo* del riesgo de endocarditis (ligeras turbulencias en el sistema de bajas presiones).

Tests. RXT: plétora pulmonar («reducción» periférica con establecimiento de hipertensión pulmonar); corazón con forma globular. ECG: bloqueo de rama derecha con desviación del eje hacia el lado derecho (*secundum*) o izquierdo (*primum*). Ecocardiografía 2D con Doppler color. Cateterismo cardíaco: O2 AD > O2 VCI.

Tratamiento. El pronóstico es optimista con la corrección quirúrgica en las primeras 2 décadas. El defecto debe cerrarse si aparecen signos físicos (excepto cuando el paciente >65 años, con un *shunt* pequeño) o comienza a desarrollarse un síndrome de Eisenmenger (pág. 332).

Defectos del septo ventricular

Fundamentos. Permanece un orificio de comunicación entre los dos ventrículos. En caso de ser congénito (se trata del defecto congénito más frecuente), suele situarse en la porción membranosa del tabique, más que en la porción muscular. En el IM, puede producirse una rotura adquirida del tabique.

Presentación. En los adultos, varía entre el hallazgo accidental hasta un trastorno vascular pulmonar grave (síndrome de Eisenmenger, pág. 332). Puede existir FA, que en ocasiones, causa insuficiencia aórtica.

Signos. El soplo característico es pansistólico, escuchándose con claridad en el 3.er/4.º espacio intercostal. Los orificios reducidos originan ruidos altos, aunque son de escasa importancia hemodinámica (*enfermedad de Roger*). Puede existir un *thrill* sistólico ± protrusión paraesternal izquierda. Pueden aparecer signos de hipertensión pulmonar (P_2 alto; soplo diastólico pulmonar por insuficiencia).

Complicaciones. Si no se trata un defecto importante, se produce un *shunt* inverso (síndrome de Eisenmerger, pág. 332); endocarditis infecciosa (en el punto de máxima turbulecia donde el torrente sanguíneo choca con la pared ventricular derecha); ritmos ectópicos ventriculares; taquicardia ventricular.

Asociaciones. Síndrome de Down; síndrome de Turner; tetralogía de Fallot (DSV, estenosis pulmonar, cabalgamiento de la aorta e hipertrofia ventricular derecha, *OHCS* pág. 746).

Tests. RXT: plétora pulmonar. ECG: normal, o bien desviación del eje hacia la izquierda. Ecocardiografía 2D con Doppler color. Cateterismo cardíaco: O_2 VD > O_2 vena cava y O_2 aurícula derecha.

Tratamiento. Los defectos de poca importancia pueden cerrar espontáneamente, incluso en la edad adulta. De lo contrario, deben ser cerrados si causan síntomas, *shunt* >3:1 o un ataque aislado de endocarditis. La profilaxis de endocarditis resulta esencial para los defectos no tratados (pág. 285).

Aparato respiratorio

Signos:

Puntos sobre exploración del tórax ... 291

Exploraciones complementarias:

Radiografía de tórax ... 293
Pruebas de medicina torácica a la cabecera del enfermo ... 294
Otras exploraciones en aparato respiratorio ... 298

Enfermedades y procesos:

Neumonía ... 299
Neumonía «atípica» y por *Pneumocystis* ... 301
Tratamiento de la neumonía ... 303
Absceso de pulmón ... 303
Bronquiectasia ... 304
Tratamiento empírico de la neumonía ... 305
Fibrosis quística ... 306
Hongos y pulmón ... 306
Neoplasia maligna pulmonar ... 307
Asma bronquial ... 310
Tratamiento del asma bronquial ... 312
Enfermedad pulmonar obstructiva crónica (EPOC) ... 314
Dosis de algunos fármacos inhalados utilizados en la broncoconstricción ... 315
Síndrome del distrés respiratorio agudo (SDRA, «pulmón de *shock*») ... 317
Insuficiencia respiratoria ... 319
Ventilación asistida ... 320
Embolia pulmonar ... 322
Neumotórax ... 323
Derrame pleural ... 324
Sarcoidosis ... 326
Síndrome de Apnea obstructiva del sueño ... 328
Alveolitis alérgica extrínseca ... 329
Alveolitis fibrosante ... 330
Neumoconiosis ... 331
Cor pulmonale (incluyendo hipertensión pulmonar) ... 331

Páginas importantes en otras secciones:

Síntomas y signos: Exploración respiratoria (pág. 28); deformaciones torácicas (pág. 42); dolor torácico (pág. 229); acropaquias (pág. 28); **LÁMINA 7**; tos (pág. 55); cianosis (pág. 41); disnea (pág. 43); hemoptisis (pág. 49); esputo (pág. 48); estridor (pág. 48).

Otras: Radiografía de tórax (pág. 633); asma aguda grave (pág. 776); embolia pulmonar (pág. 681); edema pulmonar (pág. 679); equilibrio ácido-base (pág. 558); tuberculosis (págs. 174-78); oximetría de pulsación (pág. 581); sinusitis (*OHCS* pág. 554).

⁂ Puntos sobre exploración del tórax

La *expansión* (en la inspiración) de un hemitórax refleja el volumen corriente de ese pulmón. La *posición traqueal* indica la posición del mediastino superior. El aumento del *frémito vibratorio* (FV, pág. 28), *resonancia vocal* (RV, pág. 28), *respiración bronquial y pectoriloquia áfona* implican la existencia de consolidación o fibrosis, que se extiende desde la pared torácica hasta una vía área de gran calibre. La combinación de FV y RV disminuidos, junto con atenuación de los ruidos

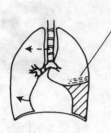

(Puede existir respiración bronquial en la porción superior de un derrame)

DERRAME PLEURAL

Expansión: ↓
Percusión: sorda dura ↓
Entrada de aire: ↓
Resonancia vocal: ↓

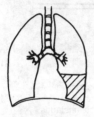

CONSOLIDACIÓN

Tráquea + mediastino central
Expansión: ↓
Nota de percusión ↓
Resonancia vocal ↑
Respiración bronquial ± crepitaciones duras (con pectoriloquia sibilante)

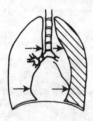

Expansión ↓
Nota de percusión ↓
Sonidos respiratorios ↓

NEUNONECTONÍA/ LOBECTOMÍA POR COLAPSO EXTENSO

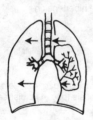

Expansión ↓
Nota de percusión ↑
Sonidos respiratorios ↓

NEUMOTÓRAX

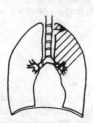

Expansión ↓
Nota de percusión ↑
Sonidos respiratorios bronquiales ± crepitaciones

FIBROSIS

Algunos signos físicos

respiratorios, indica impedimento de la transmisión del sonido desde una vía aérea grande a la pared torácica; por ejemplo, por un derrame pleural o una obstrucción bronquial.

Ruidos añadidos

Las *sibilancias (= roncus)* pueden ser monofónicas, es decir, una sola nota localizada en el tórax (indicando obstrucción parcial de una vía aérea) o polifónicas, múltiples notas generalizadas a través del tórax (que significa estrechamiento difuso de vías áreas de diferente calibre, por ejemplo en el asma o EPOC). En general, cuanto más alto es el tono de la sibilancia, más estrecha es la vía áerea de la que procede.

Las *crepitaciones* son de tonalidad fina y alta si proceden de los espacios aéreos distales (por ejemplo, edema pulmonar, alveolitis fibrosante), mientras que si se originan más proximalmente tienen una tonalidad ruda y baja (por ejemplo, bronquiectasias, proceso en el que las crepitaciones pueden oírse en la boca, tanto en inspiración como en espiración). Si los crepitantes desaparecen con la tos, carecen de importancia (en ocasiones, se les denomina «carracas», aunque este término no es estándar).

Los *roces pleurales* se producen en los procesos inflamatorios de la pleura, por ejemplo en neumonías adyacentes a ésta o en el infarto pulmonar.

Tórax silencioso. Puede significar presencia de broncospasmo grave en el asmático preterminal (o en los pacientes con EPOC), con casi nula entrada de aire por obstrucción de las vías áreas. En este momento, su $PaCO_2$ estará elevándose. Retrasar por su peligro.

Retención de CO_2. Causa vasodilatación periférica, pulso saltón, temblor, confusión y, por último, coma.

Distrés respiratorio. Se produce cuando son necesarias altas presiones intrapleurales negativas para conseguir la entrada de aire, y su existencia viene indicada por el ensanchamiento de los orificios nasales, tiraje traqueal (desplazamiento del cartílago tiroides hacia la escotadura esternal en la inspiración), empleo de los músculos respiratorios accesorios, retracción intercostal, subcostal y esternal y pulso paradójico (la PA sistólica desciende en la inspiración >10 mmHg).

Radiografía de tórax

▶ Debe siempre seguirse un esquema sistemático en la interpretación de las radiografías torácicas. (Véase Radiología, pág. 633).

Corazón. Normalmente, ocupa < 1/2 de la anchura del tórax; puede ser más pequeño en la EPOC, debido a la hiperexpansión del tórax. La cardiomegalia y la insuficiencia ventricular izquierda ofrecen unas imágenes radiológicas características (pág. 679, pág. 269).

Mediastino. Puede aparecer aumentado de tamaño en las radiografías AP en numerosos trastornos. Las radiografías laterales resultan imprescindibles para localizar (y ayudan a diferenciar) cualquier tipo de masa:

- *Mediastino superior:* timoma, tiroides retroesternal, divertículo paraesofágico (de Zenker).
- *Mediastino anterior y central:* quiste dermoide, teratoma, quiste broncogénico, quiste pericárdico, hernia diafragmática de Morgagni.
- *Mediastino posterior:* tumores neurogénicos, cualquier masa paravertebral, hernia diafragmática de Bochdalek, acalasia, hernia de hiato.
- *Cualquier sección:* aneurisma aórtico, ganglios linfáticos (linfoma, metástasis).

Hilio. El izquierdo debe estar ligeramente más alto. Pueden estar desplazados hacia arriba o hacia abajo por fibrosis o colapso (pág. 633); o aumentados por hipertensión

Colapso del lóbulo superior izquierdo

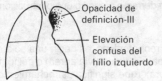

- Tráquea desviada hacia la izquierda
- Opacidad de definición-III
- Elevación confusa del hílio izquierdo
- Borde posterior bien debido al desplazamiento anterior de la cisura oblicua

Colapso del lóbulo inferior izquierdo

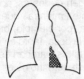
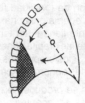

- Opacidad triangular visible a través del corazón con pérdida del extremo medial del diafragma
- Borde posterior bien debido al desplazamiento anterior de la cisura oblícua

Consolidación lingular

- Borde izquierdo del corazón confuso

Colapso del lóbulo superior derecho

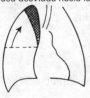
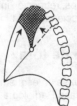

- Tráquea desviada hacia la derecha
- Desplazamiento hacia arriba de la cisura horizontal y el hilio derecho
- Opacidad triangular con bordes bien definidos

Colapso del lóbulo medio derecho

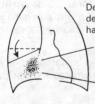
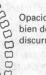

- Desplazamiento de la cisura horizontal hacia abajo
- Opacidad de definición-III adyacente al borde derecho del corazón
- Pérdida del borde derecho del corazón
- Opacidad triangular bien definida, que discurre desde el hili

Colapso del lóbulo inferior derecho

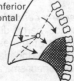

- Desplazamiento inferior de la cisura horizontal
- Desplazamiento posterior de la cisura oblicua e hilio
- Opacidad posterior bien definida
- Opacidad bien definida adyacente al borde derecho del corazón (el borde derecho del corazón es aún visible)

arterial pulmonar, adenopatías (por ejemplo, TB, sarcoidosis, linfoma o metástasis). La calcificación del hilio también sugiere TB, silicosis o histoplasmosis.

Diafragma. El lado derecho suele estar ligeramente más elevado. Un hemidiafragma aparentemente más elevado puede deberse a una pérdida del volumen pulmonar, paresia del nervio frénico, derrame subpulmonar, hepatomegalia o rotura diafragmática (por ejemplo, post-traumática).

Trastornos pulmonares difusos. Ofrecen las RXTs más interesantes y difíciles de interpretar. Debe intentarse encuadrar las imágenes en un patrón, nodular (pequeño o grande, de igual tamaño o variable), reticular (un entramado de líneas delgadas) o alveolar («esponjoso»), o a menudo, una combinación de patrones.

Sombras nodulares

- Neumonía vírica (varicela).
- Embolia séptica.
- Granulomas (TB miliar, sarcoidosis, histoplasmosis, quiste hidatídico, de Wegener).
- Estenosis mitral (microlitiasis pulmonar por hemosiderosis).
- Tumores malignos (metástasis, linfangitis carcinomatosa, carcinoma broncoalveolar).
- Neumoconiosis (excepto asbestos, sombra lineal), síndrome de Caplan.

Sombras reticulares

- Fibrosis o infecciones crónicas (TB, histoplasmosis).
- Sarcoidosis, silicosis, asbestosis.
- IVI precoz.
- Tumores malignos (linfangitis carcinomatosa).
- Alveolitis alérgica extrínseca.
- Alveolitis fibrosante criptogénica.
- Enfermedades autoinmunes (de Wegener, LES, PAN, CREST (pág. 594), reumatoides).

Sombras alveolares («patrón de relleno alveolar»)

- Edema pulmonar (pág. 679), hemorragias (pág. 49) o infecciones.
- Inhalación de humo (pág. 709).
- Drogas (heroína, citotóxicos).
- SDRA (síndrome de distrés respiratorio agudo, pág. 317).
- Intoxicación por O_2.
- Embolia grasa (sospechar si entre los días 3-10 después de una fractura, se produce una disnea súbita, fiebre, confusión, coma, erupción petequial, CID o SDRA).
- CID (coagulación intravascular diseminada, pág. 532).
- Insuficiencia renal o hepática (pág. 352 y pág. 456).
- Lesiones en la cabeza (pág. 684) o tras una cirugía neurológica.
- Proteinosis alveolar (pág. 298).
- Casi ahogamiento (*OHCS* pág. 682).
- Golpe de calor (pág. 672).

Pruebas de medicina torácica a la cabecera del enfermo

El análisis de los gases en sangre arterial proporciona información sobre:

- *Eficacia ventilatoria:* Una $PaCO_2$ >6,5 kPa es diagnóstica de *hipoventilación;* una $PaCO_2$ <4,5 kPa indica *hiperventilación.* Ejemplo: En el asma grave, al principio, el paciente hiperventila para mantener su PaO_2, por lo que tiene una

$PaCO_2$ baja. Cuando se agota, hipoventila y su $PaCO_2$ se normaliza y luego se eleva, lo que es un signo de peligro en caso de asma.
- **Oxigenación:** La PaO_2 depende fundamentalmente del equilibrio ventilación/perfusión (V/Q), que está alterado en casi todas las enfermedades pulmonares. La PaO_2 también se afecta por la concentración de O_2 en el aire inspirado (F_1O_2), eficacia ventilatoria y afinidad de la sangre por el O_2. Una PaO_2 <8 kPa define la insuficiencia respiratoria (véase la pág. 319). Aproximadamente, la siguiente fórmula permite una estimación del **gradiente de la concentración alveoloarterial de O_2** (gradiente A-a) = $F_1O_2 - (PaO_2 - PaCO_2)$. A los 25 años de edad, el rango de valores normales es de 0,2-1,5 kPa, a los 75 es de 1,5-3 kPa. Los gradientes más altos sugieren la existencia de *afectación del intercambio de gases*. Con fines prácticos, si las unidades se expresan en kPa, la F_1O_2 (presión parcial del oxígeno inspirado) equivale a su %: es decir, 20 kPa si se respira aire (20 % de O_2).
- **Estado del equilibrio ácido-base:** Véase pág. 558.

Véase pág. 321 sobre las situaciones clínicas que requieren determinación de los gases sanguíneos.

Examen del esputo. Comprende la inspección, estudio microscópico para bacterias, partículas de sustancias y células malignas y cultivo. **Tinción de Gram**: Véase pág. 162. Es probable que sólo sean patógenas si se ven en gran cantidad o son intracelulares. Asegurarse de que la muestra remitida para análisis es esputo y no saliva. El fisioterapeuta puede ayudar en la producción del esputo, fluidificando a veces las secreciones con un nebulizador salino hipertónico.

Espirometría. Define el tipo de problema respiratorio midiendo los volúmenes funcionales pulmonares. La **espirometría obstructiva** implica que el FEV1 (volumen de espiración forzada en el primer segundo) se encuentra más reducido que la capacidad vital forzada). **Causas:** • Asma • EPOC • Tumores. La **espirometría restrictiva** implica un FVC reducido, asociado frecuentemente a un índice normal (~70 %) o incrementado de FEV1: FVC. **Causas de espirometría restrictiva:** • Problemas de la pared torácica • Tras la cirugía pulmonar • Edema/derrame pulmonar • Fibrosis pulmonar.

En el asma, la **velocidad de flujo espiratorio máximo** se relaciona estrechamente con el FEV1, siendo el patrón obstructivo. En GB, es posible prescribir mediciones del flujo máximo, que se utilizan con mucha frecuencia en el control del asma en el propio domicilio, aunque sus resultados son contradictorios: para convencer al paciente de que debe controlarse aunque se encuentre bien, podemos terminar alentando sus rasgos obsesivos; y cuando se sienten mal por el asma, acaban abandonando el medidor del flujo máximo, porque a todos nos deprime dar siempre mal en los análisis. Esto no implica que debamos descartar estos dispositivos, ya que pueden aplicarse con éxito en los pacientes. Aún no está claro si todos estos soplidos terminan sirviendo para salvar vidas y ofrecer un beneficio universal.

El **detector desechable de dióxido de carbono del final de la espiración (Easy Cap™).** Dispone de un indicador químico de pH (metacresol) que detecta la presencia de CO_2 en los gases espirados. El color varía desde el morado al amarillo con la inspiración y la espiración (respectivamente). El malva indica una [CO_2] <0,5 %; el marrón ≈ 0,5-2 %; el amarillo ≈ 2-5 %. El cambio de color *cíclico* del dispositivo se puede utilizar para distinguir la intubación esofágica de la traqueal, excepto cuando una contaminación del líquido gástrico produce una coloración *naranja* permanente, que puede ser falsamente tranquilizadora. Del mismo modo, está siendo reanimado con lidocaína o adrenalina a través del tubo endotraqueal (pág. 676), se producirá un color amarillo permanente. El dispositivo no funciona cuando se humedece o la temperatura es muy baja. Después de ~2 horas, es necesario sustituirlo. No resulta fiable cuando se utiliza en la resucitación cardiorrespiratoria.

Oximetría de pulsación. Véase pág. 581.

Índices de flujo espiratorio máximo normales

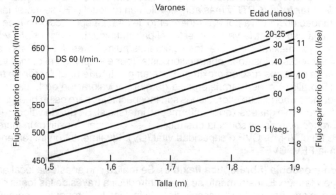

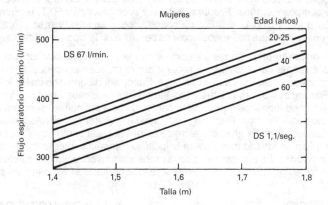

Ejemplos de espirometrías

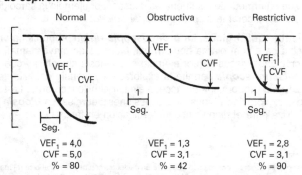

J. Wast; in 1982, en *Harrison's Principles of Internal Medicine* 11 ed., ed. E. Brunnward *et al.*, pág. 1.055, McGraw-Hill, New York. Reproducido con autorización.

Otras exploraciones en aparato respiratorio

Pruebas de función pulmonar. FEV_1, CFV, VFEM (véase pág. 294). La *capacidad pulmonar total (CPT)*, y más aún, el volumen residual (VR) se incrementan en la enfermedad obstructiva por el atrapamiento de aire. La obstrucción puede ser tan grave que la espirometría ya no muestre el patrón típico. La *curva flujo volumen* mide los flujos máximos a diferentes volúmenes pulmonares; los flujos se afectan más a volúmenes bajos en la obstrucción distal (por ejemplo, en el asma) y a volúmenes altos en la obstrucción proximal (por ejemplo, tráquea). El *factor de transferencia* (Tco = Dlco) mide la transferencia de gas por valoración de la captación de monóxido de carbono. Las alteraciones son inespecíficas, pero es un buen indicador para el intercambio gaseoso en la enfermedad intersticial. Se puede valorar el efecto de los *broncodilatadores* sobre la obstrucción: se considera positivo un incremento del 10 % en el VFMS, CVF o capacidad vital (CV). Igualmente, un incremento >15-20 % en la FEV_1/CVF.

Fibrobroncoscopia (fibra óptica flexible). Se realiza con anestesia local en la nasofaringe y laringe. El instrumento se puede introducir a través de las fosas nasales. Permite explorar con un broncoscopio flexible incluso los bronquios segmentarios. *Indicaciones:* Examen directo de las vías aéreas; obtención de biopsias, cepillados para citología, secreciones para citología y bacteriología; lavado broncoalveolar, extración de cuerpos extraños. *Preparación para broncoscopia:* RXT, espirometría, VIH y HBsAg (para biopsia: estudio de coagulación, plaquetas y urea). Puede ser necesario una gasometría (la broncoscopia es peligrosa en la hipoxia; utilizar oxígeno).

Lavado broncoalveolar. Se realiza enclavando la punta del broncoscopio en un bronquio subsegmentario; luego, se instila y aspira un volumen conocido de suero salino tamponado en las vías aéreas distales. Puede ser diagnóstico en las infecciones por *Pneumocystis carinii* (VIH asociado); TB; infecciones víricas y fúngicas, como en inmunodeprimidos o en la UCI; hemosiderosis pulmonar, granuloma eosinófilo y proteinosis alveolar. También puede ayudar a diferenciar ciertas enfermedades intersticiales, como la alveolitis alérgica extrínseca y la sarcoidosis, en las que suele obtenerse un lavado muy rico en linfocitos. Terapéuticamente se utiliza para extraer secreciones. Es el tratamiento de la proteinosis alveolar, ya que su secreción característica de tipo fosfolipídica/proteínica resulta demasiado viscosa para ser expectorada[1].

Biopsia pulmonar. Puede obtenerse de varias formas. La *biopsia percutánea con aguja* realizada bajo control radiográfico es útil en las lesiones periféricas pequeñas. La *biopsia bronquial* es útil en el diagnóstico de las las lesiones proximales, normalmente tumores. La *biopsia transbronquial* mediante broncoscopia facilita el diagnóstico de enfermedades pulmonares difusas, por ejemplo la sarcoidosis. También se puede considerar la *biopsia pulmonar abierta*.

Procedimientos quirúrgicos. La *broncoscopia rígida* proporciona una luz amplia, preferible para controlar la hemorragia, biopsias de mayor tamaño y extracción de secreciones viscosas (por ejemplo, proteinosis alveolar) y cuerpos extraños. La *mediastinoscopia* permite la exploración y biopsia del hilio derecho. La *mediastinotomía* proporciona un acceso similar al hilio izquierdo. La *toracoscopia* permite la exploración y biopsia de las lesiones pleurales. La *biopsia pulmonar* abierta se utiliza para el diagnóstico y clasificación en fases de las enfermedades intersticiales.

---

[1] Debemos sospechar este proceso poco frecuente en pacientes con neumonía atípica (el material proteico puede favorecer el crecimiento de nocardias, CMV, candidas, mucor, micobacterias, histoplasmas o especies de aspergilus) cuya RXT muestre edema pulmonar (patrón de llenado alveolar), incluso cuando no presentan signos de trastorno cardíaco (por ejemplo, ausencia de cardiomegalia, y ECG normal).

Volúmenes pulmonares fisiológicos y patológicos[1,2]

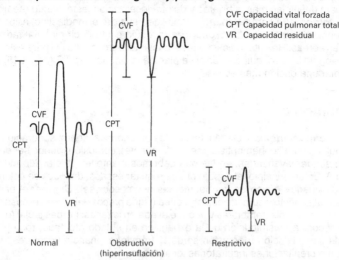

CVF Capacidad vital forzada
CPT Capacidad pulmonar total
VR Capacidad residual

Normal — Obstructivo (hiperinsuflación) — Restrictivo

Asas de volumen de flujo (2)

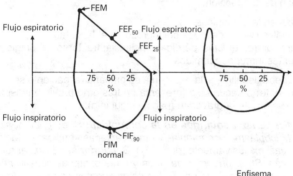

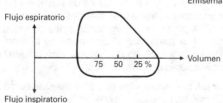

Enfisema

En las estenosis de vías respiratorias altas extratorácicas

FEM = flujo espiratorio máximo; FEF_{50} = flujo espiratorio forzado al 50 % de la capacidad pulmonar total; FEF_{25} = flujo espiratorio forzado al 25 % de la capacidad pulmonar total; FIM = flujo inspiratorio máximo; FIF_{50} = flujo inspiratorio forzado al 50 % de la capacidad pulmonar total.

---

[1] Según D. Flenley (1987) *Med Int* I (20), 940.
[2] Según B. Harrison en *Thoracic Medicine* (1981) Dirs. P. Emerson, Butterwoths, Londres y B. Harrison y cols (1981) *Thoracic* 26,579.

Radiología. RXT pág. 293. La **tomografía convencional**, utilizada durante mucho tiempo para definir las masas hiliares y de otra localización, está siendo reemplazada por la **tomografía computarizada**, capaz de visualizar el mediastino, hilios, pleura y parenquima pulmonar. La **broncografía** requiere introducir material radiopaco en las vías aéreas. Resulta molesta para el paciente, pero resulta útil para establecer la extensión de las bronquiectasias si se plantea la cirugía —la TC (pág. 645) suele representar una opción más aconsejable—.

Neumonía

El paciente. *Síntomas:* disnea, tos, malestar, anorexia, fiebre, sudoración, temblores, dolor pleurítico, hemoptisis (menos frecuente); confusión (puede ser el *único* signo en edades avanzadas, en las que debemos mantener un elevado índice de sospecha). En un principio, el esputo puede resultar escaso, después se colorea de verde u «oxidado» (típico de las neumonías neumocócicas). *Signos:* el paciente presenta mal aspecto y sofocación; taquipnea (signo precoz valioso en el caso de los ancianos); taquicardia; temblores y fiebre elevada en jóvenes; herpes labial (neumonía neumocócica); disminución de la expansión en el lado afectado; roce pleural; signos de consolidación (percusión sorda, ↑ frémito/resonancia vocal, respiración bronquial) o crepitaciones inspiratorias localizadas.

Clasificación. Es útil para guiar el tratamiento «a ciegas». En primer lugar, se clasifican por el origen de la infección:

1. Adquiridas en la comunidad.
2. Nosocomiales (>48 h después del ingreso en el hospital).
3. Por aspiración (en el *ictus*; pérdida conciencia; trastornos esofágicos).
4. En pacientes inmunodeprimidos.

Posteriormente, debe decidirse si la neumonía es primaria (el paciente se encontraba bien anteriormente) o secundaria (presenta un trastorno previo predisponente). Por último, debe valorarse la gravedad (página siguiente).

Bacteriología. *Primarias adquiridas en la comunidad:* Strep pneumoniae es el más frecuente. *Mycoplasma pneumoniae* y otras bacterias «atípicas» afectan a los niños y jóvenes, casi exclusivamente (pág. 301). *Secundarias:* Staph aureus, Haemophilus influenzae, Strep pneumoniae, virus y otras bacterias causan neumonía por detrás de las epidemias de gripe. Todos estos agentes están presentes en la EPOC, junto con Pseudomonas. *Nosocomiales:* las más frecuentes son las enterobacterias gram -vas o *Staph aureus*, pero también las pseudomonas.; Klebsiella; Bacteroides; clostridios. *Por aspiración:* anaerobios de la orofaringe. *Inmunodeprimidos:* Pneumocystis carinii; Strep pneumoniae; H. influenzae; Staph aureus; Moraxella catarrhalis; Micoplasmas; Gram -vos.

Diagnóstico diferencial. Las neumonías que se presentan como se describe arriba se diagnostican con facilidad, pero los infartos pulmonares, edema pulmonar, carcinoma bronquial y alveolitis (crepitaciones muy finas, como «velcro®»), pueden presentar síntomas similares. La pancreatitis aguda y los abscesos subfrénicos también pueden parecer una neumonía del lóbulo pulmonar inferior.Si existe fiebre y tos, pero con ausencia de signos que permitan localizar el proceso, se debe considerar una bronquitis aguda.

Tests. Se trata de confirmar el diagnóstico e identificar el agente causal. RXT; gasimetría u oximetría de pulsación; UyE; RSC (diferenciar leucocitos); PFHs; hemocultivos; cultivo y examen microscópico del esputo; cultivo y examen microscópico del líquido pleural con serología, para los casos atípicos: *Legionella, Mycoplasma, Chlamydia, Coxiella* (enviar 10 ml de sangre coagulada al ingresar y durante la convalecencia, 10 días después, para demostrar la elevación de los títulos de anticuerpos). Si el paciente presenta extrema gravedad y no responde al tratamiento, las muestras microbiológicas se obtienen mediante broncoscopia (lavados bronquiales) o bien, mediante aspirado pulmonar percutáneo. En determinados centros, se realiza una *inmunoelectroforesis contracorriente* (CIE) en muestras de sangre, orina, esputo o LCR, con el fin de identificar los antígenos neumocócicos (no afectados por los antibióticos). Considerar también la posibilidad de realizar: ECG, enzimas cardíacas.

Complicaciones. Derrame pleural (si existe empiema, suele ser lobulado); absceso pulmonar; septicemia; infecciones metastásicas; insuficiencia respiratoria; ictericia.

Prevención de las infecciones neumocócicas. Ofrecer la vacuna neumocócica (23-valente Pneumovax II®, 0,5 ml SC) a todas las personas con:

- Procesos cardíacos o pulmonares crónicos.
- Cirrosis.
- Nefrosis.
- Diabetes mellitus.
- Inmunosupresión (ej., esplenectomía, SIDA o quimioterapia).

CI: gestación, lactancia, fiebre. Si existe grave riesgo de infección neumocócica fatal (asplenia, anemia falciforme, nefrosis, post-trasplante), debe revacunarse después de 6 años (3-5 años en los niños >2 años de edad), excepto cuando tuvieron una fuerte reacción a la primera vacuna.

Tratamiento. Véanse pág. 303 y pág. 304.

Características de la neumonía adquirida en la comunidad asociada a mayor riesgo de muerte[1]

Clínicas
- Taquipnea (frecuencia respiratoria (30/min).
- Hipotensión (diastólica <60 mmHg).
- Edad ≥60 años.
- Enfermedad subyacente.
- Confusión.
- Fibrilación auricular.
- Afectación multilobar.

Labotarorio
- Urea sérica.
- Albúmina sérica <35 g/l.
- Hipoxia $PaO_2 \leqslant 8$ kPa.
- Leucopenia $<4000 \times 10^9/l$.
- Leucocitosis $>20.000 \times 10^9/l$.

[1] British Thoracic Society, London 1993 *Brit J Hosp Med* **49** 346.

⁜ Neumonía «atípica» y por *Pneumocystis*

▶ Se sospecha cuando los síntomas torácicos tardan mucho tiempo en mejorar, o cuando la RXT indica la presencia de un proceso mucho peor que lo que manifiestan los síntomas. Conviene preguntarse: ¿El paciente es inmunodeprimido? Debe tenerse en cuenta que la identificación del agente causal de la neumonía *no debe retrasar* el inicio de un tratamiento «a ciegas» —siempre podrá modificarse el tratamiento una vez obtenidos los resultados serológicos y de los cultivos—.

Chlamydia pneumoniae. Es la infección por clamidias más frecuente[1]. Es posible la transmisión entre individuos (no requiere animales intermedios), dando lugar a un proceso bifásico: faringitis, ronquera, otitis, y a continuación, neumonía. ***Tests:*** serología (inespecífica)[2]. ***Tratamiento:*** eritromicina 500 mg/6 h oral durante ~10 días.

Chlamydia psittaci. Agente causal de la psitacosis a través de los loros, aves de corral, palomas y óvidos. ***Incubación:*** 4-14 días. ***Presentación:*** proceso gripal ± anorexia, letargia, artralgia, Dy V, cefalea, neumonía (escalofríos, tos seca, crepitaciones). Las manifestaciones extrapulmonares pueden ser muy diversas, aunque poco frecuentes, como, EB/EI, nefritis, meningoencefalitis y hepatoesplenomegalia. RXT: consolidación irregular. ***Diagnóstico:*** serológico. ***Tratamiento:*** tetraciclina 250-500 mg/8 h oral durante 21 días, o bien, eritromicina. Intentar eliminar la causa. Pueden existir recidivas (el pulmón de colombófilo o alveolitis alérgica extrínseca, no guarda relación con este proceso).

Mycoplasma pneumoniae. Son raros los brotes en el intervalo entre epidemias (ej., cada 4 años). ***Incubación:*** 12-14 días. ***El paciente:*** tos seca y persistente. ***Tests:*** RCB consolidación irregular bilateral en RXT; el 80 % de los pacientes presenta un ↑ de cuatro puntos del título de anticuerpos; las aglutininas frías sugieren infección reciente. ***Complicaciones:*** crisis hemolíticas; DyV; signos cutáneos (eritema multiforme, síndrome de Stevens-Johnson); artralgia, mialgia, meningoencefalitis o mielitis; Guillain- Barré. ***Tratamiento:*** eritromicina, ej., 500 mg/6-12 h oral durante >1 semana[?]. Otra opción son las tetraciclinas 250-500 mg/8 h oral o IV. Son frecuentes las recidivas.

Legionella pneumophila. Se multiplica en las aguas estancadas y templadas, como pueden ser los depósitos de los sistemas de aire acondicionado, y se distribuyen en las gotitas en forma de aerosol. ***El paciente:*** casi siempre, acaba de regresar de sus vacaciones en un hotel del extranjero. ***Incubación:*** 2-10 días. Proporción varón: mujer ≈ 3:1. ***Síntomas:*** proceso gripal leve o neumonía con aparición brusca de fiebre elevada, escalofríos, cefalea y mialgia. Confusión, delirios, náuseas, vómitos, diarrea, dolor abdominal y sangre en heces, pueden preceder a los síntomas respiratorios. Neutrofilia y linfopenia. UyE: ↓Na^+ y ↓Ca^{2+} es frecuente. Puede existir mioglobinuria. ***Diagnóstico:*** serología o inmunofluorescencia. ***Tratamiento:*** eritromicina 500 mg- 1 g/6 h IV (1 semana), posteriormente, por vía oral (3 semanas) + rifampicina, si el proceso se agrava. ***Mortalidad:*** 5-15 % en los pacientes que se encontraban sanos anteriormente.

Otras causas: TB, gripe (pág. 182), CMV, sarampión, varicela, *Coxiella burnetii* (fiebre Q, pág. 209), aspergilosis (pág. 306), actinomicosis.

Neumonía por *Pneumocystis carinii* (NPC). Este agente encuadrado en hongos/protozoos produce una neumonía en pacientes inmunodeprimidos (ej., SIDA, esteroides). ***Presentación:*** taquipnea, disnea en el jercicio, tos seca, insuficiencia respiratoria (± cianosis), fiebre. ***Diagnóstico:*** por la presentación, y por observación microscópica del esputo, lavado broncoalveolar o tejido pulmonar. RXT: normal o con sombras difusas alveolares bilaterales, zonas inferiores desocupadas, o apariencia de fondo de vaso. ***Tratamiento:*** trimetoprim/sulfametoxazol en comprimidos dobles (TMP 160 mg/SMX 800 mg)/8 h oral × 21 días (si es posible, se determinan los niveles plasmáticos de TMP, 5-8 μg/ml) Dosificación IV: 5 mg/kg/6 h. ES: erupción (no siempre debe interrumpirse el tratamiento. Alternativa: dapsona 100 mg/24 h oral + TMP 5 mg/kg/6 h oral, o bien, pentamidina 4 mg/kg/día IV en 2 h × 21 días. Considerar la prednisolona si PaO_2 <70 mmHg; 40 mg/12 h oral × 5

---

[1] SJ Bourke 1993 *BMJ* i 1219.
[2] M Sillis 1993 *BMJ* ii 63.

días (comenzar inmediatamente *antes* de la primera dosis de TMP/SMX), y a continuación, diariamente durante 5 días, 20 mg/24 h durante 1 día. Si existen antecedentes de NPC o bien, los niveles de CD4 <200 células/ml, deben aplicarse las medidas profilácticas (1 comprimido TMP/SMX oral diariamente o tres veces por semana)[3].

Tratamiento de la neumonía

- Consultar el caso con un superior y considerar el traslado del paciente a la UCI, cuando se cumplan dos más de las siguientes circunstancias: **1)** Frecuencia respiratoria (30/min; **2)** PA diastólica <60 mmHg; **3)** Urea sérica >7 mmol/l. Otros motivos de traslado son: PaO_2 <8 Kpa respiración >60 % O_2; $PaCO_2$ >6,4 kPa; agotamiento o estado inconsciente; parada respiratoria o cardíaca; *shock*.
- Antimicrobianos: véase abajo y página siguiente.
- Tratar el *shock* septicémico si se produce (pág. 672).
- Controlar el pulso, PA, temperatura y frecuencia respiratoria cada 4 horas hasta que mejore el paciente. Control de la saturación de O_2 mediante oximetría de pulsación.
- Analgesia para el dolor pleurítico (por ejemplo, AINEs).
- Líquidos (IV, si es necesario) para corregir la deshidratación y mantener una diuresis adecuada (>1,5 l/24 h). Recordar que las pérdidas están aumentadas si el paciente tiene fiebre, pero existe una alteración del aclaramiento de agua, por lo que debe permanecerse alerta ante una posible sobrehidratación.
- Oxígeno para mantener la PaO_2 >8 kPa, pero cuidado en la EPOC (véase pág. 314).
- La fisioterapia es útil cuando se producen secreciones copiosas para ayudar a la expectoración.

Antimicrobianos: principios generales

- Si el estado del paciente es muy grave, deben tomarse muestras de sangre para cultivo, pero iniciar inmediatamente el tratamiento «a ciegas». No debe esperarse a los resultados del cultivo ni esperar a consultar con un superior.
- Utilizar tratamientos IV en los pacientes más graves, en aquellos que no pueden tragar y en los que no absorben adecuadamente los antibióticos orales.
- Si el estado del paciente es leve y no presenta complicaciones, se tratará durante al menos 5 días,o bien, durante más tiempo si fuera necesario. Tratar las neumonías atípicas durante más tiempo (pág. 301).
- Si existen dudas sobre las resistencias de los patógenos locales, sobre las pautas de prescripción o sobre la interpretación de algunos cultivos microbianos equívocos, deberá consultarse con un microbiólogo local.

La **elección de un tratamiento «a ciegas»** depende de:

1. La fuente de infección (adquirida en la comunidad; nosocomial; por aspiración; paciente inmunodeprimido);
2. La gravedad de la infección;
3. Los patógenos más probables;
4. La sensibilidad de los patógenos locales a los antibióticos.

---

[3] J Sanford 1997 *GAT* ISBN 099377530x.

Tratamiento empírico de la neumonía

Origen	Microorganismos	Antibióticos
Inmunidad normal Adquirida en la comunidad		
Pacientes externos	Strep pneumoniae Mycoplasma pneumoniae Chlamydia pneumoniae Haemophilus influenzae Legionella pneumophila	Eritomicina 500 mg/6h oral o Azitromicina o claritromicina; considerar amoxiclav o cefalosporina de 2.ª-3.ª generación (pág. 156) si el curso es grave o presenta complicaciones.
Pacientes ingresados	Igual que el caso anterior	Eritomicina 1/2- 1 g/6h IV plus cefalosporina de 2.ª-3.ª generación IV, como la cefuroxima 1,5 g/8h; ceftriaxona 2 g/día
Defensas del hospedador disminuidas		
EPOC	Strep pneumoniae Haemophilus influenzae Moraxella catarrhalis	Amoxicilina 250-500 mg/8h oral o Doxiciclina 100 mg/12h oral
Después de un proceso gripal	Strep pneumoniae Haemophilus influenzae Staph aureus	Amoxicilina/clavulánico oral o cefuroxima
Por aspiración	Strep pneumoniae Anaerobios (Bacteroides spp, peptoestreptococos, fusobacterium)	Clindamicina 450-900 mg/8h IV o Cefoxitina 2 g/8h IV
Nosocomial	Bacilos Gram negativos, Enterococos, Legionella, Staph aureus	*Cefalosporina de 2.ª ó 3.ª generación IV o Penicilina IV antipseudomonas + Aminoglucósido (ej., mezlocilina 4 g/6h) + gentamicina (pág. 657)
Neutropénica	Cocos Grampositivos, bacilos Gramnegativos Aspergillus spp	Penicilina antipseudomonas o cefalosporina de 3.ª generación + Aminoglucósido antipseudomonas. Para infección fúngica, véase pág. 216
Grave/septicemia	Strep pneumoniae, Staph aureus, bacilos Gram negativos* Si hay posibilidad de legionella, administrar eritromicina 500-100 mg/6 h IV	*Vancomicina 1 g/12h IV o Ticarcilina + co-amixiclav + Cefalosporina de 3.ª generación

* Si es posible la infección por Legionella, añadir eritromicina 500-1000 mg/6h IV.
† J Bartlett 1995 *NEJM* **333** 1618.

Absceso de pulmón

Los abscesos pulmonares son áreas de cavitación con infección localizada y supurativa dentro del pulmón, asociadas a una necrosis del parénquima.

Causas:
1. Neumonía tratada inadecuadamente (en especial, *Staph, Klebsiella*).
2. Aspiración, por ejemplo alcoholismo, parálisis bulbar, enfermedad esofágica (acalasia, obstrucción). Suele afectar al pulmón derecho.
3. Obstrucción bronquial (tumor, cuerpo extraño), provocando una acumulación de secreciones pulmonares por detrás de la obstrucción, por lo que se origina una infección.

4. Infarto pulmonar.
5. Embolia séptica (endocarditis bacteriana subaguda, septicemia, abuso de drogas IV). Suele ser múltiple.
6. Diseminación de un absceso subfrénico o hepático.

El paciente. *Síntomas:* fiebre ondulante; tos, a menudo con hemoptisis, esputo purulento con olor desagradable; dolor torácico; hemoptisis; malestar general; ↓ peso. *Signos:* acropaquia (**LÁMINA** 7); anemia; crepitaciones localizadas; se desarrolla un empiema en el 20-30 % de los casos.

Tests. *RXT:* cavidad tabicada, a menudo con nivel líquido (en distinta localización cuando la radiografía se realiza con el paciente en decúbito). *Tests sanguíneos:* cultivos; ↓Hb; ↑VSG; cultivo del esputo (incluyendo micobacterias, hongos y anaerobios). Si en la radiografía se observa que la lesión no se localiza en el segmento apical del lóbulo inferior, o en el segmento posterior del lóbulo superior derecho (que sugieren neumonía por aspiración), deberá realizarse una broncoscopia para descartar la obstrucción.

Tratamiento. Antibióticos adecuados según antibiograma. En la neumonía por aspiración, predominan los anaerobios, por lo que deberá administrarse bencilpenicilina 2-3 millones u/6 h, hasta la mejoría del paciente, y pueda iniciarse un tratamiento por vía oral. Continuar durante 4-6 semanas. Drenaje postural para facilitar la eliminación del pus. La cirugía rara vez es necesaria.

Bronquiectasia

▶Considerar esta posibilidad en cualquier infección pulmonar persistente o recurrente.

Anatomía patológica. Los bronquios irreversiblemente dilatados actúan como sumideros para las secreciones mucosas persistentemente infectadas que se expectoran todos los días. *Haemophilus influenzae y Strep pneumoniae* son los microorganismos mas comunes, aunque también puede intervenir *Pseudomonas aeruginosa*.

Causas. *Congénitas:* fibrosis quística, síndrome de Kartagener (bronquiectasias, sinusitis y dextrocardia). *Postinfección:* TB, sarampión, tos ferina, neumonía. *Otras:* obstrucción bronquial, aspergilosis broncopulmonar alérgica (ABPA pág. 306), hipogammaglobulinemia, aspiración del contenido gástrico.

El paciente. Asintomático, con exacerbaciones en invierno (fiebre, tos, esputo purulento, dolor pleurítico, disnea), o bien, en casos más graves, tos persistente con secreción; hemoptisis, acropaquias, crepitantes inspiratorios y espiratorios de tonalidad baja (pueden ser audibles en la boca), sibilancias.

Exploraciones complementarias. RXT: imágenes quísticas con niveles hidroaéreos, engrosamiento de las paredes bronquiales (imágenes en raíles de tranvía y en anillos), colapso; TC para valorar la extensión del proceso (antes se utilizaba la broncografía); cultivo de esputo: pruebas de función pulmonar (espirometría para valorar la extensión de las lesiones pulmonares y la reversibilidad de la obstrucción de las vías aéreas); inmunoglobulinas séricas; prueba del sudor; pruebas cutáneas para aspergillus; broncoscopia cuando se sospecha obstrucción.

Tratamiento

1. Fisioterapia: drenaje postural todos los días.
2. Antibióticos: tratamientos cortos para las recidivas intermitentes (por ejemplo, doxiciclina, 200 mg por vía oral el primer día, luego 100 mg/día durante 7-14 días; o un ciclo de 5 días con dosis altas de amoxicilina, 3 g cada 12 h); profilaxis en las recidivas frecuentes; tratamiento continuado, en caso de que las infecciones sean persistentes (pueden administrarse por vía oral, IV o inhalatoria).

3. Broncodilatadores para la obstrucción de las vías aéreas.
4. Extirpación quirúrgica: sólo en la enfermedad localizada.

Complicaciones. Hemoptisis (que pueden poner en peligro la vida); insuficiencia respiratoria; *cor pulmonale*; neumotórax; abscesos cerebrales; amiloidosis.

Fibrosis quística (FQ)

Se trata de una de las más frecuentes enfermedades autosómicas recesivas (~1 de cada 2.500). Está producida por la mutación del gen regulador de la conducción a través de membranas (CFRT) situado en el cromosoma 7, provocando que las células se hagan relativamente impermeables para los cloruros. Las secreciones serán ricas en sales y pobres en agua, muy viscosas y tendentes a adherirse en las superficies mucosas, taponando las glándulas.

El paciente. *Neonatos:* puede producirse un íleo por meconio. *Niños y jóvenes:* infecciones respiratorias recurrentes, bronquiectasias, insuficiencia pancreática (esteatorrea, retraso en el crecimiento, gran apetito), DM, síndrome de obstrucción intestinal distal (equivalente al íleo por meconio). Problemas de fertilidad.

Tests. RXT: las sombras sugieren bronquiectasia, especialmente en los lóbulos superiores. Pruebas de malabsorción. Test de tolerancia a la glucosa. Espirometría. Cultivo del esputo. Prueba cutánea del *Aspergillus* (el 20 % desarrolla aspergilosis broncopulmonar alérgica, pág. 306). ▶Na^+ o cloruros contenidos en el sudor >70 n;mol/l en 2 ocasiones.

Tratamiento

1. *Inmunización* (sarampión, gripe, neumococo, pág. 299).
2. *Dieta hipercalórica con enzimas pancreáticas y suplementos de vitaminas* (A, D, E, K).
3. *Tratamiento de los procesos respiratorios*: bronquiectasia, con antibióticos adecuados (*Staph* es el más frecuente en los niños, *Pseudomonas* spp. en adultos, *OHCS* pág. 192).
4. *Trasplante de corazón-pulmón* (supervivencia a los 5 años (50 %). *El futuro:* se están realizando ensayos con ADNasa humana recombinante, para ↓ la viscosidad de las secreciones, mejorando la función pulmonar a corto plazo. También se han realizado transferencias génicas utilizando adenovirus o vectores liposómicos para introducir el gen normal en la mucosa respiratoria (nasal), aunque no se ha demostrado un beneficio sustancial.

Pronóstico. Va mejorando. La supervivencia media es de 30 años, con un 75 % de los adultos que lo padecen en situación laboral activa. La colonización permanente por Pseudomonas es un indicador de mal pronóstico. Pruebas genéticas y prenatales: *OHCS* pág. 192.

Hongos y pulmón

Hongos Aspergillus. Afectan al pulmón de 4 modos diferentes: *micetomas*; *neumonía*, en pacientes inmunodeprimidos; como fenómeno atópico (de tipo I) en el *asma*; o como *aspergillosis broncopulmonar alérgica* (reacción de tipo III).

Micetoma (Aspergiloma): constituye una masa enmarañada de hifas, fibrina y células inflamatorias, que se acumula en una cavidad pulmonar, con más frecuencia después de TB. Suele ser asintomática, aunque puede producir tos y hemoptisis (que a veces es torrencial), pero la invasión pulmonar es poco frecuente. La RXT muestra una opacidad redondeada, por lo general en los lóbulos superiores, rodeada por una fina cúpula de aire. El microorganismo se puede cultivar a partir del esputo, y hay un porcentaje elevado de precipitinas frente a *Aspergillus*. El tratamiento sólo es necesa-

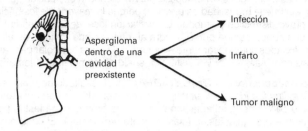
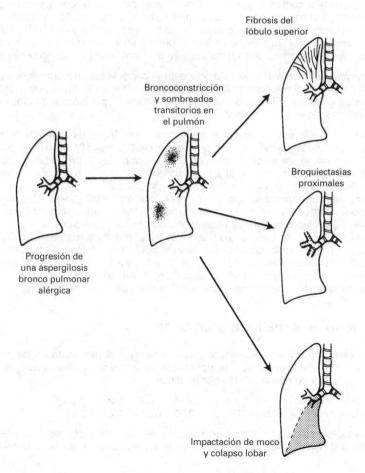

Extraído de PJ Kumar y ML Clark 1990 Clinical Medicine 2 ed, p688, Baillière Tindal.

rio para los síntomas (por lo general hemoptisis grave), siendo la extirpación quirúrgica el más efectivo, aunque la mortalidad es elevada, porque la mayoría de los pacientes presentan una grave disfunción pulmonar. La instilación local de fármacos antifúngicos (mediante una sonda guiada por TC) logra al menos cierta mejoría en algunos pacientes seleccionados cuidadosamente —por ejemplo, para controlar parcialmente las hemoptisis copiosas—[1]. La vía sistémica suele ser también problemática.

Aspergilosis broncopulmonar alérgica (ABPA): Es el resultado de una reacción alérgica al *Aspergillus fumigatus*. Al principio, la reacción alérgica produce broncoconstricción, pero conforme la inflamación persiste, se produce una lesión permanente, dando lugar a bronquiectasias (clásicamente proximales). El cuadro clínico consiste en sibilancias, tos (productiva de moldes de moco),disnea y «neumonía recurrente». Debe sospecharse en asmáticos con imágenes transitorias en la RXT y eosinofilia. Las imágenes radiográficas pueden ser fijas, apreciándose la existencia de bronquiectasias proximales. La prueba cutánea positiva confirma la hipersensibilidad. Existen precipitinas séricas, pero rara vez tienen un porcentaje elevado. La IgE sérica está alta, conforme con el recuento de eosinófilos periféricos. Es casi imposible erradicar el hongo, de forma que se administra prednisolona, 30-45 mg/día, para reducir la inflamación hasta que se produzca la mejoría clínica y radiográfica. Algunos autores mantienen a los pacientes con prednisolona, 20 mg en días alternos. En ocasiones, es necesario aspirar los tapones de moco con el broncoscopio.

Aspergilosis invasiva: Sólo se produce en el paciente inmunodeprimido, y debe considerarse en el diagnóstico diferencial de cualquier infección focal o generalizada de estos enfermos. El diagnóstico sólo puede hacerse por biopsia o autopsia. El tratamiento requiere anfotericina B.

Utilización de la anfotericina B: Primero, administrar una dosis de prueba, 1 mg en 20 ml de dextrosa al 5 % IV. Si no hay reacción, dar 0,3 mg/kg IV en 50 ml de dextrosa en 6 horas el primer día (con un pH >4,2 —comprobar el pH de la solución de dextrosa—). Después, aumentar a 1 mg/kg/día (administrar en 6 h, a una concentración de 10 mg/100ml). Dosis máxima: 1,5 mg/kg cada 24 h.

No mezclar fármaco alguno en la misma infusión IV. ES: anafilaxia, arritmias, convulsiones (todas ellas tras una infusión rápida). Nefrotoxicidad (común), vómitos, flebitis, hipopotasemia, anemia, fiebre y pérdida de peso. Controlar el K^+ y la función renal diariamente. Ambisome® es una anfotericina liposómica (con menor nefrotoxicidad y menores efectos secundarios, aunque mucho más costosa; ejemplo de dosificación[2]: comenzar con 1 mg/kg/día IV durante 1 h, y a continuación, se incrementa 1 mg/kg/día hasta llegar a 3 mgmg/kg/día o más. Ambisome® debe ser reservado para los pacientes con intolerancia a la anfotericina convencional).

╫ Neoplasia maligna pulmonar

Carcinoma bronquial. Representa aproximadamente el 19 % de todos los cánceres y el 27 % del total de muertes por cáncer. Su incidencia está en aumento, y el principal factor de riesgo es el hábito de fumar[1]:

Cigarrillos/día	0	1-14	5-24	⩾25
Muertes hombres/año/1.000	0,07	0,78	1,27	2,51

Otros factores de riesgo: edad, sexo masculino, asbestosis, radiactividad, cromo, hierro, óxidos de hierro. La inflamación crónica predispone al carcinoma de células alveolares.

---

[1] CA Kauffman 1996 *Lancet* **347** 1640.
[2] *Drug Ther Bul* 1993 **31** 93.

Histología. Existen 4 tipos principales: escamoso (35 % de los casos), adenocarcinoma (20 %), de células grandes (19 %); y células pequeñas (avena) (25 %). El tipo depende de los hábitos fumadores de la población. Los adenocarcinomas *no* están relacionados con el tabaco.

El paciente. *Síntomas:* tos (80 %); hemoptisis (70 %); disnea (60 %), dolor torácico, que suele ser leve (40 %), sibilancias (15 %); neumonías recurrentes o de resolución lenta; ↓ peso. *Signos:* acropaquia (**LÁMINA 7**); ganglios supraclaviculares; sibilancias monofónicas; estridor; sensibilidad costal o de la espalda; signos de complicaciones.

Complicaciones. *Intratorácicas:* derrame pleural, parálisis del nervio laríngeo recurrente o del nervio frénico: obstrucción de la VCS; neuritis braquial y síndrome de Horner (tumor de Pancoast); erosión costal; pericarditis; FA. *Metástasis:* cerebro, huesos, hígado, adrenales. *No-metastásicas: secreción ectópica de:* ADH (↓Na^+); ACTH; PTH (↑Ca^{2+}). Con menor frecuencia: β-HCG (*OHCS* pág. 78); eritropoyetina; β-endorfina; glucagón[1]. *Neurológicas:* neuropatías, mielopatías, (dermato-)miositis; encefalopatías incluyendo la degeneración cerebelosa; síndrome miasténico de Eaton-Lambert (pág. 427). *Otras:* ↓ peso; anemia; tromboflebitis migratoria; trastornos de la coagulación; osteoartropatía pulmonar hipertrófica (inflamación dolorosa de tobillos y muñecas; la radiografía muestra una imagen de piel de cebolla en los extremos de los huesos largos. Siempre se acompaña de acropaquia).

Exploraciones complementarias. RXT: Masas; linfadenopatías mediastínicas; consolidación; derrame pleural. *Histología:* la broncoscopia permite tomar muestras para biopsia/raspado del 80 %. Se obtienen muestras de las lesiones periféricas mediante aspirado con aguja fina, o mediante biopsia, como en el caso de los ganglios linfáticos. Aspirado de los derrames pleurales y citología. *¿Existen metástasis?* TC de tórax. Si se observan linfadenopatías mediastínicas y está indicada la intervención quirúrgica, debe realizarse una mediastinoscopia omediastinotomía para confirmar si son malignos los ganglios. Gammagrafía ósea si existe dolor óseo o está ↑ la fosfatasa alcalina. Las TC abdominales pueden resultar útiles.

Tratamiento (2). *Tumores no de células pequeñas:* Si no hay signo de diseminación extrapulmonar o pleural (~25 %), intentar la extirpación. En casos inoperables, puede ser una opción la radioterapia radical. Los **tumores de células pequeñas** casi siempre están diseminados en el momento del diagnóstico y no pueden ser operados. La quimioterapia combinada (ej., doxorrubicina + ciclofosfamida + etoposido) prolonga la supervivencia (4 meses). *Tratamiento paliativo:* para la mayoría de los pacientes. La radioterapia se utiliza en la obstrucción bronquial, obstrucción de VCS, dolor óseo o hemoptisis abundantes. También se utiliza la metadona en jarabe 2 mg/4 h para aliviar la tos. Drenaje del derrame pleural sintomático, luego considerar la posibilidad de pleurodesis.

Pronóstico. *No de células pequeñas:* Sin diseminación: 50 % de supervivencia a los 2 años; con diseminación: 10 %. *De células pequeñas:* 3 meses sin tratamiento y 12-18 meses con tratamiento (supervivencia media).

Otros tumores. *Adenoma bronquial:* la mayoría son tumores carcinoides; crecimiento lento; metastatizan tarde y suelen extirparse con éxito. *Mesotelioma.* Es un tumor pleural. Si es maligno, suele haber antecedentes de exposición al asbesto, pero la relación es compleja[2,3]. *Signos:* dolor torácico grave, disnea, derrame hemorrágico. El diagnóstico de certeza requiere biopsia pleural (por ejemplo, toracoscópica). El pronóstico es muy malo (~2 años; >650 muertes/año en GB). El tratamiento es sintomático.

---

[1] R Doll 1994 *BMJ* ii 901, 1976 *BMJ* ii 1525.
[2] T Eisen 1995 *Lancet* **345** 1285.
[3] R Damhuis 1995 *Lancet* **345** 1233.

Lesiones en moneda del pulmón	
Neoplasia maligna (1.ª o 2.ª)	Malformación arteriovenosa
Abscesos (pág. 301)	Derrame enquistado (líquido, sangre, pus)
Granuloma	Quiste
Tumor carcinoide	Cuerpo extraño
Hamartoma pulmonar	Tumor cutáneo (ej., verruga seborreica)

Estadificación TNM del cáncer de pulmón		
Tumor primario (T)	TX	Células malignas en las secreciones bronquiales, sin ninguna otra evidencia de tumor
	Tis	Carcinoma *in situ*
	T0	Ninguna evidencia
	T1	≤3 cm, en lóbulo o vía aérea más distal
	T2	>3 cm, y >2 cm distal a la carina *o* de cualquier tamaño si existe afectación pleural, *o* neumonitis obstructiva hasta el hilio, pero no todo el pulmón
	T3	Afecta a la pared torácica, diafragma, pleura mediastínica y al pericardio, *o* <2 cm desde, pero no en la carina
	T4	Afecta al mediastino, corazón, grandes vasos, tráquea, esófago, cuerpos vertebrales, carona, *o* existe un derrame maligno
Ganglios regionales (N)	N0	Ninguno afectado (tras mediastinoscopia)
	N1	Peribronquial y/o hilio ipsilateral
	N2	Mediastino ipsilateral o subcarinal
	N3	Mediastino o hilio contralateral, escaleno o supraclavicular
Metástasis lejanas (M)	M0	Ninguna
	M1	Existen metástasis lejanas

Estadio	Tumor	Ganglios linfáticos	Metástasis
Oculto	TX	N0	M0
I	Tis, T1 ó T2	N0	M0
II	T1 o T2	N1	M0
IIIa	T3; T1-T3	N0 o N1; N2	M0
IIIb	T1-T3; T4	N3; N0-N3	M0
IV	T1-T4	N0-N3	M1

Renuncia del hábito de fumar. ▶ *Podemos* ayuda a los pacientes a dejar de fumar; la mayoría de los fumadores desean hacerlo y se obtiene recompensa: los ex fumadores de <20 cigarrillos/día tardan 13 años en lograr los niveles de riesgo de los no-fumadores. *Ayuda* práctica: *OHCS* pág. 452. Los fumadores que mueren entre los 35-69 años de edad no pierden nada más que unos pocos años de vida: *un cuarto de siglo es mucho más que eso*[1].

⋕⋕⋕ Asma bronquial

▶Debemos guardar respeto al asma: *todavía hay personas que mueren por esta causa.* Véase pág. 682 sobre el tratamiento de urgencia.

En el asma, se produce una obstrucción generalizada de las vías aéreas, que, al menos en las primeras fases, es paroxística y reversible. Hay 3 factores independientes en la obstrucción:
  • *Inflamación/edema de la mucosa*, causada, en parte, por la degranulación de los mastocitos y basófilos, con liberación de prostaglandinas, leucotrienos cis-

teinílicos[1], histamina ± otros mediadores de la inflamación (responde a tratamiento con esteroides y antileucotrienos).
- Aumento de la producción de moco
- Contracción de los músculos bronquiales (responde a tratamiento con agonistas-β_2).

Ejemplos de gráficos seriados de flujo máximo

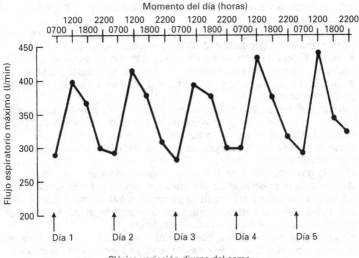

Clásica variación diurna del asma
Las flechas señalan los «pozos» matinales

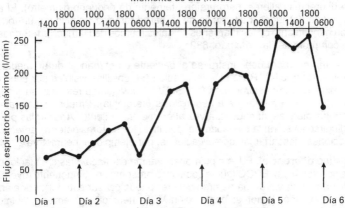

Recuperación de un ataque grave de asma
La VFEM prevista fue 120 l/min.
Las flechas muestran los «pozos» matinales precoces

---

[1] Este es el motivo por el que se administran antileucotrienos (sólo disponibles desde hace poco tiempo, como el montelukast 10 mg oral por la noche, antagonista selectivo del receptor CysLT1), aunque parece ser que su eficacia es inferior a la de los esteroides, empleándose sin embargo, en algunos pacientes y parece ser, que provocan menores efectos secundarios; aún no se definido completamente su papel exacto.

Prevalencia. Hasta un 8 % de la población ha presentado episodios de sibilancia en algunos países y respecto al pasado, quizá no fueron reconocidos todos los casos de este proceso.

Síntomas. Sibilancias intermitentes, disnea y tos. La tos nocturna puede a veces ser el único síntoma. Al realizar la historia, debe interrogarse concretamente sobre:
- *Alteraciones del sueño:* cuantificar en forma de n.º noches/semana —signo de asma grave.
- *Ejercicio:* se cuantifica la distancia hasta que comienza la falta de aire.
- *Días semanales que falta al trabajo o al colegio.*
- *Variación diurna* de los síntomas o pico máximo (si es posible medirlo). Es frecuente la existencia de un pico máximo por las mañanas, que puede precipitar al paciente a un ataque grave, independientemente del flujo normal existente a otras horas del día.
- *Factores determinantes:* emociones, ejercicio, infecciones (casi siempre, rinovirus o coronavirus de las vías respiratorias altas), alergenos, fármacos como los AINEs/aspirina, β-bloqueantes, aire frío.
- *Otras manifestaciones atópicas:* eccema, fiebre del heno, alergia en el mismo paciente o en su familia.
- *Reflujo gástrico:* se sabe que va asociado al asma[1].
- *Actividad profesional:* si los síntomas remiten los fines de semana o durante las vacaciones, indica que existe un factor en el trabajo que influye en el asma. Debe pedirse al paciente que mida su pico máximo en el trabajo y en casa (a la misma hora del día) para confirmar este hecho.
- *El hogar (especialmente, el dormitorio):* mascotas (si se les permite acceder al dormitorio), alfombras (cada cuánto tiempo se les pasa la aspiradora, si nos atrevemos a preguntarlo), edredones de plumas, moquetas y otros «muebles mullidos y confortables».

Signos: sibilancias difusas, de tonalidad alta y polifónicas (afectación de vías aéreas de diferentes calibres, pero preferentemente de pequeño diámetro). El asma crónico puede dar lugar a alteración de la pared torácica, resultando un tórax en barril con hundimiento de los márgenes costales (surcos de Harrison). ▶ Signos que pueden comprometer la vida: pág. 682.

Tests. *Asma crónico:* debe instruirse al paciente en el manejo de un medidor de flujo mínimo (pág. 314). RXT: hiperinsuflación (>6 costillas visibles por encima de cada hemidiafragma); espirometría ($\downarrow$ VEMS/CFV), volumen residual (su $\uparrow$ sugiere retención de aire). Pruebas para aspergilosis (serología): Pruebas cutáneas para identificar las alergias, aunque rara vez alteran el tratamiento. *Aguda:* las pruebas deben dirigirse a valorar la gravedad y a identificar los factores determinantes, como las infecciones; descartar las complicaciones, por ejemplo, el neumotórax.

Diagnóstico diferencial. Edema pulmonar («asma cardíaca»: las crepitaciones no siempre son audibles); EPOC (suele coexistir o presenta un componente reversible); obstrucción de una vía aérea de gran calibre (puede causar estridor), por ejemplo, por cuerpo extraño, tumores; obstrucción VCS; neumotórax; embolia pulmonar; bronquiectasia; bronquiolitis obliterante. Es muy importante diferenciar estos procesos, especialmente en pacientes de edad avanzada que acuden con posible asma.

Historia natural. Muchos asmáticos en la infancia (descrito en *OHCS* pág. 270) dejan de serlo en la adolescencia, o sufren menos la enfermedad en la edad adulta. Un número importante de personas desarrollan asma crónica en edades avanzadas. **Mortalidad:** los certificadosde defunción arrojan cifras de 2000/año en GB: estudios

---

[1] Otras asociaciones: PAN; síndrome de Churg-Strauss (pág. 674); aspergilosis broncopulmonar (pág. 340).

más detallados ofrecen resultados superiores a la mitad de la cifra anterior. El 50 % son pacientes >65 años de edd.

Tratamiento. Véase pág. 312. Tratamiento de urgencia (asma grave): pág. 682.

Tratamiento del asma bronquial[1]

▶ El objetivo es el *control total de los síntomas*. Pocas veces se está satisfecho con menos.

Régimen de vida. Abandonar el hábito de fumar. Evitar cualquier alergeno *relevante*. Educar a los pacientes para que puedan manejar su enfermedad utilizando pautas escritas por ellos mismos que les permitan ir alternando la medicación según los síntomas en los picos máximos. Deberán incluirse consejos específicos sobre qué hacer en una emergencia. ▶Evitar todos los β-bloqueantes y AINEs: pueden empeorar el asma.

Pautas de la British Thoracic Society[1]. Comprobar la técnica de inhalación; averiguar los temores del paciente; prescribir un aparato medidor de flujo máximo y controlar la respuesta al tratamiento. Comenzar en el paso más adecuado según la gravedad, retrocediendo o avanzando si la respuesta es buena durante >3 meses. Pueden ser necesarios tratamientos de rescate con prednisolona oral en cualquier momento.

Paso 1: en ocasiones, es necesariop inhalar un β-agonista de acción corta para aliviar los síntomas.Si se utiliza >1 vez/día y la técnica de inhalación es adecuada,puede pasarse al paso 2.

Paso 2: Añadir beclometasona*/budesonida inhalada 100-400 μg/24 h o ↑ fluticasona hasta 50-200 μg/12 h. El nedocromil sódico o cromoglicato pueden intentarse antes, pero si no son capaces de controlar los síntomas, debe volverse a los esteroides inhalados.

Paso 3: ↑ la beclometasona*/budesonida hasta 800-2000 μg/24 h o ↑ fluticasona hasta 400-1000 μg/24 h utilizando un espaciador de grandes volúmenes. Otra opción es el salmeterol 50 μg/12 h + 100-400 μg/12 h de beclometasona*/budesonida o 50-200 μg/12 h de fluticasona. Puede añadirse teofilina depot, por ejemplo, 250 mg/12 h oral, o retroceder al paso 2 si surgen problemas con las dosis de esteroides (raro).

Paso 4: añadir uno de los siguientes: β-agonista inhalado de acción prolongada, teofilina depot, ipratropio inhalado, β-agonista de acción prolongada en comprimidos, dosis elevadas de broncodilatadores inhalados, cromoglicato, nedocromil (en orden) o retroceso al paso 3.

Paso 5: comprobar el cumplimiento del tratamiento por parte del paciente; añadir prednisolona oral de forma regular (1 dosis al día).

Fármacos disponibles. Los *agonistas de los receptores adrenérgicos* β relajan la musculatura lisa bronquial, actuando en minutos. El salbutamol, el más popular, se administra de forma idónea por inhalación (aerosol, polvo o nebulizador), pero también puede darse por vía oral o IV. ES: taquiarritmias, ↓K^+, tremor y ansiedad. El salmeterl es un agonista-β_2 de acción prolongada que se utiliza para aliviar los sínto-

---

[1] BTS Guidelines *Thorax* 1997 **52** S1 11.

mas nocturnos y reducir los flujos mínimos que se producen por las mañanas[1]. Representa otra opción el incrementar las dosis de esteroides cuando no es posible controlar los síntomas[2]. ES: *broncoespasmo paradójico, tolerancia, arritmias.*

Dosis de algunos fármacos inhalados utilizados en la broncoconstricción

	Aerosol inhalado	Polvo inhalado	Nebulizador (bajo estrecha vigilancia)
Salbutamol			
Dosis única	100 μg ó 200 μg	100 μg	1 mg/ml ó 5 mg/ml
Pauta recomendada	200 μg/6h	ó 400 μg/6h	2,5-5 mg/6h
Terbutalina			
Dosis única	250 μg	500 μg*	2,5 mg/ml
Pauta recomendada	≤500 μg/4h	500 μg/6h	5-10 mg/6-12h
Salmeterol			
Dosis única	25 μg	50 μg	—
Pauta recomendada	50-100 μg/12h	50-100 μg/12h	—
Bromhidrato de ipratropio			
Dosis única	18 μg ó 36 μg	—	250 μg/ml
Pauta recomendada	18-72 μg/6h	—	100-500 μg/6h
Beclometasona			
Becotide®	—	100 μg ó 200 μg	50 μg
Dosis única	—	200 μg/6-8h	100 μg/12h
Pauta recomendada	—	hasta 800 μg/12h	
Becotide 50®			
Dosis única	50 μg	—	—
Pauta recomendada	100 μg/6-8h ó 200 μg/12h	—	—
Becotide 100®			
Dosis única	100 μg	—	—
Pauta recomendada	100 μg/6-8h ó 200 μg/12h	—	—
Becloforte®			
Dosis única	250 μg	—	—
Pauta recomendada	250 μg/6h ó 250-1000 μg/12h 500 μg/12h**	—	—

* Como Turbohaler® —que resulta más sencillo de utilizar que la forma comparable de salbutamol (Diskhaler®).
** Dosis máxima: 1500-2000 μg/día —siempre que se produzca una absorción sistémica significativa y el paciente porte una tarjeta de esteroides[1]. *Nota*: la absorción sistémica (a través de la garganta) es mínima si la inhalación se realiza mediante un **dispositivo de grandes volúmenes**, por ejemplo, Volumatic® o Integra® (para el Becloforte®). El segundo es más compacto. La carga estática de algunos dispositivos reduce la liberación de la dosis, por lo que el dispositivo debe ser bien secado de agua antes de administrar las dosis. Carece de sentido el inyectar muchos chorros en el dispositivo: es preferible repetir varias dosis únicas, y comprobar que se inhalan *tan pronto como* el fármaco llega al espaciador (*BMJ* 1997 **i** 1061). ES: candidiasis local (oral) (pág. 500); ↑ incidencia de cataratas si la dosis para el resto de la vida del paciente (2 g de beclometasona (*EBM* 1998 **3** 24).
 Drug Ther Bul 1990 **28** 45. Los inhaladores solían utilizar fluorocarbonos como propelentes, pero los fabricantes están empleando otros agentes para proteger la capa de ozono. Los pacientes deben saber que sus inhaladores saben diferente, pero que ya no contienen fluorocarbonos.

Los **corticosteroides** se administran de forma idónea por vía inhalatoria (aerosol o polvo de beclometasona*). pero también por vía oral o IV. Son la clave del tratamien-

---

[1] *Drug Ther Bul* 1997 **35** 1.
* Nueva denominación: beclometasona.

to en el asma moderada a grave, y actúan en un periodo de días, disminuyendo la inflamación de la mucosa bronquial. El paciente debe hacer gargarismos tras la inhalación para prevenir la candidiasis oral. Los corticoides orales se utilizan en las crisis agudas a altas dosis durante poco tiempo (por ejemplo, prednisolona, 30-40 mg/24 h durante 7 días) y en dosis más bajas durante más tiempo (por ejemplo, 7,5 mg/24 h) en asmáticos no controlados de forma óptima con el tratamiento inhalatorio.

La *aminofilina* (metabolizada a teofilina) puede actuar inhibiendo la fosfodiesterasa y disminuyendo así la broncoconstricción. Suele administrarse por vía oral como agente profiláctico, por ejemplo por la noche para prevenir la crisis de las mañanas. También es útil como coadyuvante, si el tratamiento inhalatorio es insuficiente. En el asma grave aguda, puede administrarse en infusión IV. Tiene un margen terapéutico estrecho, y produce arritmias, trastornos GI y convulsiones en el margen tóxico. El tratamiento debe controlarse determinando las concentraciones de teofilina en sangre (pág. 658) y la terapéutica IV debe llevar aparejada monitorización del ECG, si es posible. *Antileucotrienos:* véase pág. 310.

Los *anticolinérgicos* (por ejemplo, ipratropio) pueden actuar sinérgicamente con los estimulantes β_2 para reducir el espasmo muscular. Benefician a veces a los asmáticos, pero son más útiles en la EPOC. Debe probarse cada broncodilatador solo, y luego juntos; valorar objetivamente la respuesta con espirometría.

El *cromoglicato* en el asma se administra sólo en inhalación. A veces es útil en la profilaxis del asma leve, sobre todo en niños con asma inducido por ejercicio. Ocasionalmente también desencadena el asma.

Errores

- No prescribir corticoides suficientemente pronto.
- No advertir una disminución importante por las mañanas del flujo máximo.
- No hospitalizar a los pacientes con crisis moderadamente graves.

Enfermedad pulmonar obstructiva crónica (EPOC)

Fundamentos. La EPOC comprende el espectro de la bronquitis crónica y del enfisema. La **bronquitis crónica** se define epidemiológicamente como la producción de esputo la mayoría de los días durante 3 meses de 2 años consecutivos. Produce obstrucción por estrechamiento de la luz de las vías aéreas, con engrosamiento de la mucosa y exceso de moco. El *enfisema* es la dilatación de los espacios aéreos por destrucción de sus paredes. Causa obstrucción por disminución de la resistencia elástica de los pulmones, que en condiciones normales mantiene abiertas las vías aéreas durante la espiración. Ambos procesos coexisten en proporción variable en la EPOC.

Causas: hábito de fumar, deficiencia de α_1-antitripsina (pág. 574).

Síntomas. Tos, expectoración, disnea y sibilancias. *Signos:* Hiperinsuflación, descenso de la tráquea (disminución de la distancia entre el cartílago tiroides y la escotadura esternal), prolongación de la fase espiratoria, distrés respiratorio (pág. 324), ruidos respiratorios apagados (más aún sobre bullas), crepitaciones, sibilancias, cianosis y *cor pulmonale* (pág. 331). (La hemoptisis y las acropaquias son inhabituales en la EPOC. Si existen, considerar la posibilidad de proceso maligno).

Sopladores rosados y abotargados azules. Algunos pacientes con EPOC presentan aumento de la ventilación alveolar. Tienen una $PaCO_2$ normal o baja y una PaO_2 relativamente normal; no están cianóticos pero sí disneicos, por lo que se les denomina «sopladores rosados». Pueden evolucionar al tipo I de insuficiencia respiratoria (pág. 319). Otros pacientes de EPOC tienen una ventilación alveolar reducida, que ocasiona una $PaCO_2$ alta y una PaO_2 baja; estos últimos están cianóticos y, si se desarrolla *cor pulmonale* (pág. 331), toman un aspecto «azul y abotargado». Sus centros respiratorios son relativamente insensibles al CO_2 y dependen de su respuesta a la hipoxia para mantener el esfuerzo respiratorio. Es peligroso dar a estos pacientes oxígeno suplementario sin una observación cuidadosa, ya que puede aparecer hipoventilación o apnea. Estos dos modelos constituyen los extremos de un espectro; la mayoría de los pacientes está entre ellos.

Exploraciones complementarias. *RXT:* Hiperinsuflación (>6 costillas anteriores se ven por encima del diafragma en la línea medioclavicular), aplanamiento de los hemidiafragmas, disminución de las imágenes vasculares periféricas, bullas.

Pruebas de función pulmonar: Obstrucción con atrapamiento aéreo (VEMS/CVF <70 %); VR (volumen residual) y CPT (capacidad pulmonar total) altos; DLC_0 (pág. 289) baja en el enfisema, a diferencia del asma. RSC: policitemia secundaria.

Exacerbaciones agudas. Investigar si existe disnea + manifestaciones dependientes de cada causa:

- Infecciones.
- Sedantes.
- Insuficiencia ventricular izquierda.
- Embolia pulmonar.
- Aspiración de secreciones y colapso.
- Neumotórax.

Tratamiento: tomar muestra de sangre para: RSC, UyE, gasimetría + cultivo, si existe fiebre. Administrar O_2 (según la gasimetría, pág. 319; comenzar con un 28 %) y nebulización con salbutamol 2,5 mg e ipratropio 500 μg. Considerar la posibilidad de acoplar un monitor cardíaco. Administrar ~20 mg de prednisolona (40 mg si ya está sometido previamente a un tratamiento con esteroides) e hidrocortisona 100 mg IV si se encuentra en estado muy grave, excepto si se conoce de antemano que no va a responder a los esteroides. Debe iniciarse una fisioterapia y tratamiento con antibióticos (pág. 299). Si el paciente *comienza* a agotarse y el ph <7,35, considerar la posibilidad de una ventilación de presión positiva intermitente *no-invasiva* (vía nasal o con mascarilla facial + generador de flujo). Este dispositivo reduce la mortalidad y la estancia en el hospital[1]. Por último, considerar la ventilación e ingreso en la UCI. Consultar con un superior antes de dar el alta al enfermo, con prohibición de fumar, y administración de vacunas neumocócicas y gripales anuales (pág. 299), y reducción de los esteroides. Puede administrarse un refuerzo con antibióticos para evitar emergencias. La *pauta a largo plazo* debe incluir:

- Espirometría (pág. 294).
- O_2 domiciliario, por ejemplo, para no fumadores si la PaO_2 en reposo <7,3 kPa, VEMS <1,5 l y CVF <2 l. Los concentradores de O_2 pueden ser prescritos por los médicos generales en GB. Si se logra mantener una $PaO_2 \geqslant 8,0$ kPa durante (15 h al día, se reduce la mortalidad en un 50 %.
- Procurar la máxima broncodilatación con fármacos (pág. 315).

Complicaciones: hipertensión pulmonar y policitemia (pág. 331).

Muerte horrible con insuficiencia respiratoria: se trata de un desenlace frecuente, y aunque la EPOC no es un cáncer, los fundamentos de la medicina paliativa no suelen pasarnos por la cabeza, pero en este caso *son tan* importantes como en aquellos.

---

[1] DR Baldwin 1997 *BMJ* i 163.

> **La autoadministración de fármacos inhalados**
>
> Es la piedra angular del tratamiento del asma y EPOC. Muchos lo encuentran difícil, pero suele ser porque se les ha enseñado mal.
> Se agita el inhalador (para mezclar el fármaco con el gas propelente). El paciente debe exhalar totalmente. Luego, introducir la pieza bucal entre sus dientes y presionar el disparador inmediatamente *después* de haber comenzado a inhalar. Debe mantener su respiración en inspiración durante 10 segundos, si es posible. Cuando el paciente es incapaz de aprender la técnica, las alternativas comprenden: un «distribuidor» (que se llena primero a partir del inhalador con el broncodilatador aerosolizado y se respira de él); diversos dispositivos que se activan con la respiración para polvos inhalados, por ejemplo Rotahaler®; inhalador de aerosol que se activa con la respiración (evitando la necesidad de coordinar la respiración y el movimiento de la mano); y el nebulizador en el que se mezcla una solución acuosa del fármaco con suero fisiológico y se aerosoliza pasando aire a través de la mezcla desde un compresor.
>
> ▶ *Siempre hay que comprobar la técnica de inhalación del paciente*; no hacerlo así puede ser tan importante como olvidar anotarle la prescripción.
> Aconsejar la toma del broncodilatador varios minutos antes del corticoide inhalado, de forma que éste pueda tener mejor acceso a las vías aéreas.

> **Recomendaciones 1997 de la British Thoracic Society para la EPOC grave pero estable**
>
> - La EPOC grave implica un VEMS <40% y disnea de reposo.
> - Deben administrarse regularmente agonistas-β_2 inhalados de acción corta (como el salbutamol, pág. 315) y anticolinérgicos (como el ipratropio, pág. 315).
> - Ensayo con esteroides: prednisolona 30 mg/24h oral durante 2 semanas, valorando las modificaciones del VEMS (test +vo si se eleva >200 ml y se encuentra >15% por encima de la línea base). Si resulta +vo, se administran esteroides (mediante inhalador o en comprimidos), controlando siempre la respuesta.
> - Sólo deben recomendarse nebulizadores tras un estudio realizado por un especialista.
> - Si los síntomas no responden, puede intentarse la administración de teofilina.
> - Administración de antibióticos (pág. 305) si ↑ expectoración, o si ésta es purulenta.
> - Oxigenoterapia prolongada si la PaO_2 <7,3 kPa y VEMS <1,5 l.
> - Sólo deben administrarse broncodilatadores (como el salmeterol pág. 312-313) si se observan claras evidencias de mejoría en el paciente.
> - Pautas de vida: *no fumar; realizar ejercicio regular;* ↓ *obesidad; tratar la depresión.*
> - Prevención: *vacunación neumocócica* y *vacunaciones anuales contra la gripe.*
> - Enviar a especialista: EPOC grave; si se establece un *cor pulmonale*; <40 años de edad (↓ α_2-antitripsina, pág. 574); bullas pulmonares; ↓ rápida del VEMS; dudas en el diagnóstico.
>
> [1] *Thorax* 1997 **52** (supl 5 1-32) NB; **EPOC grave** = VEMS 60-80%; *moderada* = 40-60% (en este caso, no es necesaria la oxigenoterapia prolongada, recomendándose *o bien* anticolinérgicos, *o bien* agonistas-β_2, pero no ambos al mismo tiempo).

Síndrome de distrés respiratorio agudo

El síndrome de distrés respiratorio agudo (SDRA) es una insuficiencia respiratoria aguda con edema pulmonar no cardígeno, que se produce como respuesta secundaria a lesiones graves en pulmones u otros órganos. Son **sinónimos** el síndrome de distrés respiratorio del adulto; lesión pulmonar aguda.

Fisiopatología. El incremento de la permeabilidad de la microvascularización del pulmón origina la salida de líquido proteico a través de la membrana capilar-alveolar. Esta puede ser una de las manifestaciones de una rotura más generalizada del endotelio, dando lugar a una hipoxia e insuficiencia multiorgánica.

Factores de riesgo. Son muy numerosos, pero los más frecuentes son, septicemias, traumatismos importantes, *shock* hipovolémico e infecciones pulmonares graves (véanse otros factores en la página siguiente). Cuantos más factores posea un paciente, mayor será el riesgo de SDRA.

Historia clínica. Interrogar sobre lesiones recientes, ↑ disnea (por ejemplo, poco tiempo antes del hecho precipitante). **Signos.** Cianosis (hipoxia refractaria al O_2), taquipnea, ↑ pulso, vasodilatación periférica. Crepitaciones inspiratorias finas bilaterales.

RXT Sombreado alveolar bilateral, a menudo con broncogramas aéreos.

Criterios diagnósticos. Se ha acordado recientemente que deben existir estas 4 condiciones:

1. Comienzo brusco o agudo.
2. RXT: infiltrados bilaterales.
3. Presión capilar pulmonar <19 mmHg o ausencia de insuficiencia cardíaca congestiva clínica.
4. Hipoxemia refractaria con PaO_2:VEMS <200 para el SDRA.

Otros incluyen la capacidad total respiratoria <30 ml/cm H2O.

Tratamiento —en UCI—. Debe tratarse la causa subyacente y proporcionar una terapia de sostén para mantener la distribución de O_2 mientras mejora la función pulmonar.

- **Septicemia:** identificar el microorganismo/antibiótico y tratar según el resultado. Si el paciente presenta septicemia, pero no se han realizado cultivos, se emplearán antibióticos de amplio espectro (pág. 305).
- **Medidas circulatorias:** el cateterismo de la arteria pulmonar facilita la monitorización hemodinámica. Debe mantenerse el gasto cardíaco y la distribución de O_2 con dobutamina 2,5-10 μg/kg/min. Corregir la anemia. Considerar la posibilidad de tratar la hipertensión pulmonar con dosis bajas de óxido nitroso (20-120 ppm), un vasodilatador pulmonar selectivo. El drenaje pulmonar vigoroso no es de gran ayuda, aunque evita el encharcamiento. Puede resultar necesario realizar una hemofiltración en la insuficiencia renal, aunque también se utiliza para lograr un equilibrio hídrico negativo.
- **Medidas respiratorias:** los pacientes con lesión pulmonar leve sólo requieren el mantenimiento de una presión positiva continua para lograr la adecuada oxigenación, pero la mayoría de los pacientes necesita una ventilación con presión positiva. No obstante, los grandes volúmenes respiratorios (10-15 ml/kg) producidos por la ventilación convencional, sumados a la reducción del intercambio pulmonar en el SDRA, conduce a una elevación de las presiones máximas y a neumotórax. La presión positiva del final de la espiración incrementa la oxigenación, pero a expensas del retorno venoso, el gasto cardíaco y la perfusión renal y hepática. Los nuevos tratamientos incluyen la inversión del índice de ventilación (emplear más tiempo en la inspiración que en la espiración), ventilación con chorro de alta frecuencia e hipercapnia permisiva (bien tolerada). Estas técnicas mantienen elevadas las presiones medias de las vías aéreas, lo suficiente para recuperar alveolos, pero evitando las presiones máximas de las vías aéreas.
- **Otras:** iniciar pronto la nutrición parenteral y la profilaxis de las úlceras de estrés. Los esteroides administrados en la fase aguda no reducen la mortalidad.

Pronóstico. El diagnóstico precoz y el establecimiento del tratamiento mejora el pronóstico. La mortalidad global es del 50-75 %, pero varía según la causa determinante —neumonía oportunista 86 %, traumatismo 38 %—. La mortalidad se incrementa con el número de órganos afectados con insuficiencia —la insuficiencia de 3 órganos cualesquiera durante más de 1 semana, suele ser siempre fatal—. Cuanto más avanzada sea la edad, peor será el pronóstico. Los pacientes que sobreviven pueden verse afectados con una reducción permanente de su capacidad vital y determinados trastornos pulmonares obstructivos, aunque otros recuperan una buena función pulmonar.

Factores de riesgo del síndrome de distrés respiratorio agudo	
Septicemia	Transfusión masiva
Shock hipovolémico	Quemaduras (pág. 707)
Traumatismos	Inhalación de humo (pág. 709)
Neumonía	Casi ahogamiento
Cetoacidosis diabética	Pancreatitis aguda
Aspiración gástrica	CID
Gestación	Lesiones en la cabeza
Eclampsia	↑ PIC
Embolia de líquido amniótico	Embolia grasa
Fármacos/toxinas	Bypass cardíaco/pulmonar
Paraquat, heroína, aspirina	Síndrome de lisis tumoral (pág. 608)
Contusión pulmonar	

[1] GR Bernard 1994 *J Critical Care* **9** 72.
[2] M Sair, T Evans 1995 *Medicine* **23:9** 388.

Insuficiencia respiratoria

La insufiencia respiratoria se produce cuando el intercambio gaseoso es inadecuado, dando lugar a hipoxia. Se caracteriza por una PaO_2 es <8 kPa (lo normal es entre 10,7-13,3 kPa). Los niveles de CO_2 se utilizan para clasificar la insuficiencia respiratoria en dos tipos. En el tipo I, la $PaCO_2$ <6,5 kPa, mientras que en el tipo II, la $PaCO_2$ es >6,5 kPa (normal: 4,7-6,0 kPa). La insuficiencia respiratoria puede ser transitoria, por ejemplo, sólo durante el sueño, y el mismo paciente puede fluctuar entre los tipos I y II.

Tipo I. Hipoxia con $PaCO_2$ normal o bajo. Está producida por un desequilibrio entre la ventilación y la perfusión. A pesar de la vasoconstricción compensatoria en las zonas hipóxicas del pulmón, aún circula sangre venosa mezclada procedente de los alveolos hipoventilados (derivación fisiológica), como ocurre en la neumonía, el asma agudo, fibrosis o edema pulmonar; también se producen derivaciones anatómicas, en las que la sangre venosa pasa a los alveolos ventilados (*shunts* intracardíacos D-I, MAV pulmonar). La hiperventilación no es capaz de compensarlo, ya que la sangre procedente de los alveolos no afectados ya casi se encuentra saturada al 100 % (curva de disociación de la oxihemoglobina). Se incrementa la eliminación de CO_2 (curva lineal), por lo que la $PaCO_2$ será normal o baja.

El paciente: puede encontrarse *inquieto, agitado, sudoroso* y *confuso* (en casos graves). **Signos:** ↑ pulso; *cianosis central* (realmente evidente cuando la saturación <80 % o la PaO_2 <7 kPa, lo que indica hipoxia *grave*). Si la hipoxia es prolongada: *hipertensión pulmonar* (conduce a *cor pulmonale*, pág. 331) y *policitemia*.

Tratamiento:

1. Tratar la causa.
2. Aportar oxígeno suficiente para corregir la hipoxia.
3. No es preciso administrar bajas concentraciones (véase página siguiente).

Tipo II. Hipoxia con hipercapnia, que indica ventilación alveolar global inadecuada para las necesidades metabólicas. Cualquier desequilibrio V/Q va a influir en la PaO_2.

Causas:

1. *Disminución de la ventilación:* drogas sedantes, tumores o traumatismos del SNC.
2. *Neuromusculares:* miastenia grave, lesiones medulares cervicales, parálisis diafragmática, síndrome de Guillain-Barré.
3. *Pared torácica:* cifoescoliosis.
4. *Vías aéreas/pulmón:* EPOC, asma, neumonía, fibrosis pulmonar, epiglotitis, apnea obstructiva del sueño (pág. 328).

El paciente puede mostrar signos correspondientes a la causa subyacente. La hipercapnia aguda produce *inquietud, tremor con sacudidas, extremidades calientes, pulso saltón*. A medida que aumenta el CO_2, sobreviene una *narcosis*, caracterizada por *somnolencia, papiloedema* (vasodilatación cerebral), ↓ *reflejos tendinosos, miosis, confusión* y finalmente, *coma*. La hipercapnia crónica es mejor tolerada pero produce *cefaleas al despertar*. La calidad del sueño es mala, dando lugar a *agotamiento, disminución del rendimiento intelectual*, e incluso, *cambios en la personalidad*.

Tratamiento: depende de la causa y del curso. *Retención aguda de CO_2* produce acidosis respiratoria descompensada (pág. 558). *Causas:* fármacos sedantes, asma aguda, neumonía, edema pulmonar.

1. Asegurar una vía aérea libre.
2. Tratar la causa subyacente.
3. Asegurar adecuada ventilación ¿El paciente trata de respirar? Si no lo hace, ¿puede deberse a los sedantes u opiáceos? Considerar la administración de naloxona.
4. Corregir la hipoxia con elevadas concentraciones de O_2.
5. Ventilación asistida

▶La retención de CO_2 en las enfermedades respiratorias agudas como el asma o neumonía, indican agotamiento y muerte inminente. *Se trata de una urgencia médica.*

Cuándo debe realizarse una gasometría en sangre arterial

Ante las siguientes situaciones clínicas:
- Deterioro inesperado de un paciente enfermo.
- Exacerbación aguda de un proceso respiratorio crónico.
- Paciente en estado inconsciente.
- Paciente con esfuerzos respiratorios.

Cuando alguno de los siguientes síntomas o signos están presentes:
- Pulso saltón, somnolencia, tremor (sacudidas), cefalea, palmas sonrosadas, papiloedema (signos de retención de CO_2).
- Cianosis, confusión, alucinaciones visuales (signos de hipoxia).

Para controlar el progreso de un paciente muy grave:
- Control del tratamiento de un trastorno respiratorio conocido.
- Paciente con ventilación asistida en la UCI.
- Tras una cirugía mayor.
- Tras un traumatismo importante.

Para comprobar los resultados obtenidos con la oximetría de pulsación:
- La oximetría de pulsación (pág. 581) *en ocasiones,* es suficiente cuando no resulta imprescindible conocer la presión parcial de CO_2. Sin embargo, conviene realizar gasometrías periódicamente.

Debemos aprender a pinchar una arteria con un experto (la anestesis local ↓ el dolor).

Retención crónica de CO_2: produce una acidosis respiratoria compensada con retención renal de CO_3H- y un pH relativamente normal. Véase causas arriba; típicamente, la EPOC.
Tratar la causa subyacente.
Oxígeno controlado (24-28 %). Las dosis elevadas de O_2 con una corrección completa de la hipoxia pueden disminuir la ventilación e incrementar la retención de CO_2, por lo tanto, debe valorarse la concentración de O_2 respecto a los gases sanguíneos.
Considerar la administración de un estimulante respiratorio (doxapram 1-4 mg/min IV), siempre que el paciente no presente taquicardia o agotamiento. *El empleo de doxapram en un paciente agotado, lo único que logra es empeorar el agotamiento.*
Ventilación asistida (ejemplo, VPPI, pág. 320). De este modo, puede ganarse tiempo para tratar la causa subyacente, aunque no resulta adecuada para las fases terminales de las enfermedades pulmonares.

Ventilación asistida[1]

Indicaciones. Disminución del intercambio gaseoso debido a una causa reversible de trastorno respiratorio, como neumonía, edema pulmonar, exacerbación de la EPOC, atelectasia masiva, agotamiento, atrofia neuromuscular (como en el síndrome de Guillain-Barré, miastenia grave), lesiones en la cabeza, hipoxia cerebral (asfixia, parada cardíaca), traumatismos y quemaduras torácicas y cuando es necesario proteger las vías aéreas.

Intubación. (Sólo un apunte: debemos aprender con un experto; no es necesario intubar en la VPPC y VPPCBI). Se utiliza una sonda endotraqueal con el mayor diámetro interno posible, para disminuir la resistencia del flujo de aire, facilitar la limpieza pulmonar, y/o permitir realizar broncoscopias (idealmente, $\geqslant 7,5$ mm).
Paciente sedado (± paralizado). Ventilación con bolsa y mascarilla con flujo elevado de O_2.
Intubar al paciente. Si no se logra después de 30 segundos, debe pararse y reoxigenar.
Una vez intubado, debe inflarse el globo. Debe comprobarse su colocación mediante auscultación sobre el tórax (¡ambos lados!) y sobre el estómago durante la ventilación con bolsa. Verificar mediante RXT.
Asegurar la sonda con esparadrapo y apuntar la longitud insertada. Succionar las vías aéreas.
Iniciar la ventilación mecánica.

Modalidades. La ventilación con presión positiva, insufla aire activamente en los pulmones.

Ventilación con presión positiva continua (VPPC): proporciona una *presión positiva constante* a lo largo de todo el ciclo respiratorio. De esta forma, se logran reexpandir los alveolos colapsados, incrementando la capacidad residual y rendimiento funcional. Se reduce el esfuerzo respiratorio y mejora el intercambio gaseoso. Se respira una mezcla de aire rico en O_2 a través de una mascarilla ajustable o a través de las fosas nasales.

La ***VPPCBI*** es un dispositivo similar que permite lograr altas presiones para la inspiración y presiones más bajas para la espiración. El ventilador se dispara durante la inspiración del paciente. El paciente debe ser capaz de proteger sus vías aéreas y generar un esfuerzo suficiente para iniciar la máquina.

---
[1] Véase también *Oximetría de pulsación*, pág. 658.

Control-asistencia (A/C): se trata de una modalidad de ventilación que se dirige al control del *volumen*, desarrollando un volumen respiratorio seleccionado a una frecuencia pre-determinada. Controlando ambas variables, se controla mejor la cantidad de ventilación que recibe el paciente. Si el paciente está iniciando las respiraciones a una frecuencia espontánea superior a la determinada en el aparato, el ventilador «ayuda» al paciente asegurando un volumen respiratorio completo en cada respiración. Debido a que el volumen es desarrollado por la máquina con cada respiración iniciada por el paciente, una taquipnea puede conducir a una alcalosis respiratoria grave (pág. 558) y a una hiperinsuflación dinámica.

Ventilación obligatoria intermitente simultánea (VOIS): también trabaja con una modalidad determinada de *volumen*, desarrollando una frecuencia fija de respiraciones con un volumen establecido por la máquina, pero permitiendo al paciente tomar aire adicional de forma espontánea, con *volúmenes determinados por el paciente*. Esta modalidad permite al paciente cierta flexibilidad para ajustar su ventilación/minuto, para responder a sus necesidades metabólicas.

Ventilación de soporte con presión (VSP): es una modalidad dirigida a la *presión*, en la que el paciente respira a una frecuencia espontánea, mientras que el volumen de respiración es determinado por la presión de insuflación determinada por la máquina y por el rendimiento torácico. Nota: esta modalidad no asegura la adecuada ventilación por minuto. Deben controlarse los volúmenes espirados.

Ventilación con presión negativa intermitente (VPNI): actúa creando una presión atmosférica negativa alrededor de la pared torácica, retrayéndola así hacia afuera. Se utiliza en pacientes con hipoventilación crónica, como en la polio, cifoescoliosis o enfermedad muscular. Algunos pacientes se manejan por sí mismos durante meses tras haber pasado unas pocas semanas con esta modalidad de ventilación. Las alternativas para el «pulmón de hierro» incluyen las corazas torácicas y otros dispositivos que pueden camuflarse en la ropa.

Ventilación con presión positiva nasal intermitente (VPPIN): se trata de una técnica no invasiva que resulta muy útil en la EPOC, cuando el paciente comienza a agotarse y el pH 7,35, y además el paciente no precisa ventilación asistida completa. La presión positiva intermitente es desarrollada por un dispositivo a través de las fosas nasales o con una mascarilla ajustable y un generador de flujo. Se trata de un modo generalmente aceptable de reducir las muertes y la estancia en el hospital.

El manejo de los ventiladores es todo un arte que debe ser aprendido bajo la atenta mirada de un especialista a la cabecera del enfermo.

⚕ Embolia pulmonar (EP) ▶Cuidados de urgencia: pág. 681

Los émbolos pueden ser de tamaño reducido (disnea intermitente), medianos o grandes (colapso súbito con dolor pleurítico, pág. 681). Los de tamaño mediano se presentan típicamente con dolor torácico (no siempre pleurítico) y disnea; puede no existir ningún signo de TVP como factor causal. Debemos sospechar de EP siempre que se diagnostique IM: son difíciles de distinguir. Tests: ECG; ↑ frecuencia; a menudo, el único signo; el patrón SI QIII TIII (pág. 239) es poco frecuente; PaO_2 ↓, determinación V/Q (pág. 642) ± TC espiral (pág. 645) ± angiografía; RXT: normal, o bien, infarto pulmonar con forma de cuña.

El período típico de riesgo es en los días siguientes a la cirugía (especialmente, intervenciones ortopédicas o ginecológicas). Otras situaciones de riesgo: inmoviliza-

---

[1] M Tobin 1994 *NEJM* **330** 1056.

ción; fumadoras que toman la píldora anticonceptiva; tumores malignos (especialmente, pélvicos); trombofilia (pág. 547).

Tratamiento. Administrar O_2 (100 %, excepto en la EPOC) y aliviar el dolor (morfina, por ejemplo, 10 mg IV). Anticoagular (pág. 529); puede ser necesaria la trombolisis (pág. 356). Solicitar ayuda si es posible la trombofilia (pág. 549), por ejemplo, cuando no existe la «excusa» del post-operatorio.

Neumotórax

Es la acumulación de aire en el espacio pleural.

Causas. A menudo es espontáneo (en especial, en el varón joven y delgado), debido a la rotura de una bulla subpleural. Otras causas comprenden traumatismo (en particular yatrogénico, como la colocación de catéteres de PVC), asma, EPOC, ventilación asistida con presión positiva, TB, neumonía, absceso, carcinoma pulmonar, fibrosis quística, sarcoidosis, alveolitis fibrosante, cualquier enfermedad pulmonar difusa y el ascenso de los aviones. En las ciudades de EEUU, la principal causa es la neumocistosis asociada al SIDA.

El paciente. Puede no haber síntomas (sobre todo en personas con buen estado de salud y neumotórax pequeños) o puede haber disnea y dolor pleurítico (que puede ser pasajero). Signos: disminución ipsilateral de los ruidos respiratorios en un tórax resonante. Puede existir hiperresonancia a la percusión; signos que pasan desapercibidos fácilmente. También: disminución de la expansión y sonidos respiratorios. En el neumotórax a tensión, el mediastino puede estar desviado hacia el lado sano.

RXT. El neumotórax aparecerá corno una zona sin marcas pulmonares periféricas hasta el borde del pulmón colapsado (no confundir éste con el borde medial de la escápula). Se puede apreciar mejor en las radiografías en espiración, cuando el pulmón está desinflado; por el contrario, puede pasar desapercibido en la radiografía en decúbito supino.

Tratamiento[1]**.** Los neumotórax pequeños (es decir, un reducido borde de aire alrededor de un pulmón) suelen resolverse sin tratamiento. Si no existe trastorno pulmonar crónico, se envía al paciente a casa, citándole para un plazo de 7-10 días. Debe advertirse al paciente que es muy peligroso para él viajar en avión. Ingresar al resto de pacientes. Los neomotórax moderados (colapso pulmonar 1/2 camino hacia el borde cardíaco) y completos (pulmón sin aire separado del diafragma) requieren una simple aspiración:

- Anestesiar con lidocaína al 1 % e insertar una cánula de calibre 16G en el 2.° espacio intercostal en la línea media clavicular (o bien, en los espacios 4.°-6.°, en la línea media axilar).
- Penetrar en el espacio pleural; extraer la punta de la aguja. Conectar la cánula a una jeringuilla de 50 ml con cierre de Luer y una llave de tres pasos. Se aspiran hasta 2,5 litros de aire (50 ml × 50).
- Debe pararse si se aprecia una resistencia o si el paciente tose excesivamente.
- Debe solicitarse una RXT en inspiración. Si el neumotórax desaparece o se reduce en gran medida, el tratamiento ha dado resultado. Si no se logra después de dos intentos, puede utilizarse un drenaje con aspiración bajo agua, pág. 703. (Nunca deben sujetarse: esto impide la adecuada insuflación.)
- Si se utiliza un drenaje, éste deberá retirarse 24 h después de que haya cesado el burbujeo. A continuación, se realiza una RXT.

---

[1] Recomendaciones de la British Thoracic Society 1993 *BMJ* ii 114.

324 Capítulo 8. Aparato respiratorio

> **Neumotórax a tensión**
>
> Se trata de una urgencia médica. La entrada de aire en el espacio pleural con cada inspiración no tiene vía de escape durante la espiración. El mediastino es empujado hacia el hemitórax contralateral y, a no ser que el aire sea rápidamente extraído, se producirá una parada cardiorrespiratoria.
>
> **Signos:** distrés respiratorio, taquicardia, hipotensión, distensión de las venas del cuello, desviación de la tráquea desde el lado del neumotórax.
>
> **Tratamiento:** ►► Para extraer el aire, se introduce una aguja gruesa (14-16G) con jeringuilla, parcialmente llena con suero salino al 0,9%, en el 2.º espacio intercostal en la línea media clavicular del lado en que se sospeche el neumotórax, después de pedir una RXT, y luego se extrae el émbolo para permitir salir el aire atrapado a través de la jeringuilla (con el suero como sellador acuoso) hasta poder colocar un tubo torácico. Véase pág. 703.

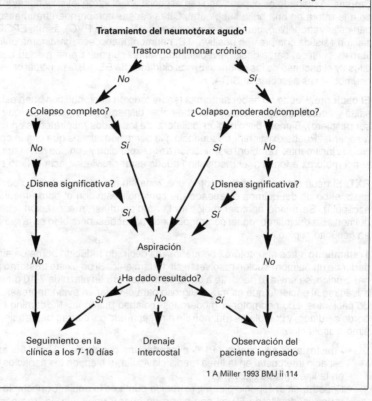

1 A Miller 1993 BMJ ii 114

Si el drenaje continúa burbujeando, puede que se haya desplazado o que existan fugas de aire alrededor del mismo, o bien, puede existir una fístula broncopleural. La respuesta a estas fugas persistentes puede estar en una pleurodesis, una pleurectomía, o en el cierre quirúrgico de las aberturas.

† Derrame pleural

Es el acúmulo de líquido en el espacio pleural. Los derrames simples pueden clasificarse según su contenido en proteínas en, *trasudados* (<30 g/l) y *exudados*

(>30 g/l). La presencia de sangre en el espacio pleural se denimina *hemotórax*; el pus en el espacio pleural origina un *empiema*, el quilo (linfa con grasa) se denomina *quilotórax*. Cuando existe sangre y aire en el espacio pleural, se denomina *hemoneumotórax*.

Causas. Cuando se clasifica el derrame en trasudado o exudado, es más sencillo buscar dentro de la posible lista de causas, pero cuando el contenido proteico se sitúa en el límite, la distinción resulta menos útil. *Trasudados:* pueden deberse a un ↑ de la presión venosa (insuficiencia cardíaca, pericarditis constrictiva, sobrecarga de líquidos), o a estados hipoproteínicos, que ocasionan una reducción de la presión oncótica capilar (síndrome nefrótico, insuficiencia hepática, malabsorción). También se producen en el hipotiroidismo. Los trasudados suelen ser bilaterales, pero si es unilateral tiende a afectar el lado derecho.

Exudados: Pueden deberse a un aumento de la filtración de los capilares pleurales secundario a una inflamación (infecciones incluyendo TB, artritis reumatoide, LES, pancreatitis, infarto pulmonar, yatrogénica, asbestosis) o a una neoplasia (carcinoma metastásico, carcinoma broncogénico, mesotelioma, síndrome de Meigs, linfoma), aunque también puede deberse a la obstrucción de un vaso pulmonar (linfangitis carcinomatosa). Suelen ser unilaterales en las enfermedades focales, y bilaterales en las enfermedades pulmonares difusas y en las sistémicas.

Síntomas. La disnea puede aparecer en los derrames de gran tamaño; dolor torácico pleurítico en los pequeños derrames; también existen síntomas de la causa subyacente. Pueden ser asintomáticos.

Signos. Matidez sorda a la percusión; ausencia de ruidos respiratorios; ↓ frémito vocal táctil y de la resonancia vocal. Por encima del nivel del derrame, donde el pulmón se encuentra comprimido, pueden existir respiración bronquial y resonancia vocal quejumbrosa (aegofonía). En los derrames muy abundantes, el mediastino puede estar desplazado hacia el lado sano. En los primeros momentos, puede existir roce pleural. Deben investigarse los signos propios del trastorno asociado, por ejemplo, de insuficiencia cardíaca.

RXT. Los derrames escasos apuntan hacia los ángulos costofrénicos y los de gran tamaño se aprecian en forma de sombras de densidad líquida con bordes superiores cóncavos. Si el borde superior es totalmente horizontal, implica que también existe un neumotórax.

Ecografía. Resulta útil para identificar la presencia de líquido pleural, pero también para guiar los aspirados diagnósticos o terapeúticos.

Aspiración diagnóstica: Extraer 30 ml mediante una aguja de 21G introducida inmediatamente por encima del borde superior de la costilla adecuada (guiarse por la RXT, percusión o ecografía); esto evita el paquete neurovascular. Mandar líquido para citología (células mesoteliales, linfocitos, neutrófilos); bioquímica (proteínas, glucosa, pH, LDH, amilasa); bacteriología (microscopía y cultivo, incluyendo para TB); inmunología (factor reumatoide, AAN y complemento). Véase página siguiente sobre el análisis del líquido pleural. **Otros tests:** si no se llega a ninguna conclusión a partir del análisis del líquido pleural, puede realizarse una biopsia pleural parietal con aguja de Abrams. De esta forma, mejora el criterio diagnóstico para TB, aunque es mejor realizar una toracoscopia, ya que permite la observación directa de la cavidad pleural y biopsiar las zonas sospechosas. La capacidad diagnóstica tanto para procesos malignos como para tuberculosis, es del 80-100 %.

---

[1] MF Muers 1997 *Lancet* **349** 1491.

Tratamiento. De la causa subyacente. Si el derrame es sintomático, se debe drenar, repetidamente si es necesario. El líquido se extrae mejor de forma lenta (2 litros/24 h). Puede aspirarse mediante una aguja, como en la aspiración diagnóstica, o colocar un drenaje torácico (pág. 703). Los empiemas también deben ser drenados (guiado mediante ecografía o TC). Se utiliza la estreptoquinasa 250.000 unidades en 20-100 ml de suero salino al 0,9 % para romper las adherencias pleurales[1,2]. Las colecciones persistentes y los engrosamientos pleurales (en ecografía) requieren intervención quirúrgica[1]. La pleurodesis toracoscópica con talco es la forma más efectiva de pleurodesis química, y se utiliza en los derrames malignos problemáticos.

Análisis del líquido pleural

Apariencia macroscópica

Amarillento turbio	Empiema
Hemorrágico	Infarto pulmonar, traumatismo, tumor maligno
Color pajizo	Trasudado

Citología

Neutrófilos ++	Infección bacteriana
Linfocitos ++	Neoplasia maligna secundaria, linfoma, TB
Células mesoteliales ++	Infarto pulmonar
Células mesoteliales anormales	Mesotelioma
Células gigantes multinucleadas	Proceso reumatoide
Células del lupus eritematoso	LES

Bioquímica

Proteínas <30 g/l	Trasudado
>30 g/l	Exudado
Glucosa <3,3 mmol/l	Infecciones, procesos reumatoides, neoplasias malignas
pH >7,3	Infecciones, procesos reumatoides, neoplasias malignas
↑ LDH	Infecciones
↑ Amilasa	Pancreatitis

Inmunología

Factor reumatoide	Procesos reumatoides, otros
AAN	Enfermedades del tejido conjuntivo
↓ niveles del complemento	Procesos reumatoides, LES, neoplasias malignas, infecciones

Sarcoidosis

La sarcoidosis es un trastorno de etiología desconocida, caracterizado por la presencia de granulomas no caseificantes. Puede afectar cualquier órgano y se manifiesta a cualquier edad, pero afecta con mayor frecuencia el tórax de los adultos jóvenes. La incidencia anual es de 1-64/100.000. Es más frecuente y tiene mayor gravedad en la raza negra, a menudo por trastornos extratorácicos.

Presentación. Sarcoidosis aguda (síndrome de Löfgren): eritema nodoso, adenopatías hiliares bilaterales (AHB) en la RXT, fiebre ondulante, poiliartralgia. Presenta-

---

[1] RJO Davies 1997 *Thorax* **52** 416-21.

ción insidiosa: la AHB puede representar un hallazgo accidental en pacientes asintomáticos, o bien, acompañarse de síntomas respiratorios o sistémicos leves, como el establecimiento gradual de disnea de esfuerzo, tos improductiva, malestar general, cansancio y pérdida de peso. Pueden existir trastornos del parénquima pulmonar ± AHL, con infiltrado pulmonar en forma de sombras difusas, bilaterales y moteadas en la RXT. Puede ser asintomática (las crepitaciones suelen ser poco frecuentes también), pero si la fibrosis progresa, se produce una disnea de esfuerzo cada vez más grave y persistente y una tos seca. La fibrosis grave se observa en forma de sombreado reticular en el lóbulo superior, causando disnea e hipoxia durante el reposo, *cor pulmonale*, y finalmente, insuficiencia cardíaca congestiva.

El **diagnóstico** se basa en los hallazgos clínicos, radiológicos e histológicos. La TC es útil para demostrar los nódulos perivasculares del pulmón. Comprobar la existencia de TB mediante el examen microscópico del esputo o muestra extraída mediante lavado, tinción para bacilos ácido-alcohol resistentes y prueba de la tuberculosis (aunque la sarcoidosis puede hacer que la prueba sea -va en pacientes previamente +vos). La presencia de granulomatosis no caseosa en el material obtenido mediante biopsia, confirma el diagnóstico. La realización de múltiples biopsias transbronquiales ofrecen un porcentaje elevado de acierto en el diagnóstico, pero si resulta inadecuado realizar biopsias, puede llevarse a cabo el test de Kveim-Siltzbach. Se inyecta intradérmicamente, una suspensión de tejido esplénico sarcoide humano*. Si el test es +vo, se observará en el punto de inyección un granuloma no caseoso, al cabo de 4-6 semanas. Los tests positivos no son exclusivos de la sarcoidosis, y se producen desgraciadamente la mayoría de las veces, en procesos clínicamente abiertos. La alteración de la síntesis de vitamina D puede producir una hipercalciuria e hipercalcemia (sólo sintomática en raras ocasiones), mientras que las pruebas de función pulmonar pueden mostrar una reducción del volumen y rendimiento pulmonar, alteración del intercambio gaseoso y un defecto restrictivo de la ventilación. **Control de la actividad de la enfermedad:** por la sintomatología clínica, radiografías seriadas, pruebas de función pulmonar, niveles séricos de ECA (↑ en la sarcoidosis activa), Ca^{2+}.

Otras causas de AHL: TB; linfoma; cáncer; hongos. **Otras enfermedades granulomatosas:** TB; brucelosis; beriliosis; cirrosis biliar primaria; alveolitis alérgica; fármacos; lepra; micosis; *toxoplasma*; *leishmania*; enfermedad de Hodgkin; de Wegener; de Crohn.

Tratamiento. ▶ Ningún tratamiento es capaz de curar la sarcoidosis y tampoco existen pruebas de que los tratamientos paliativos alteren el desenlace final. **Indicaciones:** fibrosis pulmonar sintomática; empeoramiento del infiltrado pulmonar o infiltración con alteración de la función pulmonar; ↑ persistente del Ca^{2+} o hipercalciuria (impide la insuficiencia/nefrocalcinosis renal); determinados trastornos extratorácicos. *Siempre* debe tratarse la uveitis para prevenir la ceguera (gotas oculares de ciclopentolato y corticoides —fluorometalona, que es el menos propenso a producir glaucoma—).

Tratamiento sistémico: prednisolona (20-40 mg/24 h) oral durante 4-6 semanas. Si no responde, debe suspenderse. A los pacientes que respondan, se les debe ir bajando la dosis hasta la de mantenimiento (por ejemplo, 15 mg/24 h) durante 6 meses. Después de los 6 meses de mantenimiento, se puede intentar suspender. Es frecuente la recidiva (sobre todo, en la raza negra), lo que requiere un reinicio del tratamiento. Cuando los esteroides están contraindicados, la hidroxicloroquina representa otra opción. Pueden utilizarse dosis bajas de metotrexato o azatioprina para reducir el tratamiento con esteroides, pero sus beneficios a largo plazo son muy cuestionables.

Sarcoidosis aguda: reposo en cama, AINEs, corticosteroides (sólo si es necesario).

Pronóstico. Las remisiones sin tratamiento ocurren en 2/3 de los pacientes de raza blanca, y 1/3 en los de raza negra. La sarcoidosis pulmonar puede resolverse con el tiempo, para dejar una RXT clara en 2/3 de los pacientes, pero esto es menos probable cuando existe afectación extrapulmonar. El síndrome de Löfgren posee el mejor pronóstico, ya que el 90% de los pacientes logran la remisión completa en un plazo de 2 años. Un reducido porcentaje de pacientes queda discapacitado. La mortalidad es <3% en los pacientes diagnosticados*.

	Sarcoidosis extratorácica
Piel:	Eritema nodoso; nódulos; lupus pernio (erupción azulado-rojiza en la nariz, mejillas, yemas de los dedos); infiltración de cicatrices previas.
Ojos:	Dilatación de las glándulas lacrimales, hipopión (leucocitos en la cámara anterior), uveítis anterior o posterior. Esta última es responsable de muchas de las pérdidas de visión inducidas por la sarcoidosis, y consiste en la aparición de un manguito perivascular en las venas ecuatoriales de la retina que se asemeja a una «*tache de bougie*» *(gotas de cera que caen de una vela)*.
Huesos:	Artralgia. dactilitis, lesiones en sacabocados.
Corazón[1]**:**	Siempre debe sospecharse de sarcoidosis cuando observamos que algo marcha mal en el corazón, pero no sabemos exactamente qué, habiendo descartado un trastorno coronario. Pueden no existir síntomas, o bien, muerte súbita, taquicardia ventricular, bloqueo cardíaco completo, miocardiopatía congestiva, insuficiencia cardíaca, derrame pericárdico, defectos de perfusión en la gammagrafía miocárdica con talio-210, que disminuyen con el ejercicio, excepto si existen además otros defectos de perfusión. *Debemos poner el listón muy bajo para realizar ecografías, ECGs de 24 h e insertar marcapasos.*
SNC:	Paresias y parálisis de nervios periféricos y craneales (en especial el VII par), lesiones ocupantes de espacio (± convulsiones) o trastornos difusos del SNC, meningitis granulomatosa, trastornos hipofisarios (por ejemplo, diabetes insípida).
Riñón:	Nefropatía hipercalcémica, cálculos renales.
General:	Adenopatías, hepatoesplenomegalia, fiebre, malestar.

[1] DN Mitchell 1997 *BMJ* i 320.

Síndrome de apnea obstructiva del sueño (SAOS)

En este trastorno, también denominado síndrome de Pickwickian, se produce un cierre intermitente y recurrente de la vía aérea a nivel faríngeo, con cese parcial o completo de la respiración durante el sueño. Esta apnea sólo finaliza con el despertar parcial del paciente. El paciente típico es un varón obeso que acude a consulta por roncar o por presentar somnolencia diurna. El cónyuge o compañero suele describir que el paciente deja de respirar frecuentemente durante el sueño. Además:

- Ronca muy fuerte al dormir.
- Presenta cefaleas por las mañanas.
- Somnolencia diurna.

---

* Disponible en GB por PHLS (*OTM* 1996): deben tomarse precauciones especiales para prevenir la transmisión de microorganismos patógenos.

- Disminución de la libido.
- Escaso aprovechamiento del sueño.
- rendimiento intelectual ↓.

Puede ser evidente la presencia de una insuficiencia respiratoria de tipo II (pág. 319), si existe EPOC asociada. También existe un mayor riesgo de accidentes de carretera y (posiblemente[1] ☞) insuficiencia cardíaca.

Tests. Polisomnografía (controla la saturación de O_2, flujo de aire en nariz y boca, ECG, movimientos torácicos y abdominales durante el sueño). Generalmente, sólo son necesarios para el diagnóstico pruebas no tan sofisticadas (oximetría y grabaciones en vídeo). Se admite que cuando se producen 15 ó más episodios de apnea o hipopnea durante 1 h de sueño, el paciente padece una apnea del sueño significativa, aunque los síntomas graves se pueden producir con frecuencias inferiores o normales de apnea, cuando simplemente los ronquidos son los que provocan la interrupción del sueño.

Tratamiento

- Ventilación con presión positiva continua a través de una mascarilla nasal durante el sueño, que representa el mejor tratamiento cuando los síntomas justifican este engorro.
- La reducción del peso corporal *puede* ayudar.
- La tonsilectomía, uvulopalatofaringoplastia y traqueostomía, son necesarias en muy raras ocasiones.

Alveolitis alérgica extrínseca

Concepto. Los alergenos inhalados provocan una reacción de hipersensibilidad en los pulmones de los individuos previamente sensibilizados. Suelen ser esporas de microorganismos (por ejemplo, *Micropolyspora faeni* en el pulmón del granjero) o proteínas de aves (por ejemplo, excrementos o plumas en el pulmón del criador de pájaros).

Síntomas. *A las 4-8 h tras la exposición:* fiebre, malestar, tos seca y disnea. *Crónica:* malestar creciente de forma gradual, ↓ peso, disnea de esfuerzo y crepitantes finos. La enfermedad crónica puede seguir o ser independiente de los episodios agudos, que a su vez pueden no tener secuelas crónicas.

Anatomía patológica. *Aguda:* Alveolitis producida predominantemente por una reacción tipo III (mediada por inmunocomplejos). *Crónica:* Reacción fundamentalmente del tipo IV (mediada por células) con infiltración linfocitaria, granulomas, células gigantes, exudado endobronquial y bronquiolitis obliterante.

Exploraciones complementarias. *Aguda:* Neutrofilia (los eosinófilos suelen estar (↔); ↑VSG; precipitinas detectables en el suero por ejemplo, ELISA para detectar los anticuerpos anti IgG frente a una gammaglobulina de ave; RXT normal o con patrón nodular difuso o en vidrio deslustrado; espirometría: reducción ligera y transitoria de los volúmenes pulmonares y del factor de transferencia. *Crónica:* Precipitinas detectables en el suero; RXT: imágenes de fibrosis, fundamentalmente en campos superiores; PFR: alteraciones restrictivas y reducción del factor de transferencia más marcados. El lavado broncoalveolar en la enfermedad aguda o crónica muestra un predominio de linfocitos y mastocitos.

---

[1] Resulta muy complicado saber cuándo tratar al paciente, pero debe tenerse en cuenta que es la hipersomnolencia el síntoma que más requiere tratamiento: J Stradling 1997 *BMJ* i 386.

Tratamiento. Evitar la exposición a los alergenos y en su defecto, utilizar una mascarilla de malla muy fina o un casco con presión positiva. Los síntomas agudos pueden controlarse con prednisolona, 40 mg cada 24 h oral; cuando el paciente esté asintomático, se reduce la dosis rápidamente. En la enfermedad crónica, los corticoides administrados a más largo plazo suelen lograr la mejoría radiológica y fisiológica, pero es necesario controlar al paciente. En la práctica, frente a las recomendaciones entusiastas de eliminar los alergenos, muchos pacientes con pulmón de cuidador de aves, terminan evitando a su médico, en vez de a sus pájaros, y con frecuencia, los síntomas van disminuyendo a pesar de la exposición repetida [1].

Nota: la psitacosis y la ornitosis son infecciones (zoonosis), y no producen alveolitis alérgica. Véase la pág. 301.

Alveolitis fibrosante

Concepto. Se trata de una enfermedad de causa desconocida, caracterizada por un incremento en el número de células inflamatorias en los alveolos e intersticio pulmonar, junto con un grado variable de fibrosis pulmonar. Un tercio de los casos se asocia con enfermedad del colágeno (la AR supone el 10 % de todas las alveolitis fibrosantes, LES, esclerosis sistémica, enfermedad mixta del tejido conectivo, síndrome de Sjögren's, poli y dermatomiositis) o con hepatitis activa crónica, acidosis tubular renal, enfermedad tiroidea autoinmune, colitis ulcerosa. El resto son criptogénicas, con agentes debidos a una exposición profesional, como los metales y serrín de la madera[1].

El paciente. Entre las manifestaciones se incluyen: disnea de esfuerzo progresiva, tos seca, malestar general, pérdida de peso, artralgia; acropaquias (65 %; **LÁMINA 7**), crepitaciones inspiratorias finas (crepitaciones «Velcro®») y cianosis.

Exploraciones complementarias. *RXT:* Patrón nodular o reticulonodular bilateral difuso predominante en las bases pulmonares. Las imágenes en panal aparecen a medida que progresa la enfermedad, con disminución del volumen de los pulmones. *Hipergammaglobulinemia. VSG* aumentada, *AAN* y *factor reumatoide* positivos en el 35 % de los casos. *Pruebas de función respiratoria*: Volúmenes pulmonares disminuidos (patrón restrictivo) y reducción del factor de transferencia. *Lavado broncoalveolar:* Aumento del número total de células, con incremento en la proporción de neutrófilos y/o eosinófilos. Los linfocitos están ocasionalmente aumentados y pueden indicar una respuesta favorable al tratamiento. La *biopsia pulmonar abierta* es a veces necesaria para establecer el diagnóstico y la fase de la enfermedad.

Tratamiento. El 35 % de los pacientes responden a la administración de inmunosupresores, por ejemplo, prednisolona, 60 mg cada 24 h oral, o ciclofosfamida, 100-120 mg cada 24 h oral, más prednisolona, 20 mg/día alternos por vía oral. Controlar la respuesta con RXT y pruebas de función pulmonar. La respuesta a los corticoides puede tardar 1-2 meses, tras los cuales se puede reducir la dosis con precaución. La respuesta a la ciclofosfamida puede llevar más tiempo. El paciente puede necesitar trasplante de pulmón[2].

Supervivencia. El 50 % muere en *4-5* años, pero el rango es amplio (1-20 años).

Otras causas de fibrosis pulmonar. Síndrome de distrés respiratorio del adulto (pág. 317), alveolitis alérgica extrínseca crónica (pág. 329), granuloma eosinófilo, radiación, uremia, bleomicina, busulfán, amiodarona, nitrofurantoína.

---

[1] I Johnston 1996 *Lancet* **347** 284.
[2] JH Dark 1998 *Lancet* **351** 4.

Neumoconiosis

Neumoconiosis simple de los trabajadores del carbón (NTC). Resulta del depósito pulmonar de polvo de carbón. Es asintomática y no produce signos. RXT: Múltiples opacidades redondeadas (1-5 mm), sobre todo en campos superiores. Puede preceder a la aparición de **fibrosis masiva progresiva (FMP)** que da lugar a disnea y defectos restrictivos en la espirometría (pág. 294). Las opacidades de la RXT presentan silueta de salchicha (1-10 cm).

Silicosis. Radiográficamente es similar, pero se asocia con calcificaciones en cáscara de huevo de las adenopatías. A diferencia de la NTC, la silicosis es un factor de riesgo para la tuberculosis.

Asbestosis. También es una enfermedad del parénquima pulmonar, con fibrosis progresiva, clínica y radiográficamente semejante a la alveolitis librosante criptogénica. Es diferente de otros procesos torácicos relacionados con el asbesto: placas pleurales (que pueden calcificarse), mesotelioma maligno. carcinoma bronquial.

Cor pulmonale

El *cor pulmonale* es insuficiencia cardíaca derecha por hipertensión pulmonar crónica, inducida por una hipoxia crónica secundaria a trastornos del pulmón, sus vasos o la caja torácica (o bien, por problemas de la ventilación, véase página siguiente).

Presentación típica. ICC ± bronquitis infecciosa (disnea, cianosis). Los pacientes «abotargados azules» desarrollan el *cor pulmonale* con más frecuencia que los «sopladores rosados», pág. 314. Los síntomas típicos consisten en disnea de esfuerzo y fatiga, junto con otras manifestaciones que dependen de las interacciones entre los siguientes 3 fenómenos:

Hipertensión pulmonar	Hipertrofia cardíaca derecha	Insuficiencia cardíaca derecha
Dolor torácico	Palpitación ventricular derecha	Edemas periféricos
Síncope	Onda R dominante en la derivación V1 del ECG	Anorexia; náuseas; ↑ PVY desde el hígado + engurgitación GI
P2 fuerte		
4.º sonido cardíaco		
Soplo de flujo pulmonar		Ascitis
Soplo diastólico por la regurgitación pulmonar		Hepatomegalia uniforme y con sensibilidad

La regurgitación tricuspídea funcional se produce debido a la dilatación del corazón derecho. Se reconoce por el soplo pansistólico, la onda *v* en la PVY y el hígado pulsátil; con menos frecuencia, se produce ascitis y derrame pleural en el lado derecho.

Tests. Gasometría; cultivos de sangre/esputo si se sospecha clínicamente una infección.

RXT: dilatación de la aurícula y ventrículo derechos y de las arterias pulmonares.

ECG: P pulmonar (onda P picuda), desviación del eje a la derecha e hipertrofia/«tensión» ventricular derecha; ondas R alta en V_1; onda S profunda en V_6; en casos graves, onda T invertida en V_{1-4}.

RSC: ↑ hematocrito por policitemia secundaria en respuesta a la hipoxia.

Causas de hipertensión pulmonar*

↑ **de la resistencia vascular pulmonar:** cualquier causa de hipoxia crónica, hipertensión pulmonar primaria, enfermedades del colágeno, fármacos, toxinas: crotolaria, aceite de colza desnaturalizado.

Aumento del flujo sanguíneo pulmonar: Cortocircuitos congénitos izquierda-derecha (comunicaciones interauriculares e interventriculares, *ductus arteriosus*). ↑ del flujo pulmonar (∴ ↑ resistencia pulmonar, causando un ↑ de las presiones en las cavidades derechas, de manera que disminuye el cortocircuito). Con el tiempo, las presiones de las cavidades derechas llegan a ser mayores que las de las izquierdas. En este momento, el cortocircuito izquierda-derecha se invierte a derecha-izquierda, y el paciente se vuelve cianótico. A este hecho se le denomina sindrome de Eisenmenger y es irreversible.

Hipertensión venosa pulmonar crónica: IVI crónica, estenosis mitral.

Tratamiento. En la hipertensión pulmonar irreversible o resistente a tratamiento, es probable que la situación decline hacia *cor pulmonale* y muerte. Se puede retrasar disminuyendo la resistencia vascular pulmonar y la presión arterial, para reducir el trabajo del corazón derecho. Debe tratarse la causa subyacente. **Tratar las exacerbaciones infecciosas** rigurosamente (pueden desencadenar una insuficiencia cardiorrespiratoria).

La **oxigenoterapia continua** durante al menos 15 h/día, reduce la hipoxia, disminuye la resistencia pulmonar e incrementa la supervivencia. En GB, los MG pueden prescribir concentradores de O_2 de uso domiciliario (generalmente, tras una valoración en una unidad respiratoria por un especialista) y de esta forma, el oxígeno puede ser distribuído por varias habitaciones de la casa (*donde nunca se fume*). Es posible transformar la calidad de vida de estos pacientes, seleccionándolos cuidadosamente (debe averiguarse si realmente van a utilizar estos dispositivos, y no debemos esperar a que el paciente se encuentre irremediablemente grave).

La sobrecarga de líquidos se trata con **furosemida**, por ejemplo, 40-160 mg/24 h oral, y con suplementos apropiados de potasio (comprobar periódicamente UyE). La **venosección** puede llevarse a cabo para ↓ la policitemia grave en las situaciones agudas (↓ trombosis y el trabajo cardíaco). Determinados pacientes (generalmente, jóvenes) pueden ser seleccionados para **trasplante de corazón-pulmón**.

Causas de cor pulmonale

Trastornos pulmonares	Trastornos neuromusculares
Asma (grave, crónica)	Miastenia gravis
Bronquiectasia	Poliomielitis
Fibrosis pulmonar	Trastornos de la motoneurona
Trastornos vasculares pulmonares	**Hipoventilación**
Embolias pulmonares múltiples	Apnea del sueño (pág. 328)
Enfermedad falciforme	Vegetaciones infantiles
Infestación parasitaria	Trastornos cerebrovasculares
Anomalías de la caja torácica	
Cifosis	
Escoliosis	
Toracoplastia	

---

* No todas las causas de hipertensión pulmonar, son también causas de cor pulmonale, que por definición, presupone un trastorno *primario* en los pulmones, sus vasos o en la caja torácica.

Medicina renal

Introducción a la nefrología	334
Orina	335
Radiología del tracto urinario	336
Biopsia renal	338
Infección del tracto urinario	339
Cálculos renales y cólico renal	341
Obstrucción del tracto urinario	342
Fibrosis retroperitoneal	344
Glomerulonefritis	344
Síndrome nefrótico	346
Insuficiencia renal aguda: 1. Diagnóstico	348
Insuficiencia renal aguda: 2. Tratamiento (incluye la técnica de diálisis peritoneal)	349
Insuficiencia renal crónica	352
Diálisis y trasplante renal	354
Neoplasias malignas del tracto urinario	355
Síndrome nefrítico agudo	356
Nefritis intersticial	357
Mioglobinuria	358
Nefropatía por analgésicos	358
Nefropatía diabética	358
Enfermedad del riñón poliquístico en adultos	359
Espongiosis medular renal	359
Nefrocalcinosis	359
Trastornos vasculares e insuficiencia renal	360
Nefronoptisis	361
Trastornos de los túbulos renales	361

Páginas relevantes en otros capítulos:
Síntomas y signos: Poliquiuria (pág. 48); dolor lumbar (pág. 47); edema (pág. 47), oliguria (pág. 51); poliuria (pág. 52).

También: retención urinaria (pág. 115); sondaje (pág. 115); bioquímica de la función renal (pág. 560); fisiología de los electrolitos (pág. 563); sodio (pág. 564); potasio (pág. 566); calcio (pág. 567); uratos y riñón (pág. 562); osteomalacia (pág. 572); incontinencia (pág. 65); fármacos inmunosupresores (pág. 549).

En el OHCS: urología ginecológica (*OHCS* pág. 70); bacteriuria y pielonefritis en la gestación (*OHCS* pág. 160); causas obstétricas de necrosis tubular aguda (*OHCS* pág. 160); insuficiencia renal crónica y gestación (*OHCS* pág. 160); ITU en los niños (*OHCS* pág. 188); válvulas uretrales (*OHCS* pág. 220); riñón en herradura (*OHCS* pág. 220); riñón ectópico (*OHCS* pág. 220); hipospadias (*OHCS* pág. 220); nefroblastoma de Wilms (pág. 220); insuficiencia renal aguda y crónica en la infancia (*OHCS* pág. 280); nefritis y nefrosis en la infancia (*OHCS* pág. 282); síndrome de Potter (*OHCS* pág. 120).

Introducción a la nefrología

Uno de los principales problemas en el estudio de la nefrología es la ausencia de correlación entre los síndromes clínicos y la patología. Esto se debe a que el riñón posee un número limitado de formas de respuesta ante una multitud de estímulos patogénicos.

Presentación de los trastornos renales. Existen 6 tipos principales de presentación:

1. *Proteinuria y síndrome nefrótico.* La principal causa de exceso de proteínas en las muestras en fresco de la mitad de la micción está representada por los trastornos glomerulares, especialmente, la glomerulonefritis. El síndrome nefrótico se refiere a un síndrome de proteinuria ($\geq$ 3 g/día), edema e hipoalbuminemia (por las pérdidas de proteínas por la orina y dando lugar a edemas).
2. *Síndrome nefrítico.* En este caso, la principal manifestación es la presencia de sangre en orina, por hemorragia glomerular. Otros síntomas incluyen, la retención de líquidos, hipertensión, disminución de la uremia (por la reducción de la tasa de filtración glomerular) y elevación de la urea y creatinina en el plasma sanguíneo. Típicamente, está producido por una glomerulonefritis o una vasculitis.
3. *Insuficiencia renal aguda* (IRA, pág. 348-351). La IRA puede deberse a una lesión aguda en cualquier zona del riñón o tracto urinario. Cuando nos enfrentamos a un paciente con este proceso, lo principal es tener en cuenta la lista de posibles causas, antes de realizar el diagnóstico de necrosis tubular aguda (la causa más frecuente). Si existe obstrucción del tracto renal, por ejemplo, si no se trata con rapidez, los riñones quedarán dañados de forma irreversible.
4. *Insuficiencia renal crónica* (pág. 352). Suele ser consecuencia de un trastorno glomerular o intersticial, por ejemplo, *de novo* o como complicación de una diabetes mellitus.
5. *Pielonefritis/infección del tracto urinario* (ITU, pág. 339). Las ITU son más frecuentes en las mujeres, y de no tratarse, pueden producir una lesión permanente en los riñones.
6. *Hipertensión.* Es una consecuencia común de la insuficiencia renal *crónica* motivada por cualquier causa.

Clasificación de los trastornos renales desde el punto de vista patológico. La tabla muestra las relaciones entre los síndromes clínicos y los principales 4 tipos de patología: vasculitis o trastornos que afectan a los grandes vasos, como la aterosclerosis y la trombosis de la vena renal (**TVR**); obstrucción del flujo de salida renal; y trastornos intersticiales, es decir, *necrosis tubular aguda (NTA) y nefritis intersticial aguda (NIA), nefritis intersticial crónica (NIC)*.

	Trastorno intersticial				Trastorno vascular			
	GN	NIA	NTA	NIC	Pequeño calibre	Gran calibre	TVR	Obstrucción del flujo de salida
Síndrome nefrótico	++	0	0	0	(+)	0	+*	0
Síndrome nefrítico	++	(+)	0	0	(+)	0	+	0
Insuficiencia renal aguda	+	+	++**	0	+	+	(+)	++
Insuficiencia renal crónica	++	(+)	0	++	(+)	+	0	++
Pielonefritis/ITU	0	0	0	0	0	0	+	+
Hipertensión	(+)	(+)	0	(+)	(+)	(+)	0	+

* La trombosis de la vena renal es una complicación, y no una causa del síndrome nefrótico.
** La NTA es la principal causa de insuficiencia renal aguda, pero siempre *debemos* investigar otras posibles causas.

⚕ Orina

▶ Si sospecha enfermedad renal, debe obtenerse del paciente una muestra fresca de la orina de la mitad de la micción, y enviar al laboratorio para:
1. Prueba con tira reactiva.
2. Examen al microscopio.
3. Cultivo.

Causas de anomalías en la prueba en consulta (por ejemplo, con tiras reactivas Multistix®).

Hematuria: las causas de presencia de células sanguíneas en orina pueden dividirse en:
- *Renales:* glomerulonefritis (pág. 344); vasculitis (como la endocarditis, LES y otras enfermedades del colágeno); nefritis intersticial; carcinoma (de células renales, de células de transición); trastornos quísticos (riñón poliquístico, riñón con médula esponjosa); traumatismos; malformaciones vasculares; émbolos.
- *Extra-renales:* cálculos; infecciones (cistitis, prostatitis, uretritis); traumatismos; neoplasias; sondaje vesical; tras un tratamiento con ciclofosfamida.
- *Trastornos de la coagulación:* (o anticoagulantes: si la tasa de protrombina se encuentra en los límites normales, deben considerarse otras causas).
- *Otras:* enfermedad falciforme; vasculitis.

Controlar: orina de mitad de la micción, RCS, VSG, UyE, aclaramiento de creatinina, radiografía simple + ecografía, biopsia renal antes de citoscopia en los <45 años (pág. 338). *Nota:* las tiras reactivas pueden dar +vo en la Hb libre y mioglobina, en ausencia de hematíes. La orina descolorida se observa en la porfiria, en los tratamientos con rifampicina o por la ingestión de remolacha.

Glucosuria. Causas: diabetes mellitus, embarazo, septicemia, lesión tubular (pág. 361), o disminución del umbral de filtración renal (comprobar la glucosa en sangre).

Proteinuria. Los niveles varían a lo largo del día, por lo que es necesario tomar muestras de las 24 h del día, aunque la recogida es poco fiable. Una forma de solventarlo (para controlar una proteinuria crónica, y por tanto, un deterioro renal) consiste en medir el índice proteínas: creatinina (Po:Co) en una muestra de orina de primera hora de la mañana[1]. *Causas de proteinuria:* ITU, secreción vaginal, DM, glomerulonefritis, nefrosis, pirexia, ICC, gestación, proteinuria postural (2-5 % de los adolescentes, raro en >30 años) —excreción de proteínas (generalmente <1 g/24 h) en bipedestación y normal en decúbito—. *Causas menos frecuentes:* síndrome hemolítico-urémico, ↑PA, LES, mieloma, amiloidosis (pág. 545). *Microalbuminuria:* véase pág. 358. Causas: DM; trastornos agudos; arteriopatías.

Bilis. Véase pág. 437.

Nitritos. Sugiere ITU (o dieta muy rica en proteínas).

Microscopia. Buscar un porta limpio, no hay necesidad de que sea nuevo.
- Cerrar casi por completo el diafragma de iris del microscopio de luz.
- Colocar una pequeña gota de orina en un portaobjetos; recubrir la gota con el cubreobjetos.
- Abrir ligeramente el iris del diafragma y enfocar el objetivo de 40 x.
- Buscar sangre, pus, cristales, cilindros, cocos y bacilos. Puede utilizarse una cámara de recuento para cuantificar las bacterias: 1+ significa escaso número de bacterias en todos los recuadros, 2+ significa que existen numerosas bacte-

---

[1] A Perna 1998 *BMJ* i 504 —la supervivencia del riñón (al cabo de 1 año) fue >95 % en los pacientes con insuficiencia renal crónica no diabética si Po:Co <1,7 frente a <80 % si Po:Co >2,7.

Estudio microscópico de la orina

CRISTALES

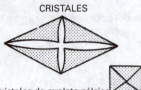
Cristales de oxalato cálcico

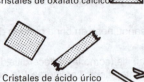
Cristales de ácido úrico
Cristales de fosfato

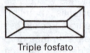
Triple fosfato

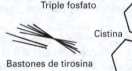
Bastones de tirosina
Cistina

Hematíes

Leucocitos (pus) con bastones

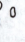
Hongos
Tricomonas móviles

CÉLULAS EPITELIALES

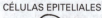
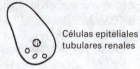
Células epiteliales tubulares renales

Células epiteliales escamosas vaginales

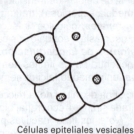
Células epiteliales vesicales

Células del epitelio de la papila renal

CILINDROS

Cilindros hialinos

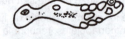
Cilindros hemáticos

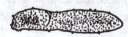
Cilindros granulosos

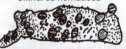
Cilindros leucocitarios

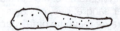
Cilindros finamente granulosos

Fuente principal: M. dongmore 1986 *Am Atlas of Bebide Microscopy*
Royal College of General Practioners occasional paper. N.° 32.

rias en todos los cuadros, 3+ significa que existen innumerables bacterias. Las infecciones urinarias son muy probables en el caso de 3+, y poco probables en <1+. Si el resultado se encuentra entre1+ y 2+, las ITU serán probables cuando el recuento leucocitario es >400 leucocitos/μl[1].

Hematíes: véase *hematuria*, en página anterior; >2 mm³ se considera anormal.

Leucocitos: cistitis bacteriana o química, uretritis, prostatitis, pielitis, TB, nefropatía por analgésicos, cálculos. $\leq$15/mm³ puede ser normal.

Cilindros: se observan mejor en las cámaras de recuento. La persona que examina meticulosamente la orina, puede pasarse meses haciéndolo, y no observar otra cosa que *cilindros hialinos* insignificantes, transparentes y en forma de ositos de gominola, o bien, *cilindros granulares* (que pueden aparecer en una amplia variedad de enfermedades renales, como la necrosis tubular aguda o la glomerulonefritis aguda, o bien, no implican ningún trastorno, simplemente aparecen como consecuencia del ejercicio). Los *cilindros de hematíes* implican glomerulonefritis; pueden tener un color verdoso. Los *cilindros de leucocitos* implican pielonefritis.

Cristales: pueden combinarse para dar lugar a cálculos (pág. 341). Es frecuente encontrar un número reducido de cristales en la orina, por ejemplo, en la orina fría o pasada, aún cuando ello no signifique patología alguna.

Cuantificación de la orina de 24 h. Na^+, K^+, Ca^{2+}, urea, creatinina, proteínas. Obtener una creatinina plasmática simultánea para depuración de creatinina (pág. 560).

Radiología del tracto urinario

Radiografía simple de abdomen. Prestar atención a:
1. Siluetas renales (tamaño normal 10-12 cm y situados entre T12-L2).
2. Calcificaciones anormales (el 90 % de los cálculos renales son radioopacos; tumores; TB; nefrocalcinosis (pág. 359).

La **ecografía** es la prueba más importante en la insuficiencia renal aguda, ya que detecta la dilatación de los uréteres (la principal causa de insuficiencia renal reversible, que requiere envío *inmediato* al quirófano). Los uréteres dilatados sugieren obstrucción; pero el 5 % de los pacientes con anuria por obstrucción, no presentan esta dilatación (en este caso, el diagnóstico suele ser de neoplasia maligna); la dilatación sin obstrucción se observa cuando la obstrucción ya se ha resuelto y en la gestación. *Otras indicaciones:* para mostrar el tamaño renal, ya que los riñones pequeños son típicos de la insuficiencia renal crónica; para guiar una biopsia. La ecografía Doppler puede ayudar a investigar las hematurias. Junto con la radiografía simple, este medio de diagnóstico resulta tan útil como la urografía intravenosa para la investigación de la hematuria[2].

Urografía intravenosa (IVU = IVP). Preparación: laxantes; dieta absoluta (a no ser que el paciente esté urémico o presente un mieloma con deshidratación) 12 h antes de la prueba. Siempre debe realizarse una radiografía previa para observar el tamaño de los riñones y la presencia de calcificaciones en el tracto urinario. *Fase de nefrografía:* (el contraste alcanza los túbulos renales: suele ser *inmediata*, en el primer minuto, y *breve*). El cronometraje de esta fase puede ser caprichoso (sería preferible una renografía con radioisótopos), pero se considera que es *intenso* en las obstrucciones y glomerulonefritis; *prolongado* en las obstrucciones, NTA (necrosis tubular aguda), glomerulonefritis crónica y trombosis de la vena renal; *ausente* en los riñones no funcionales (infarto, GN grave); *retrasado* en la estenosis de la arteria renal (la especificidad es del 80 %; sensibilidad del 85 % si es unilateral)[3]. *Buscar las siguientes anomalías:*

---

[1] F Culclasure 1994 *Arch Int Med* **154** 649.
[2] J Spencer 1990 *BMJ* **i** 1074.
[3] A Raine & J Ledingham en el *Oxford Textbook of Medicine* 3e 1996 15.28.1 (2547).

- Ausencia de un riñón: oculto por gas intestinal o por un absceso perirrenal, agenesia renal, nefrectomía (buscar cicatriz en la 12.ª costilla).
- Riñón pequeño (<10 cm): pielonefritis crónica, estenosis de la arteria renal. Es bilateral en la insuficiencia renal crónica (GN crónica o pielonefritis crónica).
- Riñón grande: (>14 cm): hidronefrosis, tumor, trombosis de la vena renal (TVR), nefrectomía post-contralateral. Es bilateral en los riñones poliquísticos y, en menor grado, en la amiloidosis, mieloma, linfoma y obstrucción bilateral.
- Silueta con cicatrices: pielonefritis, isquemia, TB.
- Riñón bajo (normal a nivel Tl2-L2): hepatomegalia, trasplantes, congénito.
- Defectos de replección pielocaliciales: no se aprecia un cáliz en tumores, TB, nefrectomía parcial. Si son irregulares: coágulo o tumor; si el defecto es regular: papiloma, aneurisma de la arteria renal, presión por un vaso.
- Algunos patrones:
  — *Obstrucción:* (pág. 342) nefrograma prolongado y denso, con cálices curvados y megauréter.
  — *Pielonefritis crónica:* riñones pequeños con cicatrices; corteza delgada, cálices curvados.
  — *Necrosis papilar:* roturas lineales en las bases papilares.

Cistouretrograma miccional. Se realiza un sondaje de la vejiga, introduciendo contraste a través de la sonda. Suele llevarse a cabo para investigar las ITUs recurrentes. Muestra si existe reflujo uretral durante la micción y divertículos vesicales.

Ureteropielografía retrógrada. Se sondan los uréteres para introducir contraste. Se practica en caso de un riñón no funcionante y para definir el lugar de una obstrucción, por ejemplo, en la necrosis papilar y en los cálculos no-opacos.

Arteriografía renal. Se realiza a través de las arterias femorales. Se utiliza para obtener imágenes de una estenosis u oclusión arterial, para observar la vascularización de un tumor renal y en los traumatismos renales.

Gammagrafías renales con isótopos. Véase pág. 643.

Nefrostomía anterógrada. Se utiliza con fines diagnósticos y para resolver obstrucciones. Se realiza una punción en un riñón, con ayuda de ecografía, desde uno de los costados. Se introduce un tubo en la pelvis renal. Esto alivia las obstrucciones. Después de 2 días, se introduce «contraste» a través del tubo, para localizar el punto donde se sitúa la obstrucción.

Biopsia renal

La biopsia renal sólo debe llevarse a cabo cuando el análisis de las características histológicas va a influir en el tratamiento. La indicación más frecuente es en el síndrome nefrótico y en la nefritis aguda.

Los riñones de pequeño tamaño son difíciles de biopsiar y la prueba suele resultar infructuosa.

- Antes de la biopsia: determinar el recuento de hematíes y pruebas de coagulación. Grupo sanguíneo y guardar muestra de suero.
- Comprobar el tamaño y posición de los riñones mediante urografía IV o ecografía (la UIV también muestra si ambos riñones son funcionales).
- Se realiza la biopsia guiada por ecografía (en decúbito prono, y aguantando la respiración).
- Se envían muestras para tinciones normales, inmunofluorescencia y electromicroscopia. También, si es preciso, pueden realizarse tinciones especiales (por ejemplo, Rojo Congo para la sustancia amiloide).
- Después de la biopsia, el paciente debe guardar reposo en cama durante 24h. Se controlará el pulso, PA, síntomas y color de la orina. La complicación más importante es la hemorragia.

Infección del tracto urinario (ITU) **339**

Riñón normal

Riñón poliquístico
— Spidery calyces

Pielonefritis crónica
— Cicatriz cortical
— Cálices curvados

Lesión compresiva
— Cáliz dilatado

Glomerulonefritis crónica
— Cálices normales
— Riñón de pequeño tamaño

Necrosis papilar
— Sombras en anillo

T_{12}

L_5

Trayecto de los urétres

⚕ Infección del tracto urinario (ITU)

La mayoría de las mujeres padecerá ⩾1 ITU a lo largo de su vida. Los varones poseen una uretra de mayor longitud y menor incidencia de ITUs. *Factores predisponentes:* DM; embarazo; dificultades en la micción (causas de obstrucción. pág. 342); malformaciones GU; intervenciones instrumentales GU: reverberaciones uretrales durante las relaciones sexuales; utilización de diafragma; ↓ estrógenos (menopausia).

Definiciones. *Bacteriuria:* cualquier bacteria en orina no contaminada por la flora uretral. Puede ser asintomática (oculta). Si hay >10^8 microorganismos/l (cultivo puro), la bacteriuria es *significativa*. Las ITUs denotan bacteriuria, con manifestaciones de inflamación genito-urinaria en puntos localizados, como el riñón (*pielonefritis*), vejiga (*cistitis*), próstata (*prostatitis*) o uretra (*uretritis* —la uretritis inespecífica no-gonocócica es la causa más común de infecciones GU masculinas (pág. 194)—.

Debe diferenciarse la pielonefritis aguda de la crónica, ya que son entidades independientes. La *pielonefritis aguda* es la infección aguda del riñón, con fiebre, escalofríos, tiritona y dolor de costado con hipersensibilidad. La *pielonefritis crónica* se presenta como insuficiencia renal crónica o una de sus complicaciones, y procede probablemente de infecciones ascendentes en la infancia, asociadas con reflujo y cicatrices renales (*OHCS*, pág. 188). La UIV representa la clave para su diagnóstico (pág. 336). *Síndrome uretral* (mujeres solamente): síntomas de micción imperiosa, polaquiuria y disuria (es decir, micción dolorosa) en ausencia de bacteriuria identificable con facilidad. (Al no haber trastorno uretral, se prefiere el término de *cistitis abacteriana*). Puede estar desencadenado por el frío, estrés, relaciones sexuales o ropa interior de tejidos sintéticos. Causa: desconocida.

Presentación de las ITU

Polaquiuria/Disuria/Hematuria	Retención urinaria	*Dolores:* variables, por ejemplo, suprapúbico, lumbar, fosa ilíaca derecha, fosa ilíaca izquierda
Incontinencia	Fiebre ± DyV	Urgencia/Estranguria (pág. 341)

Exploración en busca de: vejiga aumentada de tamaño, hipertrofia de próstata, masas renales, úlcera del meato, secreción vaginal (pág. 197), hipersensibilidad lumbar, hipertensión, signos de IRC (pág. 352).

Bacterias. *E Coli* > 70%, pero (41% en las ITUs ; *Staphilococcus, Streptococcus, Pseudomonas, Proteus.* Con menor frecuencia, *Klebsiella.*

Tests. *Orina de la parte media de la micción:* obtener una muestra limpia para realizar un examen microscópico (pág. 335). Las tiras reactivas para la estearasa leucocitaria y nitratos en orina es una opción rápida y razonablemente sensible[1]. Comprobar la sensibilidad a diversos antibióticos de cualquier organismo que se cultive. Las muestras de OPM deben ser frescas. Cuando existen >10^8 microorganismos/l (de un cultivo puro), el resultado es significativo. Si son <10^8/l ± piuria (por ejemplo, >20 leucocitos/mm^3), el resultado puede seguir siendo significativo. Repetir la prueba. En *niños*: véase *OHCS* pág. 188.

Considerar la posibilidad de realizar: creatinina; hemocultivo; ecografía; UIV/cistoscopia; PSA (varones >40 años), siempre que:

- ITUs recurrentes (o primera ITU en varones).
- Hematuria abierta.
- Pielonefritis.
- Hematuria microscópica recurrente.
- Microorganismo poco frecuente.
- Fiebre persistente.

¿*Ecografía o UIV?*[2,3] La ecografía puede pasar por alto algunos cálculos, necrosis papilar, carcinomas de pequeño tamaño y cálices redondeados. Al ser una técnica libre de radiaciones, debe realizarse en primer lugar.

Tratamiento de las ITUs simples[4]. (*En caso de gestación, consultar con un especialista*). Beber abundantemente: 2 vasos/h (aunque reduce los niveles de antibióti-

---

[1] C Hiscoke 1990 *B J Gen Pr* **40** 403.
[2] J Spencer 1993 *BMJ* i 211.
[3] M Wilkie 1993 *BMJ* i 211.
[4] S Hope en *Women*'s Health, ed A McPherson OUP* El zumo de arándano ayuda a prevenir las ITUs recurrentes*.

cos en la orina). La evacuación doble (ir de nuevo al cabo de 5 min) y evacuar después del coito pueden ser de ayuda para prevenir la infección. Tratamiento especifico: trimetroprim 200 mg cada 12 h oral durante 3-5 días. Se administram pautas de 10-14 días en *varones, niños, malformaciones GU, inmunosupresión, pielonefritis,* recurrencias (2.ª ITU, por el mismo microorganismo), reinfecciones (2.ª ITU de distinto microorganismo), y *prostatitis* bacteriana (por ejemplo, doxiciclina 100 mg/24 h oral, se trata de un diagnóstico probable si se aprecia un exceso de leucocitos en orina observada tras un masaje prostático realizado por vía rectal).

Causas de piuria estéril

- ITU tratada incorrectamente.
- TB renal (▶3 muestras de primera orina de la mañana).
- Apendicitis.
- Necrosis papilar por analgésicos, pág. 358.
- Cálculos.
- Cultivo con requerimientos exigentes.
- Prostatitis.
- Nefritis intersticial, poliquistosis renal.
- Tumores vesicales.
- Cistitis química, por ejemplo, por citotóxicos.

Cálculos renales (nefrolitiasis) y cólico renal

El paciente. Cálculos sorprendentemente grandes pueden ser asintomátjcos y en cambio los minúsculos desencadenar un espasmo uretral atroz. Los cálculos en el *riñón* producen dolor lumbar. Los situados en el *uréter* producen cólico renal, que suele irradiar de zona lumbar a ingle, pero que a veces sólo se nota en la punta del pene. Los *cálculos vesicales* producen estranguria (desagradable deseo de orinar algo que no se expulsa) y los *cálculos uretrales* pueden causar interrupción del flujo de orina. El cólico se acompaña a veces de náuseas y vómitos. El dolor suele aliviarse al encogerse el paciente; típicamente, los pacientes son incapaces de tumbarse rectos.

Otras presentaciones: ITU, hematuria, insuficiencia renal.

Signos. *Por el cálculo:* escasa hipersensibilidad abdominal, frecuente hipersensibilidad lumbar. Hematuria (macroscópica o microscópica). *Por la causa que produce los cálculos:* por ejemplo, opacidades corneales por hipercalcemia crónica (cuya causa, por sí misma, puede presentar signos, como adenoma paratiroideo ± neoplasias endocrinas múltiples asociadas, pág. 494).

Prevalencia de los cálculos: 0,2 %. *Edad de mayor riesgo:* 20-50 años. Varón mujer ≈ 4:1. *Factores predisponentes:* diuresis escasa; hipercalciuria, hiperoxaluria; hipocitraturia, hiperuricosuria.

Tests. *Orina de mitad de la micción:* ¿RSC?, ¿ITU?, ¿proteínas?, ¿pH? (los cristales anómalos suelen producirse en orinas ácidas; si la orina es alcalina, el diagnóstico es dudoso, ya que los fosfatos cristalizan en el exterior); si el pH de la primera orina de la mañana es de 5,3-6,8, es poco probable que exista acidosis tubular renal.

Orina de 24 h: para determinar oxalatos, Ca^{2+}, creatinina y uratos mientras la dieta sea normal.

Radiografías simples de abdomen: (riñones + uréteres + vejiga). El 90 % de los cálculos renales son radiopacos. Debe observarse todo el trayecto de los uréteres en busca de calcificaciones que puedan representar un cálculo.

Sangre: UyE, uratos, Ca^{2+}, PO_4H^{3-}, bicarbonato, y proteínas totales/albúminas.

Diagnóstico por imagen: UIV; RM/TC, si la insuficiencia renal impide realizar una UIV.

Tratamiento del cólico renal agudo. ▶ *Atención a las posibles infecciones por encima del cálculo.*

- Aliviar el dolor: diclofenaco 75 mg IM ó 100 mg rectal, o morfina 10 mg IM (los AINEs son efectivos y se evitan los problemas de abuso de opiáceos, pero ↓ el flujo sanguíneo al riñón, por lo que deberá controlarse la función renal mientras se estén administrando estos fármacos).
- Incrementar la ingesta de líquidos.
- Cribar toda la orina para recoger el cálculo y poder analizarlo —o bien, utilizar un orinal para que el paciente pueda oír «el ruído en el orinal como repiqueteo de campanas lejanas»[1], sonando triunfantes para corroborar nuestro diagnóstico—.

Cuando un paciente acude a consulta con un cálculo, es necesario preguntar:

- ¿Cuál es su composición? En orden de frecuencia, la respuesta más probable es:

  — Cálculos de oxalato cálcico: muestran muchos picos   (radio-opacos)
  — Cálculos de fosfato cálcico: lisos y de gran tamaño   (radio-opacos)
  — Cálculos de triple fosfato de cuerno de ciervo: grandes
    y con cuernos, observados en las infecciones urinarias
    por *Proteus* con éstasis urinario + ↑ pH   (radio-opacos)
  — Urato; xantina (lisos, marrones y blandos)   (radiotransparentes)
  — Cálculos de cistina: amarillos y cristalinos   (semi-opacos)

- ¿Por qué el paciente posee un cálculo?

  — ¿Cómo es su dieta? Chocolate, té, ruibarbo, espinacas ↑ los niveles de oxalato.
  — ¿Es verano? Las variaciones estacionales de los niveles de calcio y oxalato dependen de la síntesis de vitamina D, a través *de la luz solar* sobre la piel.
  — ¿En qué trabaja? ¿Puede beber agua en el trabajo siempre que quiera? ▶ ¿Existe deshidratación?
  — ¿Posee alguna predisposición a enfermedad/fármaco? En orden de probabilidad:

    1. Hipercalciuria/hipercalcemia (pág. 569, como el hiperparatiroidismo, sarcoidosia, neoplasia, enfermedad de Addison, de Cushing, ↑ T_3, Li^+, exceso de vit.D).
    2. Espongiosis medular renal.
    3. ITU (predispone a cálculos de fosfato cálcico y estruvita).
    4. Cistinuria.
    5. Acidosis tubular renal.
    6. Hiperoxaluria primaria o secundaria.
    7. Nefrocalcinosis.
    8. Gota y elevación de los niveles plasmáricos de uratos (véase *OTM* 3e 3254).
    9. Pérdida de álcalis por vía intestinal, por ejemplo, ileostomía (↑ riesgo de cálculos de ácido úrico).
    10. Aminoacidurias.
    11. Síndromes: *Sjögren; Lesch-Nyham* (↓ IQ, retraso motor, se autogolpea la cabeza).

- ¿Existen antecedentes familiares? nefrolitiasis ligada al cromosoma x, o enfermedad de Dent: proteinuria de bajo peso molecular, hipercalciuria, nefrocalcinosis?[1]
- ¿Existe infección por encima del nivel del cálculo? ¿Fiebre? ¿Dolor lumbar? ¿Piuria?

[1] Grand round 1996 *Lancet* **348** 1561.

---

[1] Graham Greene 1957 *Under the Garden*, Penguin.

La mayoría de los cálculos se elimina espontáneamente. Ante cualquier indicio de obstrucción o infección (fiebre, piuria), solicitar ayuda urológica urgente, ya que puede producirse una lesión renal irreversible. Los procedimientos incluyen:

- Nefrostomía anterógrada (pág. 336) y nefrolitotomía percutánea (para cálculos situados en el riñón o primera mitad de los uréteres). Estos procedimientos pueden combinarse con una litotripsis (disolución mediante ultrasonidos), siempre que el cálculo no se sitúe demasiado próximo a un hueso.
- La extirpación quirúrgica del cálculo sólo es necesaria en ocasiones.

Prevención. Alta ingesta de líquidos (>3 litros/24 h), sobre todo en verano. Disminuir el consumo de leche. Para los cálculos de *oxalato*: ↓ ingesta de oxalatos (chocolate, té, ruibarbo, espinacas) y ↓ la excrección de Ca^{2+}, por ejemplo, con bendrofluacida 5 mg/24 h oral; piridoxina (hasta 10 mg/día oral) si existe hiperoxaluria. Para los cálculos de *fosfato cálcico*: tiacidas, dieta pobre en calcio. Para los cálculos de *triple fosfato (de calcio, magnesio o amonio)* en forma de cuerno de ciervo: antibióticos. Para los cálculos de *urato*: alopurinol, alcalinizar la orina (pH >6,5). Para los cálculos de *cistina*: hidratación enérgica, D-penicilamina, alcalinización de la orina (por ejemplo, con bicarbonato sódico 5-10 g/24 h oral disuelto en agua).

Obstrucción del tracto urinario

▶ ¿*La vejiga es palpable?* (Véase retención urinaria, pág. 115). Este hecho posee una gran importancia y resulta muy sencillo equivocarse. En caso de duda, debe consultarse con un compañero, o bien, sondar la vejiga para medir el volumen de orina que contiene.
▶ *Debe sospecharse de obstrucción del tracto urinario siempre que se aprecie un empeoramiento de la función renal.* Siempre debe descartarse mediante ecografía. Prestar atención a una posible infección *por encima* de la obstrucción.

La obstrucción puede ser bilateral, si se encuentra por debajo del nivel del uréter, o unilateral, si se localiza en el uréter. Esta última puede permanecer silenciosa clínicamente durante largo tiempo, siempre que el riñón contrario permanezca funcional. Las lesiones obstructivas pueden situarse **en la luz** (por ejemplo, los cálculos), **en la pared** (como los tumores), o bien, **presionando desde el exterior** (cualquier masa abdominal, o una fibrosis retroperitoneal, véase pág. 344).

Obstrucción bilateral. *Causas:* estenosis uretral, válvulas uretrales, hipertrofia de próstata, tumores vesicales, coágulos sanguíneos, cálculos, neoplasias pelvianas, fibrosis retroperitoneal (abajo).

Presentación: dolor abdominal bajo (por ejemplo, con retención), deterioro renal, infección urinaria, incontinencia por sobreflujo.

Obstrucción unilateral. *Causas:* cálculos; tumores; obstrucción de la unión ureteropélvica (UUP), obstrucciones; fibrosis retroperitoneal; compresión por ganglios linfáticos; retención de una papila desprendida.

Presentación: dolor lumbar, que empeora al beber; una masa o ITU.

Pruebas. Determinación de UyE y creatinina y pH urinario (pág. 361). A continuación, se realiza una ecografía. Evalúa el tamaño de los riñones y la vejiga y cualquier hidronefrosis (dilatación de la pelvis renal). La UIV también es útil (pág. 336), junto con las radiografías simples para los cálculos. La pielografía retrógrada evalúa el sitio de la obstrucción y permite tomar muestras de orina e insertar tubos de nefrostomía. Las pielografías anterógradas se hacen en la cistoscopia (riesgo de producir infección).

Tratamiento. La obstrucción debe aliviarse rápidamente (por ejemplo, por sonda o tubo de nefrostomía) y tratar el proceso primario. Estar atento a la diuresis rápida tras el alivio de la obstrucción: podría producirse una nefropatía temporal por pérdida de sales, implicando litros cada día. Puede producirse una deshidratación e hipopotasemia. Es necesario un control exhaustivo y regular de la diuresis, el peso corporal y los electrólitos.

Fibrosis retroperitoneal (FRP)

En este trastorno, los uréteres se encuentran rodeados por una placa densa y fibrosa. En ocasiones, el término de periaortitis crónica, se ha empleado como sinónimo de la FRP, pero resulta una innecesaria proliferación de términos.

El paciente. Es típicamente un varón de mediana edad, que acude a consulta con un dolor de espalda, fiebre, malestar, sudoración, edema en las piernas, hipertensión, masa palpable, piuria, o insuficiencia renal obstructiva aguda o crónica. Puede ir asociada a fármacos (metisergida), carcinoma, enfermedad de Crohn, enfermedades del colágeno, enfermedad de Raynaud y enfermedades fibróticas (mediastinitis, alveolitis).

Diagnóstico. La UIV muestra dilatación de los uréteres con desviación medial de los mismos, y debe seguirse con un sistema de visualización de alta resolución (RM, TC). Biopsia: inflamación periaórtica con infiltrado linfocítico y de células plasmáticas.

Etiología. Generalmente, es desconocida. Debe tenerse en cuenta el linfoma o fármacos (metilsergida). Los aneurismas aórticos pueden provocar una reacción inflamatoria fibrótica.

Tratamiento. Las opciones son la nefrostomía anterógrada para aliviar la obstrucción, más esteroides; o bien, la intervención quirúrgica (consiste en envolver los uréteres en epiplón). Considerar el tratamiento con esteroides.

† Glomerulonefritis

Los trastornos renales se clasifican según el síndrome clínico, la patología, o según la etiología. La patología de la glomerulonefritis (GN) es compleja. Entre los términos importantes que abarca se incluyen *focal* (algunos glomérulos afectados) frente a *difusa* (todos afectados) o *segmentaria* (sólo está afectada parte de cada glomérulo) frente a *global*. El análisis implica el examen microscópico óptico y electrónico y la inmunofluorescencia (IF) para la detección de inmunoglobulinas (Ig) y el complemento.

1. **GN con cambios mínimos.** Típicamente, un niño que se presenta con síndrome nefrótico. *Histología:* microscopía óptica normal. ME: fusión de podocitos. IF: negativa. Existe una débil asociación con la enfermedad de Hodgkin.
2. **GN membranosa.** Representa el 30 % de los casos de síndrome nefrótico en adultos. *Histología:* MO: engrosamiento de la membrana basal; IF: IgG y C3; ME: depósitos subepiteliales. Puede existir una neoplasia subyacente hasta en el 10 % de los adultos. **Pronóstico:** el 25 % logra la remisión, pero ~50 % evoluciona a IRC en un plazo de 10 años.
3. **Glomeruloesclerosis segmentaria focal.** *Presentación:* proteinuria o síndrome nefrótico. *Histología:* esclerosis focal con depósitos hialinos; otros glomérulos pueden estar normales; IF: IgM y C3. Se observa en los consumi-

dores de heroína. **Pronóstico:** >50 % evoluciona a IRC. Suele ser resistente a los esteroides.
4. **GN membranoproliferativa (mesangiocapilar).** En el 50 % de los casos, se presenta como síndrome nefrótico. En algunos casos, existen niveles bajos de C3. *Histología:* MO: expansión celular del mesangio. Las membranas basales aparecen desdobladas, dando lugar a «vías de tranvía»; ME: hay dos subtipos diferenciados: tipo 1, con depósitos subendoteliales, y tipo 2, con depósitos en el interior de la MB. Asociaciones: nefritis con derivación, endocarditis, crioglobulinemia esencial mixta, lipodistrofia parcial, factor nefrítico C3 (un autoanticuerpo circulante) y sarampión.
5. **GN proliferativa.** Suele presentarse 2 semanas después de una infección por estreptococos. ↓ C3. *Histología:* MO: proliferación de células endoteliales y mesangiales con neutrófilos; IF: IgG y C3; ME: depósitos subepiteliales. **Pronóstico:** excelente.
6. **Enfermedad de las IgA (enfermedad de Berger).** Causa frecuente de hematuria recurrente en varones jóvenes. *Histología:* IF: IgA y C3. El cuadro es similar al observado en la púrpura de Henoch-Schönlein. El 30 % evoluciona a IRC. Véase pág. 616.
7. **GN de evolución rápida** (difusa con semilunas) **Presentación:** hematuria, oliguria, hipertensión, IRA. *Histología:* hipercelularidad, medias lunas en >60 % de los glomérulos; ME e IF variables, pero típicamente con depósitos subepiteliales de IgG y C3. Un tratamiento enérgico es capaz de salvar la función renal: dosis elevadas (pulso) de esteroides (1 g de metilprednisolona IV), ciclofosfamida ± intercambio de plasma. *Asociaciones:* anticuerpos anti-membrana basal glomerular, poliarteritis microscópica de Wegener, púrpura de Henoch-Schönlein, infecciones postestreptocócicas (poco frecuentes).

Tests para glomerulonefritis

- *Examen microscópico de la orina:* cilindros eritrocitarios ± dimorfismo eritrocitario.
- *Orina:* excreción de proteínas de 24 h y aclaramiento de creatinina.
- *Suero:* UyE, RSC, VSG, PCR, albúminas, AAN, anticuerpo citoplásmico antineutrófilos (ANCA, pág. 599), PCR, complemento (C3, C4), título de ASO, HbsAg.
- *Cultivo:* sangre, frotis de garganta, oído si hay otitis, piel si hay celulitis.
- *Radiología:* RXT, ecografía renal, UIV
- *Biopsia renal.*

Tratamiento. Enviar *inmediatamente* al nefrólogo para biopsia y evaluación. ▶ *Siempre debe controlarse la PA. Debe mantenerse < 145/90 mmHg para minimizar la progresión.* Considerar la posibilidad de establecer una profilaxis antitrombótica y antiinfecciosa en la nefrosis grave. La GN con cambios mínimos responde al tratamiento con prednisolona, pero puede recurrir, al reducirse la dosis. Si no responde a la prednisolona, puede administrarse ciclofosfamida o ciclosporina, pág. 549. El pronóstico es variable en la GN membranosa. Debe controlarse, y si se aprecia un deterioro de la función renal, administrare clorambucilo y esteroides (pauta de Ponticelli). La GN segmentaria focal es difícil de tratar, pero puede responder a los esteroides, ciclofosfamida o ciclosporina. La GN de cualquier tipo relacionada con el LES o vasculitis, responde al tratamiento con esteroides o inmunosupresores. La GN asociada a infecciones puede responder al tratamiento de la propia infección. No existen evidencias sobre tratamientos específicos que alteren el curso de la GN membranoproliferativa, GN proliferativa o enfermedd de las IgA.

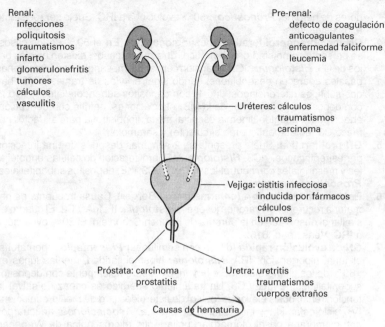

Causas de hematuria

† Síndrome nefrótico

Concepto. Proteinuria (>3 g/24 h) que produce hipoalbuminemia y edema, a menudo, con hipercolesterolemia. Es una enfermedad glomerular y puede estar producida por una pérdida de la carga -va de la membrana basal ± un aumento de tamaño de los poros. El riñón nefrótico retiene sal y agua —anteriormente, se consideraba debido a la estimulación del sistema renina-angiotensina-aldosterona por una hipovolemia causada por la salida de líquido a través de los capilares— (↓ presión oncótica por la hipoalbuminemia). No obstante, el volumen plasmático puede encontrarse *incrementado*, y no existe correlación entre la concentración de renina y la retención de sal en numerosos pacientes[1].

Presentación. Hinchazón insidiosa de los párpados, ascitis y edema periférico. La orina puede ser espumosa como consecuencia de la proteína. ***Crisis nefrótica:*** paciente grave, con edema generalizado, anorexia, vómitos, derrames pleurales y caquexia.

Causas

1. Glomerulonefritis con cambios mínimos (pág. 344, 90 % de los niños y 30 % de los adultos).
2. Glomerulonefritis membranosa.
3. Glomerulonefritis proliferativa.
4. Glomeruloesclerosis segmentaria focal.
5. Otras: diabetes mellitus, amiloidosis, neoplasia (en <10 % de los adultos con GN membranosa), sobre todo linfoma, carcinoma, endocarditis, PAN, LES, drepanocitosis, paludismo, fármacos (penicilamina, oro).

---

[1] L Baker &Vande Walle 1995 *Lancet* **346** 133 & 148.

Síndrome nefrótico

Tests. *Orina:* muestra de 24 h para determinar el aclaramiento de creatinina y proteínas. Examen microscópico para Htíes y cilindros. ***Sangre:*** UyE, albúmina, colesterol, RSC, VSG, P-CR, niveles de inmunoglobulinas, espectro electroforético, AAN, anticuerpos anti DNA, C4, C3, anticuerpos ANCA (pág. 599). ***Biopsia renal:*** no indicada en niños a no ser que presenten complicaciones (↑ PA o hematuria) o cuando no responden al tratamiento.

Tratamiento (Para consultar sobre los niños y el papel que desempeñan los esteroides, véase *OHCS* pág. 282).

- Tener tiempo para consultar las características de las imágenes corporales y el temor de una insuficiencia renal.
- Reposo en cama para estimular la diuresis.
- Restringir los líquidos (1-1,5 l/día). Determinaciones diarias de UyE + peso corporal. El objetivo es perder 1 kg/día.
- Controlar frecuentemente la PA. Tratar la hipertensión con pautas convencionales (pág. 274).
- Restricción de sal (~50 mmol/día) + dieta rica en proteínas (beneficios no demostrados —intentar administrar ~1 g/kg/24 h de proteínas de elevado valor bilógico—)[1].   "del aso"
- Furosemida 40-80 mg oral + amiloride como agente ahorrador de K⁺; deben tomarse precauciones con los diuréticos IV, ya que el paciente suele presentar hipovolemia y podemos provocar una insuficiencia prerrenal. Generalmente, sólo se administran diuréticos IV junto con proteínas plasmáticas IV (pobres en sal), al menos, hasta lograr restablecer la diuresis.
- Debe considerarse la realización de una «nefrectomía médica» a los pacientes que no responden al tratamiento: las pautas sólo las establecerá el nefrólogo.
- Posibilidad de tratamiento de anticoagulación (véase más abajo).

Complicaciones

1. Tromboembolismo (por la pérdida urinaria de antitrombina III, la hipovolemia, el ↑ de los factores de coagulación II, Y, VII, VIII y X).
2. Infecciones (peritonitis neumocócica —posibilidad de administrar la vacuna neumocócica si persiste el estado nefrótico, pág. 299).
3. Hipercolesterolemia (ateroesclerosis, xantomatosis —considerar instaurar tratamiento, pág. 577).
4. Hipovolemia e insuficiencia renal.
5. Pérdida de proteínas ligadoras específicas (por ejemplo, transferrina, presentando anemia hipocrómica refractaria a la administración de hierro).

Trombosis de la vena renal. Se produce en el 15-20 % de los pacientes con síndrome nefrótico y en el 30 % de los que padecen glomerulonefritis membranosa asociada y deshidratación aguda.

Presentación: puede no haber síntomas o sólo dolor abdominal o lumbar leve. A veces se desarrollan dolor grave e hipersensibilidad en los flancos. Sospechar si hay pérdida inexplicada de función renal con hematíes en orina.

Diagnóstico: RM, eco-Doppler o arteriografía renal (fase venosa).

Tratamiento: Anticoagulación. La estreptoquinasa puede ser de ayuda para lisar la trombosis aguda. Puede producirse una trombosis pulmonar.

---

[1] *OTM-* 3e 1996.

Insuficiencia renal aguda (IRA): 1. Diagnóstico

Concepto. Deterioro de la función renal que evoluciona en un plazo de horas o días. Pueden no existir síntomas o signos, pero es muy frecuente la oliguria (volumen urinario <400 ml/24 h). La IRA es detectada por la elevación de la urea y creatinina en el plasma. Este es el principal motivo de determinación de la UyE en los pacientes con trastornos graves agudos. Si ambos valores se encuentran muy elevados, se diagnostica IRA: si la urea está muy elevada, sin guardar proporción con la creatinina, debe sospecharse de deshidratación o de un estado hipercatabólico, por ejemplo, la fiebre. La mortalidad de la IRA se debe a la elevación de los niveles de potasio, por lo que este hecho exige un tratamiento inmediato (pág. 349). **Incidencia.** 180/millón/año.

Valoración. Aunque la IRA suele estar producida por una necrosis tubular aguda (NTA), resulta fundamental no apresurarse al realizar el diagnóstico. Es necesario realizar un estudio sistemático.

1. **¿La insuficiencia renal, es aguda o crónica?** Se sospecha que es crónica, si:
   - Las pruebas hemáticas previas muestran que las anomalías no son agudas (consultar las historias clínicas o contactar con el MG o el laboratorio que corresponde al paciente).
   - Existen antecedentes de enfermed (por ejemplo, en los últimos meses).
   - La ecografía muestra que los riñones presentan un tamaño reducido.

   Ni la existencia de anemia ni las alteraciones del Ca^{2+} y fosfato sérico ayudan a distinguir la IRA de la IRC, ya que estas anomalías pueden producirse en los primeros días de la insuficiencia.

2. **¿Existe una obstrucción del tracto renal?** (Se observa en el 5% de las IRA). La obstrucción debe ser tratada inmediatamente para evitar las lesiones irreversibles del riñón. Entre los síntomas que sugieren obstrucción está la hematuria + evidencia de cálculos (cólico renal, dolor lumbar, expulsión de un cálculo) o «prostatismo» (pág. 52); una intervención quirúrgica previa en la región pelviana; o anuria. Se intentará palpar la vejiga y la glándula prostática, o cualquier masa anómala (tacto rectal y vaginal). No debemos esperar poder palpar los riñones *per abdomen*; su tamaño no aumenta por una obstrucción aguda.

3. **¿Existe alguna causa poco frecuente de IRA?** Siempre debemos tener en cuenta la glomerulonefritis (véase pág. 344) cuando no existen antecedentes que sugieran NTA (véase más abajo) ni obstrucción evidente. Las causas poco frecuentes son más probables cuando la orina contene proteínas, sangre o cilindros; en estos casos, el paciente debe ser remitido con urgencia al nefrólogo, para ser sometido a biopsia y recibir un tratamiento (que puede incluir esteroides y agentes citotóxicos).

4. **Ahora ya puede considerar la posible necrosis tubular aguda (NTA).** Casi el 80% de las IRAs se deben a una NTA. Esta necrosis está producida por una isquemia renal causada por un compromiso circulatorio, por ejemplo, un *shock* verdadero o una hipotensión/mareo postural. Entre los factores predisponentes se incluyen: la edad avanzada; fármacos (AINEs, inhibidores del ECA, aminoglucósidos); septicemia.

   En la exploración: hipotensión postural; ↓ PVY. Los signos dependerán del trastorno causal de la necrosis —con signos de hipovolemia (hipotensión postural, deshidratación) o sobrecarga (edema pulmonar; ↑ PA)—. No existen signos o síntomas fiables de insuficiencia renal, excepto quizá, la respiración de Kussmaul (pág. 49) por la acidosis —siempre que se haya descartado la DM—.

Tests

- Examen microscópico urgente de la orina: eritrocitos o cilindros eritrocitarios sugieren mioglobinuria (pág. 358) o hemoglobinuria; ausencia de cilindros, células y proteínas mínimas sugieren causa prerrenal.
- Electrólitos urinarios (especialmente, urea)
- Sangre: UyE, creatinina, hemocultivos, gasometría; reuento células; cuando el diagnóstico sea incierto, considerar las pruebas: C3/C4, AAN, PCR (pág. 595), anticuerpos ANCA (pág. 599), título de ASO, proteína de Bence-Jones (pág. 543) en orina.
- ECG
- RXT
- Ecografía renal
- Peso corporal diariamente.

Índices urinarios que distinguen las causas prerrenales y renales de oliguria. Las causas de IRA suelen dividirse en prerrenales (por ejemplo, la hipovolemia), renales (como la NTA) o post-renales (como la obstrucción del tracto urinario). Suele considerarse que las causas prerrenales se caracterizan por una osmolaridad en orina de >500 mosmol/kg y un índice de creatinina de orina al plasma de >40 (en las causas renales, la osmolaridad <350 mosmol/kg y el índice de creatinina <20). Esta clasificación tiene unas aplicaciones limitadas, ya que las causas prerrenales siempre conducen a causas renales, y los valores bioquímicos no suelen ser determinantes —y además, los resultados no afectan al tratamiento—.

Insuficiencia renal aguda (IRA): 2. Tratamiento

▶Consultar con un especialista antes mejor que después.

1. **Tratar la causa desencadenante.** Las pérdidas agudas de sangre se tratan realizando transfusiones sanguíneas, y las septicemias con antibióticos (pág. 160). La IRA suele ir asociada a otros trastornos que requieren tratamiento más urgente. Por ejemplo, un paciente con insuficiencia respiratoria e insuficiencia renal deberá ser trasladado a la UCI y no a una unidad renal, para asegurar un tratamiento óptimo para la insuficiencia respiratoria.

2. **Tratar la hiperkalemia** que pone en riesgo la vida. El peligro es la parada cardíaca. Niveles de K^+ >6,5 mmol/l suelen requerir tratamiento urgente, así como los que implican alteraciones en el ECG: ondas-T picudas y altas, ondas-P disminuidas; incremento del intervalo P-R y ensanchamiento del complejo QRS —que conducen finalmente y peligrosamente a un patrón sinusoidal—. Debe administrarse:

   - Gluconato cálcico 10 ml (10%) IV durante 2 min y repetir, si es necesario, si las alteraciones del ECG son graves. Proporciona cardioprotección.
   - Insulina + glucosa. La insulina introduce el K^+ en las células. Debe lograrse un descenso del K^+ sérico hasta 1-2 mmol/l en 30 min, por ejemplo: 20 u de insulina soluble + 50 ml de glucosa al 50% IV.
   - Enema de calcio para eliminar K^+ del organismo. Debe prescribirse un laxante para prevenir el estreñimiento.

   Todos ellos son tratamientos provisionales: la diálisis puede llegar a ser el único remedio a largo plazo.

3. **Tratar el edema pulmonar, pericarditis y taponamiento cardíaco** (pág. 675). Puede ser preciso someter al paciente a una diálisis de urgencia. Si existe edema pulmonar y no hay diuresis, debe considerarse la extracción de una unidad de sangre antes de comenzar la diálisis.

4. **Tratar la hipovolemia** si es necesario. Debe resucitarse rápidamente al paciente; a continuación, se conecta el *input* y *output*. Debe emplearse una línea IV de gran calibre en una vena importante (en una vena central, ya que el acceso es arriesgado en una hipovolemia considerable).

- Deben administrarse líquidos (sangre, coloides, suero salino, *nunca dextrosa*) lo más rápido posible hasta que desaparezcan los signos de hipovolemia (PVY visible, no disminución postural de la PA); *a continuación, se suspende la administración de líquidos.*
- El continuar o no con la administración de líquidos dependerá de la diuresis (por ejemplo, volumen de diuresis + 1 litro/día).

5. **Otros aspectos del tratamiento**

- Sondaje para determinar la diuresis cada hora y establecer las pautas de administración de líquidos.
- Si existe oliguria, mantenimiento de líquidos 24 h = diuresis diaria + margen para cualquier diarrea o vómito + 500 ml de las pérdidas insensibles (mayor cantidad si el paciente presenta fiebre).
- Si existe oliguria, se administra furosemida 40 mg-1 g IV (lentamente; puede provocar sordera) + una dosis «renal» de dopamina (2-5 μg/kg/min IV; ES en pág. 97).
- Si existe sospecha clínica de septicemia, deben tomarse muestras para cultivo y después, establecer un tratamiento enérgico con los antibióticos apropiados (pág. 160, las dosis deberan ser ajustadas, véase pág. 155-160).
- No deben dejarse las posibles fuentes de infección (como las vías IV) *in situ,* si no son necesarias.
- Considerar la posibilidad de administrar agonistas H2 (por ejemplo, ranitidina 150 mg/12 h oral) por el riesgo de hemorragia GI.
- Evitar los fármacos nefrotóxicos, como los AINEs, inhibidores del ECA, y cuidado con la gentamicina. Repasar los *prospectos* de todos los fármacos que se administren.

Cuidados adicionales

- ¿Se ha descartado la obstrucción? ▶Examinar la presencia de masas mediante tacto rectal y vaginal; ecografía urgente; ¿La vejiga es palpable? Las nefrostomías bilaterales alivian la obstrucción, proporcionan orina para realizar cultivos y permiten realizar una pielografía anterógrada para determinar el punto de obstrucción.
- Si empeora la función renal independientemente de la diálisis, debe realizarse una biopsia renal.
- Dieta: hipercalórica (2000-4000 kcal/día) con proteína de alta calidad. Considerar la posibilidad de administrar alimentos mediante sonda nasogástrica o por vía parenteral, si así lo requiere la gravedad del paciente.

Pronóstico. Depende de la causa; (mortalidad NTA: cirugía o traumatismo —60 % enfermedad médica —30 % gestación —10 %). La IRC oligúrica presenta peor pronóstico que la no oligúrica —más grave si existen hemorragias GI, septicemia, acidosis y mayor mortalidad—.

Diálisis de urgencia, siempre que:

- El K^+ se mantiene elevado de forma persistente (>6,0 mmol/l).
- Acidosis (pH <7,2).
- Edema pulmonar y ausencia de diuresis sustancial.
- Pericarditis (en el taponamiento cardíaco (pág. 675), sólo se someterá a diálisis el paciente *después* de haber aliviado la presión sobre el corazón).
- Estado catabólico agudo con insuficiencia renal de evolución rápida.

Diálisis peritoneal aguda[1]

La diálisis peritoneal aguda se utiliza con escasa frecuencia en los países desarrollados, debido a que la insuficiencia renal aguda se trata actualmente con hemodiálisis. No obstante, ocupa su espacio dentro del tratamiento de la insuficiencia renal aguda cuando no es posible realizar la diálisis. La técnica debe aprenderse al lado de un especialista.

Se trata de sustituir o completar la función renal, utilizando la envoltura peritoneal como membrana semipermeable. Al introducir líquido en su interior, la presión osmótica hace que los «tóxicos» a elevadas concentraciones en los tejidos, pasen a las menores concentraciones del líquido que hemos introducido. Existe una fase de rodaje, una fase de estancia y una fase de salida.

Técnica. Lo expuesto a continuación sólo pretende ser una guía:

- Comprobar que la vejiga está vacía. Para ello, puede ser preciso realizar un sondaje o una ecografía.
- Afeitar la parte inferior del abdomen; paños de campo estériles; utilizar mascarilla y guantes.
- Comprobar que se dispone de una bolsa de diálisis de 1 litro de capacidad (por ejemplo, 1,36% dextrosa —a una mayor concentración si existe retención de líquidos—) para ajustar a una cánula IV y un dispositivo de goteo. El líquido debe ser precalentado a 37 °C (44 °C si el objetivo también es corregir la hipotermia).
- Escoger el punto de inserción, normalmente, 2-3 cm por debajo del ombligo, en la línea media. Se limpia la piel. Debe infiltrarse por debajo del peritoneo con un 1% de lidocaína. Debe aspirarse. Si se aspira aire o líquido intestinal, es indicio de habernos pasado. Debe escogerse otro punto.
- Insertar la cánula IV en la cavidad peritoneal y utilizar el dispositivo de goteo para introducir el líquido de diálisis.
- A continuación, se inserta el catéter de diálisis peritoneal a través de una pequeña incisión vertical en la piel (se utiliza un pequeño bisturí). Debe verificarse que la curva del catéter no se sitúe en contra de la pared abdominal anterior. (El sentido de la curva viene indicado con una marca). Después de haber introducido ~2/3 del catéter, debe retirarse el obturador e introducir el resto del catéter (excepto los últimos cm).
- Se utiliza una sutura corrediza o de empaquetar (seda 0-3) para fijar el catéter. Colocar esparadrapo para asegurarlo completamente.
- Ahora, ya puede iniciarse el intercambio de líquidos —por ejemplo, cada hora— (1/3 de fase de rodaje, 1/3 de estancia y 1/3 de salida).
- Controlar la tasa de protrombina y la PA cada 4h.
- Determinar la glucosa plasmática y UyE frecuentemente (por ejemplo, cada 12-8 h —con más frecuencia, cada hora, si los líquidos fluyen con rapidez, como ocurre durante el tratamiento de la hipotermia—).
- Si K$^+$ <3,5 mmol/l, debe añadirse K$^+$ al líquido de diálisis. Deben alcanzarse unos niveles plasmáticos de 4 mmol/l.
- El paciente debe ser pesado diariamente; también se pesan las bolsas antes de conectarlas y durante el rellenado.
- Al final del procedimiento, se calcula el líquido que ha quedado retenido (1/2 -1 litro suele ser lo habitual).

Complicaciones. Desequilibrios UyE; peritonitis (puede responder a la administración intraperitoneal de vancomicina + gentamicina o ceftazidima; consultar con un especialista). Realizar cultivos de aerobios y anaerobios del líquido de salida de la diálisis (en recipientes para hemocultivo). Puede ser necesario continuar la administración de antibióticos durante (5 días después de que el líquido de salida aparezca libre de pus.

---

[1] D Sprigings 1995 *Acute Medicine* 2e, Blackwell Science, ISBN 0-632-03652-4.

Insuficiencia renal crónica (IRC)

▶ ¿Qué presenta ahora el paciente? ¿Se trata de algo reversible?

Causas —*Comunes:* glomerulonefritis, pielonefritis crónica, DM, obstrucción del tracto urinario, riñones poliquísticos, hipertensión.

Otras: amiloidosis, mieloma, LES, PAN, gota, ↑ Ca^{2+}, nefritis intersticial.

Interrogar sobre: *antecedentes familiares* (riñones poliquísticos), *ITUs, fármacos*, sobre todo, *analgésicos*.

Síntomas. Náuseas, anorexia, letargia, prurito, nicturia, impotencia. *Más tarde:* edema, disnea, dolor torácico (por pericarditis), confusión, convulsiones, hipo, neuropatías, coma. **Signos.** Palidez, tinte limón en la piel (rara vez «escarcha» urémica en la piel), edema pulmonar o periférico, pericarditis (± taponamiento), derrames pleurales, sacudidas metabólicas (tremor), hipertensión, retinopatías (diabetes mellitus, ↑ PA), calcificaciones metastásicas.

Tests

- **Orina:** estudio microscópico(cultivo, proteínas urinarias de 24 h y aclaramiento de creatinina (ver pág. 560).
- **Sangre:** UyE, glucosa, ↓ Ca^{2+}, ↑ $PO4^{3-}$, ↑ PTH, ↑ uratos (puede ser primario o secundario a la IRC), proteínas, RSC, VSG, electroforesis de las proteínas.
- **Radiología:** ecografía para determinar el tamaño de los riñones (son típicamente pequeños; grandes en: obstrucción, DM, poliquistosis, amiloidosis o mieloma) y para descartar la obstrucción. Radiografías óseas, especialmente, de las manos, para observar la osteodistrofia renal, es decir, la alteración de la remodelación ósea, debido a una osteomalacia inducida por la insuficiencia renal, o bien, la osteítis fibrosa por hiperparatiroidismo secundario + deficiencia de dihidrocolecalciferol (es característica la fibrosis mieloide con incremento de la actividad osteoclástica, que se manifiesta por un exceso de matríz osteoide y hueso no esponjoso ⁽⁾.). Considerar la posibilidad de realizar UIV, gammagrafías renales DMSA y DTPA (pág. 643), pielografía retrógrada (pág. 336).
- **Biopsia renal:** considerar su realización si el tamaño renal es normal.

Tratamiento. Enviar a la unidad renal para valoración precoz. Puede ser necesaria la diálisis como alivio sintomático, si la FG <5 % de lo normal (pág. 354).

- Tratar las causas reversibles: aliviar la obstrucción, suspender la administración de fármacos nefrotóxicos (aminoglucósidos, cefalosporinas con furosemida, AINEs), tratar la ↑ Ca^{2+}.
- Controlar y tratar la ↑ PA. Esto retrasará el deterioro de la función renal.
- Dieta adecuada: corregir los desequilibrios de calorías, vitaminas y hierro. Restringir la sal (0,5 g/kg/día) si ↑ PA. La restricción proteica puede frenar la progresión si existe proteinuria.
- Preparación del acceso para la diálisis, por ejemplo, fístula de Cimino o inserción del catéter de Tenchkoff, antes de necesitar diálisis.
- La anemia causada por la IRC responde al tratamiento con eritropoyetina (pág. 514), excepto cuando existe septicemia. En primer lugar, debe corregirse cualquier deficiencia de hierro. Descartar otras anemias.
- Trastornos óseos: deben ser tratados con prontitud, tan pronto como se eleven los niveles de PTH. Deben disminuirse los PO_4^{3-} (debe llegarse a 0,6-1,4 mmol/l) reduciendo el consumo con la dieta (restringir la leche, queso, huevos) y administrando quelantes del fosfato (por ejemplo, carbonato cálcico 300-1200 mg/8 h oral). Debe evitarse el hidróxido de aluminio, ya que puede producir depósito de aluminio con encefalopatías y trastornos óseos de tipo osteo-

malacia. Pueden emplearse análogos de la vitamina D (alfacalcidol 0,25-1 µg/24 h oral) y suplementos de Ca^{2+} *una vez reducidos* los niveles de PO_4^{3-}, para disminuir el riesgo de calcificaciones matastásicas.
- Preparación para el trasplante: grupo sanguíneo y tipo de tejido. ¿Existe algún familiar posible donante? Considerar la posibilidad de realizar una inmunización previa al trasplante.
- Otros: la mayor mortalidad en la IRC se debe a los trastornos cardiovasculares. Debe tratarse la hipertensión (pág. 274) y la hiperlipidemia (pág. 577). Hipo: intentar con clorpromacina 25 mg/8 h oral. El edema requerirá dosis elevadas de diuréticos, como la furosemida 250 mg-2 g/día + metolazona 5-10 mg/día.

Renoprotección para prevenir un mayor deterioro de la función renal. Incluso la más leve disminución de la PA en un paciente hipertenso, puede salvar una parte considerable de la función renal[1]. Los i-ECA (pág. 272) pueden ↓ el ritmo de deterioro, incluso aunque la PA ↔, por ejemplo, cuando existe proteinuria (>3 g/día). Pero debe tenerse en cuenta: que no *todos* los pacientes con nefropatía necesitan i-ECA, y que estos fármacos pueden resultar catastróficos en la IRC renovascular. Si la causa de la insuficiencia es una poliquistosis renal, o bien, el paciente presenta el genotipo *DD* para el gen del ECA, existirán pocas evidencias de causar beneficios[2]. El grado de reducción de la proteinuria logrado por los i-ECA en el paciente, representa un buen índice para predecir la renoprotección a largo plazo[2].

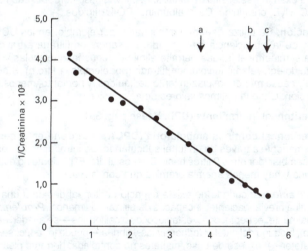

Algunos pacientes con IRC van perdiendo su función renal (es decir, la tasa de FG) a un ritmo constante. La creatinina se produce también a un ritmo bastante constante y va creciendo en forma de curva hiperbólica al mismo tiempo que se deteriora la función renal. La creatina recíproca, por tanto, vendrá representada por una línea recta, paralela al descenso de la tasa de filtración glomerular. Este cuadro se utiliza frecuentemente para controlar la función renal y predecir cuándo se producirá la fase final en una insuficiencia renal dependiente de diálisis. Un deterioro de la función renal más rápido que el esperado, puede producirse por: infecciones, deshidratación, ↑PA descontrolado, alteraciones metabólicas (por ejemplo, ↑Ca^{2+}), obstrucciones, nefrotoxinas (uso irresponsable de fármacos). En estos casos, los estudios y tratamientos aplicados a cada paciente pueden retrasar la fase terminal de la insuficiencia renal.

---

[1] G Navis 1997 *Lancet* **349** 1852.
[2] El estudio REIN del grupo GISEN 1997 *Lancet* **349** 1857.

Diálisis y trasplante renal

(Véase pág. 349-pág. 351 sobre las indicaciones de la diálisis urgente y la técnica).

Hemodiálisis (HD). La sangre fluye en sentido opuesto al del líquido de diálisis y la concentración de las sustancias disminuye por medio de concentración a través de una membrana semipermeable.

Problemas:

- Infecciones (VIH, hepatitis, bacterias)
- Desequilibrio UyE
- PA ↓
- Acceso vascular (hemorragia, trombos, infecciones, insuficiencia vascular).
- Artropatía por diálisis (formación de sustancia amiloide, especialmente en los hombros y muñecas, debido al acúmulo de β_2-microglobulina).
- Toxicidad por aluminio (demencia ± trastornos óseos similares a la osteomalacia), por lo que deberán utilizarse líquidos para diálisis libres de aluminio y evitar el aluminio contenido en los ligantes del fosfato. El coste suele ser un problema frecuente.

Seguimiento de los pacientes externos: debe comprobarse que siguen la dieta adecuada (pág. 2), incluyendo vitaminas (hierro, complejo B, vit.C), y su estado general. Debe examinarse el sitio de diálisis, PA, PVY, peso corporal, edemas. Determinar: RSC, UyE, creatinina, Ca^{2+}, albúmina, $PO4^{3-}$, lípidos.

Hemofiltración. Se utiliza de forma continuada, por ejemplo, en las UCIs para el tratamiento de la insuficiencia renal aguda. La sangre es filtrada a través de una membrana semipermeable, que permite eliminar pequeñas moléculas y la reposición de líquido equivalente al volumen filtrado (por ejemplo, 1 litro/h). Su utilización es sencilla y causa menor desplazamiento de líquidos, y por tanto, menos episodios de hipotensión. Obtiene óptimos valores de aclaramiento.

Diálisis peritoneal intermitente (DPI). Véase pág. 351.

Diálisis peritoneal continua ambulatoria (DPCA). Se inserta en el peritoneo un catéter permanente a través de un túnel subcutáneo. Se introducen 2 litros de dializado y se cambian por otros 2 litros hasta 5 veces al día. El paciente no está sujeto a una máquina y hay menos anemia urémica que con la HD.

Contraindicaciones: cuando no existe espacio peritoneal debido a una intervención quirúrgica previa; pacientes incapaces de utilizar sus manos. **Problemas:** peritonitis (normalmente, estreptococos, estafilococos o coliformes —se añaden antibióticos al dializado), bloqueo del catéter (adherencias y fibrina —puede introducirse uroquinasa en el catéter—), exceso de peso, diabetes no controlada, derrame pleural, fugas.

Trasplante renal. El riñón suele estar situado en la fosa ilíaca y por tanto, muy accesible para biopsiar. La supervivencia del injerto al año, tras injertos idénticos para el HLA, es del 95 %; 90-95 % para la disparidad de un halotipo; del 75-85 % para antígenos HLA completamente diferentes. La supervivencia media de un injerto cadavérico es de 8 años. El rechazo del injerto puede ser agudo o crónico. El rechazo *agudo* (esto es, en los tres primeros meses) suele responder al aumento de inmunosupresión. El rechazo *crónico* se presenta como un descenso gradual en la función del injerto y responde mal al tratamiento.

Fármacos inmunosupresores:

- Ciclosporina, por ejemplo, 10 mg/kg que se reducen a 4 mg/kg después de ~2 semanas; deben controlarse sus niveles.

- Azatioprina, por ejemplo, 2 mg/kg/día.
- Esteroides
- Globulina antilinfocítica.

Complicaciones:

- Rechazo crónico
- Obstrucción en la anastomosis uretral
- Hipertensión persistente
- Nefrotoxicidad inducida por ciclosporina
- Ateroesclerosis (trastornos renales y esteroides)
- Estenosis de la arteria renal (en el trasplante) a los 3-9 meses tras la intervención.
- Infecciones por la inmunosupresión —por ejemplo, oportunistas, incluyendo organismos atípicos, como *Pneumocystis carinii*— (se administra co-trimoxazol profiláctico durante 6 meses), CMV y hongos, así como las infecciones bacterianas habituales. Véase pág. 549 sobre descripción detallada sobre inmunosupresores.
- Neoplasias inducidas por los inmunosupresores, como el carcinoma de células escamosas; linfoma.

† Neoplasias malignas del tracto urinario

Hipernefroma (*Adenocarcinoma de células claras* del epitelio renal tubular).

Edad típica: 50 años; relación varón:mujer ≈ 2:1. **Diseminación:** el tumor invade la vena cava a través de las venas renales; diseminación directa a los tejidos adyacentes y hematógena al hueso, hígado y pulmón, donde pueden observarse metástasis sólidas «en bala de cañón» en la RXT: véase **LÁMINA 11**.

Tríada clásica: hematuria, dolor lumbar y masa abdominal. También: FOD (sudoración nocturna), ↑volumen corpuscular en el 2% (el tumor secreta eritropoyetina), anemia, hipercalcemia, y con menos frecuencia, varicocele izquierdo, al encontrarse comprimida la vena renal[1].

Tests: recuento de hematíes en orina; RXT; ecografía; TC (si el riñón contralateral es funcional, no es preciso realizar UIV)[1]; angiografía, si se realiza nefrectomía parcial (por ejemplo, en riñones solitarios) o embolización paliativa[1].

Tratamiento: nefrectomía. Se ha ensayado la administración de progesterona. Las metástasis representan probablemente una de las escasas indicaciones de la inmunoterapia. con interleukina-2 (la quimioterapia y radioterapia no ofrecen buenos resultados); entre los ES se incluyen: temblores (puede requerior opiáceos IV), mialgias, insuficiencia renal y el síndrome de filtración vascular, que puede necesitar la administración de coloides y dopamina (la interleukina-2 estimula la liberación del factor de necrosis por parte del tumor y citokinas que provocan la salida de macromoléculas desde los vasos). **Supervivencia media a los 5 años:** 30-50%.

Otros tumores GU. De células de transición (pelvis renal) 10%; linfoma; secundarios; nefroblastoma de Wilms (*OHCS* pág. 220); tumores de vejiga pág. 116.

Carcinoma de próstata. En el 10% de los casos, esta neoplasia es tan indolente que su descubrimiento es accidental. Los pacientes suelen ser ancianos, pero en

---

[1] C Dawson 1996 *BMJ* i 1146.

varones jóvenes puede darse una variedad anaplásica de crecimiento rápido. Es la segunda neoplasia en frecuencia en el sexo masculino. La vasectomía previa va asociada a un incremento del riesgo.

Ejemplo de recomendaciones para un varón asintomático que solicita una prueba de PSA

La próstata está situada por debajo de la vejiga, y envuelve el conducto por el que discurre la orina hacia el exterior. El cáncer de próstata es frecuente en las edades avanzadas. Muchos hombres mayores de 50 años (a los que se dirigen estas recomendaciones) consideran que el test PSA (antígeno prostático específico) sirve para detectar el cáncer de próstata. ¿Es esto una buena idea?

- El test no es muy exacto, y no es correcto afirmar que las personas que se han realizado la prueba van a vivir más tiempo, incluso si terminan padeciendo cáncer de próstata. El motivo es que el cáncer de próstata es muy «vago», por lo que la mayoría de los varones que lo padecen, suelen fallecer por otras causas no relacionadas.
- El test en sí carece de efectos secundarios, siempre que no nos importe perder un poco de sangre y de nuestro tiempo. Pero si la prueba da un resultado falso positivo, será necesario realizar más pruebas, como el obtener muestras de la próstata por la «puerta de atrás» (lo que causa hemorragias e infecciones en el 1-5 % de los pacientes).
- Sólo 1 de cada 3 personas con niveles elevados de PSA, desarrollará cáncer.
- Podemos preocuparnos también innecesariamente cuando más tarde otros tests nos aclararán las dudas.
- Incluso después de haber detectado un cáncer, el médico no podrá asegurarle si este va a influir en su salud. Se le recomendará un tratamiento, y quizá los efectos adversos vendrán por el tratamiento, que a lo mejor no era necesario.
- Hay algunas malas noticias más para aquellos que *creen* que tienen cáncer de próstata: «no se sabe a ciencia cierta cómo tratarlo» Las opciones son extirpar la próstata (este tratamiento resulta fatal en sí mismo en el 0,2-0,5 % de los pacientes)[1], radioterapia, hormonas o simplemente «esperar y ver», que no es tan simple como parece (el paciente se volverá excesivamente preocupado por su próstata, y ya no se sentirá sano).

En última instancia, son los pacientes los que deben decidir lo que quieren. En general, cuanta más información se les ofrece, menor es el porcentaje de hombres que optan por someterse a la prueba[2].

[1] revdis@york.ac.uk
[2] S Woolf 1997 *BMJ* i 989.

Diseminación: ósea (dando lugar a lesiones líticas y escleróticas); directa a la vejiga y recto.

El paciente: prostatismo (vacilación, polaquiuria, goteo) ± disminución del flujo, lo que indica obstrucción (pero poco fiable); dolor óseo ± disminución del peso, indica metástasis. *Tacto rectal:* no se aprecia el surco medio entre los lóbulos de la próstata; nódulos; mucosa adherida a la próstata.

Riesgo: ↑ testosterona, antecedentes familiares (pág. 572); hipertrofia *no* benigna.

Tests: RC, VSG, UyE, Ca^{2+}, antígeno prostático específico (10 nmol/ml (PSA no predice con fiabilidad si un cáncer va a producir enfermedad, véase pág. 577; el 25 % de las hipertrofias benignas de próstata tienen un PSA de hasta 10; los niveles pueden estar influidos por una eyaculación reciente[1]), ecografía transrectal, radiografías óseas y gammagrafía. *Pruebas de obstrucción del flujo*: ecografía vesical (volumen residual de orina); tasas de flujo de orina.

---

[1] 1994 *NEJM* **331** 996.

Tratamiento: resección transuretral de la próstata, en caso de obstrucción. Si no hay obstrucción y no existen metástasis (PSA <10 μg/l, si el tamaño de la próstata es →; no existen linfadenopatías pelvianas), el tratamiento es controvertido, variando entre la prostatectomía radical, radioterapia o espera con seguimiento. La prostatectomía radical respetando la inervación (se mantiene la función eréctil) se utiliza ampliamente en EE.UU[2]: ensayos no aleatorios han demostrado mayor tasa de supervivencia respecto a otras opciones. Debe controlarse con análisis seriados de PSA. La terapéutica hormonal debe reservarse probablemente para cuando las metástasis causen síntomas, obteniéndose beneficios durante un plazo de 1-2 años[3]. La testosterona determina crecimiento prostático, luego la orquidectomía puede retrasar el crecimiento tumoral; si el paciente lo rechaza, pueden administrarse análogos de la hormona liberadora de gonadotrofinas, como el goserelín 12 semanalmente (10,8 mg SC como Zoladex LA®), que primero estimula, y después inhibe la liberación de gonadotrofinas hipofisarias. Alternativas: ciproterona 100 mg/8 h oral: flutamida (pág. 501); estilboestrol 1 mg/24 h oral (↑ riesgo de TVP); radioterapia. Advertir al paciente que puede quedar impotente. Véase pág. 117.

Alivio sintomático: analgesia y radioterapia en las metástasis dolorosas.

Metástasis óseas ± Compresión medular: Tratamiento con ↑Ca^{2+} (pág. 569) ± descompresión.

Pronóstico: muy variable. El 10 % muere en 6 meses, pero el 10 % vive >10 años.

Estudios de muestreo: tacto rectal; PSA (pero puede estar normal en el 30 % de los cánceres pequeños); ecografía transrectal. No debe someterse a estudio cualquier paciente de forma indiscriminada: puede dar lugar a graves problemas (*OHCS* pág. 431)[4].

☦ Síndrome nefrítico agudo

Presentación. Típicamente, 1-3 semanas después de una infección de garganta, oído o cutánea producida por estreptococos β-hemolíticos del Grupo A de Lancefield, con hematuria (eritrocitos ± cilindros celulares) + ↓ FG (aguda), que conducen a una retención de líquidos, oliguria, ↑PA y uremia variable. Existe proteinuria. Entre los hallazgos más frecuentes están: niveles bajos de C3, crioglobulinas mixtas circulantes, hipergammaglobulinemia.

Tratamiento. Los riesgos provienen de la encefalopatía hipertensiva, edema pulmonar e insuficiencia renal aguda. No es necesario un reposo absoluto excepto cuando la hipertensión es grave o existe edema pulmonar. Dieta sin sal y reposición de líquidos si existe oliguria. Administrar diuréticos, como la furosemida (oral o IV) y antihipertensivos adecuados. Someter al paciente a un ciclo de diálisis. No están indicados los esteroides y citotóxicos. El pronóstico es excelente en los niños. En los adultos, puede persistir una proteinuria moderada ± sedimentos urinarios. Con muy poca frecuencia, se desarrolla una glomerulonefritis de rápida evolución e insuficiencia renal en un plazo de semanas o meses.

Nefritis intersticial

Se trata de una importante causa de insuficiencia renal aguda y crónica. Va asociada a una infiltración inflamatoria, que afecta principalmente al intersticio y túbulos renales. En la insuficiencia real aguda, la causa suele ser una reacción idiosincrásica a determinados fármacos (penicilina, AINEs, furosemida). En la insuficiencia renal

---

[2] *Bandolier* 1998 **49** 6.
[3] *BMJ* 1994 **i** 780.
[4] *Lancet* 1997 **349** 443.

crónica, la causa suele ser desconocida, pero puede deberse a fármacos, anemia falciforme, nefropatía por analgésicos (véase más abajo).

Nefritis intersticial aguda: suele estar producida por fármacos (antibióticos, AINEs, diuréticos) o infecciones (Staf, Strep, brucelas, leptospira).

Presentación: insuficiencia renal, fiebre, artralgia, eosinofiluria/eosinofilia.

Diagnóstico: se confirma mediante biopsia renal.

Tratamiento: En la IRA: pautas en pág. 349 y corticosteroides. Pronóstico favorable. En la IRC: no existe tratamiento específico: esperar el deterioro gradual.

Mioglobinuria

La mioglobina (una proteína muscular) aparece en la orina si hay una lesión muscular o necrosis muscular (rabdomiolisis), por ejemplo lesión por aplastamiento, ejercicio, traumatismos, quemaduras, *shock* eléctrico, coma, septicemia (ej., Legionella), convulsiones, intoxicación con «éxtasis» (pág. 697), envenenamiento sistémico (pág. 697) o hipopotasemia. La mioglobinuria suele ser asintomática, pero puede dar lugar a insuficiencia renal aguda, posiblemente por lesión y o bloqueo tubular. **Diagnóstico:** la orina aparece de color marrón oscuro. Los análisis de orina dan +vo a la presencia de sangre, pero no se aprecian hematíes en la OPM (la mioglobina y la hemoglobina tienen la misma reacción en la tira de prueba). Debe buscarse la mioglobina en las primeras 48 h. En el suero, se observa, $\uparrow\uparrow PO_4^{3-}$, $\uparrow$ uratos, $\uparrow$ CK, $\uparrow$ aldolasa, $\downarrow Ca^{2+}$ cuando se desarrolla la IRA, con el perfil bioquímico esperado (pág. 348), pero puede existir un $\uparrow\uparrow$ del PO_4^{3-} y del K^+ si se produce una rotura masiva del tejido muscular. **Tratamiento:** suele recomendarse el manitol (por ejemplo, 12,5 g de dosis de carga, y después 2 g/h IV, aunque primero debe realizarse una prueba de dosificación: 200 mg/kg IV lento), y alcalinización de la orina con bicarbonato IV. Puede ser necesario someter al paciente a diálisis o a hemofiltración.

Nefropatía por analgésicos

La administración prolongada de dosis altas de analgésicos (generalmente, compuestos) puede dar lugar a una nefropatía por analgésicos. La incidencia ha disminuido notablemente desde la retirada de la fenotiacina. Otros AINEs (incluyendo la aspirina y el ibuprofeno) pueden llegar a producir un cuadro similar al de la nefritis intersticial. Igualmente, se produce una mayor incidencia de ITUs. Si además, se observa una hematuria franca, debemos sospechar un carcinoma de la pelvis renal, una asociación conocida.

† Nefropatía diabética

La DM es una causa frecuente de insuficiencia renal, estimándose que ~25 % de los diabéticos diagnosticados antes de los 30 años desarrollan insuficiencia renal. Los diabéticos están predispuestos a arteriosclerosis, infección urinaria y necrosis papilar, aunque son las lesiones glomerulares las que causan la mayoría de los problemas. Típicamente, existe engrosamiento de la membrana basal glomerular y glomeruloesclerosis, que puede ser difusa o nodular (lesión de Kimmestiel-Wilson). Al principio hay un índice de filtración glomerular elevado (con $\uparrow$ tamaño del riñón), pero la característica principal de la nefropatía diabética es la proteinuria, que se desarrolla insidiosamente, primero como microalbuminuria intermitente (pág. 481) y después como albuminuria constante, e incluso síndrome nefrótico. No se debe prestar demasiada atención a un solo test de microalbuminemia: debemos fijarnos en el cociente urinario albúminas/creatinina >2,5 mg/nmol en ⩾2 muestras. Una vez establecida la proteinuria, suele haber un período de tiempo antes del gradual e irreversible ↓ de la FG.

Tratamiento. El control metabólico escrupuloso puede reducir la FG elevada y la microalbuminuria, pero tiene poco efecto sobre la proteinuria establecida. La hipertensión debe ser firmemente controlada y una dieta baja en proteínas puede frenar la progresión del declive de la FG. La hipertensión empeora la glomerulopatía diabética y su tratamiento reduce la microalbuminuria y retrasa el establecimiento de la insuficiencia renal —la insuficiencia renal está determinada por la microalbuminemia, siempre que la duración de la diabetes mellitus sea >15 años— (si es <15 años, la microalbuminemia carece de valor predictivo). Los inhibidores del ECA (como el enalapril 20 mg/día oral, pág. 272) reducen la microalbuminuria y frenan la progresión de la IRC, incluso en normotensos (pero atención: puede existir un trastorno renovascular no detectado; debe vigilarse la creatinina). Muchos pacientes deberán ser sometidos a diálisis o trasplante y en ese caso, el pronóstico será favorable, aunque limitado si la arteriopatía es extensa.

Enfermedad del riñón poliquístico en adultos

Enfermedad autosómica dominante (genes en los cromosomas 16 (PKD-1) y 4 (PKD-2, 4q13-q23), que representa la principal causa de IRC. Los quistes pueden desarrollarse en cualquier localización del riñón, originando un deterioro gradual de la función renal. *Prevalencia:* 1:1000. *Presentación:* hematuria, ITU, masas abdominales, dolor lumbar y abdominal, hipertensión. Asociaciones: aneurismas de arterias intracerebrales; hemorragia subaracnoidea; prolapso de la válvula mitral (pág. 278). La exploración revela la presencia de masas abdominales irregulares y bilaterales (~30% puede presentar quistes en hígado o páncreas) y ↑PA. *Nota:* el tipo PKD-2 es menos grave que el tipo PKD-1. *Tests:* ↑ urea. ↑ HB. Ecografía (o UIV): riñones aumentados de tamaño con múltiples quistes. *Tratamiento:* de sostén. Controlar las infecciones y PA. Algunos pacientes requieren diálisis y trasplante. Deben examinarse los miembros de la familia, aunque los quistes no pueden ser identificados con claridad en los pacientes <30 años de edad.

Riñón poliquístico infantil (autosómico recesivo): *OHCS* pág. 220.

Espongiosis medular renal

Concepto: dilatación de los tubos colectores renales. *Presentación:* ITUs, nefrolitiasis, hematuria macro o microscópica. En ocasiones, existen antecedentes familiares. *Diagnóstico:* se confirma mediante UIV, que muestra la dilatación tubular (1-7,5 mm diámetro) con el medio de contraste en las papilas renales. Pueden apreciarse cálculos renales en el sistema colector renal, aunque suelen situarse dentro de los túbulos deformados. *Asociación con nefrolitiasis:* esta enfermedad está presente en el 12% de los varones y 19% de las mujeres con cálculos renales de calcio y que no presentan predisposición a ninguna anomalía metabólica.

Nefrocalcinosis

Consiste en el depósito de calcio en el riñón, observándose en forma de calcificaciones en las radiografías simples. Suele ser medular y puede causar síntomas de infección del tracto urinario o nefrolitiasis (pág. 341). Causas de *nefrocalcinosis me-*

dular: hiperparatiroidismo y acidosis tubular renal distal; con menos frecuencia, la espongiosis medular renal, la hipercalciuria idiopática, la necrosis papilar y la oxalosis. La *calcificación cortical* es muy rara (<5%) y suele ser consecuencia de trastornos renales graves, como la necrosis cortical o la glomerulonefritis crónica.

Trastornos vasculares e insuficiencia renal

Estenosis de la arteria renal. *Causa:* ateroma, o bien, en jóvenes, hiperplasia fibromuscular. *Efectos:* hipertensión; si es bilateral o extensa, se produce insuficiencia renal por la deshidratación, hipotensión o por los inhibidores del ECA. La filtración glomerular es mantenida por la angiotensina II, y la ecografía renal tras haber administrado captopril, muestra una gran disminución de la tasa de filtración. *Hacen sospechar el diagnóstico:* cualquier tipo de trastorno vascular; hipertensión grave o que no responde al tratamiento; soplo abdominal; Cirugía gástrica y sus consecuencias urea; proteinuria. *Tratamiento:* angioplastia renal percutánea o *bypass* quirúrgico[1].

Síndrome hemolítico-urémico (SHU) y púrpura trombocitopénica trombótica (PTT). Pueden representar las consecuencias finales de un espectro dentro del mismo proceso, caracterizado por una anemia hemolítica microangiopática, ↓ plaquetas e insuficiencia renal sin manifestaciones de CID (es decir, sin trastornos de la coagulación). En la PTT, las manifestaciones del SNC son notorias, e incluyen confusión y convulsiones, apreciándose también lesiones cutáneas. El estudio histológico muestra fibrina y plaquetas en el interior de las arterias, así como lesiones glomerulares sin depósitos inmunológicos. SHU se asocia a gastroenteritis bacterianas y víricas (por ejemplo, la toxina de *E coli* 0157 contamina los mataderos por contaminación fecal, al utilizar agua no corriente para lavar o reutilizar el mismo agua). *Pronóstico:* mortalidad <5%. Las manifestaciones hematológicas y renales tienden a resolverse en 2 semanas. *Tratamiento:* (casi siempre es complejo). Medidas de apoyo en la UCI. Hasta el 80% requerirán diálisis prolongada. La PTT es más grave y su mortalidad es elevada. El tratamiento debe ser precoz, incluyendo esteroides e intercambios de plasma. Consultar con un especialista. Puede recurrir[2].

Hipertensión maligna. Va asociada a una insuficiencia renal rápida. Existen niveles bajos de C3 y anemia hemolítica microangiopática. El sedimento urinario suele mostrar eritrocitos dismórficos y cilindros eritrocitarios. *Tratamiento:* véase pág. 274.

Hipertensión durante la gestación (pre-eclampsia). Consiste en la asociación de hipertensión, proteinuria y edema durante la gestación. El riñón muestra una endoteliosis glomerular con estrechamiento/obliteración de los glomérulos + depósito de fibrina y plaquetas. Las pruebas demuestran la existencia de hemólisis, elevación de las enzimas hepáticas, disminución del recuento plaquetario (= síndrome HELPP). *Tratamiento: OHCS* pág. 96.

Émbolos de colesterol. Suelen ir asociados a ateroesclerosis ampliamente distribuida y niveles altos de colesterol. *Presentación:* livedo reticular, púrpura, hemorragia GI, insuficiencia renal, mialgias, áreas periféricas cianóticas con pulsos distales intactos. Suele aparecer tras alguna intervención que afecte a las arterias, pero puede pasar desapercibida durante meses. También puede producirse en la trombolisis, anticoagulación, traumatismos abdominales y de forma espontánea. *Tests:* Cirugía gástrica y sus consecuencias tiempo de protrombina; eosinofilia; proteinuria leve; sedimento urinario inactivo; elevación de los niveles de urea y creatinina; C3 y C4 normales; y ACAN negativo (pág. 599). El diagnóstico es confirmado por el ha-

---

[1] T Kremer Hovinga 1990 *Nephrol Dial Transplant* 5 481.
[2] Scottish Office Abattoir Inquiry 1997 *BMJ* i 770.

llazgo de fisuras de colesterol en la biopsia renal, o en la biopsia de colon (deben examinarse los vasos de la submucosa). *Pronóstico:* suele ser progresivo y fatal; la muerte puede sobrevenir por cualquiera de los émbolos de ateroma. Algunos pacientes mejoran su función renal después de la diálisis[3,4]. Se han ensayado los fármacos estatínicos (pág. 577)[5].

Nefronoptisis

Se trata de un trastorno quístico medular hereditario, responsable del 20 % de las insuficiencias renales infantiles. Los riñones aparecen pequeños y fibrosados. *Sinónimos y trastornos relacionados:* nefronoftisis juvenil, enfermedad quística medular, síndrome de Senios Loken. Puede existir asociada a degeneración retiniana, atrofia óptica, retinitis pigmentaria (con visión de túnel) y fibrosis hepática congénita. *Tratamiento:* tratar la insuficiencia renal asociada (*OHCS* pág. 280).

Trastornos de los túbulos renales

Acidosis tubular renal (ATR). Se observa cuando los túbulos renales fracasan en producir una orina ácida (tipo 1 ó ATR «distal»), o bien, se produce una pérdida excesiva de bicarbonato, disminuyendo el bicarbonato sérico hasta que el «umbral de filtración» iguala la capacidad de reabsorción disminuida y la orina puede volver de nuevo a ser ácida (de tipo 2 ó ATR «proximal»): normalmente se produce junto con otros trastornos tubulares (síndrome de Fanconi, véase página siguiente).

Tipo 1 («distal»): Presentación: puede presentarse en la infancia, cursando con poliuria, retraso en el crecimiento y dolor óseo; en los adultos, se manifiesta con atrofia (K^+), dolor óseo (osteomalacia), estreñimiento, cálculos renales (fosfato cálcico, estruvita, nefrocalcinosis) o insuficiencia renal. *Diagnóstico:* pH urinario >6 con acidemia espontánea o inducida por el cloruro de amonio (100 mg/kg). Normalmente, en este test, el pH urinario disminuye por debajo de 5,3. (Esta prueba de sobrecarga ácida no debe realizarse si el bicarbonato plasmático <19 mmol/l). *Tratamiento:* reponer el bicarbonato (1-3 mmol/kg/día) y el K^+. Deberá corregirse la hipopotasemia antes que la acidosis, para evitar la posterior disminución de K^+ y el riesgo de parada cardíaca. El *pronóstico* es variable.

Tipo 2 («proximal»): *Presentación:* es menos frecuente, manifestándose en la infancia con retraso del crecimiento, acidosis hiperclorémica y orina alcalina o ligeramente ácida. Puede ser secundaria a una cistinosis, al síndrome de Fanconi o después de un trasplante renal. No existe nefrocalcinosis y el pronóstico es favorable. *Tratamiento:* bicarbonato 10 mmol/kg/día. (No existe ATR de «tipo 3»).

Tipo 4: se produce en los trastornos asociados con la deficiencia de aldosterona,o asociados con lesiones tubulares distales. Se observa en la enfermedad de Addison, diabetes mellitus (hipoaldosteronismo hiporreninémico), amiloidosis, uropatías obstructivas y por fármacos (amilorida). Si se trata de una deficiencia de aldosterona, deberá administrarse fludrocortisona o un diurético de asa.

Cuándo sospechar una ATR:
- pH urinario elevado y cultivo de orina negativo.

---

[3] R Scully 1991 *NEJM* **325** 563.
[4] R Scully 1991 *NEJM* **324** 11.
[5] J Rhodes 1996 *Lancet* **347** 1641.

- Acidosis hipopotasémica e hiperclorémica.
- Intervalos aniónicos normales.
- Hipouricemia e hipofosfatemia (tipo 2).
- Alteración de la acidificación urinaria en la acidemia.
- Hiperpotasemia y orina ácida, por ejemplo, en los diabéticos de edad avanzada o en las uropatías obstructivas (tipo 4).

Síndrome de Fanconi. Abarca múltiples defectos tubulares proximales, dando lugar a una glucosuria, aminoaciduria, fosfaturia y ATR. Entre los ejemplos se incluyen:

- *Cistinosis* (autosómica recesiva; acúmulo de cistina en los lisosomas). Se manifiesta a partir de 1/2- 1 año de edad, con retraso en el crecimiento, poliuria, polidipsia y raquitismo. La insuficiencia renal de la fase terminal sobreviene antes de 10 años. *Tratamiento:* hidratación; CO3H-, K⁺, PO_4^{3-} y calcitrol (*OTM* 3e). El bitartrato de cisteamina elimina la cistina lisosómica y frena el deterioro glomerular. La indometacna el volumen urinario y Cirugía gástrica y sus consecuencias el apetito/crecimiento (_ http://www.cystinosisfoundation.ucsd.edu/library.html).
- *Síndrome de Fanconi idiopático del adulto:* suele ser transitorio y se manifiesta con dolor óseo, debilidad, poliuria y polidipsia. Se trata reponiendo los iones excretados y con vitamina D.
- *Fanconi secundario:* se produce en el mieloma, enfermedad de Wilson (pág. 628), intoxicación por plomo, y toxicidad farmacológica (tetraciclinas pasadas de fecha; ifosfamida).

Síndrome de Alport. Ligado al cromosoma X o autosómico recesivo; genes implicados: COL4A5, COL4A3, COL4A4 (*Lancet* 1997 **349** 1770). Nefritis + sordera sensorioneural, asociados con anomalías del cristalino, disfunción plaquetaria e hiperproteinemia. No recurre después del trasplante. Véase *OHCS* pág. 742).

Hiperoxaluria. Autosómica recesiva. Puede ser primaria o secundaria a una resección intestinal o a malabsorción. Existen 2 tipos de oxalosis primaria. El tipo 1 es más frecuente y los cálculos de oxalato se distribuyen ampliamente por todo el organismo. En niños, se manifiesta con presencia de cálculos renales y nefrocalcinosis, con un 80% de ellos con insuficiencia renal a la edad de 20 años. La piridoxina puede resultar útil. El tipo 2 es más benigno, cursando con nefrocalcinosis pero sin insuficiencia renal.

Cistinuria. Se trata de la aminoaciduria más frecuente. Orina: cistina, ornitina, arginina, lisina. Se originan cálculos de cistina. *Tratamiento:* la ingestión de líquidos y alcalinizar la orina. (*Nota:* en las células, la mayor parte de la cistina es reducida para formar cisteína).

Neurología 10

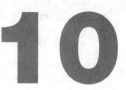

«¿Existe una lesión?»	363	Encefalitis	399
«¿Dónde se localiza la lesión?»	364	Meningitis	400
Territorios de las arterias cerebrales	366	Tratamiento de la meningitis	402
Algunos fármacos que actúan sobre el SNC	367	Estado confusional agudo	404
		Epilepsia: diagnóstico	406
Pruebas para los nervios periféricos	369	Epilepsia: tratamiento	408
Dermatomas	372	Parkinsonismo y enfermedad de Parkinson	409
Punción lumbar	374		
		Esclerosis múltiple	411
Diversos signos de presentación:		Lesiones por compresión	413
		Lesiones de los nervios craneales	415
Cefalea	376	Parálisis de Bell	417
Migraña	377	Mononeuropatías	418
Neuralgia del trigémino	380	Neuropatía autónoma	420
Desmayos	380	Polineuropatías	421
Mareos y vértigo	382	Parálisis bulbar	422
Nistagmo	383	Enfermedad de la motoneurona	423
Sordera	385	Espondilosis cervical	425
Tinnitus	386	Trastornos musculares primarios	426
Compresión medular aguda	386	*Miastenia gravis*	427
Movimientos involuntarios anormales	389	Síndrome miasténico	428
Disartria, disfasia y dispraxia	390	Neurofibromatosis	428
		Siringomielia	430
Enfermedades y síndromes:		Paraplejía espástica tropical	431
Ictus: manifestaciones clínicas y pruebas de investigación	392	Trombosis cerebral/de los senos venosos	431
Ictus: tratamiento de prevención	393	**Vivir con una enfermedad neurológica**	432
Episodios isquémicos transitorios	395		
Hemorragia subaracnoidea	396		
Hemorragia subdural	398		
Hemorragia extradural	399		

Otras páginas de interés: exploración del SNC (pág. 32); estado mental (pág. 34); psiquiatría en el hospital (pág. 13); dolor facial (pág. 45); demencia (pág. 76); ►►estado epiléptico (pág. 688); ►►coma (pág. 669-72); ►►traumatismo craneoencefálico (pág. 684); ►►elevación de la PIC (pág. 687); ►►arteritis craneal (pág. 597). *Síndromes/enfermedades* (pág. 615-28): Brown-Séquard; Fabry; Gilles de la Tourette; ►Guillain-Barré; Huntington; Jakob-Creutzfeld; Korsakoff; McArdle; Refsum; Wernicke; Wilson.

¿Existe una lesión?

Existen 4 posibilidades en neurología:

1. Que no se aprecie nada extraño (es la opción más difícil: será más útil hablar en profundidad con el cónyuge del paciente, que repetir otra prueba de imagen);
2. Que exista un trastorno funcional (sin anomalía estructural: por ejemplo, pellizcos y pinchazos que aparecen al respirar muy deprisa);

3. Que exista una lesión;
4. Que exista un trastorno generalizado, como un estado post-ictus, encefalitis, encefalopatías o envenenamiento.

Un factor muy importante para determinar si existe una lesión es la falta de simetría: por ejemplo, una sola pupila dilatada, o una hiperreflexia plantar en un solo pie.

¿Dónde se localiza la lesión?

Se trata de encontrar una localización que explique *todos* los síntomas (sólo entonces, si esto no es posible, será necesario postular una causa que justifique las lesiones neurológicas diseminadas, como la esclerosis múltiple).

Déficit sensorial. Se catalogará cada déficit por separado para cada modalidad (dolor, temperatura, vibración, discriminación entre dos puntos, posición de las articulaciones). Se investigarán también los signos de la motoneurona superior e inferior MNS, MNI, así como las deficiencias motoras que suelen aparecer juntos más a menudo que aisladamente. Después, nos preguntamos dónde se localiza la lesión.

Distribución en guante y en calcetín: todas las modalidades o sólo algunas ± signos distales de la MNI. Las polineuropatías producen este patrón (pág. 421).

Pérdida sensorial completa: en todas las modalidades por debajo del nivel de la lesión, con sección completa de la médula y se acompaña con el tiempo de signos de la MNI a nivel de la transección y de signos de la MNS por debajo del nivel: cuadriplejia (médula cervical) o paraplejia (médula torácica).

Pérdida sensorial disociada: pérdida desigual de las modalidades sensoriales. Suele indicar un trastorno medular, pero también representa una manifestación de algunas neuropatías. *Síndrome de Brown-Séquard* (pág. 616) y *siringomielia* (pág. 430, pérdida de la sensación de dolor y temperatura con una distribución en forma de capa, es decir, en el cuello, hombros, brazos + signos de la MNI en brazos y de la MNS en las extremidades inferiores). *Tabes dorsalis* (una forma de neurosífilis): pérdida de la función de la columna dorsal (sentido de vibración y posición de las articulaciones) que da lugar a una ataxia y prueba de Romberg +va.

Debilidad o atrofia. ¿Dónde se localiza la lesión? ¿En la corteza cerebral, corona radiata, cápsula interna, tronco cerebral, médula espinal, nervios periféricos, terminaciones neuromusculares o en los músculos? En primer lugar, debemos establecer el tipo de debilidad que está presente (de la motoneurona superior o inferior), tal como se describe en la página siguiente. *¿Qué grado de debilidad tiene la debilidad?* El British Medical Research Council ha establecido una escala para que los médicos puedan objetivar y estandarizar el grado de potencia muscular. Aunque no es perfecta, ha sido aceptada en todo el mundo.

Grado	0	No existe contracción muscular
Grado	1	Intento de contracción
Grado	2	Cierto grado de movimiento activo
Grado	3	Movimiento activo frente a la fuerza de gravedad
Grado	4	Movimiento activo frente a una resistencia
Grado	5	Potencia normal

La puntuación 4 abarca el intervalo más amplio (se subdivide en 4-, 4 y 4+, para describir los movimientos frente a una resistencia ligera, moderada o fuerte). La puntuación 5 es la *normal* de acuerdo con cada edad y constitución. Cada persona posee una fuerza diferente, pero incluso para una mujer de 95 años que pese 40 kg, existe una puntuación 5 *a su medida*. La potencia de puntuación 4 es *patológica* y necesita ser investigada su causa. Si el paciente simplemente no está intentando realizar la prueba, por ejemplo, por una excesiva sedación, no debemos caer en la tentación de escribir «Potencia 4/5 en general». Esto sugeriría una cuadriparesia o una miopatía grave. Es mejor escribir «realiza poco esfuerzo» y anotar la puntuación máxima observada para cada músculo.

Términos frecuentemente confundidos cuando se emplean para describir atrofias

Mono-	Se refiere a una sola extremidad.
Para-	Se refiere a ambas piernas
Hemi-	Se refiere a un brazo y a una pierna del mismo lado.
Tetra-	Se refiere a las cuatro extremidades (*Cuadri-* es otra opción en este caso)
-paresia	(Del griego, *relajación*) Cierto grado de debilidad, pero parálisis incompleta.
-plejia	(Del griego, *ataque*). Parálisis completa o grave.

Reflejos y sus niveles medulares: pág. 33.

Raíces espinales correspondientes a cada músculo: pág. 369.

Lesiones de la neurona motora. *Lesiones de la motoneurona superior (MNS):* se producen por encima del nivel de las células del asta anterior (por ejemplo, corteza cerebral, cápsula interna, tractos espinales). la *atrofia* o *parálisis* se produce preferentemente en los abductores y extensores de las extremidades superiores y en los aductores y flexores de las extremidades inferiores, con escasa o nula caquexia muscular. La hipertonía o *espasticidad* (especialmente, de los flexores del brazo y extensores de las piernas) se manifiesta como una resistencia a los movimientos pasivos que pueden producirse repentinamente (espasticidad como sujetando un cuchillo). Los pacientes presentan *hiperreflexia*: los reflejos están aumentados; los reflejos *plantares* (signo de Babinski +vo) y *mioclonías* se producen a dorsiflexionar rápidamente el pie. Se consideran normales hasta 3 sacudidas rítmicas del pie en sentido ascendente; si se producen más, es indicativo de lesión de la MNS. El *reflejo de Hoffman* (un golpe en un dedo produce la flexión de los restantes) puede ser +vo. La debilidad de la MNS siempre afecta a grupos musculares, y nunca a los músculos por separado.

Lesiones de la motoneurona inferior (MNI): se deben a la pérdida de función o a la destrucción de los cuerpos o axones de las células del asta anterior. Se produce una debilidad con marcada caquexia o atrofia muscular. Los músculos de las extremidades afectadas se sienten blandos y flojos y no ofrecen resistencia ante el estiramiento pasivo: *flaccidez*. El tono muscular es reducido: *hipotonía*. Los músculos denervados pueden mostrar fasciculaciones. Los reflejos aparecen disminuidos o ausentes (los plantares son normales o están ausentes). Los flexores y extensores aparecen igualmente afectados.

Debilidad de la MNS: ¿Dónde se localiza la lesión y de qué lesión se trata?

Monoplejia: (una extremidad). Suele tratarse de una lesión en la corteza motora (*ictus*, pequeño tumor) o con menos frecuencia, una lesión parcial en la cápsula interna, tronco cerebral o médula (como la EM).

Hemiplejia: (pierna y brazo del mismo lado). Debilidad que afecta a la pierna, brazo y porción inferior de la cara: corteza motora contralateral, corona radiada o cápsula interna, debido normalmente a un *ictus*, pero también, por traumatismos, tumores, abscesos o EM. La parálisis cruzada, por ejemplo, de la laringe, faringe y lengua ipsilateral y brazo y pierna del lado opuesto, es típica de las lesiones del tronco cerebral.

Paraplejia (ambas piernas): médula espinal (traumatismos, compresión, pág. 386, EM pág. 411, infarto, hemorragia, degeneración combinada subaguda por deficiencia de vitB$_{12}$, siringomielia pág. 430).

Tetraplejia o cuadriplejia (las 4 extremidades): médula cervical (las mismas causas que la paraplejia + dislocación de la apófisis odontoides e *ictus* repetidos).

Debilidad de la MNI: ¿Dónde se localiza la lesión y de qué lesión se trata?

Si es bilateral y más acusada distalmente, debemos sospechar de una polineuropatía (pág. 421). ¿Existe algún déficit sensorial asociado? Esto ayuda a identificar posibles causas. Si existen signos de la MNI en las extremidades superiores, deberán examinarse las piernas. Cuando existe atrofia espástica en las piernas, es probable que se trate de una compresión medular (pág. 386, pág. 425). En las primeras fases de las lesiones medulares agudas, pueden existir signos MNI en las extremidades superiores e inferiores. La debilidad espástica por debajo del nivel de la lesión sólo de desarrolla más tarde. La enfermedad de la motoneurona cursa típicamente con una mezcla de debilidad de la MNS y MNI con conservación inicial de los reflejos y presencia invariable de fasciculación muscular (pág. 423). Si la debilidad afecta a los músculos inervados por un único nervio (pág. 369), se sospechará de una mononeuropatía (pág. 418); si afecta a más de uno, se tratará de una mononeuritis múltiple (pág. 418). Las lesiones de la raíz anterior producen debilidad de todos los músculos inervados por dicha raíz (el miotomo). **Diagnóstico diferencial:** los síntomas de las miopatías (pág. 426) parecen similares a los de la MNI. Muestran ausencia de afectación sensorial, y en la mayoría de los casos, debilidad proximal predominantemente y caquexia. El diagnóstico se realiza por los síntomas asociados y la neurofisiología. La *miastenia gravis* se caracteriza por una debilidad que empeora con el movimiento de los músculos afectados (fatigabilidad). Apenas existe caquexia muscular y no se aprecia afectación sensorial. Véase pág. 430 sobre las pruebas específicas de diagnóstico.

Territorios de las arterias cerebrales

Es muy importante un conocimiento básico de la anatomía de la irrigación sanguínea cerebral, para el diagnóstico y tratamiento de los trastornos cerebrovasculares (págs. 492-395). Resulta imprescindible ser capaz de identificar la zona cerebral que corresponde a los síntomas que presenta el paciente e identificar la arteria que se encuentra ocluida.

Irrigación sanguínea cerebral. El cerebro está irrigado por las dos arterias carótidas internas y la arteria basilar (formada por la unión de las dos arterias espinales). Estos 3 vasos se introducen en un anillo anastomótico situado en la base del cerebro y denominado polígono de Willis (abajo). Esta disposición sirve para mitigar los efectos de la oclusión de un vaso proximal a la anastomosis, permitiendo la irrigación a partir de los vasos no afectados. No obstante, la anatomía del polígono de Willis es muy variable, y en muchas personas, el estrechamiento de una parte del anillo, significa que no va a poder ofrecer demasiada protección en caso de ocurrir una isquemia debida a una oclusión carotídea, vertebral o basilar. Sin embargo, la irrigación retrógrada por parte de otros vasos del cuello, podría suplir en parte las oclusiones más proximales de los vasos: por ejemplo, la oclusión de la carótida interna en el cuello puede no causar infarto si el flujo retrógrado de la carótida externa penetra en el polígono de Willis a través de sus anastomosis con la arteria oftálmica.

Arterias y territorios SNC

Arteria carótida. La oclusión de la arteria carótida interna puede, en grado extremo, producir un infarto total de los 2/3 ipsilaterales del hemisferio y ganglios basales (arterias estriadas), que conduce a la muerte del individuo. Más frecuentemente, el cuadro es similar al de la oclusión de la arteria cerebral media (abajo).

Arterias cerebrales. Son 3 pares de arterias que abandonan el polígono de Willis para irrigar los hemisferios cerebrales; las arterias cerebrales anteriores, medias y posteriores. Las porciones anterior y media del cerebro están irrigadas principalmente por las arterias carótidas; la región posterior, por la arteria basilar. Aunque estas arterias se consideran terminales (no existen anastomosis significativas entre ellas), en caso de isquemia por oclusión de alguna de ellas, puede reducirse e incluso evitarse, debido a la irrigación supletoria de los vasos meníngeos.

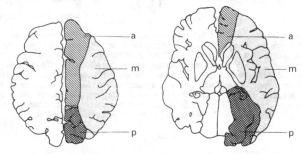

Distribución de las zonas de irrigación sanguínea de las arterias cerebrales anterior (a), media (m) y posterior (p).

Arteria cerebral anterior: irriga la porción medial del hemisferio. Su oclusión puede producir una debilidad y entumecimiento de la pierna contralateral ± síntomas similares, aunque más leves en el brazo. La cara permanece intacta. El infarto bilateral se asocia a un estado de enmudecimiento acinético debido a la lesión de la circunvolución del cuerpo calloso.

Arteria cerebral media: irriga la porción lateral (externa) de cada hemisferio. Su oclusión puede producir: hemiplejia contralateral y pérdida sensorial, principalmente en la cara y brazo; disfasia y dispraxia (hemisferio dominante); inoperancia contralateral (hemisferio no-dominante); en ocasiones, hemianopsia homónima contralateral.

Arteria cerebral posterior: *irriga el lóbulo occipital. Su oclusión puede producir numerosos efectos, incluyendo la hemianopsia homónima contralateral.*

Circulación vertebrobasilar. Se encarga de la irrigación del cerebelo, tronco cerebral y arteria cerebral posterior. Su oclusión produce: hemianopsia; ceguera cortical; dipoplia; vértigo; nistagmo; hemi- o cuadriplejia; síntomas sensoriales unilaterales o bilaterales; síntomas cerebelosos; caídas; coma. Los infartos del tronco cerebral pueden originar varios síndromes, como el *síndrome medular lateral* (oclusión de una arteria vertebral o de la arteria cerebelosa inferior posterior). Se debe al infarto de la porción lateral de la médula y de la superficie inferior del cerebelo, dando lugar a vértigo, con vómitos, disfagia, nistagmo al mirar hacia el lado de la lesión, hipotonía ipsilateral, ataxia y parálisis del paladar blando, síndrome de Horner ipsilateral y pérdida sensorial disociada (analgesia al pellizcar-pinchar el lado ipsilateral de la cara y en el tronco y extremidades contralaterales).

Síndrome del robo de la subclavia: estenosis de la arteria subclavia proximal a la arteria vertebral ipsilateral, que da lugar a un *robo* de sangre por el flujo retrógrado desde la arteria vertebral descendiendo hacia el brazo. Esto produce una isquemia del tronco cerebral tras haber realizado un ejercicio con el brazo. El diagnóstico se confirma al comprobarse una diferencia de PA entre ambos brazos >20 mmHg.

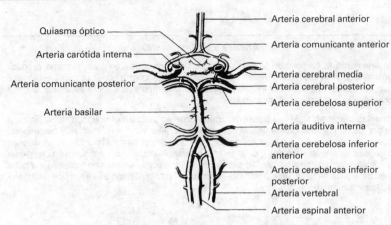

Willis y la neurología. Thomas Willis (1621-75) es uno de los felices héroes de Oxford procedentes del Christ Church College, en posesión de un título falso de doctor, obtenido en 1646 por sus simpatías con la corona. Vivió una agitada vida inventando términos como «neurología» y «reflejo». No sólo aportó su apellido al famoso polígono, sino también fue el primero es describir la *miastenia gravis*, la tos ferina, el sabor dulce de la orina de los diabéticos y un elevado número de pequeños nervios. Él fue la primera persona (y muy pocas le siguieron) en conocer el trayecto del nervio espinal accesorio, el cual descubrió. Representa la excepción de todos aquellos neurólogos de Oxford, ya que en varias ocasiones durante su vida, ofreció su comida a los pobres. También practicó la yatroquímica: una teoría de la medicina según la cual, todos los procesos mórbidos del cuerpo pueden explicarse por las alteraciones de las fermentaciones y efervescencias de sus humores.

Algunos fármacos que actúan sobre el SNC

La tabla que se relaciona a continuación contiene algunos de los fármacos utilizados más comunmente para modificar la actividad de los transmisores del sistema nervioso central. Cuando se prescribe un fármaco para el SNC, es importante tener en cuenta que:

1. El fármaco debe ser capaz de atravesar la barrera hemato-encefálica, para poder ejercer su efecto; o bien, afectar a otras estructuras intracraneales, como los vasos sanguíneos;
2. Las consecuencias de los efectos de sedación;
3. Los efectos secundarios a corto y largo plazo (por ejemplo, la disquinesia tardía en el caso de los fármacos neurolépticos).

Potenciadores	*Inhibidores*
Dopamina	
L-dopa	Tranquilizantes mayores
Bromocriptina (agonista D_2)	Bencisoxazoles (bloqueante-D_2), como la risperidona
Selegilina (inhibe la MAO-B)	Algunos antieméticos
Amantadina	
Noradrenalina & adrenalina	**(=norepinefrina & epinefrina)**
Salbutamol (β_2)	Propranolol (β)
Adrenalina	Atenolol (β_1)
Antidepresivos tricíclicos?	Clonidina (α_2 agonista)
Inhibidores de la MAO	Pentolamina (α)

Potenciadores	Inhibidores
Serotonina (5-HT)	
LSD y otros alucinógenos	Pizotifén
Sumatriptan	Bencisoxazoles (bloqueantes 5-HT), ej., risperidona
Algunos antidepresivos tricíclicos, ej., trazodona	Clozapina (*OHCS* pág. 360, antagonista 5HT S1C[1])
	Mianserina; onsadetrón
Acetilcolina	
Carbacol	Atropina
Pilocarpina	Escopolamina
Anticolinesterasas, como la neostigmina	Ipratropio
	Benzhexol
	Orfenadrina
	Prociclidina
GABA (inhibe la actividad del SNC)	
Baclofen (GABA B)	Abuso de alcohol; bloqueo *de efectos agudos*
Benzodiacepinas	Receptores N-metil-D-aspartato (NMDA) *con el uso crónico*, se incrementa el número de NMDA, mediado por los efectos de la abstinencia del alcohol (ansiedad, síndrome de abstinencia)
Vigabatrin	
Barbitúricos	
Acamprosato[2] (utilizado en el alcoholismo; deriva de la taurina)	
Glutamato *(un aminoácido de acción excitadora)*	
	Lamotrigina (utilizada en la epilepsia)
	Acamprosato (↓ la abstinencia en alcohólicos)

Pruebas para los nervios periféricos

Nervio:	Músculo:	Test: pedir al paciente que:
Raíz nerviosa:		
C3, 4	Trapecio	Encoger hombros, aducción de los omóplatos
C4, 5	Romboides	Llevar hacia atrás la espalda
C5, 6, 7	Serrato mayor	Empujar hacia delante contra resistencia
C5, 6	Pectoral mayor (cabeza clavicular)	Aducción de los brazos por encima de la horizontal y empujar hacia delante
C6, 7, 8	Pectoral mayor (cabeza esternocostal)	Aducción de los brazos por debajo de la horizontal
C5, 6	Supraespinoso	Separar un brazo unos 15°
C5, 6	Infraespinoso	Rotar externamente el brazo con el codo pegado al costado
C6, 7, 8	Dorsal ancho	Aducir horizontal y lateralmente el brazo
C5, 6	Bíceps	Flexionar el antebrazo supinado
C5, 6	Deltoides	Separar el brazo entre 15° y 90°
Nervio radial		
C6, 7, 8	Tríceps	Extender el codo contra resistencia
C5, 6	Supinador largo	Flexionar el codo con el brazo en posición intermedia entre pronación y supinación

---

[1] S Dursun 1993 *BMJ* **307** 200.
[2] *Drug Ther Bul* 1997 **35** 70.

Nervio:	Músculo:	Test: pedir al paciente que:
C5, **6**	Primer radial externo	Extender la muñeca hacia el lado radial con los dedos extendidos
C6, 7	Supinador corto	Brazo al lado, resistir a la pronación de la mano
C7, 8	Extensor común de los dedos	Mantener extendida la articulación MCF de los dedos
C7, 8	Cubital posterior	Extender la muñeca hacia el lado cubital
C7, 8	Abductor largo del pulgar	Separar el pulgar 90° de la mano
C7, 8	Extensor corto del pulgar	Extender la articulación MCF del pulgar
C7, 8	Extensor largo del pulgar	Resistir a la flexión del pulgar en la articulación IF

Nervio mediano

C6, 7	Pronador redondo	Mantener el brazo pronado contra resistencia
C6, 7	Palmar mayor	Flexionar la muñeca hacia el lado radial
C7, **8**, T1	Flexor común superficial de los dedos	Resistir la extensión a nivel IFP (mientras el médico sujeta la falange proximal)
C**8**, T1	Flexor profundo de los dedos I y II	Resistir la extensión de la articulación IFD
C**8**, T1	Flexor largo del pulgar	Resistir la extensión del pulgar en la articulación IF (se sujeta la falange proximal)
C8, **T1**	Separador corto del pulgar	Abducir el pulgar (uña a 90° de la palma)
C8, **T1**	Oponente del pulgar	El pulgar toca la punta del 5.° dedo (uña) paralelo a la palma
C8, **T1**	Lumbricales 1.° y 2.°	Extender la articulación IFP contra resistencia, manteniendo hiperextendida la articulación MCF

Nervio cubital

C7, **8**, T1	Cubital anterior	Flexionar la muñeca hacia el lado cubital
C7, C8	Flexor común profundo de los dedos III y IV	Fijar la falange media del dedo meñique y resistir la extensión de la falange distal
C8, **T1**	Interóseos dorsales	Separar los dedos (utilizar el dedo índice)
C8, **T1**	Interóseos palmares	Juntar los dedos (utilizar el dedo índice)
C8**T1**	Aductor del pulgar	Aproximar el pulgar (uña a 90° de la palma)
C8**T1**	Abductor propio del meñique	Separar el dedo meñique
C8**T1**	Flexor del meñique	Flexionar el meñique a nivel de la articulación MCF

Nervio musculocutáneo (C5-6). Puede resultar lesionado a nivel del plexo braquial, dando lugar a una debilidad de los músculos bíceps, coracobraquial y braquial (véase **LÁMINA 4**). La flexión del antebrazo es débil. Puede existir cierta pérdida sensorial.

Nervio:	Músculo:	Actividad que se prueba:

Raíz del nervio

L**4**, **5**, S1	Glúteo medio y menor (nervio glúteo superior)	Rotación interna de la cadera, separación de la cadera
L5, S1,2	Glúteo mayor (nervio glúteo inferior)	Extensión de la cadera (tumbado boca abajo)
L**2**, **3**, 4	Aductores (nervio obturador)	Aproximación de la pierna frente a resistencia

Nervio femoral

L1, 2, 3	Psoas-ilíaco	Flexión de la cadera con la rodilla flexionada y pierna inferior apoyada; el paciente en decúbito supino

Pruebas para los nervios periféricos **371**

Nervio:	Músculo:	Actividad que se prueba:
L2, 3	Sartorio	Flexión de la rodilla con la cadera en rotación externa
L2, 3, 4	Cuadríceps femoral	Extensión de la rodilla frente a resistencia
Nervio obturador		
L2, 3, 4	Aductores de la cadera	Aducción de la pierna
Nervio glúteo interno		
L5, S1, S2	Glúteo mayor	Extensión de la cadera
Nervio glúteo superficial		
L4, 5, S1	Glúteo medio	Abducción y rotación interna de la cadera
	Glúteo medial	Abducción y rotación interna de la cadera
Nervio ciático (* y nervio ciático poplíteo externo)		
L5, **S1**, 2	Tendón poplíteo	Flexionar la rodilla contra resistencia
L4, 5	Tibial posterior	Inversión del pie en flexión plantar
***L4**, 5	Tibial anterior	Dorsiflexión del tobillo
***L5**, S1	Extensor largo de los dedos	Dorsiflexión de los dedos frente a resistencia
***L5**, S1	Extensor largo del dedo gordo	Dorsiflexión del dedo gordo frente a resistencia
***L5**, S1	Peroneo lateral corto y largo	Eversión del pie frente a resistencia
L5, S1	Extensor corto de los dedos	Dorsiflexión del dedo gordo (músculos del pie)
S1, 2	Gemelo del tríceps sural	Flexión plantar del tobillo
L5, **S1**, 2	Flexor largo común de los dedos	Flexión de las articulaciones terminales de los dedos
S1, 2	Pequeños músculos del pie	Combar la planta del pie

Test rápido para determinar la potencia muscular

Hombro	Abducción	C5
	Aducción	C5-C7
Codo	Flexión	C5
	Extensión	C7
Muñeca	Flexión	C7-8
	Extensión	C7
Dedos mano	Flexión	C7-8
	Extensión	C7
	Abducción	T1
Cadera	Flexión	L1-L2
	Extensión	L5-S1
Rodilla	Flexión	S1
	Extensión	L3-L4
Tobillo	Dorsiflexión	L4
	Flexión plantar	S1-S2

No deben olvidarse las pruebas de potencia muscular proximal, por ejemplo, pidiendo al paciente tumbado que se siente, tirar de nosotros hacia él mismo y ponerse en pie cuando está en cuclillas.

NB: los números de raíz nerviosa escritos **en negrita** indican que dicha raíz es más importante que las restantes mencionadas. Los autores difieren al asignar raíces nerviosas concretas a los distintos músculos, y además, existen variaciones biológicas en cada individuo. Aquí se describen las relaciones más frecuentes, basadas en las pautas de la MRC.

Dermatomas

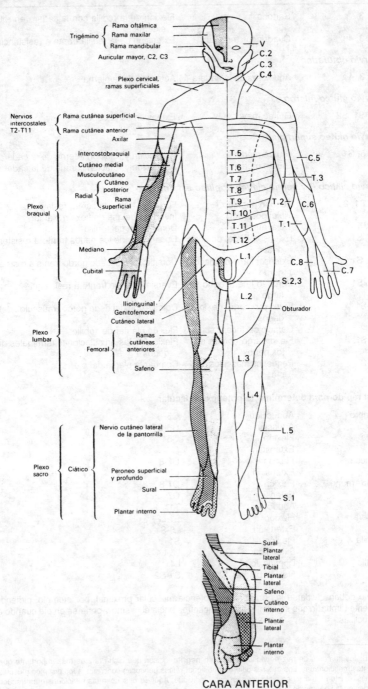

CARA ANTERIOR

Dermatomas 373

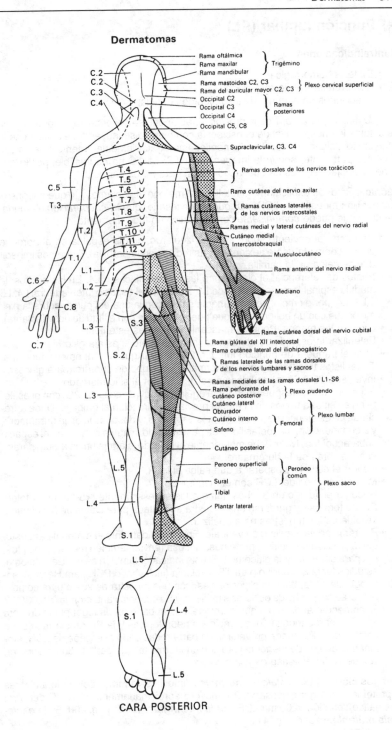

Punción lumbar (PL)

Contraindicaciones

- Diátesis hemorrágica.
- Compromiso cardiorrespiratorio.
- Infecciones en el punto de inserción de la aguja.

Y lo más importante: ↑ de la presión intracraneal (se sospecha ante la presencia de cefalea intensa, ↓ nivel de consciencia con pulso disminuyendo, elevación de la PA, vómitos, signos de focalidad o papiledema), tratar inmediatamente el tema con el clínico pertinente, según la imagen de la TC. La TC no es infalible, por lo que debemos estar seguros de que la indicación para PL es correcta.

Técnica. Se debe explicar en su totalidad el método al paciente, y lo que supone el obtener una muestra de LCR, *por qué* es necesario, que la *cooperación* es fundamental y que puede *comunicarse* con el médico en todo momento.

- Se tumba al paciente sobre su lado izquierdo, con la espalda en el borde la cama, completamente flexionado (las rodillas en la barbilla). Debemos impedir que se caiga de la camilla.
- Puntos de referencia: el plano entre las crestas ilíacas y L4. En los adultos, la médula espinal termina en el disco L1, 2. Marcar el espacio intervertebral L4, L5 ó L3, L4 (por ejemplo, con una marca suave con la uña del pulgar sobre la piel: mejor que con un bolígrafo, ya que puede borrarse con el líquido desinfectante).
- Lavarse las manos. Ponerse mascarilla y guantes estériles.
- Esterilizar la espalda con tintura de yodo, excepto si es alérgico.
- Abrir el paquete de punción lumbar. Comprobar que el manómetro funciona. Tener listos tres tubos estériles normales y un tubo de fluoruro (para glucosa).
- Inyectar 0,25-0,50 ml de lidocaína al 1 % SC en el sitio marcado.
- Esperar 1 min y después insertar la aguja espinal (de calibre 22G, con el estilete en su sitio) a través de la marca previa con dirección al ombligo. Debe apreciarse la resistencia de los ligamentos espinales, y después la de la duramadre, y a continuación, mayor facilidad de paso cuando la aguja penetra en el espacio subaracnoideo. *Nota*: debe mantenerse el bisel de la aguja hacia *arriba*, paralelo a las fibras de la duramadre.
- Retirar el estilete y esperar a que salga el LCR.
- Medir la presión del LCR con el manómetro.
- Recoger el líquido en 3 tubos numerados sucesivamente (<5-10 ml en total). Puede tomarse y gurdarse una muestra etiquetada para casos de accidente o pérdida de las muestras para analizar.
- Retirar la aguja y aplicar un vendaje. Enviar rápidamente el material para estudio microscópico; cultivo; proteínas; glucosa (enviar también muestras de plasma para determinar la glucemia); Si está indicado, también se realiza: citología, estudios fúngicos, cultivo para TB, virología (incluyendo PCR para Herpes), serología de sífilis, bandas oligoclonales (con una muestra de suero para comparar), si se sospecha de esclerosis múltiple. ¿Se observa xantocromía (pág. 396)?
- Recomendar al paciente que permanezca tumbado en un lugar plano durante >1 h, comprobando las observaciones neurológicas y la PA regularmente. La cefalea post-PL puede prevenirse en parte reduciendo el escape de LCR, empleando agujas de menor calibre con una forma tal que parta la duramadre, en vez de cortarla; véase *página siguiente*.

Composición del LCR. *Valores normales:* linfocitos <4/mm^3; polimorfonucleares 0; proteínas <0,4 g/l; glucosa >2,2 mmol/l (o aproximadamente el 70 % del nivel plasmático); presión <200 mmLCR. **En la meningitis:** véase pág. 400. En la **esclerosis múltiple:** véase pág. 411.

Punción hemorrágica: puede ser un artefacto por perforación de un vaso, que se comprueba (no muy fiable) al verificar que el número de eritrocitos encontrados en las muestras, va disminuyendo en los sucesivos tubos, y el LCR no se va volviendo amarillo (xantocromía). Para estimar los leucocitos (w) presentes en el LCR antes de que se contaminara con la sangre, se usa la siguiente fórmula:

$$w = \text{leucocitos del LCR} - [\text{lecucocitos en sangre} \times \text{eritrocitos LCR} : \text{eritrocitos en sangre}]$$

Si el recuento de hematíes del paciente es normal, la regla es restar del RC total del LCR (por μl) un leucocito por cada 1.000 hematíes. Para determinar el verdadero valor de las proteínas, se restan 10 mg/l por cada 1.000 hematíes/mm^3 (asegurarse de que el recuento y la estimación de las proteínas se hacen en el mismo frasco). *Nota*: los niveles altos de proteínas enel LCR le proporcionan un color amarillo.

Hemorragia subaracnoidea: LCR amarillo (xantocromía). Hematíes en igual número en todos los frascos. Los hematíes estimulan una respuesta inflamatoria más marcada (por ejemplo, elevación de los leucocitos del LCR) después de 48 h.

Niveles muy elevados de proteínas en el LCR: bloqueo espinal; TB; o meningitis bacteriana grave.

Elevación de las proteínas: meningitis, EM, uremia, hipotiroidismo, DM, síndrome de Guillain-Barré.

Cefalea tras la punción lumbar[1,2]

Incidencia: ~30%, produciéndose típicamente antes de transcurridas 24 h desde la punción lumbar, resolviéndose en un plazo que varía entre varias horas y 2 semanas (como media: 3-4 días). Los pacientes describen un dolor sordo y constante, bilateral, pero más frontal que occipital. El síntoma más ceracterístico es la *exacerbación posicional*: empeora con el paciente de pie y desaparece cuando está tumbado. Puede existir un ligero meningismo y náuseas.Se cree que se debe a que después de la punción, todavía se produce una fuga de LCR por el punto donde se ha realizado, dando lugar a una *hipotensión* intracraneal.

Prevención: se utiliza la aguja de punción de menor calibre posible (22G), manteniendo el bisel colocado como se describe en la página anterior. Las *agujas romas* («más caras») reducen su incidencia del 30% al 5%, por lo que se recomiendan[1] (se preguntará al anestesista dóde conseguirlas). La recogida del LCR lleva mucho tiempo (>6 min) si se utilizan agujas de menor calibre que el 22G[1].

Tratamiento: a pesar de todos estos años afirmando lo contrario, *ninguno de los factores descritos a continuación,* representa un factor de riesgo: la postura durante o después del procedimiento; el estado de hidratación antes, durante o después; la cantidad de LCR extraído; la actividad inmediata o el reposo después de la PL. El *tiempo* representa la mejor cura. En el caso de cefaleas graves o prolongadas, se pedirá al anestesista que realice un parche sanguíneo. Se trata de una inyección cuidadosa de 20 ml de sangre venosa autóloga en el espacio epidural previamente puncionado. Se produce un alivio inmediato en el 95% de los casos.

Nota: la RM cerebral tras la PL suele mostrar un ligero contraste difuso de las meninges con gadolinio. Se piensa que es debido al incremento de flujo sanguíneo secundario a la hipotensión intracraneal. Estas imágenes deben interpretarse con precaución en el contexto de la situación clínica del paciente.

[1] SA Broadley 1997 *BMJ* ii 1324.
[2] NH Raskin 1990 *Headache* **30** 197.

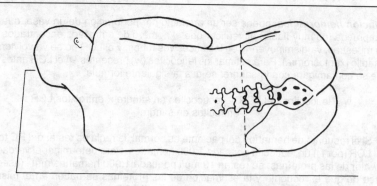

Método de definición del interespacio entre la 3ª y 4ª vértebras lumbares

⩩ Cefalea

Cada día, *miles* de pacientes acuden a su médico por padecer cefaleas; en estas consultas, lo principal es la interpretación de la historia clínica y no *su realización*, así como *permitirnos* desplegarla. Debemos permitir al paciente que nos describa las asociaciones y antecedentes de su cefalea: incluso, que nos explique *quién* es su cefalea. La causa más frecuente es el estrés y con escasa frecuencia será necesario enviar al paciente al neurólogo o realizar pruebas de laboratorio. No obstante, algunas cefaleas son discapacitantes y pueden tratarse (migraña, cefalea en racimos), mientras que otras son anuncio de enfermedades muy graves (lesiones ocupantes de espacio) o exigen una inmediata atención (meningitis, hemorragia subaracnoidea, arteritis de células gigantes). Estas cefaleas deben ser reconocidas por el médico. Su pauta de dolor y las manifestaciones asociadas ayudan a aproximarnos a su diagnóstico, como se resume a continuación:

Episodio único agudo

Meningitis   pág. 400-402, por ejemplo + fiebre, fotofobia, rigidez de nuca, erupción, coma.
Encefalitis   pág. 399, por ejemplo + fiebre, comportamiento extraño, o ↓ consciencia.
Enfermedad tropical   pág. 171, como el paludismo, antecedentes de viaje +vos, síntomas gripales
Subaracnoidea   pág. 396, hemorragia cefalea *repentina* ± rigidez de nuca.
Sinusitis   pág. 554 *OHCS*, por ejemplo + infección respiratoria + cara sensible.
Traumatismo craneal   pág. 684, cortes/hematomas, ↓ consciencia; intervalo lúcido, amnesia.

Ataques agudos recurrentes

Migraña   pág. 377, ¿aura previo? ¿Ve manchas? ¿Vómitos?
Cefalea en racimos   pág. 376, dolor nocturno en 1 ojo durante (8 semanas y después 1 año bien).
Glaucoma   pág. 598, ojo enrojecido; ve halos; pupila grande y oval fija; ↓ agudeza visual.

Ataques recurrentes agudos de cefalea

Cefaleas en racimos (neuralgia migrañosa): se cree que están producidas por la liberación local de serotonina, cerca de la arteria temporal superficial[1]. Aparición: a cualquier edad, pero más raras en los niños. Proporción varón:mujer (5:1, más frecuente en los fumadores. El dolor se produce una vez o dos veces al día y cada episodio suele durar 20-60 min. Estas cefaleas se prolongan durante 4-12 semanas y se siguen de períodos sin dolor, de varios meses de duración, o incluso de 1-2 años, antes de iniciarse otra colección de cefaleas. *El paciente:* aparición repentina de un dolor intenso alrededor de un ojo, que puede aparecer lloroso y enrojecido, con inflamación de los párpados, lagrimeo, enrojecimiento facial y rinorrea. Miosis ± ptosis (20 % de los ataques), pudiendose hacer permanentes en el 5 %. El dolor es estrictamente unilateral y casi siempre afecta al mismo lado. El paciente puede predecir la aparición del sifguiente ataque, casi siempre por la noche y potenciado por la ingestión de alcohol en el período de ataques. Puede hacer que el paciente llegue a golpearse la cabeza contra las paredes, clavarse las uñas de los dedos en la palma de la mano o adoptar posturas peculiares, como la de permanecer de pie sobre un solo pie. *Tratamiento:* consultar con un especialista. Prevención con *ergotamina* (no se permite su utilización)o *sumatriptan* 6 mg SC ó 100 mg oral administrados 1 hora antes de iniciarse un ataque esperado. El *verapamilo* administrado durante todo el período resulta útil, así como la *metisergida*, que es un antagonista de la serotonina (aunque produce más ES). La administración de O_2 (por ejemplo, 7-15 l/min durante 20 min) suele mitigar el dolor.

Instauración subaguda

Arteritis de células gigantes: Véase pág. 597. *Debe descartarse en todos los pacientes >55 años que acudan a consulta por una cefalea que haya durado varias semanas.* Se examinarán las arterias temporales, para comprobar si presentan sensibilidad, engrosamiento o ausencia de pulso + VSG >40 mmHg. Se interogará al paciente sobre claudicación mandibular mientras come. El diagnóstico precoz y los esteroides evitan la ceguera.

Cefalea crónica

Cefalea tensional: asociada a estados de estrés y ansiedad. Su aparición es gradual y una vez establecida, la cefalea es intensa y aparece todos los días durante semanas o años. Apenas existe variación diurna o fluctuación de la intensidad, aunque es raro que produzca interrupción del sueño. El dolor por lo general es bitemporal, puede localizarse en diferentes puntos del cráneo y suele describirse como si fuera una cinta tirante alrededor de la cabeza. El cráneo puede estar sensible. Los analgésicos y tranquilizantes son de limitada utilidad, teniendo en cuenta además, que la dependencia y la cefalea inducida por los analgésicos pueden ser problemáticas. El tratamiento se dirigirá a tranquilizar al paciente, asegurándole que no se trata de nada grave, y a reducir la ansiedad. Los cambios de estilo de vida son difíciles de lograr, pero pueden ayudar los masajes y otras técnicas de relajación, así como la administración de amitriptilina 25-50 mg/12 h oral (~1/3 muestra signos de trastorno depresivo). El 50 % de los pacientes con migraña, desarrolla cefalea tensional, por lo que experimentan un dolor de fondo entre los ataques de migraña.

Elevación de la presión intracraneal: se acompaña de cefalea en (50 % de los pacientes). Aunque su naturaleza puede ser variable, se caracterizan por su aparición mientras el paciente está despierto, o bien, despiertan al paciente. No suelen ser graves y empeoran al inclinarse hacia adelante, toser o realizar ejercicio. Si se acompañan de otros signos de hipertensión craneal como vómitos, papiloedema, epilepsia, síntomas neurológicos focales progresivos o cambios mentales, se ingresará al paciente urgentemente para someterle a pruebas de diagnóstico por imagen. *La PL está contraindicada.* Puede estar producida por alguna lesión ocupante de espacio (neoplasia, absceso, hematoma subdural), así como tratarse de una hipertensión intracraneal benigna.

Cefalea de rebote por consumo de analgésicos: cefalea persistente que se observa en los pacientes de cefalea tensional y migraña, que abusan de los analgésicos, hipnóticos y tranquilizantes[2]. Puede además existir depresión. Proporción mujer:varón ≈3:1.

---

[1] P Aubineau 1992 *Lancet* i 1294.
[2] *Southern Medical Journal* 1993 **86** 1202-5.

Episodios subagudos

Arteritis de células gigantes, pág. 597; por ejemplo, paciente con sensibilidad en el cuero cabelludo; >50 años; ↓ agudeza visual; ↑ VSG.

Cefalea crónica

- Cefalea tensional «una cinta apretada alrededor de mi cabeza»; estrés laboral o doméstico, ↓ estado de ánimo.
- Hipertensión craneal crónica, por ejemplo, si empeora al despertar o estornudar, signos focales de hipertensión arterial, ↓ pulso.
- Cefalea por analgésicos, pág. 376, cefalea de rebote al dejar de tomar analgésicos.
- Enfermedad de Paget, pág. 572; >40 años, tibia en sable (arqueada), ↑↑ fosfatasa alcalina.

Episodio único agudo

Meningitis, encefalitis, hemorragia subaracnoidea: si la cefalea es de presentación aguda, intensa, que afecta a casi toda la cabeza y se acompaña de signos de irritación meníngea (rigidez de nuca, somnolencia), debemos sospechar de meningitis (pág. 400), encefalitis (pág. 399) o hemorragia subaracnoidea (pág. 396). Se ingresará al paciente de urgencia para realizar TC. La **PL está contraindicada hasta que la TC haya descartado la presencia de una masa, hematoma o hidrocefalia.**

La cefalea ***tras un traumatismo craneal*** es frecuente cuando el traumatismo es menor. Puede localizarse en el punto del traumatismo o bien, ser generalizada. Puede durar ~2 semanas y suele ser resistente a los analgésicos. Signos de mal pronóstico son la sonmolencia, signos focales y dolor muy intenso.

Sinusitis: puede presentarse con un dolor constante o sordo sobre el seno frontal o maxilar afectado, con sensibilidad en la piel que lo recubre. El dolor de los senos etmoidal o esfenoidal se manifiesta profundamente en la línea media en la raíz de las fosas nasales. El dolor se ve afectado por la postura, por ejemplo, empeora al inclinarse el paciente. Suele acompañarse de coriza y el dolor sólo dura aproximadamente 1-2 semanas nariz. Deberá confirmarse el diagnóstico mediante radiología o TC.

Glaucoma agudo: más frecuente en personas de edad avanzada e hipermétropes. Se produce un dolor constante de rápido desarrollo alrededor del ojo, que se irradia hasta la frente. **Síntomas:** marcada reducción de la visión en el ojo afectado, náuseas y vómitos. **Signos:** ojo enrojecido y congestivo; córnea empañada; pupila dilatada carente de respuesta a la luz. Los ataques de cefalea pueden estar precipitados por permanecer sentado el paciente en un lugar oscuro, como un cine, por gotas de dilatación de la pupila o por emociones. Se solicitará ayuda urgente de un especialista. Si el tratamiento se retrasa más de 1 hora, se administrará acetazolamida IV (500 mg durante varios minutos).

✝ Migraña

La migraña produce gran malestar y representa un coste económico importante (en GB, £200 millones anuales) por absentismo laboral. Su prevalencia es del 8 %[□].. Proporción mujer:varón ≈ 2:1.

Síntomas. Los síntomas clásicos de la migraña son:

- Aura visual (u otras) de (15 min de duración, seguidas en menos de 1 hora de una cefalea pulsátil unilateral.

Otros sintomas son:

- Auras sin cefalea.
- Cefalea episódica (generalmente, premenstrual) intensa, típicamente unilateral, con náuseas, vómitos y en ocasiones fotofobia o fonofobia, pero sin aura (antiguiamente denominada «migraña común»).

Aura. Caos visual (cascada, distorsión, «mezcla» y confusión de líneas, puntos, manchas, espectros de fortificación en zig-zag); hemianopsia, hemiparesia, disfasia,disartria, ataxia (migraña basilar). Horas antes del aura, el paciente puede experimentar alteraciones del humor o del apetito, o alarma por aumento sensorial (por ejemplo, ante un sonido).

Criterios diagnósticos cuando no existe aura. $\geqslant 5$ cefaleas de duración 4-72 h [1], con náuseas/vómitos, o bien, fotofobia/fonofobia y $\geqslant 2$ de las siguientes manifestaciones:

- Unilateral.
- Pulsátil.
- Interfiere con la vida normal.
- Se agrava al subir escaleras o con otras actividades rutinarias [1].

Patogenia. Reducción del flujo sanguíneo cerebral, debida posiblemente a una depresión creciente de la actividad cortical, que da lugar al aura, seguida a continuación de un aumento del flujo sanguíneo cerebral y extracraneal, que conduce a la cefalea. Los ataques suelen asociarse a alteraciones de los niveles plasmáticos de serotonina (5-hidroxitriptamina).

Posibles desencadenantes de la migraña: vino, queso, chocolate, anticonceptivos esteroides, premenstruación, ansiedad, ejercicio, viajes. En muchos casos (∼50%), no se encuentran desencadenantes y es poco frecuente que su evitación prevenga la aparición de los ataques.

Diagnóstico diferencial. Cefaleas en racimo o cefaleas tensionales, espondilosis cervical; hipertensión, patologías intracraneales, sinusitis, otitis media, caries, TIA. La migraña puede ser sintomática de un trastorno subyacente, como el síndrome anti-fosfolipídico.

Profilaxis de la migraña. No existen panaceas. Se suspenderá el tratamiento con anticonceptivos, si la migraña produce síntomas neurológicos focales, como hemiplejia (riesgo de *ictus*). Se aplicarán las medidas profilácticas cuando la frecuencia supera los dos ataques al mes. Cuando un fármaco no funciona después de un ensayo adecuado (2-3 meses), se intentará otro. El 60% de los pacientes pueden obtener beneficios:

- Pizotifén 500 μg/8 h oral; ó 1,5 mg oral por las noches (*antagonista* de la serotonina). ES: ganancia de peso, potencia los efectos del alcohol, somnolencia, aumenta el riesgo de glaucoma.
- Amitriptilina 25-75 mg/8 h; ES: sequedad bucal, visión borrosa, somnolencia.
- Propanolol 40-80 mg/12 h oral.
- Metisergida (supervisado por un especialista).

La migraña premenstrual puede responder a diuréticos o a los estrógenos de liberación lenta [1].

Tratamiento de los ataques. Las dosis bajas pueden fracasar, ya que los movimientos peristálticos suelen ser lentos, por lo que se intentará la aspirina *soluble* a dosis elevadas 900 mg/6 h después de las comidas, o bien, paracetamol 1 g/6 h oral 10 min antes de una solución de metoclopramida (5 mg oral, ≤ 15 mg/día; efectos extrapiramidales peligrosos), o bien, domperidona. Alternativas:

- Sumatriptan es un *agonista* de la 5HT1 (serotonina[1]). Algunos ensayos demuestran que no es mejor que la simple analgesia + metoclopramida□.; otros señalan que la forma IM es el mejor agente de todos. En raras ocasiones, puede desencadenar arritmias o anginas ± infarto de miocardio, incluso, aunque no existan factores de riesgo previos □.; CI: IM/cardiopatía isquémica previa, vasoespasmo coronario, hipertensión no controlada, tratamiento reciente con litio, inhibidores selectivos de los receptores de la serotonina (pág. 13) o ergotamina.
- Ergotamina (agonista de la serotonina, produce vasoconstricción de las arterias craneales) 1 mg via oral cuando el ataque comienza, repetir cada 30 min hasta un máximo de 3 mg/día o 6 mg en una semana, o mejor en forma de supositorio (2 mg de ergotamina + 100 mg de cafeína) hasta un máximo de 2 cada 24 h ó 4 en una semana. Destacar el peligro de la ergotamina (gangrena, daño vascular permanente). CI: píldora anticonceptiva, (*OHCS* pág. 64); trastornos vasculares periféricos; cardiopatía isquémica; embarazo; lactancia; migraña hemipléjica; síndrome de Raynaud; insuficiencia hepática o renal; hipertensión.
- Respirar en una bolsa de papel (que produce aumento de la PCO_2), puede impedir el ataque.
- Algunos pacientes afirman que las compresas frias o calientes sobre la cabeza alivian el dolor.

Neuralgia del trigémino

El paciente experimenta latigazos breves (sólo unos segundos) de dolor intenso distribuidos en una o más ramas del nervio trigémino. Suele ser unilateral (96 %), y afecta a las ramas mandibular o maxilar con mayor frecuencia, y a la rama oftálmica rara vez. La cara se tuerce a veces con el dolor (de ahí el *tic doloroso*). El dolor puede recurrir numerosas veces durante el día o la noche, y desencadenarse al tocar un punto clave en la cara o al lavarse, afeitarse, comer o hablar. Es más frecuente en mujeres que en varones y en mayores de 50 años. Proporción varón:mujer >1.

Etiología. Generalmente, es idiopática. No es posible demostrar un déficit sensorial o motor del nervio trigémino, excepto cuando existe una causa estructural, por ejemplo, una EM (sobre todo, en pacientes jóvenes), aneurisma de la arteria basilar o tumor en el ángulo pontinocerebeloso.

Tratamiento. En la neuralgia idiopática, el objetivo es el alivio del dolor, incluso con dosis altas. Puede producirse una remisión espontánea. **Tratamiento de choque:** carbamacepina 100-400 mg/8 h oral; fenitoína 200 400 mg/24 h oral; baclofen 5-25 mg/8 h oral. Si fracasa, puede ser necesario el tratamiento quirúrgico. Va dirigido al nervio periférico, al ganglio del trigémino o la raíz del nervio. La raíz puede haber sido comprimida por vasos sanguíneos tortuosos, en la entrada del tronco cerebral, por lo que deberá ser descomprimida quirúrgicamente.

Diagnóstico diferencial del dolor facial, véase pág. 45.

Desmayos

Historia clínica. Resulta esencial para establecer exactamente lo que quiere decir el paciente con este término. ¿Significa pérdida del conocimiento? ¿Una caída al suelo sin pérdida del conocimiento? ¿Un ensombrecimiento de la visión, diploplia o

---

[1] Se considera que los nuevoa agonistas 5HT1 (naratriptan, zolmitriptan) no ofrecen beneficios claros: *MeReC Bul* 1997 **8** 37.

vértigo? Se realizará una historia clínica detallada a partir de los datos que aporta el paciente y un testigo presencial (véase página siguiente).

Síncope vaso-vagal[1]. Provocado por una emoción, dolor, temor o permanecer mucho tiempo de pie, y se debe a una bradicardia refleja y a una vasodilatación periférica. Aparece en segundos (*no es* instantáneo), y suele ir precedido de náuseas, palidez, sudoración y cierre de los campos visuales. No puede producirse si el paciente está tumbado. El paciente cae al suelo y permanece inconsciente durante ~2 minutos. La incontinencia urinaria es poco frecuente. Nunca existe incontinencia fecal. Los pacientes pueden sacudir sus extremidades, pero no hay secuencia tónico— clónica. Después del ataque, no se produce confusión o amnesia prolongadas.

Síncope situacional. *Síncope tusígeno:* debilidad y pérdida del conocimiento tras un ataque de tos paroxística. *Síncope de esfuerzo:* durante el ejercicio. Es de origen cardíaco, por ejemplo, estenosis aórtica, miocardiopatía obstructiva hipertrófica. *Síncope miccional:* principalmente, en varones, por la noche, al final de la micción. *Síncope del seno carotídeo:* hipersensibilidad del seno carotídeo en edades avanzadas. Se produce al girar la cabeza o al afeitarse el cuello.

Epilepsia. Cuando se presenta con desmayo es más probable que se trate de un gran mal (pérdida del conocimiento), o bien, de un complejo parcial (alteración del estado consciente). Véase pág. 406. Los ataques varían con el tipo de convulsión, pero algunas manifestaciones pueden sugerir epilepsia como causa del desmayo: se producen con el paciente medio dormido o tumbado; suele tener un aura; puede precipitarla un factor concreto, como la TV; durante los ataques, hay a veces alteraciones respiratorias con cianosis; movimientos típicos; incontinencia urinaria y fecal; mordedura de la lengua (patognomónico de epilepsia); período de confusión o coma después del ataque; amnesia; parálisis residual durante <24 h.

Ataques de Stokes-Adams. Arritmia cardíaca transitoria (como la bradicardia debida al bloqueo cardíaco completo) que produce disminución del gasto cardíaco y pérdida de conciencia. El paciente cae al suelo (a menudo, *sin ningún* aviso previo excepto las palpitaciones), presenta palidez, pulso lento o ausencia de pulso. Se recupera en segundos, recobra el color, aumenta la velocidad del pulso y recupera el conocimiento. Las lesiones son típicas de estas arritmias intermitentes. Pueden producirse algunas sacudidas clónicas si el ataque se prolonga más tiempo. Los ataques pueden producirse varias veces en el mismo día y en cualquier postura.

Otras causas. *TIA:* (pág. 395). Presentación neurológica focal repentina (síntomas motores o sensoriales) que pueden durar hasta 24 h. Alteración del estado consciente si se afecta el territorio cerebrobasilar. *Hipoglucemia:* tremor, apetito y sudoración preceden al mareo o pérdida del conocimiento; poco frecuente en no-diabéticos. *Hipotensión ortostática:* inestabilidad o pérdida del conocimiento cuando el paciente se pone en pie desde la posición tumbada, debido a una deficiencia de los reflejos vasomotores: edad avanzada; neuropatía del sistema autónomo (pág. 420); medicación anti-hipertensiva; exceso de diuresis; atrofia multisistémica.

Ataques con caída. Debilidad repentina de las piernas que provoca la caída del paciente al suelo, generalmente en mujeres ancianas. No existe aviso previo, ni pérdida del conocimiento, ni tampoco confusión después del suceso. Este trastorno es benigno, resolviéndose espontáneamente después de cierto número de ataques. También se producen en la hidrocefalia; sin embargo, estos pacientes no son capaces de levantarse durante varias horas.

Otras causas. *Ansiedad:* la hiperventilación, tremor, sudoración, taquicardia y parestesias, con mareo y sin pérdida del conocimiento, sugiere ataque de pánico. *Enfermedad de Ménière* (pág. 382). *Desmayo simulado:* (síndrome de Münchhausen, pág. 623). ▶ *Asfixia:* cuando un pedazo de alimento bloquea la laringe, el paciente puede experimentar un colapso, se vuelve de color azul y es incapaz de hablar. Se realizará la maniobra de Heimlich inmediatamente, para expulsar la comida.

Exploración. Cardiovascular, neurológica, PA en decúbito y de pie.

Tests. A no ser que el diagnóstico esté muy claro, se requiere una investigación minuciosa. ECG (bloqueos cardíacos, arritmias, intervalo QT prolongado), UyE, RSC, glucemia. Considerar un EEG, EEG de 24 h, TC o RM.

Historia clínica para los desmayos

Durante un ataque típico

- ¿El paciente perdió el conocimiento?
- ¿Se dañó a sí mismo?
- ¿Realizó algún movimiento?
- ¿Experimentó incontinencia urinaria o fecal?
- ¿Se mordió la lengua?
- ¿Cómo es el pulso del paciente?
- ¿Existen síntomas asociados (palpitaciones, dolor pectoral, disnea)?
- ¿Cuánto dura el ataque?

Antes del ataque

- ¿Existe algún aviso previo?
- ¿En qué circunstancias se producen los ataques?
- ¿Puede el paciente prevenir los ataques?

Después del ataque

- ¿Se encuentra confuso o somnoliento?
- ¿Qué recuerda del ataque justo después?

Mareos y vértigo

El paciente. Acude a consulta por presentar «episodios de vértigo»; son muy frecuentes y los pacientes emplean este término para describir sensaciones muy diferentes. La clave para el diagnóstico es determinar exactamente lo que el paciente describe como vértigo y después, decidir si ello representa o no un vértigo verdadero.

¿Realmente el paciente presenta vértigo?

Definición: es la sensación de movimiento generalmente rotatorio del propio paciente o de lo que le rodea. En la práctica, los pacientes rara vez describen una rotación perfecta: el suelo puede temblar, inclinarse, hundirse o elevarse, o bien, el paciente describe cómo se desvía hacia los lados al caminar o se siente traccionado desde un lado como si hubiera un imán. Entre los **síntomas asociados** se incluyen: dificultades para caminar o para permanecer de pie (se alivia al estar tumbado o sentado); náuseas; vómitos; palidez; y sudoración. Los ataques pueden provocar incluso la caída brusca del paciente al suelo. La pérdida asociada de audición o los *tinnitus*, implican afectación del laberinto o del VIII par craneal, y con él, el vértigo. ***Qué no es vértigo:*** el mareo o la pérdida del conocimiento puede ser definida como vértigo, pero suele deberse a estados de ansiedad con palpitaciones asociadas, temblores y sudoración. La anemia puede producir mareos, así como también, la

Mareos y vértigo 383

hipotensión ortostática o el esfuerzo en un paciente con enfisema. No obstante, en estos casos, no existe sensación de movimiento o síntomas típicos asociados. La pérdida del conocimiento durante los ataques, suele hacer pensar en ataques de epilepsia o síncopes, más que en el vértigo.

Causas. Los trastornos del laberinto, nervio vestibular, núcleos vestibulares o sus conexiones centrales son responsables de prácticamente todos los vértigos. Sólo rara vez, están implicadas otras estructuras (véase página siguiente).

Causas de vértigo verdadero

Órganos vestibulares eferentes y nervio vestibular

Enfermedad de Ménière
Neuronitis vestibular (laberintitis aguda)
Vértigo posicional benigno (*OHCS* pág. 546)
Mareo cinético
Traumatismos
Ototoxicidad (aminoglucósidos)
Herpes zóster oticus (síndrome de Ramsay-Hunt, *OHCS* pág. 756)

Tronco cerebral y cerebelo

EM
Infarto
Hemorragia
Migraña

Ángulo pontinocerebeloso

Schwannoma vestibular/neuroma acústico)

Corteza cerebral

Epilepsia vertiginosa

Intoxicación etílica
Ojos

Oftalmoplejia con dipoplia

Vértigo cervical (*discutido*)

Vértigo laberíntico. *Vértigo posicional benigno:* (Véase pág. 383). **Enfermedad de Ménière:** ataques recurrentes y espontáneos de vértigo, pérdida de audición, *tinnitus* y sensación de plenitud auditiva, causada por un acúmulo endolinfático. El vértigo es intenso y rotacional, con una duración desde 20 min. hasta varias horas y suele acompañarse de náuseas y vómitos. La pérdida auditiva es sensoroneural, afecta principalmente a las frecuencias bajas, fluctúa y es progresiva; a menudo, hasta lograr la sordera completa del oído afectado. Las caídas representan una manifestación poco frecuente (no existe pérdida del conocimiento). Ataques agudos: reposo en cama y tranquilizar al paciente. Si se prolongan, puede utilizarse un antihistamínico (como la ciclicina). En los casos graves, se realiza una ablación quirúrgica o farmacológica del órgano vestibular. **Ototoxicidad:** (por ejemplo, los aminoglucósidos) También puede producir vértigo y sordera.

Nervio vestibular. Las lesiones de la porción petrosa del hueso temporal o del ángulo pontinocerebeloso, implican también al nervio auditivo, dando lugar a una sordera o *tinnitus*. Entre las causas se incluyen los traumatismos y los *schwannomas* vestibulares (neuromas acústicos). Los **neuromas acústicos** suelen manifestarse con pérdida de audición y vértigo de aparición tardía. Con el tiempo, se afectan los nervios craneales ipsilaterales V, VII, IX y X. Los signos de aumento de la PIC son tardíos. **Neuronitis vestibular:** aparición repentina de vértigo severo, náuseas y vómitos, con el paciente postrado e inmóvil. No existe sordera o *tinnitus*. Se debe probablemente a una infección vírica en los pacientes jóvenes y a una lesión vascular en los ancianos. El vértigo intenso disminuye en unos días, y la recuperación completa se logra en 3-4 semanas. Se debe tranquilizar al paciente. Sedación. **Herpes zóster:** erupción herpética del meato auditivo externo; parálisis facial ± sordera, *tinnitus* y vértigo (síndrome de Ramsay-Hunt).

Tronco cerebral. El infarto del tronco cerebral (circulación vertebrobasilar) produce un vértigo acusado, aunque puede también estar producido por otras lesiones (véase página siguiente). El vértigo disminuye, como también, sus síntomas asociados de náuseas, vómitos y nistagmo (pág. 383). No es frecuente en el vértigo ser el único signo de un trastorno del tronco cerebral; también suelen observarse múltiples parálisis de los nervios craneales y defectos sensoriales y motores. La audición se conserva.

Nistagmo

(*El nistagmo es muy tramposo: no debemos preocuparnos si no somos capaces de entender todos los factores que se exponen a continuación: podemos volver más tarde a esta página*). El nistagmo consiste en oscilaciones de los ojos al intentar fijar la mirada. Puede ser pendular o espasmódico (más frecuente). Puede pedirse al paciente que mire nuestro dedo situado aproximadamente a 60 cm y a continuación, se realiza un test de la mirada (arriba, abajo, lateral) en ambas direcciones. No deben sobrepasarse los 30° de alejamiento respecto a la línea media para evitar la inducción de un nistagmo fisiológico. Se comprobará si existe nistagmo, especialmente cuando se alcance el límite de 30°. Se realizarán varias repeticiones, ya que se considera nistagmo cuando ocurre al menos en >2 pruebas.

Nistagmo espasmódico. Puede ser *horizontal*, *vertical* o *rotatorio*; empeora cuando la mirada se aleja de la línea media. Presenta dos fases: desviación lenta del ojo desde su posición de reposo (anómala), y un movimiento rápido o desviación de corrección , cuya dirección se ha convenido que define la dirección del nistagmo. **Causas:** fisiológicas; lesiones del laberinto, aparato vestibular, tronco cerebral o cerebelo; fármacos. El **nistagmo fisiológico** es un fenómeno normal en los extremos laterales de la mirada o cuando miramos hacia el exterior en un tren en movimiento (nistagmo optocinético). **Fármacos:** intoxicación etílica, barbitúricos o fenitoína, que pueden producir nistagmo en cualquier dirección.

Nistagmo laberíntivo y vestibular (*horizontal*, *vertical* u *oblícuo*). *Tinnitus* + ↓ audición sugiere trastorno laberíntico (como la enfermedad de Ménière, pág. 383), mientras que el vértigo, náuseas, vómitos y marcha vacilante, puede deberse a lesiones laberínticas o vestibulares (neuronitis vestibular). Se produce sólo en una dirección de la mirada (alejándose de la lesión), y este tipo de nistagmo se exacerba cuando la mirada se dirige en aquella dirección (ley de Alexander). Si se evita la fijación visual (con unas gafas de Frenzel o mediante electronistagmógrafo), el nistagmo empeora.Con el tiempo, el nistagmo desaparece, a no ser que su origen sea central (exceptuando la EM). El **nistagmo posicional** se desencadena por un movimiento rápido de la cabeza, por ejemplo, al levantarse bruscamente desde la posición tumbada y se experimenta como si se tratara de un vértigo. El vértigo posicional benigno (VPB) representa la causa más frecuente y puede aparecer tras una laberintitis vírica o un traumatismo craneal. Diagnóstico: obtener los síntomas y el nistagmo mediante el test de Hallpike (o de Bárány): se coloca al paciente sentado, rápidamente en posición supina, permitiendo que la cabeza caiga por debajo del plano horizontal. Al girar la cabeza hacia uno de los lados, el paciente experimentará vértigo y se observará un nistagmo (en una dirección) de 10-20 segundos de duración. Si se repite esta prueba a menudo, la respuesta se irá adaptando (disminuye). La unidireccionalidad, latencia, fatiga y adaptación, no son manifestaciones propias de las lesiones centrales que producen vértigo posicional, como por ejemplo, las masas en la fosa posterior.

Nistagmo central. *Tronco cerebral:* EM, isquemia vertebrobasilar. Nistagmo unidireccional, tosco y dependiente de la mirada, que puede ser horizontal o vertical. El vértigo es poco frecuente. El nistagmo hacia abajo se observa en las lesiones situadas en torno al agujero magno (como el síndrome de Arnold-Chiari), así como en la encefalopatía de Wernicke o en la intoxicación por fenitoína o alcohol. El nistagmo con batida hacia arriba se asocia con lesiones en el suelo del cuarto ventrículo, EM y encefalopatía de Wernicke. *Nistagmo cerebeloso:* es el único que cambia de dirección con la dirección de la mirada. Sin embargo, es más acusado hacia el lado de la lesión. La *oftalmoplejia internuclear* se debe a una lesión fascicular longitudinal medial que da lugar a una parálisis de la mirada (el ojo del lado afectado no es capaz de realizar la aducción, aunque el movimiento de cada ojo por separado es normal) y a un nistagmo en el ojo que realiza la abducción. Las causas más frecuentes son la EM, infarto de tronco cerebral, glioma pontino, enfermedad de Wernicke, encefalitis y fenitoína. *Nistagmo de vaivén (see-saw):* se observa en los tumores paraselares. Un ojo se eleva y gira hacia dentro; el otro desciende y gira hacia fuera, acompañado de una hemianopsia bitemporal.

Nistagmo pendular. Oscilaciones oculares de tamaño y velocidad similares en ambas direcciones. Son binoculares, en un plano, y pueden acompañarse de oscilación de la cabeza. *Causas:* pérdida de la visión central en una edad precoz (por ejemplo, en el albinismo), trabajo prolongado en una mina oscura (nistagmo del minero), o bien, congénito. El nistagmo pendular se debe en ocasiones, a una desmielinización o infarto en las vías cerebelosas. Puede asociarse a mioclonía palatal (elevación rítmica del paladar blando y úvula a 60-100 Hertz).

Sordera
▶Véase *OHCS* pág. 542

Pruebas simples de audición. Para establecer la existencia de sordera, el examinador debe decir un número, aumentando progresivamente la voz, mientras tapa el otro oído con un dedo. Se le pide al paciente que repita el número. Comprobar que el fallo no se debe a falta de comprensión.

Prueba de Rinne. Se coloca la base de un diapasón de 256 (ó 512) Hz en la apófisis mastoides. A continuación, se desplaza el diapasón de forma que las prolongaciones se sitúen a 4 cm del meato externo. Normalmente, la conducción del aire (CA) es mejor que la conducción ósea (CO). Si no se oye, significa que la conducción ósea (CO) es mejor que la conducción aérea (CA), lo que implica una sordera de conducción. Si existe una pérdida de audición, pero la CA es mejor que la CO, existe una sordera sensorioneural, es decir, de origen central hasta la ventana oval: como la presbiacusia (debido a la edad o al exceso de ruido), la sordera por fármacos ototóxicos o tras una meningitis.

Prueba de Weber. Colocar un diapasón en medio de la frente. Preguntar al paciente en qué lado localiza el sonido o si lo oye en el centro. En caso de sordera unilateral sensorioneural, el sonido se detecta en el lado sano. En sorderas conductivas, el sonido se detecta en el lado enfermo (como si la sensibilidad de los nervios se hubiera cambiado para compensar la mala conducción aérea). Ninguna de estas pruebas es completamente fiable.

Sordera de conducción. Suele deberse a un acúmulo de cerumen, que debe ser retirada por visión directa o mediante una jeringa con agua templada, después de ablandarla con gotas (aceite de oliva). También: otoesclerosis, otitis media, oído de goma.

Causas de sordera sensorioneural. Presbiacusia, enfermedad de Ménière (*OHCS* pág. 546), vértigo paroxístico, sordera y *tinnitus* por dilatación del saco endolinfático. Otras causas: meningitis; laberintitis aguda; traumatismos craneales; neuroma del acústico; EM; enfermedad de Paget; ruido excesivo; aminoglucósidos; furosemida; plomo,; algunos síndromes congénitos poco frecuentes (*OHCS* pág. 540); infecciones maternas durante el embarazo.

Tinnitus (Véase *OHCS* pág. 544)

Es un zumbido subjetivo en los oídos. Es un fenómeno muy frecuente.

Causas. Desconocida; pérdida auditiva (20 %); cerumen; virus; presbiacusia; ruido (por ejemplo, un disparo); traumatismo craneal; otitis media supurativa; post-estapedectomía; enfermedad de Ménière; anemia; hipertensión; impactación de la muela del juicio. *Fármacos:* aspirina; diuréticos de asa; aminoglucósidos (como la gentamicina). *Asociaciones psicológicas:* desempleo, divorcio, jubilación.

▶ Se investigará exhaustivamente el *tinnitus* unilateral para descartar un *schwannoma* vestibular (neuroma del nervio acústico).

***Tinnitus* detectable objetivamente:** mioclonía palatal; problemas temporomandibulares; fístulas A-V; soplos; tumores del glomus yugular; (*tinnitus* pulsátil, *OHCS* pág. 544).

Tratamiento. El *apoyo psicológico* es muy importante (por ejemplo, con un terapeuta auditivo). Se descartarán las causas graves; asegurar al paciente que el *tinnitus* no implica locura ni enfermedad grave y que suele mejorar con el tiempo. Se recomienda una terapia cognitiva[1]. La terapia de grupo puede ayudar en gran medida[2]. Los *fármacos* resultan decepcionantes. Se evitarán los tranquilizantes, especialmente, cuando el paciente está deprimido (en este caso, se utilizaría la nortriptilina)[1], aunque los hipnóticos resultan de gran utilidad por la noche. La carbamacepina no ha obtenido buenos resultados; la betahistina sólo es de utilidad en los pacientes con enfermedad de Ménière.

El enmascaramiento del *tinnitus* ofrece gran alivio. Puede proporcionarse un ruido blanco a través de un generador de ruido que se coloca en un dispositivo similar a un audífono. Los dispositivos para oír pueden ayudar a los pacientes que además presentan una pérdida de audición, mediante la amplificación del sonido deseado. La sección del nervio coclear resuelve el *tinnitus* discapacitante en el 25 % de los pacientes (pero da lugar a una sordera completa).

☦ Compresión medular aguda

La presentación típica es la debilidad en las piernas. Existen numerosas causas de debilidad en las piernas (véase página siguiente),pero sólo un reducido número de cuestiones esenciales: *¿La forma de instauración fue lenta o repentina? ¿La de-*

---

[1] L Luxon 1993 *BMJ* i 1490.
[2] British Tinnitus Association, 105 Gower Street, London W1E 6AH.

bilidad es progresiva? ¿El tono es espástico o fláccido? ¿Va acompañada de pérdida sensorial?, especialmente, en un nivel sensorial determinado (muy indicativo de trastorno medular). ¿Existe pérdida de control de esfínteres (vejiga, intestino)?

Debilidad en las piernas de aparción aguda

▶ La compresión medular aguda es una emergencia. Las horas transcurridas marcan acusadas diferencias: si no se trata, evoluciona rápidamente a una pérdida irreversible de la potencia muscular y la sensación por debajo del nivel de la lesión, así como a una vejiga e intestino neurogénicos.

El paciente. Síntomas: dolor raquídeo o de una raíz (pág. 425) que suele preceder al desarrollo de la debilidad en las piernas, de brazos (a menudo, menos acusada) y a la pérdida de la sensación. La afectación de la vejiga (y esfínter anal) se produce más tarde y se manifiesta con dubitación en la micción, poliuria y más tarde, retención dolorosa. **Signos:** se investigará el nivel sensorial, normalmente situado unos escasos segmentos por debajo del nivel del miotomo. Inicialmente, puede existir una parálisis fláccida con disminución de los reflejos en las extremidades y por debajo del nivel de la lesión. Más tarde, aparecen los signos de la MNS (↑ tono, ↑ reflejos, clonos) (véase pág. 425) por debajo del nivel de la lesión.

Causas: La más frecuente son los tumores malignos en la columna, secundarios a tumores de mama, pulmón, próstata. Menos frecuentes: infecciones (absceso epidural), hernia de disco, hematoma (warfarina), tumores medulares intrínsecos, subluxación atlanto-axial.

Diagnóstico diferencial. Mielitis transversa; EM; meningitis carcinomatosa; Guillain-Barré; infarto medular, como vasculitis (PAN, sífilis), trombosis de la arteria espinal, traumatismos, compresión, aneurisma disecante de la aorta.

Tests. No deben retrasarse las pruebas de imagen a cualquier precio. La RM es la mejor elección, pero si no se dispone de esta prueba, se realizará una TC y mielografía para localizar la lesión. Puede ser necesaria la biopsia para identificar las posibles masas. También puede ayudar al diagnóstico la radiografía espinal. **Tests sanguíneos de detección:** RSC, VSG, vitamina B_{12} sérica, ácido fólico, serología de sífilis, UyE, PFH, antígeno prostático específico. Se realizará una RXT (cáncer de pulmón, metástasis pulmonares, TB). Considerar la posibilidad de realizar una PL.

Tratamiento. Depende de la causa. En los tumores malignos, se administrará dexametasona IV (4 mg/6 h) mientras se plantea un tratamiento más específico. Las opciones son la radioterapia o quimioterapia con o sin laminectomía descompresiva; la terapia más apropiada depende del tipo de tumor, la calidad de vida del paciente y el pronóstico más probable. Los abscesos epidurales deben ser evacuados quirúrgicamente y después, se administrarán antibióticos.

Lesiones de la cauda equina y cono medular. La principal diferencia entre estas lesiones y las de niveles medulares más altos, es que en este caso, la debilidad de las piernas será fláccida y arrefleja, en vez de espástica y con hiperreflexia. **Causas:** como las anteriores y además, la estenosis del canal medular; lesiones nerviosas lumbosacras. **Manifestaciones clínicas:** las lesiones del cono medular cursan desde el inicio con retención urinaria y estreñimiento, dolor lumbar, alteraciones sensoriales sacras, impotencia ± debilidad en las piernas. Las lesiones de la cauda equina manifiestan dolor lumbar; parálisis asimétrica, atrófica y arrefleja de las piernas; pérdida sensorial en la distribución de las raíces y alteraciones en el control de los esfínteres.

Tratamiento del paciente con parálisis. Independientemente de la causa, los pacientes paralíticos requieren cuidados especiales. Se evitarán las úlceras de decúbito inspeccionando con frecuencia las zonas donde apoya el peso corporal y se les cambiará frecuentemente de postura. Las trombosis de las piernas se evitan realizando frecuentes movimientos pasivos y con medias de compresión. Es muy importante el cuidado de la vejiga (el sondaje no es la única opción posible), así como el control de la incontinencia, que no debe realizarse a expensas de la ingesta de líquidos (OHCS pág. 730). La evacuación intestinal puede ser manual o ayudada con supositorios: puede facilitarla la dieta rica en fibra. Es importante el ejercicio de los miembros no afectados o parcialmente paralizados, para evitar las innecesarias pérdidas de funcionalidad.

Otras causas de debilidad en las piernas

- **Paraparesia espástica crónica**

    EM; compresión medular (como la espondilosis cervical pág. 425); siringomielia; trastornos de la motoneurona; degeneración subaguda combinada de la médula (deficiencia de vitamina B_{12} pág. 518); sífilis.

- **Paraparesia fláccida crónica**

    Tabes dorsalis; neuropatías periféricas (pág. 421); miopatías (pág. 426).

- **Arrastre unilateral de un pie**

    DM; *ictus*; hernia de disco; EM; parálisis del nervio ciático poplíteo externo.

- **Debilidad en las piernas sin pérdida sensorial**

    Trastornos de la motoneurona.

- **Ausencia de reflejo rotuliano y reflejo de los extensores plantares**

    Ataxia de Friedreich; tabosparesia (sífilis); trastornos de la motoneurona; degeneración subaguda combinada de la médula (pero con hiperreflexia rotuliana, en la mayoría de los casos).

Trastornos específicos de la marcha (véase LÁMINA 3)

(Incluso los mejores profesionales, tienen que emplear recursos extraordinarios simplemente para *describir* la marcha con precisión[1], con el fin de poder *diagnosticar* sus trastornos también con precisión).

- **Espástica:** rigidez, circumducción.
- **Extrapiramidal:** postura flexionada, arrastran los pies, inicio lento de la marcha, inestabilidad postural. *Ejemplo:* enfermedad de Parkinson.
- **Frontal:** arrastre de los pies, dificultad para separar el pie del suelo («magnetismo»). *Ejemplo:* hidrocefalia con presión normal.
- **Cerebelosa:** base amplia, inestabilidad, no puede caminar con pasos desde el talón a los dedos. *Ejemplos:* tumores en la fosa posterior; alcoholismo o intoxicación con fenitoína.
- **Sensorial:** base amplia, caídas, camina peor con falta de luz, alteración de la percepción de posición de las articulaciones y la vibración. *Ejemplos:* espondilosis cervical, *tabes dorsalis*.
- **Miopática:** como un pato (debilidad en el cinturón de la cadera).
- **Psicogénica:** balanceo brusco de los brazos/piernas, generalmente, no se cae («astasia abasia») o excesivamente cauteloso «como caminando sobre hielo». *Ejemplo:* depresión.

Tests. Radiografía espinal. TC ± mielograma; RM; RSC; VSG, serología de sífilis, vitamina B_{12} sérica, UyE, PFH, CK/aldolasa; PSA (cáncer de próstata), electroforesis sérica (mieloma), TPP/TP, RXT (TB, carcinoma bronquial); PL (pág. 374); EMG; biopsia muscular; biopsia del nervio sural.

[1] «Bajo su sombrilla, medio pis, medio charco, ella bobova niñaviene, siguiendo su camino» James Joyce, *Finnegan's Wake*.

Movimientos involuntarios anormales (disquinesias)

Tremor. El tremor de reposo es rítmico, se presenta durante el reposo y desaparece al realizar algún movimiento voluntario. Se produce en la enfermedad de Parkinson (pág. 409), junto con otras manifestaciones de la enfermedad. El tremor intencional es un movimiento de agitación irregular y de gran amplitud, que empeora al realizar una acción, como coger algún objeto. Es típico en los trastornos cerebelosos. El tremor propio de la ansiedad, tirotoxicosis, tremor esencial benigno (hereditario) y el producido por algunos fármacos (como los β-agonistas), desaparecen durante el reposo y están presentes en toda la amplitud del movimiento, más acusados distalmente. El alcohol y los β-bloqueantes, pueden disminuirlos.

Corea, atetosis y hemibalismo. *Corea:* movimientos no-intencionales, sin ritmo y de tipo sacudida (especialmente, en las manos), que permiten realizar entre medias, movimientos voluntarios. Entre las causas se incluye la corea de Huntington (movimientos coreoatetoides) y la corea de Sydenham, una rara complicación de las infecciones estreptocócicas. La base anatómica de las coreas es incierta, aunque se considera la imagen inversa farmacológica de la enfermedad de Parkinson (la L-dopa empeora la corea). *Hemibalismo:* es una hemicorea con sacudidas de gran amplitud (afecta a los músculos proximales) contralaterales a la lesión vascular o *ictus* del núcleo subtalámico (frecuente en los diabéticos ancianos). El paciente suele recuperarse en unos meses. *Atetosis:* movimientos sin un propósoito, lentos, sinuosos y confluentes (sobre todo, en los dedos, manos, cara, lengua) que apenas se diferencian de la corea. Las causas más frecuentes son la hipoxia perinatal y el quernícterus.

Tics. Movimientos estereotipados, repetidos y breves, que el paciente puede hacer desaparecer durante unos instantes. Los tics son frecuentes en los niños y suelen desaparecer para siempre de forma espontánea. En el síndrome de *Gilles de la Tourette* (pág. 619), se producen múltiples tics motores y vocales. Los casos graves se tratan con clonacepam o clonidina (el haloperidol es más efectivo, pero supone un riesgo de disquinesia orofacial tardía).

Mioclonías. Sacudidas inesperadas involuntarias focales o generalizadas, que tienen origen en el tronco cerebral o en la corteza, y se observan en las enfermedades neurodegenerativas (como los defectos enzimáticos de almacenamiento lisosómico), enfermedad de Jakob-Creutzfeld (pág. 620) y epilepsia mioclónica (espasmos infantiles). *Mioclonía esencial benigna:* mioclonía generalizada que comienza en la infancia en forma de sacudidas musculares. Puede ser hereditaria de forma autosómica dominante y sin consecuencias (sacudidas de compás). *Asterixis:* tremor con sacudidas de las manos sobreestiradas (aleteo metabólico). *Tratamiento:* las mioclonías responden al valproato sódico, al clonacepam o al piracetam.

Distonía. Espasmos prolongados de contracción muscular, que producen posturas anormales o movimientos repetitivos debidos a diversas causas. *Distonía idiopática de torsión (DIT):* es la más frecuente. Se presenta al principio de la edad adulta en forma de distonía focal (como la *tortícolis espasmódica*: la cabeza es traccionada hacia un lado y mantenida así por un espasmo del músculo esternocleidomastoideo. No se asocia a ningún otro déficit neurológico, ni existen antecedentes de causas secundarias, como la enfermedad de Wilson. Los pacientes <40 años requieren un ensayo terapéutico con L-dopa, para descartar la *distonía que responde a la dopa*, que es muy poco frecuente, pero se cura con este fármaco. Un escaso número de pacientes con DIT responde al benzhexol (= trihexifenidil, un anticolinérgico). Otras distonías focales son el *blefaroespasmo:* contracción involuntaria del orbicular del ojo y el *calambre del escritor* (espasmo de la mano y músculos del antebrazo que sólo se produce al escribir) (*OHCS* pág. 522). Las *distonías agudas* pueden aparecer (especialmente, en varones jóvenes) poco después de iniciar un tratamiento con neurolépticos (con propulsión de la cabeza hacia atrás, protrusión de los ojos y boca abierta —trismos—). Se trata con anticolinérgicos (por ejemplo, prociclidina 5-10 mg IV). Los casos graves e incapacitantes de distonías focales pueden tratarse con dosis mínimas de toxina botulínica inyectada al músculo (*OHCS* pág. 522), pero puede producir efectos secundarios[1].

Disquinesia tardía. Movimientos involuntarios de masticación y de muecas debidos a los tratamientos prolongados con neurolépticos (incluidos los anti-eméticos como la metoclopramida y la proclorperacina), especialmente en los ancianos. **Tratamiento:** suspender la administración de neuroléptico y esperar 3-6 meses. El problema es que la disquinesia puede permanecer (e incluso empeorar) tras la retirada del fármaco. En ese caso, se administraría tetrabenacina 25-50 mg/8 h oral.

Disartria, disfasia y dispraxia

Disartria. Dificultad en la articulación de las palabras debido a una falta de coordinación o atrofia de la musculatura responsable del habla. El lenguaje es normal (véase más abajo).

Valoración: se le pide que repita frases con abundantes «B», «T» y «P».

Trastornos cerebelosos: ataxia de los músculos del habla que produce omisión de sílabas (el paciente parece estar bebido), volumen irregular y de peor calidad de contenido.

Trastornos extrapiramidales: habla suave, ininteligible y monótona.

Parálisis pseudobulbar: (pág. 422) Disartria espástica (*motoneurona superior*). Habla lentamente, ininteligible y con esfuerzo (como el «Pato Donald»). Se debe a lesiones hemisféricas bilaterales o a trastornos de la neurona motora, o bien, a una EM grave.

Parálisis bulbar: motoneurona inferior (como la parálisis del nervio facial, síndrome de Guillain-Barré, enfermedad de la motoneurona).

Otras lesiones: unión neuromuscular (miastenia; el habla es tranquilo, indistinguible y variable, dependiendo de los músculos afectados). *Parálisis del paladar:* produce un sonido nasal al hablar.

Disfasia (alteración del lenguaje producido por una lesión cerebral). Valoración:

1. ¿El modo de hablar es fluido, correcto gramaticalmente y con sentido? Si es así, es probable que no se trate de una disfasia.
2. Comprensión: ¿El paciente comprende una, dos y varias órdenes que se le manden? (Tocarse la oreja, ponerse de pie, cerrar la puerta).
3. Repetición: ¿El paciente puede repetir una frase?
4. Nombres: ¿Puede ir nombrando cosas sencillas y más raras? (como las partes de un reloj).
5. Lectura y escritura: ¿Es normal? Suelen verse afectados al igual que el habla en la disfasia. Si son normales, es probable que el paciente no padezca afasia. ¿Permanece mudo?

Clasificación: (véase página siguiente)[1]: **Disfasia de Broca (expresiva):** habla poco fluída emitida con esfuerzo y frustración, con palabras mal formadas, por ejemplo, «duchara» por «cuchara» (O «ESA COSA»). Existe alteración de la lectura y escritura, pero la comprensión permanece relativamente intacta. Los pacientes com-

---
[1] GL Sheean 1995 *Lancet* 346 154.

prenden las órdenes e intentan expresar respuestas con sentido. *Localización de la lesión*: lóbulo frontal infero-lateral.

Disfasia de Wernicke (receptiva): lenguaje extrañamente vacío pero con fluidez, como el habla sincopada con parafasias/neologismos fonéticos («piel» por «miel») y semánticos («cuchara» por «tenedor»), en ocasiones, se confunde con el habla de los psicóticos. El paciente está totalmente ajeno a los errores que comete. La lectura, escritura y comprensión están alteradas (por lo que las respuestas serán inapropiadas). *Localización de la lesión: lóbulo temporal superior posterior.*

Afasia de conducción: (se interrumpe la comunicación entre las áreas de Broca y de Wernicke). Alteración de la repetición; la comprensión y la fluidez en menor grado.

Disfasias transcorticales: producidas por lesiones en las áreas de la *corteza que rodean a las áreas clásicas del lenguaje.* Se conserva la repetición. La enumeración está afectada en todas las disfasias, pero especialmente en la afasia anómica, por lesiones temporoparietales en el lado izquierdo. Las disfasias mixtas son frecuentes. Resulta difícil y lleva tiempo el distinguir las manifestaciones de las disfasias tras una lesión cerebral aguda. Puede intentarse un tratamiento para el habla (de variable utilidad).

Dispraxia (alteración de la ejecución de movimientos complejos, a pesar de realizar correctamente cada movimiento que lo compone por separado). Los programas motores para los movimientos de destreza residen en el hemisferio dominante de cada individuo: una lesión en este hemisferio produce una dispraxia verdadera. Se comprueba pidiendo al paciente que repita posiciones extrañas de las manos; realizar la mímica del empleo de un objeto, por ejemplo, un peine; y ejecutar gestos familiares, como saludar. El término dispraxia se utiliza para otras 3 acepciones:

1. **Dispraxia del vestido:** el paciente se equivoca al orientar las prendas de vestir en su cuerpo. Test: el médico pone una manga de jersey al revés y pide al paciente que se lo ponga (principalmente, para lesiones que no afectan al hemisferio dominante).
2. **Dispraxia de construcción:** dificultad para ensamblar objetos o dibujos: no es capaz de dibujar una estrella de 5 puntas (lesiones en el hemisferio no-dominante, encefalopatía hepática).
3. **Dispraxia de la marcha:** frecuente en edades avanzadas, pudiendo ser la ausa de una alteración en la marcha, incluso aunque existan otros trastornos de los elementos individuales que componen la marcha. Se observa en las lesiones bilaterales del lóbulo frontal, lesiones en la región temporal posterior y en la hidrocefalia.

Clasificación de las afasias (+ = afectados; − = relativamente libres)[1]

Tipo	Fluidez	Repetición	Comprensión	Nombres	Causa
Global	No	+	+	+	Ictus; tumor
De Broca	No		+	+	Ictus; tumor
De Wernicke	Sí	+	+	+	Ictus; tumor
Conducción	Sí	+	−	+	Ictus
Anómica	Sí	−	−	+	Demencia o traumatismo craneal

El hemisferio izquierdo es dominante (es decir, controla el lenguaje) en el 99 % de las personas diestras y en el 60 % de los zurdos.

[1] Extraído de *Cognitive Assesment for the Clinician*, 1994 OUP, con permiso.

Ictus: manifestaciones clínicas y pruebas de investigación

El *ictus* o accidente cerebrovascular se puede producir tanto por un infarto isquémico de parte del cerebro, como por una hemorragia intracraneal. Los signos y síntomas de daño cerebral focal se instauran de forma rápida (en horas). Es la principal enfermedad neurológica de nuestro tiempo. La incidencia anual es de 1,5/1.000, en conjunto, aumentando rápidamente con la edad hasta 10/1.000 a los 75 años. Los hombres tienen un riesgo ligeramente superior al de las mujeres. **Causas principales:** trombosis *in-situ;* aterotromboembolismo (por ejemplo, desde las carótidas); émbolos cardiacos (como en la FA o post-IM); hemorragia intracerebral (hipertensión, traumatismos, rotura de aneurisma). **Con menor frecuencia:** hipotensión (por ejemplo, una caída brusca >40 mmHg); vasculitis; tromboflebitis; trombosis de un seno venoso (pág. 431). **En pacientes jóvenes:** sospechar de trombofilia (pág. 547), vasculitis, hemorragia subaracnoidea, trombosis de seno venoso y disección de la arteria carótida.

▶No debemos dudar de consultar a un cardiólogo, hematólogo o neurólogo.

Factores de riesgo: Hipertensión, tabaco, DM; enfermedad cardíaca (vascular, isquémica, FA), trastornos vasculares periféricos, TIA previo, hematócrito alto, soplos carotídeos asintomáticos, anticonceptivos en fumadoras, hiperlipidemia (los fármacos estatínicos ↓ riesgo de *ictus* principalmente en los pacientes que presentan además enfermedades cardíacas)[1], ingestión excesiva de alcohol; ↑ coagulación (por ejemplo, ↑ fibrinógeno plasmático, ↓ antitrombina III, pág. 547).

El paciente. Los signos y síntomas suelen instaurarse bruscamente. En ocasiones, progresión lenta durante horas o a veces días, de forma típica. En teoría, el daño cerebral focal está relacionado con la distribución de las arterias afectadas (pág. 366), pero la circulación colateral lo oculta. Los **infartos de los hemisferios cerebrales** (50 %) pueden causar: hemiplejia contralateral (que generalmente empieza siendo fláccida: las extremidades caen como un peso muerto tras ser levantadas y soltadas, para volverse después espástica: MNS); pérdida sensorial contralateral; hemianopsia homónima; disfasia. **Infarto del tronco cerebral:** (25 %) amplia variedad de efectos que incluyen la cuadriplejia, trastornos en la mirada y en la visión, síndrome de bloqueo o encerramiento (atento, pero incapaz de responder). **Infartos lacunares:** (25 %) Pequeños infartos situados alrededor de los ganglios basales, cápsula interna, tálamo y protuberancia. El paciente está consciente. Pueden existir signos motores puros, sensoriales puros, combinados motores y sensitivos o ataxia cerebelosa.

Tests: La rapidez en las exploraciones puede prevenir futuros *ictus* o errores diagnósticos, aunque hay que considerar cuidadosamente en qué medida los resultados van a variar la actitud terapéutica. Buscar:

Hipertensión: retinopatías (pág. 598) e hipertrofia cardíaca en la RXT. *Nota:* la hipertensión aguda es frecuente en la fase inicial del *ictus.* En general, no se trata (pág. 393).

- **Origen cardíaco del émbolo: fibrilación auricular:** (pág. 261). Los émbolos procedentes del ventrículo izquierdo pueden ser los responsables del *ictus.* Se investigará la hipertrofia de la aurícula izquierda en la RXT y posiblemente, mediante ecocardiografía. **Post-IM:** el trombo mural se aprecia mejor mediante ecocardiografía. En el *ictus* causado por FA o trombo mural, debe realizarse

---

[1] *E-BM* 1998 **3** 10 & 41.

una TC para descartar un origen hemorrágico del *ictus*, y después, se inicia un tratamiento con aspirina; debe esperarse antes de comenzar a anticoagular, con el fin de evitar las hemorragias dentro de los infartos. ***EBI/EI:*** (pág. 283) El 20 % de los pacientes con endocardits presentan signos neurológicos debidos a trombos sépticos de origen valvular. Se tratarán del mismo modo que las endocarditis; deberá consultarse la opinión de un cardiólogo.

- ***Estenosis de la arteria carótida:*** se han realizado dos ensayos aleatorios con un gran número de pacientes sobre los *ictus*/TIAs en el territorio carotídeo[2], los cuales, establecen claramente los beneficios de la cirugía carotídea, de forma que los expertos ahora afirman que las estenosis >70 % (mediante Doppler) requieren angiografía ± cirugía, en los pacientes adecuados[2].
- ***Hipoglucemia, hiperglucemia*** e ***hiperlipidemia.***
- ***Arteritis de células gigantes*** (pág. 597) por ejemplo, si existe VSG elevada o historia de cefaleas temporales o sensibilidad en el cuero cabelludo (no necesariamente de la zona temporal). Administrar rápidamente esteroides (pág. 597).
- ***Sífilis:*** investigar únicamente enfermedad activa (pág. 208).
- ***Trombocitopenia*** y otros procesos hemorrágicos.
- ***Policitemia*** (pág. 542).

Tests mínimos para descartar las causas previsibles

Pulso y PA	RSC, plaquetas	Pruebas falciformes, como en los mareos
RXT	VSG/UyE	Glucemia, lípidos
ECG	Lípidos (esp. si si antecedentes	Serología de sífilis si se sospecha
Doppler carotídeo	de angina/IM)[1]	Pruebas de endocarditis

A continuación, considerar: TC, ecocardiograma, angiograma del SNC, pruebas de coagulación.

Ictus: tratamiento y prevención

RM/TC. Actualmente, son pruebas rutinarias, pero se consideran especialmente importantes si:

- Se produce un deterioro inesperado después de las primeras 24 h.
- Existen manifestaciones inusuales o el diagnóstico aún no se ha esclarecido, por ejemplo, ante una presentación progresiva o desconocida. Se sospechará especialmente de un tumor cerebral o de un hematoma subdural.
- Es necesario distinguir hemorragias e infartos isquémicos (se realizará la prueba antes de 2 semanas desde el *ictus*), por ejemplo, si se decide anticoagular más tarde.
- *Ictus* cerebeloso: los hematomas cerebelosos requieren intervención de urgencia.

Diagnóstico diferencial. Tumores del SNC; hemorragia subdural (pág. 398), parálisis de Todd (pág. 626). Si hay estado comatoso, considerar sobredosis de drogas. Los 2 tipos de *ictus* no se distinguen con fiabilidad por los signos clínicos, pero se consideran indicativos del *ictus* hemorrágico: meningismo, dolor de cabeza intenso y coma en pocas horas. Indicadores del infarto isquémico: soplo carotídeo, FA, TIA previo.

---

[1] Association of British Neurologists (M Brown) 1992 *BMJ* ii 1071.

Tratamiento (véase págs. 393 & 61). Explicar al paciente y a los familiares lo que ha sucedido. Considerar el nivel adecuado de intervención (enumerados más abajo), teniendo en cuenta la calidad de vida, otras enfermedades coexistentes y el pronóstico. Ingresar al paciente en una unidad especial, ya que los cuidados y fisioterapia salvan vidas y suponen una gran motivación ▫. ▶ *Comunicación absoluta con el paciente y familiares.*

- A no ser que exista la sospecha de hemorragia en el SNC, se administrará aspirina (300 mg/24 h oral), con efecto reducido pero no despreciable[1].
- Dieta abdoluta cuando no exista reflejo de la glotis (puede intentarse antes la administración de agua con una cucharita).
- Mantener la hidratación, con cuidado de no sobrehidratar (edema cerebral).
- Girar al paciente periódicamente y mantenerlo seco (considerar sondaje vesical) para evitar úlceras de decúbito.
- Monitorizar PA, pero tratarla sólo si es alta (a no ser que exista encefalopatía o disección aórtica): incluso una disminución del 20 % de la PA >200/120 mmHg puede alterar la perfusión, ya que existe un trastorno de la autorregulación cerebral[2].
- Si se sospecha hemorragia cerebral, considerar el inmediato ingreso en el hospital (familiarizarse con las pautas terapéuticas locales).
- Considerar *heparina* (pág. 82-83) para *el ictus* en progresión, por ejemplo, cuando el brazo está débil y después una pierna.

Mortalidad. 20 % el 1.er mes, 5-10 %/año después. **Recuperación completa**: 40 %. Son signos de pronóstico desfavorable: somnolencia, desviación de la cabeza o de un ojo o hemiplejia.

Secuelas. Neumonía; depresión; contracturas; estreñimiento; úlceras de decúbito; «*Soy un prisionero dentro de mi propio* cuerpo»; estrés del cónyuge (por ejemplo, ± alcoholismo), sólo aliviada parcialmente durante los ingresos para descanso de los cuidadores.

Prevención

- ***Primaria:*** esto implica **controlar los factores de riesgo** (pág. 392: por ejemplo, hipertensión, tabaquismo, DM y hiperlipidemia). ▶ *Se pedirá al paciente que abandone el tabaco.* En los varones de mediana edad (especialmente, si son hipertensos), el dejar el tabaco supone una ↓ del riesgo de *ictus*, apreciándose los beneficios al cabo de 5 años [2]. (El sustituirlo por fumar puros o pipas no consigue nada; los antiguos fumadores empedernidos siempre conservarán parte del riesgo). **Anticoagulación para toda la vida:** para los pacientes con valvulopatías reumáticas o con válvulas protésicas en el lado izquierdo. Se considerará también en los pacientes con FA crónica, especialmente, si presentan factores de riesgo cardiovascular. Prevención post-TIA (pág. 395).
- ***Secundaria:*** (es decir, prevención de la repetición del *ictus*). Se controlarán los factores de riesgo. Estudiar el posible tratamiento con aspirina (pág. 395) o warfarina, si el *ictus* fue de origen embólico, o bien el paciente padece FA crónica (véase pág. 261).

El futuro para el *ictus* isquémico. Estudios aleatorios sugieren que se realice una valoración rápida de los «ataques cerebrales» (como los «ataques cardíacos») y trombolisis inmediata con alteplasa (t-PA) *antes de transcurridas 3 horas desde la*

---

[1] IST group 1997 *Lancet* **349** 1569.
[2] S Wannamethee 1996 *E-BM* **1** 95.

aparición de los síntomas para disminuir el riesgo en un 12% de secuelas adversas[1]. CI:

- Infarto extenso observado mediante TC.
- Déficit leves o mejoría.
- Intervención quirúrgica reciente.
- Hemorragia SNC pasada.
- Punción arterial reciente en una localización no-compresible.
- Convulsiones en la presentación del *ictus*.
- Anticoagulantes o PTT.

Este tratamiento no ha sido recomendado aún, debido a que no se ha cuantificado todavía el riesgo que supone a los pacientes externos, fuera de un entorno controlado como el de un hospital o el de los ensayos. Esta postura es diferente en los hospitales que disponen de un equipo de trombolisis con un servicio de TC o RM a punto durante las 24 horas[2].

Episodios isquémicos transitorios (TIA)

La aparición repentina de signos o síntomas neurológicos focales debidos a una oclusión temporal, generalmente por émbolos, de una parte de la circulación cerebral, se denomina episodio isquémico transitorio (TIA), siempre que los síntomas se resuelvan en un plazo de 24 h (suelen ser mucho más breves). Suelen representar el presagio de un *ictus* o de un IM. Si se diagnostican rápidamente y se instauran las medidas oportunas de forma inmediata, es posible evitar el desastre.

El paciente. *Síntomas:* los ataques pueden ser únicos o repetidos: los síntomas pueden también ser iguales o bien distintos en los sucesivos episodios. Isquemia en el *territorio de las carótidas* (pág. 366): atrofia contralateral, entumecimiento contralateral y parestesias; disfasia; disartria; hemianopsia homónima; amaurosis fugaz (la visión de un ojo va desapareciendo progresivamente como «un telón que desciende»). La isquemia del *territorio vertebrobasilar:* hemiparesia; pérdida hemisensorial; debilidad bilateral o pérdida sensorial; diplopía; ceguera cortical; vértigo; sordera; *tinnitus*; vómitos; disartria; ataxia; caídas súbitas. *Signos (24 h después de un ataque):* no existen secuelas neurológicas. Podemos comprobar si existen soplos carotídeos, aunque su ausencia no hace descartar un origen carotídeo del émbolo (las estenosis no suelen producir soplos)[2]. También deben escucharse los murmullos cardíacos, que sugieren valvulopatía e identificar la posible FA. Durante el episodio, la fundoscopia puede demostrar un émbolo en la arteria retiniana.

Causas. La causa más frecuente es el aterotromboembolismo (desde la arteria carotídea). Émbolos desde el corazón (fibrilación auricular, trombo mural post-IM, valvulopatías, válvulas protésicas); la afectación de más de un territorio de las arterias cerebrales sugiere esta etiología. Con menor frecuencia, son responsables los trastornos hematológicos (policitemias, enfermedad falciforme, mieloma múltiple) y arteriales (arteritis de células gigantes, PAN, LES, sífilis y otras muchas).

Diagnóstico diferencial de los síntomas neurológicos focales breves: *Migraña* (los síntomas aumentan y se extienden en minutos, a menudo con oscilaciones visuales seguidas de dolor de cabeza); *epilepsia focal* (los síntomas se generalizan en minutos y a menudo incluyen sacudidas y tirones). Con menor frecuencia: *hipertensión maligna; hipoglucemia; EM; lesiones intracraneales; feocromocitoma;* somatización (pág. 140).

---
[1] *E.BM* 1996 **1** 106.
[2] P Morris 1994 *Practitioner* 427.

Tests. Dirigidos a: encontrar la causa y definir los factores de riesgo vascular: RSC, VSG, UyE, glucosa, lípidos, RXT, ECG, serología de sífilis (si es necesario), ecografía Doppler de carótidas ± angiografía, RM/TC (muestra la presencia de infartos) ± ecocardiografía (rara vez demuestra una causa cardíaca si no existen signos sugestivos).

Tratamiento. Se inicia después del primer ataque: no debe esperarse al siguiente; podría dar lugar a un *ictus*. Se controlarán los factores de riesgo del *ictus* (pág. 392) y de IM (pág. 227), así como la ecuación de riesgo (pág. 650), ya que el IM es la causa más frecuentes de fallecimiento después de un TIA. *Factores reversibles de riesgo:* hipertensión (debe disminuirse con cuidado hasta los 100 mmHg diastólicos); hiperlipidemia (pág. 577); abandonar el hábito de fumar (*OHCS* pág. 452).

- Administrar un fármaco antiplaquetario: aspirina, si no existe úlcera péptica (por ejemplo, 150 mg diarios orales) ***para toda la vida.*** La dosis es discutida, pero los hechos demuestran que es capaz de reducir la incidencia de *ictus* no-fatales e IM en un 25 %, y los fallecimientos por causas vasculares en un 15 %.
- Considerar la anti-coagulación oral, en la FA, estenosis mitral, infarto septal reciente de gran extensión y si se repiten los TIAs, no controlados con fármacos antiplaquetarios.
- La endarterectomía carotídea sólo debe considerarse en pacientes con TIA de distribución carotídea, siempre que así lo permita el riesgo de la intervención* y >70 % de estenosis situada en el origen de la arteria carótida interna[1,2]. Para lograr un beneficio para el paciente, la tasa de *ictus*/mortalidad peri-operatoria del equipo quirúrgico debe ser <5 %. El Doppler transcraneal intra-operatorio puede controlar el flujo sanguíneo de la arteria cerebral media. Puede utilizarse un parche para reducir la posibilidad de repetición de la estenosis[1]. No deberá suspenderse la administración de aspirina demasiado pronto.

Se desconoce cuáles son las mejores recomendaciones para los casos de TIAs recurrentes con <70 % de estenosis.

Pronóstico. El riesgo de *ictus* e IM es de ~7 % anual cada uno de ellos (el riesgo de *ictus* es del 12 % en el primer año y hasta un 10 % posteriormente, si la estenosis carotídea es del 70 %). La mortalidad es ~3 veces superior a la de la población normal que no ha padecido TIAs.

† Hemorragia subaracnoidea

La hemorragia espontánea en el espacio subaracnoideo es un acontecimiento catastrófico repentino y frecuente. Incidencia: 15/100.000; edad típica: 35-65 años.

Causas. La causa más frecuente es la rotura de un aneurisma congénito (70 %), representando las malformaciones arteriovenosas un 15 %. En otro porcentaje <15 % no se encuentra la causa. ***Asociaciones menos frecuentes:*** trastornos hemorrágicos, aneurisma micótico secundario a endocarditis, hábito de fumar, hipertensión, alcohol, falta de estrógenos (en mujeres). La hormonoterapia sustitutiva protege en cierto grado, así como el período fértil de la mujer (independientemente de la edad)[3].

---

[1] ECST 1991 *Lancet* **337** 1235.
[2] C Warlow 1997 *BMJ* **ii** 1571.
* ¿*Quién posee mayor riesgo de fallecimiento/ACV en la endarterectomía?* sexo femenino, edad >75 años, hipertensión sistólica, oclusión de la arteria contralateral; estenosis del sifón carotídeo ipsilateral o de la carótida externa; territorio extenso del TIA *frente a* sólo una amaurosis fugaz.
[3] WT Longstreth 1994 *Ann Int Med* **121** 168.

Aneurismas arteriales. Las localizaciones más frecuentes son: la unión de la arteria comunicante posterior con la carótida interna; unión de la arteria comunicante anterior y la arteria cerebral media; bifurcación de la arteria cerebral media. El 15% son múltiples. Se ha sugerido influencia genética. La biopsia de piel puede ser útil para demostrar una deficiencia de colágeno de tipo 3 e identificar parientes con riesgo. *Asociaciones:* riñones poliquísticos, sindrome de Ehlers-Danlos, coartación de la aorta.

El paciente. *Síntomas:* cefalea brusca (en escasos segundos) y muy intensa *«como si me pateasen la cabeza»*, a menudo, en la zona occipital. Suele continuar con vómitos y colapso con pérdida del conocimiento. El paciente puede permanecer en estado comatoso o somnoliento durante algunos días. *Signos:* la rigidez de nuca (Kernig +vo) tarda 6 horas en desarrollarse; papiloedema; hemorragias retinianas y subhialoideas (por debajo del cristalino). Los signos neurológicos focales desarrollados precozmente, como la hemiplejia, sugieren la formación de un hematoma intracerebral, y cuando aparecen tardíamente, sugieren un vasoespasmo e isquemia.

Diagnóstico diferencial. En la práctica general, sólo el 25% de los pacientes con cefaleas graves, presenta HSA. En la mayoría de ellos, no se identifica la causa y el resto, presenta meningitis, migraña, glioma o hemorragia intracerebral.

Cefalea centinela. Los pacientes con HSA pueden haber experimentado previamente una cefalea centinela, que se cree que representa un pequeño escape de advertencia del aneurisma afectado (~6%), pero el cuadro es ocultado por la predisposición a repetirse[1,2]. Dado que la cirugía correctiva es más eficaz cuando el cuadro es menos sintomático, deberemos sospechar ante cualquier cefalea súbita hemicraneal, hemifacial o periorbitaria, especialmente, si se asocia a dolor de cuello o de espalda[3].

Tests. La TC muestra la presencia de sangre subaracnoidea o ventricular, pero no es capaz de detectar el 2% de las pequeñas hemorragias. Ante una TC negativa, con ausencia de masas, hematomas intracerebrales en la región o hidrocefalia, deberá realizarse una PL, >12 h después de la aparición de la cefalea[3]. El LCR en la HSA aparece uniformemente hemorrágico en las primeras fases de la HSA, y después de unas horas, presenta xantocromía (color amarillo). Este líquido deberá ser agitado inmediatamente, para evitar la formación de oxihemoglobina in vitro[3]. *Si no existe sangre en el LCR, el paciente no tiene una hemorragia SA.* Una punción lumbar traumática puede confundir el diagnóstico (sospechar cuando la cantidad de eritrocitos va disminuyendo en cada bote sucesivo de LCR recogido).

Tratamiento. ▶ Es importante consultar rápidamente con la unidad neuroquirúrgica (de forma inmediata cuando el paciente pierde la conciencia, o se sospecha la existencia de un déficit focal progresivo o un hematoma cerebeloso).

- Reposo en cama + exploración de PA, pupilas, nivel de coma. ¿Repetir TC en caso de deterioro?
- Se administran laxantes para reducir el esfuerzo de defecación.
- Re-examinar el SNC con frecuencia.

Intervención quirúrgica para cerrar el aneurisma y prevenir la recidiva, más eficaz en los pacientes con escasos o ningún síntoma (Grado II). Cuando existen posibilidades de realizar la intervención, se realizará inmediatamente una angiografía[2]. Considerar la evacuación del paciente.

---

[1] J Ostergaard 1990 *BMJ* ii 190.
[2] J van Gijn 1997 *Lancet* **249** 1491.
[3] F Linn 1994 *Lancet* **344** 590.

Médico: se controlará extremando las precauciones la hipertensión *grave*; analgesia para el dolor de cabeza; reposo en cama ± sedación durante aproximadamente 4 semanas. Mantener el adecuado grado de hidratación (no debe ser excesivo por el incremento de la PIC, que empeora el vasoespasmo) **Vasoespasmo:** nimodipina (60 mg/4 h oral durante 2-3 semanas, ó 1 mg/h IV), ya que es antagonista del calcio y mejora el vasoespasmo.

Recidiva de la hemorragia. Es una forma frecuente de muerte en pacientes con hemorragia subaracnoidea. Se desarrolla en el 30 % de los casos, casi siempre en los primeros días, o alrededor del día 12. Después de una hemorragia, tienen lugar **espasmos vasculares** que causan isquemia y déficit neurológico permanente. Si se produce, la cirugía no resulta útil en ese momento, pero puede serlo más tarde.

Mortalidad en la hemorragia subaracnoidea

Grado:	Signos:	Mortalidad:
I	Ninguno	0 %
II	Rigidez de nuca y parálisis de pares craneales	11 %
III	Somnolencia	37 %
IV	Somnolencia con hemiplejia	71 %
V	Coma prolongado	100 %

Casi todos los fallecimientos se producen en el primer mes. El 90 % de los que sobreviven el primer mes pueden vivir un año o más tiempo.

1 W. J. Longsgatreth, 1994. *Ann Int Med*, **121**, 168; 2 J Ostergaard 1990, BMJ ii 190; 3. J Van Gijn 1997 *Lancet* **249**, 1991; 4. F Linn, 1994. *Lancet* **344**, 590.

Hemorragia subdural

▶ *Este proceso tratable debe sospecharse siempre que se presente un paciente con un estado fluctuante de conciencia y en todos los parezcan un ictus de evolución lenta.* La sangre procede de las pequeñas venas que unen el córtex con los senos venosos, dando lugar a un acúmulo o hematoma entre la duramadre y aracnoides. Esto produce un incremento cradual de la PIC, desplazamiento de las estructuras de la línea media, desde el lado donde se sitúa el coágulo y si no se trata, con el tiempo da lugar a una hernia tentorial.

La mayoría de las hemorragias subdurales son secundarias a traumatismos, pero también se producen sin ocurrir un traumatismo. *El traumatismo puede haber sido insignificante o haberse producido mucho tiempo atrás, por lo que el paciente no lo recuerda.* Los ancianos son especialmente susceptibles, ya que el anclaje del cerebro hace sus venas vulnerables. También tienen riesgo las personas propensas a sufrir caídas (epilépticos, alcohólicos) y los pacientes anticoagulados a largo plazo.

Síntomas. El desarrollo de una hemorragia subdural puede ser insidioso, por lo que se deberá sospechar ante un paciente con estado fluctuante del nivel de conciencia (presente en el 35 %). Los signos típicos son: enlentecimiento físico e intelectual, somnolencia, cefalea, alteraciones de la personalidad e inestabilidad.

Signos. ↑ PIC (pág. 687). Los síntomas neurológicos localizados (como la anisocoria y hemiparesias) se producen tardíamente y a menudo, mucho tiempo después de la lesión (63 días como promedio).

Tests. La TC demostrará la presencia del coágulo.

Diagnóstico diferencial. *Ictus* en evolución, tumor cerebral, demencia.

Tratamiento. La evacuación del coágulo a través de los orificios craneales, puede conducir a la completa recuperación.

▶▶ Hemorragia extradural

▶ Se sospechará este proceso, tras un traumatismo craneal, ante un estado inconsciente o ante una lenta mejoría. Las hemorragias extradurales se deben normalmente a la fractura del hueso temporal o parietal, la cual produce una laceración de la arteria y vena meníngea media, generalmente tras un traumatismo en la sien, inmediatamente lateral al ojo. Cualquier desgarro que sufra un seno venoso de la duramadre, también dará lugar a una hemorragia extradural. La sangre se acumula entre el hueso y la duramadre.

Síntomas y signos. Se observa un deterioro del estado consciente tras cualquier traumatismo craneal que incialmente no produjo pérdida del conocimiento o bien, cuando parece que el paciente ya ha superado la somnolencia inicial post-traumatismo. Este patrón de «intervalo lúcido» es típico de las hemorragias extradurales. Puede durar desde unas horas hasta unos días antes de declararse propiamente la hemorragia con un estado inconsciente debido al incremento de la PIC. Se produce una cefalea grave y creciente, seguida de vómitos, confusión y convulsiones, acompañada de hemiparesias con aumento de los reflejos y reflejo plantar. Si la hemorragia continúa, el coma se hace más profundo, se desarrolla una paraparesia espástica bilateral y la respiración se hace profunda e irregular. Tras el período de coma, se produce la muerte por parada respiratoria. La bradicardia es frecuente y se acompaña de un aumento de la presión arterial. La dilatación ipsilateral de las pupilas es un signo tardío.

Tests. La TC muestra el hematoma, que suele presentar forma lenticular. La radiografía de cráneo puede ser normal o mostrar las líneas de fractura atravesando el trayecto de los vasos meníngeos medios. *La punción lumbar está contraindicada.*

Tratamiento. Es necesario extraer urgentemente el coágulo a través de los múltiples orificios etmoidales, *antes* de enviar al paciente a neurocirugía, por lo que cualquier cirujano debe estar preparado para evacuar el coágulo. Se observa una inmediata mejoría del paciente tras la extracción (*OTS* 21,51). La intervención definitiva implicará la identificación y ligadura de los vasos afectados.

Pronóstico. Es excelente si se diagnostica e interviene de forma inmediata. Desfavorable si existe coma, paresias espásticas bilaterales o rigidez propia del descerebramiento antes de la intervención.

Encefalitis

▶ La encefalitis producida por el virus Herpes simplex requiere tratamiento de urgencia con aciclovir (pág. 179).

La encefalitis es la inflamación del parénquima cerebral y sólo se distingue de la meningitis en la efectación relativa de las meninges y cerebro. También suele existir cierto grado de inflamación del parénquima cerebral en la meningitis, y de las meninges en la encefalitis.

Etiología. Los responsables más frecuentes son los virus (Herpes simplex VHS, encefalitis B japonesa, VIH, virus coxsackie, virus ECHO, virus de la rabia). También puede estar producida por el CMV en los pacientes inmunodeprimidos. El virus del sarampión también puede producir una **panencefalitis esclerosante subaguda** (PEES) y el de la rubeola, una **panencefalitis rubeólica progresiva.** *Otras causas:* neurosífilis; *Berrelia burgdorferi* (pág. 206); *Staph aureus* (pág. 196) y otras bacterias, que se originan a partir del pus de otras localizaciones (como el seno frontal) y alcanzan el cerebro, donde pueden dar lugar a la formación de abscesos. En los inmunodeprimidos, considerar como posible agente causal *Listeria* (pág. 198) y toxoplasma.

El paciente. La presentación varía en cierto grado, dependiendo en parte del microorganismo causal. En la presentación típica, existe fiebre, síntomas de meningitis (pág. 400) y signos de elevación de la presión intracraneal (pág. 687), junto con alteración de la conciencia, convulsiones y en ocasiones, signos neurológicos focales o síntomas psiquiátricos. Los pacientes con encefalitis por *Herpes simplex* pueden también experimentar alucinaciones olfativas o gustativas, convulsiones del lóbulo temporal y amnesia. La PEES se presenta ~6 años después de la infección original, con lento deterioro del paciente, cambios en la personalidad, demencia, convulsiones mioclónicas y ataxia, que conducen lentamente a la muerte. La panencefalitis progresiva por el virus de la rubéola sigue un curso similar.

Diagnóstico. Se establece a partir del conocimiento de la epidemiología y averiguando si el paciente es inmunocompetente; los signos clínicos son poco específicos (por ejemplo, signos del lóbulo temporal ± tumefacción del lóbulo temporal apreciada en la TC o RM ± complejos periféricos en el EEG en la encefalitis por HSV); infecciones asociadas (como la parotiditis); y demostración del virus en el LCR (cultivo, serología o PCR, la más rápida), torundas de frotis en garganta o cultivo de heces.

Tratamiento. Debemos conseguir ayuda experta con prontitud e ingresar al paciente en la UCI para suministrarle los cuidados de apoyo. Si el paciente presenta gravedad extrema, se inicia inmediatamente un tratamiento a ciegas con fármacos que cubran el espectro de diversas encefalitis tratables. Es muy importante comprobar si se trata de una encefalitis fulminante por Herpes virus, que exige el tratamiento inmediato con aciclovir. Otros tratamientos empíricos razonables incluyen ceftriaxona, bencilpenicilina + tiamina (en el caso de la *encefalopatía de Wernicke*, pág. 627)[1], y se utilizan hasta que se logra identificar el agente causal (que a veces, no se consigue).

Encefalitis post-infecciosa (encefalomielitis diseminada aguda). Puede producirse después de padecer el paciente sarampión, varicella zóster, rubéola, parotiditis o gripe, o bien, tras una vacunación o tras la vacunación frente a la rabia con extractos de tejido nervioso. Cursa de forma similar a la encefalitis, con convulsiones, coma, fiebre o paresias, aproximadamente 2 semanas después de la infección inicial. También son frecuentes los movimientos involuntarios, lesiones en nervios craneales, nistagmo y ataxia.

⁂ Meningitis

La meningitis es la inflamación de la piamadre y aracnoides, causada frecuentemente por infecciones bacterianas, víricas, fúngicas o de otro tipo. ▶▶ La meningitis bacteriana es mortal, y puede causar la muerte en muy poco tiempo. Tratamiento de urgencia: pág. 402.

El paciente. Aparición rápida (<48 h) con signos y síntomas de:
- **Meningismo:** cefalea; fotofobia; rigidez de nuca; signo de Kernig +vo (dolor y resistencia en la extensión pasiva de la rodilla con las caderas totalmente flexionadas; signo de Brudzinski +vo (caderas se flexionan al inclinar la cabeza hacia delante); opistótonos.

---
[1] CYW Tong 1997 *Lancet* **349** 470.

- **PIC ↑**: cefalea; irritabilidad; somnolencia; vómitos; convulsiones; ↓ pulso; ↑ PA; ↓ consciencia/coma; respiración irregular; papiloedema (signo tardío).
- **Septicemia:** malestar general; fiebre; artritis; comportamiento extraño; erupción (las petequias sugieren meningococos); CID (hemorragias); ↓ PA; ↑ pulso; taquipnea.

Tests. La *punción lumbar* es fundamental para el diagnóstico. Se realizará inmediatamente siempre que no existan signos de aumento de PIC (↓ consciencia, cefalea *muy intensa*, convulsiones frecuentes) o signos neurológicos focales[1], en cuyo caso, se realizará una TC para descartar la presencia de una masa o una hidrocefalia. Se enviarán tres muestras de LCR para tinción de Gram, tinción de Ziehl-Nielsen (tuberculosis), citología, virología, glucosa, proteínas, cultivos y tinción de India para Criptococos. Debe tenerse en cuenta que el LCR puede ser normal al principio de la meningitis purulenta (pág. 374 & pág. 402), por lo que no se dudará en repetirla si persisten los signos. *LCR en la meningitis* véase página siguiente. Recuentos de neutrófilos >1,180/ml indican meningitis bacteriana con >99 % de certeza. Las tinciones de Gram del LCR son +vas en el 60-90 % de las meningitis bacterianas (~40 % si ya se han administrado previamente antibióticos). *Otras pruebas:* hemocultivos (preferiblemente, se obtienen las muestras antes de administrar los antibióticos); glucemia (para comparar los niveles con los del LCR); RSC; UyE; RXT (¿absceso pulmonar?); urocultivo, torunda nasal y heces (virología); radiografía de cráneo si la historia clínica sugiere traumatismo craneal.

Factores predisponentes. *Lugar:* hacinamiento, colegios, centros de día.

Traumatismos craneales: sobre todo, fractura de la base del cráneo o cirugía de columna.

Foco séptico: distante (neumonía) o próximo (sinusitis; mastoiditis; otitis media).

Factores del hospedador: deficiencia de complemento o de anticuerpos, OHCS pág. 210; edad muy avanzada o muy joven.

Inmunosupresión: carcinoma, SIDA, esplenectomía, anemia de células falciformes, hipogammaglobulinemia, DM.

Cuerpo extraño: derivaciones del LCR.

Meningitis aséptica. El LCR presenta células pero la tinción de Gram resulta negativa y no se obtienen cultivos bacterianos en los medios estándar. *Infecciosa:* virus (echovirus, parotiditis, coxsackie, herpes simplex y zóster, VIH, sarampión, gripe); meningitis bacterianas tratadas de forma incompleta; hongos; TB atípica; sífilis; enfermedad de Lyme; infecciones parameníngeas; leptospirosis; listeria; brucella. *No-infecciosas:* véase más abajo.

Meningitis no-infecciosas. La inflamación de las meninges puede estar producida por una infiltración meníngea por células malignas (leucemia, linfoma, otros tumores); meningitis química (fármacos intratecales, contrastes, contaminantes en la PL); fármacos (AINEs, trimetoprim); sarcoidosis; LES; enfermedad de Behçet.

Diagnóstico diferencial. Cualquier tipo de infección aguda; infecciones locales que produzcan rigidez de nuca (por ejemplo, de los ganglios linfáticos cervicales); tétanos (todas ellas con LCR normal). Encefalitis aguda (afectación neurológica generalizada más acusada que en la meningitis); hemorragia subaracnoidea (pág. 396, presencia de sangre en el LCR).

---

[1] M Anderson 1993 *JNNP* **56** 1243-58.

Pronóstico y secuelas. La meningitis bacteriana aguda presenta una mortalidad del 70-100 % si no se trata; *Neisseria meningitidis* posee una mortalidad global en Occidente de ~15 %. Los supervivientes presentan un elevado riesgo de padecer un déficit neurológico permanente, que incluye el retraso mental, sordera sensoneuronal (hasta un 40 %, aunque muchos pacientes se recuperan) y parálisis de los nervios craneales. La meningitis vírica es auto-limitada, tiene un pronóstico favorable y no deja secuelas a largo plazo.

Meningitis recurrente. ¿Existe alguna via de acceso hasta el espacio subaracnoideo a través de una espina bífida oculta o fractura craneal, o presenta el paciente alguno de los factores de riesgo enumerados anteriormente, o bien, una enfermedad asociada, como el LES, sarcoidosis, Behçet (pág. 616) o meningitis aséptica benigna recurrente de Mollaret (la prueba PCR sugiere que su agente causal es el virus *Herpes simplex*).

LCR típico durante la meningitis (No existen reglas rígidas)			
	Piogénica	Tuberculosa	Vírica («aséptica»)
Apariencia	frecuentemente turbio	frecuentes membranas de fibrina	generalmente claro
Célula predominante*	polimorfonucleares	mononucleares	mononucleares
Recuento celular/mm^3	<90-1.000	10-350/mm^3	50-1.500/mm^3
Glucosa	< 2/3 plasma	< 2/3 plasma	> 2/3 plasma
Proteína (g/l)	>1,5	1-5	<1
Microorganismo	en extensiones y cultivo	con frecuencia ausentes en la extensión	no en las extensiones ni en cultivos

* Se considera normal una cifra ≤5 linfocitos/mm^3, mientras no existan neutrófilos. Proteína normal: 0,15-0,45 g/l. Glucosa normal en el LCR: 2,8-4,2 mmol/l (↓ en: meningitis bacterianas, fúngicas, por paperas o meningitis carcinomatosas, encefalitis por herpes, hipoglucemia, sarcoidosis, vasculopatías del SNC: *OTM* 3e 4055).
El tipo celular predominante puede corresponder a los linfocitos en la meningitis por Listeria y Criptococos.
Presión normal de apertura: 7-18 cmLCR; en la meningitis puede ser >40 (típicamente 14-30 cmLCR).

⚕ Tratamiento de la meningitis

▶ *El tratamiento precoz con antibióticos puede salvar la vida*

Cuando se sospecha que un paciente presenta meningitis y no se encuentra hospitalizado, deberá establecerse *sin demora* un tratamiento a ciegas con bencilpenicilina IV/IM, 1,2 g mientras se espera al medio de transporte que lo traslade al hospital. Si es posible, se tomará primero una muestra para hemocultivo. Una vez en el hospital, la punción lumbar (PL), pág. 374, los hemocultivos y la glucosa plasmática, son esenciales para un diagnóstico correcto, pero siempre *sin demorar* la antibioterapia empírica. No se debe esperar a pasar sala, consultar con un experto o por los resultados de las pruebas: el retraso puede resultar fatal. *Se actuará en el momento, sin preocuparnos de las críticas futuras*: podemos terminar con la vida de un paciente en nuestro haber.

Tratamiento empírico. ¿Cuál es el microorganismo más probable? Esto dependerá de la edad del paciente; siempre que se haya adquirido en la comunidad o en el hospital, se consultará sobre los microorganismos locales; y debe averiguarse si el paciente es inmunodeprimido o posee una derivación o fuga de LCR. Se escogerán los antibióticos necesarios para cubrir el espectro más probable, mientras se espera el resultado de las pruebas de identificación y antibiograma.

Antibióticos de elección[1] *Véase más abajo + pág. 155-8 sobre las dosis (alternativas entre paréntesis):*

Pneumococcus: cefotaxima (ceftriaxona) ± vancomicina.

Meningococcus: bencilpenicilina (cefotaxima, ceftriaxona).

H. influenzae: cefotaxima (ceftriaxona, cloranfenicol: hasta >50 % puede ser resistente al cloranfenicol); se administrará rifampicina (20 mg/kg/12 h oral si el paciente >3 meses de edad; máx 600 mg) durante 4 días antes del alta en la infección de tipo b[1].

E. coli: cefotaxima (ceftriaxona).

Staph aureus: cloxacilina (pág. 155); para los estafilococos resistentes, véase MRSA (pág. 222).

Listeria monocytogenes: gentamicina + ampicilina (penicilina G).

M. tuberculosis: rifampicina, etambutol, isoniacida y piracinamida.

Cryptococcus neoformans: anfotericina B + flucitosina (pág. 306, pág. 216).

Tratamiento de la meningitis piógena[1] (Véase *OHCS* para las dosis en niños).
Enviar muestras para glucemia, hemocultivos y LCR antes de iniciar el tratamiento, excepto cuando existan evidencias de que se trata de una meningitis meningocócica (bencilpenicilina 1,2 g) o cuando está contraindicada la PL por la TC (pág. 400). Solicitar ayuda de un superior y un microbiólogo con prontitud.

- Establecer IIV. Administrar el antibiótico de elección. Ejemplos de dosificación:
  - Cefotaxima 2-4 g/8 h IV; ↓ dosis en la insuficiencia renal; véase pág. 157 + prospecto.
  - Ceftriaxona 2 g/12 h IV; la mitad si la tasa de FG <10 ml/min, pág. 157; durante 30 min.
  - Bencilpenicilina 2,4 g/4 h IV lento.
  - Ampicilina 1-2 g/4 h IV.
- Tratamiento del *shock* con plasma IV hasta PA >80 mmHg sistólica y exista flujo urinario (pág. 672). Si aumenta la PIC, se pedirá asesoramiento a un neurólogo sobre el posible empleo de dexametasona[1]. Se aliviará el dolor intenso (por ejemplo, con morfina parenteral 5-10 mg para 4 h). Para las náuseas, se empleará la domperidona (60 mg/8 h rectal).
- Una vez conocido el microorganismo, se aplica el fármaco más efectivo (consultar al microbiólogo).
- La terapéutica parenteral con antibióticos debe continuarse por lo menos 10 días. Se continuará con rifampicina para eliminar la contaminación nasal.
- Se tendrán en cuenta las complicaciones: edema cerebral; lesiones de los pares craneales; sordera; trombosis cerebral de los senos venosos (pág. 431).
- Sobre los nuevos tratamientos biológicos de la meningococcemia, véase pág. 626.

Profilaxis. *Consultar a nuestro superior sobre el control local de la enfermedad.* Ofrecer medidas de profilaxis a:

- Contactos con enseres/cuidadores (es decir, todo lo que quede al alcance de las gotitas que elimina el paciente).
- Las personas que han besado al paciente en la boca.
- Nosotros mismos (pocas veces es necesario).

Administrar rifampicina (600 mg/12 h oral durante dos días en adultos; niños >1 año 10 mg/kg/12 h; <1 año, 5 mg/kg/12 h) o ciprofloxacina (500 mg oral, una dosis, sólo en adultos). No puede garantizarse ninguna seguridad durante la gestación, pero el tratamiento es tan breve que no es probable que dañe al feto, por lo que se recomienda tratar. La vacunación (Mengivac®) protege de las cepas A y C de meningococos y se utiliza para evitar los contagios en colegios (si son >2 años) o para los viajeros a zonas endémicas.

Microorganismos que con mayor frecuencia producen meningitis adquirida según la edad del paciente[2]

Recién nacidos:

E. coli
Streptococcus β-hemolíticos
Listeria monocytogenes

Niños <14 años:

Haemophilus influenzae, en <4 años no vacunados
Meningococcus (Neisseria meningitidis)
Streptococcus pneumoniae
TB (áreas endémicas)

Adultos:

Meningococcus
Pneumococcus (Streptococcus pneumoniae)

Ancianos e inmunodeprimidos:

Pneumococcus
Listeria monocytogenes
TB
Microorganismos Gram negativos
Cryptococcus

Meningitis adquiridas en hospital (nosocomiales) y post-traumáticas

(A menudo, son multi-fármaco-resistentes)

Klebsiella pneumoniae
E. coli
Pseudomonas aeruginosa
Staphylococcus aureus

Meningitis en situaciones especiales

Los pacientes con derivaciones de LCR presentan un mayor riesgo de meningitis (por ejemplo, estafilocócica), como también ocurre en los pacientes sometidos a procedimientos en la columna (como las anestesias raquídeas), en donde son responsables las distintas especies de *Pseudomonas*.

[1] A Tunkel 1995 *Lancet* **346** 1675.
[2] A Goldman 1997 *Lancet* **349** 466.

Delirio (estado confusional agudo)

▶ Es frecuente en los pacientes hospitalizados (5-15% de los pacientes internados en un servicio clínico o quirúrgico), por lo que se sospechará ante cualquier cambio inesperado en el comportamiento de un paciente hospitalizado, y se investigará una posible causa orgánica.

El paciente

1. La manifestación clínica más importante es la **disminución del nivel de conciencia**, que se instaura en horas o días. Esta disminución es difícil de describir, lo que hace necesario aprovechar cualquier oportunidad para ver pacientes que la sufran. Cuando se está tratando de hablar con el paciente, se tiene sobre todo la sensación de que no está realmente contigo. Se trata de una ligera alteración del pensamiento, la atención, la percepción y la memoria, o resumidamente, como una alteración del proceso cognitivo global, junto con un cierto grado de indiferencia hacia lo que le rodea. El nivel de consciencia va fluctuando a lo largo del día, empeorando la confusión típicamente al final de la tarde y por la noche.
2. *Desorientación* en el tiempo (desconoce la hora, día o año) y en el lugar (a menudo, más acusada).
3. *Comportamiento:* inactividad, el paciente está a veces extrañamente tranquilo y parece somnoliento, o bien, aparece agitado, ruidoso e irritable (estos pacientes pueden interrumpir muchas veces el funcionamiento de la planta).
4. *Pensamiento:* lento y desordenado, frecuentemente, con ideas procedentes de referencias o tiene ilusiones o alucinaciones (por ejemplo, acusa al personal de tramar algo contra él).
5. *Percepción:* alterado, con ilusiones o alucinaciones, especialmente, visuales, pero también auditivas o táctiles.
6. *Humor:* frágil, con ansiedad, perplejidad, temor, agitación o depresión.
7. *Memoria:* alterada durante el delirio, siendo normal la amnesia al recuperarse.

Diagnóstico diferencial. Si hay agitación, considerar un estado de ansiedad (comprobar el nivel de consciencia). Cuando existen ilusiones o alucinaciones, puede tratarse de una enfermedad mental primaria (como la esquizofrenia), pero debe recordarse que en los pacientes hospitalizados sin antecedentes psiquiátricos, las enfermedades mentales son raras, y sin embargo, son muy frecuentes los estados confusionales.

Causas

- Infecciones sistémicas (neumonía, ITU, heridas quirúrgicas, vías de infusión IV).
- Fármacos: como los opiáceos, anticonvulsivantes, L-dopa, sedantes, drogas de diseño.
- Abstinencia en alcohólicos (2-5 días después de ingresar en el hospital; ↑ PFH + ↑ VCM; antecedentes de abuso de alcohol), también abstinencia de drogas.
- Alteraciones metabólicas: hipoglucemia, uremia, insuficiencia hepática, desequilibrio electrolítico.
- Hipoxia: insuficiencia respiratoria o cardíaca.
- Vasculares: *ictus*, infarto de miocardio.
- Infección intracraneal: encefalitis, meningitis.
- Aumento de la presión intracraneal/lesiones ocupantes de espacio.
- Epilepsia: estado epiléptico, estados post-*ictus*.
- Traumatismos craneales (sobre todo hematoma subdural).
- Causas nutricionales: deficiencia de tiamina, ácido nicotínico o vitamina B_{12}.

Tratamiento

1. Identificar y tratar la causa subyacente.
2. Reducir la agitación y prevenir accidentes.
3. El lugar ideal es una habitación tranquila con *luz moderada* y siempre el mismo personal (para minimizar la confusión) donde el paciente pueda ser vigilado estrechamente. Procurar reafirmar y reorientar en tiempo y lugar.

4. Minimizar la medicación, especialmente, con respecto a los sedantes. Si el paciente se agita y altera el orden, puede ser necesario sedarle. Se utilizarán tranquilizantes mayores (haloperidol 0,5-2 mg IM/oral, pág. 13, o clorpromacina 50-100 mg IM/oral). No deben administrarse a pacientes de edad avanzada, en los cuales, es fácil que produzcan efectos cardíacos secundarios e hipotensión. Esperar 20 min para valorar el efecto. Administrar otra dosis posterior, si es necesario. Las benzodiacepinas pueden emplearse para la sedación nocturna. *Nota*: en la abstinencia de los alcohólicos, *no deberá administrarse* clorpromacina, sino diacepam (pág. 475).

⁂ Epilepsia: diagnóstico

La epilepsia es la tendencia a una actividad eléctrica anormal, intermitente y espontánea, de una parte del cerebro, que se manifiesta en forma de *crisis convulsivas*. La crisis puede aparecer de varias formas: para cada paciente determinado tienden a ser estereotipadas. Las *convulsiones* representan los signos motores de las descargas eléctricas. Muchos de nosotros hemos podido experimentarlas en circunstancias metabólicas alteradas, como ↓ Na^+, hipoxia (convulsiones anóxicas reflejas durante el desmayo): normalmente, nunca nos dirán que padecemos epilepsia. Para decidir si un hecho de este tipo es epiléptico, no prestaremos *demasiada* atención a la incontinencia y a los movimientos anormales que vienen asociados (no todas las sacudidas implican epilepsia), pero el morderse la lengua sí sugiere esta enfermedad. La prevalencia de la epilepsia activa es ~1 %.

El paciente. Hay un período *prodrómico,* que dura horas o días , previo al ataque y que no no forma parte del mismo. El paciente o sus amigos pueden notar un cambio en el estado de ánimo o comportamiento. El *aura,* que ya forma parte de la crisis, puede preceder a las restantes manifestaciones. Este aura puede consistir en una sensación rara en el intestino u otro tipo de sensación o experiencia rara, como un *déjà vu* (sensación extraña de haber estado en ese lugar o haber vivido ya una experiencia igual), olores extraños o luces parpadeantes.Suele implicar crisis parcial (se trata de un fenómeno focal), pero no necesariamente una epilepsia del lóbulo temporal (ELT). Después de una crisis parcial que afecta a la corteza motora (convulsiones jacksonianas), puede haber debilidad temporal de la(s) pierna(s) afectada(s) (parálisis de Todd). Tras una crisis generalizada, el paciente puede sentirse muy mal, con cefalea, mialgias, confusión y lengua dolorida.

Diagnóstico. Lo primero es decidir: ¿se trata de una epilepsia? (Diagnóstico diferencial, pág. 406). Es vital una descripción detallada del acceso por parte de un testigo. Procuraremos no diagnosticar epilepsia erróneamente: el tratamiento implica considerables efectos secundarios, el diagnóstico es traumatizante para el paciente y familiares y conlleva implicaciones laborales, para seguros de vida y conducción. Decidir a continuación de qué tipo de epilepsia se trata. La instauración de la crisis es la clave de esta pregunta: ¿parcial o generalizada? Si el acceso comienza con síntomas focales, es una crisis parcial, aunque se generalice rápidamente. Preguntar a continuación si hay algo que lo provoca (por ejemplo, luces parpadeantes (TV) o alcohol). ¿Se puede evitar? (las crisis precipitadas por la televisión ~ casi siempre generalizadas —no suelen requerir tratamiento farmacológico—). Seguidamente, decidir cuál es el fármaco adecuado. Comenzar con una dosis baja. Gradualmente (por ejemplo, en unas 8 semanas) ir aumentando hasta controlar los accesos. Suministrar la dosis máxima del fármaco antes de considerar cualquier cambio de tratamiento (pág. 408).

Clasificación

Crisis parciales: los signos y los síntomas se refieren a parte de un hemisferio, sugiriendo una enfermedad estructural. *a)* *Síntomas elementales* (nivel de conciencia inalterado, por ejemplo crisis motora focal; *b)* *Síntomas complejos* (alteraciones de la conciencia, por ejemplo aura olfatoria seguida de automatismo). Generalmente ELT; *c)* ***Generalización secundaria:*** evidencia de origen focal antes de que se generalice.

Crisis generalizadas: no hay manifestaciones que sólo se refieran a un hemisferio. a) *Ausencias (petit mal):* pausas breves (10 segundos), por ejemplo, parar de hablar en mitad de una frase, y después continuar donde lo dejó. Típico durante la infancia. *b)* *Tónico-clónico (gran mal* clásico*).* Instauración brusca, pérdida de conciencia, rigidez de extremidades (tónico) y sacudidas (clónico); puede producirse una sin la otra. Somnolencia posterior. c*)* *Mioclónicas* (caída brusca al suelo o desobediencia brusca de un miembro: el paciente lo describe como epilepsia de «la taza volando», ya que arroja cualquier tipo de vajilla que tenga en ese momento en la mano). *d)* Atónica (flaccidez). *e) Acinética*. Deben tenerse en cuenta también los *espasmos infantiles.*

Causas de las crisis convulsivas. (no se suele encontrar ninguna). ***Físicas:*** traumatismos, lesiones ocupantes de espacio, *ictus,* aumento de PA, esclerosis tuberosa, LES, PAN, sarcoidosis y malformaciones vasculares. ***Causas metabólicas:*** abstinencia en el alcoholismo, hipoglucemia, hiperglucemia, hipoxia (incluyendo la hipoxia cardiogénica, como las bradiarritmias), uremia, hipo e hipernatremia, hipocalcemia, hepatopatías y fármacos (por ejemplo fenotiazinas, tricíclicos, cocaína y abstinencia de benzodiacepinas). ***Infecciosas:*** encefalitis, sífilis, cisticercosis, VIH.

Evaluación de un paciente adulto con una crisis epiléptica por primera vez

- Sobre el estado epiléptico, véase pág. 688.
- Realizar una historia clínica lo más completa posible del paciente y con ayuda de un testigo. Debemos intentar hacernos una idea de la credibilidad del testigo presencial. Por el efecto del momento, muchos testigos pueden afirmar que observaron sacudidas, cuando esto no tuvo lugar (probablemente, quieren complacer al médico y hacer creer que son muy observadores «cambiando la realidad del suceso»): por lo que *hay que tener cuidado*).
- Debemos intentar determinar la causa. Las convulsiones de los adultos suelen ser «sintomáticas», es decir, secundarias a otro proceso patológico.
- Las pistas obtenidas en la historia clínica pueden apuntar hacia una enfermedad evidente o hacia otras causas tóxicas/metabólicas de la convulsión. Si no ocurre así, pueden facilitar el diagnóstico las siguientes pruebas:

  — UyE/PFH.
  — Ca^{2+}, Mg^{2+}, PO_4^{3-}.
  — RSC + TP/TPT.
  — Investigación toxicológica en suero y orina.
  — Niveles plasmáticos de otros medicamentos.
  — Considerar la realización de una punción lumbar.
  — Diagnóstico por imagen: TC/RM (± contraste IV; ± angiografía).
  — EEG de urgencia sólo si se sospecha de un diagnóstico no relacionado con el estado convulsivo (pág. 688).

- El ingreso del paciente durante ~24 h está indicado para realizar pruebas y observar al paciente. Puede ser necesario un tratamiento urgente si se repite la crisis convulsiva.
- Debemos recomendar al paciente que no conduzca y argumentar nuestra opinión.

Epilepsia: tratamiento

▶ *Estado epiléptico*: pág. 688; *niños: OHCS* págs. 266-8

▶ *Se implicará al paciente en todas las decisiones*. El cumplimento del tratamiento depende de la comunicación entre el paciente y el médico en las cuestiones importantes (pág. 2). La epilepsia supone muchos problemas para la vida diaria del paciente (por ejemplo, no pueden conducir o manejar maquinaria pesada) y también muchos temores (como el de morirse de repente) y las cuestiones farmacológicas. El problema es que los neurólogos no suelen disponer de tiempo para averiguar todas estas cuestiones, ya que cada uno suele tener unos 1.500 historiales de pacientes con epilepsia (en el Reino Unido). Cada médico general, sólo tendrá ~50 pacientes, pero estos médicos no poseen un interés especial por esta enfermedad. Se logra un gran avance con la visita anual a una enfermera especialista en epilepsia, que controle las dosis de fármacos y las pautas de trabajo, ocio y reproducción, capaz de decidir al cabo de ~4 años sin convulsiones, si es posible suspender paulatinamente el tratamiento[1].

Exploraciones en pacientes que presentan crisis por primera vez 👁. Si la crisis es parcial o hay signos focales, realizar TC, y posiblemente, EEG. Las convulsiones infantiles exigen un EEG (para identificar 3-picos por segundo y la actividad de las ondas: se trata de un episodio frecuente y se trata con valproato sódico). Si no hay sospecha de foco, existen encontradas opiniones sobre las pruebas que deben realizarse a continuación. Considerar la realización de : EEG, RSC, VSG, UyE, Ca^{2+}, PFH, RXT, glucosa plasmática, serología de sífilis, ECG. ▶ *Deberán descartarse las causas cardíacas responsables de fenómenos neurológicos inexplicables*. Tampoco debe considerarse que si una TC es normal, no existen lesiones estructurales. Si la epilepsia empeora, serán necesarias adicionales pruebas de diagnóstico por imagen (la RM va siendo más sofisticada y capaz de identificar áreas diminutas de digenesia cortical).

Tratamiento farmacológico. Tratar con *un* fármaco (y sólo con *un* médico al cuidado). Se eleva lentamente la dosis (en 2-3 meses) hasta que se controlen las crisis, aparezcan manifestaciones tóxicas o se alcance el nivel plasmático máximo (pág. 658) o la dosis adecuada. Tener en cuenta las interacciones farmacológicas (consultar prospecto). La mayoría de los especialistas no recomiendan comenzar el tratamiento con sólo haber sufrido una crisis, pero sí lo aconsejan después de dos crisis convulsivas. ▶ Se comentarán las distintas posibilidades con el paciente. Si sólo se produce una crisis cada 2 años, es mejor que el paciente acepte el riesgo (especialmente, si no necesita conducir o manejar maquinaria peligrosa), y no comience a tomar fármacos todos los días.

Epilepsia generalizada: se emplea el valproato sódico como fármaco de primera línea, y después, la carbamacepina.

Epilepsia parcial: la carbamacepina es el tratamiento de elección, y después, el valproato sódico. Se utiliza la etosuximida para las crisis de ausencia.

Fármacos utilizados con mayor frecuencia

Carbamacepina: comenzar con 100 mg/12 h oral. Existe una forma de liberación lenta[2], que se utiliza cuando el paciente experimenta efectos secundarios cuando la dosis alcanza su pico máximo. Los efectos tóxicos son: erupciones, náuseas, dipoplia, vértigos, retención de líquidos, hiponatremia, discrasias sanguíneas.

Valproato sódico: comenzar con 200 mg/12 h, oral, máx 30 mg/kg/24 h. Se controlarán las pruebas de función hepática. Debe administrarse después de las comidas. Efectos tóxicos: sedación, temblor, ganancia de peso, adelgazamiento del pelo, ede-

Epilepsia no-controlada

Se revisará el diagnóstico. Solicitar ayuda por parte del neurólogo. Si se trata de epilepsia, decidir de qué tipo. ¿Cuál es el fármaco apropiado? ¿Se ha probado a dosis máxima? Si no es así, se introducirá lentamente el nuevo fármaco, retirando el antiguo de forma lenta (como se explicó anteriormente). El paciente sólo debe tomar un fármaco. Si no se controla la crisis, cambiar a uno más apropiado. Considerar el mantenimiento de dos fármacos sólo cuando todos los fármacos hayan sido probados individualmente a su dosis máxima. Puede añadirse la **vigabatrina** en las convulsiones parciales. Posee escasas interacciones, pero puede producir depresión o agresividad, por lo que se evitará en pacientes con antecedentes de este tipo. Ejemplo de dosificación: dos comprimidos de 500 mg/24 h oral; máximo 4 g/día. La dosis debe disminuirse en la insuficiencia renal y en las edades avanzadas. La **lamotrigina** es una alternativa (permitida como tratamiento único o en combinación). Puede resultar beneficiosa en la mayoría de los tipos de epilepsia. No produce un estado de sedación muy acusado. En el inicio, pueden producirse discrasias sanguíneas y hepatotoxicidad: se determinará el RSC, TP y PFH. Suspender en caso de aparecer erupción o síntomas gripales. Dosificación con el valproato: comenzar con 25 mg en días alternos durante 4 semanas; máximo 100 mg/12 h. La dosis sin valproato es ~el doble de ésta; no se recomienda su administración en pacientes de edad avanzada. La **gabapentina** es un anticonvulsivante de fácil empleo. Aún se considera reciente, y al igual que el topiramato, el más reciente de todos, se permite administrar junto con otros fármacos. Puede utilizarse en las convulsiones parciales refractarias. En caso de enfermedad rebelde inhabilitante, considerar una intervención quirúrgica de lobectomía temporal.

Supresión del tratamiento con anticonvulsivantes

El 80 % de los pacientes que desarrollan epilepsia, consigue una prolongada remisión de esta enfermedad con el tratamiento farmacológico, y no existe ningún modo seguro de averiguar por cuánto tiempo va a necesitar este tratamiento el paciente. El empleo innecesario de anticonvulsivantes resulta problemático por sus numerosos efectos secundarios. La alteración del estado cognitivo y de la memoria representan inconvenientes reales[3], así como su teratogenicidad durante la gestación. Frente a ellos, se encuentran los graves riesgos de las convulsiones en el trabajo o en la conducción. Por tanto, la cuestión más importante es determinar si de debe y cuándo retirar el tratamiento. ▶ Se comentarán con los pacientes los riesgos y beneficios del tratamiento para ayudarles a tomar una decisión informada.

Un estudio aleatorio sobre supresión del tratamiento con anticonvulsivantes, llevado a cabo por el Medical Research Council (GB) con un seguimiento de 2 años a 1.013 pacientes que llevaban 2 años sin sufrir ninguna convulsión, concluyó que el 59 % de los que suspendió el tratamiento continuaron los 2 años siguientes sin experimentar ninguna, frente al 78 % de los que continuaron con el tratamiento[4]. En este estudio, los 3 principales factores de predicción de la remisión fueron:

- Intervalos de tiempo más largos entre convulsiones.
- Utilización previa de solo un fármaco anti-epiléptico.
- Ausencia de convulsiones tónico-clónicas.

En general, el pronóstico de remisión de las convulsiones es más favorable en aquellos pacientes con epilepsia menos severa, sin evidencias de anomalías estructurales en el SNC durante la exploración o pruebas diagnósticas (EEG y TC).

El mejor sistema para retirar el tratamiento anticonvulsivante en adultos no se conoce: el Medical Research Council utiliza reducciones de dosis cada 4 semanas, del modo siguiente:

fenobarbital	30 mg
fenitoína	50 mg
carbamacepina	100 mg
valproato	200 mg
primidona	125 mg
etosuximida	250 mg

(En niños, véase versión informática[a]).

Conducción y trabajo (*OHCS* pág. 468). **Epilepsia y gestación** (*OHCS* pág. 161).

[1] L Ridsdale 1995 *BMJ* i 1219.
[2] S Ryan 1990 *Arch Dis Chi* **65** 930-5.
[3] JS Duncan 1990 *Epilepsia* **31** 548-91.
[4] *Lancet* 1991 i 1176.

ma de tobillo, exceso de ión amonio en sangre (dando lugar a encefalopatía, insuficiencia hepática). No es necesario monitorizar los niveles de fármaco en sangre.

Fenitoína: ya no se utiliza como fármaco de primera línea para la epilepsia generalizada o parcial debido a su toxicidad: nistagmo, dipoplia, temblor, disartria, ataxia. Efectos colaterales: ↓ función intelectual, depresión, alteración de la conducción, polineuropatías, acné, piel áspera, hipertrofia de las encías y discrasias sanguíneas. La dosificación es problemática y requiere monitorización contínua (pág. 658).

Otros fármacos. Fenobarbital; benzodiacepinas; nuevos anticonvulsivos (véase página siguiente).

Cambio de un fármaco a otro. Indicaciones: fármaco inadecuado, efectos colaterales mal aceptados, fracaso terapéutico. Administrar el nuevo fármaco a su dosis inicial y aumentarla lentamente hasta que alcance la mitad de su nivel terapéutico. Sólo entonces se retira el fármaco anterior a lo largo de unas 6 semanas.

Parkinsonismo y enfermedad de Parkinson

El parkinsonismo es un síndrome caracterizado por *temblor, rigidez y bradiquinesias* (lentitud), y dificultades para parar y comenzar a caminar. *Prevalencia:* 1:200 en los >65 años.

Temblor: 4-6 Hz (ciclos/s). Más intenso en reposo y más tosco que el cerebeloso. Es típico observar el «pelotilleo» del pulgar sobre los otros dedos.

Rigidez: las extremidades oponen resistencia a la extensión pasiva durante el movimiento *(rigidez «en tubo de plomo»)*, a diferencia de la espasticidad (descrita como rigidez «en navaja»). La *rigidez «en rueda dentada»* se refiere a la combinación de rigidez y temblor, y se obtiene mejor alternando pronación y supinación de la mano, asida como para hacer un saludo de manos.

Bradiquinesias: movimientos lentos; habla monótona (± disartria). Rostro carente de expresión. Babeo. La marcha se caracteriza por los pasos cortos arrastrando los pies, con el tronco flexionado como si siempre fuera un paso por detrás del propio centro de gravedad (*festinación*). ↓ peristaltismo, ↓ frecuencia de parpadeo, ↓ inquietud, micrografía.

Enfermedad de Parkinson (EP). Es una de las causas de parkinsonismo (debido a la degeneración de las neuronas dopaminérgicas de la sustancia negra; el signo característico es la presencia de cuerpos de Lewy en esta zona, pág. 66). La degeneración se ha relacionado con la presencia de mutaciones en el ADN mitocondrial, con incapacidad local para producir ATP. Actualmente, se está estudiando la posibilidad de influencia de ciertas toxinas (MPTP, una toxina relacionada con la heroína, capaz de producir parkinsonismo). Los síntomas suelen comenzar entre los 60 y 70 años.

Tratamiento: se valorará de forma periódica la discapacidad y la capacidad cognitiva del paciente y con un sistema objetivo (por ejemplo, cronometrando el tiempo que tarda en caminar 20 yardas; observando si es capaz el paciente de vestirse solo, y cambiar de postura en la cama). Se utilizará la dosis más pequeña de fármaco, para aliviar los síntomas, evitando los efectos secundarios problemáticos. Se evitará el empleo de estructuras de Zimmer (estropea la secuencia de movimientos), a menos que el paciente esté equipado con un volante y un freno de mano[1].

Tratamiento farmacológico:

1. **L-Dopa:** es difícil decidir cuándo es el momento de iniciar el tratamiento, ya que sus efectos disminuyen con el tiempo. Se preguntará al paciente lo que él/ella piensa, y se consultará también con un especialista (geriatra, MG o neurólogo). La dosis inicial es de 100 mg/12 h oral, aumentando rapidamente hasta 100 mg/8 h. Lentamente, se irá aumentando la dosis hasta ≤1.000 mg/24 h. Debe asegurarse también la administración suficiente de inhibidor de la dopadecarboxilasa periférica (≥25 mg/100 mg de L-dopa). Se tratará de equilibrar los efectos colaterales de la L-dopa (movimientos involuntarios, náuseas) con la mejoría de la motilidad.
2. **Selegilina** ♦ : 10 mg/24 h *pueden* impedir el deterioro del final de la dosis de la L-dopa. No todos los médicos coinciden en la opinión sobre los beneficios que reporta. La mortalidad puede ser ↑ (no confirmado).
3. A medida que transcurren los años, la terapéutica se hace menos efectiva y los pacientes tienden a experimentar períodos de inmovilidad alternados con períodos de movimientos involuntarios exagerados («efecto on-off»). Este efecto puede verse mitigado con: la administración de **L-dopa de liberación lenta** (página siguiente); dosis **pequeñas** de L-dopa administradas a intervalos reducidos (cada 2 horas); y con agonistas dopaminérgicos como la **bromocriptina**.
4. Se investigará la posible demencia (en >20 %) y depresión (~50 %; los antidepresivos pueden empeorar el Parkinson; la **nortriptilina** ha resultado menos problemática para estos casos).
5. Los anticolinérgicos (es decir, **antimuscarínicos**, véase más abajo), pueden resultar útiles para el temblor.
6. La **apomorfina** subcutánea (un agonista inyectable D_1 y D_2 de la dopamina) puede servir de ayuda a los pacientes con acusado efecto «on-off». Será necesaria su administración mediante inyección o en infusión continua. Se consultará con un centro especializado en esta enfermedad[3].
7. Los trasplantes neurales supondrán en el futuro un sistema eficaz para evitar los tratamientos farmacológicos.

Fármacos que combinan la L-Dopa con inhibidores de la dopa-descarboxilasa

Nombre comercial	Contenido de L-dopa	Benseracida	Carbidopa
Madopar 62,5®	50 mg	12,5 mg	
Madopar 125®**	100 mg	25 mg	
Madopar 250®	200 mg	50 mg	
*Sinemet-110®	100 mg		10 mg
*Sinemet-275®	250 mg		25 mg
Sinemet-plus®	100 mg		25 mg
Sinemet LS®	50 mg		12,5 mg
Medio Sinemet CR®	100 mg		50 mg

* *La proporción de carbidopa se encuentra por debajo del óptimo.*
** *Se dispone de esta proporción en formato de liberación lenta (Madopar CR®).*

Genéricos: Madopar® es co-beneldopa (1 parte de benseracida por cada 4 partes de levodopa). Sinemet® es co-careldopa (carbidopa con levodopa). Las dosis se expresan como co-careldopa x/y, donde x e y son las cantidades en mg de carbidopa y levodopa, respectivamente. Por ejemplo, Sinemet-250® = co-careldopa 25/250 = 25 mg de carbidopa + 250 mg de levodopa.

[1] J Pearce 1992 *Parkinsons Disease...*, OUP.
[2] A Lees 1995 *BMJ* ii 1602.
[3] *Drug Ther Bul* 1995 **33** 49.
[4] UK Parkinson's Disease Society, 22 Upper Woburn Place, London WC1H ORA, tel. 0171 383 3513. Véase también C Marsden 1994 *Journal of Neurol Neurosurg Psych* **57** 672-681.

En todas las fases de la enfermedad, será necesario *apoyar a los cuidadores*[4] (pág. 432); y valorar la necesidad de una *terapia para mejorar el habla/fisioterapia*.

Causas de parkinsonismo. *Neurodegeneración*; *neurolépticos* (como la metoclopramida, proclorperacina); *arterioesclerosis*. En ocasiones, *tras una encefalitis; parálisis supranuclear* (síndrome de Steel-Richardson-Olszewski con parálisis de la mirada vertical, tanto hacia arriba como hacia abajo, y demencia); *atrofia multisistémica* (antiguamente, síndrome de Shy-Drager) (hipotensión ortostática, atonía vesical); *intoxicación por monóxido de carbono; enfermedad de Wilson; hidrocefalia comunicante*.

Tratamiento del parkinson inducido por fármacos. En muchas ocasiones, no resulta prudente reducir la dosis o suspender la administración del fármaco (por ejemplo, en una esquizofrenia, donde la recurrencia puede dar lugar a un desastre), por lo que se utilizan los fármacos antimuscarínicos (como la prociclidina 2,5 mg/8 h oral).

† Esclerosis múltiple (EM)

Se trata de una enfermedad crónica recurrente/remitente caracterizada por la formación de placas de desmielinización (+ pérdida de los axones)[❑] en localizaciones a lo largo de todo el SNC (pero no afecta a los nervios periféricos). La patogenia implica la rotura focal de la barrera hemato-encefálica, con una respuesta inmunológica asociada y lesiones en la mielina.

Epidemiología. La EM es más frecuente en climas templados y hay considerables variaciones locales. La prevalencia en Inglaterra es 40/100.000, y 120/100.000 en las islas Orcadas y Shetland; menos frecuente en África Negra y Asia. El riesgo en Reino Unido de padecer esta enfermedad a lo largo de la vida es de 1:1.000. Los emigrantes adultos llevan consigo el riesgo de su lugar de procedencia, pero los niños adquieren el mismo riesgo que el de los nativos del lugar donde se establecen. Más frecuente en las mujeres; la edad media de aparición es 30 años.

Paciente. *Presentación:* al principio, la presentación suele ser monosintomáticas: neuritis óptica unilateral (que causa dolor al mover el ojo y rápido deterioro de la visión central); entumecimiento u hormigueo en las extremidades; debilidad en las piernas o síntomas del tronco cerebral o cerebelo, como la dipoplia y la ataxia. Con menor frecuencia, puede existir más de un síntoma. Otras manifestaciones se enumeran en la página siguiente. Los síntomas pueden empeorar con el calor (por ejemplo, con un baño caliente) o con el ejercicio. *Progresión:* el cuadro inicial suele consistir en recurrencias seguidas por remisiones, con restablecimiento funcional completo. Con el tiempo, las remisiones van haciéndose incompletas, originando una acumulación de discapacidades progresivas. En algunos enfermos, también puede producirse una progresión continua desde la aparición de la enfermedad, mientras que otros pacientes apenas experimentan discapacidad alguna.

Exploración. Buscar cuidadosamente la presencia de otros signos de lesión neurológica, además del problema de presentación. El signo de Lhermitte* (parestesias en los miembros al flexionar el cuello) puede ser positivo (aunque también lo es en la espondilosis cervical y en la deficiencia de vitamina B_{12}).

Diagnóstico. Es un diagnóstico clínico, que se basa en el hallazgo de lesiones del SNC diseminadas en tiempo y en espacio, que no pueden atribuirse a otras causas. Las alteraciones neurológicas aisladas nunca son diagnósticas, pero pueden serlo si la historia clínica detallada demuestra síntomas neurológicos previos (como una ceguera inexplicable de una o dos semanas). Las pruebas de investigación pueden apoyar un diagnóstico, pero no lo establecen.

Tests. Ninguno es patognomónico. LCR: linfocitosis, ↑ de las proteínas (pero <1 g/l). La electroforesis del LCR muestra bandas oligoclonales en las IgG (95 %). El retraso de las respuestas visuales, auditivas y potenciales evocados somatosensoriales. La RM es sensible pero no específica para la detección de las placas, aunque resulta útil para diagnosticar otras causas, como la compresión medular. Es muy escasa la correlación entre las imágenes obtenidas mediante RM y el proceso clínico.

Tratamiento. No existe curación, pero puede ayudar el seguir una **dieta rica en grasas poliinsaturadas** (↑ la concentración plasmática de ácido linoleico, que regula la presencia de citoquinas anti-inflamatorias).

- **Metilprednisolona:** 1 g/24 h IV, es capaz de acortar las recurrencias, pero debe utilizarse con moderación (no más de dos veces al año) por los efectos secundarios de los esteroides. No altera el curso global de la enfermedad.
- **β-interferón 1b:** disminuye la tasa de recurrencias en aproximadamente 1/3; disminuye las lesiones por acumulación en la RM, y *puede* frenar las discapacidades[1]. Los neurólogos permiten su administración en la enfermedad recurrente/remitente, pero resulta muy caro (£806/mes) y posee efectos secundarios (síntomas gripales, depresión, aborto). CI: depresión, hepatopatía activa, gestación/lactancia, epilepsia no controlada.

Manifestaciones clínicas de la esclerosis múltiple	
• Depresión*	• Trastornos de la deglución
• Fatiga	• Ojos
• Motora	Defectos visuales durante el ejercicio o al ↑ Tª (signo de Uhthoff)
Atrofia	Neuritis óptica
Espasticidad	Dipoplia
• Alteración sensorial	Nistagmo
Entumecimiento	
Parestesias	• Cerebelo
	Ataxia
• Dolor	Temblor intencional
Paroxístico, como neuralgia del trigémino	• Alteraciones cognitivas, como
Disestésico	Trastornos de la memoria
• Vejiga	Euforia
Frecuencia, urgencia, incontinencia (frecuente)	Demencia
Dubitación (menos frecuente)	• Vértigo
• Intestino	**Con menor frecuencia:**
Estreñimiento	• Epilepsia
	• Afasia
• Disfunciones sexuales	• Trastornos extra-piramidales
Impotencia	

* ►La depresión es frecuente, grave y tratable: la fluoxetina es mejor que la desipramina, ya que sus efectos anticolinérgicos hacen que deba limitarse su dosificación. Se evitará el tratamiento anticonvulsivante cuando la RM demuestre la existencia de lesiones destacadas con el contraste: *véase* A Feinstein 1997 *BMJ* ii 692 + *OHCS* pág. 388 sobre el tratamiento psicológico.

---

[1] *Lancet* 1998 **351** 573 & *Neurology* 1993 **43** 653 (también se utiliza el β-interferón 1 a).
[2] Jean Lhermitte, Paris, 1877-1959.

- **Tratamiento paliativo:** para la espasticidad: *baclofeno* 15-100 mg/día oral o *diacepam* 2-15 mg/día oral (cuidado con la dependencia). La disfunción vesical puede tratarse con el auto-sondaje intermitente en condiciones de asepsia. Si no es posible paliar los síntomas, es necesario animar al paciente a vivir con su discapacidad (pág. 59).
- **Buscar toda la ayuda deseable:** hay muchas ayudas disponibles; en el mercado existen dispositivos que facilitan la vida, por ejemplo, para la incontinencia urinaria (pág. 65).

Pronóstico. Después de 5 años, el 70 % de los pacientes aún conservan su empleo (35 % a los 20 años) y el 20 % muere por muy diversas complicaciones. Las recidivas duran unos pocos meses y las remisiones pueden durar muchos años, sobre todo si el primer signo es una neuritis óptica, en la que las remisiones pueden ser más duraderas (el 45-80 % continuá con la EM al cabo de 15 años).

Lesiones por compresión

El paciente. Él o ella pueden presentar manifestaciones de ↑ de la presión intracraneal, implicando trastornos neurológicos focales, convulsiones, falsos signos de focalidad, comportamiento extraño, efectos locales (masas en la base del cráneo). **Elevación de la presión intracraneal** (pág. 687): cefalea (pág. 376), vómitos, papiloedema (sólo en el 50 % de los tumores), alteración de la conciencia. **Convulsiones:** se observan en ~50 % de los tumores. Deben sospecharse en todo tipo de convulsiones que surjan en la edad adulta, especialmente, si son focales o con aura de focalización. **Implicación de neurología focal:** depende de la localización (véase página siguiente sobre los signos de focalización). Preguntarse primero *dónde* está la lesión, y *después* qué es. **Signos falsos de focalidad:** están producidos por el ↑ PIC. El más frecuente es la parálisis del VI par (pág. 33) debido a su largo trayecto intracraneal. **Alteraciones sutiles de la personalidad:** irritabilidad, falta de aplicación a los objetivos, falta de iniciativa, comportamiento social inapropiado. **Efectos locales:** (masas en la base del cráneo) proptosis, epistaxis.

Tipos. Tumores (primarios o secundarios), aneurismas, abscesos ~25 % múltiples; hematoma subdural crónico, granuloma (tuberculoma), quistes (como la cisticercosis). **Histología:** el 30 % son secundarios (mama, pulmón, melanoma; 50 % múltiples). Los primarios incluyen: astrocitomas, glioblastoma multiforme, oligodendroglioma, ependimomas (en conjunto, con una supervivencia <50 % a los 5 años); hemangioblastomas cerebelosos (40 % de supervivencia a los 20 años); meningiomas (proporción mujer:varón ≈ 2:1).

Diagnóstico diferencial. *Ictus*, lesiones craneales, vasculitis (LES, sífilis, PAN, arteritis de células gigantes), EM, encefalitis, post-*ictus* (parálisis de Todd, pág. 626), trastornos metabólicos o electrolíticos. También deben diferenciarse de los quistes coloidales del tercer ventrículo y de la hipertensión craneal benigna (véase más abajo).

Tests. TC, RM (adecuada para las masas situadas en la fosa posterior). Considerar la realización de una biopsia de las masas situadas profundamente. Debe evitarse la punción lumbar.

Tratamiento de los tumores. *Benignos:* extirpación completa siempre que sea posible, aunque algunos son inaccesibles. *Malignos:* la extirpación completa de los gliomas resulta dificultosa, ya que los bordes de resección no son claros, aunque la cirugía ofrece un diagnóstico de los tejidos y una pre-radioterapia para disminuir la masa. Cuando el tumor es inaccesible, pero está produciendo una hidrocefalia, puede intentarse una derivación ventrículo-peritoneal. La radioterapia se utiliza tras la resección quirúrgica de los gliomas o metástasis y como único tratamiento para algunos tumores cuando no es posible la intervención quirúrgica. La quimioterapia adyu-

Lesiones por compresión 415

vante se utiliza en los gliomas (de valor incierto). La profilaxis de la epilepsia es una cuestión importante, aunque suele fracasar con frecuencia. La cefalea se trata con fosfato de codeína 60 mg/4 h oral. Se administra dexametasona 4 mg/8 h oral, para tratar el edema cerebral. Cuando la PIC aumenta de forma aguda, se utiliza el manitol, pág. 687. Tratamiento paliativo meticuloso (pág. 609).

Pronóstico. La extirpación completa de un tumor benigno obtiene la curación, pero el pronóstico de los tumores malignos es desfavorable.

Quiste coloidal del tercer ventrículo. Se trata de quistes congénitos que se manifiestan en la vida adulta con pérdida de memoria, cefaleas (a menudo, posicionales), incontinencia, oscurecimiento de la visión, parestesias bilaterales, debilidad en las piernas y ataques con caída del paciente pero sin pérdida del conocimiento. *Tests:* TC/RM. Este trastorno responde al tratamiento de derivación ventrículo-peritoneal: ▶ debemos recordar esta enfermedad cuando nos encontremos ante un paciente con demencia y caídas o con problemas en la marcha.

Signos de focalización

Lóbulo temporal

Convulsiones; alucinaciones (olfatorias, gustativas, visuales y auditivas); defectos de la memoria «déjà vu»; complejo parcial con automatismos; disfasia; defectos del cuadrante superior contralateral; olvidos; fugas; psicosis funcional; miedo/rabia; hipersexualidad.

Lóbulo frontal

Hemiparesia; crisis (movimientos del hemicuerpo contralateral); alteración de la personalidad (indecencia, indolencia, indiscreción); reflejo de prensión (el puño apretado), sólo significativo si es unilateral; disfasia (área de Broca, pág. 430); pérdida unilateral del olfato (en una fosa nasal).

Lóbulo parietal

Pérdida hemisensorial; ↓ discriminación entre dos puntos; ↓ de la estereognosia (habilidad de reconocer los objetos con la mano); inatención sensorial; disfasia (pág. 430); síndrome de Gertsmann (pág. 698).

Lóbulo occipital

Defectos del campo visual contralateral (hemianopsia).

Cerebelo

Temblor intencional; dismetría (para señalar con el dedo); disdiadocoquinesia (incapacidad para realizar rápidamente movimientos alternantes en sentido opuesto, por ejemplo, pronación-supinación); nistagmo (pág. 422); ataxia truncal (*si empeora al cerrar los ojos, la lesión es de los cordones posteriores y no del cerebelo*).

Ángulo pontinocerebeloso (normalmente, schwannoma vestibular)

Sordera ipsilateral; nistagmo; reflejos corneales reducidos; parálisis facial y del V par; signos cerebelosos ipsilaterales.

Cuerpo calloso

Generalmente deterioro intelectual rápido y grave, con signos focales de los lóbulos adyacentes; signos de pérdida de comunicación entre los lóbulos (por ejemplo, mano izquierda incapaz de obedecer órdenes verbales).

Mesencéfalo

Pupilas asimétricas; incapacidad para dirigir los ojos arriba o abajo; amnesia para sucesos recientes con fabulación; somnolencia.

Hipertensión intracraneal benigna (Pseudotumor cerebral). Se sospechará de esta enfermedad en los pacientes que parece que presentan una masa (cefaleas, ↑ PIC y papiloedema), y *siempre que no identifiquemos ninguna masa.* Afecta típicamente a las mujeres jóvenes obesas. Puede producirse dipoplia y visión borrosa, observándose durante la exploración una parálisis del VI par y un aumento de tamaño de la mancha ciega. Se mantiene la consciencia y la función intelectual. *Etiología:* no suele encontrarse. *Tratamiento:* PL repetida; tiacidas (pág. 275; no pueden impedir la pérdida de visión); dexametasona (más ES que las tiacidas)[1]; considerar la posibilidad de realizar una derivación; aconsejar a la paciente que pierda peso. *Pronóstico:* suele resolverse de forma espontánea. Pérdida significativa y permanente de la visión en un 10 % de los casos (es decir, no es tan benigna). Recurrencia en el 10 %.

┼ Lesiones de los nervios craneales

Aproximación a las lesiones de los pares craneales

¿Dónde se sitúa la lesión? Debemos tratar de pensar de forma sistemática. ¿Se trata de un músculo (por ejemplo, una distrofia)? ¿Una conexión neuromuscular (por ejemplo, una miastenia)? ¿Un nervio craneal fuera del tronco cerebral (por ejemplo, por una compresión)? ¿Dentro del tronco cerebral (como en la EM)? Los nervios craneales pueden ser afectados de forma individual o bien en grupos, y el saber qué nervios están afectados ayuda a localizar la lesión. Las causas de las lesiones de los pares craneales se describen a continuación. Véase pág. 32 sobre la exploración de los pares craneales.

Cualquier nervio craneal puede resultar afectado en la diabetes mellitus; EM; tumores; sarcoidosis; vasculitis, como la poliarteritis nodosa; LES (pág. 595); sífilis.

I. Traumatismos; tumores en el lóbulo frontal; meningitis.

II. Los *defectos del campo visual* pueden comenzar como pequeñas áreas de pérdida de visión (escotomas). *Ceguera monocular:* lesiones que afectan a un ojo o al nervio óptico, por ejemplo, en la EM, arteritis de células gigantes.

Ceguera bilateral: alcohol metílico, ambliopía por tabaco; neurosífilis. Defectos campilométricos: **Hemianopsia bitemporal:** compresión del quiasma óptico, por ejemplo, en el adenoma hipofisario, craneofaringioma, aneurisma de la arteria carótida interna. **Hemianopsia homónima:** afecta a la mitad del campo visual contralateral a la lesión en cada ojo. Las lesiones se sitúan por detrás del quiasma óptico en los tractos, por radiación o en la corteza occipital, como en el *ictus,* abscesos, tumores.

Neuritis óptica: (dolor con el movimiento de los ojos, pérdida de la visión central, defectos pupilares aferentes, papiledema). Causas: desmielinización; con menos frecuencia, en la sinusitis, sífilis, enfermedades vasculares del colágeno.

Atrofia óptica: (disco óptico pálido y reducción de la agudeza): EM, tumores frontales, ataxia de Friedreich, retinitis pigmentosa, sífilis, glaucoma, atrofia óptica de Leber, compresión del nervio óptico.

Papiloedema (discos edematosos):

    1. Aumento de PIC (tumores, abscesos, encefalitis, hidrocefalia, hipertensión intracraneal benigna);

---

[1] S Yusuf 1996 *Lancet* **347** 1738   *http://www.tbts.org/.*

2. Lesiones retro-orbitarias (por ejemplo, trombosis del seno cavernoso, pág. 431);
3. Inflamaciones (como la neuritis óptica);
4. Isquemia (como la hipertensión acelerada).

III sólo. Diabetes mellitus; arteritis de células gigantes; sífilis; aneurisma de arteria comunicante posterior; idiopático; ↑ PIC, si se produce una herniación del *uncus* (lóbulo temporal) a través del *tentorium*: esto comprime el nervio. Las parálisis del tercer par sin dilatación pupilar se deben a diabetes mellitus o a otras causas vasculares. La dilatación precoz de la pupila implica la existencia de una lesión compresiva. La dipoplia por lesión del tercer par puede producir nistagmo.

IV solo. Poco frecuente y se debe a traumatismos en la órbita.

VI solo. EM, accidente cerebrovascular en pontino, falsos signos de focalidad en el ↑ PIC.

V. Sensorial: neuralgia del trigémino (pág. 380), *Herpes zoster*, carcinoma nasofaríngeo. **Motor:** parálisis bulbar, neuroma acústico.

VII. Motoneurona inferior: parálisis de Bell (pág. 417), polio, otitis media, fractura de cráneo, tumores del ángulo pontocerebeloso, rumores parotideos, *Herpes zóster* (síndrome de Ramsay-Hunt, *OHCS* pág. 756). **Motoneurona superior:** (la frente no está afectada: inervación bilateral). *Ictus*, tumores.

VIII (págs. 382-385). Ruidos, enfermedad de Paget, enfermedad de Ménière, *Herpes* zóster, neuroma acústico, accidente CV en el tronco cerebral, fármacos (como los aminoglucósidos).

IX, X, XII. Traumatismos, lesiones del tronco cerebral, tumores de cuello.

XI. (Poco frecuentes). Polio, siringomielia, tumores cercanos al agujero yugular, *ictus*, parálisis bulbar, polio, traumatismos, TB.

Grupos de nervios craneales. VII, VIII y después, V y en ocasiones IX: tumores del ángulo cerebelopontino. V, VI (síndrome de Gradenigo): lesiones incluidas en el hueso temporal petroso. III, IV, VI: *ictus*, tumores, encefalopatía de Wernicke, aneurismas, EM, *miastenia gravis,* distrofia muscular, distrofia miotónica, trombosis del seno cavernoso.

Parálisis de Bell

Se trata de una parálisis *idiopática* del séptimo par craneal (VII, facial), que da lugar a una atrofia o parálisis facial, normalmente unilateral. Antes de diagnosticar esta enfermedad, es necesario descartar otras posibles causas de parálisis facial (véase página siguiente). Algunos autores piensan que la parálisis de Bell es una neuropatía de origen vírico: se ha implicado al virus HSV-1[1].

El paciente. El comienzo suele ser brusco y se asocia o va precedido de un dolor intenso por debajo del oído. La atrofia empeora durante 1-2 días, antes de estabilizarse y desaparecer el dolor en escasos días. Los síntomas y signos suelen ser unilaterales. En caso de ser bilaterales, se considerarán otros posibles diagnósticos.

Síntomas: la boca se descuelga y se desvía hacia el lado normal, produciendo una mueca al sonreír; la comida queda atrapada entre la encía y la mejilla; los líquidos y saliva se derraman por el lado de la boca afectado; disartria; alteración del gusto; intolerancia a los sonidos altos o agudos (hiperacusia) por la parálisis del músculo

---
[1] S Murakami 1996 *Ann Intern Med* **124** 27.

estapedio. La imposibilidad de cerrar completamente el ojo da lugar a una acuosidad excesiva, o bien a una sequedad, *ectropion* (el párpado inferior se descuelga y se vuelve hacia fuera), conjuntivitis o lesiones por cuerpos extraños. **Signos:** incapacidad para fruncir la frente, cerrar los ojos con fuerza, silbar o hinchar los carrillos. También: hendidura palpebral amplia.

Otras causas de «parálisis del VII par craneal»[1]

Infecciones

Síndrome de Ramsay Hunt (Herpes zóster cefálico, *OHCS* pág. 756)
Enfermedad de Lyme*
VIH
Meningitis
Polio
TB

Lesiones del tronco cerebral

Tumores del tronco cerebral
Ictus
EM

Lesiones del ángulo cerebelo-pontino

Neuroma acústico

Enfermedades sistémicas

Diabetes mellitus
Sarcoidosis*
Síndrome de Guillain-Barré*

Otras

Granulomatosis orofacial
Tumores parotídeos
Colesteatoma
Otitis media
Traumatismos en la base del cráneo
Barotraumatismo por inmersión
Gestación

Causas frecuentes de parálisis facial bilateral

[1] DG James 1996 *J R Soc Med* **89** 184-87.

Historia natural. Los pacientes con parálisis incompleta y ausencia de degeneración axonal, se recuperan completamente en el plazo de pocas semanas. Los que presentan parálisis completa, pueden recuperarse también en su mayoría, pero ~15% presenta degeneración de los axones. En estos pacientes, la recuperación tarda eniniciarse hasta 3 meses, y será incompleta, no se producirá, o bien, se complicará con la formación de reconexiones aberrantes. Estas reconexiones dan lugar a sinquineasias: por ejemplo, el parpadeo del ojo va acompañado de un movimiento sincrónico de la boca. La falta de conexión de las fibras parasimpáticas puede producir las denominadas «lágrimas de cocodrilo», cuando la ingestión de comida estimula el lagrimeo unilateral. El problema se resuelve seccionando la rama timpánica del IX par craneal (rara vez es necesario).

Tratamiento. Si han transcurrido pocos días desde la aparición, se administran dosis elevadas de prednisolona (0,5 mg/kg/12 h oral durante 5 días), con el fin de evitar la atrofia que da lugar a la parálisis, reduciendo el edema del nervio[2]. No obstante, el valor de la prednisolona en este caso, no está universalmente reconocido; no debe administrarse en el síndrome de Ramsay Hunt. Los estudios electrodiagnósticos en la primera semana, ya pueden predecir el inicio de la recuperación mediante la identificación de la degeneración de los axones. Deberán protegerse los ojos con gafas oscuras y con la instilación de lágrimas artificiales al menor signo de sequedad. Cuando el ectropion es acusado, puede realizarse una tarsorrafia lateral. Si fracasa el tratamiento a largo plazo (al menos, deben esperarse 9 meses), está indicada la corrección quirúrgica del descolgamiento de la cara, aunque los resultados no suelen ser satisfactorios.

Mononeuropatías

Son lesiones de los nervios periféricos (incluyendo los pares craneales) individuales.

Causas. Traumatismos; compresión; lepra; DM. Si hay varios nervios periféricos afectos, se utiliza el término *mononeuritis múltiple*. *Causas:* DM; lepra; sarcoidosis; amiloidosís; PAN; cáncer.

Nervio mediano C5-T1. *Lesiones en el codo:* incapacidad para articulación interfalangiana del dedo índice al entrecruzar las manos (test de Ochner); incapacidad para flexionar la falange terminal del pulgar y pérdida de la sensibilidad en la mitad radial y palma de la mano. *Lesiones en la muñeca:* generalmente, por laceraciones recibidas en accidentes con las manos excesivamente extendidas o en intentos de suicidio. No obstante, la causa más frecuente es la compresión a nivel de la muñeca.

Síndrome del túnel carpiano: compresión del nervio mediano en el interior del túnel carpiano (más frecuente en las mujeres). *Causa:* normalmente, idiopático, o debido a traumatismos repetidos de origen profesional, pero también, por tumefacción de las partes blandas: gestación, menopausia, gota, acromegalia, artritis reumatoide, mixedema, amiloidosis. *El paciente:* dolor agudo en la mano y el brazo (especialmente, durante la noche) y parestesias en el pulgar, índice y dedo medio, que se alivian al sacar la mano por el borde de la cama y agitándola. Puede existir una pérdida de la sensibilidad y atrofia del músculo abductor corto del pulgar, con caquexia asociada de la eminencia tenar. Estarán afectados el tacto ligero, la discriminación entre dos puntos y la sudoración. *Tests:* pruebas neurofisiológicas para localizar el nivel de la lesión y valorar la degeneración de los axones (y las posibilidades de mejoría con una intervención quirúrgica). La flexión máxima de la muñeca durante 1 min (test de Phalen) puede eliminar los síntomas. El golpeteo sobre el nervio a nivel de la muñeca induce una sensación de hormigueo (test de Tinel). *Tratamiento:* colocar una férula; inyección local de hidrocortisona (*OHCS* pág. 658) ± descompresión quirúrgica.

Nervio cubital C7-T1. Es susceptible a sufrir traumatismos o compresiones a nivel del codo. El resultado es la atrofia y caquexia de los flexores mediales de la muñeca; atrofia y caquexia de los músculos interóseos y los dos lumbricales mediales, que da

---

[2] Muchos neurólogos prescriben esteroides «para reducir el edema del nervio», especialmente, en aquellos pacientes que acuden a consulta dentro de los 6 primeros días tras la aparición. Un estudio realizado por TS Shafshak (1994 *J Laryng & Otology* **108** 940-3 & *Bandolier* 1995 **2**/11 3) demuestra que los beneficios adicionales de los esteroides sólo se limitan a las personas que inician el tratamiento en las primeras 24 h tras la aparición de la parálisis. La recuperación espontánea es buena en cualquier caso (85 %). Una de cada 3 personas tratadas con esteroides dentro de las primeras 24 h, experimenta una recuperación óptima comparada con los pacientes no tratados; por razones éticas, este estudio no fue realizado de forma aleatoria. Estudios aleatorios más antiguos no ofrecen ninguna conclusión al respecto, pero no se dedicaron específicamente a medir los efectos de los tratamientos precoces. Un meta-análisis reciente apoya el empleo de los esteroides (IG Williamson 1996 *Br J Gen Pract* (Dec) 743-7 & *E-BM* 1997 **2** 79).

lugar a una deformidad en garra; caquexia de la eminencia hipotenar, que impide la abducción digital con pérdida leve de la sensibilidad sobre la mitad medial de los dedos y el lado cubital de la mano. La flexión del 4.º y 5.º dedos es muy débil. Puede considerarse la intervención quirúrgica. Si las lesiones se localizan en la muñeca (el digital profundo permanece intacto), la mano en garra estará más acentuada.

Nervio radial C5-T1. Este nervio abre el puño. Puede lesionarse por compresión a nivel del húmero. Probar la caída de la muñeca y dedos con el codo flexionado y el antebrazo pronado. La pérdida sensorial es variable, pero siempre incluye la parte dorsal de la raíz del pulgar.

Nervio ciático L4-S2. Puede lesionarse por tumores pelvianos o fracturas de pelvis o fémur. Las lesiones afectan a los músculos de la corva y a todos los que se sitúan por debajo de la rodilla (arrastre del pie), con pérdida sensorial lateral por debajo de la rodilla.

Nervio ciático poplíteo externo L4-S2. Suele lesionarse al rotar alrededor de la cabeza del peroné por un traumatismo, o incluso, por permanecer sentado el paciente largo tiempo con las piernas cruzadas. Las lesiones dan lugar a una incapacidad para realizar la dorsiflexión del pie (el pie arrastra), evertir el pie y extender los dedos, con pérdida sensorial en el dorso del pie.

Nervio tibial S1-3. La lesión produce una incapacidad para ponerse de puntillas (flexión plantar), invertir el pie o flexionar los dedos. Pérdida sensorial en la planta.

Neuropatía autónoma

Las disfunciones del sistema nervioso autónomo pueden ser primarias o secundarias, por efecto secundario de un tratamiento farmacológico, formando parte de una polineuropatía o como resultado de la edad.

El paciente. Puede presentar hipotensión postural (vértigo o síncope en bipedestación, después de un ejercicio o de una comida abundante), impotencia, incapacidad para sudar (se observa en climas cálidos), diarrea (especialmente, nocturna) o estreñimiento, retención o incontinencia urinaria y síndrome de Horner (pág. 620).

Tests de función autónoma. Se determina la PA en posición tumbada y en bipedestación; una caída postural $\geqslant 30/15$ mmHg se considera anormal.

- Se cuantifica la variación de la frecuencia cardíaca durante la respiración, realizando un ECG durante la respiración relajada. Una variación <10 lpm se considera anormal.
- Estudios de presión en la vejiga urinaria (cistometría).
- Pupila. Se instilan 0,1 % de adrenalina (produce dilatación si existe denervación por detrás de los ganglios simpáticos, no si la inervación es normal); 2,5 % de metacolina (contrae la pupila si existe denervación parasimpática, no si es normal).

Efecto de la edad. La hipotensión postural es frecuente en las edades avanzadas (25 % >74 años). Se repasará su medicación (véase más abajo) y se evitará el reposo prolongado innecesario. Las personas mayores suelen presentar un desajuste de la termorregulación, por lo que son especialmente vulnerables a la hipotermia (y con menos frecuencia, a la hipertermia). Aunque la disfunción del sistema autónomo puede deberse simplemente a la edad, deberán considerarse otros posibles diagnósticos (como la DM o la atrofia multisistémica).

Fármacos. Los siguientes fármacos pueden ser responsables de disfunciones del sistema autónomo: antihipertensivos (como las tiacidas), diuréticos (excesiva diuresis), L-Dopa, antidepresivos tricíclicos, fenotiacinas, benzodiacepinas.

Polineuropatías (pág. 421). Las neuropatías autónomas pueden formar parte de las neuropatías diabéticas, del síndrome de Guillain-Barré, polineuropatía desmielinizante inflamatoria crónica, neuropatías alcohólicas/nutricionales y amiloidosis. **Polineuropatía diabética:** la afectación autónoma se caracteriza por la disfagia y los vómitos, debido a la atonía GI alta; diarrea (especialmente, nocturna); atonía vesical (dificultad de vaciado con incontinencia por rebosamiento); impotencia e hipotensión postural. Las pupilas pueden aparecer contraídas, con escasa respuesta a la luz.

Insuficiencia autónoma primaria (causa desconocida). Se produce de forma aislada, o bien, formando parte de la atrofia multisistémica, o con menos frecuencia, asociada a la enfermedad de Parkinson clásica. Los pacientes más afectados son los varones de mediana edad o de edad avanzada. La aparición es insidiosa (síntomas como los señalados arriba), con lenta progresión durante varios años, típicamente. Los síntomas extrapiramidales (pág. 409) pueden preceder a los de la insuficiencia autónoma en la atrofia multisistémica, aunque el proceso puede ser desenmascarado por el empeoramiento súbito de una hipotensión postural leve, cuando se sospechaba de una enfermedad de Parkinson y el paciente es tratado con L-Dopa. Los pacientes rara vez sobreviven más de 10 años tras el diagnóstico de una insuficiencia autónoma pura o una atrofia multisistémica.

Insuficiencia secundaria. Craneofaringioma, lesiones vasculares; lesiones medulares; *tabes dorsalis*; enfermedad de Chagas; VIH; disautonomía familiar.

Tratamiento. Tratar la causa subyacente. En la hipotensión postural sintomática, se recomendará al paciente ponerse en pie muy lentamente. La elevación de la cabecera de la cama incrementa la liberación de renina del enfermo, reduciendo la pérdida de líquidos y elevando la PA en bipedestación. Los pacientes con vértigo post-prandial deben comer frecuentemente pequeñas cantidades de alimento, así como reducir su ingesta de hidratos de carbono y alcohol. En los pacientes gravemente afectados, se administrarán fármacos que incrementen la retención de líquidos (fludrocortisona 0,1 mg/24 h oral, aumentando la dosis según las necesidades). Si los síntomas no responden al tratamiento, debe enviarse al paciente a un especialista.

Polineuropatías

Las polineuropatías son alteraciones generalizadas de los nervios periféricos (incluyendo los pares craneales), cuya distribución suele ser bilateral, simétrica y de amplia extensión, por ejemplo, sensorial y afectando al antebrazo y región inferior de la pierna (produciendo anestesia «en guante» o «en calcetín»). Pueden clasificarse según la evolución en el tiempo (agudas o crónicas); según la función afectada (motora, sensorial, autónoma, mixta); o según la patología subyacente (desmielinización, degeneración axónica o ambas). El síndrome de Guillain-Barré, por ejemplo, es una neuropatía aguda, predominantemente motora y desmielinizante, mientras que el abuso crónico del alcohol produce una neuropatía crónica, inicialmente sensorial y luego mixta, con degeneración de los axones. Las causas de las polineuropatías se describen en la página siguiente.

Principalmente motoras	*Principalmente sensoriales*
Síndrome de Guillain-Barré	Diabetes mellitus
Intoxicación por plomo	Uremia
Síndrome de Charcot-Marie-Tooth	Lepra

El Paciente. *Neuropatía sensorial:* entumecimiento; «se siente divertido»; sensaciones de hormigueo o quemazón, a menudo, afectando en primer lugar a las extremidades (distribución «en guante» o «en calcetín»). Pueden existir dificultades para coger pequeños objetos como una aguja. **Neuropatía motora:** suele ser progresiva (o también, rápida), con debilidad o torpeza en las manos; dificultad para caminar, con caídas o tropiezos; dificultad respiratoria. Los signos corresponden a los de la MN inferior: caquexia y debilidad, más acusada en los músculos distales de manos y pies (arrastra los pies o las muñecas). Reflejos disminuidos o ausentes. La afectación de los músculos respiratorios puede demostrarse con la ↓ de la capacidad vital. **Nervios craneales:** dificultad en la deglución y en el habla; diplopía. **Neuropatía autónoma:** véase pág. 420.

Causas de polineuropatías

Inflamatorias

Síndrome de Guillain-Barré, polineuropatía desmielinizante inflamatoria crónica (CIDP), sarcoidosis.

Metabólicas

Diabetes mellitus, insuficiencia renal, hipotiroidismo, hipoglucemia, trastornos mitocondriales.

Vasculopatías

Poliarteritis nodosa, artritis reumatoide, granulomatosis de Wegener.

Neoplasias malignas

Síndromes paraneoplásicos (especialmente, carcinoma pulmonar de células pequeñas), policitemia rubra vera.

Infecciones

Lepra, sífilis, enfermedad de Lyme, VIH.

Deficiencias y excesos vitamínicos

Deficiencia de B_1, B_6, B_{12} (por ejemplo, en alcohólicos); también, exceso de vit B_6 (por ejemplo, 100 mg/día).

Causas hereditarias

Síndrome de Refsum (pág. 625); síndrome de Charcot-Marie-Tooth (pág. 617), porfiria, leucodistrofias (y muchas más).

Toxinas

Plomo, arsénico.

Drogas

Alcohol, cisplatino, isoniacida, vincristina, nitrofurantoína. Con menor frecuencia: metronidazol, fenitoína.

Otras

Paraproteinemias, como el mieloma múltiple, amiloidosis.

Diagnóstico. La historia clínica resulta fundamental; debemos tener claro el curso de la enfermedad; la naturaleza exacta de los síntomas; cualquier síntoma previo o asociado (como la diarrea previa al síndrome de Guillain-Barré; la pérdida de peso en el cáncer; la artralgia debida a un síndrome del tejido conjuntivo); viajes; actividad sexual (infecciones); consumo de alcohol; medicamentos; y antecedentes familiares. El dolor es típico en las neuropatías causadas por DM o alcoholismo.

Exploración: se realiza un cuidadoso examen neurológico, prestando especial atención a los signos propios de la motoneurona inferior (debilidad, caquexia, disminución o ausencia de reflejos y pérdida de la sensibilidad, que debe ser reflejada detalladamente en cada modalidad). No debe olvidarse la exploración del sistema autónomo (pág. 420) y de los pares craneales (pág. 415). También se advertirán los signos de traumatismos excesivos (por ejemplo, quemaduras en los dedos), que indican pérdida de la sensación. Las marcas de desgaste de los zapatos sugieren que el paciente camina arrastrando los pies. Cuando existe engrosamiento de los nervios, podemos sospechar de lepra o de síndrome de Charcot-Marie-Tooth. Se examinarán otros sistemas en busca de indicios de otras etiologías, como los signos de hepatopatía producida por el abuso de alcohol.

Tests. RSC, VSG, glucemia, UyE, PFH, pruebas de función tiroidea, B_{12} plasmática, electroforesis de proteínas, serología de sífilis, ANCA (pág. 599), AAN, RXT, urianálisis y posiblemente, PL. También se utilizan las pruebas específicas para las neuropatías hereditarias (como la porfiria), los niveles de plomo y los anticuerpos antigangliósidos. Resultan de gran valor los estudios de conducción nerviosa ± biopsia.

Tratamiento. Tratamiento de la causa, si es posible (por ejemplo, suspender el fármaco desencadenante). El tratamiento implica la labor de fisioterapeutas y terapeutas ocupacionales. El cuidado de los pies (y la elección cuidadosa del calzado) es muy importante en las neuropatías sensoriales, con el fin de minimizar los posibles traumatismos y consecuente discapacidad. En el síndrome de Guillain-Barré, pág. 619, resulta beneficiosa la administración de inmunoglobulinas IV.

┼ Parálisis bulbar

Se trata de la parálisis de la lengua, músculos de la masticación, de la deglución y faciales por pérdida de función de los núcleos motores del tronco cerebral. Los signos corresponden a los de la lesión de la *neurona motora inferior*; lengua fláccida y con fasciculaciones (pág. 33, como un saco de gusanos); el reflejo mandibular es normal o está ausente, el habla es pausada, ronca o nasal.

Etiología: Enfermedad de la neurona motora (más abajo); enfermedad de Guillain-Barré; polio; siringobulbia (pág. 476); tumores del tronco cerebral; también, participando en la *mielinolisis pontina central* que aparece a veces en alcohólicos malnutridos y en enfermos con carcinoma o hiponatremia grave. La desmielinización de la protuberancia produce cuadriplejia progresiva y parálisis bulbar, a menudo fatal.

Parálisis pseudobulbar. Es una lesión de la *neurona motora superior* que afecta los músculos de la masticación, deglución y del habla por lesión bilateral por encima de la parte media de la protuberancia. La lengua es espástica y pequeña, el reflejo mandibular está aumentado y el habla recuerda al Pato Donald. A veces, las emociones del paciente son lábiles (por ejemplo, risilla sofocada durante la exploración). *Causas:* La parálisis pseudobulbar es más frecuente que la bulbar, habitualmente causada por *ictus* que afectan bilateralnsente las vias corticobulbares, EM y EMN.

Enfermedad de la motoneurona (EMN)

La EMN es una enfermedad producida por una degeneración de las neuronas de la corteza motora, núcleos de los nervios craneales y células del asta anterior. Pueden estar afectadas las motoneuronas superior e inferior, pero nunca hay alteraciones sensoriales. La ausencia de tales alteraciones distingue la EMN de la EM y polineuropatías. La EMN nunca afecta los movimientos oculares externos (pares craneales III, IV y VI), lo que la distingue de la miastenia grave (pág. 427). La etiología es desconocida, pero al ser sus síntomas similares a los de la polio, se ha sugerido un agente causal de tipo vírico. Se distinguen 3 formas clínicas de EMN:

- *Esclerosis lateral amiotrófica (ELA):* (50% de los pacientes). Combina la caquexia de la MNI con la hiperreflexia de la MNS, con atrofia. En la forma familiar, debe sospecharse de la mutación del gen correspondiente a la superóxido— desmutasa cobre/zinc (SOD-1).
- *Atrofia muscular progresiva:* (25%). Lesión del asta anterior, que afecta a los músculos distales antes que a los proximales. Pronóstico más favorable que la anterior.
- *Parálisis bulbar:* representa el 25% de los pacientes.

Prevalencia. 7/10.000. Proporción varón:mujer $\approx$ 3:2. $\leqslant$ 10% son autosómicos dominantes.

▶Debe sospecharse de esta enfermedad en pacientes >40 años que caminan tropezando (marcha espástica, arrastrando los pies), con escasa fuerza en las manos (los picaportes de las puertas les resultan difíciles), o con neumonía por aspiración. Se investigarán los signos propios de la motoneurona superior: debilidad; espasticidad; reflejos aumentados; plantares ↑; y los signos correspondientes a la MNI: debilidad; caquexia; fasciculación de la lengua, tórax, abdomen, espalda y muslo. ¿Se encuentran afectados el habla o la deglución? El diagnóstico se confirma por la combinación de signos progresivos de las neuronas motoras superior e inferior, con afectación de al menos, 2 extremidades, o bien, de una extremidad y músculos bulbares. Las fasciculaciones por sí mismas, no son suficientes para diagnosticar una lesión de la MNI: también debe existir atrofia o debilidad. La RM del cerebro y médula espinal sirve para descartar las causas estructurales; la punción lumbar ayuda a excluir las causas inflamatorias, y las pruebas neurofisiológicas son capaces de detectar las denervaciones subclínicas, permitiendo descartar las neuropatías motoras.

Pronóstico. La enfermedad de la neurona motora es incurable, y generalmente fatal en un plazo de 5 años. La edad media de fallecimiento es a los 60 años. En India, los pacientes suelen ser más jóvenes (10-30 años) y el curso es más benigno, por ejemplo, sólo afectando a una extremidad (amiotrofia monomiélica)[□].

Tratamiento. La compresión es más útil que el consejo del especialista; sin embargo, hay que planear cuidadosamente cómo ayudar al paciente en las dificultades que vayan apareciendo (pág. 59) y tratar de reducir los síntomas.

Espasticidad: como en la esclerosis múltiple (pág. 411).

Babeo: propantelina 15-30 mg/8 h oral; amitriptilina 25-50 mg/8 h oral.

Disfagia: dieta blanda. ¿Se le debería colocar al paciente una sonda NG o un catéter percutáneo de gastrostomía o ello prolongaría la muerte?

Dolores articulares y distrés: considerar la administración de dosis elevadas de narcóticos.

Insuficiencia respiratoria: la traqueotomía y ventilación asistida pueden no ser muy agradables ni sensatas, pero permiten a algunos pacientes llevar a cabo sus deseos de irse a casa.

Fármacos antiglutamato: el riluzol está permitido en esta enfermedad. Parece ser que es capaz de prolongar la vida (aunque no su calidad) durante unos meses; resulta muy caro[□].

† Espondilosis cervical

Se trata de una enfermedad degenerativa de la región cervical inferior de la columna que origina compresión de la médula o de sus raíces. La degeneración del anillo fibroso del disco intervertebral da lugar a la formación de espolones óseos o de osteofitos en torno a la articulación, los cuales estrechan más el conducto medular. Cuando el cuello realiza los movimientos de flexión o extensión completa, la médula se lesiona al rozar anteriormente con los osteofitos y posteriormente con el ligamento amarillo engrosado.

El paciente con compresión medular. Puede presentar:

1. Dolor y rigidez cervical.
2. Braquialgia (dolor de brazo).
3. Atrofia espástica de la pierna ± ataxia.

La crepitación (crujido palpable), la limitación del movimiento cervical y el dolor de cuello, sin alteración neurológica, son frecuentes en los pacientes de más de 50 años de edad, por lo que será necesario averiguar si existen otros síntomas. La braquialgia se aprecia en forma de dolor punzante en los bordes pre- o post-axiales del brazo, o bien, como un dolor sordo y constante en el antebrazo y muñeca. Las manos pueden presentar debilidad y torpeza, pudiendo el paciente experimentar insensibilidad o parestesias en porciones de la mano o del antebrazo. La atrofia de la musculatura de una pierna y la marcha irregular son típicas de la mielopatía. La pierna parece pesada y rígida y los dedos del pie suelen rozar con el suelo. Suele evolucionar hacia una atrofia bilateral y más acusada. Son frecuentes el entumecimiento y hormigueo en los pies y tobillos. La afectación de la vejiga ocurre de forma tardía (dubitación o precipitación); la incontinencia es poco frecuente.

Signos: reducción de la motilidad del cuello ± crepitación: «Mucho cuidado», la flexión del cuello puede producir un hormigueo en la columna hacia abajo: signo positivo de Lhermitte.

Brazo: signos de la motoneurona inferior a nivel de la médula comprimida y signos de la motoneurona superior por debajo de la compresión. Es posible apreciar la atrofia de los músculos de la mano y antebrazo. Pérdida de sensibilidad, especialmente, respecto al dolor y temperatura.

Pierna: la espasticidad es evidente, pero la atrofia lo es menos. Los reflejos pueden ser enérgicos ± extensores plantares. ↓ del sentido de posición y vibración. Puede utilizarse esta última para establecer el nivel de la lesión sensitiva, a menudo, situada varios segmentos por debajo del nivel de la compresión medular.

Compresión de las raíces. Dolor de brazos y dedos y disminución de los reflejos, pérdida sensorial de distribución dermatomérica (entumecimiento, hormigueo), debilidad de la neurona motora inferior y con el tiempo, caquexia de los músculos inervados por la raíz afectada. Las *articulaciones intervertebrales afectadas* en sentido decreciente de frecuencia son:

C5/C6	Sensibilidad del pulgar, músculo bíceps
C7/C8/T1	Sensibilidad del dedo meñique, cubital anterior
C6/C7	Sensibilidad del dedo medio, dorsal ancho, reflejo tricipital
C4/C5	Sensibilidad del codo, supraespinoso.

Investigaciones. La RM es la prueba de elección para identificar y localizar la compresión medular y de una raíz nerviosa (mielografía, cuando no se dispone de RM). Las radiografías simples del cuello también pueden tener valor diagnóstico.

Diagnóstico diferencial. Esclerosis múltiple, neurofibroma de raíces nerviosas, degeneración combinada subaguda de la médula (por deficiencia de vitamina B_{12}).

Tratamiento. Un collarín cervical suave limita los movimientos anteroposteriores del cuello, y por tanto, alivia el dolor, pero a los pacientes no les suele gustar. No debemos diagnosticar simplemente a un paciente con dolor crónico radicular que padece espondilosis de «desgaste y desgarro» en el cuello, ya que podría beneficiarse considerablemente de la cirugía de descompresión de la raíz o la médula. Debe considerarse esta posibilidad cuando existen evidencias objetivas de una lesión radicular o una mielopatía, y especialmente, si la historia clínica es breve, la mielopatía es progresiva o el dolor no se alivia. Con la cirugía, la evolución puede frenarse e incluso, se obtiene una mejoría de la atrofia de la musculatura de la pierna. No obstante, los riesgos de la intervención son importantes.

Trastornos musculares primarios

Signos y síntomas. **Atrofia muscular:** la aparición brusca sugiere una causa inflamatoria o metabólica. La **fatigabilidad** (debilidad que aumenta con el ejercicio) sugiere miastenia (pág. 427). La **miotonía** (retraso en la relajación muscular tras la contracción, por ejemplo, al saludar con un apretón de manos) es característica de las alteraciones miotónicas. El **dolor** espontáneo durante el reposo y la **sensibilidad local** aparecen en las enfermedades inflamatorias. El dolor durante el ejercicio sugiere isquemia o miopatía metabólica. Los músculos **extrañamente duros** (por infiltración de grasa o tejido conectivo) sugieren distrofia muscular «pseudohipertrófica». Los **tumores** musculares son raros; entre las causas más frecuentes de masas están: herniación del músculo a través de la fascia, hematomas y roturas tendinosas. La **fasciculación** (contracción espontánea de los fascículos musculares): sugiere enfermedad de MNI. Descartar cuidadosamente la existencia de enfermedad sistémica.

Exploraciones. Considerar la electromiografía y la biopsia muscular y las exploraciones adecuadas para descartar causas sistémicas (por ejemplo, T_3).

1. Las **distrofias musculares** son un grupo de enfermedades genéticamente determinadas, con degeneración progresiva de algunos grupos musculares. La anormalidad primaria puede estar en la membrana muscular. Los efectos secundarios son la variación marcada en el tamaño de las fibras individuales y el depósito de grasa y de tejido conectivo. El síntoma principal es la debilidad progresiva de los grupos musculares afectados. La forma más frecuente es la enfermedad de **Duchenne** (pseudohipertrófica), que se hereda de forma recesiva ligada al sexo (30 % se debe a mutación espontánea) y se limita (casi siempre) a los niños varones. El gen de Duchenne se localiza en el brazo corto del cromosoma X (X pág. 21), y su producto, la distrofina, está ausente (o presente en niveles muy bajos) en la distrofia muscular de Duchenne. Los niveles de creatín quinasa pueden estar aumentados hasta 40 veces. Se presenta a la edad de 4 años, con andar torpe que progresa a dificultad en la bipedestación. Pocos sobreviven a los 20 años. No existe tratamiento específico (pág. 59). Es importante el consejo genético.
2. Las **enfermedades miotónicas** se caracterizan por la miotonía (espasmo tónico de la musculatura). La enfermedad más frecuente dentro de ese grupo es la *Distrofia miotónica,* que se hereda de forma autosómica dominante. Se establece, por lo general, a los 20-30 años, con debilidad (manos y piernas) y miotonía. La atrofia muscular y la debilidad alargan la cara, que adquiere un aspecto ojeroso. Otros datos incluyen: cataratas, calvicie frontal (en varones), atrofia testicular u ovárica, cardiomiopatía, anomalías endocrinas leves (por ejemplo, DM) y retraso mental. La mayoría de los pacientes mueren por enfermedades intercurrentes a edades medias. La hidroclororoprocainamida puede resultar útil. Es importante el consejo genético.

3. Las *miopatías adquiridas de instauración* tardía suelen constituir manifestaciones de enfermedades sistémicas. Descartar cuidadosamente la existencia de carcinoma, enfermedad tiroidea (sobre todo hipertiroidismo) y enfermedad de Cushing.
4. *Polimiositis* (pág. 595).
5. *Miastenia gravis* (ver más abajo).
6. *Miopatías tóxicas*: alcohol; labetolol; fármacos que reducen los niveles de colesterol; esteroides; cloroquina; colchicina; procainamida; zidovudina; vincristina; ciclosporina; hipervitaminosis E; cocaína; heroína; fenciclidina (FCD).

† *Miastenia gravis* (MG)

Concepto. Enfermedad autoinmune mediada por anticuerpos, que se caracteriza por un escaso número de receptores funcionantes de acetilcolina, dando lugar a una debilidad muscular. Los anticuerpos antirreceptores de acetilcolina se detectan en el 90 % de los pacientes y originan deplección de los receptores postsinápticos.

Presentación. Suele desarrollarse al principio de la vida adulta, con fatigabilidad muscular anormal. Pueden progresar hasta debilidad permanente. Los grupos musculares más frecuentemente afectados (en orden de frecuencia decreciente) son: extraoculares, bulbares, del cuello, cinturones de los miembros, extremidades distales y tronco. Buscar especialmente: ptosis, diplopia, «expresión miasténica» (apariencia del paciente al sonreír). Al contar en voz alta hasta 50, la voz del paciente puede debilitarse. Los reflejos tendinosos suelen ser vigorosos. La debilidad puede exacerbarse por el embarazo, ↓ K$^+$, infecciones, tratamientos excesivos, cambios climáticos, emociones extremas, ejercicio, gentamicina, opiáceos, tetraciclina, quinina, quinidina, procainamida, β-bloqueantes. Proporción mujer:varón $\approx$ 2:1.

Asociaciones: Tumores tímicos, hipertiroidismo, artritis reumatoide, LES.

Exploraciones

1. Prueba del Tensilon® (sólo debe realizarse si existen a mano instrumentos para resucitación y atropina). Se preparan 2 jeringas, una con 10 mg de edrofonio y otra con suero salino al 0,9 %. Administrar en primer lugar el 20 % de cada una por separado IV como dosis de prueba. Pedir a un observador independiente que comente los efectos de cada una. Esperar 30 s antes de administrar el resto de cada jeringa. La prueba es positiva si la inyección de edrofonio mejora la fuerza muscular. Esta prueba no siempre tiene resultados tan espectaculares como se suele afirmar.
2. Anticuerpos antirreceptores de acetilcolina (elevados en MG).
3. Neurofisiología, si están afectados los músculos de las extremidades, para demostrar la respuesta decreciente del músculo ante una serie de estímulos nerviosos repetidos ± aumento del «temblor» en los estudios de fibras aisladas.
4. TC de la glándula tímica.

Opciones de tratamiento

1. Control sintomático con anticolinesterasa, por ejemplo, *piridostigmina* 60-600 mg/24 h oral administrados a lo largo del día; ES: diarrea, cólico, controlable con propantelina 15 mg/8 h oral; signos de toxicidad colinérgica; hipersalivación, lagrimeo, sudoración, vómitos, miosis.
2. Inmunosupresión con *prednisolona*, utilizando una dosis única con una pauta de días alternos. Se inicia con una dosis de 5 mg/semana hasta alcanzar 1 mg/kg

cada día[1]. La remisión (puede llevar meses) implica la reducción de la dosis. ES: debilidad (de ahí la dosis inicial reducisa). Si no se produce remisión y la atrofia es grave, se puede administrar *azatioprina* 2,5 mg/kg/día (determinando semalmente RSC y PFH durante 8 semanas, y después, cada 3 meses) o metotrexato semanal.
3. Timectomía (cuando se observa un timoma y la aparición es precoz con síntomas problemáticos) con la que se logra la remisión en el 30 % de los casos y beneficios apreciables en otro 40 %.
4. La plasmaféresis de urgencia o antes de timectomía, produce una mejoría de 4 semanas de duración.

Pronóstico. Recaídas frecuentes o progresión lenta. Si existe un timoma, la supervivencia a los 5 años es del 30 %.

Síndrome miasténico

Aparece generalmente asociado a carcinoma bronquial de células pequeñas (síndrome de Eaton-Lambert) y con menos frecuencia, asociado a otras enfermedades autoinmunes. Se diferencian clínicamente de MG en:

- Afecta sobre todo a la porción proximal de las extremidades y al tronco.
- Es frecuente la afectación del sistema autónomo.
- Existe **hipo**rreflexia.
- Sólo responde ligeramente al edrofonio.
- Las contracciones musculares repetidas producen aumento (en lugar de disminución) de la fuerza muscular y de los reflejos.
- Es la membrana presináptica la que está afectada (el carcinoma parece provocar la producción de anticuerpos contra los canales de calcio). Tratamiento (sólo por un especialista) con 3,4-diaminopiridina.

▶ Deberán realizarse periódicamente radiografías torácicas, ya que los síntomas pueden preceder al cáncer de pulmón durante 4 años o más.

Otras causas de fatiga muscular. Polimiositis; LES; botulismo.

Neurofibromatosis[1]

Neurofibromatosis tipo 1 (NF1, enfermedad de von Recklinghausen)

La incidencia es de 1 por cada 2.500, la proporción mujer:varón ≈ 1:1; no existe predilección racial. la transmisión hereditaria es autosómica dominante y el gen se sitúa en el cromosoma 17. La expresión de la neurofibromatosis de tipo 1 (NF1) es variable, incluso dentro de una misma familia.

El paciente. Las ***manchas de café con leche*** son planas, localizadas en la piel durante el primer año de vida (más claras a la luz UV), aumentando su tamaño y número con la edad. Los adultos pueden presentar 6 ó más manchas de más de 15 mm de diámetro. No predisponen al cáncer de piel. Las ***pecas*** aparecen en la región axilar, ingle, base del cuello y zona submamaria (en la mujer), presentándose generalmente a la edad de 10 años. Los ***neurofibromas dérmicos*** aparecen en la pubertad y son nódulos violáceos de pequeño tamaño y de textura gelatinosa. Pueden hacerse papilomatosos. No son dolorosos, pero pueden picar. Su número se incrementa con el tiempo. Los ***neurofibromas nodulares*** nacen a partir de los troncos

---

[3] J Newsom-Davis 1993 *Prescribers*∩J **33** 205.

nerviosos. Delimitados firme y claramente, pueden dar lugar a parestesias cuando son presionados. Los **nódulos de Lisch** son hamartomas situados en el iris, que no pueden apreciarse a simple vista (debe utilizarse una lámpara rasgada). Se desarrollan en la infancia y no causan lesiones. También se aprecia una corta estatura en el paciente y macrocefalia.

Complicaciones. Se producen aproximadamente en 1/3 de los pacientes con NF1. Son frecuentes las dificultades leves para aprender. **Efectos locales de los neurofibromas:** compresión de las raíces nerviosas; hemorragias y obstrucciones digestivas; lesiones quísticas óseas, pseudoartrosis, escoliosis. Hipertensión (6 %) debida a estenosis de la arteria renal o feocromocitoma. Neurofibromas plexiformes (tumefacciones subcutáneas de gran tamaño). Neoplasias malignas (5 % de los pacientes con NF1): glioma óptico, alteración sarcomatosa de un neurofibroma. Epilepsia (ligero ↑).

Tratamiento. Mediante un equipo multidisciplinar que incluya genetistas clínicos, neurólogos y cirujanos. Se recomienda controlar anualmente la PA y explorar la piel del paciente. Los neurofibromas dérmicos no son agradables a la vista y se enganchan en la ropa; en caso de resultar problemáticos, pueden extirparse quirúrgicamente, pero no tiene sentido eliminar todas las lesiones. Es importante el estudio genético (*OHCS* pág. 212).

Neurofibromatosis tipo 2 (NF2)

Herencia autosómica dominante. Mucho menos frecuente que el tipo 1, con una incidencia de sólo 1 caso cada 35.000. El gen responsable se sitúa en el cromosoma 22.

El paciente. Los **Schwannomas vestibulares bilaterales** (neuromas acústicos) manifiestan síntomas en la pubertad o a los 20 años de edad, con pérdida sensorial de la audición como primer signo. Puede existir *tinnitus* y vértigo. La tasa de crecimiento tumoral es impredecible y variable. Los tumores son benignos, pero pueden causar problemas al presionar las estructuras próximas y por el aumento de la presión intracraneal. Las **manchas de café con leche** son más escasas que en la NF1. La **opacidad lenticular subcapsular posterior juvenil** (una forma de cataratas) se produce antes de otras manifestaciones y puede resultar útil para detectar la población de riesgo.

Complicaciones. *Schwannomas* en otros nervios craneales, raíces nerviosas dorsales o nervios periféricos. Meningiomas (45 % NF2), que pueden ser múltiples. Los tumores gliales, pero con menor frecuencia. Debemos sospechar de NF2 en cualquier persona joven que presenta cualquiera de estos tumores de forma aislada.

Tratamiento. Pruebas de audición para detectar la enfermedad desde la pubertad, con RM cerebral sólo cuando se detecta alguna anomalía. La RM negativa en los últimos años de la pubertad es útil para valorar el riesgo de los descendientes de los pacientes. Si la prueba es negativa a los 30 años (excepto si existen antecedentes familiares de aparición tardía) indica que el gen no ha sido heredado. El tratamiento de los *schwannomas* vestibulares es neuroquirúrgico, complicado con la pérdida/deterioro de la audición y la parálisis facial. La supervivencia media desde el diagnóstico se ha estimado en 15 años[2] y el mejor tratamiento aún no ha sido aclarado.

---

[1] S Huson 1994 *The Neurofibromatoses* Chapman & Hall.
[2] DGR Evans 1992 *Q J Med* **304** 603-18.

> ***Criterios diagnósticos de la neurofibromatosis***[1]
>
> **Neurofibromatosis tipo 1 (enfermedad de von Recklinghausen)**
>
> El diagnóstico se realiza cuando coinciden al menos 2 de los signos siguientes:
>
> 1. Seis o más máculas de café con leche >5 mm (prepubertad) o >15 mm (post-pubertad).
> 2. Dos o más neurofibromas de cualquier tipo o uno plexiforme.
> 3. Pecas en las regiones axilar o inguinal.
> 4. Glioma óptico.
> 5. Dos o más nódulos de Lisch.
> 6. Lesión ósea típica de la NF1, como la displasia del esfenoides.
> 7. Pariente en primer grado con NF1 según los criterios anteriores.
>
> ***Diagnóstico diferencial:*** McCune-Albright, lentigenes múltiples, urticariapigmentosa.
>
> **Neurofibromatosis tipo 2**
>
> El diagnóstico se realiza cuando se cumplen cualquiera de los siguientes criterios:
>
> 1. *Schwannomas* vestibulares laterales observados mediante RM o TC.
> 2. Pariente en primer grado con NF2 y además, cualquiera de:
>
>   a) *Schwannoma* vestibular unilateral
>   b) Uno de los siguientes:
>
>   — Neurofibroma.
>   — Meningioma.
>   — Glioma.
>   — *Schwannoma*.
>   — Catarata juvenil (NF tipo 2).
>
> ***Diagnóstico diferencial:*** NF1
>
> [1] NIH Consensus Statement 1988: *Diagnostic Criteria for NF1 y NF2* (modificados 1992).

Siringomielia

Sirinx fue una de las versátiles vírgenes de la Arcadia que, al ser perseguida por Pan hasta las orillas del río Ladon, se transformó convenientemente en una caña, con la que Pan hizo sus flautas y, al hacerlo, dio nombre a todos los tipos de estructuras tubulares, por ejemplo, jeringas, y también a las estructuras tubulares o cavidades en forma de hendidura que se forman, por razones desconocidas, en la comisura gris por detrás del canal central de la médula cervical.

Patogenia. A medida que la hendidura se agranda, puede extenderse hacia la sustancia gris y blanca adyacente, comprimiendo anteriormente las fibras espinotalámicas decusadas, las astas ventrales que contienen a las células del asta anterior y a las fibras corticoespinales descendentes. Cuando se extiende al tronco cerebral se denomina *siringobulbia*. Los pacientes con lesiones medulares deben ser controlados estrechamente porque presentan un elevado riesgo de desarrollar una siringomielia muchos años después de producirse su lesión.

Etiología. Es oscura. Su asociación con la malformación de Arnold-Chiari (pág. 615), en la que el cerebelo desciende a través del foramen magno y desciende por la médula, sugiere que pueda tratarse de una alteración del desarrollo.

Signos importantes. Suelen comenzar con atrofia muscular (especialmente de las manos y brazos), con pérdida de la sensibilidad al dolor y a la temperatura (pérdida de la sensación disociada) en el tronco y brazos, por ejemplo, con una distribución en capa (pérdida de la sensibilidad de suspensión), que refleja la afectación precoz de las fibras que conducen la sensación de dolor y temperatura, las cuales experimentan decusación anteriormente en la médula, y de las células del asa anterior cervical. La pérdida de sensibilidad puede conducir a que el paciente sufra quemaduras indoloras y articulaciones de Charcot.

Otras manifestaciones: síndrome de Horner (simpáticos cervicales) y signos de la motoneurona superior en las piernas. Puede existir asimetría corporal, hemihipertrofia de las extremidades o podomegalia/quiromegalia (aumento de tamaño unilateral de las manos o pies, probablemente por la liberación de factores tróficos a través de las células del asta anterior).

Articulaciones de Charcot: al perder la sensación, las articulaciones se destruyen al realizar movimientos que sobrepasan su amplitud. Aparecen tumefactas y móviles. Causas: siringomielia (por ejemplo, en el hombro), *tabes dorsalis* (por ejemplo, en la rodilla), diabetes y lepra.

Tests. TC o RM.

Historia natural. Los síntomas pueden ser leves y no experimentar cambios durante años, produciéndose a continuación un deterioro rápido.

Tratamiento. Puede intentarse la descompresión quirúrgica en el agujero magno, si existe asociación con la malformación de Chiari. La cirugia intenta el flujo libre de LCR a través del foramen para prevenir la dilatación de la hendidura. Este procedimiento puede aliviar el dolor y evitar la progresión de los síntomas.

Paraplejia espástica tropical

Se trata de una paraplejia espástica, con parestesias, pérdida de la sensibilidad y trastornos de la micción que evolucionan durante semanas o meses, para producir discapacidad. Está producida por un retrovirus humano de transmisión sexual, de tipo 1 linfotrópico que afecta a las células-T (HTLV-1), cuya infección es endémica en Japón, el Caribe, África, Sudamérica y Sur de EE.UU.

Trombosis cerebral/de los senos venosos

Trombosis aislada del seno sagital. *Presentación:* cefalea, vómitos, papiloedema. Las cefaleas son intensas y de tipo migrañoso, o bien, de tipo trueno[1], reminiscencia de las cefaleas de la hemorragia subaracnoidea (es decir, repentinas y graves, y en ocasiones, con retumbamiento amenzador). Puede existir una cefalea preliminar que empeora al toser. Cuando sobreviene un infarto venoso, se observarán trastornos neurológicos focales, por ejemplo, hemiplejia. La trombosis del seno sagital suele acompañarse de trombosis en otros senos, como la **trombosis del seno lateral** (con paresias de los pares craneales 6.° y 7.°, convulsiones, defectos del campo visual, dolor auditivo), **trombosis del seno cavernoso** (trombosis de la vena central de la retina, párpados edematosos, quemosis), **trombosis del seno sigmoideo** (signos cerebelosos, paresias de los pares craneales inferiores), **seno petroso inferior** (paresias de los pares craneales 5.° y 6.°: síndrome de Gradenigo).

Factores predisponentes

La trombosis de los senos venosos se asocian a los procesos relacionados a continuación[2], pero en un tercio de los pacientes, no se encuentra ninguna causa.

---

[1] S de Bruijn 1996 *Lancet* **358** 1623.
[2] *OTM* 3e ppág. 3956-7.

En los estudios del pasado, predominaban los casos de mujeres después del parto, pero actualmente, se considera que la proporción varón:mujer ≈ 1:1.

Trastornos sistémicos:	Infecciones:	Fármacos:
Deshidratación	Meningitis	Anticonceptivos
Insuficiencia cardíaca	Absceso cerebral	Andrógenos
Diabetes	Septicemia	Antifibrinolíticos
Trastornos renales	Infecciones fúngicas	
Hiperviscosidad (pág. 547)	Otitis media	*Post-parto*
Crohn/CU (pág. 465)		

Diagnóstico diferencial. Las cefaleas en trueno también ocurren en la migraña, en la disección de la arteria carótida o vertebral, así como en la *cefalea benigna en trueno*.

Tests. La angiografía es la prueba de elección (1. colaterales en sacacorchos. 2. ↓ venas y capilares en el área infartada. 3. Defectos de llenado visualizados directamente). La RM revela los defectos de llenado. La TC puede parecer normal en un principio, pero al cabo de ~1 semana, se desarrolla el signo delta, en el que la imagen transversal del seno revela el defecto de llenado (oscuro). LCR: RSC y ↑ bilirrubina; ↑ de la presión de apertura.

Tratamiento. Consultar con un especialista. Un pequeño estudio aleatorio demostró que la heparina es capaz de salvar vidas y mejora las secuelas de los supervivientes. La heparina debe administrarse incluso cuando las imágenes obtenidas sugieren que ya se han producido infartos hemorrágicos. La hemorragia intracraneal no se considera una contraindicación automática[1].

Pronóstico. En una serie no publicada de 110 casos en India, la mortalidad fue de 14,4 %.

ᙡᙡ Vivir con una enfermedad neurológica

Esta página está dedicada a los cuidadores que, por diversas circunstancias, se encuentran en la obligación de cuidar de un amigo o familiar que presenta una enfermedad neurológica crónica: el diagnóstico puede ser de accidente cerebrovascular, Parkinson, Alzheimer o trastornos de la motoneurona. Merece la pena imaginar por un momento, que nosotros somos uno de estos cuidadores: por ejemplo, tratando de eliminar el olor de unas sábanas sucias de nuestra ropa, mientras esperamos con alivio la visita de algún vecino que se quedará con el enfermo mientras nosotros cogemos un autobús hasta el centro de la ciudad, y sintiéndonos como unos hedonistas culpables, olvidar por un momento nuestro papel de enfermeros a cambio de unas pocas horas de vida normal. Seguimos esperando, pero nadie acude. Ya no nos importa el olor de nuestra ropa y nos volvemos hacia nuestro marido, a punto de comentarle algo sobre esta falta de solidaridad por parte del vecino, cuando al mirarle, nos damos cuenta de que nunca nos volverá a reconocer, con lo que nos guardamos nuestro comentario para nosotros mismos. Nuestros nudillos palidecen mientras le sujetamos para llevarlo hacia su sillón y nos parece escuchar una voz burlona sobre nuestro hombro izquierdo que dice: «... así que ya veo que te estás enfadando con él hoy, ¿verdad?». El ciclo interminable de la boca hasta el ano, de la cama a la silla, de atardecer a atardecer, continúa, *hasta el infinito*.

Si esto es lo que se siente al imaginar esta hipótesis durante *sólo dos minutos*, no digamos si lo imaginamos toda una mañana, o el resto de nuestra vida. Como profesionales, debemos evitar las estrategias que se adoptan para evitar implicarnos

---
[1] K Einhäupl 1991 *Lancet* **338** 597.

directamente en la cruda realidad de tantas vidas truncadas que surgen detrás la intervención quirúrgica que realizamos por la mañana , o detrás de los pacientes externos, a los cuales nos dirigimos con tono de falsa complacencia: «¿Y cómo se encuentra hoy, Sra. Salt? ¿su marido?, ya veo... sigue igual: es maravilloso cómo se maneja usted con él. Realmente es usted un apoyo magnífico. Dígame cualquier cosa que yo pueda hacer». Intentamos hacer ver lo ocupados que estamos, nos rodeamos de estudiantes con batas blancas, y de un halo de experiencia técnica: nos rodeamos de cualquier cosa para evitar que penetre en nosotros ningún rayo de oscuridad procedente de la Sra. Salt. «Pobre Sra. Salt». «Pobres de nosotros», aterrados de la oscuridad, de pensar que no tenemos nada que ofrecerle o que podríamos ser llamados a ofrecerle a la Sra. Salt nuestra ecuanimidad como sacrificio. ¿Cómo se atreve un pequeño grano a interferir en nuestro universo perfectamente diseñado?

Los problemas de la Sra. Salt se mitigan en parte ofreciéndole los servicios de cuidadores que pueden turnarla, menús a domicilio, servicios de lavandería, fisioterapia, transporte, centros de día, reuniones de cuidadores y visitas de la enfermera de zona o de una enfermera especializada en enfermedades neurológicas crónicas. Como siempre, el único modo de avanzar es tomándonos tiempo para escuchar y dialogar. Las necesidades de los cuidadores van cambiando según las circunstancias. Al principio, existe incertidumbre y necesitan que alguien les ayude a sobrellevarlo. A continuación, llega el momento del diagnóstico, con la parálisis, rechazo y enfado que desencadena en el cuidador. Después, surge un período de aceptación de la realidad, caracterizado por la búsqueda compulsiva de información y consejo, o bien, por la selección cuidadosa por parte del cuidador sobre la información que puede manejar en cualquier momento. Probablemente, a lo largo de la enfermedad, se plantearán cuestiones como la conducción, movilidad, cuestiones financieras y laborales, y las recomendaciones deberán ajustarse a cada una de estas circunstancias particulares. Pero el mejor servicio que podemos ofrecer a estos cuidadores es el contrato invisible de que siempre estaremos a su disposición, ineficaces casi siempre, pero sin sentirnos ajenos a las revelaciones que nos confíe el cuidador.

Véase R Pinder 1990 *The Management of Chronic Illness: Patient and Doctor Perspectives on Parkinson's Disease.* MacMillan , London, y L Ridsdale 1995 *Brit J Gen Prac* **45** 226.

11

Gastroenterología

Dieta:

Disfrutar de una dieta sana   435

Algunos síntomas de presentación:

Ictericia	437
Diarrea y rectorragia	439
Estreñimiento	441
Úlcera péptica y gastritis	442
Reflujo gastroesofágico & hernia de hiato	445
Disfagia	446
▶▶ Hemorragia gastrointestinal alta, parte I	447
▶▶ Hemorragia gastrointestinal alta, parte II (incluye varices e hipertensión portal)	449

Procedimientos:

Endoscopia   451

Enfermedades y síndromes:

La boca	453
Alteración del índice de masa corporal	454

Trastornos hepáticos:

Insuficiencia hepática aguda	456
Cirrosis	458
Cirrosis biliar primaria	459
Biopsia hepática	460
Hemocromatosis primaria	461
Neoplasias e hígado	462
Hepatitis crónica y autoinmune	464
Prevención de la hepatitis B	466

Enfermedad inflamatoria intestinal:

Colitis ulcerosa	465
Enfermedad de Crohn	467
Síndrome de intestino irritable	470
Carcinoma de páncreas	471
Tumores carcinoides	472
Trastornos nutricionales	473
Malabsorción gastrointestinal (enfermedad celíaca, pancreatitis crónica)	473
Alcoholismo	475

Páginas de interés en otros capítulos:

Signos y síntomas: distensión abdominal (pág. 44); dolor epigástrico (pág. 47); meteorismo (pág. 46); defensa abdominal (pág. 46); pirosis (pág. 48); hepatomegalia (pág. 48); dolor en la FII e HI (pág. 51); eritema palmar (pág. 47); dolor de rebote (pág. 45); regurgitación (pág. 54); dolor en la FID (pág. 46); dolor en el HD (pág. 46); cambios de color de la piel (pág. 41); esplenomegalia (pág. 131); tenesmo (pág. 55); vómito (pág. 56); lavado de estómago (pág. 56); pérdida de peso (pág. 52).

Temas quirúrgicos: Temas de *Cirugía* (pág. 73). **Otros temas:** hepatitis (pág. 184).

▦ Disfrutar de una dieta sana

No existen *alimentos* buenos o malos, sino *dietas* buenas y malas para los individuos en circunstancias específicas. Comer debe ser un placer; también puede resultar sano. Las pruebas que relacionan las dietas con las enfermedades son menos consistentes que por ejemplo, las que relacionan el hábito de fumar con el cáncer de pulmón. Las recomendaciones dietéticas[1] han ido modificándose a lo largo de los años: a continuación, se exponen los principios nutritivos junto con la práctica corriente. Quizá, incluso estos consejos necesitan ser tomados con un pellizco (pequeño) de sal.

1. Índice de masa corporal. *Peso corporal (altura)²*. En general, debe oscilar entre 20 y 25 (pág. 454).
2. Consumo reducido de grasas saturadas. (Se desconoce si también debe reducirse el consumo de grasas insaturadas en las personas con un peso normal[2]). Se seleccionará la carne magra; se retirará la grasa evidente y la piel de las aves. Debe comerse pescado (la ingestión de 30 g/día o 1-2 pescados a la semana probablemente protege de las enfermedades cardiovasculares[3]), legumbres, nueces. Se preferirán los productos lácteos desnatados o pobres en grasa (por ejemplo, el queso Edam o *cottage*) y las grasas insaturadas para cocinar (aceite de oliva, de semillas o de girasol). Se evitarán las comidas ricas en grasas (como los dulces elaborados, bizcochos, la mayoría de las galletas y patatas fritas, salchichas, salami, pasteles de carne, *taramasalata*, chocolate). Los pescados grasos ricos en ácido graso omega-3 (como la caballa, arenque, sardina, salmón) ayudan especialmente a disminuir la hiperlipidemia. En los pescados enlatados, evitaremos aquellos en los que no se especifique el aceite que los contiene. Las nueces también resultan útiles: las avellanas disminuyen el colesterol total y poseen uno de los mayores índices de grasas poliinsaturadas respecto a las saturadas (7:1)[4]. Las proteínas de la soja disminuyen el colesterol, las lipoproteínas de baja densidad y los triglicéridos.
3. Consumo reducido de azúcares refinados. (Pueden provocar caries dental, obesidad, diabetes y si sustituyen a los alimentos no refinados, diverticulosis). Se utilizará la fruta para añadir dulzor. Bebidas bajas en azúcar. No debe añadirse azúcar a las bebidas o cereales. (En las personas delgadas, ancianas y normoglucémicas, el azúcar no representa ningún riesgo).
4. Consumo de abundante fruta y fibra. Por ejemplo, >5 piezas diferentes de fruta[5] (mejor con piel) o 5 raciones de legumbre, judías o verduras cocinadas de forma ligera, cada día. El término *fibra* resulta impreciso. La mayoría se compone de *polisacáridos pobres en almidón* (NSP, término más adecuado). Son el pan integral, patatas, pasta, arroz, avena y cereales de desayuno ricos en fibra. *Nota*: con dietas ricas en NSP, es necesario un mayor consumo de líquidos.

- El consumo ideal es de 8 vasos al día ($\approx$ 1,5 litros).
- Advertir que las heces van a ser más voluminosas.
- Los NSP pueden inhibir la absorción de elementos (Ca^{2+}, hierro), por lo que deberá restringirse la fibra a una comida al día.

Sobre la vitamina E, véase pág. 480.

5. Consumo reducido de sal. Es mejor utilizar especias (y hierbas aromáticas) para añadir variedad a la vida.
6. Consumo moderado de alcohol. Mujer: <15 u/semana; Varón: <20 u/semana (mayores consumos son controvertidos), ingeridos regularmente acompañando a las comidas, y no en las juergas. Esta es la clave de la «paradoja

---

[1] HMSO 1991 *Health & Social Subjets* **41**.
[2] J Mann 1990 *BMJ* **i** 1297.
[3] D Kromhout 1993 *Proc Nut Soc* **52** 437.
[4] J Sabate 1993 *NEJM* **328** 603.
[5] S Zino 1997 *BMJ* **i** 1787.

francesa»: mientras que los franceses poseen un perfil lipídico semejante al de sus vecinos, ingiriendo *mayor* cantidad de grasa láctea, su índice de mortalidad por trastornos cardíacos representa 1/3 del de sus vecinos. Se sabe que el alcohol inhibe la agregación plaquetaria: uno de los motivos por los que el alcohol es uno de los mejores agentes cardioprotectores conocidos. No existen evidencias de que los bebedores de bebidas alcohólicas o de cerveza deban pasarse al vino. Se ha demostrado que los beneficios *sólo* se dirigen a los individuos con colesterol LDL >~5,25 mmol/l)[1].

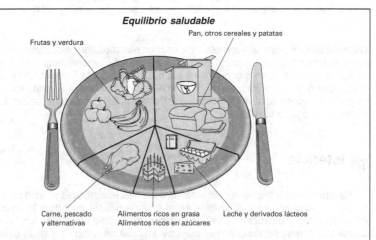

Este modelo de dieta ha sido difundido a nivel nacional para dar a conocer las actuales recomendaciones de dieta saludable[1,2]. Se resume de forma muy gráfica con el esquema tipo de plato mostrado arriba, el cual, muestra las proporciones aproximadas de los grupos de alimentos que deben formar parte de una comida.

Alimentos ricos en almidón o féculas: pan, arroz, pasta, patatas y otros, que deben constituir la principal fuente de energía. Se recomiendan tanto los alimentos integrales (ricos en polisacáridos distintos al almidón o fibra) como los cereales bancos. En el caso de dietas ricas en fibra, es imprescindible incrementar la ingesta de líquidos. Como mínimo debe ser de 8 vasos (1-2 litros) al día.

Fruta y verdura: Deben ingerirse 5 porciones diarias. 1 porción equivale a 1 pieza de fruta fresca o un vaso de zumo de fruta, 1 ración de verduras cocinadas o una ensalada pequeña.

Carne y alternativas: la carne debe ser magra y cocinada sin sumarle grasa adicional. Las porciones deben ser pequeñas. Se recomiendan alternativas proteicas con menos grasa como la carne blanca (sin piel), pescado blanco y proteínas vegetales (como las legumbres, soja).

Productos lácteos: se escogerán los de menor contenido graso, como la leche semidesnatada, el queso Edam o *cottage;* yogures desnatados.

Alimentos grasos y azucarados: los pacientes deben evitar utilizar grasa adicional para cocinar, por lo que se recomendarán los alimentos a la plancha, hervidos, al vapor o asados al horno. Las grasas untables, como la mantequilla, deben reducirse al mínimo y los aperitivos como patatas fritas, caramelos, galletas o bizcochos deben evitarse. El exceso de azúcar en la dieta produce obesidad y caries dental, pero no se han podido demostrar otras asociaciones patológicas a estos alimentos.

[1] Subjets n.º 46.
[2] Committee on Medical Aspects of Food Policy 1994 *Diet and Heart Disease,* HMSO.

E Rim 1996 *BMJ* i 312[2].

▶ **Deberá evitarse esta dieta en:**

- Menores de 5 años de edad.
- Si requieren una dieta de residuos escasos (Crohn, CU, pág. 516) o dietas especiales (enfermedad celíaca, pág. 473).
- Si se espera una *pérdida* de peso (por ejemplo, VIH +vos).

Los distintos apartados de la dieta hacen incapié en: hiperlipidemia (pág. 577); diabetes (pág. 479); obesidad (pág. 454); estreñimiento (pág. 441); insuficiencia hepática (pág. 456); cirrosis (pág. 458); pancreatitis crónica (pág. 474); insuficiencia renal.

Dificultades. Resulta una imposición pedirnos que modifiquemos nuestra dieta (los niños suelen negarse rotundamente); un sistema más sencillo consiste en tomar un alimento que nos guste mucho (como las patatas fritas y la Coca-cola®) y transformarla en algo más saludable, por ejemplo, Coca-cola sin cafeína y patatas fritas con su piel y en aceite de oliva (relación grasas poli + monoinsaturadas: saturadas (7:1; sodio 2 %; fibra >5 %).

Ictericia

La ictericia es la pigmentación amarilla de la piel, escleróticas y mucosas producida por la elevación de la bilirrubina en el plasma (visible cuando >35 μmol/l). Las escleróticas (el indicador más sensible) deben explorarse con buena luz. La ictericia puede clasificarse según el tipo de bilirrubina circulante como conjugada o no-conjugada, o según la localización del origen, como pre-hepática, hepatocelular y obstructiva. Se trata de una clasificación general, ya que algunos tipos de ictericia no se ajustan exactamente a estos patrones.

La bilirrubina se forma por degradación de la Hb y generalmente se conjuga en su totalidad con ácido glucurónico en los hepatocitos, transformándose en bilirrubina hidrosoluble. Si existe un exceso de bilirrubina (por ejemplo, en la hemólisis), o un defecto congénito de captación (sindrome de Gilbert, pág. 619) o de conjugación (síndrome de Crigler-Najjar), parte de la bilirrubina no se conjuga y permanece en circulación. Al ser insoluble en agua, no se elimina por la orina. Este estado se conoce como *ictericia no-conjugada o pre-hepática* («acolúrica»). Normalmente, la bilirrubina conjugada se excreta al intestino, donde las bacterias intestinales la convierten en urobilinógeno, parte del cual se reabsorbe y aparece en la orina. El resto se convierte a estercobilina, que confiere a las heces su color marrón. Si se obstruye el conducto colédoco, se eleva la bilirrubina conjugada en el plasma, que es hidrosoluble, por lo que parte de ella se elimina por la orina, oscureciéndola. En cambio, pasa menos bilirrubina hacia el intestino, con lo que las heces contienen menos estercobilina y son más pálidas. Este estado se conoce como *ictericia poshepática (obstructiva o colestática)*. La obstrucción casi nunca es completa. La *ictericia hepatocelular* indica reducción de la función hepatocitaria ± diferentes grados de colestasis) y cursa con un cuadro mixto de hiperbilirrubinemia conjugada y no conjugada.

Causas. Fármacos: ↑ *transaminasas:* halotano, isoniacida, exceso de paracetamol. **Colestasis:** anticonceptivos esteroides, co-amoxiclav. **Mixto:** clorpromacina, eritromicina.

Pre-hepática: hemólisis; eritropoyesis inefectiva; síndrome de Crigler-Najjar (raro) y de Gilbert (más frecuente).

Hepatocelular: virus (hepatitis A, B, C, E, virus Epstein-Barr); leptospirosis, enfermedades autoinmunes (por ejemplo, hepatitis crónica, pág. 464); síndromes raros (Rotor, Dubin-Johnson, enfermedad de Wilson); y cirrosis.

Colestática: Intrahepática: cirrosis biliar primaria, colangitis esclerosante primaria, colangiocarcinoma, septicemia, trastornos hepatocelulares. Extrahepática: colelitiasis, carcinoma de conductos biliares, de la cabeza de páncreas o periampular, estenosis benigna del colédoco, adenopatías portales (por ejemplo, linfoma).

Valoración a la cabecera del enfermo. Interrogar sobre el posible consumo de drogas, transfusiones, inyecciones, *piercing*, tatuajes, prácticas sexuales, viajes, contactos con ictéricos, antecedentes familiares, alcohol, y *todo tipo de* medicamentos (comprimidos, inyecciones, anestésicos, estimulantes). Explorar hepatomegalia y esplenomegalia (véase pág. 132, para descartar infección o hipertensión portal) y signos de hepatopatía crónica (pág. 603). ▶Examinar la orina y las heces.

Tests: *Orina:* bilirrubina y el urobilinógeno —tests que puedan diferenciar la ictericia no-conjugada (ausencia de bilirrubina en orina) y la obstrucción biliar (↑ bilirrubina urinaria, ausencia o ↓ del urobilinógeno)—. *Sangre: extremar las precauciones*: riesgo de hepatitis: PFH, GGT, bilirrubuna (colestasis: ↑ bilirrubina, ↑ GGT, ↑ fosfatasa alcalina, ↑ medio de las transaminasas. Cuadro hepatocelular: ↑ AST y ↑ ALT); tiempo de protrombina y albúmina sérica (los mejores indicadores del grado de lesión de los hepatocitos); UyE, creatinina, serología de hepatitis C. Considerar la enfermedad de Wilson (cobre, ceruloplasmina), la deficiencia de α1-antitripsina (pág. 574) o la hemocromatosis (hierro, capacidad total de unión del hierro).

Diagnóstico por imagen: La cuestión clave es: *¿Existe dilatación del colédoco?* Ello indicaría colostasis extrahepática, aunque la dilatación puede tardar algunos días en aparecer. La primera exploración a realizar es la ecografía; es una prueba no invasiva y muestra también la patología obstructiva. Si existe dilatación de la vía biliar, se considerará la ERCP (pág. 452) o la colangiografía transhepática percutánea (mortalidad <1 %; ES: peritonitis biliar, hemorragia, colangitis). Considerar la posibilidad de realizar una TC. Si los conductos biliares no aparecen dilatados, el siguiente paso es la realización de una biopsia hepática (pág. 460).

Diarrea y rectorragia

La diarrea es la emisión de heces líquidas o la emisión frecuente de heces de consistencia normal. Las causas más frecuentes son, la gastroenteritis auto-limitada y los efectos secundarios de algunos fármacos; pero la diarrea puede implicar la presencia de una enfermedad grave: cáncer de colon, enfermedad inflamatoria intestinal, isquemia, colitis pseudomembranosa. La historia clínica ofrece los mejores indicios para el diagnóstico. A continuación, *se exponen los principales aspectos para su estudio*:

¿Es aguda o crónica? Las infecciones generalmente siguen un curso agudo. ¿Ha viajado el paciente al extranjero recientemente? ¿Alguien más está afectado? ¿Dieta poco habitual? La colitis ulcerosa puede presentar curso agudo. La diarrea crónica alternando con estreñimiento sugiere síndrome de intestino irritable (SII, pág. 470). La pérdida de peso, anorexia, anemia y diarrea nocturna sugieren una causa orgánica.

¿Se acompaña de sangre, mucosidad o pus? Véase página siguiente, sobre las causas de diarrea hemorrágica. *Síndrome de intestino irritable:* mucosidad, pero «nunca» sangre. *Pólipos:* sangre, mucosidad o ambas. El pus sugiere *enfermedad inflamatoria intestinal* o *diverticulosis*.

La causa. ¿reside en el intestino delgado o en el grueso? Intestino grueso: heces acuosas ± moco o sangre; dolor hipogástrico que se alivia al defecar ± tenesmo y urgencia. Intestino delgado: dolor periumbilical (o en la FID), que no se alivia con la defecación; heces acuosas, o bien, pálidas, voluminosas y malolientes (esteatorrea, pág. 473).

¿La causa se localiza fuera del tracto GI? Sospechar de tirotoxicosis; neuropatía autónoma (pág. 420; por ejemplo, por DM); fármacos (antibióticos, cimetidina, propranolol, agentes quimioterapéuticos, digoxina, exceso de alcohol, abuso de laxantes).

Tests. ►Realizar un tacto rectal; palpación para detectar masas rectales (carcinoma rectal); heces impactadas (diarrea por rebosamiento); prueba de sangre oculta en heces. RSC (anemia). Si se trata del intestino grueso, se realizará un estudio microscópico de las heces (patógenos, quistes, huevos). Cuando existe esteatorrea, se comprobarán las grasas presentes en las heces. Debe realizarse una sigmoidoscopia rígida + biopsias en todos los pacientes con diarrea crónica de intestino grueso, para identificar una posible EII o melanosis coli (por abuso de laxantes), que no se aprecia macroscópicamente. Si las heces son normales, pero los síntomas continúan, se realizará un enema de bario de doble contraste (puede revelar la presencia de un pólipo o un tumor de colon por detrás del alcance de la sigmoidoscopia). La colonoscopia es la prueba de referencia. ¿Se sospecha una diarrea infecciosa? Véase página siguiente.

Diarrea hemorrágica. Infección: *campylobacter*, que puede producir también peritonismo; *Shigella*, *E.coli*, amebiasis. **Inflamación:** enfermedad inflamatoria intestinal (EII): colitis ulcerosa, enfermedad de Crohn. *Otras:* cancer colorrectal, colitis pseudomembranosa e isquémica (pág. 109); diverticulitis.

Rectorragia (± diarrea): diverticulitis, cáncer colorrectal, pólipos, hemorroides, proctitis por radiación, traumatismos, fisura anal, angiodispiasia (esta causa frecuente de sangrado en el anciano se debe a malformaciones arteriovenosas).

Colitis pseudomembranosa. Se produce por sobrecrecimiento de *clostridium* difficile, tras un tratamiento con antibióticos orales o IV[1]. **Tratamiento:** vancomicina 125 mg/6 h oral o metronidazol 400 mg/8 h oral (más económico; mejor palatabilidad). Consultar con un microbiólogo.

Diarrea funcional. Es la diarrea crónica sin otros síntomas que los del síndrome de intestino irritable (pág. 470) en ausencia de causa orgánica conocida. Como en el caso del SII, el diagnóstico de realiza por exclusión, descartándose enfermedades como el propio SII, insuficiencia pancreática, enfermedad celíaca e infecciones.

Cryptosporidium parvum. Infección fúngica propia de pacientes inmunodeprimidos, responsable de la diarrea en el 10-50% de los pacientes con SIDA. Puede ser auto-limitada si el recuento CD4 no es demasiado bajo. Debe cuantificarse la excreción de quistes. Si requiere tratamiento, deberá consultarse con el microbiólogo. Paromomicina 1 g/12 h oral es un tratamiento eficaz. En los niños, se recomendará la lactancia materna[1]. La purificación del agua no es capaz de eliminar todos los quistes, por lo que los pacientes VIH +vos, deberán consumir agua embotellada.

Tratamiento de la diarrea. Tratar la causa, siempre que sea posible. Administrar líquidos orales. En caso de deshidratación y en ancianos, comprobar UyE. En el *shock*, se administrará suero salino 0,9% IV (por ejemplo, con ⩾20 mmol K^+/l). Cuando resulte fundamental disminuir los síntomas, se administrará fosfato de codeína 30 mg/6 h oral.

---

[1] NJ Beeching 1994 *Current Opinion in Infectious Diseases* **7** 685-91.

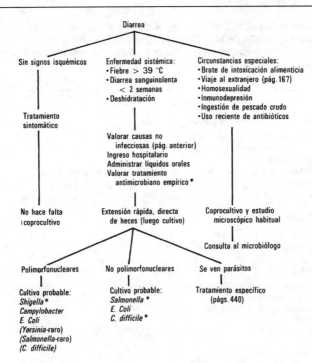

* Puede ser necesario un tratamiento precoz y específico (págs. 238 y 486) antes de conocer la sensibilidad del microorganismo. Valorar el diagnóstico probable tras la extensión directa. (Fuente principal: S. Georbach (1987) *Lancet*, **ii**, 1378.)

† Estreñimiento

▶ Debe investigarse siempre lo que el paciente quiere indicar con estreñimiento. Existen diversas definiciones formales (y diferentes) de estreñimiento, una definición sencilla y práctica indica que se trata de la emisión infrecuente de heces (<3 veces a la semana) o la dificultad para defecar. Resulta difícil averiguar si se trata de un enlentecimiento del tránsito a través del colon, una disfunción del suelo pelviano o si se trata de problemas relacionados con el esfínter anal[1].

Para el paciente, el estreñimiento puede indicar la emisión de heces con menor frecuencia que lo normal para él o para la «limpieza interna»; que sus heces son demasiado duras; que la defecación le resulta dolorosa o incluso, que tiene diarrea. Estos síntomas expresados por el paciente, son los que se deben investigar.

Tests. La mayoría de los estreñimientos no requiere investigación, especialmente, en los pacientes más jóvenes con afectación leve. En los pacientes de edad avanzada, es importante descartar el cáncer colorrectal (pág. 120), sobre todo cuando el estreñimiento es de reciente aparición o si va asociada a rectorragia, descarga mucosa o tenesmo.

Tratamiento. Tratar la enfermedad subyacente (véase página siguiente). Movilizar al enfermo.

SM Tramonte 1997 *E-BM* **2** 147.

Administrar dietas ricas en fibra (pág. 435) con adecuada ingestión de líquidos, excepto cuando se trate de una obstrucción GI, megacolon o inercia/hipotonía de colon². ▶Utilizar los medicamentos sólo si fracasan las medidas anteriores y emplearlos sólo durante breves periodos.

Causas de estreñimiento

Hospitales y otros ambientes poco favorables

- Obligación de utilizar las cuñas para la cama
- Inmovilidad (o simplemente, la falta de ejercicio)
- Falta de privacidad
- Incapacidad o negación para responder al estímulo de defecación
- Deshidratación
- Dieta pobre en fibra

Dolor en la defecación

- Fisura anal
- Dolor postquirúrgico durante el esfuerzo

Obstrucción

- Estenosis (por ejemplo, debida a la enfermedad de Crohn)
- Carcinoma colorrectal
- Masa pelviana (por ejemplo, feto, fibroma)
- Diverticulosis
- Anomalías congénitas
- Rectocele

Metabólicas/Endocrinas

- Mixedema
- Hipercalcemia

Fármacos

- Analgésicos narcóticos (como la morfina, codeína)
- Anticolinérigicos (tricíclicos, fenotiacinas)
- Hierro

Neuromusculares

- Lesiones de los nervios raquídeos o pelvianos
- Enfermedad de Hirschsprung
- Esclerosis sistémica
- Neuropatía diabética
- Pseudo-obstrucción crónica

Otras causas

- Síndrome de intestino irritable
- Edad avanzada
- Mega-colon/recto idiopático

Agentes que aumentan la masa fecal: actúan reteniendo agua y aumentan el crecimiento microbiano.

1. Salvado: 10-30 g día de salvado duplica el volumen fecal, aumenta el ritmo intestinal y acelera el tránsito por el tracto digestivo. ES: intolerancia; el salvado no cocinado contiene gran cantidad de fitatos (que ↓ la disponibilidad de calcio, hierro y zinc).

Úlcera péptica y gastritis **443**

2. **Polisacáridos mucilaginosos:** proceden de semillas y resinas (por ejemplo, los gránulos de esterculia 62% en sobres de de 5 ml, un sobre/12 h oral después de la comida, ingerido sin masticar con abundante agua.
3. Gránulos de isfagula, 10 ml una o dos veces al día con abundante agua con las comidas (reducir la dosis a la mitad en los niños).
4. Metilcelulosa: 3-6 comprimidos de 500 mg/día con abundante agua.

Reblandecedores de las heces: Parafina líquida: no usar regularmente (ES: «rezumado» anal, neumonía lipoide, malabsorción de vitaminas liposolubles).

Agentes osmóticos: ▶ Administrar con abundante agua. Sales de Epsom; mezcla de hidróxido de magnesio (25-50 ml/24 h oral); solución de lactulosa (3,35 g/5 ml), la dosis de adulto es de 15 ml/12 h oral, ajustada para producir 2-3 deposiciones blandas/día. Niños <1 año 2,5 ml/12 h; 1-4 años 5 ml/12 h; 5-10 años 10 ml/12 h.

Estimulantes: Sen (15-60 mg/día); comprimidos de bisacodilo (5-10 ml/24 h oral por la noche) o supositorios (5-10 mg por la mañana; usar la dosis mínima en niños <10 años); dantron (las cápsulas de *Co-danthrusato* contienen 50 mg de dantron y 60 mg de ducosato). Dantrón se ha asociado a tumores de colon e hígado en animales, por lo que deberá reservarse su empleo para pacientes de edades avanzadas o enfermos terminales. Como regla general, los pacientes no deben utilizar estimulantes laxantes de forma prolongada, ya que el intestino se habitúa a los mismos (aunque no existen estudios exhaustivos a largo plazo)[1]. Se ensayarán otros tipos de productos en primer lugar y en caso de tener que utilizarlos, debe ser durante poco tiempo.

Los **enemas de fosfato** y los **supositorios de glicerina** son útiles como agentes complementarios. El abuso de los enemas de agua jabonosa templada puede conducir a una intoxicación hídrica.

Coste. *Económico:* salvado, bisacodilo. ***Coste moderado:*** hidróxido de magnesio, metilcelulosa, ispagula, esterculia. ***Costosos:*** lactulosa.

Se han realizado pruebas inadecuadas para determinar las diferencias de eficacia entre las distintas clases de laxantes[1].

⚕ Úlcera péptica y gastritis

Las úlceras pépticas incluyen las úlceras localizadas tanto en el duodeno como en la mucosa gástrica, dos entidades diferentes. También pueden originarse en el esófago de Barrett (pág. 445) o con menos frecuencia, en el divertículo de Meckel. La dispepsia suele ser (pág. 44) el síntoma de presentación.

Úlceras duodenales. *Causas:* ~90% son *Helicobacter pylori* +vas; el 10% restante se debe principalmente a los fármacos AINEs. La UD va asociada a un ↑ de la secreción ácida del estómago y a un vaciado gástrico rápido. El papel que desempeña el estrés es discutido. ***El paciente:*** dolor epigástrico, sensación de roedura o ardor, que se alivia al comer (↑ peso corporal) y empeora por la noche («Me levanto y bebo leche»); sialorrea (la boca se llena de saliva). Las náuseas y vómitos son menos frecuentes en las UC no complicadas. El 50% son asintomáticas, y el resto experimenta remisiones espontáneas y nuevas recidivas. ***Diagnóstico:*** endoscopia GI alta (omitir los fármacos antiulcerosos 1 semana antes de la prueba). Test de *H. pylori* (serología, histología o test[13]C). No es necesario determinar los niveles de gastrina, excepto si la úlcera es muy grave o ectópica, o cuando existe diarrea persistente o antecedentes familiares de síndrome de Zollinger-Ellison (poco frecuente, pág. 628). ***Diagnóstico diferencial:*** enfermedad de Crohn duodenal; linfoma; TB; cáncer de páncreas que erosiona hasta alcanzar el duodeno; dispepsia no-ulcerosa (pág. 44).

[1] *Medicines Resource Centre Bulletin* 1994 **5** 21.

Úlcera gástrica. Suele situarse en la curvatura menor, donde se encuentran la secreción gástrica ácida con la mucosa antral, pero puede localizarse en cualquier punto. Las úlceras gástricas benignas *no tienden* a malignizar. **Causas:** aún no se ha podido determinar con seguridad, pero el 80 % de ellas son *H. pylori* +vas. Los AINEs ↑ el riesgo 3-4 veces; reflujo del contenido duodenal (↑ con el hábito de fumar); retraso del vaciado gástrico. *El paciente:* puede no presentar ningún síntoma. Dolor epigástrico (indiferenciable de otros procsos; como la UD), que suele empeorar con las comidas. Pérdida de peso si el dolor es intenso. **Diagnóstico:** el cáncer gástrico puede comenzar con estas manifestaciones y su pronóstico es más favorable si se diagnostica precozmente, por tanto, *toda* úlcera gástrica sospechosa, deberá ser observada mediante endoscopia. Se tomarán múltiples muestras para biopsia de alrededor de la úlcera, sus bordes y base (estudio histológico y test de *H.pylori*) y frotis para citología.

Tratamiento. Evitar los alimentos que empeoren los síntomas, ingiriendo pequeñas cantidades y muy a menudo, evitando comer antes de acostarse (↑ secreción ácida durante la noche). Evitar el tabaco, ya que ↑ la frecuencia de recidivas en UD y frena la curación de la UG. *Curación de la úlcera:*

1. Erradicación de *H.pylori*: por ejemplo, omeprazol* durante 1 semana 20 mg/12 h oral[1] + amoxicilina 1 g/12 h oral + claritromicina 500 mg/12 h oral. Los ensayos se dirigen a una erradiación ciega del micrrorganismo en la dispepsia. Nota: *H. pylori* no se ajusta completamente a los postulados de Koch (pág. 149)[1,2].
2. Supresión ácida con antagonistas de los receptores-H_2 (cimetidina 800 mg oral por la noche o ranitidina 300 mg oral por la noche) durante 8 semanas. En ocasiones, se utiliza un PPI (inhibidor de la bomba de protones, como el omeprazol* 20 mg/24 h) como fármaco de primera línea. Si los síntomas persisten, se repetirá la endoscopia, el test de *H pylori* y se reconsiderará el diagnóstico diferencial. Si tenemos la suerte de comprobar que se trata de una UD persistente, se volverá a iniciar el tratamiento de erradicación, si es preciso y la administración de un PPI, como el omeprazol* 20-40 mg/24 h durante 4-8 semanas.

Mantenimiento:

1. Suspender la administración de AINEs, si es posible; si no es así, se administrará misoprostol profiláctico (200 μg/6 h con AINEs, Cl: gestación).
2. Considerar la administración de cimetidina de larga duración 400 mg o ranitidina 150 mg oral por la noche en: úlceras agresivas; úlceras perforadas o sangrantes o que ponen en peligro la vida del paciente (edades avanzadas frágiles, trastornos concomitantes, como insuficiencia renal).
3. Considerar la posibilidad de una intervención quirúrgica selectiva (pág. 140).

Complicaciones. Hemorragias (puede ser catastrófica, dando lugar a ematemesis, melena, *shock*; la hemorragia crónica produce anemis); perforación (pág. 140); estenosis pilórica (náuseas, vómitos en proyectil, pérdida de peso), penetración a través de la serosa (por ejemplo, hacia la cabeza del páncreas en el caso de una UD).

Gastritis. Lesión en la mucosa sin dar lugar a úlcera. *Tipo A:* afecta a la totalidad del estómago (asociada a anemia perniciosa; puede evolucionar a atrofia gástrica o a cáncer); *Tipo B:* afecta al antro (± duodeno), asoiada a *Helicobacter pylori*; *Tipo C*: debido a irritantes, como fármacos AINEs, alcohol, reflujo biliar. **Exacerbada por:**

---

[2] *BNF* 1998 ejemplos (pág. 35).
[1] JR Graham 1995 *Lancet* **345** 1095.

estrés, hábito de fumar, alcohol, AINEs, esteroides, si se administran junto con AINEs[1].

Reflujo gastroesofágico & hernia de hiato

Los responsables del reflujo gastro-esofágico de ácidos son los breves períodos de relajación que se producen en el esfínter esofágico inferior. Se trata de un fenómeno normal, pero cuando se prolonga o es excesivo, da lugar a una inflamación del esófago (esofagitis) denominada trastorno de reflujo gastro-esofágico (GORD). Es una enfermedad frecuente con una prevalencia del 5 %.

El paciente. *Síntomas:* ardor o quemazón retroesternal que se siente en cualquier punto desde el epigastrio hasta la garganta y que empeora de forma característica al inclinarse, tumbarse, al ingerir bebidas calientes y se alivia con antiácidos; ptialismo y sialorrea (la saliva inunda la boca); tos nocturna y sibilancias.

Causas. Tabaco, alcohol, grasas, café; gestación, obesidad, ropa apretada, comidas copiosas; intervención quirúrgica para la acalasia, hernia de hiato; fármacos (tricíclicos, anticolinérgicos, nitratos), esclerosis sistémica.

Tests. La papilla de bario revela una hernia de hiato (aunque no demuestra que exista esofagitis); pHmetría durante 24 h (se observa si los síntomas coinciden con la presencia de ácido en el esófago); manometría esofágica. Para descartar el cáncer, se comprobará si el paciente es >45 años; peso ↓; disfagia; se prolongan los síntomas; o si no experimenta mejoría con el cambio de los hábitos incorrectos. *Diagnóstico diferencial:* esofagitis por ingestión de productos corrosivos (o fármacos, incluidos AINEs); o infecciones, especialmente en inmunodeprimidos (CMV, herpes, candida); UG; UD; cáncer GI; dispepsia no ulcerosa.

Complicaciones. Esofagitis/úlcera, anemia, estenosis benigna (pág. 446), esófago de Barrett (pág. 615; mucosa gástrica ectópica premaligna).

Tratamiento. *Hábitos de vida:* ↓ presión intra-abdominal (tirantes en vez de cinturones; nada de fajas; pérdida de peso). Elevar la cabecera de la cama unos 10 cm (la gravedad ayuda). Facilitar el vaciado gástrico, mediante: comidas en pequeñas cantidades y pobres en grasa, y no ingerir alimentos <3 h antes de acostarse. *¿Es la medicación la responsable?* (por ejemplo, el alendronato, pág. 571).

Fármacos: Mezcla de trisilicato de magnesio, 10 ml/6 h oral; los alginatos (Gaviscon®, 10-20 ml/8 h oral después de las comidas) recubren la mucosa del esófago dando lugar a una superficie por la que se deslizan los contenidos gástricos (∴ reflujo ↓). Los antagonistas H_2 reducen la producción de ácido. Si los síntomas son persistentes o graves, puede administrarse un inhibidor de la bomba de protones (como el omeprazol 20-40 mg/24 h oral). Los efectos de la supresión de la secreción ácida a largo plazo sobre la incidencia del cáncer gástrico, son desconocidos (puede ser que la ↑). La cisaprida (10 mg/8 h oral 1/2 h antes de las comidas; 5 mg/8 h si el paciente <60 kg, o <19 años de edad, por ejemplo, durante 12 semanas); ES: arritmias, desmayos, PFH ↑) favorece el vaciado gástrico, es decir, es un agente «procinético». Si los síntomas persisten durante >4 semanas, se realizará una gastroscopia. *Fundoplicación:* pág. 144.

Hernia de hiato. La porción proximal del estómago se introduce en la caja torácica a través del hiato diafragmático. La mayoría de ellas (80 %) son hernias deslizantes en

---

[1] M Guslandi 1992 *BMJ* i 655.
* Representa el 5 % del coste total farmacológico de Reino Unido; los nuevos PPIs (lanzoprazol, pantoprazol) son menos costosos y su eficacia es similar a la del omeprazol.

las que la unión gastro-esofágica se desliza hacia el tórax. El resto son hernias paraesofágicas o basculantes, en las que la unión gastro-esofágica permanece en el abdomen, pero una porción estomacal es empujada hacia el tórax a través del esófago. La hernia de hiato es muy frecuente (30 % en >50 años) y el 50 % de las mismas manifiesta síntomas de reflujo gastro-esofágico. La obesidad representa un factor de riesgo. La mejor prueba de diagnóstico es la papilla de bario. Se recomendará al paciente perder peso y se tratarán los síntomas de reflujo como se describe más arriba. La intervención quirúrgica (fundoplicación de Nissen, pág. 144) está indicada cuando los síntomas no responden al tratamiento, cuando se producen estenosis recurrentes o cuando se ha logrado evidenciar un esófago de Barrett (pág. 615).

╫ Disfagia

La disfagia es la dificultad para deglutir alimentos o líquidos. Se trata de un síntoma grave que requiere estudio, generalmente por endoscopia, para descartar neoplasia, excepto cuando se asocia a una faringitis transitoria. El diagnóstico más probable es el de ansiedad cuando el enfermo refiere una sensación de *nudo en la garganta cuando no deglute* (globo histérico). La disfagia puede conducir a malnutrición, siendo necesario a menudo, ofrecer medidas de apoyo nutricional.

Causas:

Bloqueo mecánico	Trastornos de la motilidad	Otros

Estenosis maligna
  Cáncer de esófago
  Cáncer gástrico
  Cáncer de faringe*
	Acalasia	Esofagitis
		  Por infección (Candida, Herpes)
		  De reflujo

Estenosis benignas
  Membrana o anillo esofágico
  Estenosis péptica
	Espasmo esofágico difuso	

Compresión extrínseca
  Cáncer de pulmón
  Bocio retroesternal
  Cánceres mediastínicos
	Esclerosis sistémica	

Divertículo faríngeo*	Parálisis bulbar (pág. 422)	
	Parálisis pseudobulbar	
	Miastenia gravis	
	Siringomielia (pág. 430)	

Diagnóstico diferencial. Las 5 preguntas clave son:

1. ¿Presenta dificultades para tragar líquidos y sólidos desde el principio?
   Sí: sospechar trastornos de la motilidad (acalasia, causas neurológicas).
   No: sospechar estenosis (benigna o maligna).

2. ¿Le resulta difícil realizar el movimiento de deglución?
   Sí: sospechar una parálisis bulbar, especialmente, si tose durante la deglución.

3. ¿La deglución es dolorosa (odinofagia)?
   Sí: sospechar una estenosis maligna o una esofagitis.

4. ¿La disfagia es intermitente o constante, con tendencia a ir empeorando?
   Intermitente: sospechar un espasmo esofágico.
   Constante y empeorando: sospechar una estenosis maligna.

5. ¿Sobresale el cuello o siente ruidos al beber?
   Sí: sospechar un divertículo faríngeo (el alimento puede ser regurgitado).

Tests. Papilla de bario; endoscopia con biopsia; manometría esofágica (requiere la deglución de un transductor que mide la presión); RSC; VSG. *Siempre que la disfagia se englobe dentro de la gravedad, se consultará con un especialista.

Espasmo esofágico difuso. Disfagia intermitente para sólidos y líquidos, con dolor torácico. La radioscopia con papilla de bario muestra las contracciones anómalas por las que el esófago se describe como «esófago en sacacorchos».

Acalasia. Ausencia de peristaltismo esofágico con relajación insuficiente del esfínter esofágico inferior, debido a la ausencia de ganglios del plexo de Auerbach. Los líquidos y sólidos se degluten lentamente, existe dolor torácico y regurgitación de alimentos antiguos. En la radioscopia de la papilla baritada, se aprecia el esófago enormemente expandido y ceñido a nivel del esfínter inferior. RXT: nivel hidroaéreo por detrás del corazón y doble contorno cardíaco derecho por la gran expansión esofágica. *Tratamiento:* los nitratos o la hidralacina pueden resultar útiles a corto plazo. La curación se logra mediante cardiomiotomía en ~75% de los casos. También se utiliza la dilatación del esfínter con un catéter de balón.

Estenosis esofágica benigna. *Causas:* reflujo esofágico; ingesta de corrosivos; traumatismos. *Tratamiento:* dilatación endoscopia ± con bujías bajo anestesia.

Carcinoma de esófago (pág. 124). Se asocia a acalasia, úlcera de Barrett (pág. 445), tilosis (trastorno poco frecuente hereditario que cursa con hiperqueratosis de las palmas de las manos; 40% desarrolla cáncer de esófago), síndrome de Plummer-Vinson y tabaco.

Síndrome de Plummer-Vinson (Peterson-Brown-Kelly). Se produce por membranas esofágicas + anemia ferropénica y cáncer de esófago.

▶▶Hemorragia gastrointestinal alta, parte I

Hematemesis es el vómito de sangre. *Melena* es la eliminación rectal de sangre digerida (negra y alquitranada). Implican la existencia de una hemorragia digestiva proximal respecto a la flexura esplénica. Ambas representan signos típicos de las hemorragias digestivas altas.

Causas

Frecuentes:

- Úlcera gástrica/duodenal.
- Gastritis.
- Desgarro de Mallory-Weiss (desgarro esofágico por vómitos repetidos).
- Varices esofágicas.
- Gastropatía por hipertensión portal.
- Fármacos: AINEs, esteroides, trombolíticos, anticoagulantes.

Menos frecuentes:

- Hemobilia.
- Hemorragias nasales (sangre deglutida).
- Trastornos malignos esofágicos/gástricos.
- Esofagitis.

- Angiodisplasia.
- Hemangiomas.
- Síndrome de Ehlers-Danlos o Peutz-Jeghers (pág. 624).
- Diátesis hemorrágicas.
- Fístula aorto-entérica (en pacientes con injertos aórticos)[1].

Valoración. Historia clínica exhaustiva y exploración. *Historia clínica:* ¿Se marea usted cuando se sienta? Si la respuesta es afirmativa, se le colocará al paciente una vía IV antes de continuar. Se le interrogará sobre los fármacos que ingiere (AINEs, esteroides, anticoagulantes), alcoholismo; hemorragias GI anterioes; úlcera péptica o sus síntomas (pág. 442); trastornos hepáticos causantes de náuseas o vómitos; disfagia. ¿El paciente padece alguna otra enfermedad concomitante grave, como trastornos cardiovasculares, respiratorios, hepáticos, renales o malignos? *Exploración:* Anotar los signos vitales: pulso, presión arterial tumbado y en bipedestación, PVY, diuresis. Comprobar si existen signos de hepatopatía crónica (pág. 458; telangiectasia o púrpura; ictericia (cólico biliar + ictericia + melena, sugiere hemobilia). **Puntuación de riesgo de Rockall:** el cálculo de la puntuación de riesgo (pág. siguiente) facilita la estratificación del mismo.

Valoración cuando el paciente está en shock:

- Piel fría y pegajosa (especialmente, la naríz, dedos de los pies y manos).
- Pulso >100 lpm.
- PVY <1 cm H_2O.
- PA sistólica <100 mmHg.
- Caída postural.
- Diuresis <30 ml/h.

Tratamiento inmediato en caso de *shock* (véase también pág. 672-673)

Proteger la vía aérea; insertar 2 «goteos» de calibre grande; enviar muestras de sangre. Administrar O_2 de flujo elevado.
Administrar un coloide IV rápidamente, y posteriormente, sangre (0Rh- hasta realizar estudios de compatibilidad).
Corregir las anomalías de coagulación (vitamina K, PFC, concentrados plaquetarios).
Insertar una vía IV para la reposición de líquidos. El objetivo es lograr >5 cm H_2O. La presencia de ascitis o ICC, puede dar lugar a errores. Puede utilizarse un catéter de Swan-Ganz.
Sondaje y monitorización de la diuresis.
Endoscopia diagnóstica urgente. Deben comunicarse a los cirujanos todas las hemorragias copiosas.

Endoscopia. Antes de transcurridas 4 h si se sospecha que el origen de la hemorragia es varicosa; en un plazo de 12-24 h si el paciente se encontraba en *shock* al ingresar o si padece alguna enfermedad importante. La endoscopia es capaz de identificar el lugar de la hemorragia, estimar el riesgo de resangrado (la repetición de la hemorragia dobla el índice de mortalidad) y puede utilizarse para administrar el tratamiento. **Riesgo de resangrado:** hemorragia arterial activa localizada (90 %); vaso visible (70 %); coágulo adherido/puntos negros (30 %). ***Cuando no se logra identificar el punto de hemorragia:*** se ha pasado por alto al realizar la endoscopia; el punto de hemorragia se ha cerrado (desgarro de Mallory-Weiss o lesión de Dieulafoy); hemorragia nasal (sangre deglutida); el punto de hemorragia se halla en el tercio distal del duodeno (divertículo de Meckel, localización en colon).

Sistema de puntuación de riesgo de Rockall para las hemorragias GI[1]				
Puntuación	0	1	2	3
Edad	<60 años	60-79 años	≥80 años	
Shock	No PA >100 Rcardíaco <100	PA >100 RC >100	PA <100	
Co-morbilidad	Ninguna significativa	ICC, Cardiopatía isquémica	Insuficiencia renal/hepática Otras	Metástasis malignas
Diagnóstico	Desgarro de M-W, ninguna lesión, ningún signo de hemorragia reciente*	Resto de diagnósticos	Tumor maligno en vías digestivas altas	
Signos principales de hemorragia reciente*	Ninguno, o manchas rojo-oscuras		Sangre en el intestino proximal; coágulo adherente; vaso visible	

Plan terapéutico (1): ▶▶ Reanimación

¿Sospecha de varices sangrantes? (Véase más abajo)

- No → Endoscopio a las 4-18 horas
  - Úlcera péptica
    - ¿Hay factores de riesgo?
      - ≥6 unidades transfundidas
      - Hematemesis y melenas
      - Con endoscopia, vaso hemorrágico o coágulo en úlcera
    - NO → TRATAMIENTO CONSERVADOR
    - SI → CIRUGÍA (o DIATERMIA ENDOSCÓPICA si debilitado)
  - Otros diagnósticos
- SI → Endoscopia de urgencia ¿hay varices hemorrágicas?
  - SI → ESCLEROTERAPIA ▶ (Véase más abajo)
  - NO → (continúa con úlcera péptica/otros diagnósticos)

[1] Rockall *et al.* 1996 *Gut* **38** 316-21; desgarro de M-W = desgarro esofágico de Mallory-Weiss producido por vómitos repetidos.

▶▶ Hemorragia gastrointestinal alta, parte II

Tratamiento de las hemorragias varicosas. Resucitación y posterior endoscopia de urgencia. Administrar octreotida 50 µg/h IV durante 2-5 días[1]. Tras identificar las varices sangrantes, se comprobará si existen otras hemorragias en diferente localización (~30 %) antes de proceder a la escleroterapia o a la ligadura[2]. Si la hemorra-

---

[1] M Woodley 1992 *Manual of Medical Therapeutics* 27e 288.
[2] JJ Sung 1995 *Lancet* **346** 1666.

gia continúa, se insertará un tubo de Sengstaken-Blakemore (véase página siguiente). Una hemorragia equivale a una comida rica en proteínas, por lo que se iniciará un tratamiento para evitar la encefalopatía hepática (pág. 456). Debe administrarse sucralfato 1g/6 h para proteger al paciente de las úlceras por estrés. **Pronóstico:** menos favorable si existe ictericia, ascitis, hipoalbuminemia, encefalopatía.

Tratamiento médico de todas las hemorragias digestivas altas

Mientras se espera a realizar la endoscopia o cuando no está indicada (no administrar alimentos o bebidas orales hasta realizar la esógago-gastro-duodenoscopia:

1. Es necesario decidir si está indicada la inserción de una vía IV (*shock*; enfermedad concurrente grave; resangrado; acceso periférico deficiente).
2. Monitorizar las constantes vitales cada hora, hasta que el paciente se estabilice; y después, cada 4 h: se trata de comprobar si existe resangrado (véase más abajo).
3. UyE diario; estudios de coagulación si requirió >4 unidades de sangre (mantener 2 unidades en reserva).

Inserción de una sonda de Sengstaken

Cuando se produce una hemorragia por varices gastroesofágicas que compromete la vida del paciente, este sondaje puede hacer ganar tiempo, mientras se prepara el procedimiento esofágico definitivo (por ejemplo, una transección). Consiste en utilizar unas sondas de balón para comprimir las varices gástricas y esofágicas.

- Antes de la inserción, se inflarán los balones con un volumen determinado (por ejemplo, 120-300 ml) de aire, con presiones de 60 mmHg (se comprueba con un esfingomanómetro).
- Desinflar y pinzar las salidas.
- Introducir la sonda lubricada (no sedar al enfermo si es posible) e inflar el balón gástrico con el volumen previsto de aire.
- Inflar después el balón esofágico. Comprobar las presiones, que deben ser 20-30 mmHg más altas que durante la prueba inicial.
- Fijar la sonda a la frente con esparadrapo a fin de que el balón gástrico impacte suavemente sobre la unión gastroesofágica.
- El canal de aspiración esofágica se coloca bajo aspiración continua y lenta y el gástrico se deja que drene libremente el canal.
- La sonda debe permanecer *in situ* hasta que se detenga la hemorragia. Retirar después de <24 horas.

Pueden utilizarse otras técnicas de inserción, y las sondas pueden variar en cuanto a los detalles de su estructura[□]. Por tanto, no debemos preocuparnos de los detalles exactos de colocación de estas sondas, que en la práctica, apenas se utilizan y pueden producir problemas como la inhalación durante la inserción y provocar úlceras en la mucosa. *No se debe intentar su introducción si no se posee suficiente experiencia*: debe solicitarse ayuda experta; si no hay nadie disponible, se trasladará al paciente con urgencia a un centro especializado en hepatología.

Resangrado. La repetición de una hemorragia es un episodio grave: el 40 % de los pacientes con resangrado muere, y un 50 % de los que fallece por hemorragia GI, presentaba un resangrado. Debe vigilarse a aquellos pacientes de alto riesgo, manteniendo un elevado índice de sospecha: algunos vomitan sangre y nos sacan de dudas, pero otros no lo hacen. Si el paciente vuelve a sangrar, se determinarán sus constantes vitales cada 15 min y se solicitará la presencia de la caballería (nuestro adjunto superior y el cirujano de guardia).

Cómo identificar un resangrado:

- Elevación de la frecuencia del pulso.

- Caída de la PVY.
- Disminución gradual cada hora de la diuresis.
- Hematemesis o melena.
- Caída de la PA (un postrero y siniestro dato).

Indicaciones de intervención quirúrgica. Hemorragia copiosa, de puntuación de Rockall (pág. 449) >6, resangrado, hemorragia activa durante la endoscopia, hemorragia que continúa tras la transfusión (si el paciente >60 años, 6 unidades; si es <60 años, 8 unidades).

Varices:
- Transección esofágica con anastomosis con re-grapadora.
- Ligadura transesofágica transtorácica.

Úlcera gástrica:
- Reparación con abordaje inferior.
- Excisión.
- Gastrectomía parcial.

Hipertensión portal

La sangre procedente del intestino atraviesa el hígado, regresando al corazón derecho a través de las venas colaterales a nivel de la unión gastroesofágica. Estas venas se dilatan para formar varices de finas paredes ▫, que pueden sangrar con consecuencias catastróficas. A nivel mundial, la principal causa de varices es la fibrosis hepática por esquistosomiasis.

Causas Pre-hepáticas: trombosis de la vena porta; tumores/pseudoquistes pancreáticos. **Intrahepáticas:** cirrosis; enfermedad de Hodgkin; mielofibrosis; hepatitis alcohólica; esquistosomiasis; sarcoidosis. **Post-hepáticas:** enfermedad de Budd-Chiari (pág. 617); insuficiencia cardíaca derecha; pericarditis constrictiva; trastornos veno-oclusivos.

El paciente. Signos de hepatopatía crónica (pág. 458); esplenomegalia; venas abdominales colaterales anómalas (cabeza de medusa, pág. 31).

Tratamiento. Propranolol o nadolol 40-160 mg/24 h oral (el objetivo es ↓ el pulso un 20 %) para reducir la 1.ª y 2.ª hemorragia y la mortalidad; si se añade mononitrato de isosorbida 10-40 mg/12 h oral, se incrementa la disminución de la tensión portal inducida por los bloqueantes-β, reduciendo el índice de hemorragias[1,2]. Las pautas de escleroterapia intensiva también disminuyen sustancialmente el riesgo de resangrado, pero no se ha demostrado que aumenten las tasas de supervivencia (ES: necrosis de la mucosa, úlceras, estenosis). Las derivaciones o *shunts* (esplenorrenal o desde la vena porta a la cava) no salvan vidas.

Endoscopia

Endoscopia digestiva alta. Puede ser una exploración *diagnóstica* o *terapéutica* (se marca con un símbolo • en la página siguiente). Consiste en la deglución de un endoscopio flexible tras haberse pulverizado previamente la porción posterior de la

---

[1] C Hayes 1990 *Lancet* **366** 1666.
[2] Villanueva 1996 *NEJM* **344** 1624.

cavidad oral con un anestésico local. Puede sedarse al paciente (midazolam 2,5-7,5 mg IV; dosis menor en edades avanzadas; se debe valorar el nivel de sedación y monitorizar la saturación de O_2 mediante oximetría de pulsación). Deben protegerse las vías aéreas y existirá una succión continua para evitar el aspirado. **Cuidados previos:** en ayunas desde 8 h antes del procedimiento (aunque puede beberse agua hasta los 90 min previos); consentimiento firmado; advertir que no debe conducir hasta transcurridas (24 h post-op; citar para la próxima visita. Si la isquemia cardíaca puede representar un problema (el pulso ↑ durante el procedimiento), considerar la posible administración de metoprolol 100 mg oral 2 h antes de la intervención[1]. **Mortalidad:** 1:2.000. **Morbilidad:** 1:200.

Indicaciones diagnósticas

Síntomas:	Sospechas de:	Hallazgos sospechosos en:
Hematemesis/melena	Úlcera péptica	Papilla de bario
Dispepsia (esp. si >40 años o peso ↓; véase pág. 44)	Estenosis pilórica	
Disfagia	*Helicobacter pylori*	
Post-gastrectomía	Enfermedad celíaca	
Ingestión de un cuerpo extraño	Neoplasia maligna en vías GI altas	

Indicaciones terapéuticas

- Diatermia de úlceras sangrantes.
- Esclerosis de varices con inyección de oletao de etanolamina.
- Dilatación de estenosis benignas.
- Intubación de masas que obstruyen empleando prótesis.
- Láser para paliar el carcinoma esofágico o tratar la hemorragia GI alta por angiodisplasia o anomalías vasculares.

Colangiopancreatografía retrógrada endoscópica (ERCP). La ERCP se realiza empleando un duodenoscopio de visión lateral. Su mortalidad es <0,2 % en general, pero puede aumentar hasta un 0,4-0,6 % cuando se extrae un cálculo. Consiste en introducir un catéter desde el endoscopio hacia el colédoco atravesando la ampolla. La inyección de un medio de contraste ilustra radiográficamente las lesiones del árbol biliar y de los conductos pancreáticos. **Antes del procedimiento:** debe obtenerse un consentimiento firmado y se realizarán pruebas de coagulación como en la biopsia hepática (pág. 460); se administran antibióticos profilácticos (como la ciprofloxacina 750 mg oral) 2 h antes; morfina, por ejemplo, 5 mg IM 1 h antes; y oxígeno de flujo elevado mediante mascarilla durante 5 min antes de introducir el endoscopio, para prevenir la hipoxia. La RM representa una alternativa no-invasiva para determinados casos.

Procedimientos terapéuticos:

- Esfinterotomía con extracción de cálculos biliares.
- Dilatación de estenosis biliares benignas.
- Paliación de obstrucciones biliares malignas con fijación tipo férula.

Complicaciones: (~1 %) Pancreatitis; hemorragia; colangitis; perforación.

Sigmoidoscopia. Permite el examen del recto. Puede preceder al enema opaco cuando se sospecha de cáncer. Existen instrumentos flexibles que proporcionan un mejor acceso que los rígidos (pero incluso con ellos, puede pasar por alto hasta un

---

[1] J Rosenberg 1996 *BMJ* ii 258.

25 % de los cánceres de colon)[1]. La biopsia es útil para el diagnóstico histológico, ya que el aspecto macroscópico puede parecer normal en numerosos procesos patológicos, como la enfermedad inflamatoria intestinal o la amiloidosis.

Colonoscopia. *Indicaciones:* sospecha de cáncer de colon, con radiología normal; biopsia cuando la radiologia sugiere neoplasia maligna o enfermedad de Crohn; estimación de la extensión de la CU; vigilancia del cáncer en la CU; investigación de hemorragias GI distales; endocarditis infecciosa por *S. bovis* (pág. 283). ***Preparación:*** picosulfato de sodio (Picolax®), 1 sobre por la mañana y tarde del día antes, o si se trata de una colonoscopia de urgencia, preparación instantánea con 2 enemas hipertónicos de fosfato (CI: estreñimiento grave, diarrea, diverticulosis). *Indicaciones terapeúticas:*

- Polipectomía utilizando asa de diatermia.
- Diatermia para angiodisplasia.
- Tratamiento del vólvulo.

La boca

▶ El diagnóstico suele establecerse en cuanto el paciente abre la boca, por lo que debemos abrirla e inspeccionarla con una luz potente. Si el paciente utiliza dentadura postiza, se le pedirá que la extraiga, para poder realizar el examen de forma adecuada. La mayoría de los cánceres orales se manifiestan en forma de extrañas manchas indoloras de color rojo. No debe vacilarse en enviar al paciente a un cirujano oral, en caso de duda[2].

Úlceras. *Aftosas:* Se trata de úlceras blanquecinas dolorosas que aparecen de forma aislada o en grupos sobre la lengua y mucosa bucal. Curan sin cicatriz y se encuentran en el 20 % de la población sana. Se asocian a enfermedad de Crohn, enfermedad celíaca y síndrome de Behçet (pág. 616). Su tratamiento es difícil y a veces innecesario. Los enjuages de la zona con 2,5 mg de hidrocortisona producen alivio, al igual que los de tetraciclina (125 mg/5 ml), 10 ml/8 h mantenidos en la boca 3 min., durante ~3 días. *Otras causas de úlceras orales:* traumatismo (por ejemplo, dentaduras protésicas), líquen plano, eritema multiforme; pénfigo; penfigoide; infecciones (víricas, sífilis, angina de Vincent, pág. 626). ▶ Descartar enfermedad maligna en cualquier úlcera que no remita después de 3 semanas: pueden faltar los signos típicos del borde en rodillo y la induración.

Candidiasis oral (*muguet*). También produce pequeñas manchas blanquecinas en la mucosa, rodeadas de un halo marginal de eritema. Las manchas son difíciles de eliminar y sangran al ser rascadas. Grupos de riesgo: ambos extremos de la vida, DM, inmunodeprimidos (por ejemplo, citotóxicos, esteroides, anomalías hemáticas, SIDA). ▶ El hallazgo de candidiasis oral en un varón joven aparentemente sano (que no utilice inhaladores esteroides) sugiere SIDA. *Diagnóstico diferencial:* líquen plano (la «membrana blanquecina en araña» no se desprende con facilidad, a diferencia de las placas de candidiasis). *Tratamiento:* deglutir lentamente un comprimido de nistatina (100.000 u) cada 6 horas oral, o enjuagues con anfotericina (10 mg) cada 3-6 horas. La candidemia sistémica es una complicación rara, que se trata con anfotericina IV (pág. 306).

Leucoplaquia. Engrosamiento blanquecino de la lengua o mucosa oral (también, vulva, laringe, ano). Se trata de una lesión premaligna. ▶ Una neoplasia maligna

---

[1] JP Dinning 1994 *Arch Int Med* **154** 853.
[2] Las pruebas de muestreo resultan inútiles; véase versión electrónica de nuestro libro & *Euro J Cancer* 1995 31 B 202.

verdadera puede coexistir con la leucoplaquia. **Causas:** deficiente higiene dental, hábito de fumar, septicemia, sífilis. La «*leucoplaquia velluda*» es una placa blanquecina situada en un lado de lengua causada por EBV en los pacientes VIH +vos; en este caso, no es una lesión premaligna[1].

Lesiones pigmentadas de la boca. Las manchas de color marrón oscuro y diseminadas por la boca sugieren enfermedad de Addison o fármacos (como los anti-palúdicos). Una línea oscura bajo el reborde gingival sugiere intoxicación por plomo o bismuto. Las manchas marrones en los labios sugieren síndrome de Peutz-Jeghers (pág. 624). Las manchas amarillas diminutas pueden ser *manchas de Fordyce* (glándulas sebáceas). La teleangiectasia indica a veces síndrome de Osler-Weber-Rendu (pág. 624).

Gingivitis. Inflamación gingival ± hipertrofia, que se observa cuando la higiene bucal es deficiente; ciclosporina; nifedipina; fenitoína; gestación; escorbuto (pág. 473); leucemia mieloide aguda (típicamente M4, pág. 534); angina de Vincent (pág. 626).

La lengua puede aparecer *surcada y seca* en la deshidratación y síndrome de Sjögren; *negra* en el sobrecrecimiento papilar o en la infección por *Aspergillus niger* tras un tratamiento con antibióticos; o bien, *lisa y roja* (glositis), por deficiencia de hierro, ácido fólico o vitamina B_{12}. La pérdida de las placas de papilas produce la *lengua geográfica* inocua; los anillos rojos y las líneas que los enmarcan van modificándose con el tiempo. Este fenómeno no suele poseer significado patológico, pero puede ir asociado a deficiencia de riboflavina (vitamina B_2).

El **carcinoma de lengua** se observa típicamente como una úlcera elevada en los márgenes de la lengua, de reborde bien delimitado e indurado. Debe pedirse al paciente que eleve la lengua, para explorar su cara inferior y que la extienda, desviándola hacia ambos lados. Diseminación: el tercio anterior de la lengua drena a los ganglios submentonianos; el tercio medio a los submandibulares y el posterior a los cervicales profundos. Tratamiento: cirugía o radioterapia. La supervivencia a los 5 años (en la detección precoz): 80 %.

La *ránula* es un quiste salivar azulado situado a un lado del frenillo, que se denomina así por la bolsa vocal prominente de la garganta de las ranas (género *Rana*).

Alteración del índice de masa corporal

Las personas delgadas suelen mostrar cierto desprecio o agresividad hacia los obesos. El médico delgado corre el peligro de abusar de su autoridad y utilizarla como arma contra el paciente obeso, ya de por sí más vulnerable. Se supone, equivocadamente, que el peso está bajo nuestro control, ya que cuando ayunamos perdemos peso, pero esto no es así. El control es mucho más complejo y comprende diversos factores genéticos y fisiológicos. Los intentos de reducir peso son combatidos en ocasiones por el metabolismo alterado del paciente que, a modo de termostato, mantiene el peso alrededor de un «punto de ajuste». Las personas obesas que ayunan para mantener un peso constante, sufren la misma experiencia desagradable que la persona delgada en esas mismas circunstancias. Por eso, es necesario ser cuidadoso y no decir al paciente que no le puede extirpar la vesícula hasta que no pierda 30 kilos de peso.

La obesidad sólo ocasionalmente se debe a una enfermedad y no es necesario someter a estas personas a pruebas costosas para descartar un síndrome de Cus-

---
[1] *Lancet* Ed 1989 **ii** 1194.

hing, hipotiroidismo o trastornos hipotalámicos, excepto cuando exista algún otro signo característico de estas enfermedades. No obstante, es indudable que la obesidad produce complicaciones médicas, con mayor mortalidad en la DM, trastornos cardíacos, *ictus*, neumonía y accidentes.

Clasificación del índice de masa corporal (IMC)[1]. IMC = peso/(altura)^2, expresado el peso en Kg. y la altura en metros. El intervalo normal es de 20-25. La obesidad de grado 1 se define como un índice de masa corporal de 25-30. La obesidad de grado 2 IMC = 30-40 y de grado 3, IMC >40.

Tratamiento. La reducción del peso en todos los grados de obesidad (véase página siguiente) debe ser lenta. Una media de 0,5-1 kg semanal es lo aconsejable. La reducción rápida de peso se debe a un importante déficit del aporte calórico, que da lugar a una pérdida de agua, glucógeno y masa corporal magra, más que una pérdida de grasa. El resultado es una ganancia rápida de peso una vez finalizada esta dieta agresiva. Debemos tener en cuenta que no se ha demostrado que el perder peso salve vidas, una vez que los pacientes tienen sobrepeso. Debemos concentrarnos en *prevenir* la obesidad, y no en combatirla.

El proceso de cambio. A partir de los programas para dejar de fumar, se ha obtenido un modelo útil para tratar la obesidad (página siguiente). Describe los cambios de estilo de vida que se realizan y la motivación y confianza del paciente en su capacidad de perder peso. Ambos son necesarios para que el paciente alcance el éxito. Las técnicas varían dependiendo de dónde encaje el paciente dentro del modelo. En las distintas etapas, se utilizan diversos instrumentos, como la entrevista motivacional sin confrontación; la colaboración médico-paciente para resolver el problema; recomendaciones dietéticas prácticas y saludables (pág. 435); reforzamiento y ánimo al paciente, así como sugerencias para hacer frente a las recurrencias o fracasos. Los libros de *auto-ayuda* pueden representar un apoyo y una motivación para el cambio[1].

Debemos estar atentos a los pacientes que realizan dietas temporales, cargados de sentimientos de culpa hacia los alimentos, con pérdida de control, inadaptación y falta de auto-estima. Tras una valoración individual, se enviarán al psicólogo o psiquiatra para recibir apoyo. Numerosos dietistas utilizan actualmente técnicas de conducta para ayudar a los pacientes a perder peso: quizá resulte más aceptable para el paciente este tipo de técnicas que el apoyo psicológico.

Se ha demostrado que el sistema de prescripción empleado por muchos médicos en el pasado, no resulta eficaz para tratar la obesidad. Es necesario un abordaje más considerado e informado. Las terapias de grupo resultan adecuadas en todos los grados de obesidad. Las intervenciones quirúrgicas de resección gástrica para las formas más graves de obesidad, representan otra opción cuando fracasan los métodos arriba indicados. (Actualmente, ya no se utilizam los fármacos supresores del apetito, como la fenfluramina; pueden producir valvulopatías cardíacas y psicosis).

Pacientes obesos en el hospital. Los pacientes obesos pueden encontrarse malnutridos. No debemos iniciar una dieta de adelgazamiento cuando presentan un estado de gravedad aguda o cuando presentan úlceras en las piernas o escaras en las zonas de apoyo. Debido al estrés psicológico, pueden perder proteínas del corazón, hígado y masa muscular. En el hospital, es frecuente que los pacientes experimenten una gran reducción del índice de masa corporal, por ejemplo, <20, y puede ser necesario un aporte nutricional.

---

[1] G Butler 1995 *Manage Your Mind*, OUP, ISBN 0-19-262383-4.

Tratamiento de la obesidad: el proceso de cambio

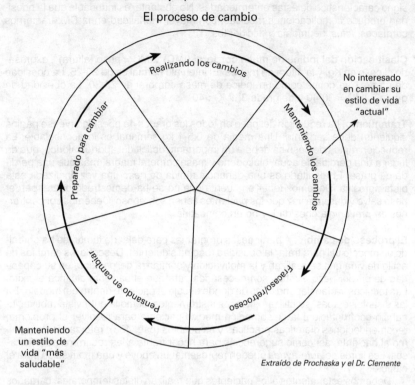

Extraído de Prochaska y el Dr. Clemente

⚡ Insuficiencia hepática aguda

La insuficiencia hepática puede producir 5 problemas importantes:

1. Hipoglucemia.
2. Encefalopatía hepática.
3. Hemorragia.
4. Ascitis
5. Infecciones.

También puede producir ictericia (aunque no representa un problema grave por sí misma). En ocasiones, puede aparecer de forma súbita en individuos previamente sanos (insuficiencia hepática aguda) o con mayor frecuencia, como descompensación de una hepatopatía crónica. La descompensación puede desencadenarse por infecciones (especialmente, la peritonitis bacteriana espontánea), sedación, hemorragias GI, diuréticos, exceso de alcohol, estreñimiento o desequilibrios electrolíticos. La encefalopatía que se produce en un plazo inferior a 8 semanas después de los primeros signos de insuficiencia hepática, se denomina insuficiencia hepática fulminante y la que se presenta entre las 8-24 semanas es una insuficiencia hepática de aparición tardía. El pronóstico de la insuficiencia fulminante es desfavorable.

Causas de insuficiencia hepática aguda en un paciente previamente sano

Hepatitis vírica: Cualquier hepatitis virica (la infección simultánea por virus delta y B ↑ riesgo), enfermedad de Weil.

Fármacos: abuso de paracetamol. halotano, reacciones idiosincrásicas.

Toxinas: síndrome de Budd-Chiari (pág. 617), trastornos veno-oclusivos, ataque cardíaco (pág. 672).

Otras: hígado graso agudo del embarazo, enfermedad de Wilson, síndrome de Reye, infiltraciones malignas.

El paciente. Deben investigarse los signos de hepatopatía crónica (pág. 458) ± hepato(espleno)megalia y ascitis (los signos crónicos no existirán en la insuficiencia *aguda*). Otras manifestaciones: olor hepático (olor a sudor característico en el aliento), fiebre, náuseas, vómitos, hipertensión, hipoglucemia, encefalopatía.

Encefalopatía hepática: Grado I: desaliño, irritabilidad, pensamiento lento, euforia, inversión del ritmo de sueño. Grado II: somnolencia creciente, letargia, alteraciones del comportamiento, incontinencia, confusión, incorrección del leguaje. Grado III: estupor del que se puede despertar al paciente, incoherencia, inquietud, confusión importante. Grado IV: coma. El diagnóstico es clínico, apoyado en análisis hemáticos para confirmar la insuficiencia hepática. Pruebas de apraxia constructiva pidiendo a los pacientes que dibujen una estrella de 5 puntas. Pueden compararse con facilidad los diversos intentos seriados. El EEG muestra ondas lentas de alto voltaje.

Causa: no se conoce con seguridad, intervienen el exceso de amoniaco en sangre producido por la flora intestinal, los mercaptanos y la producción de falsos transmisores neurológicos.

El diagnóstico de la insuficiencia hepática aguda depende de la presencia de una ictericia conjugada, la elevación de las transaminasas (que indican lesión hepatocelular) y la prolongación del tiempo de protrombina asociada a la insuficiencia aguda.

Tests: TP, RSC, UyE, glucosa, niveles de paracetamol, hemocultivos, microscopia urinaria, citología/cultivo de la ascitis, serología vírica, PFHs, RXT.

Complicaciones. («Consultar con un especialista») ***Hemorragias:*** administración de vit. K 10 mg/día IV durante 2-3 días con plaquetas, plasma fresco congelado y sangre cuando sea necesario.

Infecciones graves: hasta conocer resultado de antibiograma, se administra ceftriaxona 1-2 g/24 h IV. Se evitará la gentamcina († el riesgo de insuficiencia renal).
Ascitis: véase pág. 458.

Hipoglucemia: Determinaciones frecuentes de la glucemia. Administración de glucosa IV (por ejemplo, 50 g) si los niveles descienden por debajo de 2 mmol/l. Comprobar el K^+ plasmático.

Edema cerebral: ocurre en la mayoría de las encefalopatías de grado IV (posición de clonode los tobillos, postura descerebrada, dilatación pupilar). Se administra manitol. Hiperventilación.

Síndrome hepatorrenal: albúmina IV, hemodiálisis.

Dolor: las dosis bajas de paracetamol son menos problemáticas. Se evitarán los AINEs (riesgo de hemorragia GI). Los opiáceos pueden utilizarse en dosis bajas, lentas y bien espaciadas, valoradas según la intensidad del dolor.

Trasplante de hígado. Si va a llevarse a cabo, deberá hacerse antes de que se produzca una lesión irreversible del SNC. La inmunosupresión con tacrolimus mejora el resultado[☐].

> **Tratamiento del coma en la insuficiencia hepática aguda**
>
> La insuficiencia hepática fulminante se considera potencialmente reversible y el tratamiento se diseña para ganar tiempo para la regeneración del hígado del paciente.
>
> - Solicitar ayuda experta. Quizá resulte aconsejable enviar al paciente al servicio de hepatología.
> - Colocar al paciente en una camilla con la cabeza elevada 20° y trasladar a la UCI.
> - Tratar la causa si se conoce (por ejemplo, una sobredosis de paracetamol, pág. 700).
> - Evitar contacto con secreciones y sangre, si se sospecha hepatitis B.
> - Determinar la glucemia cada 1-4 horas y administrar 50 ml de dextrosa IV al 50 % si la glucemia <3,5 mmol/l. Administrar dextrosa al 10 % IV, 1 litro/12 h para evitar la hipoglucemia.
> - SNG para aspirar sangre del estómago (varices sangrantes). Coviene proteger la vía aérea con un tubo endotraqueal.
> - Monitorizar T.ª corporal; pulso; TPR, PA, pupilas, diuresis, glucosa sanguinea. TPT, UyE, PFH, EEG. Registrar diariamente el peso corporal (ascitis) y realizar hemocultivos.
> - Minimizar la absorción de sustancias nitrogenadas y consiguiente empeoramiento del coma, restringiendo las proteínas y evacuando el contenido intestinal con enemas de lactulosa y sulfato de magnesio hasta conseguir 2 deposiciones blandas/día.
> - Administración de neomicina 1g/6 h oral, para reducir el número de gérmenes intestinales.
> - Considerar una posible hemodiálisis, si se produce sobrecarga hídrica.
> - Se reducirá la secreción ácida y el riesgo de úlceras por estrés, por ejemplo, con cimetidina 200 mg/8 h IV o con un inhibidor de la bomba de protones (pág. 442).
> - Evitar los sedantes (aunque el diacepam se utiliza para las convulsiones) u otros fármacos que se metabolicen en el hígado (véase *BNF*).
>
> *Nota*: Los intentos de corregir el equilibrio ácido-base suelen ser nocivos.

⁑ Cirrosis

Aspectos básicos. La arquitectura del hígado se destruye irreversiblemente por la fibrosis y los nódulos regenerativos de los hepatocitos.

Causas. Idiopática (30 %), alcohol (25 %), poshepatitis B o C. *Otras:* hepatitis crónica activa (pág. 512), enfermedad de Wilson (pág. 628), síndrome de Budd-Chiari (pág. 617), hemocromatosis (pág. 461), cirrosis biliar (pág. 459), fármacos (metotrexato), deficiencia de α1-antitripsina (rara enfermedad autosómica recesiva, que suele acompañarse de enfisema y está producida por la deficiencia de una enzima que contrarresta el efecto de la tripsina, pág. 599).

El paciente. Puede cursar de forma asintomática y sin signos. En la enfermedad compensada, puede existir contractura de Dupuytren, aumento de tamaño parotídeo (abuso de alcohol, no cirrosis *per se*), hepatomegalia (aunque en la cirrosis avanzada, el hígado se encoge y endurece), eritema palmar, ginecomastia, atrofia testicular (disminución del metabolismo por el ↑ de los estrógenos), acropaquia, xantelasmas, xantomatosis y nevus en araña. Éstos consisten en una arteriola central con ramificaciones periféricas, que desaparecen con la compresión y generalmente se limitan a las zonas de piel drenadas por la vena cava superior (cara, cuello, porción superior del tórax y espalda). **Hipertensión portal:** ascitis (matidez que se desplaza, pág. 31); anomalías de las venas abdominales; varices sangrantes; esplenomegalia. *Cirrosis descompensada:* lo anterior más icteria; marcas de rascado; encefalopatía hepática (por ejemplo, aleteo hepático) y puede existir hipoalbuminemia, leuconiquia y edema que se mantiene al pellizcar. Los trastornos del metabolismo de la vitamina D conducen a osteomalacia.

Diagnóstico. Se realiza mediante biopsia hepática y análisis hemáticos. Los valores *bioquímicos* pueden ser normales o mostrar una elevación de las transaminasas plasmáticas (AST, ALT) y la fosfatasa alcalina. Más tarde, cuando se afecta la capacidad de síntesis del hígado, se observa, ↓ albúminas, ↑ TP (↓ síntesis de los factores de coagulación), ↑ bilirrubina, ↓ glucosa, ↓ Na^+. Es necesario realizar una serología específica para hepatitis y determinación del hierro (hemocromatosis) para establecer la causa. La gravedad puede clasificarse como muestra la página siguiente.

Complicaciones. Hipertensión portal (± varices sangrantes, pág. 447, encefalopatía hepática pág. 456), carcinoma hepatocelular, ascitis, insuficiencia renal.

Tratamiento. Tratar la causa; evitar lesiones hepáticas adicionales; evitar o tratar las complicaciones. Apoyo nutricional si existe malnutrición (pág. 92), evitar el alcohol (cirrosis alcohólica), cuidados propios de otras etiologías y evitar los fármacos que se metabolizan en el hígado (véase pág. 9 y *BNF*). **Ascitis:** citología de la muestra recogida para descartar otras posibles causas (tumores malignos, TB). Reposo en cama; restricción de sal 40-100 mmol/24 h dependiendo de la gravedad de la ascitis; restricción de líquidos (<1,5 litros/día). Determinar UyE y creatinina plasmática, por ejemplo, en días alternos y diariamente el peso corporal y la diuresis. Si existe hiponatremia, se administrará albúmina IV. Puede utilizarse la espironolactona 100 mg/24 h oral, aumentando la dosis cada 2 días hasta alcanzar 400 mg/24 h. Es importante lograr cada día una pérdida de peso de ⩽ 1/2 kg (para evitar la uremia). Si el paciente no responde al tratamiento, se utilizará la furosemida, ⩽ 120 mg/24 h oral. Prestar atención a la posible hipopotasemia. El exceso de diuresis produce deshidratación, uremia e hiponatremia y puede precipitar una encefalopatía o una insuficiencia hepatorrenal. Se suspenderá la administración de diuréticos si se produce la encefalopatía o la creatinina >160 μmol/l, con Na^+ <128 mmol/l. La paracentesis con infusión correspondiente de albúmina (6-8 por litro de líquido extraído) es segura pero sólo en pacientes con adecuada función renal y niveles de Na^+ normales. **Peritonitis bacteriana espontánea:** puede complicar hasta el 25 % de las ascitis; puede ser fatal. Profilaxis: ciprofloxacina 250 mg oral o cotrimoxazol 960 mg oral durante los días de la semana [1]. *Encefalopatía:* pág. 456. *Varices sangrantes:* pág. 447.
Prurito: colestiramina 4 g/8 h oral, 1 h antes de otros fármacos.

Puntuación infantil de los trastornos hepáticos en la hipertensión portal

Puntuación	Bilirrubina sérica	Albúmina sérica	Ascitis o encefalopatía	Mortalidad operativa
A	Normal	⩾ 35 g/l	No	2 %
B	20-50 μmol/l	30-35 g/l	Leve	10 %
C	>50 μmol/l	<30 g/l	Grave, incontrolada	50 %

Biopsia hepática

La biopsia hepática conlleva un riesgo de mortalidad de 0,01-0,1 %, que no se reduce claramente utilizando la ecografía para guiarla[1]. Debe obtenerse el consentimiento firmado del paciente y realizar RSC, plaquetas, INR y PFH. Guardar sangre compatible antes del procedimiento. La biopsia percutánea no debe realizarse cuando el tiempo de protrombina es prolongado (en este tipo de pacientes podría realizarse una biopsia transyugular). Después de la biopsia, colocar al paciente en decúbito lateral derecho durante 2 h (24 h de reposo en cama) y monitorizar las constantes vitales (por ejemplo, cada 1/4h al principio). Al día siguiente, buscar signos de neumotórax (RXT) o fistulización de sangre (taquicardia) o bilis. Evitar el ejercicio intenso durante la siguiente semana.

[1] G Vautier 1994 *BMJ* ii 1455.

⊷ N Singh 1995 *Ann Int Med* **122** 595 & *E.BM* 1995 **1** 20.

Pronóstico. Muy variable dependiendo de la causa y de la evolución de la enfermedad. La supervivencia global a los 5 años es $\sim 50\%$. Indicadores de mal pronóstico son: cualquier complicación (véase más arriba), Na$^+$ plasmático <110 mmol/l, albúmina <25 g/l, ↑ del tiempo de protrombina, y continuar bebiendo en la cirrosis alcohólica.

Cirrosis biliar primaria (CBP)

Se trata de una colangio hepatitis no supurativa lentamente progresiva, con destrucción de los pequeños canalículos biliares interlobulillares, colestasis, fibrosis y finalmente, cirrosis hepática. Se desconoce su causa (probablemente autoinmune). El 90% de los pacientes son mujeres, edad de máxima afectación: 45 años. El espectro de la actividad de la enfermedad es sumamente variable. En algunos estudios, el 50% de los pacientes recién diagnosticados eran asintomáticos.

El paciente. Puede no presentar síntomas, o bien, en un principio, fatiga y prurito son las manifestaciones dominantes. Más tarde, cursa con ictericia (colestásica con heces acólicas y orina oscura), hepatoesplenomegalia y pigmentación melanótica de la piel. Los pacientes pueden presentar una hemorragia masiva por varices esofágicas, secundarias a la hipertensión portal, o bien, insuficiencia hepática verdadera (encefalopatía, ascitis). *Otras manifestaciones:* acropaquia, xantomatosis, xantelasma, artralgia, osteoporosis, hirsutismo.

Enfermedades asociadas. Trastornos tiroideos, síndrome de Sjögren (70%), hiposecreción pancreática, síndrome CREST (pág. 594), enfermedad celíaca, tumores malignos extrahepáticos, carcinoma hepatocelular.

Tests. *Pruebas de función hepática (PFHs):* ↑ fosfatasa alcalina (↔ en el 14%); ↑ GGT; ligero ↑ AST/ALT. Bilirrubina: rara vez está elevada en el momento del diagnóstico, aumentando al empeorar la enfermedad. Albúmina y TP: normales hasta las fases finales del proceso. *TSH:* Suele estar ↑. *Diagnóstico por imagen:* la ecografía y ERCP descartan la colestasis de origen extrahepático. La biopsia hepática confirma el diagnóstico y el estudio histológico permite la estadificación de la enfermedad (más abajo). *Inmunología:* los anticuerpos antimitocondriales (AAM) aparecen hasta en el 95% de los pacientes (se dirigen frente a la piruvato quinasa); los títulos superiores a 1:80 sugieren especialmente el diagnóstico de CBP. Si el paciente es AAM -vo, se investigarán los anticuerpos anti-M2, un subtipo de AAM. Los anticuerpos AAM se detectan en raras ocasiones en sujetos normales o con enfermedades tiroideas. Pueden existir también niveles bajos de otros autoanticuerpos, como los antinucleares, antitiroideos y anticentroméricos. Las inmunoglobulinas aparecen ↑, especialmente, las IgM.

Estadificación

I   Destrucción de los conductos interlobulares.
II Proliferación ductal.
III Fibrosis.
IV Cirrosis verdadera.

Diagnóstico diferencial. Hepatitis autoinmune, reacción a las fenotiacinas, sarcoidosis.

Tratamiento. *Sintomático:* el prurito se trata con colestiramina 4 g/6-12 h oral. Si fracasa, puede someterse al paciente a radioterapia con rayos UV o bien, plasmaféresis (pág. 546, para al mismo tiempo, ↓ la xantomatosis). El prurito intratable es una indicación para trasplante de hígado. La malabsorción puede aliviarse comiendo en pequeñas cantidades y a menudo y evitando las grasas saturadas. Pueden administrarse suplementos de carbohidratos y triglicéridos de cadena mediana para mantener el aporte energético. En la osteomalacia, se administra vitamina D en forma de calciferol 250 μg oral (hasta 4/día; prestar atención a la hipercalcemia). También es necesario el aporte de vitamina A (retinol) 100.000 unidades/mes IM y de vitamina K 10 mg/mes. Véase pág. 447 sobre el tratamiento de las hemorragias de las varices esofágicas. *Tratamiento específico:* el ácido ursodeoxicólico (AUDC, ursodiol) ↑ la secreción hepática de ácidos biliares (que de otra forma, lesionan las membranas de los hepatocitos), reduce la producción de citoquinas e interleuquina 2, 4 y 6 y puede disminuir el prurito[1,2]. Los estudios a largo plazo (ensayos abiertos) sugieren que puede ser capaz de reducir la necesidad de trasplante, aunque esto no ha podido confirmarse mediante estudios aleatorios. ES: diarrea.

El **trasplante de hígado** está indicado cuando la calidad de vida del paciente se deteriora (por ejemplo, bilirrubina sérica >1000-150 μmol/l); puede lograr la curación (la CBP es la principal indicación de trasplante). La recurrencia en el órgano trasplantado puede ser posible[3], pero no parece influir en el éxito del mismo. La supervivencia al año del trasplante es de ~90 % y después, se aproxima a la de las personas sanas según edades y sexo.

Pronóstico. Supervivencia media: 7-10 años[4]. Si el paciente se encuentra asintomático, las manifestaciones aparecerán probablemente en un plazo de 2-4 años, pero 1/3 de estos pacientes se mantendrá asintomático durante muchos años.

Hemocromatosis primaria (HC)

▶Se trata de un proceso frecuente y *tratable*: «debemos acordarnos de él» Es un trastorno hereditario del metabolismo del hierro, en el cual se produce un exceso de absorción de hierro en el intestino delgado, con la resultante sobrecarga de hierro en el hígado, corazón, páncreas, articulaciones e hipófisis. Se complica con cirrosis hepática, diabetes mellitus, miocardiopatías, hipogonadismo, carcinoma hepatocelular y artropatías, y de no tratarse, disminuye la supervivencia del paciente. Es una enfermedad frecuente, fácil de tratar y si se diagnostica de forma precoz, se logran evitar las complicaciones y la esperanza de vida vuelve a ser como la de la población sana.

Base genética. Transmisión autosómica recesiva. La incidencia de portadores es elevada de 1 de cada 8 ó 1 de cada 10 (más frecuente que la fibrosis quística). En Occidente, son homocigotos entre 1:200 a 1:2.000 personas. Recientemente, se ha podido identificar el gen (HLA-H) en el cromosoma 6[5], responsable de casi la totalidad de las hemocromatosis. La expresión de la enfermedad puede ser muy variable. Es más frecuente en el varón, y las mujeres con la enfermedad tienden a manifestarla ~10 años más tarde.Esto se debe a que la acumulación de hierro es más lenta en la mujer, debido a las pérdidas hemáticas fisiológicas (gestación, menstruación). Los homocigotos de los países subdesarrollados (vermes unciformes, dietas deficientes en hierro) también suelen manifestar más tardíamente los síntomas de la enfermedad.

---

[1] N LaRusso 1997 *Lancet* **350** 1046.
[2] A Lim 1994 *BMJ* **ii** 491.
[3] M Knoop 1996 *Transpl Int* **9** su pág. 1 s115-9.
[4] M Kaplan 1996 *NEMJ* **335** 1570.
[5] J Feder 1996 *Nature Genetics* **13** 399.

El paciente. Cansancio asintomático e inespecífico y artralgias (especialmente, a nivel de la 2.ª y 3.ª articulaciones MCF), como primeras manifestaciones. A medida que el hierro se va acumulando, aparecen otros síntomas en la mediana edad: artritis en otras articulaciones, impotencia y atrofia testicular, hepatomegalia ± signos de cirrosis, diabetes, cardiomiopatías y pigmentación cutánea de color pizarra.

Tests. La biopsia hepática (prueba de elección) permite determinar el grado de acúmulo de hierro (índice de hierro hepático normal ⩽ 1,1, elevado en la HC)[1] y la identificación de la cirrosis. *Hematología:* la ferritina sérica es un valor que refleja aproximadamente los depósitos de hierro (si no existe ninguna inflamación concomitante, ya que se trata de una proteína propia de las fases agudas) y suele encontrarse elevada de forma significativa; ↑ hierro sérico; saturación de transferrina >70 %; ↓ capacidad de unión al hierro. Se determinará la glucemia (diabetes) y se realizará un ECG.

Tratamiento. Venosección regular (normalmente, 1 unidad 1-2 veces a la semana) hasta que el paciente presente una ligera deficiencia de hierro, lo que puede llevar meses. El hierro volverá a acumularse, por lo que deberá continuarse con este procedimiento (~5 unidades/año) *durante toda* la vida. Se comprobará la ferritina sérica y se realizará un resangrado cuando los niveles sean >100 μg/l.

Pronóstico. La venosección devuelve la esperanza de vida a los pacientes no-cirróticos y no-diabéticos. Se alivia el cansancio y letargia, y normaliza la miocardiopatía y las pruebas de función hepática, así como el tamaño del hígado. No obstante, la insuficiencia gonadal es irreversible, mientras que las artropatías pueden mejorar, permanecer igual o empeorar. El riesgo de carcinoma hepatocelular permanece en los pacientes con cirrosis, por lo que deberá considerarse la posibilidad de determinar la α-fetoproteína.

Estudios de detección. Determinación de los niveles de ferritina sérica en los hermanos y hermanas del paciente; es probable que se pueda disponer a corto plazo de una prueba genética. Debido a la elevada tasa de portadores del gen, la posibilidad de que dos portadores contraigan matrimonio entre ellos también es bastante elevada: sus hijos deberán también ser estudiados. Los estudios de detección para poblaciones pertenecen al futuro.

Hemocromatosis secundaria. Es una sobrecarga de hierro y puede deberse por ejemplo, a transfusiones frecuentes, por ejemplo, en pacientes con hemólisis. En este caso, la venosección no resulta efectiva. Puede administrarse desferrioxamina mediante bomba de infusión SC (1-3 g durante 12 h) con ácido ascórbico, 200 mg/día oral, con el fin de ↑ la excreción urinaria de hierro hasta >50 mg/día.

Neoplasias e hígado

Los tumores hepáticos primarios se originan en el hígado, mientras que los tumores secundarios (30 veces más frecuentes) son metástasis de tumores primarios existentes en otras localizaciones.

Carcinoma hepatocelular (CHC). Tumor de las células del parénquima hepático. Poco frecuente en Occidente (1-2/100.000/año) pero produce un millón de muertes anuales en todo el mundo y representa la principal neoplasia maligna en África y Sudeste Asiático. *Causas:* hepatitis B crónica; cirrosis (por ejemplo, por hepatitis C,

---

[1] IHH = índice de hierro hepático = [Fe] (μmol/g peso seco del hígado)/ edad (en años). Representa el mejor sistema (aparte de las pruebas genéticas) para identificar los pacientes homocigóticos; cuando es >1,9, se considera que existe hemocromatosis.

alcohol, hemocromatosis); colitis ulcerosa de larga duración ± colangitis esclerótica primaria; aflatoxinas; parásitos (como *Clonorchis sinensis*). Los esteroides anticonceptivos empleados durante >8 años aumentan 4 veces el riesgo. **Tratamiento:** la quimioterapia, los embolizantes selectivos del tumor y el trasplante, ofrecen resultados poco satisfactorios. La resección quirúrgica de tumores solitarios <3 cm de diámetro ofrece una supervivencia a los 3 años del 59 % (la supervivencia basal a los 3 años es del 13 %)[1]. **Pronóstico:** la muerte suele sobrevenir en un plazo de 6 meses. El CHC fibrolamelar, propio de pacientes más jóvenes con hígado no cirrótico, suele tener un mejor pronóstico.

Colangiocarcinoma. Se desarrolla en el árbol biliar intra- o extrahepático. Es poco frecuente, representando sólo ~10 % de las neoplasias malignas hepáticas (más frecuente en el Lejano Oriente) y afecta principalmente a las edades entre 50-70 años. *Causas:* agentes de contraste antes utilizados en neurorradiología; infestación por *Clonorchis sinensis*; trastornos quísticos congénitos del árbol biliar; colitis ulcerosa de larga duración. *Tratamiento:* los tumores en el hilio pueden , en ocasiones, ser reseccionados, pero la respuesta a la quimioterapia es deficiente. La derivación paliativa de un conducto biliar extrahepático, por vía percutánea o bien, a través de ERCP, puede lograr la mejoría de la calidad de vida del paciente. *Pronóstico:* 4-6 meses de media.

Metástasis. Las metástasis hepáticas representan un signo de enfermedad avanzada. El tratamiento y pronóstico varía dependiendo del tipo de tumor primario y la extensión hepática afectada. La quimioterapia resulta adecuada para las metástasis solitarias, pero en la mayoría de los casos, el tratamiento sólo puede ser paliativo.

El paciente. La presentación depende del tipo de tumor. CHC, metástasis y colangiocarcinoma intrahepático: malestar general, pérdida de peso y anorexia. La ictericia tiende a aparecer de forma tardía. Los tumores de gran tamaño distienden la cápsula del hígado, produciendo dolor en el hipocondrio derecho. Colangiocarcinoma extrahepático: ictericia indolora precoz, caquexia (pág. 41) y dolor abdominal, más tarde. Los tumores benignos suelen ser asintomáticos, pero cualquier tumor en el hígado es susceptible de romperse hacia el peritoneo, produciendo hemorragias y un abdomen agudo. *Signos:* hígado de consistencia dura y aumentado de tamaño, típico en las metástasis, pero también se produce en la cirrosis (aunque el hígado disminuye su tamaño), goma sifilítica, quistes, abscesos y tumores primarios. Se investigará la presencia de masas abdominales, ascitis, ictericia y signos de hepatopatía crónica (pág. 31). Puede apreciarse en ocasiones un soplo arterial por encima del hígado en el CHC.

Tests. *Diagnóstico por imágenes:* ecografía y/o TC para identificar las lesiones y guiar la biopsia hepática, definitiva para el diagnóstico. Si se sospecha de colangiocarcinoma extrahepático, se realizará una ERCP. *Diagnóstico diferencial de las lesiones quísticas:* quistes congénitos, poliquistosis hepática, quistes hidatídicos (pág. 219), absceso piogénico o amebiano (fiebre y ↑ recuento leucocitario). Si se identifica una metástasis, debe investigarse el tumor primario (RXT, mamografía, endoscopia GI alta y baja). Se adaptarán los tests al paciente; realizar un ejercicio exhaustivo de caza y captura de un tumor primario en un enfermo terminal es absurdo y cruel. *Pruebas hemáticas:* serología de hepatitis B y C. La α-feto-proteína plasmática se encuentra elevada en el 80 % de los CHC (y tumores de células germinales, insuficiencia hepática fulminante, hepatitis crónica) y es normal en el colangiocarcinoma y en las metástasis hepáticas. La alteración notable de las PFH implica un pésimo diagnóstico y el cuadro colestásico es típico del colangiocarcinoma.

---

[1] T Ezaki 1992 *BMJ* i 196.

Tumores hepáticos primarios

Malignos:
Carcinoma hepatocelular
Variante fibrolamelar
Colangiocarcinoma
Angiosarcoma
Hepatoblastoma (en niños)
Fibrosarcoma, leiomiosarcoma

Benignos:
Adenoma hepático
Hemangioma
Hiperplasia nodular focal
Fibroma, leiomioma, lipoma

Origen de los tumores hepáticos secundarios

Varones	Mujeres	Poco frecuentes (ambos sexos)
Estómago	Mama	Páncreas
Pulmón	Colon	Leucemia
Colon	Estómago	Linfoma
	Útero	Tumores carcinoides

⋕⋕ Hepatitis crónica y autoinmune

Se considera crónica a cualquier tipo de hepatitis cuya duración sea >6 meses. Puede producirse con ausencia de síntomas y signos, o bien, existe fatiga, dolor en hipocondrio derecho, artralgias, complicaciones de cirrosis, ictericia o signos de hepatopatía crónica.

Causas. (Clásicamente, alcohol, idiopática/autoinmune, o vírica)

Virus:	Metabólicas:	Colestasis:	Fármacos:
Hepatitis B	Enfermedad de Wilson	CBP	Nitrofurantoína
Hepatitis C	α_1-antitripsina (pág. 574)	Sarcoidosis	Metildopa
Hepatotis D (δ)	Hemocromatosis	Colangitis autoinmune	Isoniacida

Diagnóstico y tests. Historia clínica detallada (viajes, transfusiones, sexo, drogas IV, antecedentes familiares, medicaciones) y exploración. La biopsia hepática confirma el diagnóstico, pero no siempre el agente causal, por lo que se realizarán también pruebas hemáticas: hepatitis B y C, autoanticuerpos (AAN, SMA, anti-microsoma hepático-renal, anti-antígeno hepático soluble, y anticuerpos anti-mitocondriales), α_1-antitripsina, bioquímica del hierro (pág. 461), ceruloplasmina (pág. 628), cobre, PFHs.

Clasificación. Tradicionalmente, se clasifican desde el punto de vista histológico en *cronica persistente* (HCP) y *crónica activa* (HCA). En la HCP, la lámina limitante entre los hepatocitos permanece intacta; en la HCA, se rompe y se produce una necrosis «en sacabocados» y en los casos más graves, puentes de necrosis. Esta clasificación va abandonándose, ya que las alteraciones histológicas presentan escasa correlación con la evolución.

Hepatitis B crónica. Se desarrolla en el 3 % de los pacientes británicos infectados con el virus, afectando a 300 millones de personas en todo el mundo. Es más frecuente en los recién nacidos, personas con déficit de inmunidad celular, hipogammaglobulinemia y en los varones. Generalmente, no se trata de una hepatitis aguda evidente. La progresión es lenta, y puede con el tiempo, evolucionar a cirrosis y carcinoma hepatocelular (300 x riesgo si el paciente es HbsAg +vo). ***Histología:***

puede ser casi normal, HCA o HCP, más frecuente la segunda. *Tratamiento:* α-interferón si el paciente es HbsAg +vo, con HbeAg circulante (pág. 186)[1]; dosis: 5-10 millones de unidades SC o IM 3 veces a la semana durante 16 semanas. ~40% responde al tratamiento (pérdida del antígeno e). Esto es más probable en los pacientes VIH -vos, con inflamación grave en la biopsia. ES: fiebre, temblores, cefalea, mialgias, malestar general, alopecia, depresión, mielosupresión, por lo que las primeras inyecciones se administrarán en el hospital. El paracetamol puede utilizarse para aliviar la fiebre y mialgias. Contraindicado en la enfermedad descompensada. El trasplante puede realizarse, pero las recurrencias de VHB son frecuentes (la lamivudina *puede* evitar este hecho, por ejemplo, 100 mg/día durante 1 año, comenzando 4 semanas después del trasplante).

Prevención de la hepatitis B y hepatitis B-asociada a cirrosis, hepatitis crónica y neoplasia hepática

Se utiliza la vacunación frente a hepatitis B (Engerix B®). Dosificación: 1 ml en el deltoides, repetido al mes y a los 6 meses (niños: 0,5 ml × 3 —en la porción anterolateral del muslo—).
Indicaciones: todo el mundo (recomendaciones de la OMS, incluso en las áreas de escasa incidencia). Esta estrategia resulta muy cara, pero no tan cara como la reciente política de vacunar tan sólo a los grupos de riesgo: trabajadores sanitarios (incluyendo, MG, dentistas, enfermeras, etc), drogadictos IV, homosexuales, pacientes en hemodiálisis, y compañeros sexuales de los portadores conocidos del antígeno hepatitis Be[2]. Los pacientes inmunodeprimidos (y otros) pueden necesitar dosis de recuerdo. Las pruebas serológicas ayudan a decidir las dosis de recuerdo e identificar a los individuos con escasa o nula respuesta: guarda relación con la edad avanzada, el hábito de fumar y el sexo masculino. ▶ *¡Debemos conocer nuestro propio nivel de anticuerpos!*

Anti-HBs	*Acciones y comentarios: (recomendaciones GB: las de EE.UU son diferentes[3])*
>1.000 ui/l	Buen nivel de respuesta; volver a someter al test a los ~4 años.
100-1.000	Buen nivel inmunitario; si se aproxima a 100, nuevo test en 1 año.
<100	Inadecuado; administrar dosis de recuerdo y volver a realizar el test.
<10	No ha respondido; dosis de recuerdo y nuevo test; si <10, obtener consentimiento para comprobar el estado de hepatitis B: HbsAg +vo, significa que existe una infección crónica; Anti-HB core +vo representa una infección del pasado con inmunidad actual.

CI: cualquier infección febril grave. Se comprobará la producción de anticuerpos 1 mes después de la última dosis (aunque el valor de esta pauta de trabajo intensiva no se ha demostrado)[4]. *Nota:* la inmunidad productiva comienza aproximadamente a las 6 semanas de la primera dosis de inmunización, por lo que resulta inadecuada para los pacientes que han estado sometidos a una exposición reciente; en este caso, la mejor opción es la administración de inmunoglobulina antihepatitis B específica, si el paciente no ha sido inmunizado previamente.

[1] M Bartholemew 1997 *Lancet* **349** 20.
[2] P Van Damme 1997 *BMJ* **i** 1033.
[3] A Tilzey 1995 *Lancet* **354** 1000.
[4] R Chapman 1995 *Prescriber's J* **35** 133.

Hepatitis C crónica. Se desarrolla en ~75% de los pacientes infectados, pudiendo desembocar en cirrosis y carcinoma hepatocelular. **Factores de pronóstico desfavorable:** larga duración; varón; edad ↑; exceso de alcohol; Hep B o VIH; cirrosis. **Tratamiento:** α-interferón. Se emplean 3-6 millones de unidades dos veces a la semana IM o SC durante 6 meses. Las transaminasas regresan a la normalidad en ~50%, pero muchos pacientes recidivan al finalizar el tratamiento. Entre el 10-25% logra un aclaramiento del virus y resolución de la inflamación hepática. Se está ensayando una combinación de ribavirina + α-interferón.

Hepatitis autoinmune. HCA. El tipo I se manifiesta (típico de mujeres jóvenes) con anorexia; malestar general; escasos signos de hepatopatía (eritema palmar, nevus en araña) y trastornos autoinmunes asociados o antecedentes familiares de los mismos (por ejemplo, artritis reumatoide, vitíligo, tiroiditis de Hashimoto). También, manifestaciones de tipo Cushing o ictericia. *Diagnóstico:* biopsia hepática, autoanticuerpos (varían según el tipo), PFH (↑ transaminasas, ↑ bilirrubina), hipergammaglobulinemia. *Tratamiento:* prednisolona ~50 mg/24 h oral. Se ajusta al cabo de unas semanas hasta la dosis de mantenimiento de (10 mg/24 h oral. La azatioprina (1,5-2 mg/kg/día oral) puede utilizarse junto con los esteroides. Se continuará el tratamiento durante 2 años, y posteriormente, se tratará de suspender. Al menos el 75 % experimentará recurrencias y requerirá un tratamiento continuado.

▶ Los trasplantes de hígado se considerarán en aquellos pacientes con Hca/HCP, al sobrevenir una insuficiencia hepática. La selección de los pacientes será rigurosa y el tiempo es un factor crítico.

⚕ Colitis ulcerosa (CU)

La colitis ulcerosa junto con la enfermedad de Crohn (pág. 467) constituyen el complejo de la enfermedad inflamatoria intestinal La CU es más frecuente; se define como una enfermedad inflamatoria recurrente del intestino grueso que afecta siempre al recto y se extiende proximalmente hasta afectar a una extensión variable del colon. Nunca sobrepasa la válvula íleocecal, aunque puede producir una ileítis reactiva. Fuera de los Trópicos, es la causa más frecuente de diarrea hemorrágica prolongada. La CU es más frecuente en los *no-fumadores* que en los fumadores, aproximadamente unas 2-6 veces (ocurre lo contrario en la enfermedad de Crohn) y la proporción mujer:varón >1. *Causa:* desconocida. Existe un cierto grado de predisposición genética, pero sin evidencias de implicación de un agente infeccioso.

▶ Se sospechará de CU siempre que una diarrea hemorrágica dure más de 7 días.

El paciente. *Síntomas:* (En ocasiones, ninguno). Aparición típica gradual (o bien, aguda) con rectorragia, diarrea y dolor abdominal, similar a los síntomas de una infección GI. Cuando sólo está afectado el recto (proctitis), es típico el estreñimiento con sangre en heces. Si es mayor la extensión y gravedad, existe una diarrea severa (>8 deposiciones/día, por ejemplo, nocturna y acompañadas de urgencia y tenesmo), con ↓ peso, fiebre y síntomas de hipoproteinemia o anemia. Pueden existir manifestaciones extra-intestinales (véase pág. 467). *Signos:* escasos en la forma crónica, como la acopaquia. En la forma fulminante: fiebre, taquicardia, hipotensión, pérdida de peso, deshidratación, colon sensible, manifestaciones extraintestinales.

Diagnóstico. *Sigmoidoscopia:* mucosa roja y erosionada; sangrado al menor roce; «pseudopólipos» inflamatorios debidos a la confluencia de varias úlceras. Biopsia rectal: infiltrado inflamatorio; úlceras en la mucosa; abscesos de cripta. *Radiografía abdominal:* dilatación del colon (± perforación) en la forma fulminante; la ausencia de heces implica afectación. *Enema opaco:* bordes borrosos de la mucosa, pseudopólipos, úlceras, (acortamiento del colon y pérdida de la haustración, en la forma crónica). Nunca deberá realizarse un enema opaco en casos graves (riesgo de perforación). ▶ Deberán descartarse las causas infecciosas (cultivo de heces, estudio microscópico). *Diagnóstico diferencial:* enfermedad de Crohn, colitis isquémica, infecciones (colitis pseudomembranosa, amebiasis, *Shigella, Camylobacter, E. coli*; también, *Cryptosporidium* y otros agentes en pacientes inmunodeprimidos).

Complicaciones. Hemorragias; deshidratación; dilatación tóxica y perforación; cáncer de colon (↑ el riesgo con ↑ duración y extensión; riesgo de un 11 % a los 26 años);

Colitis ulcerosa (CU)

Investigaciones: las biopsias frecuentes revelan los cánceres ocultos en ~1 cada 400 colonoscopias: se realizarán colonoscopias ~8 años tras la aparición y sólo se repetirán cuando los síntomas así lo indiquen[1], exista afectación hepática, como hígado graso; hepatitis; CEP*.

Tratamiento médico. Consiste en *tratar las recurrencias agudas* (página siguiente) y *mantener las remisiones*, por ejemplo, con sulfasalacina (5-ASA ligada a una molécula de sulfapiridina) 1 g/12 h oral, con el fin de disminuir la incidencia de recidivas hasta un 65 %. ES: erupciones, infertilidad masculina: se controlará el RSC (agranulocitosis, deficiencia de ácido fólico). La mesalacina (5-ASA sola) 400-800 mg/8 h oral, es de similar eficacia, pero carece de sulfamida. ES: como los de la olsalacina (dos unidades de 5-ASA). A largo plazo, (por ejemplo, a los 6 meses), la azatioprina reduce la necesidad de administrar esteroides.

Cirugía. Proctocolectomía e ileostomía; anastomosis ileorrectal; formación de divertículos. *Indicaciones:* cuando fracasa el tratamiento médico o surgen complicaciones.

Tratamiento agudo de la colitis ulcerosa activa

En la colitis ulcerosa leve, (<5 deposiciones diarias y paciente sano), se administrará prednisolona oral 20 mg/día, en dosis divididas, junto con enemas diarios de esteroides (por ejemplo, Colifoam®) durante 4 semanas. Si los síntomas mejoran, se irán reduciendo gradualmente las dosis de esteroides. Si no mejoran, se ↑ la dosis. En los pacientes que superan los >8 deposiciones diarias, pero que se encuentran bien, se administrarán enemas de esteroides y se iniciará un tratamiento con prednisolona oral 40 mg/día durante 1 semana, reduciendo después semanalmente la dosis hasta 30 mg y después 20 mg, que se mantendrán durante otras 4 semanas antes de intentar la reducción de la dosis. Si los pacientes se encuentran afectados sistémicamente y presentan >8 deposiciones/día, se ingresarán en el hospital y se someterán a la pauta de tratamiento de 5 días descrita a continuación. Puede utilizarse ciclosporina (en este caso, se vigilará la función renal).

Tratamiento de 5 días para la colitis ulcerosa grave

- Ingreso, consultar con algún experto. Informar a los cirujanos.
- Dieta absoluta. Colocar infusión IV (por ejemplo, 1 litro salino 0,9 % + 2 litros de glucosalino/24 h + 20 mmol K⁺/litro: menor cantidad en ancianos). Gráfica de: temperatura, pulso y respiraciones, PA.
- Exploración física dos veces al día. Anotar frecuencia de deposiciones/carácter de las mismas.
- Diariamente: RSC, UyE, radiografías simples, perímetro abdominal.
- Hidrocortisona, 100 mg/6 h IV más dos enemas jabonosos de acetato de hidrocortisona, 125 mg/día (~50 % se absorbe por vía sistémica).
- Considerar la necesidad de nutrición IV. Administrar vitaminas IM (pág. 475).
- Si el paciente experimenta mejoría a los 5 días, se le cambiará a un régimen de prednisolona oral 40 mg OD (se reduce la dosis a las 6 semanas) + sulfasalacina hasta mantener la remisión (véase texto principal).
- *Indicaciones para colectomía:* deterioro de la colitis a los 5 días; dilatación «tóxica» del colon (megacolon); perforación. La denominación «Tóxico» indica que el paciente se deteriora. Mortalidad quirúrgica total: 2-7 %; con perforación, 50 %.

---

* La colangitis esclerosante primaria (CEP) produce una fibrosis inflamatoria y estenosis de los conductos biliares intra- y extrahepáticos. La obstrucción biliar crónica y la cirrosis biliar secundaria evolucionan a insuficiencia hepática y muerte (o trasplante) en un plazo de ~10 años.
La causa de la CEP es desconocida. Se sospecha la influencia de mecanismos inmunológicos (el 50-60 % poseen HLA-DR 3). Los pacientes con CU poseen 10-20 veces mayor riesgo de padecer CEP (3-10 %). Aquellos con CU más extensa son los de mayor riesgo. La CEP se produce en <1 % de los pacientes con enfermedad de Crohn, y sólo en ese caso si existe colitis.
Signos: ictericia; prurito; peso ↓; dolor en hipocondrio derecho; fatiga; hepatoesplenomegalia. Se recomienda monitorizar la fosfatasa alcalina en todos los pacientes con CU (↑ en el 3 %); cuando no existen metástasis óseas, enfermedad de Paget u osteomalacia, la causa más probable será la CEP.

Enfermedad de Crohn

Trastorno inflamatorio crónico que puede afectar cualquier parte del aparato digestivo, desde la boca hasta el ano, pero en especial al íleon terminal y región ileocecal. A diferencia de la colitis ulcerosa (CU), existen zonas no afectadas de intestino, entre las lesiones producidas por la enfermedad activa (lesiones a saltos). **Anatomía patológica:** pared intestinal engrosada y edematosa con la mucosa enrojecida y ulcerada ± fisuras profundas y serpinginosas. La inflamación es transmural con un infiltrado de macrófagos, linfocitos y células plasmáticas, pudiendo existir granulomas en las paredes de los pequeños vasos sanguíneos o linfáticos. **Causa:** desconocida. Existe un componente genético; el hábito de fumar ↑ el riesgo 3-4 veces y los pacientes con enfermedad de Crohn siguen dietas más ricas en azúcares refinados y más pobres en fibras que los pacientes control. Una hipótesis sugiere que se trata de una hiperreactividad inmune (localizada, con ↑ actividad linfocítica) del aparato digestivo con excesiva vulnerabilidad frente a los antígenos[1].

El paciente. *Síntomas:* diarrea ± malabsorción; dolor abdominal cólico; rectorragia; pérdida de peso; fiebre; retraso en el crecimiento en los niños; manifestaciones extraintestinales (véase página siguiente). La afectación rectal y la rectorragia son menos frecuentes que en la colitis ulcerosa (CU), pero la fiebre y el dolor abdominal son más comunes. *Signos:* lesiones anales y perianales (colgajos cutáneos péndulos, abscesos y fístulas); acropaquia; signos correspondientes a la pérdida de peso, anemia o hipoproteinemia; úlceras aftosas en la boca; sensibilidad abdominal (por ejemplo, en el lado derecho).

Complicaciones. Estenosis que originan obstrucción GI subaguda/aguda; fístulas entre asas intestinales, vejiga y vagina; trastornos renales (secundarios a la obstrucción del uréter derecho debido al trastorno ileocecal); deficiencia de hierro, fólico y vit. B_{12}; neoplasias malignas. Cuando se prolonga la enfermedad (15-20 años), existe mayor predisposición al cáncer de intestino grueso o delgado (5 % a los 10 años).

Tests. Sigmoidoscopia + biopsia rectal ± obtención de imágenes del intestino delgado y grueso con contraste de bario (instilado al intestino delgado y con enema, respectivamente). De este modo, se visualizan las posibles estenosis, úlceras en «espina de rosa» y la mucosa adoquinada. ▶ Debe investigarse la presencia de carcinoma asociado. Estudios microscópicos de las heces y cultivo para descartar un origen infeccioso, así como observación de los glóbulos de grasa (malabsorción). *Indicadores de actividad:* VSG; PCR; glicoproteínas α_1 del suero.

Tratamiento. Los fármacos utilizados son los mismos que en la CU. Sin embargo, en la enfermedad de Crohn resultan menos eficaces. **Prednisolona:** alivia los síntomas, pero no existen pruebas de que los esteroides modifiquen el pronóstico. La **budesonida**

Diagnóstico: 1. Mediante colangiografía: hemorragia generalizada y estenosis del árbol biliar (es característica la apariencia «arrosariada» de los conductos biliares); 2. Ausencia de cálculos en la vesícula y de intervención quirúrgica previa en los conductos biliares; 3. El colangiocarcinoma ha sido descartado mediante un estudio exhaustivo. Bioquímica: la fosfatasa alcalina se eleva en un principio; es frecuente encontrar un cuadro colestático completo más tarde, con bilirrubina fluctuante. Puede existir hipogammaglobulinemia; los anticuerpos ANCA (pág. 599), SMA & AAN pueden ser +vos, pero el AAM es -vo.
Complicaciones: entre el 10-30 % desarrollará colangiocarcinoma (pág. 510), para los cuales, se utilizará el marcador Ca 19-9. Existe una mayor incidencia de displasia de colon y de cáncer de colon. También puede producirse una colangitis bacteriana.
No existe curación (la colectomía no da resultado). El prurito se trata con colestiramina; la colangitis bacteriana con antibióticos. El ácido ursodeoxicólico mejora los síntomas y los niveles de transaminasas: cualquier efecto sobre el pronóstico, no ha podido ser demostrado. Algunas estenosis extrahepáticas son susceptibles de ser intervenidas, mediante excisión o derivación a través de una ERCP. La mejor opción es el trasplante de hígado, siempre que el paciente sea joven y con la enfermedad muy avanzada. La recurrencia en el nuevo hígado no representa un problema. La supervivencia a los 4 años es del 80-90 %.

[1] AT Axon *Gut* 1994 **35** 587.

posee menos efectos colaterales (pág. 547)[1]. Los síntomas rectales se tratan con **enemas jabonosos de acetato de hidrocortisona**, 1 aplicación (125 mg)/12-24 h rectal, durante 1-2 semanas, y posteriormente en días alternos. El **metronidazol**, 400 mg/8 h, alivia la enfermedad perianal o colónica de algunos enfermos que no responden a los esteroides, pero no se debe administrar durante más de 3 meses por el riesgo de neuropatías. La **azatioprina** (2 mg/kg/día oral) permite evitar los esteroides en pacientes con síntomas crónicos (ES: mielosupresión: realizar RSC regularmente). La **sulfasalacina** se puede ensayar, pero no alivia la enfermedad ileal ni es útil como terapéutica de mantenimiento. Si la malabsorción de sales biliares determina diarrea, puede ser útil la **colestiramina**, 4-8 g/8 h oral. Si fracasa el tratamiento intensivo, debe consultarse con un especialista. ▶ No se deben emplear fármacos en un intento de aplazar la cirugía correctiva (de la obstrucción, fístulas o abscesos). **Gestación:** los esteroides y la sulfasalacina no están contraindicados. Evitar el metronidazol y la azatioprina.

Nutrición. Cuando existe esteatorrea, se probará con una dieta pobre en grasas, si el paciente muestra intolerancia a la lactosa, se empleará una dieta carente de lactosa; cuando existen estenosis, la dieta deberá ser pobre en fibra. Las dietas elementales (como la E028)[1]. son tan eficaces como los esteroides en la enfermedad activa, pero carecen de palatabilidad y las recidivas son más frecuentes. La re-introducción gradual de alimentos mantiene las mejorías obtenidas y hace que la dieta sea más llevadera[2]. Se considerará la posibilidad de administrar nutrición parenteral cuando la ingesta de líquidos orales o con SNG resulte imposible (por ejemplo, en una obstrucción). El aceite de pescado en comprimidos intestinales recubiertos es capaz ˣ de prevenir ciertas recidivas (3 x comprimidos de 500 mg/día), pero aún es pronto para recomendar su empleo generalizado[3].

Cirugía. La mayoría de los pacientes va a necesitar al menos 1 intervención en su vida para resolver las estenosis, abscesos, fístulas o los síntomas graves o intratables. La cirugía nunca es curativa (a diferencia de CL). La cirugía diverticular *no* se realiza en la enfermedad de Crohn.

Enfermedad inflamatoria intestinal: manifestaciones extra-intestinales

Relacionadas con la actividad de la enfermedad:

Eritema nodoso
Piodermia gangrenosa**
Artropatías (asimétricas)
Conjuntivitis
Episcleritis
Uveítis
Trastornos tromboembólicos
Cálculos biliares (no en la CU)
Amiloidosis

No relacionados con la actividad de la enfermedad:

Sacroiliítis
Espondilitis anquilopoyética
Colangitis esclerosante primaria (pág. 465)**

* Más frecuente en la colitis ulcerosa que en la enfermedad de Crohn.

---

[1] N Wright 1997 *BMJ* i 454.
[2] AM Riordan 1993 *Lancet* ii 1131.
[3] A Belluzi 1996 *E-BM* 1 214.

Síndrome de intestino irritable

El síndrome de intestino irritable se caracteriza por síntomas gastrointestinales muy molestos, experimentados en ausencia de cualquier tipo de patología orgánica. Esta enfermedad se define por lo negativo: no existe una patología estructural, no se conoce ninguna prueba diagnóstica y no tiene curación. El diagnóstico se basa en la exclusión de otras enfermedades y es uno de los más frecuentes dentro de la clínica GI. De hecho, la incidencia a lo largo de la vida es $\geqslant 20\%$; lo más positivo es que la mayoría de los que lo padecen se decantan por no acudir al médico.

El paciente. Suele tener una edad de 30-40 años, aunque esta enfermedad puede estar presente en edades más avanzadas o presentarse tras una diarrea en niños de 1 año. La proporción mujer:varón $\approx 2,5:1$.

Síntomas:

1. Dolor abdominal o malestar, apreciado frecuentemente en una o ambas fosas ilíacas y que suele aliviarse con la defecación o al eliminar el gas intestinal.
2. Sensación de distensión abdominal o «hinchamiento».
3. Alteración del hábito intestinal, continua o intermitente. Puede manifestarse predominantemente como una diarrea, estreñimiento o ambos[1]. Es frecuente una urgencia por las mañanas, en la que el paciente experimenta la necesidad imperiosa de defecar varias veces al despertarse y durante y después del desayuno.

Otros síntomas más inespecíficos incluyen la sensación de vaciado incompleto del recto y la emisión de moco con las heces. **La presencia de sangre en heces nunca debe asociarse directamente al SII: puede investigarse una causa orgánica.** Entre los síntomas digestivos altos, se incluyen, las náuseas, disfagia y sensación de saciedad. En la mujer, pueden existir síntomas ginecológicos como la dispaurenia, polaquiuria y urgencia. **Signos:** escasos e inespecíficos (por ejemplo, colon sensible y palpable). Los síntomas son crónicos, con remisiones y recidivas, desencadenadas por factores como el estrés, gastroenteritis o alteraciones de la flora intestinal producidas por antibióticos.

Causas. La etiología es desconocida. Se han involucrado los factores psicológicos, gastroenteritis previas, intolerancias alimentarias y malabsorción de ácidos biliares. Cualquiera que sea la causa, gran parte de este síndrome puede justificarse por una anomalía en la actividad de la musculatura lisa intestinal y un mayor conocimiento sobre el intestino.

Diagnóstico. Se realiza por exclusión de otras posibles causas de los síntomas (la mayoría son manifestaciones de determinados trastornos orgánicos). El propio juicio del médico determina lo lejos que deben llegar las investigaciones, manteniendo un equilibrio entre el coste de las pruebas (y la exposición del paciente a riesgos innecesarios) y la posible negligencia para determinar una enfermedad orgánica curable. En los jóvenes con historia clínica típica, resulta adecuado realizar un RSC, VSG y sigmoidoscopia. En pacientes >40 años con reciente modificación del hábito intestinal, deberá descartarse el cáncer de colon (FOB, enema de doble contraste y/o colonoscopia). En pacientes con diarrea grave, se considerará la posibilidad de infección (cultivo de heces); enfermedad inflamatoria intestinal (biopsia rectal) y malabsorción (grasa fecal) antes de diagosticar síndrome de intestino irritable.

Diagnóstico diferencial. Cáncer de colon, enfermedad inflamatoria intestinal, enfermedad celíaca, infecciones gastrointestinales, tirotoxicosis, enfermedad inflamatoria pélvica, endometriosis.

Tratamiento. Casi nunca se logra un éxito completo, por lo que nos mostraremos cautelosos ante el paciente. Resulta imprescindible tranquilizar al enfermo, explicándole su proceso. Cuando se sospecha una intolerancia alimentaria, se intentará una dieta de exclusión. Si existe una diarrea molesta: administración de un agente formador de masa fecal + lactulosa o hidróxido de magnesio. La fibra *no es* la panacea: se sabe que de hecho, empeora el dolor y el meteorismo en algunos tipos de síndrome de intestino irritable. Los antiespasmódicos (mebeverina 135 mg/8 h oral) reducen el dolor cólico y el meteorismo (evitar los antiespasmódicos anticolinérgicos, por sus efectos secundarios). Los tranquilizantes (como el diacepam) sólo se emplearán si los síntomas están relacionados claramente con el estrés y sólo durante breve tiempo, que coincidirá con los períodos concretos de estrés del paciente. Los tratamientos cognitivos también pueden ayudar.

Pronóstico. Aproximadamente el 50 % de los pacientes continuará con los síntomas al cabo de 5 años.

Carcinoma de páncreas

Representa el 1-2 % de todas las neoplasias malignas y hasta 6.500 muertes anuales en el Reino Unido. La mayoría son adenocarcinomas ductales, aunque un pequeño número se desarrolla a partir de células exocrinas o endocrinas y poseen un pronóstico más favorable. El 60 % se localiza en la cabeza del páncreas, el 15 % en la cola y el 25 % en el cuerpo. El cáncer pancreático ductal metastatiza con gran rapidez: en el momento de la presentación, la mayoría de los pacientes presentan ya diseminación. *Factores predisponentes:* hábito de fumar, resección gástrica previa y posiblemente, diabetes. La pancreatitis aguda o crónica no constituye un factor de riesgo.

El paciente. *Síntomas:* dolor abdominal epigástrico intratable, grave, corrosivo, que empeora durante la noche, se irradia hacia la espalda y se alivia al permanecer el paciente sentado e inclinado hacia delante; pérdida de peso acusada; dispepsia; el prurito es infrecuente. *Signos:* ictericia obstructiva, caquexia (pág. 41); fiebre; aumento de la vesícula biliar: recordar la ley de Courvoisier: *Si se palpa la vesícula en una ictericia indolora, la causa no se debe a colelitiasis*; la explicación es que los cálculos producen una reacción fibrótica de la vesícula biliar, que le impide su distensión. *Presentaciones menos frecuentes:* tromboflebitis migratoria (en el 10 % de los casos) o la endocarditis marántica (es decir, asociada a caquexia) (ambas pueden producir embolias); obstrucción gastrica de salida; diabetes mellitus (normalmente, permanecen funcionales suficientes células-β como para mantener la normoglucemia); pancreatitis producida por una obstrucción ductal; hepatomegalia debida a metástasis.

Tests. La ecografía muestra un árbol biliar dilatado y presencia de masas en el páncreas e hígado; la ERCP resalta la estructura anatómica del árbol biliar y localiza el punto de obstrucción (pág. 451); la TC permite una mejor valoración de la resectabilidad del tumor, por ejemplo, la presencia de metástasis hepáticas, el grado de invasión local; la biopsia guiada mediante TC es capaz de diferenciar el adenocarcinoma de otros tipos celulares con mejor pronóstico.

Tratamiento. Sólo el 13 % de los carcinomas son reseccionables para la intervención de Whipple (gastrectomía parcial/duodenectomía + pancreatectomía parcial ± colecistectomía ± coledocectomía distal). Otros pacientes pueden beneficiarse de la cirugía paliativa diseñada para derivar las diferentes obstrucciones, por ejemplo, la gastroyeyunostomía resuelve la obstrucción duodenal; la colecisto-yeyunostomía resuelve la obstrucción del colédoco y la yeyuno-yeyunostomía desvía los alimentos desde el árbol biliar. La más simple derivación percutánea o mediante ERCP, puede emplearse para resolver una ictericia obstructiva. El dolor intenso se alivia mediante bloqueo percutáneo del ganglio celíaco.

Supervivencia. Debido a la elevada mortalidad operatoria (5-20 % dependiendo de la experiencia del cirujano)[1] y la reducida supervivencia a los 5 años, incluso tras la resección adecuada, el procedimiento de Whipple sólo se considera una técnica paliativa. La supervivencia tras la cirugía de derivación es de 24 semanas (sin tratamiento: 9 semanas) y tras la intervención de Whipple, 40 semanas. Los pacientes con tumores *no-ductales*, sin embargo, pueden sobrevivir mucho más tiempo: por este motivo, todos los pacientes en los que se sospecha un cáncer de páncreas requieren un estudio quirúrgico detallado[2,3].

Tumores carcinoides

Grupo de tumores originados a partir de las células argentafínicas, que por definición, son capaces de producir 5-HT (5-hidroxitriptamina). Localizaciones frecuentes: apéndice (25 %), y recto. Pueden también afectar a cualquier tramo del aparato GI, así como el ovario, testículos y bronquios. Los tumores pueden ser benignos, pero el 80 % metastatiza cuando superan el tamaño de 2 cm. En un principio, los síntomas y signos son escasos. Los tumores GI pueden dar lugar a apendicitis, intususcepción u obstrucciones. Las metástasis hepáticas pueden producir dolor en el hipocondrio derecho. Los tumores carcinoides son capaces de producir ACTH, dando lugar al síndrome de Cushing y también pueden intervenir en el síndrome MEN-1. El síndrome carcinoide se produce en ~10 % de los casos.

Síndrome carcinoide. Suele implicar afectación hepática. Signos: sofocación paroxística (± síntomas migratorios) por ejemplo, con DyV, dolor abdominal ± ICC (insuficiencia tricúspide y estenosis pulmonar). *Crisis carcinoide:* cuando el tumor desarrolla su propia irrigación sanguínea, se liberan grandes cantidades de mediadores farmacológicamente activos. Los síntomas empeoran de manera notable y pueden poner en peligro la vida del paciente.

Diagnóstico. Detección del ↑ del ácido 5-hidroxindolacético en la orina de 24 h (= 5HIAA, un metabolito del la 5-hidroxitriptamina o 5-HT; sus niveles pueden modificarse según determinados fármacos y la dieta: consultar con el laboratorio). Cuando no se identifican metástasis, se localizará el tumor primario (RXT, TC de tórax, pelvis) y se intentará realizar una resección curativa.

Tratamiento del síndrome carcinoide. Fundamentalmente, paliativo.La octreotida (análogo de la somatostatina) bloquea la liberación de los mediadores tumorales y contrarresta sus efectos periféricos. Sus efectos van disminuyendo con el tiempo, por lo que será necesario cambiar de estrategia (loperamida o ciproheptadina para la diarrea; ketanserina para la erupción; interferón-α). La exéresis quirúrgica (por ejemplo, la enucleación) o la embolización de las metástasis hepáticas, ayuda a disminuir la sintomatología. Esto debe realizarse con un tratamiento previo con octreotida para evitar el desencadenamiento de una crisis carcinoide masiva. Las crisis se tratan con dosis elevadas de octreotida, manteniendo cuidadosamente el equilibrio hídrico (es necesario insertar una vía central). *Supervivencia media:* 5-8 años; cuando existen metástasis, 38 meses, pero puede ser *mucho más* tiempo (~20 años); por tanto, no debemos rendirnos con facilidad, incluso aunque las metástasis estén presentes.

---

[1] J Cameron 1993 *Ann Surg* **17** 430.
[2] J Kingham 1995 *Lancet* **346** 986.
[3] R Charnley 1994 *BMJ* **i** 1715.
Véase la página web sobre cáncer de páncreas de Johns Hopkins *http://128.220.85.41/PAN-CREAS_WHATS_NEW*.

Trastornos nutricionales

Escorbuto. Se debe a la carencia de vitamina C en la dieta. ▶ *El enfermo, ¿posee escasos recursos, se trata de una embarazada o sigue una dieta especial? Signos:*
1. Apatía, anorexia, caquexia (pág. 41).
2. Gingivitis, caída dentaria y aliento desagradable de la boca (halitosis).
3. Sangrado por encías, nariz, folículos pilosos o hacia el interior de las articulaciones, vejiga urinaria, intestino.

Diagnóstico: No existe ninguna prueba totalmente satisfactoria. El ácido ascórbico RC ↓.

Tratamiento: educación dietética; ácido ascórbico 250 mg/24 h oral.

Beriberi. Se manifiesta por insuficiencia cardíaca con edema generalizado (beriberi húmedo) o neuropatía (beriberi seco) por carencia de vitamina B_1 (tiamina). Véase la encefalopatía de Wernicke (pág. 627) para el tratamiento y pruebas diagnósticas.

Pelagra. Se debe a la carencia de ácido nicotínico. Se asocia a otras deficiencias nutricionates. La tríada clásica de signos es: diarrea, demencia y dermatitis. Otros hallazgos: neuropatía, depresión, temblor, rigidez, ataxia, convulsiones. La pelagra se observa, a veces, en el síndrome carcinoide. *Tratamiento:* educación, reposición electrolítica, nicotinamida, 500 mg/24 h oral.

Xeroftalmia. Se produce por deficiencia de vitamina A y es la causa principal de ceguera en los Trópicos. Las conjuntivas se secan y desarrollan manchas ovales o triangulares (manchas de Bitôt). La córnea se opacifica y reblandece. Véase *OHCS* pág. 512. Se administra vitamina A 200.000 u como dosis inicial por vía oral, se repite a las 24 h y una semana más tarde (media dosis si es un niño <1 año; un cuarto de dosis si es <6 meses de edad); precauciones durante el embarazo: debe evitarse la embriopatía producida por la vitamina A[1]. Re-educación y control de la dieta.

Latirismo. Es la parálisis espástica aguda que se produce en los consumidores de la harina de almorta (que contiene una toxina). El tratamiento no consigue un resultado satisfactorio.

Favismo. Se produce hemólisis grave repentina en personas con ciertos tipos de deficiencia de G6PD al comer habas o inhalar su polen.

✝ Malabsorción gastrointestinal

El paciente. Diarrea; pérdida de peso; esteatorrea. Signos de deficiencia: anemia (↓ Fe, ↓ B_{12}, ↓ folato); hemorragias (↓ vitamina K); edema (↓ proteínas). Las causas más frecuentes son la enfermedad celíaca, la enfermedad de Crohn y la pancreatitis crónica.

Causas. *Insuficiencia biliar:* cirrosis biliar primaria; resección del íleon; obstrucción biliar; colestiramina.

Insuficiencia pancreática: pancreatitis crónica; carcinoma de páncreas; fibrosis quística.

Mucosa del intestino delgado: enfermedad celíaca y de Whipple (pág. 628); esprue tropical; enteritis por radiación; resección del intestino delgado; deficiencia de las enzimas del borde de cepillo (por ejemplo, insuficiencia de lactasa); fármacos (metformina, neomicina, alcohol); amiloidosis (pág. 545).

---

[1] A Potter 1997 *BMJ* i 317.

Sobrecrecimiento bacteriano: espontáneo; en los divertículos; en asas ciegas tras una intervención quirúrgica. Se trata con metronidazol (400 mg/8 h oral) o con oxitetraciclina (250 mg/6 h oral).

Infecciones: giardiasis; difilobotriasis (malabsorción de vitamina B_{12}); estrongiloidiasis.

Apremio intestinal: tras gastectomía de *dumping;* post-vagotomía; gastroyeyunostomía.

Tests. RSC (↓VCM, macrocitosis); ↓ Ca^{2+} (↓ vitD por malabsorción de grasas); ↓ Fe; ↓ fólico; ↑ TP (↓ vitK). **Heces:** tinción de Sudán de los glóbulos grasos; estudio microscópico para parásitos. **Tránsito intestinal:** divertículos; enfermedad de Crohn; enteritis por radiación. **Prueba de respiración de hidrógeno:** (sobrecrecimiento bacteriano). Se toman muestras del aire espirado; se administra glucosa; se toman más muestras a intervalos de 1/2 hora. Cuando existe sobrecrecimiento bacteriano, existe un ↑ de la cantidad de hidrógeno espirada. **Biopsia de intestino delgado:** mediante endoscopia. **ERCP:** obstrucción biliar; pancreatitis crónica.

Esprue tropical. Atrofia de las vellosidades y malabsorción de grasas y vitaminas. Se produce en Oriente Medio y Lejano y en el Caribe, pero no en Africa. Se desconoce su causa. La tetraciclina, 250 mg/6 h oral + ácido fólico 15 mg/24 h oral, tienen efecto paliativo.

Enfermedad celíaca. Intolerancia permanente al gluten (proteína soluble en alcohol presente en el trigo, cebada, centeno ± avena), dando lugar su ingestión a una atrofia de vellosidades y malabsorción. **Asociaciones:** HLA B8 (~80 %) y DQW2; enfermedades autoinmunes; dermatitis herpetiforme.

El paciente: esteatorrea; dolor abdominal; meteorismo; náuseas, vómitos, úlceras aftosas, estomatitis angular; peso ↓; fatiga; debilidad; osteomalacia; retraso en el crecimiento (niños). Aproximadamente 1/3 no presenta síntomas. Puede aparecer a cualquier edad, pero con mayor frecuencia entre los 0-5 años y entre los 50-60 años. Proporción mujer:varón >1. **Diagnóstico:** anticuerpos anti-endomisio, anticuerpos antirreticulina, anticuerpos α-gliadina. Biopsia yeyunal; atrofia de las vellosidades. Esta atrofia puede revertir con una dieta sin gluten, además de reducirse los síntomas y los niveles de anticuerpos α-gliadina; todo ello volverá a reproducirse al volver a una dieta con gluten.

Tratamiento: dieta exenta de gluten para siempre. Están permitidos el arroz, maíz, soja, patatas (en ocasiones, la avena) y el azúcar. En GB existen galletas, harina, pan y pasta sin gluten. Se comprobará que el paciente siga las normas mediante control de los anticuerpos α-gliadina.

Complicaciones: anemia; intolerancia secundaria a la lactosa; linfoma GI de células-T (sospechar siempre que se produzca deterioro rápido a pesar de la dieta), cáncer (gástrico, esofágico, vesical, de mama, cerebral); miopatías; neuropatías; hiposplenismo.

Pancreatitis crónica. Se caracteriza por un dolor epigástrico que se refleja hacia la espalda (y que se alivia, por ejemplo, al permanecer el paciente sentado inclinado hacia delante, o con bolsas de agua caliente sobre el epigastrio o la espalda; comprobar la presencia del *eritema ab igne,* zona gris oscura en este caso)[1]; meteorismo; esteatorrea; ↓ peso; diabetes.

Causas: el abuso crónico de alcohol es la causa principal; con menor frecuencia, familiar; fibrosis quística; hemocromatosis; obstrucción del conducto pancreático (cálculos o cáncer de páncreas); hiperparatiroidismo.

---

[1] A Ala 1998 *Lancet* **351** 67.

Tests: ecografía (dilatación del árbol biliar; cálculos); si la ecografía parece normal[1], puede realizarse una TC/ERCP (pág. 451); radiografía simple de abdomen; calcificación pancreática espiculada; glucosa plasmática.

Tratamiento:

- Analgesia (± bloqueo del plexo celíaco)[2].
- Lipasa, por ejemplo, en cápsulas entéricas recubiertas (Nutrizym GR® 1-4 cápsulas oral, con las comidas).
- Vitaminas liposolubles (por ejemplo, Multivite pellets®).

Dieta: dieta pobre en grasa (+ abstinencia de alcohol). Triglicéridos de cadena media (aceite MCT®) (no requieren lipasa para su absorción, pero pueden empeorar la diarrea)[2].

Cirugía: cirugía para el dolor insoportable; abuso de narcóticos (precaución ante esto); ↓ peso; comprende pancreatectomía y pancreatoyeyunostomía.

Alcoholismo[1]

Una persona alcohólica es aquella cuyo hábito de beber le conduce a deteriorar su trabajo y su vida social. ▶ La principal característica del alcoholismo es la negación de esta enfermedad, por lo que debemos interrogar a sus familiares y allegados. Tests de detección: ↑ VCM; ↑ GGT. (Es necesario tener en cuenta que el alcohol es beneficioso en dosis bajas, por ejemplo, <21 unidades/semana en varones, véase pág. 435)[2].

Interrogatorio

- ¿Puede usted controlar siempre lo que bebe?
- ¿El alcohol le ha llevado a abandonar un poco su familia y su trabajo?
- ¿A qué hora comienza usted a beber? ¿En ocasiones, empieza a beber antes de esa hora?
- ¿Sus amigos comentan lo que usted bebe y le han pedido que reduzca esta cantidad?
- ¿Alguna vez ha bebido por las mañanas para superar un problema?
- Resuma el alcohol que ingiere en un día normal, sin obviar ninguna consumición.

Órganos afectados por el alcohol

- **Hígado:** (Normalmente, en el 50 % de los alcohólicos).
  1. *Hígado graso:* agudo y reversible, pero puede evolucionar a cirrosis si continúa el paciente bebiendo (también se observa en la obesidad, diabetes mellitus y con amiodarona).
  2. *Hepatitis:* (fiebre, ictericia y vómitos): el 80 % evoluciona a cirrosis (insuficiencia hepática en el 10 %). Biopsia: cuerpos de Mallory ± infiltrado con neutrófilos.
  3. *Cirrosis:* (pág. 458): la supervivencia a los 5 años es del 48 % si el paciente continúa bebiendo (si no es así, del 77 %).

---

[1] K Mergener 1997 *Lancet* **350** 1379.
[2] V Moreira 1998 *Lancet* **351** 67.
[3] *BMJ* 1997 **i** 1499.

- **SNC:** pérdida de la memoria y del estado cognitivo: ▶La administración IM de complejos multivitamínicos puede revertirlo; atrofia cortical; neuropatía retrobulbar; convulsiones; caídas; marcha con base ancha (**LÁMINA 3**); encefalopatía de Korsakoff ± Wernicke, pág. 627.
- **Aparato digestivo:** obesidad, diarrea; erosiones gástricas; úlceras pépticas; varices (pág. 449); pancreatitis (aguda y crónica).
- **Sangre:** VCM ↑; anemia por: mielodepresión, hemorragias GI, deficiencia de fólico asociada al alcoholismo, hemólisis; anemia sideroblástica.
- **Corazón:** arritmias; ↑ PA; miocardiopatías; muerte súbita en una borrachera[1].

Signos de abstinencia. Pulso ↑; PA ↓; tremor; convulsiones; alucinaciones (delirium tremens): puede ser visual o táctil, por ejemplo, de animales que reptan por encima del paciente.

Contraindicaciones del alcohol. Conducción; hepatitis; cirrosis; úlcera péptica; fármacos (antihistaminas); carcinoide; gestación (síndrome de alcoholismo fetal: ↓ coeficiente intelectual, fisura palpebral acortada, ausencia de filtrum labial y ojos pequeños).

Tratamiento. Abstinencia de alcohol: ingreso del paciente; medir PA + temperatura, pulso y ritmo respiratorio cada 4 h. Vigilar la hipotensión. Durante los 3 primeros días, se administrará diacepam de forma generosa, por ejemplo, 10 mg/6 h oral o rectal, si existen vómitos (en las convulsiones, véase pág. 688), y después, se disminuye la dosis (por ejemplo, 10 mg/8 h oral en los días 4-6, y más tarde 5 mg/12 h durante los 2 días siguientes o más). El clormetiazol empleado antiguamente produce adicción con facilidad + depresión respiratoria (eso se dice, ☛)[2]; las fenotiacinas también son problemáticas. Es necesario administrar vitaminas.

Prevención: (OHCS pág. 454): cervezas sin alcohol; pubs donde no se expenda alcohol; consumo moderado de alcohol, por ejemplo, (20 unidades/semana en varones; y (15 unidades/semana en mujeres: aquí no hay cifras absolutas, ya que el riesgo es continuo. (Límites más altos son controvertidos[3]). 1 unidad equivale a 9 g de etanol, es decir, 1 medida de bebida espirituosa, 1 vaso de vino o 1/2 pinta de cerveza.

Tratamiento del alcohólico establecido: vigilancia, especialmente, si el paciente realmente desea cambiar. Si es así, puede formar parte de una **terapia de grupo** o tratamientos de auto-ayuda (por ejemplo, en «Alcohólicos Anónimos»). Debemos animarle a cambiar. Pensar en modos de declinar una invitación a beber. Sugerirle que no pida bebida para sí mismo cuando le toque pedir una ronda. Aconsejarle que no se lleve la bebida a la boca hasta que lo haga el más lento de su grupo. Y entonces sólo deberá mojarse los labios, tomando una pequeña cantidad y no beber de golpe. Ofrecer seguimiento y apoyo. La ansiedad, insomnio y las ganas de beber pueden mitigarse con **acamprosato** (pág. 367); CI: gestación, insuficiencia hepática grave, creatinina >120 μmol/l; ES: DyV, fluctuaciones de la líbido; ejemplo de dosificación: 666 mg/8 h oral si el paciente pesa >60 kg y es <65 años de edad[4]. Puede reducirse el placer que ofrece el beber alcohol (y el deseo de beber) con **naltrexona** 50 mg/24 h oral, para reducir a la mitad la tasa de reincidencia[5]. ES: vómitos, sonmolencia, vértigo, calambres, artralgia. CI: hepatitis, insuficiencia hepática. Resulta costoso. Consultar con un especialista cuando sea necesario emplear alguna droga.

---

[1] Lancet 1995 **i** 1643.
[2] 1997 BMJ **ii** 846.
[3] BMJ 1995 **ii** 3.
[4] Lancet 1995 **i** 456.
[5] Drug Th Bul 1997 **35** 70.

12

Endocrinología

Principios de endocrinología	478	Hiperparatiroidismo	494
Diabetes mellitus:		Hipoparatiroidismo	496
Clasificación y diagnóstico	477	**Glándula adrenal:**	
El diabético recién diagnosticado	479	Corteza adrenal y síndrome	
Resistencia a la insulina	480	de Cushing	496
Evaluación del paciente diabético establecido	481	Evaluación de un paciente ante la sospecha de Cushing	496
Algunas pautas comunes de tratamiento con insulina	482	Enfermedad de Addison	498
Retinopatía diabética	483	Hiperaldosteronismo	499
Neuropatía autónoma y el pie del diabético	484	Feocromocitoma	500
Pacientes diabéticos con enfermedades intercurrentes	485	Hirsutismo, virilización, ginecomastia e impotencia	501
Hipoglucemia	486	**Hipófisis:**	
Trastornos tiroideos y paratiroideos:		Hipopituitarismo	503
		Tumores hipofisarios	504
Pruebas básicas de función tiroidea	487	Hiperprolactinemia	506
Pruebas especiales de función tiroidea	488	Acromegalia	507
Hipertiroidismo (tirotoxicosis)	491	Diabetes insípida	508
Falta de hormona tiroidea (hipotiroidismo; mixedema)	492	**Epífisis o glándula pineal:**	
Trastornos oculares tiroideos	493	Ritmos circadianos	509

Páginas de interés en otros capítulos:

Urgencias diabéticas (pág. 690); intervenciones quirúrgicas en un paciente diabético (pág. 95); el ojo en la diabetes (*OHCS* pág. 508); urgencias tiroideas (pág. 691); masas tiroideas (pág. 130); enfermedad de Addison, trastornos tiroideos y cirugía (pág. 98); crisis addisonianas y coma hipopituitario (pág. 694); urgencias por feocromocitoma (694), hiperlipidemia (pág. 577).

Endocrinología y gestación: trastornos tiroideos en la gestación (*OHCS* pág. 157); diabetes en la gestación (*OHCS* pág. 156).

> ### Principios de la endocrinología
> - Definir un síndrome clínico.
> - Asociarlo al funcionamiento incorrecto de una glándula.
> - Determinar el rendimiento de la glándula y su producción hacia el torrente sanguíneo. ¿La secreción es diurna? ¿Qué otras variables determinan el proceso? Definir síndromes clínicos asociados con el defecto o el exceso de secreción (síndromes *hiper-* e *hipo-*, respectivamente; *eu-* significa normal, ni ↑ ni ↓, como en el *eutiroidismo*).
> - Hallar una técnica radiológica para visualizar la glándula.
> - Caracterizar cualquier tipo de bioensayo interno que la naturaleza sea tan amable de brindarnos. Por ejemplo, podemos considerar a la hormona estimulante de la glándula tiroides (TSH) como un bioensayo adecuado de la función tiroidea: lo mismo ocurre con la Hb_{1c} en la diabetes mellitus (pág. 477).
> - Encontrar modos de estimular la glándula, definiendo las variaciones de la norma.
> - Encontrar modos de inhibir la glándula. Cuantificar los metabolitos intermediarios para definir posteriormente la fisiopatología y las pautas de tratamiento.

Diabetes mellitus: clasificación & diagnóstico

Definición. La diabetes mellitus (DM) es un síndrome producido por la falta o disminución de la efectividad (véase página siguiente) de insulina endógena, caracterizándose por una hiperglucemia y trastornos metabólicos.

Tipo I (DM insulino-dependiente, DMID). Suele tener una aparición juvenil, aunque puede producirse a *cualquier edad* e ir asociada a otras enfermedades autoinmunes (+HLA DR3 & DR4 & anticuerpos frente a las células de los islotes pancreáticos durante el tiempo de diagnóstico). Se produce una deficiencia de insulina. La concordancia es >30 % en gemelos idénticos. Se piensa que existen 4 genes implicados: uno (6q) determina la sensibilidad de los islotes frente a las lesiones (por ejemplo, por virus o reacciones cruzadas por anticuerpos inducidos por la leche de vaca). Los pacientes *siempre* necesitan insulina y son propensos a las cetoacidosis y a la pérdida de peso.

Tipo 2 (DM no insulino-dependiente = DMNID = DM de aparición tardía). Los pacientes pertenecen a un grupo de edad más madura y suelen ser obesos. (100 % de concordancia en gemelos idénticos. Se debe a una alteración de secreción de insulina o a una resistencia a la misma. *Nota:* en ocasiones, este tipo de DM puede requerir la administración de insulina: *esto no significa que el paciente padezca el tipo 1*. Es probable que los pacientes con cetonuria requieran insulina, y también aquellos con glucosa >25 mmol/l, cuando la aparición ha sido súbita, exista ↓ peso, o deshidratación. Si existe cetoacidosis, sí se trata del tipo 1.

Causas de diabetes secundaria. *Fármacos* (esteroides y tiacidas), *trastornos pancreáticos* (pancreatitis, intervenciones en las que se extirpa <90 % del páncreas, hemocromatosis, fibrosis quística, cáncer de páncreas), *otros trastornos endocrinos* (enfermedad de Cushing, acromegalia, feocromocitoma, tirotoxicosis), *otras* (acantosis nigricans, lipodistrofia congénita con anticuerpos frente a los receptores insulínicos y enfermedades de depósito de glucógeno).

Presentación de la DM. Los pacientes pueden estar asintomáticos. *Aguda:* cetoacidosis (pág. 690), malestar, hiperventilación, aliento cetónico, pérdida de peso, poliuria y polidipsia. *Subaguda:* historia clínica como la descrita más arriba, pero de mayor duración y además, letargia, infecciones (prurito vulvar, forúnculos). *Complicaciones:* pueden constituir el síntoma de presentación: infecciones, neuropatías, retinopatías, trastornos arteriales (como IM o claudicaciones).

Diagnóstico
1. Glucosa plasmática venosa en ayunas >7,8 mmol/l* o en extracciones aleatorias >11,1 en dos ocasiones.

2. **Test de tolerancia a la glucosa:** glucosa en ayunas >7,8 y/o glucosa a las 2 h ⩾ 11,1 mmol/l.
3. **Glucosuria:** requiere pruebas adicionales incluso aunque el paciente no manifieste síntomas (sensibilidad 32%, especificidad 99%)[1]. *Nota:*
   — Si la glucosuria en ayunas >6 pero <8 mmol/l, se recomendará una dieta al paciente (como en la DmNId, pág. 435) y se repetitá la medición de glucosa a los 6 meses. No se le debe etiquetar como paciente diabético (debido a las implicaciones de seguridad).
   — Las pruebas de glucosuria son sencillas, pero no resulta económico muestrear con este medio poblaciones enteras de personas asintomáticas[2]. Aproxi¨madamente un 1% de la población posee un umbral renal para la glucosa más bajo de lo normal; para poder diagnosticarlo, será necesario realizar determinaciones simultáneas de glucosa en sangre y en orina.
   — Una alteración de la tolerancia a la glucosa evoluciona a DM verdadera en ~5% de los casos.

El síndrome de resistencia a la insulina («síndrome X»)

Se trata de la asociación de una resistencia a la insulina por parte de los tejidos, con una hiperinsulinemia (insulina en ayunas >89,4 pmol/l), obesidad central, hipertensión, hiperglucemia, trastornos coronarios, ↑ niveles plasmáticos de triglicéridos, ↓ HDL (pág. 507), ↑ activador del plasminógeno ± ↑ riesgo de la enfermedad de Alzheimer[1], quizá debido a los productos finales de la glucosilación encontrados en las placas del SNC.

Causas de resistencia a la insulina.

Obesidad
Origen asiático
Acromegalia
Rifampicina
Fibrosis quística
Ovarios poliquísticos (pág. 501)

Gestación
Insuficiencia renal aguda y crónica*
Isoniacida
↑ del tono simpático[2]
Síndrome de Werner, *OHCS* pág. 759
Ataxia telangiectasia.

Mecanismos de resistencia a la insulina. La obesidad probablemente causa resistencia a la insulina por el aumento asociado de la tasa de secreción de ácidos grasos no-esterificados, dando lugar a defectos post-receptor en la acción de la insulina. *Otros mecanismos:*
• Mutación del gen que codifica el receptor de la insulina.
• Autoanticuerpos circulantes frente al área extracelular del receptor de la insulina.

Tratamiento. Recomendar el perder peso y el ejercicio; tratar la hiperglucemia con fármacos o insulina. **Perspectivas futuras:** la vitamina E mejora la sensibilidad a la insulina y retrasa la oxidación de las LDL (el factor común estudiado del ateroma, hipertensión, hipercolesterolemia y diabetes; estas LDL regulan la producción de óxido nítrico, necesaria para mantener el endotelio en perfecto estado)[3]. No podemos saber si la vitamina E es capaz de salvar vidas. Los fármacos que ↑ la sensibilidad a la insulina se encuentran en fase de experimentación: uno de ellos, la troglitazona, ha sido rechazado (voluntariamente) por su hepatotoxicidad.

[1] J Kuusito 1997 *BMJ* ii 1045.
[2] Los efectos pueden ser parcialmente contrarrestados mediante agonistas imidazólicos del receptor I₁ (A Krentz 1998 *Lancet* **351** 152).
[3] A Gazis 1997 *BMJ* i 1846.
* El efecto de la resistencia a la insulina en la insuficiencia renal no puede predecirse debido a la ↓ catabolismo renal de la insulina, por lo que la diabetes es muy difícil de controlar en estas circunstancias.

---

* La USA Diabetic Association propone una glucemia en ayunas >7 mmol/l, como punto de referencia para el diagnóstico de DM (si 6-7 mmol/l, se diagnostica «intolerancia a la glucosa»); véase *Diabetes Care* 1997 **20** 1859
[1] J Yudkin 1990 *BMJ* i 1463.
[2] D Mant 1990 *BMJ* i 1053.

Criterios diagnósticos de diabetes de la OMS (en dos estimaciones de glucosa en ayunas):

<6 mmol/l   DM descartada
>6 mmol/l pero <7,8 mmol/l   Alteración de la tolerancia a la glucosa
>7,8 mmol/l   Diabetes mellitus

Test oral de tolerancia a la glucosa a las 2 h

- Ayuno desde la noche anterior, y se administran 75 g de glucosa en 300 ml de agua para beber.
- Se determina la glucosa en sangre venosa antes de beber y a las 2 h después de haber bebido.

Se diagnostica **DM** si la glucosa en ayunas es >7,8 mmol/l y/o la glucosa a las 2 h es <11,1 mmol/l. *Alteración de la tolerancia a la glucosa:* implica una glucemia en ayunas ⩾ (6, pero <7,8 y/o una glucemia a las 2 h >7,8 y <11,1 mmol/l (y ↑ riesgo de muerte por IM × 2).

¿Puede una prueba sencilla de HbA_{1C} sustituir a la prueba de tolerancia a la glucosa? Si >7 %, la DM es muy probable (*especificidad 99,6 %; sensibilidad 99 %*) y existe un mayor riesgo de complicaciones microvasculares[3].

El paciente diabético recién diagnosticado

▶ *La motivación y adiestramiento del paciente son las claves del éxito.*

El objetivo del tratamiento consiste en evitar las complicaciones. El ideal es la normoglicemia, pero si la vida en el límite de la hipoglucemia resulta intolerable para el paciente, será necesario modificar este objetivo. En la diabetes mellitus tipo II, el control estricto de la glucosa plasmática *realmente* reduce las lesiones renales, SNC y retinianas, pero el precio a cambio es de, al menos, un coma hipoglucémico al año y un estilo de vida dependiente de los frecuentes análisis de glucemia. Este aspecto deberá tratarse con el propio paciente.

Tratamiento inicial. No necesariamente incluye el ingreso en un hospital, incluso en la DMID. Sólo se ingresará cuando exista cetonuria o el paciente presente severa deshidratación. Los niños son susceptibles de presentar cetosis con mucha facilidad, por lo que convendrá su remisión inmediata al pediatra (*OHCS* pág. 262-265). En caso de gestación, se compartirán los cuidados de la paciente con el obstetra (*OHCS* pág. 156). Se destacará la importancia de los estudios previos a la concepción (*OHCS* pág. 94).

Educación/negociación. Es de vital importancia respecto a las cuestiones farmacológicas, dietéticas y las expuestas a continuación:

- Control de la glucemia y glucosuria y *adaptación del tratamiento según éstas.*
- Explicar que cuando el paciente se siente mal, necesita *más* y no menos insulina. Considerar la posibilidad de exponer al paciente a una «hipo» (hipoglucemia); mostrarle cómo puede evitarla con azúcar/caramelos (▶ siempre deberá llevarlos consigo).
- Presentarle a un especialista en *cuidados/nutrición*, a un *podólogo* o *callista* y a una *asociación de diabéticos.*
- Seguimiento *regular* y ejercicio *regular* (↓ la resistencia a la insulina y el riesgo de IM).

---

[3] M Stewart 1997 *Lancet* **349** 223.
◄► Diabetes control & complications trial research group 1993 *NEJM* **329** 977 & 1995 *An Int Med* **122** 561 & *E-BM* 1995 **1** 9.

- Los pacientes deben informar de sus circunstancias a la Dirección General de Tráfico (*OHCS* pág. 468).
- *Dieta sana:* pág. 435. (↓ grasas saturadas, ↓ azúcar, ↑ glúcidos ricos en almidón, proteínas en cantidades moderadas). Adaptación de sabores y necesidades (para prevenir la obesidad). Es importante asegurar la ingesta de algunos carbohidratos ricos en fécula (pan, patatas, pasta) en cada comida. Ante algún indicio de insuficiencia renal (creatinina ↑, microalbuminuria, pág. 358), se restringirán las proteínas y se considerará un tratamiento con inhibidores del ECA (pág. 272).

Insulina. Concentración: 100 u/ml. Formulaciones de diferentes duraciones: la insulina soluble es de acción corta (pico máximo a las 2-4 h, duración ~8 h). Suspensiones de mayor duración inician su acción a 1-2 h, con un pico máximo a las 4-12 h y una duración de 16-35 h. El orden de duraciones de acción crecientes es: insulina isófano, IZS (amorfa), IZS (mixta), IZS (cristalina), insulina protamina zinc. Debe ajustarse el tratamiento a cada paciente mediante el control en diferentes momentos del día (véase pág. 482). Nota: IZS = suspensión de insulina zinc.

Hipoglucemiantes orales: *Sulfonilureas:* ↑ la secreción de insulina. La *Tolbutamida* es de acción corta; se utiliza en pacientes de edad avanzada (por el menor riesgo de hipoglucemia). Dosis: 0,5-1 g/12 h. La *Glibenclamida* es de acción intermedia. Es necesario vigilar la posible hipoglucemia antes de las comidas. Dosis: 2,5-15 mg/24 h con el desayuno. La *Clorpropamida* es de acción prolongada y se administra una sola vez al día; contraindicada en caso de afectación renal y en pacientes de edad avanzada (riesgo de hipoglucemia). Dosis: 100-500 mg/24 h oral con el desayuno (no debe ingerirse alcohol: puede producir erupciones); otros ES: cefalea, fotosensibilidad, Na^{2+} ↓. La *Gliclacida* también se administra una vez al día (40-160 mg con el desayuno); el riesgo de hipoglucemia es muy reducido.

Metformina (*una biguanida*). *Acción:* sensibilidad a la insulina ↑; gluconeogénesis hepática ↓. ES: anorexia; DyV; absorción de vit. B_{12} ↓; *no* hipoglucemia (por lo que pueden utilizarla los conductores de vehículos pesados). Resulta útil en los individuos obesos como dosis accesorias. Contraindicada en la insuficiencia hepática y renal. *Dosis:* 500 mg/8 h oral después de las comidas.

Acarbosa (*inhibidor de la* α-*glucosidasa*)[1]. ↓ la conversión de almidón en glucosa. Es un complemento para los hipoglucemiantes orales. Sus efectos en la práctica no siempre son adecuados. Dosis: 50 mg masticados al inicio de cada comida (se comienza con una dosis al día; máx 200 mg/8 h). ES: meteorismo (puede ser terrible; es menor si se mastica *lentamente*), distensión/dolor abdominal, diarrea. CI:
- Gestación.
- Obstrucción GI.
- Hernias.
- Enfermedad de Crohn y CU.
- Laparotomía previa.
- Insuficiencia hepática o renal *grave*.

▒ Evaluación del paciente diabético establecido

La asistencia continuada del paciente diabético cumple 3 finalidades:

1. Educar.

---

[1] *Drug Ther Bul* 1994 **32** 51.

Algunas pautas comunes de tratamiento con insulina

1. Una dosis única de insulia de acción muy prolongada (Ultralente®) con 3 dosis de insulina de acción corta (15-30 min antes de cada comida). Esta pauta es adecuada para los pacientes jóvenes (ofrece mayor flexibilidad para el estilo de vida del paciente). También puede resultar valiosa para los pacientes poco controlados en su seguimiento.
2. Una mezcla de insulina de acción corta y media (por ejemplo, insulina soluble y Lenta) a las 7 AM y a las 6 PM (es decir, 1/2 h antes de las comidas). Se administran 2/3 del total de insulina por la mañana y 2/3 en forma de insulina Lenta. Para facilitar el control antes del desayuno, deberá ajustarse la insulina Lenta de por la tarde; antes de la comida: soluble; antes de la cena: Lenta de por la mañana; antes de acostarse: soluble de por la tarde.
3. En los pacientes de edad avanzada, puede ser suficiente una dosis única de insulina soluble y Lenta.
4. Los dispositivos de inyección tipo «bolígrafo» (como NovoPen II®) son populares por la sencillez de su manejo (por ejemplo, en una fiesta). Se administra insulina de acción corta 15-30 min antes de cada comida, cubriendo las necesidades basales de insulina mediante una dosis convencional por la tarde de insulina de acción larga; también se dispone de mezclas de insulina soluble con preparaciones de isofano (acción media) (por ejemplo, PenMix® 10/90, 20/80, 30/70, 40/60 y 50/50).
5. Si los horarios de las comidas son aleatorios o ↑ la glucosa postprandial, absorbida con gran rapidez, puede inyectarse un tipo de insulina humana obtenida mediante ingeniería genética lispro (Humalog®), que se administra *inmediatamente antes de las comidas*. Facilita la variabilidad de la glucosa dependiente del hierro y es capaz de ↓ la tendencia a hipoglucemia previa a las comidas[1]. Puede mezclarse con la insulina Ultralente (necesaria por la noche si las dosis de insulina lispro se inyectan a intervalos >5 h)[2].

Debemos explicar al paciente la necesidad de que controle regularmente en casa sus niveles de glucemia, especialmente con los que se despreocupan más de las posibles hipoglucemias (se considerará también la posibilidad de un control más relajado). Se discutirán las ventajas e inconvenientes de ambos sistemas con nuestros pacientes.

Puede comenzarse con al menos 8 u de insulina soluble antes de las comidas, monitorizando la glucemia; cuando se logren controlar los niveles, se pasará al paciente a alguno de los regímenes descritos más arriba.

[1] BNF & Drug Ther Bul 1997 **35** 57.
[2] J Nancy Postgrad Med 1997 **101** (2).

2. Averiguar los problemas que se le presentan al paciente con diabetes (control de la glucemia y estado de ánimo).
3. Prever y valorar las complicaciones.

Valoración del control glucémico

- Anotación de los valores de glucemia obtenidos a casa con las tiras reactivas para el dedo.
- Antecedentes de crisis hipoglucémicas (y si son o no sintomáticas).
- Hemoglobina glucosilada (= HbA_{1C} u otras proteínas séricas glucosiladas): sus niveles se relacionan con el valor medio de glucosa en aproximadamente las 8 semanas anteriores (es decir, la vida media de los eritrocitos). El objetivo es el de mantener unos niveles normales o *ligeramente* por encima de los mismos ($\approx$ 2,3-6,5 %). La frecuencia de aparición de las complicaciones se incrementa con el aumento de los niveles de HbA_{1C} en la DMID (y probablemente, también de la DMNID, según los datos que se recogen). Debe tenerse en cuenta que los niveles de *fructosamina* (proteína plasmática glucosilada) se relacionan con los niveles de glucosa de las 1-3 semanas previas. Puede resultar útil durante la gestación, para realizar un seguimiento rápido y también prueba si existe un proceso patológico que interfiere con las determinaciones de HbA_{1C} (por ejemplo, ciertas hemoglobinopatías).

Valoración de las complicaciones

- Se examinarán los puntos de inyección por si existieran infecciones, lipoatrofias o lipohipertrofias.
- **Trastornos vasculares:** comprobar si existen indicios de trastorno cerebrovascular, cardiovascular o vascular periférico. El IM es 3-5 veces más frecuente en la DM y más tendente a cursar de forma silenciosa (es decir, sin los síntomas clásicos). El *ictus* es dos veces más frecuente. Las mujeres poseen un riesgo más elevado: la DM elimina la ventaja cardiovascular que posee el género femenino. Deberán reducirse por tanto, los otros factores de riesgo (véase pág. 227). Se tratará la hipertensión, prestando gran atención a los efectos farmacológicos sobre la DM, por ejemplo, con dosis elevadas de tiacidas, se produce un ↑ de la glucemia y los triglicéridos; los inhibidores del ECA frenan la progresión hacia la insuficiencia renal (pág. 358), por lo que se utilizan como fármacos de primera elección. Se tratarán los trastornos lipídicos: ayudará el adecuado control de la glucemia. Los fibratos resultan útiles para ↑ los triglicéridos y ↓ HDL. Los inhibidores de la HMG CoA reductasa (como el simvastatín) se utilizan cuando también están elevados los niveles de LDL. Una aspirina al día puede ↓ el riesgo de IM tanto en los diabéticos como en los no-diabéticos (no supone un riesgo significativo para la vista).
- **Riñones:** (pág. 358). Se analizará la orina con regularidad. Si la tira reactiva es +va a las proteínas, se recogerá orina de 24 h para determinar el aclaramiento de creatinina y cuantificar la albuminuria. La determinación de la microalbuminuria (pág. 358) facilita la detección precoz de los trastornos renales. La PA se controlará con i-ECA si son tolerados (precauciones y CI: véase pág. 272).
- **Retinopatía diabética:** (visible tras haber dilatado las pupilas del paciente con 0,5% de tropicamida). La ceguera es frecuente (⩽20% de las DMID), pero puede prevenirse. *Se realizará una fundoscopia regularmente a todos los pacientes*, por ejemplo, mediante fotografía retiniana ●⁺. Se enviará al oftalmólogo cuando se observe una maculopatía con exudados duros visibles. ▶Los estudios presintomáticos permiten utilizar el láser de fotocoagulación. **Patogenia:** alteración del endotelio capilar → salida de líquido vascular → microaneurismas. Oclusión capilar → hipoxia + isquemia → neoformación vascular. El excesivo flujo sanguíneo a la retina producido por la hiperglucemia (y la PA ↑ y la gestación) precipitan estos acontecimientos y dan lugar a lesiones pericíticas capilares.

La oclusión microvascular produce **manchas de algodón;** pueden producirse **hemorragias en forma de mancha** en las superficies de contacto entre capas con perfusión de la retina. La **neoformación vascular** se origina en el disco o en las zonas isquémicas, prolifera y se fibrosa, pudiendo desprender la retina.

1. **Fondo de ojo:** microaneurismas (puntos), microhemorragias (manchas) y exudados duros. Se enviará al paciente al especialista si se encuentran situadas cerca de la mácula.
2. **Retinopatía pre-proliferativa:** exudados algodonosos (pequeños infartos retinianos) y microhemorragias extensivas.
3. **Retinopatía proliferativa:** neoformación vascular. Enviar al oftalmólogo de urgencia.
4. **Maculopatía:** más frecuente en la DMNID. Se sospecha cuando ↓ la agudeza visual.

- **Cataratas:** se producen de forma precoz en la DM (cataratas en «copo de nieve» seniles y juveniles). Las alteraciones osmóticas del cristalino inducidas por la hiperglucemia aguda, remiten en la normoglucemia (por lo que deberá esperarse antes de comprarse unas gafas).

- **Rubeosis del iris:** neoformación vascular en el iris. Se produce de forma tardía y puede dar lugar a un glaucoma.
- **Complicaciones metabólicas:** pág. 690.
- **Pie diabético:** véase más abajo.
- **Neuropatía:** véase más abajo.

Neuropatía diabética y el pie diabético

▶La amputación puede prevenirse: los cuidados pueden salvar piernas.

Los pies de todos los pacientes con DM debe ser examinados con regularidad. Los pies son afectados por una *combinación* de neuropatía periférica y un trastorno vascular periférico, aunque puede predominar un trastorno u otro.

Síntomas. Acorchamiento, parestesias y quemazón, generalmente nocturno.

Signos. Sensación ↓ (especialmente la vibración) en la zona del «calcetín»; ausencia de reflejos en el tobillo; deformaciones (pie cavo, dedos en garra, pérdida del arco transversal, *planta del pie de* rockero). La neuropatía se distribuye de forma parcheada, por lo que deberán explorarse todas las áreas. Si no pueden apreciarse los pulsos del pie, considerar la posibilidad de realizar una ecografía Doppler para cuantificar el flujo sanguíneo.

Cualquier signo de trastorno neuropático o vascular, pone al paciente en grave riesgo de ulceración del pie. Deberá instruirse al paciente (inspección diaria del pie, zapatos cómodos, es decir, fabricados en piel muy blanda, con mayor profundidad, suelas internas almohadilladas, plantillas de distribución del peso, almohadillado extra, no andar descalzo, no usar esparadrapos sobre callos); consulta periódica con el podólogo; tratamiento de las infecciones fúngicas (pág. 216).

Ulceración del pie. Suele tratarse de una úlcera indolora «en sacabocados» en la zona del callo espeso ± infecciones añadidas, pus, edema, eritema, crepitación, mal olor.

Debe valorarse el grado de:

1. Neuropatía (signos clínicos).
2. Isquemia (signos clínicos y Dopplers; considerar angiografía: incluso los pacientes ancianos, pueden beneficiarse de las técnicas de angioplastia).
3. Deformación ósea, como articulación de Charcot (por los síntomas clínicos, radiografía).
4. Infección (frotis, hemocultivos, radiografía; sondaje de la úlcera para determinar la profundidad).

Tratamiento: inicialmente, visita regular al podólogo (al menos, semanalmente) para desbridar la lesión. Aliviar las zonas de presión alta con reposo en cama y calzado especial. En caso de existir celulitis, es preciso ingresar al paciente para administrar antibióticos intravenosos, comenzando con bencilpenicilina 600 mg/6 h IV y flucloxacilina 500 mg/6 h IV ± metronidazol 500 mg/8 h IV, más específicos al recibir los resultados de las pruebas microbiológicas. Consultar pronto la opinión del cirujano. Es beneficioso realizar un adecuado control de la glucemia.

Indicaciones absolutas de cirugía.

Absceso o infección profunda   Diseminación de infección anaerobia
Osteomielitis   Isquemia grave: gangrena/dolor en reposo
Artritis supurativa

Es necesario averiguar el grado de trastorno vascular periférico alcanzado, el estado general del paciente y sus expectativas, para determinar el tipo de intervención, excisión local y drenaje, reconstrucción vascular y/o amputación (y en qué grado).

Otros aspectos de la neuropatía diabética. El origen de la neuropatía es desconocido, pero sus consecuencias son potencialmente graves, como la pérdida de las piernas [1]. Se cree que su mecanismo se basa en la alteración de la permeabilidad de membrana celular para el Na$^+$.

Neuropatía somática:
1. Polineuropatía sensorial simétrica: entumecimiento distal, hormigueo y dolor visceral, que empeora por la noche. Considerar la administración de aspirina, paracetamol o un fármaco tricíclico (± dosis bajas de fenotiacina o carbamacepina[2], pág. 408).
2. Mononeuritis múltiple: especialmente, afectando a los pares craneales III y IV.
3. Amiotrofia: caquexia dolorosa del cuadríceps; reversible.

Neuropatía autónoma: (véase pág. 420 sobre su biología). PA ↓ postural; retención de orina; impotencia; diarrea nocturna: Esta última responde a la administración de 3 dosis de tetraciclina 250 mg oral o a codeína fosfato[2] de acción prolongada (una dosis muy baja es capaz de controlar los síntomas, por ejemplo, 15 mg/8 h oral). Los vómitos asociados a la *gastroparesia* responden a la administración de antieméticos o de cisaprida (pág. 445). La hipotensión postural responde a la fludrocortisona 0,1-0,3 mg/24 h oral (ES: edemas). Considerar la posible administración de metilsulfato de poldina para la sudoración gustativa y el hidrocloruro de efedrina 30-60 mg/8 h oral para el edema neuropático[2].

▶ *En todos los pacientes, deberá optimizarse el control de la* diabetes.

Pacientes diabéticos con otras enfermedades intercurrentes

El estrés de otra enfermedad suele incrementar las necesidades basales de insulina. Cuando ↓ el ingreso calórico (por ejemplo, si el paciente vomita), se aumentará la dosis de insulina de acción larga (en ~20 %); la dosis de insulina de acción corta se reducirá de acuerdo con la ingesta de alimentos. Se determinará con frecuencia el nivel de glucemia.

Insulino-dependiente: enfermedad leve (por ejemplo, gastroenteritis). Se mantendrá el ingreso calórico con líquidos orales (limonada, etc). Continuar la pauta normal de insulina. Se medirá la glucemia y las cetonas urinarias con regularidad (por ejemplo, dos veces al día). Se aumentará la dosis de insulina si la glucemia se incrementa y se mantiene >10 mmol/l.

Insulino-dependiente: enfermedad moderada (por ejemplo, neumonía). Pauta normal de insulina y se aplicará la escala de insulina de acción rápida de forma adicional (pág. 95) cuatro veces al día (antes de las comidas y del alimento nocturno).

Insulino-dependiente: enfermedad grave (por ejemplo, IM, traumatismo grave). Insulina soluble IV mediante bomba de infusión y dextrosa IV (pág. 96).

Paciente controlado mediante dieta y comprimidos: enfermedad moderada/grave Si está sometido a tratamiento con metformina, deberá suspenderse. Si lo que toma son sulfonilureas y la enfermedad tiende a ser auto-limitada, se continuaá la administración de los comprimidos, suplementándolos con insulina soluble SC y aplicando la escala, o bien, mediante infusión IV (pág. 96). Se irá disminuyendo la dosis de insulina hasta retirala, una vez se haya recuperado el paciente.

---

[1] Diabetes control & complications trial research group 1995 *An Int Med* **122** 561 & ▶*E-BM* 1995 **1** 9.
[2] *BNF* 1998 *véase también* D Neale 1989 *Common Foot Disorders*, Churchill Livingstone.

✝ Hipoglucemia

▶Se trata de la urgencia endocrina más frecuente. Resulta esencial su inmediato diagnóstico y tratamiento. Véase pág. 690 sobre su tratamiento de urgencia.

Definición. Glucosa en plasma <2,5 mmol/l. Sin embargo, el umbral de aparición de síntomas varía considerablemente, sobre todo en pacientes diabéticos.

Síntomas. *Autónomos:* sudoración, hambre, temblor. **Neuroglucopénicos:** somnolencia, cambios de personalidad, convulsiones; ocasionalmente, síntomas de focalización, como hemiplejia transitoria, pérdida de consciencia.

Existen dos tipos principales de hipoglucemia:

—Hipoglucemia de ayuno (requiere un estudio completo).

Causas: Sin duda la más frecuente es el tratamiento con insulina o sulfonilureas del diabético conocido. En sujetos no diabéticos con hipoglucemia de ayuno es útil recordar la nemotecnia siguiente: EXPLAIN.

EX Fármacos **Ex**ógenos, como *insulina o clorpropamida* (pág. 479; de acción prolongada). ¿El paciente ha podido tener fácil acceso a estos fármacos, (para) farmacia? ¿Existe algún diabético en la familia? *Alcohol* (frecuente en intoxicación etílica no acompañada de alimentos). También: *atarvastatina; aminoglutetimida; 4-quinolonas; pentamidina; ECA-i*; si DM: véase *EBM* 1998 61.
P Insuficiencia hipofisaria (**P**ituitaria).
L Insuficiencia hepática (**L**iver) y algunos defectos enzimáticos hereditarios raros.
A Enfermedad de **A**ddison.
I Tumores de células de los islotes (**I**nsulinoma) e hipoglucemia inmunológica (por ejemplo, anticuerpo antirreceptor de insulina de la enfermedad de Hodgkin).
N **N**eoplasias no pancreáticas (sobre todo, fibrosarcomas retroperitoneales y hemangiopericitomas).

Además: *paludismo,* sobre todo tras administración de quinina.

Diagnóstico y estudio

1. Documentar la hipoglucemia tomando sangre capilar de la yema del dedo durante la crisis o en el hospital.
2. Descartar insuficiencia hepática y paludismo.
3. Ingresar al paciente para ayuno nocturno. Extraer dos muestras separadas para determinar la glucosa, insulina, beta-hidroxibutirato y péptido C.

Interpretación de los resultados

1. Hipoglucemia con insulina alta o normal y sin elevación de cetonas. *Causas:* Insulinoma; administración de sulfonilureas; administración de insulina (péptido C no detectable); autoanticuerpos contra la insulina.
2. Insulina baja o indetectable sin exceso de cetonas. *Causas:* Neoplasia no-pancreática; anticuerpo antirreceptores de insulina.
3. Insulina baja o indetectable con cetonas altas. *Causas:* alcohol; insuficiencia hipofisaria/suprarrenal.

Nota: Si se sospecha insulinoma, debe confirmarse con una prueba de supresión: por ejemplo, se infunde insulina IV y se mide el péptido C. Normalmente, la insulina suprime el péptido C, pero esta supresión no se produce en el insulinoma. Localizar el insulinoma con TC. Si no se logra su visualización, hay que recurrir a técnicas sofisticadas, como la recogida intraoperatoria de muestras de vena pancreática.

—**Hipoglucemia posprandial.** Se observa especialmente después de cirugia gástrica («*dúmping*», pág. 142), y en sujetos con diabetes tipo II leve.

Estudio: SOG prolongada (5 horas, pág. 477).

Tratamiento. ▶▶ Véase pág. 690. Tratar los episodios de hipoglucemia con azúcar oral o con una fécula de acción prolongada (por ejemplo, una tostada); en caso de coma, se administrarán 25-50 g IV de glucosa o glucagón SC 0,5-1 mg (± repetir a los 20 min; *seguido de un carbohidrato*). Si los episodios son frecuentes, es necesario que el enfermo consuma con frecuencia pequeñas comidas ricas en carbohidratos. La hipoglucemia posprandial se trata con alimentos que contengan carbohidratos de absorción lenta (ricos en fibra, carbohidratos complejos). Insulinomas: resección quirúrgica, siempre que sea posible; diazóxido y diuréticos tiacídicos.

Pruebas básicas de función tiroidea

La producción anormal de hormonas tiroideas suele ser consecuencia de un trastorno de la propia glándula tiroidea, ya que las anomalías primarias de la hormona estimulante del tiroides (TSH) y de la hormona liberadora de tirotropina (TRH) son muy poco frecuentes.

Fisiología básica. El hipotálamo segrega TRH, un tripéptido que estimula. la producción de TSH, polipéptido secretado en la hipófisis anterior. La TSH aumenta la producción y liberación de tiroxina (T_4) y triyodotironina (T_3) por parte de la glándula tiroides. T_4 y T_3 ejercen una retroalimentación o *feedback* negativa sobre la producción de TSH, que constituye la base de la prueba con TRH (pág. 488). La glándula tiroides produce sobre todo T_4, que es 5 veces menos activa que T_3. T_3 es formada principalmente a partir de la conversión periférica de T_4 en la sangre y en los tejidos. De hecho, el 85 % de T_3 procede de esta vía, y el 15 %, de la secreción tiroidea. La mayor parte de T_3 y T_4 del plasma está unida a las proteínas, sobre todo a la globulina fijadora de tiroxina (TBG). La porción *libre* es la activa. T_3 y T_4 aumentan considerablemente el metabolismo celular a través de los receptores nucleares y son de vital importancia para el crecimiento y el desarrollo mental normales. Asimismo, potencian los efectos de las catecolaminas.

Pruebas básicas. Solicitar por escrito lo que se desea analizar, ya que las pruebas se realizan en diferentes laboratorios. Si se sospecha *hipertiroidismo,* la prueba más sensible suele ser la medición de T_3 en plasma (que se eleva); si se sospecha *hipotiroidismo,* las pruebas más sensibles son la medición de T_4 (disminuido) y TSH (aumentado) en el plasma.

1. —T_4 plasmático (T_4 *total*, es decir, tiroxina total)

Método. Recogida en cualquier momento sin comprimir con manguito. **Problemas de interpretación:** *Falsamente alto* (por medición de T_4 ligada y libre): embarazo; estrógenos, exceso hereditario de TBG. *Hipertiroxinemia* eutiroidea: puede ser familiar o debida a la amiodarona (pág. 492), o bien, por resistencia a la hormona tiroidea.

Falsamente bajo: salicilatos, AINEs; fenitoína; corticoides; carbamacepina; deficiencia de TBG.

2. —T_3 total plasmática. ***Método:*** como para T_4.

Problemas de interpretación: (por la amiodarona, pág. 492).

Falsamente alta: gestación; estrógenos.

Falsamente baja: infecciones graves, postcirugía, posinfarto de miocardio; hepatopatía crónica; insuficiencia renal crónica; propranolol; fenitoina; salicilatos; AINEs; carbamacepina.

3.—Niveles basales de TSH (hormona estimuladora de la glándula tiroides) en el plasma

Indicaciones: Sospecha o riesgo de hipotiroidismo.

Método: Recogida de sangre en cualquier momento del día.

Problemas de interpretación: TSH normal es <5,7 mU/l (con cierta variación según laboratorios). Los niveles >5,7 mU/t con T_4 normal indican *insuficiencia tiroidea parcial* producida por: *Hashimoto*, fármacos (litio, antitiroideos, exceso de yodo, por ejemplo expectorantes), tratamiento del hipertiroidismo, enfermedades autoinmunes (IDDM, anemia perniciosa, Addison), deficiencia de yodo, dishormonogénesis.

Actualmente, los ensayos inmunométricos (IMA) de TSH están desplazando a los radioinmunoensayos, mostrando una sensibilidad capaz de cuantificar los niveles bajos de TSH, por lo que no requieren la realización de las pruebas de detección de TRH (pág. 488) cuando los niveles de hormona tiroidea se encuentran en el límite superior, sugiriendo hipertiroidismo. El intervalo normal de TSH se amplía en la edad avanzada (por ejemplo, se añade 1 mU/l por cada década por encima de los 40 años hasta el límite superior). Es capaz de determinar T_3 cuando un paciente sometido a terapia de sustitución con T_4 por hipotiroidismo sólo se encuentra bien cuando aparentemente se le administran dosis excesivas, como sugiere la determinación de los niveles de TSH indetectables. Si los niveles de T_3 son normales en estas circunstancias, el paciente no está recibiendo una dosis excesiva.

Si T_3 y T_4 están disminuidas y **TSH no está elevada**, se diagnostica hipotiroidismo *secundario* (pág. 492). Explorar signos de insuficiencia hipofisaria (pág. 503).

Pruebas especiales de función tiroidea

1. —T_4 libre y T_3 libre. Son útiles cuando se sospecha T_4 o T_3 falsamente bajos o elevados (pág. 487). Estas pruebas son costosas y pueden sustituirse por el índice de tiroxina libre, que es una estimación de la T_4 libre a partir de la determinación de los lugares de unión no ocupados de la tiroxina a la TBG (globulina fijadora de tiroxina). En ocasiones, los niveles bajos de TSH pueden deberse a un trastorno no-tiroideo, y el hallazgo de niveles elevados de T_4 libre (>25 pmol/l) indica que en realidad, se trata de un trastorno tiroideo.

2. —Test de TRH

Indicaciones: cuando se sospecha hipertiroidismo (y las restantes pruebas aportan datos equívocos); cuando T_3 se eleva de forma marginal; o se sospecha enfermedad de Graves.

Método: se determina la TSH plasmática antes, y 20 y 60 min después de inyectar 200 μg de TRH (protirelina).

Interpretación: Si el aumento de TSH >2 mU/l tras la TRH, se descarta hipertiroidismo. Cuando el aumento es (2 mU/l, el diagnóstico será:

Hipertiroidismo	Enfermedad de Graves eutiroidea
Bocio multinodular	Nódulo tiroideo solitario autónomo
Sustitución con tiroxina	Primeras 8 semanas de tratamiento antitiroideo.

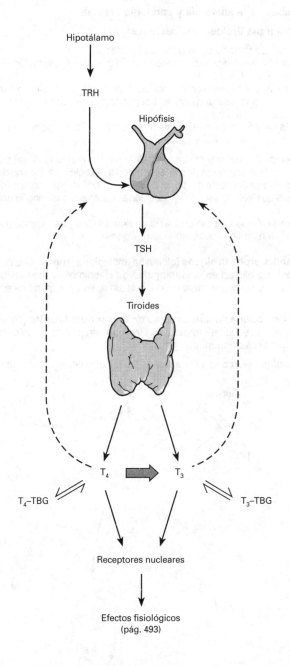

Otras pruebas de la anatomía y patología tiroideas

1. —Gammagrafía tiroidea. *Indicaciones:*
- Aumento de tamaño de la glándula tiroides.
- Si existe hipertiroidismo sin aumento de la glándula (¿captación difusa o nódulo solitario?)
- Si existe hipertiroidismo con un nódulo palpable (¿nódulo simple o multinodular?)
- Para determinar la extensión del bocio retrosternal; detección de tejido tiroideo ectópico.
- Para la detección de metástasis tiroideas (con TC corporal total).
- Si se sospecha de tiroiditis subaguda.

Interpretación: La cuestión principal es: la zona con aumento de tamaño, ¿muestra un incremento de la captación de tecnecio (nódulo caliente), ha disminuido (nódulo frío) o es idéntica (neutro) al resto del tejido tiroideo? El 20 % de los nódulos fríos son malignos, mientras que sólo lo son muy pocas zonas neutras y casi ningún nódulo caliente.

2. —Ecografía. Capaz de determinar si un nódulo «frío» es quístico (generalmente, benignos) o bien, sólido (posiblemente malignos).

3. —Autoanticuerpos tiroideos (globulina antitiroidea; anticuerpos antimicrosomales tiroideos). Se elevan en la enfermedad de Hashimoto y algunos pacientes con enfermedad de Graves (en cuyo caso existe un mayor riesgo de hipotiroidismo tardío).

Las **inmunoglobulinas estimuladoras de la glándula tiroides** (contra el receptor de TSH) se elevan en la enfermedad de Graves (esta prueba no se encuentra disponible en todos los laboratorios).

La *tiroglobulina sérica* es útil para monitorizar el tratamiento del carcinoma.

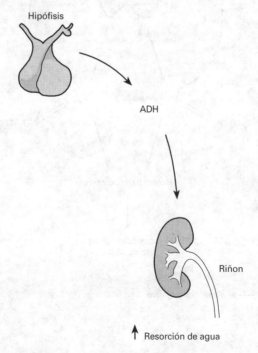

Hipertiroidismo (tirotoxicosis)

Síntomas. Pérdida de peso, con aumento del apetito, incremento del ritmo intestinal, temblor, irritabilidad, actividad frenética, labilidad emocional, rechazo de climas cálidos, sudoración profusa, prurito, oligomenorrea. La infertilidad puede representar el problema de presentación.

Signos. Taquicardia (incluso nocturna); FA; zonas periféricas calientes; temblor fino; aumento de tamaño o presencia de nódulos en la glándula tiroides; soplo tiroideo, miopatías. Si existe PA ↑, se considerará un posible feocromocitoma. *Signos adicionales en la enfermedad de Graves:* ojos saltomes (exoftalmia, pág. 493); latencia palpebral (el párpado se mueve con mayor lentitud que los ojos cuando el enfermo mira el dedo del explorador, que se coloca por delante y por encima de los ojos del enfermo y se hace descender lenta y suavemente); oftalmoplejia; vitíligo; «mixedema» pretibial (tumefacciones edematosas por encima de los maleolos laterales: el término *mixedema* da lugar a confusiones en este caso); acropaquia tiroidea (como los dedos en garra).

Tests. TSH ↓; T_4 libre y T_3 libre ↑ (pág. 487-88). Considerar la ecografía si existe bocio o la gammagrafía tiroidea (sobre todo cuando se palpa algún nódulo o se sospecha tiroiditis subaguda); autoanticuerpos tiroideos. En caso de oftalmopatía, comprobar los campos visuales, la agudeza visual y los movimientos oculares. Comprobar si los párpados pueden cerrarse completamente. Si no es así, existe riesgo de queratopatías.

Causas. *Enfermedad de Graves:* Frecuente, sobre todo en mujeres de 30-50 años. Influencia genética. Proporción mujer-varón ≈ 9:1. Producida, probablemente, por anticuerpos contra receptores de TSH. Signos ya mencionados con aumento difuso de la glándula. Ocasiona anemia normocítica normocrómica, VSG ↑, calcio plasmático ↑ y alteración de las PFH. Se asocia a: IDDM y anemia perniciosa. Los pacientes suelen presentar hipertiroidismo, pero pueden pasar a hipo- o eu-tiroidismo.

Adenoma tóxico: es decir, nódulo productor de T_3 y T_4. Nódulo «caliente» en la gammagrafía (pág. 488) con supresión del resto de la glándula.

Tiroiditis subaguda: generalmente, posparto. Bocio (habitualmente doloroso). VSG ↑. Probable causa vírica. En general, autolimitada. No captación radioisotópica en la gammagrafía tiroidea.

Otras causas: Bocio tóxico multinodular; automedicación inadecuada (detectada por la elevación de T_4 y disminución de T_3); carcinoma folicular de tiroides; coriocarcinoma; estruma ovárico (teratoma ovárico que contiene tejido tiroideo).

Tratamiento. Las alternativas son fármacos (carbimazol, propiltiouracilo), tiroidectomia parcial y yodo radiactivo. El **carbimazol** se administra inicialmente a dosis de ~40 mg/24 h oral durante 4 semanas y luego se reduce gradualmente en función de las PFT efectuadas cada 1-2 meses. El tratamiento se mantiene con dosis aproximadas de 15 mg/24 h durante 12-18 meses y luego se suspende, aunque se producen recidivas en el 50 % de los casos. (Advertir al paciente que acuda al médico si presenta erupciones, dolor de garganta o fiebre, ya que el 0,03 % de los pacientes que toman carbimazol desarrollan agranulocitosis: realizar RSC, por ejemplo, cada 2 semanas durante 3 meses[1] ● Otros ES: cefaleas, alopecia, prurito e ictericia).

El *control sintomático inmediato* se obtiene con propanolol, 40 mg cada 6 h oral.

Debido a que las recidivas aparecen con frecuencia en los pacientes sometidos a pautas de carbimazol de «dosis bajas», algunos pacientes siguen actualmente el

---

[1] *Drug Ther Bul* 1997 **37** 88.

régimen de bloqueo-y-sustitución[1], por ejemplo, carbimazol 40 mg/24 h oral hasta que cese la hipersecreción, y después, se añade T^4 (por ejemplo, 50-150 µg/24 h oral); esta pauta de dos fármacos se continúa durante 1 año. Aproximadamente la mitad de los pacientes con enfermedad de Graves obtendrá una remisión duradera. Controlar mediante la determinación de los niveles de T_4 libre. Las ventajas de este sistema consisten en el mejor control de la hipersecreción y el menor coste del seguimiento para los pacientes[2]. No debe utilizarse durante la gestación. La *tiroidectomía parcial* conlleva el riesgo de lesión de los nervios laríngeos recurrentes y de las glándulas paratiroideas. Además, el paciente puede quedar hipo o hipertiroideo tras la cirugía. El *yodo radiactivo* (^{131}I) puede administrarse repetidamente hasta que el paciente quede eutiroideo, aunque al final casi siempre acaba provocando hipotiroidismo. La decisión sobre el tratamiento depende de la experiencia local y de las preferencias del paciente. La juventud ya no representa una contraindicación para el tratamiento con yodo radiactivo en mujeres.

Trastornos oculares tiroideos

Los trastornos oculares tiroideos representan una entidad clínica que puede diagnosticarse en presencia o ausencia de anticuerpos tiroideos. Se produce cuando existe una inflamación retro-orbitaria y una infiltración linfocítica que causa tumefacción de los contenidos de la órbita. En el momento de la presentación, el paciente puede presentar eu-, hipo- o hipertiroidismo.

Historia clínica. Visión doble, malestar o protrusión, y en ocasiones, disminución de la agudeza visual. ▶ La disminución de la agudeza y la pérdida de la visión en color pueden implicar una compresión del nervio óptico: *Consultar con un especialista inmediatamente ya que puede ser preciso descomprimirlo*. La lesión nerviosa no necesariamente se corresponde con la protrusión. De hecho, es más probable la lesión del nervio cuando el ojo no puede protruir por razones anatómicas: ¡resulta paradójico!

Signos. Exoftalmos: apariencia de protrusión ocular; proptosis: los ojos protruyen por delante de la órbita (visto desde arriba, se sitúan en el mismo plano que la frente); edema conjuntival; úlceras corneales; edema papilar; pérdida de la visión en color. Oftalmoplejia (especialmente, afectando a la mirada hacia arriba), debido a la tumefacción y fibrosis muscular.

Tests. Gotas oculares de Rosa de Bengala para teñir la porción superior de la córnea, lo cual, indica una queratitis límbica superior, mientras que la TC/RM de las órbitas, revela el aumento de tamaño de los músculos oculares.

Tratamiento. Gotas oculares de hipromelosa al 0,25 % para lubricar el ojo, tantas veces como sea necesaria su aplicación. No existe límite superior de frecuencia de dosificación o de volumen instilado. Los párpados pueden ser suturados juntos por sus extremos externos (tarsorrafia lateral) o bien, pueden sellarse con cinta adhesiva. La descompresión del nervio se lleva a cabo con dosis elevadas de esteroides sistémicos. La retracción de los párpados puede reducirse aplicando gotas oculares de guanetidina al 5 %, aunque no son bien toleradas durante tiempos prolongados. La descompresión quirúrgica consiste en utilizar el espacio de los senos etmoidal, esfenoidal y maxilar mediante abordaje medial-inferior. Tratamientos como la radioterapia orbitaria, fármacos citotóxicos y plasmaféresis (pág. 547) no han demostrado su eficacia. La dipoplia se trata con un prisma de Fresnel ajustado a una de las lentes de las gafas, de modo que permite su modificación de forma relativamente sencilla, al irse reduciendo la exoftalmia.

Los trastornos oculares pueden preceder a otros signos de la enfermedad de Graves, y no siempre responden al tratamiento de un proceso tiroideo. Incluso, pueden desarrollarse por primera vez, tras haber sido sometido el paciente a un tratamiento para el hipertiroidismo.

---

[1] AM McGregor 1996 *Oxford Textbook of Medicine*, OUP, 1612 (12,4).

Oftalmopatía: (pág. 493). Controlar el hipertiroidismo. Administrar esteroides en caso de oftalmoplejia o edema intenso. En caso de edema de papila o problemas visuales, consultar con el oftalmólogo con vistas a cirugía.

Fibrilación auricular: Véase pág. 261. Controlar hipertiroidismo.

Complicaciones. Insuficiencia cardíaca, angina de pecho, osteoporosis, ginecomastia.

Durante la gestación y la infancia. Consultar con un especialista. Véase *OHCS* pág. 157.

▓ Falta de hormona tiroidea (hipotiroidismo, mixedema)

Es un trastorno muy frecuente y de tratamiento sencillo. ▶ *Debido a su evolución insidiosa, puede pasar desapercibida tanto para el paciente como para el médico, por lo que debe permanecerse alerta a los síntomas sutiles e inespecíficos, especialmente en las mujeres mayores de 40 años.*

Síntomas. Tristeza, sin brillo en los ojos, ↑ peso, estreñimiento, rechazo al frío, menorragia, voz ronca, falta de energía, depresión, demencia.

Signos. Bradicardía, piel y cabello secos, bocio, reflejos con fase de relajación lenta, insuficiencia cardíaca congestiva, edema no foveolar (por ejemplo, párpados, manos, pies) ± «cara de sapo».

Diagnóstico. TSH (↑ en la insuficiencia tiroidea, ↓ en el hipotiroidismo secundario menos frecuente, debido a la falta de secreción de TSH en la hipófisis, pág. 503), ↓ de T_4. El colesterol y triglicéricos en ayunas pueden estar ↑. RSC: por ejemplo, anemia normocrómica macrocítica. CK, AST y LDH pueden estar ↑ debido a la alteración de las membranas musculares. Véase también pág. 488.

Causas de hipotiroidismo primario.

Hipotiroidismo primario atrófico espontáneo: enfermedad autoinmune frecuente, que básicamente es idéntica al Hashimoto, pero sin bocio, y se asocia a IDDM, enfermedad de Addison y anemia perniciosa. Proporción mujer:varón ≈ 6:1.

Tras un tratamiento de tiroidectomía o con yodo radiactivo.

Inducido por fármacos: fármacos anitiroideos; amiodarona (véase más adelante), litio, yodo (por ejemplo, de expectorantes), ácido paraaminosalicílico. Se trata suspendiendo la administración del fármaco o como más arriba.

Deficiencia de yodo: por carencia en la dieta.

Dishormonogénesis: enfermedad autosómica recesiva producida habitualmente por deficiencia de peroxidasa. Se diagnostica por una elevada captación radioinmune glandular, que se desplaza con perclorato potásico.

Asociaciones menos frecuentes[1]: fibrosis quística, cirrosis biliar primaria, síndrome POEMs (**p**olineuropatías, **o**rganomegalia, **e**ndocrinopatías, proteínas en banda-**M** por un plasmacitoma + pigmentación de la piel).

Se realizarán pruebas de hipotiroidismo, si[2]:

Hipotermia
Tratamiento con carbimazol
Tratamiento con amiodarona o Li⁺

Hipotiroidismo congénito
Tras radioterapia en el cuello

También en:

Tiroiditis post-parto
Infertilidad
DM gestacional tipo I
Autoinmunidad (como Addison)

Hipercolesterolemia
Demencia o depresión
Obesidad
Síndrome de Turner

Por qué los síntomas del hipotiroidismo son tan numerosos, variados y sutiles

Casi todas las células del organismo poseen núcleos con receptores que muestran gran afinidad por T_3: se sabe que los receptores TRα-1 abundan en el tejido muscular y adiposo; TRα-2 abunda en el cerebro; y TRβ-1. es abundante en el cerebro, hígado y riñón. Estos receptores, a través de su influencia sobre varias enzimas, afectan a los siguientes procesos:

- Metabolismo de sustratos, vitaminas y minerales.
- Modulación de todas las hormonas y las respuestas de sus tejidos receptores.
- Estimulación del consumo de O_2 y producción de calor metabólico.
- Regulación de la síntesis de proteínas y del metabolismo de carbohidratos y lípidos.
- Estimulación de la demanda de coenzimas y vitaminas relacionadas (OTM 3e 1607).

Si las pruebas sugieren hipotiroidismo subclínico...
(TSH ↑ pero T_4 & T_3 (y no existen síntomas evidentes)

Estas circunstancias pueden aparecer tras una tiroidectomía parcial o un tratamiento con ^{131}I, o las pruebas pueden haberse realizado por motivos cuestionables: en este caso, son frecuentes leves elevaciones de TSH (~10% presentan TSH 3,5-20 mU/l si el paciente >55 años).

- Se volverá a revisar la historia clínica: si existen manifestaciones inespecíficas (como depresión), se plantearán los posibles beneficios del tratamiento (pág. 492) con el paciente: puede que se sienta simplemente mejor, sin apreciar que su funcionamiento no es óptimo. Además, el ateroma y la hipercolesterolemia *pueden* beneficiarse marginalmente[4].
- Los riesgos de un tratamiento bien controlado de hipotiroidismo subclínico son reducidos (aumento teórico del riesgo de fibrilación auricular y osteoporosis)[4].
- *Factores predisponentes hacia al tratamiento*:

  — Antecedentes de enfermedad de Graves.
  — Autoanticuerpos tiroideos positivos.
  — Autoinmunidad órgano-específica (DM tipo I, miastenia, anemia perniciosa, vitíligo).

Si el paciente no puede incluirse en alguna de estas categorías, otra opción consiste en tratarlo solamente cuando TSH >10 mU/l. El resto del tiempo, se le controlará una vez al año. La evolución hacia hipotiroidismo manifiesto es más probable con niveles mayores de TSH o cuando el paciente es >60 años o de sexo femenino.

[1] R Beauwens 1997 *Lancer* **349** 1023.
[2] A Weetman 1997 *BMJ* i 1175.
[3] R Lindsay 1997 *Lancet* **349** 413 + 1023.
[4] *Drug Ther bul* 1998 **36** 1 & *Lancet* **349** 413.

Tratamiento. *En sujetos sanos y jóvenes*: tiroxina, ~150 μg/24 h oral. Revisión a los 3 meses. Ajustar la dosis según la situación clínica y para mantener TSH <5 mU/l. Se requiere tratamiento indefinido. *Una vez que se estabiliza la dosis y la TSH no aumenta, no será necesario controlar los niveles de TSH rutinariamente.* Si existe una enfermedad cardíaca previa (por ejemplo, en edades avanzadas) (▶La tiroxina puede precipitar una angina), se comenzará con 25 μg/24 h y aumentar lentamente la dosis, por ejemplo, cada 4 semanas. La vida media de la tiroxina es de 7 días, por lo que cualquier variación de la dosis no se podrá valorar con precisión mediante los niveles de TSH hasta transcurridas ~4 semanas (aunque debe tenerse en cuenta que la vida media de la TSH es sólo de ~1 h)[3]. Si el paciente tiene *cardiopatía isquémica*, administrar propanolol, 40 mg/6 h oral, y comenzar con 25 μg/24 h de tiroxina oral.

Causas de hipotiroidismo + bocio. *Tiroiditis de Hashimoto:* enfermedad autoinmune con infiltrado linfocitario y de células plasmáticas. Habitualmente en mujeres de 60-70 años. A menudo, eutiroideo. Nivel elevado de autoanticuerpos. Tratar como se indica anteriormente si existe hipotiroidismo o para reducir el bocio si la TSH está elevada. *Fármacos:* Como anteriormente.

El efecto de la amiodarona sobre la glándula tiroides es complejo y variable. En general, produce una elevación de los niveles de T_4 libre, y disminución de T_3 libre, con eutiroidismo clínico. El 2 % de los pacientes muestran cambios clínicamente significativos, que consisten en hipertiroidismo (sobre todo, pérdida de peso) o hipotiroidismo. Es preferible orientarse por la situación clínica que por la analítica. Consultar con un experto sobre el tratamiento. *Nota*: la vida media es larga (40-100 días), por lo que los problemas persisten después de la suspensión de la medicación.

Hipotiroidismo secundario. (Por insuficiencia hipofisaria, pág. 503) es muy poco frecuente.

Cómo suspender el tratamiento con tiroxina. Si se ha iniciado tratamiento con tiroxina y se duda del diagnóstico, se suspende la tiroxina durante 6 semanas y se mide de nuevo T_4 y TSH para comprobar el diagnóstico.

Trastornos tiroideos en la gestación y en el neonato. Véase *OHCS* pág. 157.

Hiperparatiroidismo

Es el exceso de hormona paratiroidea (PTH, pág. 567, la hormona que ↑ Ca^{2+}).

Hiperparatiroidismo primario. Los niveles plasmáticos de PTH son inadecuadamente altos en relación con el calcio plasmático (es decir, el nivel del calcio no está disminuido). *Presentación:* suele ser la elevación del calcio en plasma en una analítica rutinaria. En pacientes sintomáticos, los síntomas suelen deberse a: fracturas/dolor óseo; cálculos renales; estreñimiento; dolor abdominal; úlcera duodenal; pancreatitis; depresión. Otras presentaciones:

Deshidratación y confusión   PA ↑   Problemas al caminar
Sed, nocturia, anorexia (∴ Ca^{2+}↑)   Rigidez articular   Miopatías

La sed puede ser muy intensa. Debemos sospechar de hiperparatiroidismo cuando escuchamos decir a un paciente: «Siempre me llevo una jarra de agua a la cama»[1].

Enfermedades asociadas. PA ↑; neoplasia endocrina múltiple: *MEN* tipo I (tumores de células de los islotes pancreáticos y adenoma hipofisario), y *MEN* tipo IIa (feocomocitoma y carcinoma medular de tiroides).

Causas: Adenoma benigno solitario (90 %), adenomas múltiples; carcinoma; hiperplasia.

Tests: Niveles plasmáticos de Ca^{2+} ↑, fosfato ↓ (excepto, si existe insuficiencia renal), fosfatasa alcalina ↑ y PTH ↑ ó ↔ (esto resulta difícil técnicamente, deberá consultarse el laboratorio previamente). Signos radiológicos de osteítis *fibrosa* y *quística* (tumores marrones), así como de reabsorción subperióstica (sobre todo en la radiografía de la mano). Realizar también RXT, RXC («cráneo en sal y pimienta»), y radiografía de pelvis.

---

[1] A Churcher 1995 *Lancet* **346** 915.

Tratamiento. Consiste, cuando es necesario, en la cirugía (exploración del cuello con extirpación del posible adenoma o de la mayor parte de la glándula en caso de hiperplasia). Cuando la primera intervención no da resultado, se acude a la recogida de muestras venosas y la ecografía para localizar la fuente de PTH. Comprobar diariamente el calcio plasmático durante al menos 14 días después de la cirugía (por el riesgo de hipocalcemia). Los síntomas leves no siempre requieren cirugía, pero se deben revisar cada 6 meses (recomendar abundante ingesta de agua para evitar la formación de cálculos).

Proteína relacionada con la glándula paratiroides (PTHrP). Está producida por algunos tumores y origina parte de la hipercalcemia observada en los tumores malignos. Incrementa la actividad osteoclástica y la resorción tubular del calcio urinario.

Hiperparatiroidismo secundario (elevación de PTH adecuada a la disminución de calcio). Las causas son: insuficiencia renal crónica, deficiencia dietética de vitamina D. Véase osteodistrofia renal, pág. 352.

Hiperparatiroidismo terciario. Es la secreción continuada de grandes cantidades de PTH tras un hiperparatiroidismo secundario prolongado: la causa original del hiperparatiroidismo secundario (hipocalcemia) ha desaparecido, pero las glándulas paratiroides son capaces de actuar de forma autónoma para producir hipercalcemia. El tratamiento es el mismo que el del hiperparatiroidismo primario.

Hipoparatiroidismo

Hipoparatiroidismo primario (secreción ↓ de PTH). Suele seguir a la cirugía de cuello. Produce hipocalcemia con fosfato normal o aumentado y fosfatasa alcalina normal. Signos y síntomas de hipocalcemia, véase pág. 567. Se asocia a: anemia perniciosa; Addison; hipotiroidismo; hipogonadismo. Se trata con alfacalcidol (pág. 567). Seguimiento indefinido.

Pseudohipoparatiroidismo (respuesta insuficiente de los órganos efectores a la PTH). Signos: cara redondeada, acortamiento de metacarpianos y metatarsianos. Los síntomas y el tratamiento son los mismos que el del hipoparatiroidismo primario. Los niveles plasmáticos de PTH y de fosfatasa alcalina son normales o elevados.

Pseudopseudohipoparatiroidismo. Con manifestaciones morfológicas del pseudohipoparatiroidismo, pero con bioquímica normal.

⁑ Corteza adrenal y síndrome de Cushing

Fisiología. La corteza suprarrenal produce: *glucocorticoides* (por ejemplo, cortisol) que intervienen en las funciones metabólicas (metabolismo de los hidratos de carbono, lípidos y proteínas), *mineralocorticoides* (por ejemplo, aldosterona, pág. 563), *andrógenos* y *estrógenos*. El factor liberador de corticotropina (CRF) del hipotálamo estimula la ACTH (de la hipófisis), que a su vez estimula la producción de cortisol por la corteza suprarrenal. El cortisol se elimina como cortisol libre en orina y diversos 17-esteroides oxogénicos (17OGS). La metirapona inhibe una etapa de la síntesis de cortisol, con lo que se pierde el *feedback* negativo, se eleva la ACTH y los esteroides aumentados se eliminan como 17OGS.

Síndrome de Cushing. Se debe a un exceso crónico de glucocorticoides, tanto exógenos como endógenos (neoplasias adrenales o hipofisarias, o por secreción ectópica de ACTH). Signos: (**LÁMINA 8**) Caquexia tisular, miopatías, adelgazamiento de la piel, estrías abdominales purpúreas, facilidad para el sangrado, osteoporosis, retención hídrica (*cara de luna llena* pletórica), obesidad del tronco, cara y cuello («*joroba de búfalo*»), predisposición a las infecciones, mala cicatrización de las heridas e hirsutismo. Amenorrea. Hiperglucemia (30 %).

Tests: véase pág. 497. En primer lugar, debe confirmarse el diagnóstico. En segundo lugar, establecer la causa, basándose en las pruebas de laboratorio (más abajo). No deben solicitarse pruebas de imagen hasta que los estudios bioquímicos sugieran un origen probable. *Nota*: los «incidentalomas» adrenales aparecen en el 1 % ó más de las TC, por lo que la identificación de un tumor adrenal *no demuestra* que sea el origen del exceso de producción de cortisol. Así mismo, los incidentalomas hipofisarios también son frecuentes. Cuando se sospecha de un origen adrenal, se realizará una TC abdominal; una RM hipofisaria (con posible extracción de muestras del seno petroso) cuando se sospecha de un origen hipofisario (enfermedad de Cushing, pág. 504).

Causas y tratamiento:

1. ***Administración de corticoesteroides (y ACTH):*** Se trata reduciendo la dosis todo lo posible. En el asma, se preferirán los esteroides inhalados, en vez de los orales.
2. ***Adenoma de la glándula adrenal:*** resección quirúrgica del tumor.
3. ***Carcinoma adrenal:*** resección quirúrgica del tumor y tratamiento médico (ketoconazol, aminoglutetimida) para el exceso residual de glucocorticoides.
4. ***Enfermedad de Cushing:*** (hiperplasia suprarrenal por exceso de ACTH del tumor hipofisario. Más común en mujeres. En edad de máxima incidencia: 30-50 años). El tratamiento de elección es la cirugía hipofisaria: resección selectiva del adenoma hipofisario por vía transesfenoidal o transfrontal. También se utiliza la radioterapia.
   Otras opciones cuando no es posible la cirugía hipofisaria (o fracasa) incluyen el tratamiento médico (como más arriba) o la adrenelectomía bilateral (pero resulta muy complicado, debido al *síndrome de Nelson* con desarrollo de un tumor hipofisario cada vez mayor y la hiperpigmentación).
5. Producción ectópica de ACTH: especialmente carcinoma bronquial de células pequeñas y tumor carcinoide.

Pronóstico: Mortalidad del 50 % a los 5 años, sin tratamiento. Debe tratarse la causa subyacente. Si el tumor no es reseccionable, se tratará con medicación para bloquear la producción adrenal de cortisol (por ejemplo, con ketoconazol, que inhibe la síntesis adrenal de esteroides).

Valoración de un paciente ante la sospecha de Cushing

Pruebas de muestreo

- El test de detección más adecuado es la *determinación del cortisol urinario libre en orina de 24 h* (lo normal es <280 nmol/24 h).
- Otra opción es el *test de supresión con dexametasona*. Se administra 1 mg de dexametasona oral a media noche, determinando antes el cortisol sérico y después, a las 8:00 am (normal 450-700 nmol/l).
- Se observan falsos positivos en la depresión, obesidad y con fármacos que interfieren con el metabolismo de la dexametasona (como la fenitoína, fenobarbital): «*pseudocushing*».

Pruebas adicionales. Cuando han resultado positivas las pruebas de muestreo.

- ***Test de supresión con dosis bajas de dexametasona:*** se administra dexametasona 0,5 mg/6 h oral durante 2 días.

— Determinación:

1. Cortisol sérico de la mañana a las 48 h.
2. Cortisol libre urinario de 24 h durante el 2.º día de la prueba.
3. Reatinina durante el 2.º día de la prueba.

• **Test de supresión con dosis elevadas de dexametasona:**
— Indicaciones:

1. Cuando el test con dosis bajas de dexametasona es positivo.
2. Evidencias de Cushing con dosis elevadas de cortisol libre en la orina de 24 h.

— Se administra dexametasona 2 mg/6 h oral durante 2 días.
— Determinaciones: igual que en el apartado anterior.

• **Determinación simultánea de los niveles de ACTH y cortisol.**

Interpretación de los resultados

Enfermedad de Cushing: se produce un cierto grado, aunque no el normal, de supresión del cortisol plasmático con altas dosis de DXM. ACTH plasmático está elevado, pero en raras ocasiones es >250 ng/l.

Tumor adrenal: generalmente, el cortisol no se suprime con las dosis altas de DXM. ACTH plasmático indetectable.

Secreción ectópica de ACTH. No se suprime el cortisol con dosis altas de DXM. ACTH plasmático >250 ng/l. Es frecuente la alcalosis hipopotasémica.

✝ Enfermedad de Addison

Enfermedad de las glándulas suprarrenales que produce insuficiencia adrenocortical. Sus signos son caprichosos; debido a que sólo puede identificarse en la necropsia, se le denomina *el maestro imperdonable de la inespecificidad y el disfraz*[1]. Entre sus síntomas se incluyen:

- Debilidad
- Dolor abdominal
- Depresión
- «Enfermedad vírica»
- Anorexia
- DyV (o náuseas)
- Artralgia
- Mialgia
- Pérdida de peso
- Confusión
- Estreñimiento
- Vértigo

Signos. Hiperpigmentación (crestas palmares, mucosa bucal), vitíligo, hipotensión postural. El deterioro crítico (pág. 693) viene indicado por la taquicardia, fiebre, *shock* y coma.

Tests: *Generales:* hiperpotasemia, hiponatremia, hipoglucemia (puede ser sintomática), uremia, acidosis leve, hipercalcemia, eosinofilia, neutropenia, linfocitosis, anemia normocítica, PFH alteradas.

Específicos: Prueba corta de estimulación con ACTH (Synacthen®)*:* medir el cortisol plasmático antes y 30 min después de inyectar 250 μg de tetracosactrin IM. Se descarta Addison si el cortisol inicial > 140 nmol/l y tras estímulo >500 nmol/l, o bien aumenta más de 200 nmol/l con respecto al valor basal. Si no se descarta el proceso, continuar con:

---

[1] A Levy 1994 *BMJ* i 1087.

Prueba prolongada de estimulación con ACTH: medir cortisol plasmático antes y 6 h después de administrar 1 mg de tetracosactrin depot (complejo con fosfato de zinc) IM durante 3 días sucesivos. Se diagnostica Addison si el cortisol plasmático es <690 nmol/l a las 6 h de la tercera inyección. Los esteroides interfieren en la prueba; comprobar el resultado con el laboratorio local.

Medición de ACTH y cortisol: Extraer sangre para determinar ACTH y cortisol a las 09:00 h y 22:00 h. Se diagnostica Addison si, además del cortisol bajo, la ACTH es >300 ng/l.

Anticuerpos antiadrenales, RXA y RXT (signos de TB anterior, por ejemplo, calcificaciones).

Causas. Idiopática en el 80% de los casos en el Reino Unido. Probablemente autoinmune (elevación de anticuerpos antiadrenales). Asociada a la enfermedad de Graves, Hashimoto, IDDM, anemia perniciosa, hipoparatiroidismo, vitíligo. *Otras causas:* TB; metástasis (la insuficiencia adrenal sólo se produce con la afectación de >90% de ambas adrenales); SIDA (CMV, *Mycobacterium avium intracellulare* y otras infecciones adrenales oportunistas).

Tratamiento. Tratar la causa. Sustituir los esteroides: *hidrocortisona,* 20 mg por la mañana y 10 mg al acostarse por vía oral. Ajustar la dosis, midiendo el cortisol plasmático al cabo de 0,5, 1, 2 y 3 h de la dosis matutina. Tratar de obtener niveles máximos de 700-850 nmol/l. La dosis nocturna se reduce a la mitad de la matutina. *Fludrocortisona,* 0,05 mg en días alternos hasta 0,15 mg/día, dependiendo de la situación clínica. La dosis se ajustará según las manifestaciones clínicas. En caso de hipotensión postural, se aumenta la dosis y se reduce si aparece hipertensión, cefalea, edemas, hipopotasemia o alcalosis.

La enfermedad de Addison suele ir asociada a otras enfermedades autoinmunes, incluso en el momento del diagnóstico. Debe averiguarse si existe hipertiroidismo, especialmente, si existen dificultades para mantener los niveles adecuados de cortisol durante el tratamiento.

Hay que advertir al enfermo que no se puede suspender el tratamiento de forma brusca. Los pacientes siempre deben tener jeringuillas en casa (+ hidrocortisona parenteral no caducada) para uso IM en caso de que los vómitos impidan la ingestión oral. Por otra parte, cualquier médico o dentista debe conocer que el paciente toma esteroides. Las dosis se deben aumentar durante las enfermedades intercurrentes. Dotar al enfermo de una *tarjeta de tratamiento esteroideo y* recomendar el empleo de un distintivo que indique la toma de esteroides como consecuencia de una enfermedad de Addison. Duplicar la hidrocortisona matutina para el tratamiento dental. Duplicar la dosis matutina y nocturna de hidrocortisona en caso de IVRA grave durante el tiempo de enfermedad. En caso de vómitos, sustituir la hidrocortisona diaria por inyecciones IM de 100 mg de succinato sódico de hidrocortisona, y administrar líquidos para la deshidratación.

Seguimiento. Cada 6 meses.

Pronóstico. Con tratamiento, esperanza de vida normal.

Hiperaldosteronismo

Hiperaldosteronismo primario. Es un exceso de producción de aldosterona, con independencia del sistema renina-angiotensina. El diagnóstico se sospecha ante las siguientes manifestaciones clínicas: hipertensión, hipopotasemia, alcalosis en paci-

---

[1] CM Brosnan 1996 *BMJ* i 1085.

entes no tratados con diuréticos. El sodio tiende a elevarse discretamente o estar normal.

Causas: >50% se debe a adenoma adrenal unilateral *(síndrome de Conn)*. Otras causas: hiperplasia adrenal bilateral; carcinoma adrenal (raro); aldosteronismo que responde a glucocorticoides (GRA). En el GRA, se produce un defecto enzimático genético (por ejemplo, por fusión de dos genes próximos en el cromosoma 8q), dando lugar a un exceso de 10-oxocortisol y 18-hidroxicortisol adrenal, con superproducción de mineralocorticoides.

Tests: se realizan 3 mediciones separadas del potasio plasmático en una dieta rica en sal (sin diuréticos, antihipertensivos, esteroides, potasio, laxantes o metoclopramida durante 4 semanas). Si alguna de las muestras tiene una concentración de potasio <3,7 mmol/l, extraer en 3 ocasiones plasma para determinar: aldosterona y renina. Un nivel normal o elevado de renina, excluye el diagnóstico. Si renina ↓ y aldosterona ↑, resulta útil realizar una prueba de desencadenamiento (infusión salina para observar si la aldosterona es supresible; estudio postural para comprobar si puede ser estimulada la renina). Si coincide con un hiperaldosteronismo primario (aldosterona no-supresible con supresión de renina), se realizará una TC/RM abdominal para localizar el tumor. Se requiere asistencia de un especialista. En el caso de GRA (se sospecha especialmente cuando existen antecedentes familiares de hipertensión precoz), existe un test genético disponible en el mercado. *Nota:* la estenosis de la arteria renal representa una causa muy frecuente de hipertensión e hipopotasemia refractarias. Se evaluará mediante TC renal, RM, angiografía o angiografía de contraste (estándar de oro).

Tratamiento: Conn's: cirugía; espirolactona, 300 mg/24 h oral durante 4 semanas antes de la intervención. *Hiperplasia:* espironolactona o amilorida. Cuando se sospecha de GRA: dexametasona, 1 mg/24 h oral durante 4 semanas. Si permanece elevada la PA, suspender la dexametasona y administrar espirolactona.

Hiperaldosteronismo secundario. Es un exceso de producción de aldosterona como consecuencia del aumento de renina. Se observa en: estenosis de la arteria renal, hipertensión acelerada, diuréticos, insuficiencia cardíaca congestiva, insuficiencia hepática.

Síndrome de Bartter (hiper-reninemia primaria). Es una enfermedad hereditaria recesiva y se presenta con retraso en el crecimiento, poliuria y polidipsia. La PA es *normal* y no existen edemas. La principal característica es la hipopotasemia con aumento de la excreción urinaria del K^+ y alcalosis metabólica hipoclorémica. El cloruro urinario se encuentra elevado. Renina plasmática ↑.

Tratamientos: incluyen la reposición del K^+, AINEs, amilorida, captopril.

Feocromocitoma

Es una causa rara, pero tratable, de hipertensión. Se trata generalmente (90%) de un tumor benigno productor de catecolaminas que se localiza habitualmente (90%) en la médula suprarrenal y suele ser (90%) unilateral. Se hereda a veces con rasgos autosómicos dominantes y se asocia a neoplasia endocrina múltiple tipo I, pág. 494. Los tumores de la médula pueden localizarse en los paraganglios (= cuerpos feocrómicos, es decir, colecciones de células cromafínicas secretoras de epinefrina), típicamente en la bifurcación aórtica (órgano de Zuckerkand).

El paciente: hipertensión episódica, tirantez pectoral, agitación, ansiedad y debilidad. Él o ella pueden haber sido tachados de «neuróticos» o se les han realizado estudios extensos de ICC/miocardiopatía, o hematuria terminal (con feocromocitoma vesical). Para otras manifestaciones, véase página siguiente.

Tests: glucosuria durante los ataques en el 30 % de los casos. Muestreo: orina de 24 h para determinar el 4-OH-3-metoximandélico (HMMA, VMA) o metadrenalinas totales (o libres). Investigación completa: consultar con un centro especialista: considerar test con metiodo-bencilguanidina) o la prueba de supresión con pentolinio + TC/RM.

Tratamiento: Cirugía. La presión arterial debe controlarse cuidadosamente con fenoxibenzamina (α-bloqueante) (pág. 694) *antes* de los β-bloqueantes (propanolol) durante los 14 días previos a la intervención. Consultar con el anestesista. Tras la cirugía, recoger la orina de 24 h como antes y monitorizar la PA (por riesgo de hipotensión).

Tratamiento de urgencia: pág. 694.

Pronóstico: Vida normal con una cirugía correcta.

Manifestaciones clínicas del feocromocitoma

Aunque los feocromocitomas son poco frecuentes, siempre debemos guardar estas manifestaciones *episódicas* en un rincón de nuestra memoria, para que cuando los pacientes nos relaten su diagnóstico, como siempre suelen hacer, podamos escuchar, aunque de forma indirecta, el tic-tac de la bomba de relojería que albergan en su interior, bajo la apariencia inocente de síntomas benignos como son las náuseas, inquietud, debilidad, cefaleas, ansiedad e intolerancia al calor («Esta noche no me pongo pijama, cariño»). Otras manifestaciones episódicas incluyen:

- Tirantez torácica
- «Manchas en la vista»
- Pellizcos y aguijonazos
- Hemianopsia
- Escotomas pulsátiles
- Moteado cutáneo
- Pérdida de peso
- Disnea
- Púrpura
- Sudoración
- Dolor abdominal
- Tremor
- Pies fríos
- Vómitos
- Mareos (Hipotensión postural)
- Palpitaciones
- Erupción
- Claudicación
- Palidez

Los síntomas son desencadenados al estirarse el paciente, estornudar, por el estrés, sexo, hábito de fumar, intervención quirúrgica o parto; o bien, por agentes como el queso, alcohol o tricíclicos que prescribimos amablemente, pensando que los síntomas del paciente sólo se deben a una ligera depresión.

Estas crisis pueden durar desde escasos minutos hasta 1 semana. De forma brusca, el paciente se siente como «si fuera a morirse» y más tarde, se encuentra bien o sufre un ataque o un colapso cardiovascular. En la exploración, puede no existir ningún signo o bien, hipertensión (± signos de miocardiopatía o insuficiencia cardíaca) y tumefacción tiroidea (episódica) y glucosuria durante el ataque; y también hematuria terminal si se trata de un feocromocitoma vesical.

Si el médico establece correctamente el diagnóstico (y la intervención quirúrgica es satisfactoria) la vida del paciente continuará normalmente, aunque con revisiones anuales de las catecolaminas urinarias, durante muchos años (los feocromocitomas pueden recidivar o producir metástasis).

Hirsutismo, virilización, ginecomastia e impotencia

Hirsutismo. Es frecuente (10 % de las mujeres) y suele ser benigno. Implica un aumento del crecimiento del vello, con patrón masculino. Si la menstruación es normal, lo probable es que no esté aumentada la producción de testosterona. El tratamiento consiste en la depilación local del vello. Si existen anomalías menstruales, la causa suele ser el *síndrome del* ovario *poliquístico* (síndrome de Stein-Leventhal). Este síndrome Consiste en ovarios poliquísticos bilaterales, oligomenorrea secundaria, infertilidad, obesidad e hirsutismo. La causa es la hipersecreción de andrógenos. El diagnóstico se realiza por: ecografía, ↑ del índice plasmático LH:FSH, y aunque menos fiable, la elevación de la testosterona, la disminución del estradiol (*OHCS* pág. 756). La oligomenorrea y la infertilidad se tratan con clomifeno.

Otra posible causa de hirsutismo con menstruaciones irregulares es la *hiperplasia adrenal congénita de aparición tardía*, debida en la mayoría de los casos, a una deficiencia de la enzima 21-hidroxilasa en la glándula adrenal. Los *tumores ováricos* representan una causa poco frecuente.

Tratamiento:
- No abandonar a la paciente una vez establecido que no se trata de una enfermedad grave. Debemos averiguar cuáles son sus expectativas.
- Explicarle que no se está transformando en un hombre.
- Sugerirle la depilación con cera, cremas o electrolisis (resulta más caro, pero *realmente* funciona).
- Sugerirle la decoloración del vello con una solución al 1:10 de agua oxigenada.
- Mentalizarse de un afeitado regular.
- Los estrógenos ayudan a incrementar los niveles séricos de globulina quelante de las hormonas sexuales, pero siempre su administración debe combinarse con progesterona (= anticonceptivos hormonales) para evitar el riesgo de neoplasia uterina. Marvelon® contiene desogestrol, un progestágeno no-androgénico, aunque ↑ el riesgo de TVP y EP (*OHCS* pág. 66). Dianette® contiene 2 mg de acetato de ciproterona (un anti-androgénico) con etinilestradiol 35 μg, que también posee efecto contraceptivo. Una opción más cara es la flutamida®, potente inhibidor de la secreción de andrógenos ± se une a los receptores nucleares de los tejidos diana; las transaminasas deberán ser controladas con regularidad.

Virilización. Es rara y se caracteriza por: amenorrea, clitoromegalia, voz grave, recesión temporal del pelo e hirsutismo intenso. Este trastorno requiere estudio para descartar tumores suprarrenales u ováricos.

Ginecomastia. Es la presencia de tejido mamario en el varón (aunque puede ser normal durante la pubertad). Se debe a un aumento de la proporción entre estrógenos y andrógenos. Se observa en síndromes que cursan con deficiencia de andrógenos (por ejemplo, Klinefelter, Kallman). Aparece en ocasiones en enfermedades hepáticas y tumores testiculares (por el aumento de los estrógenos) o acompañando al hipertiroidismo. Las causas más frecuentes son los fármacos: estrógenos (especialmente, estilboestrol); espironolactona; cimetidina; digoxina; testosterona; marihuana.

Impotencia. Incapacidad del varón adulto para mantener la erección que permita la penetración vaginal. Es frecuente en edades avanzadas. Las causas psicológicas son frecuentes y se deben sospechar cuando la impotencia sólo se produce en determinadas situaciones, se inició en relación con un estrés claro y existen erecciones matutinas precoces (aunque éstas pueden persistir al comienzo de algunas enfermedades orgánicas). Además, las causas psicológicas pueden exacerbar las causas orgánicas. La principal causa orgánica es la *diabetes*. Otras causas orgánicas son:

Fármacos: antihipertensivos (incluyendo los diuréticos y β-bloqueantes), tranquilizantes mayores, alcohol, estrógenos, antidepresivos y cimetidina.

Causas patológicas: hipertiroidismo, hipogonadismo, esclerosis múltiple, neuropatías autonómas, ateroma, cirugía del cuello de la vejiga, hiperprolactinemia, cirrosis hepática y las enfermedades malignas.

Tests: UyE; PFHs; glucosa; TFT; colesterol; testosterona (por ejemplo, si líbido ↓). Probablemente, no será necesario realizar pruebas de existencia de tumescencia nocturna. Si el alprostadil no induce la erección, la causa será probablemente vascular. La ecografía Doppler puede mostrar ↓ flujo sanguíneo, pero es muy raro que requiera reconstrucción vascular por su dificultad.

Tratamiento: tratar las causas subyacentes. Valorar la necesidad de asesoramiento psicológico ± medios mecánicos auxiliares, la implantación quirúrgica y la inyección de alprostadil, es decir, prostaglandina. El transuretral, como el MUSE®, o bien, de mayor fiabilidad[1], en auto-inyección intracavernosa en el pene (Técnica: véase *Mentor*®).

Hipopituitarismo

Las seis hormonas de la hipófisis que se determinan habitualmente son: hormona adrenocorticotropa (ACTH), hormona de crecimiento (GH), hormona foliculoestimulante (FSH), hormona luteinizante (LH), hormona estimuladora de la glándula tiroides (TSH) y prolactina (PRL). También se detectan varios opiáceos de significación clínica desconocida.

Causas de hipopituitarismo. Hipofisectomía, radiación hipofisaria, adenoma hipofisario (no funcional o funcionante, produciendo, por ejemplo, Cushing o acromegalia junto con hiposecreción de otras hormonas). Otras causas incluyen: craneofaringioma, meningioma esfenoidal, síndrome de Sheehan (necrosis hipofisaria tras una hemorragia post-parto), TB.

Síntomas. Comienzo insidioso, a menudo, en edades avanzadas, con cansancio nocturno, palidez, anorexia, pérdida de la libido, impotencia, amenorrea, cefalea, depresión, dispaurenia, síntomas de hipotiroidismo (pág. 492).

Signos. Atrofia mamaria, testículos de pequeño tamaño (reducción del eyaculado), hipogonadismo, disminución del índice de músculo:grasa corporal, disminución del vello, piel fina, con arrugas *(cara de mono),* hipotensión postural, defectos campimétricos.

Hallazgos accidentales: hipotensión, hiponatremia, bajos niveles de T_4 sin la elevación correspondiente de los niveles de TSH[2].

Tests. RXC lateral (tumor hipofisario), TC/RM, campimetria, T_4 basal, TSH, PRL (sangre coagulada, 5 ml, consultar con laboratorio), testosterona, UyE (hiponatremia de dilución), RSC (anemia normocítica normocrómica).

Prueba de triple estímulo (puede realizarse de modo ambulatorio). *Contraindicaciones:* Epilepsia, cardiopatía. La prueba se realiza por la mañana (sólo se permite la toma de agua desde las 22:00 h de la noche anterior). Preparar glucosa al 50 % y mantener abierta una vía IV. Estar atentos ante la hipoglucemia. Desechar los 3 primeros ml de la muestra de sangre (contiene citrato) y lavar después la cánula. Consultar con el laboratorio.

- Colocar una cánula IV con llave de 3 pasos (citrato, muestras, inyección).
- Conectar una jeringa de 20 ml rellena con citrato para lavar. Extraer muestras para: T_4, TSH, estradiol/testosterona, FSH, LH, PRL, cortisol, glucosa, GH.
- Inyectar insulina IV 0,15 u/kg (0,3 u/kg en caso de acromegalia o Cushing; 0,05 u/kg si el hipopituitarismo es grave).
- Lavar e inyectar 200 μg TRH IV y 50 μg de hormona liberadora de gonadotropinas (GnRH). Utilizar la misma jeringa. Lavar.

---

[1] P Werthman 1997 *Urology* **50** 809 (MUSE = Medicated Urethral System for Erection; ES: desmayos, dolor, priapismo).
[2] C Chan 1997 *Lancet* **349** 26 & 576.

- Recoger las muestras de sangre de la siguiente forma: FSH, LH, TSH a los 20 y 60 mm. GH, cortisol, glucosa a los 30, 60, 90 y 120 mm. Finalmente, dar un buen desayuno al paciente al finalizar.

Interpretación de la prueba de triple estímulo. La glucosa debe descender por debajo de 2,2 mmol/l. Los valores normales son: GH <20 mU/l, cortisol (pico) >550 mmol/l, TSH a los 20 min 3,9-30 mU/l, TSH a los 60 min 3,0-24 mU/l. Los valores inferiores a los señalados indican insuficiencia hipofisaria. Nota: se cree que la prueba de metirapona nocturna (pág. 497), al suministrar información similar sobre la integridad del eje hipotálamo-hipofisario, podría resultar más segura y preferible[1].

Tratamiento. *Hidrocortisona*, como en el Addison (pág. 498). *Tiroxina*, como en el hipotiroidismo (pág. 492, pero los niveles de TSH no son útiles). *Enantato de testosterona* (varones), 250 mg IM cada 3 semanas o *parches transdérmicos Andropatch®*, aplicados sobre la piel limpia, seca e íntegra de la espalda, brazo, muslo o abdomen durante 24 h (no debe utilizarse el mismo punto de colocación hasta transcurridos 7 días); los pacientes de más de 130 kg de peso, necesitarán 3 parches/día; se ajustarán según los niveles plasmáticos de testosterona. *Estrógenos* (para las mujeres premenopaúsicas), por ejemplo, en contraceptivos esteroides. Algunos pacientes pueden necesitar hormona del crecimiento.

Otras causas de hipogonadismo. Traumatismos, post-orquitis (parotiditis, brucelosis, lepra), quimioterapia o radioterapia, cirrosis, alcohol (tóxico para las células de Leydig), fibrosis quística; determinados síndromes: de Kleinfelter (el más frecuente), de Laurence-Moon-Biedl (*OHCS* pág. 752), miotonía distrófica, de Prader-Willi (*OHCS* pág. 756) y síndrome de Kallman (hipogonadismo + ceguera a los colores + + sordera neurogénica + labio leporino + anosmia).

Hormona	Efecto sobre la hipófisis	Efecto periférico
Insulina	→ACTH↑ →→→	Cortisol ↑
	→Hormona crecimiento↑ →→→→→→→→	Glucosa ↓
Hormona liberadora de la tirotrofina	→TSH	T_4↑
Hormona liberadora de la hormona de crecimiento	→LH↑ →→→	Efectos sobre la fertilidad
	→FSH↑ →→→	Efectos sobre la fertilidad

† Tumores hipofisarios

► Los síntomas se producen por compresión local, secreción hormonal o hipopituitarismo (pág. 503).

Los tumores hipofisarios (casi siempre adenomas benignos) son responsables del 10 % de los tumores intracraneales.

Clasificación histológica. Existen 3 tipos.

1. *Cromófobos.* 70 %. Algunos no son secretores, pero producen hipopituitarismo. Efecto compresivo local en el 30 %. La mitad de ellos producen prolactina (PRL) y algunos ACTH u hormona de crecimiento (GH).
2. *Acidófilos.* 15 %. Segregan GH o PRL. Efecto compresivo local en el 10 %.
3. *Basófilos.* 15 %. Segregan ACTH. El efecto compresivo es raro.

---

[1] TM Fiad 1994 *Clinical Endocrinology* **40** 603.

Clasificación según las hormonas segregadas

PRL sólo	35 %
GH sólo	20 %
PRL y GH	7 %
ACTH	7 %
LH/FSH/TSH	1 %
Ninguna hormona	30 %*

* Muchos de ellos producen subunidades-alfa, que pueden servir como marcadores tumorales.

Manifestaciones clínicas del efecto compresivo local. Cefalea; déficit campimétrico (hemianopsia bitemporal, inicialmente de cuadrantes superiores); parálisis de los pares craneales III, IV y VI; en ocasiones, alteraciones de la temperatura, sueño, alimentación, y rinorrea por erosión a través del suelo de la silla turca, con escape de LCR. La diabetes insípida (pág. 508) es una secuela muy rara del tumor hipofisario y es más frecuente en enfermedades hipotalámicas.

Tests. RM hipofisaria; valoración adecuada del campo visual; prolactina, TFT basal, cortisol plasmático, subunidad-alfa si no existen evidencias clínicas de exceso de hormonas; (pág. 503); prueba del triple estímulo (pág. 524); prueba de sed, si se sospecha diabetes insípida (pág. 508).

Tratamiento. Comenzar la reposición hormonal antes de la cirugía, mediante el test de triple estímulo.

Intervención quirúrgica: si existe un tumor intrasillar, deberá extirparse mediante abordaje trans-esfenoidal. La diseminación suprasillar del tumor, requiere abordaje transfrontal.

Tratamiento médico: la *bromocriptina* es el tratamiento de elección para la mayoría de los tumores secretores de PRL (disminuye los niveles de PRL y puede reducir el tumor). La cirugía no está indicada en dichos casos. También puede funcionar en algunos tumores secretores de GH (pág. 506), así como en «tumores no-funcionales» (algunos liberan subunidades-alfa); se utilizarán dosis mayores: 20-40 mg oral diarios.

Radioterapia: tras la intervención quirúrgica, si no ha sido posible la resección completa del tumor. Actualmente, es menos utilizada por sus efectos secundarios (necrosis).

Cuidados perioperatorios. Deberán verificarse con el anestesista/cirujano. Una de las pautas consiste en: succinato sódico de hidrocortisona, 100 mg IM con la premedicación y después cada 4 h durante 72 h. A continuación, hidrocortisona 20 mg oral por la mañana. Deberá volver a comprobarse la función hipofisaria al cabo de pocas semanas (pág. 503) para valorar la terapia hormonal de sustitución requerida.

Apoplejía hipofisaria. La expansión rápida de un tumor hipofisario por infarto o hemorragia produce efectos de compresión local repentina, que se deben sospechar en caso de cefalea de comienzo súbito en pacientes con tumor conocido o cefalea y pérdida súbita de conciencia (es decir, presentación como hemorragia subaracnoidea). El *tratamiento* consiste en cirugía de urgencia bajo cobertura esteroidea.

Craneofaringioma. En sentido estricto, no se trata de un tumor hipofisario, ya que deriva de la bolsa de Rathke y se localiza entre la hipófisis y el suelo del tercer ventrículo. El 50 % se presenta con efectos de compresión local durante la infancia. **Tests:** TC, RXC lateral (calcificación). **Tratamiento:** cirugía; radioterapia; prueba de triple estímulo postoperatoria (pág. 524).

Los infartos o hemorragias pueden producir un efecto súbito de compresión local.

Hiperprolactinemia

Es la anomalía bioquímica más frecuente de la hipófisis y tiende a presentarse precozmente en la mujer (amenorrea) y de forma tardía en el varón.

Síntomas. Mujer: líbido ↓; ganancia de peso, apatía, sequedad vaginal, alteraciones menstruales (amenorrea; infertilidad; galactorrea). Varón: impotencia y disminución del vello facial. Pueden producirse efectos compresivos locales (pág. 504).

Causas de elevación de la prolactina plasmática basal (>390 mU/l).

Fisiológicas: Embarazo, lactancia, estrés, sueño.

Fármacos y otras sustancias químicas: Fenotiacinas (incluida metoclopramida), haloperidol, α-metildopa, estrógenos, TRH.

Enfermedades: Enfermedades de la hipófisis; insuficiencia renal crónica; hipotiroidismo; sarcoidosis.

Tests. Prolactina plasmática basal: punción venosa sin compresión entre 09:00 y 16:00 h. TC/RM de la fosa hipofisaria. Radiografía lateral de cráneo.

Tratamiento. Se expone seguidamente un abordaje razonable, aunque depende en parte de la experiencia quirúrgica local.

Microprolactinomas (tumor <10 mm de diámetro en la RM). Si la paciente es posmenopáusica o no desea el embarazo, puede adoptarse una actitud expectante, monitorizando periódicamente los niveles de PRL. En caso contrario, administrar 1,25 mg oral a las 22:00 con la comida; se va incrementando la dosis semanalmente 1,25-2,5 mg/día hasta alcanzar ~2,5 mg/12 h. En raras ocasiones, los pacientes pueden necesitar >10 mg/día. Medición periódica de los niveles de PRL. Normalmente, la hiperprolactinemia debida a un microadenoma no progresa de forma significativa a lo largo del tiempo, pero a continuación, se expone una *pauta razonable de tratamiento*:

- Debe recuperarse la fertilidad de la mujer. La administración de bromocriptina se debe suspenderse tan pronto como el test de embarazo sea positivo (comprobar inmediatamente al retrasarse la menstruación). Esto minimiza el riesgo de desarrollar teratotoxicidad fetal: se ha comprobado que existe, aunque no existen estudios que hayan podido cuantificar el riesgo. Los niveles de PRL se incrementarán durante la gestación, y no habrá necesidad de controlar estos niveles. Si se producen cefaleas o pérdida visual, se podrán medir los niveles antes de considerar el diagnóstico por imágenes.
- Deben evitarse las complicaciones de la deficiencia de estrógenos asociada a los niveles altos de PRL. Una opción consistiría en tratar con anticonceptivos orales. El problema teórico es que los estrógenos pueden estimular el crecimiento de los prolactinomas, aunque normalmente, son seguros en el caso de los microadenomas. Seguimiento de los niveles de PRL.
- El motivo de no considerar la cirugía del microprolactinoma es que rara vez se transforma en macroprolactinoma; también es raro que se expanda durante el embarazo y finalmente puede recidivar tras la cirugía.

Macroprolactinomas (>10 mm de diámetro): se tratan con bromocriptina, pero si disminuye la agudeza visual, síntomas compresivos o si se contempla la posibilidad de una gestación (~25 % de los microadenomas se expanden durante la gestación), está indicada la intervención quirúrgica. Normalmente, se utiliza un abordaje transesfenoidal. Seguimiento de los niveles de PRL y resonancia magnética. En ocasio-

---

[1] A Levy 1994 *BMJ* i 1087.

nes, es necesaria la administración de bromocriptina, y la radioterapia después de la intervención, ya que no es frecuente lograr la resección completa en la misma.

✝ Acromegalia

Esta rara enfermedad se debe a hipersecreción de hormona del crecimiento (GH) por un tumor hipofisario y suele presentarse entre los 30 y los 50 años.

Incidencia. 3/millón/anuales.

Síntomas. Comienzo insidioso (véanse fotos antiguas). La mayoría de los síntomas se deben al crecimiento de las partes blandas. Piel gruesa y aceitosa, lengua engrosada, arco supraorbitario prominente, prognatismo, aumento de la distancia interdentaria, aumento del número de los zapatos, dedos gruesos en pala, voz cada vez más grave, artralgia, cifosis, debilidad de músculos proximales, parestesias (debido a síndrome del túnel carpiano, pág. 418), insuficiencia cardíaca progresiva, bocio. Pueden producirse signos de tumor hipofisario y de efecto masa local (pág. 504). La sudoración y la cefalea también son frecuentes.

Complicaciones. DM; elevación de la PA; miocardiopatía; tumores en intestino grueso (benignos o malignos).

Tests
- Las determinaciones aisladas de los niveles de GH que pueden mostrar aumento de la secreción, pero los niveles varían a lo largo del día y dependiendo de otros factores, por lo que las mediciones aleatorias no poseen valor diagnóstico.
- El test más demostrativo de acromegalia es la determinación del IGF-1 (factor-1 de crecimiento similar a la insulina). Sus niveles indican la secreción de la GH durante las 24 h anteriores, por lo que se elevan cuando la secreción de Gh ha sido excesiva, y también, durante la gestación y pubertad.
- El test definitivo es la prueba oral de tolerancia a la glucosa con determinación simultánea de la GH. El método se realiza tal como se describe (pág. 479) pero insertando una cánula IV con tres llaves y citrato (véase pág. 503) 1 h antes del test. Se recogen muestras para determinar la GH, glucosa e insulina a las: 0, 30, 60, 90, 120 y 150 min. *Interpretación:* los niveles de GH no descienden por debajo de <2 um/l en: acromegalia, anorexia nerviosa, DM no controlada, hipotiroidismo y enfermedad de Cushing.
- RM/TC de la fosa hipofisaria.
- T_4, PRL basal en el suero, testosterona (en varones): ¿hipopituitarismo?
- Puede ser necesario realizar la prueba de triple estimulación, cuando se sospecha de hipopituitarismo (pág. 524).
- ECG. Campos visuales y agudeza visual. Engrosamiento de la piel.
- Observar fotos antiguas del paciente. Fotos recientes de la cara, torso, con las manos sobre el pecho.

Tratamiento. *Cirugia trans-esfenoidal* en los pacientes más jóvenes o con síntomas compresivos. En el 60 % de los casos, logra reducir la secreción de GH hasta <5 μg/ml[1]. Seis semanas después de la cirugía, reingresar para realizar el test de tolerancia a la glucosa con determinación de los niveles de GH, T_4, PRL, testosterona y prueba de triple estímulo. Si no se suprime la producción de GH por debajo de 2,0 um/l, se precisa radioterapia o bromocriptina. Antes de estas pruebas, suspender los esteroides y realizar la prueba de triple estimulo el 4.º día, siempre que no existan signos de deficiencia de esteroides (hipotensión postural, fiebre, náuseas, anorexia). *Seguimiento* anual (Prueba de tolerancia a la glucosa con medición de GH, T_4, PRL, ECG, campos visuales, estudio radiológico, fotos (véase más arriba).

Radioterapia externa en pacientes mayores. Seguimiento como para cirugía.

Tratamiento médico: Bromocriptina como coadyuvante o cuando el paciente presenta riesgos para la intervención quirúrgica. Iniciar el tratamiento con 2,5 mg oral al acostarse. Aumentar 2,5 mg cada 3 días hasta llegar a 5mg/6 h. Por sí misma, sólo proporciona un control adecuado cuando la enfermedad no es grave. Seguimiento a las 2 semanas después de alcanzada la dosis máxima, la misma que para la cirugía. ES: náuseas, hipotensión postural.

Los análogos de la somatostatina como la *octreotida*, por ejemplo, 0,1-0,2 mg/8 h SC, han ido desplazando a los agonistas de la dopamina como tratamientos de elección en los adenomas somatotróficos[1] (ES: cálculos en la vesícula biliar).

Diabetes insípida (DI)

Se produce por alteración de la reabsorción de agua por el riñón, debido a la menor secreción de ADH desde la neurohipófisis (DI craneal) o a la respuesta inadecuada del riñón a la ADH (DI nefrogénica).

Manifestaciones clínicas. Comienzo brusco con poliuria; orina diluida; polidipsia; deficiencia de agua, si no se puede beber.

Causas de la DI craneal. Traumatismo craneal, hipofisectomía, histiocitosis, metástasis, tumor hipofisario, sarcoidosis, lesiones vasculares, meningitis, origen hereditario (autosómica dominante). La DI idiopática (50 %) suele ser auto-limitada y la RM revela la existencia de una infundibuloneurohipofisitis (parece ser una inflamación linfocítica, y posiblemente autoinmune)[2].

Causas de DI nefrogénica. Hipopotasemia, hipercalcemia, fármacos (litio, demeclociclina), pielonefritis, hidronefrosis, gestación (poco frecuente como causa primaria; se debe a la producción placentaria de vasopresina; puede exacerbar la DI subyacente de cualquier otro origen).

Tests. U y E, Ca^{2+}, osmolaridad del plasma y de la orina.

La osmolalidad puede ser alta y la de la orina, baja: El sodio sérico puede encontrarse elevado. En la polidipsia psicogénica, la osmolaridad del plasma suele ser baja.

El test de deprivación de agua confirmará el diagnóstico.

- Desayuno ligero, sin té, café ni tabaco.
- Pesar a las 0, 4, 6, 7 y 8 h. Suspender la prueba si se pierde >3 % de peso.
- Vigilar cuidadosamente que el enfermo no beba.
- Vaciar la vejiga urinaria, no beber y tomar sólo alimentos secos durante 8 h. Se recoge la orina cada hora y se determina su volumen. Medir la osmolalidad a las 1, 4, 7 y 8 h. Suspender la prueba si la osmolalidad >800 mosmol/kg (se descarta DI).
- Extraer muestra de sangre venosa para osmolalidad a las 0,5, 3,5, 6,5 y 7,5 h.
- Si continúa la diuresis, administrar desmopresina intranasal, 20 μg (o 1 μg IM) a las 8 h.
- Después de 8 h, se permite beber agua. Medir la osmolalidad urinaria a las 8, 9, 1O, 11 y 12 h.

Interpretación de la prueba de la sed: comprobar que la osmolalidad plasmática es >290 mosmol/kg, con el fin de que se obtenga un estímulo adecuado de la

---

[1] A Levy 1994 *BMJ* **i** 1087.
[2] H Imura 1993 *NEJM* **329** 693.

liberación de ADH. La respuesta *normal* consiste en incremento de la osmolalidad urinaria >800 mosmol/kg, con un discreto aumento tras la desmopresina. La orina se concentra también en la *polidipsia psicogénica* (>400 mosmol/kg), pero algo menos que lo normal. En la *diabetes insípida,* la orina sigue anormalmente diluida (<400 mosmol/kg). Sin embargo, en la DI *craneal,* la osmolalidad urinaria aumenta más de un 50% después de administrar desmopresina, mientras que el aumento es <45% en la DI *nefrogénica.*

Tratamiento. DI *craneal:* detectar la causa, realizar prueba de triple estímulo (pág. 524). Administrar desmopresina, 10-20 μg/12 h intranasal (se utilizará la dosis más pequeña que pueda controlar la poliuria: las dosis superiores ↑ el riesgo de hiponatremia). *Nefrogénica:* tratar la causa. Las comidas deberán ser pobres en proteínas y sal, ya que éstas favorecen la poliuria. Si persiste, se administrará bendrofluacida, 5 mg/24 h.

Tratamiento de urgencia. El diagnóstico ha de estar confirmado basándose en: causa sospechosa, diuresis abundante, osmolalidad urinaria baja (alrededor de 150 mosmol/kg) a pesar de la deshidratación.

- UyE en plasma.
- Líquidos IV: dextrosa al 5%, 2 litros en la primera hora.
- Continuar la rehidratación con líquidos de acuerdo con la diuresis.
- Desmopresina, 1 μg IM (su efecto dura 12-24 h).

Epífisis o glándula pineal y ritmo circadiano

Existen 6 grandes ritmos en nuestras vidas, que armonizan con el día y la noche:

1. Sueño y vigilia.
2. Secreción de cortisol (máxima al anochecer).
3. Rendimiento intelectual (se cree que es máximo al mediodía).
4. Temperatura corporal (máxima por la tarde).
5. Secreción de prolactina (máxima durante la noche).
6. Melatonina (*N*-acetil-metoxitriptamina, t 1/2 = 45 min) que *sólo* es secretada durante la noche. La melatonina puede regular la aparición del sueño a través de su efecto sincrónico sobre el reloj biológico[1]. Se ha empleado como somnífero y para mejorar la calidad del sueño, así como para combatir los efectos del *jet lag* (vuelos intercontinentales). Se sospecha que la deficiencia de melatonina representa una causa frecuente del insomnio que se observa en personas de edad avanzada.

Diurno significa que se repite todos los días (del Latín *diurnalis,* diario) y se utiliza principalmente para describir las actividades de los cuerpos celestes (y de forma figurada, en los acontecimientos de los espíritus perdidos, para denotar armonía atemporal, pero repetitiva)*.

Circadiano denota actividad fisiológica que se repite cada 24 horas, aproximadamente, o bien, expresa el ritmo de esta actividad (del Latín *circa* = alrededor de, más días, día).

La armonía circadiana (sincronía) consiste en mantener todos estos relojes ajustados entre sí y respecto a los ritmos diurnos del sistema solar. Se cree que el reloj biológico está situado en el núcleo supraquiasmático del hipotálamo, y que depende de la melatonina, la hormona de la oscuridad[1] para informarlo del tiempo y su transcurso. La melatonina es secretada por la epífisis o glándula pineal, en cantidades de

---

[1] D Garfinkle 1995 *Lancet* **346** 541 & R Short 1993 *BMJ* **ii** 952.

unos 30 μg/noche; pero cuando la oscuridad no se materializa, por ejemplo, durante un vuelo intercontinental transmeridional o durante una noche en vela, se produce un estado de asincronía muy desagradable, a no ser que se reponga la melatonina que falta, bien artificialmente, o bien, durante la noche[1]. El *jet lag* se manifiesta con malestar general, cefalea ligera, insomnio y disminución de la percepción, y sus efectos se minimizan evitando el insomnio durante e inmediatamente después del vuelo transmeridional. Estas soluciones no son válidas para las personas que permanecen «en vela» de forma continuada y para los que el concepto de «disminución de la percepción» representa realmente un eufemismo de «ausencia de percepción». No se conoce con seguridad si este tipo de personas se podría beneficiar del aporte de melatonina exógena: lo que *sí* está claro es que en estas circunstancias, la administración de melatonina produce un sueño irresistible. No debemos considerar por estos hechos que el efecto de la melatonina es siempre beneficioso. En ocasiones, produce un ciclo extremadamente irregular de sueño y vigilia. Estos efectos ocurren porque la melatonina actúa principalmente durante el *tiempo* de sueño, y si se administra en el momento equivocado, interrumpe los patrones normales[2].

---

[1] H Yu 1993 *Melatonin Biosynthesis, Physiological Effects and Clin. Applications*, Boca Raton, USA, **CRC** Press.
[2] B Middleton 1996 *Lancet* **348** 558.
* Como ocurre en *Lucy* de William Wordsworth (1770-1850):
«Un sueño hizo que mi espíritu se sellara
Lo desprendió de sus temores humanos:
Parecía algo que no podía sentir
El roce de los años terrestres.
Ahora no posee ningún movimiento, ninguna fuerza;
No puede oír ni ver;
Se ha unido al curso diurno de la Tierra,
Junto con las rocas, las piedras y los árboles».

Hematología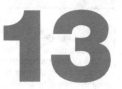

Sobre la extracción de sangre y sobre las vacaciones	512
Anemia	512
Anemia ferropénica	513
Anemia refractaria	514
Anemia en las enfermedades crónicas	514
Anemia sideroblástica	514
Extensión de sangre periférica	515
Recuento diferencial de leucocitos	516
Anemia macrocítica	517
Anemia perniciosa	518
Estudio de la anemia hemolítica	520
Causas de anemia hemolítica	521
Anemia falciforme	522
Talasemia	523
Diátesis hemorrágicas	525
Las vías intrínseca y extrínseca de la coagulación sanguínea	527
Estudio de la hemorragia	528
Anticoagulantes	529
Leucemia y el médico residente	532
Leucemia linfoblástica aguda	533
Leucemia mieloide aguda	534
Leucemia linfocítica crónica	536
Leucemia mieloide crónica	537
Linfoma de Hodgkin	538
Linfoma no-Hodgkin	539
Médula ósea y aplasia medular	541
Trastornos mieloproliferativos	542
Mieloma	543
Paraproteinemia	545
Amiloidosis	545
Velocidad de sedimentación eritrocitaria (VSG)	546
Síndromes de hiperviscosidad	547
Trombofilia	547
El bazo y esplenectomía	548
Fármacos inmunosupresores	549

Páginas de interés de otros capítulos: Transfusión (pág. 90); valores normales (pág. 660).

Bibliografía: D Nathan 1995 *Genes, Blood and Courage*, Harvard University Press, ISBN 0-0674-34473-L. Dayem Saif, presentado cuando tenía 6 años de edad y una estatura correspondiente a 2 años, y con una Hb de 1,5 g/dl; tan baja como su posibilidad de sobrevivir con talasemia. Merece la pena leer esta historia que trata sobre la medicina de laboratorio y su difícil aplicación al paciente ingresado, cuando uno se siente acorralado por los pacientes más difíciles y se demuestra que no existen pacientes difíciles, sino sólo tiempos difíciles. El libro retrata la naturaleza vital de la relación médico-paciente y nos previene de colocar un cartel sobre cada persona, excepto si en este cartel hay escrito un poema: el de Dayem es es el poema árabe *La Espada Inmortal*.

> **Sobre la extracción de sangre y sobre las vacaciones**
>
> No se trata de uno de los párrafos que hablan de la amabilidad que debemos dedicar a nuestros pacientes, cómo se les debe explicar lo que se les va a hacer con todo detalle, cómo debemos hablarles durante la venopunción, etiquetar los tubos de muestras cuidadosamente y establecer cuándo se van a comunicar los resultados de las pruebas. Todo esto es necesario, pero existe algo más de lo que debemos hablar, y se trata de la tarea aparentemente menos importante: el *acto* de extraer la sangre. Esto ocurre en parte por el hecho de pensar que la sangre es vida, y porque, como nos enseña Ruskin, «no existe mayor riqueza que la vida» y nos lleva a pensar que al extraer sangre, por *una vez*, el paciente nos está ofreciendo algo de gran valor. Pero ¿cuál es su valor? La respuesta es el *tiempo*. Porque mientras la sangre corre por nuestra jeringuilla, no podemos ser molestados. Tenemos excusa para no contestar preguntas ni mantener una conversación educada (son suficientes unos cuantos gruñidos de respuesta a las observaciones del paciente sobre el color de su sangre) y nos podemos permitir ese increíble lujo de *abandonarnos a nuestros propios pensamientos* por un instante. Resulta excelente pensar en este sagrado tiempo como si fuera una especie de vacaciones hipnóticas. Por tantas noches como hemos permanecido despiertos y tantas guardias yendo de acá para allá, estas pequeñas vacaciones nos harán descansar el equivalente a una hora de sueño, siempre que tengamos la cabeza bien amueblada y lista para vaciarse de toda objetividad. En la práctica hematológica, lo mejor es, durante la extracción, esperar esas ocasiones en las que, debido a algunas características casuales del flujo, la sangre que entra en el tubo se rompe y divide en infinitos glóbulos, y antes de unirse ordenados de nuevo, se empujan entre sí como la cadena de acontecimientos que nos llevó hasta ese hospital. Durante este tiempo, podemos permitir que se ordenen nuestros pensamientos y vuelvan a reunirse de forma más pacífica, si es posible, permitiendo por ejemplo, que William Blake nos ayude en la tarea de amueblar nuestra mente, dejando a un lado la objetividad, ya que él conocía algunas verdades sobre la hematología, desconocidas para los practicantes racionales de este arte:
>
> «*El Microscopio no sabe nada de esto, ni tampoco el Telescopio; ellos modifican
> La medida de los Órganos Espectadores, pero no afectan a los Objetos
> Ya que cada espacio mayor que un glóbulo rojo de sangre de Hombre
> Es visionario, y está creado por el Martillo de Los:**
> *Y cada espacio más pequeño que un glóbulo de sangre de Hombre se abre
> A la Eternidad, de la que la Tierra vegetal es sólo una sombra.
> El Glóbulo rojo es el Sol incansable por Los* creado
> Para medir el Tiempo y el Espacio de los Hombres mortales...*»
>
> * Los, el *globo de fuego*, es un símbolo utilizado por Blake para definir la energía exultante de la creación, la imaginación poética y la brillantez ardiente donde todas sus imágenes nobles fueron forjadas de eternidad y compuestas en el verso y arte más equilibrado de que disponemos (*véase* P Ackroyd 1996 *Blake*, Minerva). Estas líneas pertenecen al poema *Milton*, sección 29, líneas 17-24, pág. 516 en el libro de OUP, *Blake: Complete Writings*, editado (1925-1969) por Geoffrey Kaynes, el cirujano, que, por casualidad, abrió el camino de la técnica de resección tumoral para el cáncer de mama, como alternativa a la más odiada mastectomía radical.

♦♦♦ Anemia

Anemia es el descenso de la hemoglobina producido por una disminución de la masa eritrocitaria. Se habla de «anemia fisiológica» cuando el descenso de Hb se debe a una dilución por incremento del volumen plasmático (como sucede en el embarazo). En el varón se considera Hb baja (a nivel del mar) <13,5 g/dl, y en la mujer, <11,5 g/dl. Su etiología es múltiple y se debe a una disminución en la producción o bien a un aumento de la pérdida de Htíes, que suele diferenciarse por la historia clínica, exploración física y examen del frotis de sangre.

Síntomas. Corresponden a los de la enfermedad subyacente o a los de la propia anemia y comprenden cansancio, disnea, palpitaciones, cefalea, *tinnitus*, anorexia y alteraciones intestinales. Incluye la angina cuando existe un trastorno coronario anterior.

Signos. Palidez (observar la palidez de las conjuntivas), hemorragias de la retina. La anemia grave (Hb <8 g/dl) se manifiesta por signos de circulación hiperdinámica, como taquicardia, soplos y cardiomegalia. Finalmente, se produce insuficiencia cardíaca; en esta situación, la transfusión rápida de sangre puede tener consecuencias fatales.

La anemia por destrucción eritrocitaria excesiva se denomina anemia hemolítica. La hemólisis se sospecha en presencia de reticulocitosis, macrocitosis leve, ↓ haptoglobina (pág. 520), ↑ bilirrubina y ↑ urobilinógeno.

El siguiente paso para determinar la causa de la anemia consiste en determinar el VCM (el *volumen corpuscular medio normal es de 76-96 femtolitros*, 10^{15} fl = 1 litro).

VCM bajo (microcítica). La causa más frecuente es:

- La anemia ferropénica (AFe), que muestra microcitosis e hipocromia en el frotis, junto con anisocitosis y poliquilocitosis (pág. 515). Este tipo de anemia se confirma por la ↓ hierro sérico y ↓ ferritina (más representativa del hierro corporal total) junto con un ↑ de la capacidad de saturación total del hierro (TIBC).
- Talasemia (que se sospecha siempre que VCM es «demasiado baja» para el nivel de anemia y está elevado el recuento eritrocitario).
- Anemia sideroblástica congénita (muy rara).

Las dos últimas son procesos de sobrecarga de hierro que muestran unos niveles séricos de ↑hierro; ↑ferritina; pero ↓TIBC.

VCM normal (normocítica). Causas:

- Anemia de enfermedades crónicas
- Aplasia medular
- Insuficiencia renal
- Hipotiroidismo
- Hemólisis
- Gestación

Si se reduce el recuento leucocitario o plaquetario, hay que sospechar aplasia medular y llevar a cabo una biopsia de la médula ósea.

VCM elevado (anemia macrocítica). Causas:

- Deficiencia de B_{12} y folato
- Ingesta de alcohol
- Hepatopatías
- Reticulocitosis (por ejemplo, hemólisis)
- Síndromes mielodisplásicos
- Infiltración medular ósea
- Hipotiroidismo
- Fármacos antagonistas del folato (como el fenobarbital).

Transfusión sanguínea. Debe ser evitada a no ser que la reducción de Hb ponga en peligro la vida del enfermo. La decisión depende de la gravedad y de la causa. Si existe riesgo de hemorragia (por ejemplo, úlcera péptica activa), transfundir hasta 8 g/dl. Si existe anemia grave e insuficiencia cardíaca, la transfusión es vital para elevar la Hb hasta niveles seguros, por ejemplo de 6-8 g/dl, pero debe realizaran con enorme cuidado. Administrar concentrados eritrocitarios *lentamente* junto con 10-40 mg de furosemida IV/oral alternando las unidades (la dosis depende de la exposición anterior a los diuréticos; no debe mezclarse con la sangre). Vigilar un posible incremento de la PVY y si aparecen crepitantes basales, plantear la posibilidad de colocar una vía de PVC. Si empeora la ICC y resulta indispensable una transfusión inmediata, debe intentar la exanguinotransfusión de 2-3 unidades, extrayendo sangre al mismo tiempo que se transfunde.

Anemia ferropénica (AFe)

Es frecuente (se observa hasta en el 14 % de las mujeres premenopáusicas). La principal causa es la pérdida de sangre, especialmente, por menorragias o hemorragias GI (por esofagitis, úlcera péptica, carcinoma, colitis, diverticulitis o hemorroides).

En el Trópico. la causa más frecuente es la infestación por vermes unciformes (que originan pérdidas GI de sangre).

Las dietas deficientes pueden producir Afe en los bebés (aunque rara vez en adultos), en las personas sometidas a dietas especiales y en los lugares de pobreza.

La malabsorción (como en la enfermedad celíaca) es una causa poco frecuente de Afe.

Signos de Afe crónica: coiloniquia (pág. 25), glositis atrófica y con menos frecuencia, membranas poscricoideas. ► *Una deficiencia de hierro sin una causa evidente de hemorragia, requiere una investigación minuciosa del aparato GI.*

Tests: sangre oculta en heces, sigmoidoscopia, enema opaco y estudio de huevos y parásitos en heces.

Tratamiento: Si el VCM ↓ y existe antecedentes de menorragia, puede iniciarse un tratamiento con hierro oral sin realizar otras pruebas adicionales; si no es así, debe tratarse la causa subyacente. El hierro oral se administra en forma de sulfato ferroso 200 mg/12-8 h oral. ES: estreñimiento, heces negras. La Hb debe aumentar 1 g/dl por semana (acompañado de reticulocitosis). Continuar hasta que la Hb sea normal y durante 3 meses más para rellenar los depósitos. El hierro IM casi nunca es necesario. Si es así (porque la ruta oral no sea posible), se utiliza hierro sorbitol, consultando el *prospecto*.

Anemia refractaria

La razón de que la AFe no responda a la sustitución con hierro suele ser la falta de colaboración del enfermo por rechazar los comprimidos. Será necesario negociar con él el tratamiento (pág. 2). Si el motivo del rechazo son las posibles molestias GI, bastará con reducir la dosis de hierro elemental. Otras veces continúan las pérdidas sanguíneas, la malabsorción o se trata de un diagnóstico erróneo (por ejemplo, talasemia). En ocasiones, existe una mielodisplasia con anomalías de la maduración medular. Este tipo de anemia es refractaria a la mayoría de los tratamientos y representa un estado preleucémico.

Anemia de enfermedades crónicas

Se asocia a una serie de enfermedades, como infección, enfermedades vasculares del colágeno, artritis reumatoide, trastornos malignos e insuficiencia renal. Es una anemia normocitica refractaria (por ejemplo, Hb >8 g/dl), que a veces se confunde con la anemia por deficiencia de hierro, aunque TIBC ↓ y la ferritina sérica es normal o ↑. El *tratamiento* es el de la enfermedad de base. La carencia de eritropoyetina es la causa de la anemia en la insuficiencia renal y actualmente se dispone de eritropoyetina producida por ingeniería genética que eleva los niveles de hemoglobina (ejemplo de dosificación: 75-450 unidades/kg/semana; ES: síntomas gripales, hipertensión, leve aumento de las plaquetas).

Anemia sideroblástica

Se observan eritrocitos hipocrómicos en sangre periférica con sideroblastos en anillo en la médula ósea (precursores eritroides con depósito de hierro en las mitocondrias que rodean el núcleo). Es congénita (rara, ligada a X), o adquirida, de causa generalmente idiopática, aunque a veces resulta secundaria a exceso de alcohol, intoxicación por plomo, trastornos mieloproliferativos, neoplasias malignas, malabsorción y fármacos anti-TB. El *tratamiento* es de apoyo; aunque la piridoxina produce a veces alivio (por ejemplo, 10 mg/24 h oral; dosis más elevadas pueden producir neuropatías). La sobrecarga de hierro constituye un problema (hemosiderosis, es decir, lesiones endocrinas, hepáticas y cardíacas) si se incrementa la absorción GI de hierro.

Extensión de sangre periférica

▶ Son numerosos los diagnósticos hematológicos (y de otras especialidades) que se realizan con una observación cuidadosa del frotis de sangre periférica. También resulta imprescindible para interpretar los índices RSC.

Acantocitos: eritrocitos con numerosas espiculas (en abetalipoproteinemia).

Anemia leucoeritroblástica: Células inmaduras (mielocitos y normoblastos) en el frotis. Secundaria a infiltración medular (por ejemplo, por trastornos malignos), hipoxia o anemia grave.

Anisocitosis: Variación de tamaño, por ejemplo en anemia megaloblástica, talasemia y anemia por deficiencia de hierro (AFe).

Blastos: Células precursoras nucleadas (por ejemplo, en mielofibrosis o leucemia), que no se suelen observar en sangre periférica.

Células «burr» (en «erizo»). Eritrocitos de tamaño irregular que aparecen en la uremia.

Cuadro dimórfico: mezcla de eritrocitos de diferentes tamaños, por ejemplo, en la deficiencia de hierro tratada parcialmente, en las deficiencias mixtas (de Fe y vit. B$_{12}$ o folato), tras una transfusión y en la anemia sideroblástica.

Cuerpos de Howell-Jolly: Remanentes nucleares de los Htíes tras la esplenectomía y rara vez en la leucemia, anemia megaloblástica y Afe, hipoesplenismo (como en la enfermedad celíaca, neonatos, talasemia, LES, linfoma, leucemia, amiloidosis)

Cuerpos de Puppenheimer: Gránulos de siderocitos, por ejemplo en intoxicación por plomo, carcinomatosis y tras esplenectomía.

Desviación a la derecha: Polimorfonucleares hipersegmentados *(>5* lóbulos nucleares) en la anemia megaloblástica, uremia y hepatopatía.

Desviación a la izquierda: Leucocitos inmaduros en sangre circulante en médulas hiperreactivas, por ejemplo durante infecciones.

Dianocitos o células en diana (también células en sombrero mejicano): Htíes con tinción central y un anillo pálido, con un ribete externo nuevamente teñido, que aparecen en casos de hepatopatía, talasemia y enfermedad falciforme, así como en la anemia ferropénica, pero en pequeño número.

Esferocitos: Células esféricas que se observan en la hemólisis (o rara vez en la esferocitosis hereditaria) y en las quemaduras.

Esquistocitos: Htíes fragmentados, divididos por bandas de fibrina que se observan en la hemólisis intravascular.

Formación de Rouleaux (pilas de monedas): Eritrocitos apilados («análogo» visual de elevación de la VSG, véase pág. 546).

Hipocromía: tinción menos densa de los eritrocitos, observada en la AFe, talasemia y anemia sideroblástica (no utilización de depósitos de hierro).

Leptocitos: Véase dianocitos.

Mielocitos, promielocitos, metamielocitos, normoblastos: Células inmaduras en la sangre en la anemia leucoeritroblástica.

Normoblastos: Células eritrocitarias inmaduras con núcleo que aparecen en la anemia leucoeritroblástica, infiltración medular, hemólisis e hipoxia.

Poiquilocitosis: Células de tamaño variable, por ejemplo en AFe.

Policromasia: Eritrocitos de diferente edad con tinción no uniforme (las formas jóvenes son más azuladas) en respuesta a sangrado, agentes hematinicos (por ejemplo, sulfato ferroso, B_{12}), hemólisis o diseritropoyesis.

Punteado basófilo de los Htíes en la intoxicación por plomo, talasemia y anemias diseritropoyéticas.

Reacción leucemioide: leucocitosis reactiva muy acusada. Normalmente, granulocítica, por ejemplo, en infecciones graves, quemaduras, hemólisis aguda, cáncer metastásico.

Reticulocitos (normal: 0,8-2,0 % de Htíes): Htíes jóvenes de mayor tamaño que indican eritropoyesis activa. Aumenta en hemólisis, hemorragia y en tratamientos con B_{12}, hierro o folato en estados carenciales de estos factores.

Recuento diferencial de leucocitos

Neutrófilos. 2-7,5 × 10^9/l (40-75 % de leucocitos; las cifras absolutas son más relevantes que los porcentajes).

Aumentan en: infecciones bacterianas, traumatismos, cirugía, quemaduras, hemorragia, inflamación, infarto, polimialgia, PAN, trastornos mieloproliferativos, fármacos (por ejemplo, esteroides). Incremento muy marcado en las leucemias, neoplasias malignas diseminadas y diversas infecciones infantiles.

Disminuyen en: infecciones víricas, brucelosis, fiebre tifoidea, kala azar, TB. También por ciertos fármacos, como carbimazol o sulfamidas. Se consumen durante la sepsis y se destruyen en estados de hiperesplenismo y por anticuerpos contra neutrófilos (en LES y artritis reumatoide). La producción disminuye en la deficiencia de B_{12} y folato y en la aplasia medular (pág. 541).

Linfocitos. 1,3-3,5 × 10^9/l (20-45 %).

Aumentan en: infecciones víricas: VEB, CMV y rubéola; toxoplasmosis, tosferina, brucelosis, leucemia linfática crónica. En la infección por VEB, se observa de forma característica elevado número de linfocitos anormales (atípicos): se trata de células -T que reaccionan frente a las células-B infectadas por el virus. Presentan un gran citoplasma claro con borde azulado que fluye alrededor de los eritrocitos circundantes. Para otras causas de presencia de linfocitos «atípicos», véase pág. 181.

Disminuyen en: tratamiento esteroide, LES, uremia, enfermedad del legionario, SIDA, infiltración medular, posquimioterapia o radioterapia.

Valores de referencia de los linfocitos-T: recuento de CD4: 537-1571/mm^3 (disminuyen en la infección por VIH). Recuento CD8: 235-753/mm^3; Índice CD4/CD8: 1,2-3,8.

Eosinófilos. 0,04-0,44 × 10^9/l (1-6 %).

Aumentan en: asma y trastornos alérgicos, infestaciones parasitarias (sobre todo helmintos invasivos), PAN, enfermedades cutáneas, en especial pénfigo, urticaria, eccema; trastornos malignos (incluida leucemia eosinofílica), radiación, síndrome de Löffler (pág. 622), fase de convalecencia de cualquier infección.

El **síndrome hipereosinofílico** se observa cuando se desarrolla una lesión en un órgano terminal (como en la miocardiopatía restrictiva; neuropatías; hepatoesplenomegalia) asociada a un gran incremento de eosinófilos (>1,5 × 10^9/l) durante más de 6 semanas. Los esteroides y fármacos citotóxicos producen alivio temporal.

Monocitos. 0,2-0,8 × 10^9/l (2-10 %).

Aumentados en infecciones agudas y crónicas (como la TB; brucelosis; protozoos), enfermedades malignas (incluyendo la leucemia mieloide aguda M4 y M5, pág. 534 y la enfermedad de Hodgkin); y mielodisplasia.

Basófilos. 0-0,1 × 10^9/l (0-1 %).

Aumentan en: infecciones víricas, urticaria, mixedema, tras esplenectomía, LMC, CU, enfermedades malignas, mastocitosis sistémica (urticaria pigmentosa), hemólisis y policitemia rubra vera.

✢ Anemia macrocítica

La macrocitosis (**VCM >96 femtolitros**) es un hallazgo frecuente en el recuento sanguíneo rutinario y suele asociarse a anemia. Únicamente un 5 % de los casos son secundarios a deficiencia de B_{12}, por lo que conviene realizar un estudio diagnóstico sistematizado.

Causas de macrocitosis

VCM >110 fl:

- Deficiencia de B_{12} o folato.

VCM 100-110 fl:

- Alcohol.
- Hepatopatía.
- Fármacos: como la azatioprina.
- Hemólisis.
- Embarazo.
- Hipotiroidismo.
- Zidovudina (pág. 193).
- Infiltración medular.
- Estados mielodisplásicos.
- Hidroxiurea.

Hay que valorar todas estas situaciones en la historia clínica y en la exploración física. El diagnóstico suele ser entonces evidente. El alcohol es la causa más frecuente de macrocitosis sin anemia.

Tests. El frotis de sangre muestra a veces polimorfonucleares hipersegmentados (B_{12}↓) o leptocitos (hepatopatía). ***Otros pruebas:*** VSG (trastornos malignos), PFH (incluyendo γ-GT), T4, B_{12} sérico (*nota:* si el paciente toma antibióticos, el resultado puede aparentar ser más bajo: ensayo microbiológico) y folato eritrocitario (utilzar un tubo para RSC; es más fiable que el folato sérico).

La biopsia de médula ósea está indicada en casos en los que no se descubre la causa, que suele mostrar cualquiera de estas 4 anomalías:

1. Megaloblastosis: deficiencia de B_{12} o folato (o fármacos citotóxicos). (El megaloblasto es una célula con un desfase entre la maduración citoplásmica y la nuclear, ya que ésta última es lenta).
2. Médula normoblástica: hepatopatía, mixedema.

3. Eritropoyesis aumentada: por ejemplo, sangrado o hemólisis.
4. Eritropoyesis anómala: anemia sideroblástica, leucemia, anemia aplásica.

Si el estudio realizado indica deficiencia de B_{12}, considerar la prueba de Schilling para identificar la causa, con lo que se puede saber si la deficiencia se debe a malabsorción (B_{12} se absorbe en el íleon terminal) o a carencia de factor intrínseco. Se valora comparando la proporción de la dosis oral (1 μg) de B_{12} radiactiva que se elimina por la orina, con y sin administración concomitante de factor intrínseco. (La sangre se satura previamente con una dosis IM de 1.000 μg de B_{12}.) Si aumenta la absorción tras aplicar factor intrínseco, la causa más probable es una carencia de éste (por ejemplo, anemia perniciosa) (en caso contrario, descartar asas ciegas y divertículos como origen de la deficiencia).

Causas de bajos niveles de B_{12} Anemia perniciosa (pág. 518), tras gastrectomía (falta de factor intrínseco para ↑ la absorción en el íleon terminal); dietas deficitarias (por ejemplo, vegetarianos); con menos frecuencia, enfermedades del íleon terminal (no se absorbe B_{12}), como enfermedad de Crohn, resección, asas ciegas o divertículos; vermes *(Dyphyllobothrium)*.

Causas de bajos niveles de folato. Deficiencia dietética (por ejemplo, en alcohólicos), aumento de la demanda (embarazo, hemólisis, diseritropoyesis, neoplasias malignas, hemodiálisis de larga duración), malabsorción, sobre todo, enfermedad celíaca, esprue tropical, fármacos (fenobarbital y trimetoprim).

Nota. En todos los pacientes graves con anemia megaloblástica (por ejemplo, con ICC), es necesario realizar el tratamiento antes de conocer los resultados de B_{12} y folato séricos. Administrar dosis elevadas, por ejemplo, 1 mg/24 h IM de hidroxicobalamina, junto con ácido fólico, 5mg/24 h oral. (▶La administración aislada de folato puede precipitar una degeneración combinada subaguda de la médula espinal). Las transfusiones de sangre sólo se requieren en casos excepcionales (véase pág. 572).

† Anemia perniciosa

Aspectos esenciales. Esta enfermedad afecta a todas las células del organismo y se debe a la malabsorción de B_{12} como consecuencia de la falta de factor intrínseco secundaria a la autoinmunidad dirigida contra las células parietales. Se asocia a gastritis atrófica y disminución de la producción eritrocitaria, ya que la falta de B_{12} hace que las células precursoras no dispongan de suficiente DNA para su división. Además, se afectan el SNC, los nervios periféricos, el intestino y la lengua.

Manifestaciones frecuentes
Cansancio y debilidad (90 %)
Disnea (70 %)
Parestesias (38 %)
Úlceras y enrojecimiento lingual (25 %)
Diarrea, demencia

Otras manifestaciones:
Hemorragias retinianas
Color almonado de la piel
Neuritis retrobulbar
Esplenomegalia leve
Fiebre

Degeneración subaguda combinada de la médula espinal: se observa en cualquier proceso que produzca bajos niveles de vitamina B_{12} Suele afectar los cordones posterior y lateral, pero no necesariamente a ambos a la vez. El comienzo es insidioso y se asocia a neuritis periférica. El cuadro típico consiste en ausencia del sentido vibratorio y sentido de posición articular (se afectan en primer término las columnas dorsales), seguido de una parestesia distal (neuropatías). Si no se trata, se produce rigidez y atrofia. La tríada clásica consiste en:

- Reflejos plantares extensores
- Reflejo patelar activo
- Ausencia de reflejo maleolar.

Entre los signos menos frecuentes están (dependiendo de las lesiones de los nervios periféricos, tractos espinales y otras lesiones del SNC): ↓ estado cognitivo, ↓ visión, ausencia de reflejo patelar con reflejo maleolar activo y reflejos flexores plantares y signo de Lhermitte (pág. 411). Las sensaciones de dolor y temperatura pueden permanecer intactas, incluso aunque la sensación de posición se encuentre gravemente afectada. La afectación neurológica puede producirse sin anemia.

Enfermedades asociadas. Trastornos tiroideos (~25%), vitíligo, enfermedad de Addison, mixedema, carcinoma gástrico (posiblemente, presentará un umbral bajo para realizar una endoscopia).

Tests

- Hb ↓ (3-11 g/dl).
- VCM > ~110 fl.
- Polimorfos hipersegmentados.
- Niveles séricos de B_{12} siempre ↓.
- Leucocitos y plaquetas ↓.
- Megaloblastos en la médula ósea.

Los megaloblastos son células anómalas precursoras de los eritrocitos, con cromatina nuclear fina y maduración nuclear más lenta que la citoplásmica. Los anticuerpos frente a las células parietales se encuentran en el 90% de los casos; pueden también existir anticuerpos frente al factor intrínseco, tanto a nivel de los puntos de unión con la vit. B_{12} (50%) como en los sitios de unión con el íleon (35%). El test de Schilling (pág. 518) puede resultar apropiado en ocasiones (para demostrar que <7% de una dosis oral de vit. B_{12} marcada, es excretada, a menos que se administre al mismo tiempo factor intrínseco)[1].

Tratamiento. Reponer los depósitos con hidroxicobalamina (B_{12}), 1 mg IM en días alternos durante 1-2 semanas (o bien, si existen signos SNC, hasta que se estabilice la mejoría). A continuación, 250 µg/semana hasta que los niveles de Hb sean normales; dosis de mantenimiento: 1 mg IM cada 2-3 meses durante toda la vida (dosis infantil: como la de adultos). La mejoría inicial viene caracterizada por una reticulocitosis marcada (pero al principio, disminuyen los niveles séricos de hierro, si se determinan).

Consejos prácticos. Tener cuidado con el diagnóstico de anemia perniciosa en sujetos menores de 40 años; descartar previamente malabsorción GI (biopsia de intestino delgado, pág. 473).

1. Vigilar la hipopotasemia durante el tratamiento.
2. La anemia perniciosa con ICC de alto gasto requiere exanguinotransfusión (pág. 512) después de extraer sangre para medir RSC, folato y B_{12} y de examinar la médula ósea.
3. Debido a que la hematopoyesis se acelera durante el tratamiento, puede ser necesario administrar Fe adicional.
4. Los recuentos de leucocitos y plaquetas deben normalizarse en el plazo de 1 semana. La Hb debe aumentar ~1 g/dl cada semana de tratamiento.

Pronóstico. Es posible la recuperación neurológica completa. La mayoría de los pacientes experimenta una mejoría en los primeros 3-6 meses. Los pacientes deben ser tratados tan pronto como sea posible tras la aparición de los síntomas: ¡No se demore!

---

[1] M Mouallem 1997 *Lancet* **349** 136.

Estudio de la anemia hemolítica

Hemólisis es la rotura prematura de los eritrocitos. Puede ocurrir en la sangre circulante (intravascular) o bien, en el sistema reticuloendotelial (extravascular). Los eritrocitos normales poseen una vida media de ~120 días. En la anemia falciforme, por ejemplo, la vida media llega a ser de 5 días. La anemia hemolítica aparece cuando la médula ósea no es capaz de compensar adecuadamente este estado.

Causas de hemólisis. Son genéticas o adquiridas.

Genéticas:
1. Membrana: esferocitosis o eliptocitosis hereditaria.
2. Hemoglobina: trastornos falciformes (pág. 522), talasemia.
3. Defectos enzimáticos: deficiencia de G6PD y piruvatocinasa.

Adquiridas:
1. Inmunológicas: isoinmune (anemia hemolítica del recién nacido, reacción transfusional), autoinmune (mediada por anticuerpos calientes o fríos) o inducida por fármacos.
2. No inmunológicas: traumatismos (hemólisis cardíaca, anemia microangiopática); infección (paludismo, sepsis); trastornos de membrana (hemoglobinuria paroxística nocturna, hepatopatías).

Existen cuatro aspectos básicos al estudiar una hemólisis significativa (e investigar su causa):

- *¿Existe aumento de la destrucción eritrocitaria?* Bilirrubina ↑ (no conjugada), urobilinógeno urinario ↑, haptoglobina ↓ (se une ávidamente a la HB libre y después es eliminada por el hígado, por lo que constituye un buen indicador de hemólisis intravascular).
- *¿Se observa incremento de la producción eritrocitaria?* Por ejemplo, reticulocitosis, policromasia, macrocitosis, hiperplasia medular.
- *La hemólisis, ¿es fundamentalmente extra o intravascular?* La hemólisis extravascular conduce a hipertrofia esplénica. Las manifestaciones de la hemólisis intravascular son metahemalbuminemia, hemoglobina plasmática libre, hemoglobinuria y hemosiderinuria.
- *¿Por qué existe hemólisis?* Véase más adelante y pág. 521.

Historia clínica. Averiguar antecedentes familiares, raza, ictericia. hematuria, fármacos, anemia previa.

Exploración física. Buscar ictericia, hepatosplenomegalia, úlceras en miembros inferiores (en enfermedad falciforme).

Tests. RSC, reticulocitos, bilirrubina, LDH, haptoglobina, urobilinógeno urinario. El frotis muestra policromasia, macrocitosis, esferocitos, eliptocitos y celulas fragmentadas o falciformes, y en casos más graves, eritrocitos nucleados.

La valoración ulterior comprende la prueba de Coombs directa. Esta prueba identifica los eritrocitos recubiertos con un anticuerpo frente al complemento, por lo que un resultado positivo suele indicar un origen inmunológico de la hemólisis. La vida media de los eritrocitos viene determinada por el marcaje con cromo (que puede localizar además el principal punto de destrucción de Htíes). La hemosiderinuria (tinción con azul de Prusia) indica hemólisis intravascular crónica.

La causa de la hemólisis no siempre es evidente, y a veces se necesitan otras pruebas. Las alteraciones de membrana se identifican en el frotis; la electroforesis de Hb se emplea para detectar variantes anómalas de Hb. Los estudios enzimáticos se reservan para casos en los que no se descubre la causa.

La prueba de Coombs detecta las causas inmunológicas adquiridas; las no- inmunológicas suelen diagnosticarse por los hallazgos asociados. Los tests de fragilidad osmótica pueden emplearse para detectar trastornos hereditarios de membrana.

Causas de anemia hemolítica

Enfermedad falciforme. Véase la pág. 522.

Esferocitosis hereditaria. Es una enfermedad autosómica dominante (AD), que produce fragilidad eritrocitaria y hemólisis variable con esferocitos en el frotis de sangre. Manifestaciones clínicas: anemia moderada (Hb 8-12 g/dl), esplenomegalia y riesgo de colelitiasis. Aumento de la fragilidad de los Hties. Se diagnostica por pruebas osmóticas de fragilidad. Tratamiento de la esferocitosis: aporte de ácido fólico; esplenectomía (pero existen riesgos por el hipoesplenismo resultante).

Eliptocitosis hereditaria. Generalmente, se hereda de forma AD. El grado de hemólisis es variable. La esplenectomía resulta útil en algunos casos.

Deficiencia de glucosa-6-fosfato deshidrogenasa. Representa el defecto enzimático más frecuente de los Htíes. Se hereda de forma ligada al sexo y afecta a 100 millones de personas de Africa, zona mediterránea y Oriente Medio y Lejano. La ictericia neonatal se observa en ocasiones, aunque la mayoría de los casos es asintomática, con Hb y frotis sanguíneo normales. Estos sujetos son sensibles a crisis oxidativas precipitadas por fármacos (por ejemplo, primaquina, sulfamidas y ciprofloxacina), exposición a habas (favismo) o por enfermedades. Lo típico es observar una anemia de desarrollo rápido, con ictericia y cuerpos de Heinz en los Htíes (Hb desnaturalizada teñida con violeta de metilo). Se diagnostica por estudio enzimático. Los tests no deben realizarse hasta transcurridas varias semanas *después* de una crisis (debe esperarse a que desaparezca la ictericia), ya que los eritrocitos jóvenes poseerán enzimas suficientes para que los resultados parezcan normales. El tratamiento consiste en evitar los factores precipitantes.

Deficiencia de piruvatocinasa. Suele heredarse de forma autosómica recesiva. Los homocigotos presentan a veces ictericia neonatal y, posteriormente, hemólisis crónica con esplenomegalia e ictericia. Se diagnostica por estudio enzimático. Suele ser bien tolerada. No se conoce tratamiento específico, aunque la esplenectomía resulta a veces útil.

Hemólisis inmunológica inducida por fármacos. Se debe a la formación de nuevos antigenos de membrana en los Htíes. (por ejemplo, penicilina, cuando se realizan tratamientos prolongados a dosis altas), complejos inmunes (numerosos fármacos, raro) o por la presencia de autoanticuerpos contra los Htíes (α-metildopa, ácido mefenámico, L-dopa: menos frecuente, Coombs +vo).

Anemia hemolítica autoinmune (AHA). Causas: anticuerpos calientes o fríos. Puede ser primaria (idiopática) o secundaria, generalmente a linfoma o a enfermedad autoinmune generalizada, por ejemplo LES. La AHA por anticuerpos calientes se manifiesta como anemia aguda o crónica. Tratamiento con esteroides (± esplenectomía). AHA por anticuerpos fríos: anemia crónica, que empeora con el frío, a menudo con Raynaud o acrocianosis. Tratamiento: mantener el calor corporal. El clorambucilo resulta a veces útil. El micoplasma y el virus de EB pueden producir en algunos enfermos hemólisis aguda por crioaglutininas, pero la hemólisis es poco frecuente.

La ***hemoglobinuria paroxística al frío*** se produce por el anticuerpo de Donnath-Landsteiner (aparece en parotiditis, sarampión, varicela y sífilis), que se adhiere a los Htíes a temperaturas frías, provocando la lisis mediada por anticuerpos durante la fase de recalentamiento.

Hemólisis cardíaca. Aparece por traumatismo celular sobre válvulas protésicas aórticas e indica mal funcionamiento valvular.

Anemia hemolítica microangiopática (AHMA). Se sospecha en caso de fragmentación eritrocitaria intensa ± numerosos microsferocitos en el frotis. Comprende el síndrome urémico-hemolítico y la púrpura trombótica trombocitopénica (véase pág. 360). Tratar la enfermedad de base con transfusiones de sangre como soporte.

Hemoglobinuria paroxística nocturna. Los Htíes son inusualmente sensibles al complemento, debido a la pérdida de enzimas inactivadoras del complemento sobre su superficie, dando lugar a pancitopenia, dolor abdominal o trombosis (por ejemplo, síndrome de Budd-Chiari, pág. 617) ± hemólisis. Diagnóstico: prueba de Ham (lisis *in vitro* inducida por ácidos). Tratamientos: anticoagulación; aporte de concentrados hemáticos; considerar la posibilidad de transplante de células precursoras.

Factores que exacerban la hemólisis. Las infecciones suelen aumentar el grado de hemólisis. Además, los parvovirus (*OHCS* pág. 214) producen interrupción de la eritropoyesis medular (anemia aplásica con ausencia de reticulocitos, pág. 541).

⁂ Anemia falciforme

Es una anemia hemolítica grave, derivada de la herencia homocigótica de un gen, que determina la sustitución de un aminoácido en la molécula de hemoglobina (β6 Glu Val), con lo que se forma HbS (El genotipo-AA del adulto codifica la HbA, pág. 523). Es frecuente en negros africanos y en sus descendientes en todo el mundo. El homocigoto (SS) muestra *anemia* falciforme, y el heterocigoto (AS) presenta *rasgo* falciforme que no produce incapacidad (e incluso le protege del *paludismo falciparum),* excepto en caso de hipoxia, como sucede en vuelos sin presurización adecuada o durante la anestesia, en la que pueden producirse fenómenos venoclusivos; de ahí la necesidad de realizar la prueba falciforme a cualquier persona de raza negra antes de una intervención quirúrgica. Los fenómenos oclusivos también aparecen en heterocigotos con genes que codifican sustituciones similares de aminoácidos (por ejemplo, hemoglobina SC y SD). La homocigotos (CC; DD) presentan una anemia leve asintomática.

Patogenia. Las moléculas de HbS se polimerizan en estados de desoxigenación y producen la transformación falciforme de los Htíes. Estas células son frágiles y se hemolizan, pero también bloquean los pequeños vasos, causando infarto.

Tests. Existen pruebas falciformes para detectar HbS. La electroforesis diferencia los estados SS, AS y otras variantes de Hb. Frotis: se observan dianocitos en todos ellos. Debe identificarseeste defecto *en el nacimiento* (con sangre del cordón) para realizar una profilaxis mediante la vacunación frente a neumococo, pág. 299 o administrando penicilina V 125 mg/12 h oral.

El paciente. Típicamente, se observa anemia (Hb 6-8 g/dl; reticulocitos 10-20 %), con hemólisis variable e ictericia en la primera infancia, junto con tumefacción dolorosa de manos y pies (síndrome de manos y pies). Se aprecia en ocasiones esplenomegalia durante los primeros años de vida, pero es rara en los mayores de 10 años, así como infarto esplénico. Los enfermos jóvenes alternan periodos de buena salud con crisis agudas (más adelante). *Finalmente,* sobreviene una fase de enfermedad crónica por las secuelas de las crisis previas con insuficiencia renal; necrosis óseas; osteomielitis;úlceras en miembros inferiores; sobrecarga de hierro (y aloinmunización) por numerosas transfusiones. Las complicaciones pulmonares a largo plazo se asocian con hipoventilación, atelectasia e infiltrados pulmonares causados por el infarto costal, aunque puede prevenirse parcialmente mediante espirometría incentiva, con 10 inspiraciones máximas/2 h mientras el paciente permanezca despierto ᑫ[1]ᑭ.

Crisis falciformes. Se producen por trombosis (las denominadas «crisis dolorosas»), por la hemólisis (menos frecuente), aplasia medular o secuestro.

Las *crisis trombóticas* (precipitadas por el frío, deshidratación, infección, isquemia o, por ejemplo por ejercicio físico) son las más frecuentes y pueden producir dolor grave, a menudo en los huesos, que simula un abdomen agudo o una neumonía. Signos SNC: convulsiones, signos focales. A veces se observa priapismo, es decir, erecciones prolongadas; si duran >24 h, deberá realizarse un *shunt* caverno-esponjoso rápido para prevenir la impotencia (el priapismo también se produce en la leucemia mieloide crónica, pág. 537).

Las *crisis aplásicas* son debidas a infecciones por parvovirus; y se caracterizan por un letargo súbito con palidez y bajo recuento de reticulocitos. Es necesario realizar una transfusión urgente.

Secuestro/crisis hepáticas: (muy graves; pueden requerir una exanguinotransfusión). Se produce un rápido incremento del tamaño del bazo e hígado por atrapamiento de Htíes; signos: dolor en el hipocondrio derecho, ↑tiempo de protrombina/transaminasas, ↓↓ Hb.

Tratamiento de las crisis falciformes ▶ Requerir ayuda experta

- Administrar analgesia *inmediata* y generosa, por ejemplo, con opiáceos (pág. 81).
- Reacciones cruzadas con sangre. RSC, reticulocitos, hemocultivos, OPM, RXT.
- Rehidratación IV.
- Administrar O_2 mediante mascarilla, si la PaO_2↓.
- Mantener el calor corporal.
- Tratamiento a ciegas con antibióticos (pág. 160) si existe fiebre, tras el estudio de la infección.
- Medición del hematocrito, reticulocitos, tamaño de hígado y bazo dos veces al día.
- Transfusión sanguínea si el Hto o los reticulocitos disminuyen bruscamente, o se producen síntomas SNC o complicaciones pulmonares: cuando la proporción de células falciformes debe ser reducida hasta <30 %. Si la Hb <6 g/dl, resulta seguro transfundir; si Hb >9 g/dl, se realizará una exanguinotransfusión parcial.

Analgesia de control del paciente (ACP): ejemplo con dosis pediátricas. En primer lugar, se mantendrá el calor corporal, se rehidratará y se administrará analgesia oral: ibuprofeno 5 mg/kg/6 h oral (el fosfato de codeína 1 mg/kg/4-8 h oral hasta 3 mg/kg/día puede intentarse también, aunque es relativamente ineficaz). Si fracasa este tratamiento, se administrará morfina IV de forma inmediata, por ejemplo, 0,1 mg/kg. Se comenzará con 1 mg/kg en 50 ml de dextrosa al 5 %, y se mantendrá una velocidad de infusión de 1 ml/h, permitiendo al paciente poder liberar bolos extra de 1 ml cuando lo necesite. Se monitorizará la frecuencia respiratoria y la sedación cada 1/4 h + oximetría de pulsación si existe dolor pectoral/abdominal[4]. Otros datos deberán consultarse con la unidad local de dolor.

Tratamiento de la forma crónica

- Considerar la administración de hidroxiurea, si las crisis son frecuentes[2].

Los programas de transfusión sanguínea crónica pueden mantener los niveles de HbS <30 %, aunque se produce una elevada incidencia de desarrollo de anticuer-

---

ᑫᑭPS Bellet 1996 *E-BM* **1** 76.
[1] *Lancet* Round 1995 **346** 1408.
[2] J Williams *NEJM* 1993 **329**472 + 501.

pos frente a los antígenos eritrocitarios. El trasplante de médula puede ser curativo, pero aún se discute su eficacia[2,3].

Niños febriles con riesgo de septicemia: pueden evitarse los ingresos repetidos mediante la administración de ceftriaxona (por ejemplo, 2 dosis, 50 mg/kg IV en los días 0 y 1). Puede ser necesario el ingreso, por ejemplo, cuando Hb <5 g/dl; leucocitos <5 ó >30.000 × 10^9/l; T.ª >40°C; dolor intenso; deshidratación; infiltración pulmonar[3]. Solicitar ayuda experta.

Prevención. Asesoramiento genético; pruebas prenatales (*OHCS* pág. 210-212). La educación de los padres puede ayudar a evitar hasta el 90 % de las muertes por crisis de secuestro[3].

╫ Talasemia

La hemoglobina (Hb) es una molécula tetramérica formada por 2 pares diferentes de cadenas peptídicas (una denominada α y otra βi), con una molécula hemo- insertada a cada péptido. Hb es heterogénea: los adultos poseen un 95 % de HbA ($\alpha_2\beta_2$) y una pequeña proporción de HbA2 ($\alpha_2\delta_2$). La HbF ($\alpha_2\gamma_2$) predomina en la vida fetal; los adultos poseen pequeñas cantidades; pero se produce en grandes cantidades en la β-talasemia. Las talasemias son un grupo de enfermedades genéticas causadas por un desequilibrio en la síntesis de Hb, al existir una disminución o ausencia de la producción de una o varias cadenas de globina. Ello determina precipitación de la globina, lesionando las membranas eritrocitarias y causando su destrucción, mientras aún permanecen en la médula ósea. Son frecuentes en una banda geográfica que se extiende desde el Mediterráneo hasta el Oriente Próximo.

β-**talasemias** (β^0/β^0, β^+/β^+, β^+/β^0) Están producidas por mutaciones en los genes β-globina situados en el cromosoma 11, dando lugar a una ↓ de la producción de la cadena-β (β^+) o a su ausencia (β^0). Existen diversas combinaciones de mutaciones (por ejemplo, β^0/β^0, β^+/β^+ o β^+/β^0). La gravedad dependerá del defecto genético. El cuadro suele corresponder al de una anemia severa, manifestándose en el primer año de vida, a menudo, con retraso en el crecimiento. La muerte puede producirse en un año, si no se realiza transfusión. Con una transfusión adecuada, el desarrollo del niño será relativamente normal, aunque aparecen síntomas de exceso de hierro a los 10 años, con insuficiencia endocrina, trastornos hepáticos y toxicidad cardíaca. La muerte suele ocurrir por siderosis cardíaca a los 20-30 años de vida. La infusión prolongada de desferroxamina previene la sobrecarga de hierro. Si las transfusiones son inadecuadas se produce anemia crónica, con disminución del crecimiento y deformidades esqueléticas por hiperplasia de la médula ósea, por ejemplo prominencia del cráneo. Otras manifestaciones son esplenomegalia, hemorragia y fiebre intermitente. El frotis muestra células muy hipocrómicas, microcíticas con leptocitos y Htíes nucleados. HbF ↑↑, HbA$_2$ variable, HbA ausente. Prevalencia de portadores: Chipre 1:7; Sur de Italia 1:10; Grecia 1:2; Turquía 1:20; Inglaterra 1:100.

β-**talasemia menor (β/β^+):** es el estado heterocigótico y se reconoce por VCM <75 fl, HbA$_2$ >3,5 % + anemia leve (>9 g/dl) y bien tolerada; puede empeorar durante el embarazo. La esplenomegalia es poco frecuente.

α-**talasemias.** Los genes de la α-globina se localizan en el cromosoma 16. Si la totalidad de los 4 genes-α son defectuosos, se produce la muerte *in utero*. Si sólo funciona 1 gen, la anemia será leve (+VCM ↓). Algunos pacientes presentan además $\beta^+\beta^+$ talasemia, pero manifestando menor gravedadad, ya que existirán menos cadenas α desparejadas.

---

[3] R Grundy 1993 *Arch Dis Chi* **69** 256.

La deficiencia de cadenas α conduce al exceso de cadenas-β y de tetrámeros β_4 (= HbH; el equivalente fetal, Hb Barts, es fisiológicamente inútil γ_4). α^0/α^+ origina un trastorno de la HbH, con Hb ~8 g/dl ± hiperesplenismo. α/α^+ es «silente».

Talasemia intermedia y variantes de Hb. Produce anemias de notable gravedad que no suelen responder a las transfusiones, por ejemplo, la talasemia de HbC (uno de los progenitores posee el rasgo de HbC y el otro posee β^+). La talasemia β^0 de células falciformes produce un cuadro similar al de la anemia falciforme. El rasgo HbE emparejado con β^0 es frecuente en India, con un cuadro similar al de la talasemia $\beta^+\beta^+$.

Diagnóstico. RSC, VCM, extensión sanguínea, hierro, HbA_2, electroforesis de la Hb.

Tratamiento.
- Transfusiones para mantener Hb >9 g/dl.
- Agentes quelantes de hierro, por ejemplo desferrioxamina, para proteger al paciente de los trastornos cardíacos y la diabetes mellitus.
- Megadosis de ácido ascórbico, que también aumenta la eliminación de hierro.
- Esplenectomía, si persiste el hiperesplenismo: proteger mediante vacunación neumocócica (pág. 299) ± vacunación meningocócica.
- Administrar suplementos de folato.
- El trasplante de médula histocompatible ofrece una oportunidad de curación[1]. Adoptar una postura realista para ayudar al paciente a través de una vida difícil[2].

Prevención. Consejo genético o diagnóstico prenatal utilizando sangre fetal o DNA fetal y posteriormente permitir la opción a los padres de un aborto «terapéutico».

┼ Diátesis hemorrágicas

Después de un traumatismo con lesión de un vaso sanguíneo, se ponen en marcha 3 procesos para detener la hemorragia: vasoconstricción, agregación plaquetaria y cascada de coagulación. Los trastornos hemorrágicos se incluyen en estos tres grupos. Es muy importante observar el patrón de la hemorragia: los trastornos vasculares y plaquetarios conducen a hemorragias prolongadas después de un corte y a púrpura y sangrado de las membranas mucosas. Los trastornos de la coagulación provocan hemorragias tardías tras una lesión, hacia el interior de las articulaciones, músculos y tractos GI y GU.

Defectos vasculares. Las causas son congénitas (síndrome de Osler-Weber-Rendu, pág. 624) o adquiridas (por ejemplo, púrpura senil, fármacos esteroides, traumatismos, compresión, vasculitis, enfermedad del tejido conjuntivo, escorbuto y síndrome del hematoma doloroso). El escorbuto produce hemorragias perifoliculares. El síndrome del hematoma doloroso se observa en mujeres que desarrollan hormigueos por debajo de la piel, seguidos de hematomas sobre las extremidades/tronco que se resuelven sin tratamiento.

Causas de trombocitopenia

- *Producción* ↓: aplasia medular, megaloblastosis.

---

[1] D Weatherall 1993 *NEJM* **329** 877.
[2] Thalassaemia Soc 0181 348 0437; D Nathan 1995 *Genes, Blood & Courage* 0674-34471.

- *Supervivencia* ↓: púrpura trombopénica inmune (**PTI**), infecciones víricas, CID, fármacos, LES, linfoma, púrpura trombótica trombocitopénica, hiperesplenismo, enfermedades genéticas[1].
- *Agregación plaquetaria*: la heparina tiene este efecto enel 5 % de los pacientes.

La PTI puede ser crónica (proporción mujer:varón $\approx 3:1$) o aguda (proporción mujer:varón $\approx 1:1$, por ejemplo, en los niños, *OHCS* pág. 275, 2 semanas después de la infección, con púrpura repentina auto-limitada). **Causa:** anticuerpos antiplaquetarios que conducen a una destrucción fagocítica. La PTI crónica sigue un curso fluctuante, con sangrado fácil, púrpura (especialmente dependiente de las zonas de apoyo) y epistaxis, generalmente en mujeres jóvenes. No se observa esplenomegalia palpable. Son menos frecuentes las hemorragias del SNC, conjuntivales y retinianas. Tests: deteccion de los autoanticuerpos antiplaquetarios IgG y numerosos megacariocitos en la médula. Además: AAN +vo en el 44 %; leucocitos ↑ ó ↔ ± eosinofilia. Si existen síntomas, o bien el recuento plaquetario es $<20 \times 10^9/l$, considerar el tratamiento con prednisolona (se inicia con 3 mg/kg/día; el objetivo es un recuento plaquetario $>30 \times 10^9/l$: lleva muy pocos días el lograrlo) ± esplenectomía (curación ~80 %). Si el paciente no responde al tratamiento, se intentará la administración de ciclofosfamida. Las transfusiones de plaquetas no se utilizan (excepto durante la esplenectomía). Las inmunoglobulinas IV pueden elevar el recuento plaquetario,pero su efecto no es duradero.

Causas de ↓ función plaquetaria. Mielopatías/displasia mieloide, AINEs, ↑ urea.

Trastornos de la coagulación. Congénitos (como la hemofilia, enfermedad de Von Willebrand, pág. 626) o secundarios a: anticoagulación; hepatopatías; CID; malabsorción (vitamina K ↓).

- La **hemofilia A** se debe a la deficiencia de factor VIII y se hereda de forma recesiva ligada a X en 1/10.000 recién nacidos varones, a menudo por una inversión en el extremo del cromosoma X. Existe un índice elevado de nuevas mutaciones (el 30 % de los niños afectados no posee antecedentes familiares). *Presentación*: depende de la gravedad de la deficiencia, pero suele presentarse en una epoca temprana o después de una intervención quirúrgica o traumatismos con hemorragias recidivantes en articulaciones y músculos, que conducen a una artropatía migratoria y formación de hematomas y parálisis nerviosas por compresión. El *diagnóstico* se realiza por el ↑ TCCC y el análisis del factor VIII. *Tratamiento:* consultar con especialistas. Evitar la administración de AINEs e inyecciones IM.
  — Hemorragias poco importantes: compresión y elevación del miembro afectado. La desmopresina (0,4 μg/kg/12-24 h IV en 50 ml de suero salino al 0,9 % durante 20 min) eleva los niveles de factor VIII y puede ser suficiente.
  — Hemorragias mayores (por ejemplo, hemartrosis) requieren ↑ niveles de factor VIII hasta un 50 % de lo normal. Las hemorragias que comprometen la vida (como las que obstruyen las vías aéreas) necesitan niveles de factor VIII del 100 %, por ejemplo, administrando factor VIII liofilizado víricamente inactivado. Estudio genético: OHCS pág. 212.
- **Hemofilia B (enfermedad de Christmas)** Se debe a la deficiencia del factor IX y se manifiesta clínicamente como la hemofilia A.
- **Hemofilia adquirida.** Producida por anticuerpos frente al factor VIII.

---

[1] Una de las causas de trobocitemia es el síndrome linfoproliferativo autoinmune (SLPA), que cursa con esplenomegalia, linfadenopatía + otras manifestaciones autoinmunes, mencionado en estas líneas por su interesante patogénesis relacionado con un defecto de la apoptosis (muerte celular programada de los linfocitos activada a través de las infecciones rutinarias) debido a una mutación del gen conocido como «Fas». La apoptosis resulta esencial para la función inmunológica y se regula a través del receptor Fas/Apo-1 (*Blood* 1997 **98** 1341).

- **Los trastornos hepáticos** originan un complejo trastorno de la hemostasia, con ↓ de la síntesis de factores de coagulación, ↓ de la absorción de vitamina K y anomalías de la función plaquetaria. La **malabsorción** produce una menor captación de vitamina K (necesaria para la síntesis de los factores II, VII, IX y X). El tratamiento se efectúa con vitamina K parenteral (10 mg) o con plasma fresco congelado para la hemorragia aguda.

Anticoagulantes. Véase pág. 529. **CID** Véase pág. 532.

Vías intrínseca y extrínseca de la coagulación sanguínea

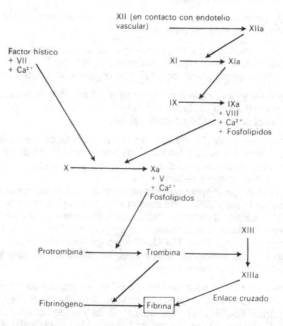

El sistema fibrinolítico determina la disolución de la fibrina y actúa *por* medio de la generación de plasmina. El proceso se inicia con la liberación del activador del plasminógeno tisular (t-PA) de las células endoteliales, que es un proceso estimulado por la formación de fibrina. t-PA convierte el plasminógeno inactivo en plasmina, que a su vez desdobla la fibrina y otros factores. t-PA y el plasminógeno se unen a la fibrina y limitan la fibrinólisis a la zona del coágulo.

Mecanismos de los agentes fibrinolíticos

1. ***Alteplasa*** (= rt-PA = Actilyse®, por ADN recombinante) es una enzima fibrinolítica que imita al t-PA, como se describe más arriba. En el plasma, su $t1/2 \approx 5$ min.
2. ***Anistreplasa*** (= complejo activador de la estreptoquinasa y plasminógeno = APSAC®) es un complejo de plasminógeno humano y estreptoquinasa (por lo que puede producir anafilaxia). En el plasma, su $t1/2 \approx 90$ min.
3. ***Estreptoquinasa*** es una exotoxina estreptocócica que forma un complejo activador con el plasminógeno en el interior del plasma y produce plasmina a partir del plasminógeno no unido. Al principio, se forma rápidamente plasmi-

na, con fibrinólisis incontrolada. No obstante, el plasminógeno del complejo se consume también inmediatamente y posteriormente sólo se produce plasmina a medida que se sintetiza el plasminógeno. El complejo activador se une a la fibrina y también limita de algún modo la zona de fibrinolisis.

4. La *uroquinasa* es producida por el riñón y se detecta en orina. Esta sustancia desdobla también el plasminógeno, pero su elevado coste reduce su utilización.

Estudio de la hemorragia

Existen tres cuestiones básicas:

- *¿Es muy urgente la hemorragia?*, en cuyo caso es necesaria la reanimación y/o traslado inmediato del enfermo.
  - ¿Está el enfermo a punto de desangrarse (*shock*, coma, pág. 669-766)?
  - ¿Existe hipovolemia (hipotensión postural, oliguria)?
  - ¿Se observa hemorragia del SNC (meningismo, signos SNC y retinianos)?

- *¿Por qué sangra el enfermo?* Trate de averiguar si la hemorragia es la respuesta normal a una circunstancia determinada (por ejemplo, traumatismo o parto) o si el enfermo tiene predisposición.
  - La hemorragia, la equimosis o la púpura, ¿son de causa no filiada?
  - Antecedentes previos o familiares de hemorragia postraumática, tras intervenciones dentarias o quirúrgicas. Fármacos (warfarina). Alcohol. Hepatopatía. Enfermedades recientes.
  - El patrón de hemorragia, ¿indica problemas vasculares, plaquetarios o de la coagulación (pág. 525)? ¿Se aprecia sangrado por las zonas de venopunción (CID)? Examinar problemas asociados (por ejemplo, con CID, (pág. 532).
  - El estudio de la coagulación, ¿es patológico? Efectuar RSC, plaquetas, tiempo de protrombina, TCCC + tiempo de trombina. Valorar la posibilidad de analizar el tiempo de hemorragia, los productos de degradación de la fibrina (PDF) y el factor VIII.

Si existe trastorno de la hemostasia, ¿cuál es su mecanismo? El tratamiento inicial depende de la gravedad de la hemorragia. Si existe *shock*, hay que reanimar al enfermo (págs. 766-7). Si la hemorragia continúa y se demuestra la existencia de un trastorno de la coagulación, se tratará la necesidad (y la dosis) de administrar plasma fresco congelado (PFC) con el hematólogo. Si las plaquetas ↓, se administrarán transfusiones IV de plaquetas (para que el recuento sea >50 × 10^9/l), excepto en la PTI, en la que están indicados los esteroides ± inmunoglobulinas IV (especialmente, durante la gestación, *OHCS* pág. 142): consultar con un especialista. ¿Se ha producido sobredosis de anticoagulantes (pág. 697)? Consultar rápidamente con el hematólogo los casos de hemorragias de hemofílicos (para la sustitución del factor de coagulación). No administrar nunca inyecciones IM. Las deficiencias agudas de coagulación pueden tratarse con PFC + vitamina K (fitomenadiona, 2,5-10 mg IV en inyección lenta, así como grasa de castor Konakion®).

Pruebas de coagulación (emplear tubos anticoagulantes especiales con citrato sódico; los resultados pueden falsearse si los tubos no se llenan adecuadamente).

1. **Tiempo de protrombina (TP):** Se añade tromboplastina para examinar la vía extrínseca. El TP se expresa en forma de índice comparado con el tiempo control [International Normalized Ratio, INR, intervalo normal = 0,9-1,2]. Se prolonga en el tratamiento con cumarinas (por ejemplo, warfarina); en la deficiencia de vitamina K; y hepatopatías (véase anteriormente).

2. **Tiempo de trombina (TT):** Se añade trombina al plasma para convertir el fibrinógeno en fibrina. Intervalo normal: 10-15 segundos. Aumenta en el tratamiento con heparina, CID y afibrinogenemia.
3. **Tiempo de coagulación de caolín-cefalina/TCCC o tiempo de tromboplastina parcial).** El caolín activa el sistema intrínseco. Intervalo normal: 35-45 s; se prolonga en el tratamiento con heparina y en la hemofilia.

Estudio de los trastornos hemorrágicos

Plaquetas: realizar RSC o biopsia de médula ósea, si están reducidas.

INR: valorar hepatopatía y uso de anticoagulantes, si se prolonga.

TCCC: valorar deficiencia de factor VIII o IX o emplear heparina, si se prolonga.

Tiempo de hemorragia: considerar enfermedad de Von Willebrand (pág. 626) o trastornos plaquetarios si se prolonga. La aspirina prolonga el tiempo de hemorragia.

Trastorno*	INR	TCCC	Tiempo de trombina	Recuento plaquetas	Tiempo de hemorragia	Notas
Heparina	↔	↑↑	↑↑	↔	↔	
CID	↑↑	↑↑	↑↑	↓	↑	PDF ↑, pág. 532
Hepatopatía	↑	↑	↔↑	↔↓	↔↑	AST ↑
Defecto plaquetario	↔	↔	↔	↔	↑(↑)	
Deficiencia de vit. K	↑↑	↑	↔	↔	↔	
Hemofilia	↔	↑↑	↔	↔	↔	véase pág. 525
Enfermedad de von Willebrand	↔	↑↑	↔	↔	↑(↑)	véase pág. 626

Existen también *pruebas especiales* disponibles (por ejemplo, ▶ análisis de factores: consultar con el hematólogo).

* Extraído de OTS, pág. 215, PDF = productos de degradación de la fibrina.

Anticoagulantes

▶ Considerar la hemorragia como causa de cualquier tipo de síntoma que presente un paciente con tratamiento anticoagulante.

Principales indicaciones de la anticoagulación

- TVP; embolia pulmonar.
- Para prevenir accidente cerebrovascular en la FA o por válvulas cardíacas protésicas. Tratamiento indefinido.
- Para prevenir trombosis/embolia pulmonar tras una intervención quirúrgica en un paciente de alto riesgo (pág. 75).

Tipos de anticoagulante

Heparina estándar no fraccionada (~13.000 daltons) (IV o SC). Actúa de forma inmediata y se utiliza como tratamiento inicial, por ejemplo, durante 3 días para cubrir el tiempo que la warfarina tarda en ser efectiva, véase más abajo. La heparina (fraccionada o no fraccionada) es el único anticoagulante que se utiliza antes de una intervención quirúrgica. Actúa inactivando la trombina y quelando la antitrombina III del plasma (por tanto, inactivando el enzima Xa de la coagulación); se controla mediante el *tiempo parcial de tromboplastina activada* (TPTA).

Fragmentos de heparina de bajo peso molecular (5.000 daltons, como la dalteparina, enoxaparina, tinzaparina)[1]. El T 1/2 es 2-4 veces mayor que el de la heparina estándar y su respuesta es más predecible, por lo que sólo necesita ser administrada una o dos veces al día por vía SC. No requiere monitorización. Permite iniciar un tratamiento con heparina en pacientes no ingresados. Inactiva el factor Xa (pero no la trombina). *Ejemplo de dosificación para profilaxis*: Dalteparina 2.500 u SC 2 h antes de intervención + 12 h post-op, y a continuación, 5.000 u diarias durante 5 días. **ES:** hemorragia (en el punto de operación, intracraneal o retroperitoneal). **CI:** hemorragias no controladas/riesgo de hemorragia (úlcera péptica); endocarditis.

La **warfarina** es la cumarina más utilizada (se utiliza fenindiona en caso de insensibilidad a la warfarina). Se utiliza por vía oral una vez al día para tratamientos anticoagulantes de larga duración. El intervalo terapeútico es estrecho, variando según el trastorno de que se trate (véase página siguiente) y se determina mediante un índice comparado con un tiempo estándar de protrombina (*international normalized ratio, INR*). La warfarina interfiere con la síntesis de vitamina K (↓ activación de los factores de coagulación). **CI:** úlcera péptica; diátesis hemorrágicas; hipertensión grave; insuficiencia hepática; endocarditis; aneurismas cerebrales. Su empleo durante la gestación: *OHCS* pág. 151. ▶Interacciones: pág. 660.

En GB, las pastillas de warfarina contienen 1 mg (marrones), 3 mg (azules) o 5 mg (rosas).

Comienzo de la anticoagulación

- Heparina 5.000-10.000 ui IV durante 5 min.
- A continuación, se añaden 25.000 ui a 50 ml de suero salino 0,9 % (= 500 ui/ml) en una bomba de inyección.
- Se administran 1.000-2.000 ui/h IV (2,8 ml/h = 1.400 ui/h). Comprobar el TPTA a las 6 horas. Adoptar la siguiente pauta de 5 días de duración.

Determinar el TPTA cada 10 h (cada 4 h si TPTA >7 y suspender la infusión IV)[2]

TPTA	5-7	4-5	3-4	2 1/2 -3	1 1/2 -2 1/2	1,2-1,4	<1,2
Tasa de modificación (ui/h)	—500	—300	—100	—50	0	+200	+400

- Comenzar con warfarina 10 mg oral a ~17:00 del día 1. Se mide el tiempo de protrombina 16 h después (debe hacerse saber al laboratorio que el paciente está siemdo sometido a este tratamiento). Si <1,8 (como es probable), la 2.ª dosis de warfarina debe ser de 10 mg a las 17:00 h (24 h después de la primera dosis). Si es >1,8, se administrarán 0,5 mg de warfarina oral a las 17:00 h.
- Se utilizará la escala siguiente para mantener el tiempo de protrombina en el intervalo deseado. Se determinará diariamente el tiempo de protrombina durante 5 días, y después en días alternos hasta que se estabilice, posteriormente, cada semana o con menor frecuencia[3].

INR	<2	2	2,5	2,9	3,3	3,6	4,1
3.ª dosis	10 mg	5 mg	4 mg	3 mg	2 mg	0,5 mg	0 mg
Mantenimiento	≥6 mg	5,5 mg	4,5 mg	4 mg	3,5 mg	3 mg	*

* *Debe saltarse una dosis; administrar 1-2 mg el día siguiente (si INR >4,5, se saltan 2 dosis)*

- Suspender la administración de heparina cuando INR >2, y advertir al laboratorio que el paciente ya no está sometido a este tratamiento.

Antídotos. Consultar con un hematólogo. Suspender los anticoagulantes; si son necesarias nuevas acciones, el sulfato de protamina contrarresta la heparina: 1 mg IV neutraliza 100 u de heparina administrados en 15 min. Dosis máxima: 50 mg (si se excede de esta dosis, puede presentar acción anticoagulante por sí mismo). Se administra vitamina K oral 10-20 mg y se determina el tiempo de protrombina ~8 h después. *Si el paciente sangra:* se administra *lentamente* vitK IV (Konakion MM®) para la intoxicación por warfarina: 5 mg para hemorragias copiosas, 0,5-2 mg para simple hematuria o epistaxis; considerar la administración de 0,5 mg si INR >7 sin presentar el paciente ninguna hemorragia. El antídoto tarda varias horas en actuar y su efecto puede durar varias semanas. Si la hemorragia es abundante y ↑INR, puede administrarse un concentrado plasmático con los factores II, IX y X (+ VII si está disponible, o si no se dispone de él, se utiliza plasma fresco congelado IV).

Warfarina: recomendaciones para lograr determinados índices de tiempo de protrombina

El nivel que se intenta lograr es el que representa el equilibrio entre la anticoagulación insuficiente (con riesgo de tromboembolia) y la anticoagulación excesiva (con riesgo de hemorragia). Como el riesgo de tromboembolia varía dependiendo de la situación clínica, el tiempo de protrombina óptimo también será diferente. Las recomendaciones también son susceptibles de variación al irse realizando pruebas adicionales: por ello, deberá consultarse con el hematólogo.

Es preferible elegir una cifra determinada de INR a lograr, que no un intervalo. De esta forma, se reduce el riesgo de que el valor de INR quede fuera del intervalo óptimo[2].

La incidencia de hemorragia fatal durante el tratamiento con warfarina es de ~0,3 pacientes por cada 100 al año. Las hemorragias graves son ~10 veces más frecuentes.

- Válvulas cardíacas protésicas. Las recomendaciones de EEUU señalan una INR de 2,5-3,5. Un reciente ensayo europeo sugiere 3-4,9[4]. En el caso de las válvulas de mayor riesgo (esféricas; de disco; aórticas y mitrales), quizás el INR deba situarse entre 4-4,9; con las válvulas de menor riesgo, es suficiente con ~3.
- Fibrilación auricular: las recomendaciones americanas son de 2-3. Un reciente estudio europeo sugiere 2-3,9, pero otro ensayo ha demostrado que los niveles de INR >2 no confieren una mayor protección para el accidente cerebrovascular (pero con un INR de 1,7 el riesgo de accidente cerebrovascular es el doble del riesgo con INR =2)[6]. Por tanto, los médicos precavidos se decantan por unos valores entre 2,5-3,5 (que ofrece cierto margen de error en ambos límites), especialmente, cuando es pequeño el riesgo de *ictus* (no existe diabetes mellitus o antecedentes de *ictus* o TIA, y tampoco hipertensión; edad del paciente <65 años)[7]. Una alternativa (aunque menos eficaz) para dichos pacientes de bajo riesgo, es la aspirina, especialmente, cuando es elevado el riesgo de hemorragia (co-morbilidad sérica o dificultades para monitorizar el tiempo de protrombina)[8].
- Embolia pulmonar y TVP por encima de la rodilla. Debe lograrse un INR de 2-3.

Duración de la anticoagulación en la TVP/EP (Sólo se trata de una orientación).

6 semanas si la causa va a desaparecer (por ejemplo, tras una intervención quirúrgica o inmovilización); 6 meses si no se conoce la causa; indefinidamente en las causas identificadas y duraderas.

---

[1] A Schafer 1996 *NEJM* **334** 724.
[2] S Fihn 1995 *NEJM* **333** 54.
[3] Regimen modificado de Fennerty 1992 *Drug Ther Bul* **30** 77.
[4] J Hirsh 1992 *Chest* **102** 3125.
[5] S Cannegieter 1995 *NEJM* **333** 11 & European Atrial Fibrillation Study Group 1995 *NEJM* **333** 5.
[6] E Hylek 1996 *NEJM* **335** 540.
[7] F Rosendaal 1996 **335** 587.
[8] J Mant 1997 *BMJ* **i** 1563.

⚕ Leucemia y el médico residente

Los pacientes leucémicos muestran tendencia a enfermar repentinamente y en los momentos menos adecuados. El propósito de las siguientes normas es proporcionar un tratamiento rápido y seguro antes de la llegada de los expertos. Los principales problemas son las infecciones, hemorragias, hiperviscosidad (pág. 546) y mantener abiertas las vías IV y la línea de comunicación con las esperanzas y temores de nuestros pacientes. Si tomamos tiempo en explicarles y animarles, aceptarán incluso los tratamientos más difíciles que puedan soportar.

En los que presentan confusión y somnolencia inespecíficas, realizar hemocultivos y determinar la glucemia (para descartar hipoglucemia), así como los estudios enumerados en la página 404.

Protocolo neutropénico (para pacientes con recuentos leucocitarios $\leqslant 1,0 \times 10^9/l$)

▶ Es imprescindible permanecer en contacto con el microbiólogo.

- A menudo es imposible aislar al enfermo, y probablemente sea más importante el simple lavado de manos. Utilizar una habitación individual.
- Buscar infecciones (boca, periné, axila, punción IV). Usar torundas.
- Evitar inyecciones IM (peligro de hematoma infectado).
- Lavar el periné tras la defecación. Limpiar la piel húmeda con clorhexidina. Evitar tactos rectales innecesarios. Enjuagues bucales con agua oxigenada/2 horas y profilaxis de *Candida* (pág. 453).
- Constantes vitales cada 4 horas. Dieta hipercalórica; no ensaladas (riesgo de *Pseudomonas*).

Tras los adecuados cultivos (sangre, orina, esputo, vía de Hickman) y RXT, se tratará cualquier posible infección. Si T.ª >38°C durante >4-6 h, o bien, el paciente presenta signos de toxemia, se considerará septicemia y se iniciará un tratamiento «ciego» con antibióticos de amplio espectro, por ejemplo, piperacilina y netilmicina ± vancomicina (pág. 160). Comprobar las sensibilidades locales.

En caso de signos torácicos, pensar en tratamiento de *Pneumocystis* (Cotrimoxazol, es decir, trimetoprim 200 mg/kg y sulfametoxazol 100 mg/kg al día oral/IV dividido en 4 tomas), pero recordar TB.

Continuar antibióticos hasta que el paciente haya permanecido sin fiebre durante 5 días y los neutrófilos recuperen sus cifras normales (>0,5 × 10^9/l). Si persiste la fiebre a pesar de los antibióticos, se considerará una posible infección por CMV o una infección fúngica (como Candida o Aspergillus, pág. 216).

Se cree que debe existir cierto papel desempeñado por el factor estimulante de las colonias de los granulocitos humanos, recombinante y obtenido mediante ingeniería genética (rhG-CFS o factor estimulante de las colonias de los granulocitos-macrófagos humanos recombinante (Gm-CFS). Ellos estimulan la producción de neutrófilos (Gm-CSF estimula la producción de todos los granulocitos y monocitos, y puede permitir una quimioterapia intensiva[1], ¡en teoría!).

Otros riesgos. *Síndrome de lisis celular:* debe prevenirse el ↑K⁺ y el ↑ácido úrico tras la destrucción masiva de las células, administrando gran cantidad de líquidos ± alopurinol antes del tratamiento citotóxico. **Hiperviscosidad:** si el recuento leucocitario es >100 × 10^9/l, pueden formarse trombos en el cerebro, pulmón y corazón (leucostasis). Deben evitarse las transfusiones antes de la disminución del recuento leucocitario, por ejemplo, con hidroxiurea o por leucoféresis al elevarse la viscosidad sanguínea (riesgo ↑ de leucostasis). Si resulta imprescindible hacer una transfusión, mantener Hb < 9 g/dl.

---

[1] *Drug Ther Bul* 1993 **31** 33.

Coagulación intravascular diseminada (CID): Activación patológica de los mecanismos de coagulación, que puede producirse en cualquier proceso maligno, sobre todo en leucemias promielocíticas (otras causas son infecciones, traumatismos y complicaciones obstétricas). La liberación de agentes promotores de la coagulación, conduce al consumo de los factores de coagulación y las plaquetas (coagulopatía por consunción). Las bandas de fibrina ocupan los pequeños vasos, destruyendo los hematíes (hemólisis). **Signos:** hematomas extensos, los lugares de venopunción empiezan a sangrar, insuficiencia renal, gangrena, hemorragias de cualquier localización (útero, pulmones, SNC). **Tests:** deberá contactarse con el laboratorio, ya que se utilizan recipientes especiales (mantenidos en el frigorífico). Extensión: eritrocitos rotos (esquistocitos). Plaquetas ↓; TP↑; TPTA↑; fibrinógeno ↓ (se corresponde con la gravedad); ↑ de los productos de degradación de la fibrina. La sangre puede permanecer sin coagular en los tubos vacíos.

Tratar la causa: siempre que sea posible y establecer un tratamiento de apoyo, por ejemplo, mantener el equilibrio hidroelectrolítico, vigilar volumen urinario con sonda cada hora. Dar dos unidades de plasma fresco congelado IV inmediatamente mientras se espera la consulta con el experto: puede ser necesario administrar sangre y plaquetas. El papel que desempeña la heparina es controvertido: dosis bajas de heparina administradas antes de la quimioterapia, pueden prevenir la CID en la leucemia promielocítica aguda (una causa muy frecuente de CID).

┼ Leucemia linfoblástica aguda (LLA)

La mayoría de las leucemias están producidas por mutaciones genéticas específicas, delecciones o translocaciones. La LLA se manifiesta en forma de proliferación neoplásica de linfoblastos.

Clasificación inmunológica

LLA común (C): (~75 %). Se define por reacción con el anticuerpo antilinfoblástico específico. Fenotipo pre-B (es decir, las células transportan el mismo antígeno de superficie que el linfocito pre-B). Aparece a cualquier edad, por lo general en niños de 2-4 años. Proporción varón:mujer ≈ 1:1.

LLA de células T: A cualquier edad, con un pico en varones adolescentes; se presenta, por ejemplo, como masa mediastínica con recuento leucocitario elevado.

LLA de células B: raro. Muy mal pronóstico. Inmunoglobulinas de superficie en las células blásticas.

LLA de células nulas: Indiferenciado, carece de marcadores.

Clasificación morfológica. La clasificación franco-americano-británica (FAB) divide a las LLA en 3 tipos: (L1, L2 y L3) según su apariencia microscópica.

El paciente. Los síntomas se deben al fracaso mieloide: anemia, infecciones y hemorragia. Además: dolor óseo, artritis, esplenomegalia, linfadenopatía, hiperplasia tímica, afectación SNC, por ejemplo parálisis de pares craneales.

Infecciones comunes (por ejemplo, por pancitopenia secundaria a quimioterapia): Zóster; CMV; sarampión; candidiasis; neumonía por *Pneumocystis pneumonii*; sepsis bacteriana. Valorar el empleo de suero inmune durante la quimioterapia en pacientes en contacto con sarampión o zóster.

Diagnóstico. Células características en sangre y médula ósea.

Tratamiento

- **De soporte:** Transfusiones de sangre y plaquetas, antibióticos IV (pág. 532) al primer signo de infección.
- **Prevención de infecciones:** Medidas para la neutropenia (pág. 532); regimen de aislamiento; antibióticos profilácticos (por ejemplo, cotrimoxazol para prevenir pneumocistosis, aunque con precauciones, ya que puede agravar la neutropenia).
- **Quimioterapia:** Se incorpora al enfermo al protocolo nacional, como sucede con la mayoría de las leucemias. Un protocolo tipico comprende 3 etapas:
    1. *Inducción de remisión:* vincristina, prednisolona, L-asparaginasa y daunorrubicina.
    2. *Profilaxis del SNC:* metotrexato intratecal (o elevadas dosis por vía IV); radioterapia craneal.
    3. *Quimioterapia de mantenimiento:* ciclos con dosis elevadas de quimioterápicos, por ejemplo, mercaptopurina (diaria), metotrexato (semanal) y vincristina y prednisolona (mensuales) durante 2-3 años. La recidiva es frecuente en sangre, SNC y testículo. Tasa de curación infantil: ~70%. Véase *OHCS* pág. 190 para más detalles.

La **remisión hematológica** significa ausencia de leucemia en sangre, recuento sanguíneo normal o en fase de recuperación y menos del 5% de blastos en una médula regenerativa normal.

Trasplante de médula ósea (pág. 536). Valorar en grupos de mal pronóstico. A menudo, representa el único modo de curación de los pacientes que muestran t(9;22), véase más abajo[1].

Calidad de vida. Buscar maneras ingeniosas para mejorar la calidad de vida del enfermo (sobre todo, durante el aislamiento). Utilizar pelucas para la alopecia que sigue a la quimioterapia. Evitar las punciones venosas repetidas mediante una vía PVC subcutánea de Hickman (vía central con un manguito de *Dacron*® que reduce el riesgo de infección).

El pronóstico es desfavorable si[2]: Se trata de un paciente adulto; varón; con translocación genética Philadelphia [t(9;22) (q34:q11)], *OHCS* pág. 190; presentación con signos SNC o recuento leucocitario >100 × 10^9/l; fenotipo de células B. Los índices de curación en los niños son del 70-90%; en adultos, sólo del 35% (0-20% si es >60 años, donde se sitúa el segundo pico máximo de incidencia).

El futuro puede basarse en una terapia a medida sobre el defecto genético exacto. La técnica Pcr puede controlar la eliminación de las células afectadas por los fármacos estándar, anticuerpos monoclonales, retinoides dirigidos a determinados genes, citoquinas, vacunas o infusiones de células-T[3].

† Leucemia mieloide aguda (LMA)

Consiste en la proliferación neoplásica de celulas blásticas derivadas de los elementos mieloides de la médula ósea. Se trata de un proceso maligno progresivo de evolución muy rápida (muerte al cabo de ~2 meses si no se trata, con ~20% de supervivientes a los 3 años, tras la quimioterapia).

---

[1] D Scheinberg 1995 *Lancet* **346** 455.
[2] D Hoelzer 1993 *NEJM* **329** 1343.

Clasificación morfológica (FAB, es decir, franco-americano-británica):

- **MI:** Células blásticas indiferenciadas.
- **M2:** Mieloblástica.
- **M3:** Promielocítica.
- **M4:** Mielomonocítica.
- **M4^{eo}:** Mielomonocítica con eosinófilos displásicos.
- **M5:** Monocitica.
- **M6:** Eritroleucemia.
- **M7:** Leucemia megacarioblástica.

Incidencia. 1 de 10.000/año. Aumenta con la edad. Cada vez es más frecuente, como complicación a largo plazo derivada de la quimioterapia, por ejemplo, para el linfoma.

El paciente requiere ser estudiado en las 3 áreas siguientes:

Aplasia medular	Infiltración leucémica	Trastornos constitucionales:
Anemia	Dolor óseo; sensibilidad a nivel esternal	Malestar general
Infecciones: a meudo, Gram -vos	Signos SNC (compresión medular, lesiones de los nervios craneales)	Debilidad
Hemorragia, por ejemplo, petequias	Encías, testículos, órbita (proptosis)	Fiebre
CID	Hepatoesplenomegalia	Otras manifestaciones: poliartritis; afectación cutánea/perianal
	Linfadenopatías	

Diagnóstico. Recuento leucocitario variable. Los blastos pueden ser escasos en sangre periférica, por lo que el diagnóstico dependerá de la biopsia de médula ósea. La diferenciación con la LLA depende del hallazgo de los gránulos en las células anómalas y los bastones de Auer (pueden representar gránulos amalgamados). El análisis citogenético (por ejemplo, sobre el tipo de mutación) puede determinar las recomendaciones para el tratamiento y facilita el establecimiento del pronóstico.

Complicaciones. El principal problema es el desarrollo de infecciones, tanto relacionadas con la propia enfermedad como derivadas del tratamiento. Es necesario evitar las septicemias (pág. 532). Las infecciones intraorales son muy frecuentes. El papel que desempeña la profilaxis con antibióticos es incierto.

La quimioterapia provoca una ↑ de los niveles plasmáticos de ácido úrico (por la lisis tumoral), por lo que deberá administrarse alopurinol junto con la quimioterapia, manteniendo al paciente en buen estado de hidratación con líquidos IV.

Los ganglios de gran tamaño pueden producir «efecto masa», dando lugar a disnea, por ejemplo. Si el recuento leucocitario ↑↑, puede producirse una leucostasis (trombos de leucocitos que producen infartos pulmonares o cerebrales): solicitar ayuda experta.

Tratamiento. *De sostén:* transfusiones de sangre y plaquetas. Aislamiento, antibióticos IV. *Problemas del diagnóstico de infección.* la LMA también causa fiebre, los gérmenes habituales producen manifestaciones poco comunes, se sintetizan pocos anticuerpos, gérmenes oportunistas, sobre todo hongos (en especial candida y aspergillus).

La **quimioterapia** es muy agresiva y determina períodos prolongados de neutropenia + trombopenia. Los fármacos más empleados son la daunorrubicina, arabinósido de citosina y tioguanina. Pronóstico: ~20 % de supervivencia a largo plazo.

Trasplante de médula ósea (TMO)[1]. El trasplante alogénico a partir de parientes compatibles o de donantes no pertenecientes a la familia (a los que se accede a través de bases de datos internacionales) o los trasplantes singénicos a partir de un gemelo, están indicados en las 1.as remisiones. La idea es destruir todas las células leucémicas y todo el sistema inmunológico mediante ciclofosfamida + irradiación corporal total, para después repoblar la médula con trasplante de un donante válido, mediante infusión IV. Este tipo de trasplante implica una quimioterapia muy intensiva, la mielosupresión ya no es un problema, sino el objetivo. Se emplean ciclosporina ± metotrexate para reducir el efecto de la nueva médula sobre el organismo del paciente (injerto contra huésped). Complicaciones: rechazo del injerto contra huésped; infecciones (es frecuente CMV); trastornos veno-oclusivos; recidiva de la leucemia. El trasplante heterólogo también es efectivo.

Pronóstico tras el trasplante de médula: la supervivencia a largo plazo puede llegar al 60 %. La función gonadal parece regresar a su nivel normal tras la inducción.

† Leucemia linfocítica crónica (LLC)

Se trata de la proliferación monoclonal de linfocitos bien diferenciados, que casi siempre son células B (99 %). Afecta generalmente a pacientes de más de 40 años. Los varones se afectan en doble proporción que las mujeres. La LLC representa el 25 % de todas las leucemias.

Estadificación (*se correlaciona con la supervivencia*).

- **0.** Linfocitosis absoluta >15 × 10^9/l
- **I.** Estadio 0 + linfadenopatias.
- **II.** Estadio I + hepato o esplenomegalia.
- **III.** Estadio II + anemia (Hb <11 g/dl).
- **IV.** Estadio III + plaquetas <100 × 10^9/l.

Síntomas (ninguno en 25 %). Hemorragia, peso ↓, infecciones y anorexia.

Signos. Aumento de tamaño indoloro de los ganglios linfáticos, de consistencia elástica. Hepatoesplenomegalia tardía.

Frotis. Linfocitosis (muy intensa). Anemia normocrómica normocítica. Hemólisis autoinmune que puede contribuir al cuadro anterior. Trombocitopenia por infiltración mieloide (rara vez, anticuerpos anti-plaquetarios).

Complicaciones

1. Hemólisis autoinmune.
2. Infecciones: bacterianas (generalmente, del tracto respiratorio, debido a hipogammaglobulinemia) o víricas (alteración de la inmunidad celular).
3. Aplasia de la médula ósea.

Historia natural. Algunos pacientes permanecen *estables* durante años o incluso remiten. Los ganglios linfáticos suelen crecer lentamente (± obstrucción linfática). La

---

[1] MRC-AML10 1998 *Lancet* **351** 700 —recidivas tras la 1.ª remisión: realizando un trasplante autólogo tras 4 ciclos de quimioterapia (comenzando con daunorrubicina, citarabina + tioguanina) ↓ el riesgo de recidiva & aumenta la supervivencia.

muerte suele deberse a una infección (zóster, neumococo, meningococo, TB, candida o aspergillus) o por la evolución a un linfoma agresivo (síndrome de Richter).

Tratamiento. La *quimioterapia* no siempre es necesaria, aunque a veces retrasa el fracaso medular. Se utiliza clorambucito para el ↓ el recuento linfocitario. Dosis: por ejemplo, 0,1-0,3 mg/kg/día oral. Los esteroides se utilizan, por ejemplo, en la hemólisis autoinmune.

Radioterapia: se utiliza para aliviar la linfadenopatia o la esplenomegalia.

Tratamiento de soporte: transfusiones, antibióticos profilácticos y, ocasionalmente, inmunoglobulina humana.

Pronóstico. Suele ser favorable, en función del estadio.

Leucemia mieloide crónica (LMC)

LMC se caracteriza por proliferación incontrolada de células mieloides y representa el 15 % de todas las leucemias. Es un trastorno mieloproliferativo (pág. 542) con rasgos comunes típicos de estas enfermedades, como esplenomegalia (muchas veces masiva). Suele presentarse con síntomas constitucionales. Aparece a menudo en personas de mediana edad. Existe una leve predominancia del sexo masculino.

Cromosoma Filadelfia (Ph'). Cromosoma híbrido que implica la translocación entre el brazo largo del cromosoma 9 y el brazo largo del cromosoma 22: t(9;22). El cromosoma Filadelfia está presente en los granulocitos, eritrocitos y precursores plaquetarios, en >95 % de los pacientes con LMC. Los enfermos carentes de Ph' tienen un pronóstico especialmente sombrío (algunos pacientes presentan una translocación enmascarada: los estudios citogenéticos no muestran el cromosoma Ph' pero la modificación del gen bcr/abl es detectable mediante técnicas de genética molecular).

Síntomas. Suelen ser de tipo crónico e insidioso, por ejemplo, peso ↓, astenia, gota, fiebre, sudoración, hemorragia o dolor abdominal. El 10 % de los casos se diagnostica por azar.

Signos. Esplenomegalia, hepatomegalia variable, anemia, diátesis hemorrágica.

Tests. Recuento leucocitario ↑↑ (a menudo, >100 × 10^9/l), Hb ↓ o normal, plaquetas en número variable y uratos y fosfatasa alcalina ↑; vit. B_{12} ↓. Fosfatasa alcalina leucocitaria ↓ (en la extensión sanguínea teñida).

Historia natural. La evolución de la LMC es variable; la supervivencia media es de 3-5 años; se suceden 3 fases:

Crónica, que puede durar meses o años, en la que el paciente apenas tiene síntomas; *fase de aceleración*, con síntomas más manifiestos, aumento de tamaño del bazo y dificultades en el control de los recuentos; fase posterior *de transformación blástica*, con manifestaciones de leucemia aguda ± muerte.

Tratamiento. Hidroxiurea 0,5-2 g/24 h oral constituye el principal tratamiento en la fase crónica. El busulfán se administra con escasa frecuencia. Debe controlarse el recuento eritrocitario para evitar la pancitopenia. El tratamiento una vez experimentada la transformación blástica es poco efectivo y rara vez produce remisión prolongada. Algunos tipos poseen características linfoblásticas (tratamiento como en la LLA). Otra alternativa es el trasplante autólogo de médula ósea, comenzando con quimioterapia y radiación corporal total, seguido del autoinjerto de las células hematopoyéticas progenitoras del propio enfermo, previamente almacenadas. El trasplante alogénico de un donante HLA-compatible debe valorarse en pacientes de edad inferior a 55 años, durante la fase crónica[1]. ~50-60 % de los pacientes trasplantados logra la curación. Los ensayos muestran que el interferón-α puede desempeñar un papel, aumentando la supervivencia media respecto a la de los pacientes sometidos exclusivamente a quimioterapia (por ejemplo, 5,5 años frente a 4,7 años)[1]. El inconveniente es su toxicidad.

† Linfoma de Hodgkin [Thomas Hodgkin, Guy's[UK] 1798-1866]

Los linfomas son proliferaciones malignas del sistema linfoide y se clasifican, según su histología, como tipo Hodgkin o no Hodgkin. El linfoma de Hodgkin muestra células características con núcleos en espejo (célula de Reed-Sternberg), que suelen contener el genoma Epstein-Barr, lo cual, sugiere una de las causas.

Clasificación (por orden de incidencia) **Pronóstico**
Esclerosis nodular Favorable
Celularidad mixta* Favorable
Predominio linfocitario (probablemente, no-Hodgkin) Favorable
Deplección linfocitaria* Desfavorable

Mayor incidencia y peor pronóstico en pacientes VIH +vos[2].

El paciente. La presentación habitual se caracteriza por aumento indoloro de los ganglios linfáticos, habitualmente del cuello y axilas. Es raro que aparezca dolor, inducido por el alcohol o por el efecto de masa de las adenopatías. El 25 %, aproximadamente, desarrolla síntomas constitucionales, como fiebre, pérdida de peso, sudoración nocturna, prurito y pérdida de energía. Se habla de *fiebre de Pel-Ebstein* cuando ésta alterna con períodos prolongados (15-28 días) de temperatura normal o febrícula: suele ser poco frecuente, incluso algunos autores la denominan mítica*.

Signos: linfadenopatías (observar la posición, consistencia, movilidad, tamaño y dolor). Comprobar si existe pérdida de peso, anemia, hepatosplenomegalia.

Tests. La biopsia ganglionar establece el diagnóstico. RSC, frotis, VSG, PFH, ácido úrico, Ca^{2+}, RXT, biopsia de médula ósea, TC/RM abdominal (pág. 646) o linfangiografía con menor frecuencia. La laparotomia exploradora comprende la esplenectomia con biopsia de hígado y ganglios linfáticos, pero no modifica el pronóstico final y apenas se realiza hoy en día.

Estadificación. (Modifica el tratamiento y pronóstico).

I   Afectación de una sola región ganglionar.
II Afectación de 2 o más regiones al mismo lado del diafragma.
III Afectación ganglionar a ambos lados del diafragma.
IV Enfermedad diseminada más allá de los ganglios linfáticos.

Cada estadio se subdivide en: A (sin síntomas sistémicos u otros excepto el prurito) y B (manifiesta pérdida de peso >10 % en los últimos 6 meses, fiebre no filiada

---

[1] JA Hansen 1998 *NEJM* **338** 962.
[2] L Kumar 1995 *Lancet* **346** 984.
* La fiebre de Pel-Ebstein fue rechazada por Richard Asher (*Talking Sense*, Pitman), como una fiebre que sólo existía gracias a haber sido denominada de forma exótica (a los pacientes de 1885 del Dr PK Pel no se les realizarón estudios histológicos y las fiebres en la enfermedad de Hodgkin *suelen ser* inespecíficas). Otro motivo improcedente para relegarlo a la condición de mito es el hecho de que un artículo fechado en 1975 que probaba su existencia (y su relación con los cambios cíclicos del tamaño de los ganglios) no se tuvo en cuenta en las investigaciones ya que el nombre de Wilhelm *Ebstein* (1836-1912) fue escrito erróneamente como *Epstein* (*Cancer* 1975 **36** 2026).
[1] U Tirelli 1994 *BMJ* **i** 1148.

>38°C o sudoración nocturna). Estos datos indican enfermedad más extendida. Los trastornos extraganglionares pueden indicar una nueva subdivisión E, por ejemplo, I-A$_E$.

Tratamiento. Estadios IA y IIA: radioterapia. Quimioterapia desde el estadio IIA hasta el IVB. Ejemplos de quimioterapia: «ABVD» —**A**driamicina, **B**leomicina, **V**inblastina y **D**ecarbacina y «MOPP» —**M**ustina, **O**ncovín® (vincristina), **P**rocarbacina y **P**rednisolona. Pueden utilizarse pautas más intensivas, por ejemplo, cuando la enfermedad está muy avanzada. Los trasplantes autólogos de médula se emplean en las recidivas. *Trasplante de células precursoras periféricas*: trasplante autólogo o alogénico de células progenitoras sanguíneas para recuperar la función medular tras el tratamiento mielosupresor, tal como actúan también los agentes estimulantes de las células progenitoras, como el rhG-CSF (Filgrastim®, pág. 532)[2].

Complicaciones del tratamiento: hipotiroidismo; fibrosis pulmonar y otros ES de la radiación (pág. 613). Quimioterapia: náuseas, alopecia, infertilidad masculina, infecciones y trastornos malignos secundarios, especialmente, leucemia mieloide aguda y linfoma no Hodgkin. Ambos tratamientos pueden provocar mielosupresión.

Supervivencia a los 5 años. Depende del estadio y el grado, desde >90% en la fase IA de predominio linfocítico, hasta <40% en la fase IVB de deplección linfocitaria.

Presentaciones de urgencia. Infección; fracaso medular (poco frecuente en el linfoma de Hodgkin); obstrucción de la vena cava superior. Esta última se manifiesta por ingurgitación de las venas del cuello, sensación de plenitud en la cabeza, disnea, pérdida de conciencia y edema facial. ▶ *En estos casos es necesaria la radioterapia urgente;* también resulta útil la administración de elevadas dosis de corticosteroides.

† Linfoma no-Hodgkin

Este grupo comprende todos los linfomas cuya histología no muestra la célula de Reed-Sternberg y es muy heterogéneo. La mayoría son proliferaciones da células B. No todos se localizan en los ganglios linfáticos. Un ejemplo de tejidos extraganglionares generadores de linfoma son los tejidos linfoides asociados a las mucosas (el situado en el estómago se ha asociado a *H. pylori* y sólo regresa cuando éste es eliminado)[2].

La incidencia se ha duplicado desde 1970 (hasta 1:10.000), quizá debido a la inmunosupresión consecuencia de la exposición a la radiación solar, VIH, HTLV-1, EBV y contaminación petroquímica[1].

El paciente

- Se trata típicamente de un adulto con linfadenopatía.
- La diseminación extraganglionar se produce precozmente, por lo que la presentación puede ya incluir síntomas cutáneos, óseos, intestinales, SNC o pulmonares.
- A menudo, carece de síntomas.
- Se produce pancitopenia (mielodisplasia).
- Las infecciones son frecuentes.
- Síntomas sistémicos similares al del linfoma de Hodgkin.

Debe examinarse al paciente exhaustivamente, incluyendo los ganglios linfáticos accesibles (si alguno posee un tamaño >10 cm, el estadio es avanzado)[2]. Exploración OTL si existe un linfoma GI (el linfoma GI y el OTL suelen coexistir).

---

[2] L Kumar 1995 *Lancet Rev.* **346** s9.
[1] N O'Connon 1995 *Lancet* **345** 1522 & N Harris 1994 *Blood* **84** 1361-92.
[2] *Lancet* 1997 **349** 34 & 664.

Diagnóstico y estadificación. Como en la enfermedad de Hodgkin, aunque la estadificación es menos importante, ya que el 70 % muestran enfermedad diseminada en el momento de la presentación clínica. Siempre debe realizarse una biopsia ganglionar y TC/RM (tórax, abdomen y pelvis), RSC, UyE, PFH. Considerar la posibilidad de radiografía de contraste, linfangiograma, citología del derrame pleural o peritoneal; citología del LCR si existen signos neurológicos.

Histología. En ocasiones, esta cuestión nos pone en apuros, ya que los sistemas de clasificación son complejos y cambiantes (ninguno es completamente satisfactorio). Es tarea de los histólogos señalar al clínico si el linfoma se encuentra en un estadio de bajo o alto grado.

Los linfomas de grado bajo son más lentos pero incurables; los tipos de alto grado son más agresivos, pero es posible la curación a largo plazo.

El grupo de bajo grado incluye los linfomas linfocíticos (comparables con la LLC, pero principalmente en el tejido linfoide), inmunocíticos y centrocíticos. En el grupo de alto grado se encuentran los linfomas centroblásticos, inmunoblásticos y linfoblásticos.

Existe una clasificación revisada Europea-Americana de la hiperplasia linfoide (denominada sistema REAL), que se basa en el análisis genotípico (modificaciones del gen del receptor de las células-T e inmunoglobulinas y los tipos de linfoma asociados con sus correspondientes roturas cromosómicas).

Supervivencia. Es inferior cuando el paciente es de edad avanzada o presenta síntomas, existen masas compresoras o anemia en su presentación. También es importante el estudio histológico, pero de ningún modo es sencillo y claro. Las supervivencias típicas a los 5 años en los pacientes tratados son del 30 % para los linfomas de alto grado, y aproximadamente el 50 % para los de bajo grado, aunque los cuadros pueden ser muy variables.

Tratamiento. Los tumores de bajo grado asintomáticos no siempre precisan tratamiento y a veces entran lentamente en remisión, aunque el clorambucilo o la ciclofosfamida permiten controlar los síntomas. La esplenectomía es a veces paliativa. La radioterapia se emplea en caso de enfermedad local con masa. Se están realizando ensayos con análogos de las purinas (como la 2-clorodeoxiadenosina, y la fluarabina).

Los tumores de alto grado tienen mal pronóstico sin tratamiento. Puede utilizarse el protocolo CHOP: ciclofosfamida, hidrocloruro de doxorrubicina, vincristina (Oncovín®) y prednisolona; otras pautas son aún experimentales[2]. Si el estudio histológico muestra que el linfoma es linfoblástico, se tratará como en la LLA. En la enfermedad avanzada, es mucho mayor la incertidumbre[3].

Linfoma de Burkitt. (Linfoma linfoblástico que se observa principalmente en niños africanos). Se asocia a infección por el virus de Epstein-Barr (VEB) y muestra una translocación cromosómica 14q+/8q- (locus inmunogénico y oncogén myc). El tumor mandibular es común, frecuentemente asociado a afectación GI. Histología: aspecto de «cielo estrellado» (histiocitos aislados sobre un fondo de linfoblastos anómalos). Se observan algunas remisiones espectaculares con una sola dosis de un fármaco citotóxico, como ciclofosfamida, 30 mg/kg IV.

Causas de linfadenopatía Véase pág. 50. También linfadenopatías angioinmunoblásticas (erupciones cutáneas, fiebre, observadas en edades avanzadas; la histología es característica; >50 % evolucionan a linfomas).

---

[3] S O'Reilly 1992 *BMJ* **i** 1682 & *Cancer* 1982 **49** 2112-35.

Médula ósea y aplasia medular

La médula ósea es responsable de la hematopoyesis y en los adultos, se localiza en las vértebras, esternón, costillas, cráneo y huesos largos proximales, aunque puede expandirse en algunas anemias, por ejemplo en la talasemia. Se piensa que todas las células sanguíneas derivan de una célula madre precursora pluripotente, que se divide de forma asimétrica para producir una célula madre de cada estirpe y otras células precursoras. Los progenitores experimentan diferenciaciones posteriores hasta que se liberan al torrente sanguíneo en forma de elementos del mismo.

La aplasia medular suele provocar pancitopenia con respeto del recuento linfocitario. La biopsia de médula ósea contribuye a identificar la etiología.

Causas de pancitopenia. Aplasia medular (más abajo); hiperesplenismo; LES; anemia megaloblástica; hemoglobinuria paroxística nocturna.

Causas de fracaso medular

1. Fracaso de la célula madre, por ejemplo anemia aplásica: puede ser tóxica (cloranfenicol, benceno), inmunológica, congénita o vírica (por ejemplo, hepatitis B, parvovirus que infectan los eritroblastos de la médula ósea, véase *OHCS* pág. 214).
2. Infiltración: por enfermedades malignas, TB.
3. Fibrosis: por ejemplo, mielofibrosis
4. Anomalías de diferenciación de un clon de células genéticamente dañado: por ejemplo, mielodisplasia (un trastorno premaligno), VIH.

Anemia aplásica. Presentación: pancitopenia con hipoplasia medular (es decir, la médula deja de producir células). Sus causas: como las anteriores.

Incidencia: 10-20 por millón y año. Se presenta con hemorragia, anemia o infección. El 50 % de los casos, aproximadamente, responden a los andrógenos ± tratamiento inmunosupresor.

Tratamiento de la anemia aplásica: lo fundamental es mantener el recuento sanguíneo (véase más abajo) mientras se instaura el tratamiento definitivo, el cual, para los pacientes jóvenes gravemente afectados, consiste en un trasplante de médula ósea (si existe un hermano histocompatible). De lo contrario, se administrará ciclosporina y globulina anti-timocitos.

Tratamiento sintomático de la médula ósea. Los síntomas de aplasia medular son producidos por la pancitopenia. Los hematíes sobreviven ~120 días, las plaquetas una media de 8 días y los neutrófilos 1-2 días, por término medio, por lo que los problemas iniciales suelen deberse a neutropenia y trombopenia.

Eritrocitos: la transfusión de una unidad debe elevar la Hb hasta aproximadamente 1 g/dl, véase pág. 90. La transfusión puede reducir el recuento plaquetario, por lo que a veces es necesario administrar plaquetas antes y después de este tratamiento.

Plaquetas: la hemorragia espontánea es improbable, cuando las plaquetas >20 × $\times 10^9/l$, pero el riesgo de hemorragia traumática aumenta si el número es <40 × $10^9/l$. Las plaquetas se almacenan a 22°C y no deben refrigerarse, y requieren radiación antes de su utilización (por ejemplo, en un trasplante de médula o en inmunodeprimidos graves). Las indicaciones para su transfusión son: recuentos <10 × $10^9/l$ (no en la púrpura trombocitopénica idiopática) y en la CID. No es necesario efectuar pruebas cruzadas de sangre, pero las plaquetas deben ser ABO compatibles (compatibilidad Rh+, si se trata de niños). La aplicación de 4 unidades de plaquetas frescas debe aumentar el recuento >40 × $10^9/l$ en el adulto. Debe consultarse la dosis necesaria con el laboratorio.

Neutrófilos: utilizar las «pautas para neutropenia» cuando el recuento <0,5 × 10^9/l. Véase pág. 532. No está clara la significación de las transfusiones de neutrófilos, aunque a veces están indicadas en los casos de bacteriemia mantenida y demostrada. Se trata de un tratamiento transitorio, caro y con riesgo de transmisión de infecciones o neumonitis, sin ofrecer ningún beneficio.

Biopsia de médula ósea. En condiciones ideales, hay que realizar un aspirado y trepanación de médula. Los trépanos se extraen de la cresta ilíaca posterior y el aspirado puede realizarse en la cresta ilíaca anterior o en el esternón. El aspirado se debe extender inmediatamente sobre el portaobjetos (realizar al menos 8 extensiones). La trombopenia rara vez supone una contraindicación. Sin embargo, es necesario corregir los trastornos graves de coagulación. Aplicar compresión posterior sobre la zona (mantener apoyado al paciente sobre ese lado durante 1-2 h, si las plaquetas está reducidas).

Trastornos mieloproliferativos

Este grupo de trastornos se caracteriza por la proliferación de precursores de los elementos mieloides: Htíes., leucocitos y plaquetas. La proliferación se asocia a la capacidad de diferenciación de estas células. Los 4 trastornos comparten algunas caracteristicas, como el hecho de que puedan presentarse con síntomas constitucionales, como fiebre, pérdida de peso, sudoración nocturna, prurito y malestar general.

La **clasificación** se realiza según el tipo celular proliferante*:

Htíes. → Policitemia rubra vera (PRV)
Leucocitos → Leucemia mieloide crónica (LMC, pág. 537)
Plaquetas → Trombocitemia esencial
Fibroblastos → Mielofibrosis primaria (reactiva y no como parte del clon maligno).

* Cada uno de ellos puede experimentar una transformación maligna hasta leucemia aguda.

El recuento en sangre refleja dos procesos: *la línea celular proliferante,* que puede afectar a otros elementos mieloides (por ejemplo, en PRV, ↑ eritrocitos; pero también los leucocitos y plaquetas), y la *infiltración medular,* que determina una ↓ de las células normales.

Policitemia. Puede ser relativa (volumen plasmático ↓) o absoluta (↑ masa eritrocitaria). Se distinguen midiendo la masa eritrocitaria con cromo radiactivo. La policitemia relativa suele ser secundaria a deshidratación (por ejemplo, alcohol y diuréticos). La absoluta puede ser primaria (PRV) o secundaria, por ejemplo, por el tabaco, bronconeumopatia crónica, tumores (fibromas, hepatoma, hipernefroma) y altitud.

Policitemia rubra vera *Etiología:* neoplasia de un clon a partir de una célula multipotente cuyo progenitor eritrocitario presenta una sensibilidad alterada,por ejemplo, al factor de crecimiento similar a la insulina ± interleukina-3, y no requieren eritropoyetina para impedir la apoptosis (pág. 527)[1]. *Incidencia:* 1,5/100.000/año; edad de máxima incidencia: 45-60 años. *Signos:* • Hto↑; • leucocitos ↑; • plaquetas ↑ ó normales; • VCM↓; • bazo↑ (en el 60 %).

Presentación: viene determinada por la hiperviscosidad (signos SNC, pág. 547; angina; fenómeno de Raynaud, pág. 624; prurito, típicamente después de un baño caliente y ↑ producción eritrocitos (gota). También puede manifestarse por múltiples hematomas o tras un análisis hemático de rutina.

---

[1] R Schwartz 1998 *NEJM* **338** 613.

Diagnóstico: se produce un aumento absoluto de la masa eritrocitaria (>125 % de lo normal: estudios con ^{51}Cr) y esplenomegalia en presencia de una PaO$_2$ normal. La médula muestra hiperplasia eritroide. La fosfatasa alcalina leucocitaria suele estar ↑ (disminuye en la LMC). B$_{12}$↓.

Tratamiento: enviar al especialista. Tratar de mantener Hto. <50 %, por ejemplo, mediante sangrías o administrando hidroxiurea, si el recuento plaquetario o leucocitario dificultan su control. En los pacientes de edad avanzada, se considera la administración IV de ^{32}P (es leucemiogénico) o el busulfán oral, por ejemplo, 4 mg/día.

Pronóstico: El pronóstico es variable: muchos enfermos permanecen estables durante años y otros mueren por mielofibrosis, leucemia o debido a trastornos trombóticos por hiperviscosidad y/o trastornos plaquetarios. Debe realizarse recuento sanguíneo completo cada 3 meses.

Trombocitemia esencial. Se caracteriza por recuentos plaquetarios ↑↑ (500-1.000 × × 10^9/l + morfología y función anormales). *Presentación:* hemorragia; trombosis; mononeuritis múltiple por oclusión microvascular. *Tratamiento:* busulfán o hidroxiurea para los síntomas o cuando el recuento plaquetario >800 × 10^9/l, aunque las cifras plaquetarias no suelen guardar relación con el riesgo de trombosis. También se utiliza la aspirina, especialmente, si existen evidencias de diátesis hemorrágicas.

Causas del ↑ del recuento plaquetario: enfermedad de Kawasaki (*OHCS* pág. 750); trastornos mieloproliferativos o inflamatorios (reumatoides, por ejemplo); hemorrafgias; post-esplenectomía. Aproximadamente el 50 % de los pacientes con trombocitosis inexplicada desarrollará un proceso maligno.

Mielofibrosis primaria. Se trata de una fibrosis medular intensa, con la resultante hematopoyesis esplénica y hepática (metaplasia mieloide) que produce esplenomegalia masiva. *Presentación:* variable: síntomas generales, esplenomegalia, aplasia medular. *Frotis:* leuco-eritroblastosis (pág. 515); eritrocitos con forma de lágrima; ↓ Hb; aspirado medular: seco. *Tratamiento:* de sostén (pág. 541); suplementos de hierro y folato.

Otras causas de fibrosis medular: cualquier síndrome mieloproliferativo, linfoma, carcinoma secundario, TB, leucemia, radiación.

† Mieloma

El mieloma es una neoplasia de células plasmáticas que produce infiltración difusa de la médula ósea, con una tendencia a formar depósitos osteolíticos localizados. Se observa una banda M (M de mieloma, no de IgM) en la electroforesis del suero, orina o ambos.

Incidencia. 5/100.000. Edad de máxima incidencia: 70 años. Relación entre sexos: igual.

Clasificación. Se basa en los productos principales de la célula neoplásica:

IgG   55 %
IgA   25 %
Enfermedad de cadenas ligeras   20 %

El 60 % de los mielomas IgG e IgA producen también cadenas ligeras de Ig libres, que son filtradas por el riñón y se detectan como proteína de Bence Jones (se precipita por el calor y redisuelve al hervir la orina). Estas proteínas producen daño renal y rara vez amiloidosis.

El paciente

- Dolor/sensibilidad ósea es frecuente y suele ser postural; se localiza en espalda, costillas, huesos largos y hombros, pero no en extremidades (el 25 % no presenta signos clínicos o radiológicos de enfermedad ósea en la presentación).
- Fracturas patológicas (por ejemplo, de costillas).
- Cansancio (por la anemia, insuficiencia renal o deshidratación debida a la disfunción renal proximal causada por la precipitación de las cadenas ligeras).
- Infecciones piogénicas.
- Amilodosis.
- Neuropatías.
- Signos de hiperviscosidad (pág. 547).
- Agudeza visual ↓ ± hemorragias/exudados en la exploración del fondo de ojo.
- Hemorragias.

Diagnóstico. Numerosas células plasmáticas en la médula; banda M o cadenas ligeras en la electroforesis de orina o de suero/orina (proteínas de Bence Jones, pág. 575). Otros tests: recuento total hemático, ↑ VSG. Fosfatasa alcalina inusualmente normal (excepto si existe fractura en proceso de curación). Inmunoglobulinas no correspondientes al mieloma ↓; urea, creatinina, ácido úrico y Ca^{2+} ↑ en (40 %; radiografía ósea: lesiones punteadas (cráneo con forma de pimentero), osteoporosis. Gammagrafía ósea: puede ser normal.

Tratamiento[1]. ***De sostén:*** los problemas principales son el dolor óseo, la anemia y la insuficiencia renal, por lo que se requiere analgesia y transfusiones. Abundante aporte de líquidos. Las lesiones solitarias se tratan mediante *radioterapia* y son susceptibles de curación.

Quimioterapia: ningún tratamiento es curativo. Los fármacos de 1.ª línea incluyen el melfalano, tanto en ciclos mensuales de 4 días, como combinado (por ejemplo, con la pauta ABCM: **A**driamicina, **B**leomicina, **C**iclofosfamida, **M**elfalano). Aproximadamente el 60 % responde, de forma que los niveles de paraproteínas descienden antes de alcanzar una fase de meseta. El tratamiento suele suspenderse en este punto, y vuelve a iniciarse cuando los niveles de proteínas comienzan a elevarse (fase de escape). La quimioterapia en dosis elevadas y el trasplante autólogo de médula mejoran los resultados. El trasplante alogénico sólo resulta curativo en los pacientes jóvenes. Si la hipercalcemia llega a representar un problema, se emplearán biofosfonatos (véase más abajo y pág. 569). Controlar los recuentos totales y los niveles de paraproteínas.

La muerte suele producirse por insuficiencia renal, infecciones o hemorragias.

Supervivencia. Empeora cuando la urea >10 mmol/l o la Hb <7,5 g/dl. El 50 % sobrevive a los 2 años.

Complicaciones

1. Ca^{2+} ↑: pág. 567. Emplear suero salino 0,9 % IV, 4-6 litros/día, con monitorización estrecha del balance hídrico. Valorar el uso de esteroides, como la hidrocortisona, 100 mg/8 h IV. En la enfermedad refractaria, se emplean difosfonatos o mitramicina.
2. Hiperviscosidad (pág. 547): produce alteración mental, trastornos visuales y hemorragia. Requiere plasmaféresis para eliminar las cadenas ligeras (y así facilitar la función renal).
3. Insuficiencia renal aguda: precipitada por UIV. Véase pág. 347.

---

[1] IC MacLennan 1994 *BMJ* i 1033.

Amiloidosis **545**

Paraproteinemia

La paraproteinemia es la presencia en la circulación de una inmunoglobulina producida por un solo clon de células plasmáticas o de sus precursores. La paraproteinemia se detecta como una banda M (M de Monoclonal y no se refiere a IgM) característica en la electroforesis sérica*. Existen 6 categorías principales:

1. *Mieloma múltiple:* véase pág. 543.
2. *Macroglobulinemia de Waldenström:* es una enfermedad maligna plasmocitaria, que produce una paraproteina IgM, linfadenopatías y esplenomegalia. Sintomas SNC y oculares de hiperviscosidad (pág. 547). El clorambucilo y la plasmaféresis* (pág. 547) pueden ser de utilidad.
3. *Amiloidosis primaria:* véase más adelante.
4. *Gammapatía monoclonal* (paraproteinemia benigna): es frecuente (3 % de los sujetos >70 años) y se confunde con el mieloma (pero el nivel de paraproteína permanece estable, no se observa inmunosupresión ni cadenas ligeras en orina y apenas existe infiltrado de la médula por células plasmáticas).
5. *Paraproteinemia en el linfoma o leucemia:* por ejemplo, 5 % de LLC.
6. *Enfermedad de cadenas pesadas:* producción de cadenas pesadas libres. La enfermedad de las cadenas-α es la más importante y produce malabsorción por infiltración de la pared del intestino delgado. Algunos evolucionan a linfoma.

Amiloidosis

Es un trastorno caracterizado por depósitos extracelulares de una proteína anómala y resistente a la degradación, denominada amiloide. Algunas proteínas pueden polimerizarse bajo una serie de estímulos, para formar fibrillas amiloides, que se detectan por la tinción +va con rojo Congo y por birrefringencia verde manzana a la luz polarizada.

Clasificación

1. *Sistémica:*
   - Discrasia inmunocítica (fibrillas de fragmentos de cadenas ligeras de inmunoglobulinas, conocidas como amiloide «AL»).
   - Amiloide reactiva (amiloide «AA», proteína no glucosilada).
   - Amiloidosis hereditaria (por ejemplo, polineuropatía amiloide familiar tipo I).

2. *Localizada:*
   - Cutánea.
   - Cerebral.
   - Cardíaca.
   - Endocrina.

Amiloide AL (amiloidosis primaria): Se asocia a proliferación monoclonal de las células plasmáticas, por ejemplo, en el mieloma. Las manifestaciones clínicas incluyen el síndrome del túnel carpiano, neuropatías periféricas, púrpura, miocardiopatías y macroglosia (lengua prominente).

Amiloide AA (amiloidosis secundaria): Se asocia a infecciones crónicas (por ejemplo, TB, bronquiectasias), inflamaciones (sobre todo, artritis reumatoide) y neoplasias. Tiende a afectar al riñón, hígado y bazo y suele presentarse con proteinuria, síndrome nefrótico y hepatosplenomegalia.

El diagnóstico de amiloidosis se realiza mediante la tinción con rojo Congo del tejido afectado. El recto es el lugar de preferencia para la biopsia.

La terapéutica rara vez es útil, pero la amiloidosis AA mejora con tratamiento de la enfermedad de base. La inmunosupresión puede hacer que recidiven los depósitos.

Una complicación interesante, aunque poco frecuente de la amiloidosis es la absorción intravascular del factor X de la coagulación, que da lugar a una prolongación del tiempo de protrombina y el TCCC, así como una grave coagulopatía.

✠ Velocidad de sedimentación eritrocitaria (VSG)

La VSG es un indicador inespecífico de la presencia de enfermedades y mide la velocidad de sedimentación de tos Htíes en sangre anticoagulada después de 1 h. La presencia de ciertas proteínas que recubren los eritrocitos hace que éstos se adhieran, formando columnas (el mismo fenómeno que el de *roleaux* del frotis sanguíneo, pág. 515), con lo que sedimentan más rápidamente. La VSG se eleva con la edad y la anemia. Una forma simple y fiable[1] de calcular el límite superior normal consiste en utilizar el método de Westergren, dividiendo (para el varón) su edad en años ÷ 2. En el caso de las mujeres, la fórmula es (años + 10) ÷ 2. En pacientes con ligeras desviaciones de la VSG, se recomienda esperar 1 mes y repetir la prueba. Esta recomendación no es válida para los pacientes con una elevación significativa de la VSG (>100 mm/h). No obstante, en la mayoría de los casos se observarán signos de enfermedad que indican la etiología, generalmente paraproteinemias, trastornos malignos (casi siempre diseminados), enfermedades de tejido conjuntivo (por ejemplo, arteritis de células gigantes), artritis reumatoide, trastornos renales, sarcoidosis o infecciones. De todos modos, existirá un grupo de pacientes con sintomas inespecificos, sin ningún signo patológico, que sólo necesitarían ser tranquilizados (si no fuera por el aumento de VSG). La enfermedad de base en este grupo (en un estudio) resultó ser mieloma, arteritis de células gigantes, aneurisma abdominal, carcinoma de próstata metastásico, leucemia y linfoma. Por eso, lo mejor (después de realizar la historia clínica y la exploración física) es efectuar tas siguientes pruebas: RSC, electroforesis del plasma, UyE, creatinina, PSA, radiografía de tórax y abdomen y biopsia de médula ósea y de la arteria temporal.

Algunas enfermedades *disminuyen* la VSG, como la policitemia, la anemia falciforme y la crioglobulinemia. Incluso una elevación discreta de VSG en estos enfermos obliga a preguntarse: ¡*Qué otra enfermedad existe?*

Cuando se utilizan tubos de vacío para medir la VSG (*Seditainer*), los valores más bajos se recogen comparándolos con los del sistema de referencia, tal como se muestra a continuación:

Seditainer	Referencia
10	11
15	18
20	25
25	32
30	40
35	47
40	56
45	65
50	75
55	87
60	100
65	118

Para medir la proteína C-reactiva (PCR), una alternativa de la VSG, véase pág. 574.

---

[1] *BMJ* 1996 **i** 1087.

* Electro*foresis* y plasma*féresis* parecen compartir sufijo, pero no es así: el término griego ¡*phoros*¡ = carga (*esis* = proceso), pero *aphairesis* significa en griego *extracción*.

Síndromes de hiperviscosidad

Se producen cuando la viscosidad del plasma se eleva hasta un punto en cual, se ve afectada la circulación sanguínea.

Causas: mieloma (pág. 543), macroglobulinemia de Waldenström (pág. 545, la IgM ↑ la viscosidad más que la misma cantidad de IgG), policitemia. Los elevados recuentos de leucocitos en la leucemia también pueden producir el síndrome (leucostasis).

Presentación: trastornos visuales, hemorragias retinianas, cefaleas, coma y hemorragias GU o GI.

Los síntomas visuales («retinopatía de flujo lento») se describen como si el paciente «mirara a través del parabrisas de un coche mojado». Otras causas de retinopatía de flujo lento son los trastornos oclusivos de las carótidas y la enfermedad de Takayasu (pág. 626).

Tratamiento: la extracción de una cantidad tan reducida como 1 litro de sangre, ya logra aliviar los síntomas. La plasmaféresis puede ayudar: en este proceso la sangre es extraída y se deja reposar en un recipiente. El plasma sobrenadante es decantado y los eritrocitos se devuelven al paciente tras colocarse en suspensión en un medio más adecuado.

⳨ Trombofilia[1,2]

La trombofilia (hereditaria o adquirida) es una coagulopatía primaria que da lugar una mayor tendencia a la trombosis. Nota: las trombocitosis (plaquetas ↑) y policitemias también producen trombosis. Se trata de una enfermedad *frecuente* y tratable, que requiere precauciones especiales ante una *intervención quirúrgica*, durante la *gestación* y en la *inactividad forzosa*. El médico debe estar alerta frente a esta enfermedad ante un ictus de tipo no hemorrágico, por ejemplo, si el paciente es <60 años, ante una trombosis en paciente <45 años (o con antecedentes familiares). El riesgo aumenta con la obesidad, inmovilidad, traumatismos (accidentes o intervenciones quirúrgicas), la gestación y en procesos malignos.

Trombofilia hereditaria. *Resistencia frente a la proteína-C activada:* representa la causa más frecuente de trombofilia hereditaria, y en muchas poblaciones, la causa más frecuente de tromboembolias. El defecto molecular consiste en una mutación puntual en el factor V (V Leiden). El riesgo de trombosis se incrementa durante la gestación y en las pacientes sometidas a tratamiento con contraceptivos esteroides orales (el riesgo ↑ 30-35 veces más en FV:Q en portadoras herocigóticas, varios cientos de veces más en portadoras homocigóticas: *podría* realizarse un muestreo con las nuevas pruebas disponibles sobre la resistencia a la proteína-C)[3]. También existe ↑ riesgo de IM.

Deficiencia de antitrombina III: afecta a 1:2.000. El riesgo de trombosis en los portadores homocigóticos es 4 veces superior a los pacientes con deficiencia de proteína C o S. La homocigosis es letal. **Deficiencia de proteína-C y proteína-S:** estos factores dependientes de la vit. K actúan conjuntamente para neutralizar los factores de coagulación V y VIII. Los deficientes heterocigóticos de ambas proteínas, presentan mayor riesgo de trombosis y de necrosis cutánea (especialmente, si utilizan anticoagulantes orales). La deficiencia homocigótica de ambas proteínas produce púrpura neonatal fulminante: fatal si no se trata.

---

[1] *Drug Ther Bul* 1995 **33** 6 & 35.
[2] Brit. Soc. Haematol. Guidelines 1992 *J Clin Path* **46** 97-103.
[3] M Khamashta *NEJM* 1995 **332**(15) 993.

El bazo y esplenectomía

El bazo se ha considerado durante muchos años como un órgano misterioso; hoy se sabe que desempeña un papel inmunológico esencial, actuando como reservorio de linfocitos y haciendo frente a las bacteriemias. La esplenomegalia es un problema común y sus causas pueden dividirse en masivas (hasta FID) o moderadas.

Causas de esplenomegalia masiva. LMC, mielofibrosis, paludismo (esplenomegalia palúdica hiperreactiva), esquistosomiasis, leishmaniosis, «esplenomegalia tropical» (idiopática en Africa, SE Asia) y síndrome de Gaucher. *Esplenomegalia moderada:* infecciones (como paludismo, VEB, endocarditis, TB), hipertensión portal, causas hematológicas (anemia hemolítica, leucemia, linfoma), enfermedad del tejido conjuntivo (AR, LES), sarcoidosis, deficiencias primarias de anticuerpos (*OHCS* pág. 201), LMC, causas idiopáticas. *Otras*: pág. 131.

La esplenomegalia puede resultar incómoda por la distensión abdominal y conducir al *hiperesplensmo* (es decir, pancitopenia por atrapamiento celular en el sistema reticuloendotetial esplénico, con síntomas de anemia, infección o hemorragia). Siempre que se explora una masa en el hipocondrio izquierdo conviene saber si se trata del bazo:

- Se desplaza con la respiración.
- Aumenta de tamaño en dirección hacia la fosa ilíaca derecha.
- En la palpación, presenta una escotadura.
- No se puede palpar por encima de él (es decir, su borde superior desaparece por debajo de las costillas).
- La radiografía abdominal facilita la determinación de la esplenomegalia. Cuando se trate de averiguar la causa de su aumento de tamaño, es importante investigar la presencia de adenopatías y trastornos hepáticos. Pruebas adecuadas: RSC, VSG, PFH y biopsia de hígado, médula ósea o ganglios linfáticos.

Esplenectomía[1]**.** Pueden estar indicadas en los traumatismos esplénicos graves, quistes esplénicos, tumores de bazo (y de órganos adyacentes) y como parte del tratamiento de la púrpura trombocitopénica idiopática (pág. 525, hemólisis autoinmune y en ocasiones, para el estadificación de la enfermedad de Hodgkin). Tras la esplenectomía, debe movilizarse pronto al paciente (el ↑ transitorio de las plaquetas predispone a la formación de trombos). ▶ *El principal problema tras la esplenectomía es la mayor predisposición de los pacientes para toda su vida a las infecciones.* También se considerarán pacientes de alto riesgo a los sometidos a una esplenectomía parcial. Puede disminuirse este riesgo, administrando:

- Notas portadas por los propios pacientes dirigidas a los profesionales sanitarios, advirtiéndoles del riesgo de infección.
- Vacuna antineumocócica (pág. 299), >2 semanas antes de la intervención quirúrgica, para asegurar una buena respuesta. Evitar durante la gestación. Reinmunizar cada 5-10 años.
- Vacuna frente a *Haemophilus influenzae tipo B* (pág. 170) ± vacuna meningocócica.
- Antibióticos orales como medida profiláctica (fenoximetilpenicilina) de forma continuada hasta la edad de 16 años, o durante 2 años tras la esplenectomía, siempre que sea necesario.
- Amoxicilina «depot», para comenzar *inmediatamente* si aparece cualquier síntoma de infección.
- Advertencias sobre el riesgo de paludismo grave u otras enfermedades tropicales.
- Ingreso urgente en el hospital si se desarrolla una infección a pesar de las medidas anteriores.

[1] Working Party of British Commitee for Standards in Haematology 1996 *BMJ* i 430.

Trombofilia adquirida. Las causas más frecuentes son las nuevas progesteronas que contienen los contraceptivos (*OHCS* pág. 66) y el *síndrome antifosfolipídico* que se caracteriza por la presencia en el suero de anticuerpos antifosfolipídicos (anticuerpo anticoagulante del lupus y/o anticuerpo anticardiolipina), que predisponen a la trombosis venosa y arterial, a trombocitopenia y abortos fetales recurrentes en las mujeres gestantes. La mayoría de los pacientes no presenta LES.

Pruebas de diagnóstico. *Pueden realizarse pruebas especiales si existe una trombosis recurrente o inhabitual:*

Tromboembolia venosa en <40 años
Trombosis arterial <30 años
Necrosis cutánea (especialmente, si se trata con warfarina)

Tromboembolia en una familia
Abortos repetidos
Trombosis neonatal

Consultar con el hematólogo. Realizar recuento completo con plaquetas; tiempo de protrombina; tiempo de trombina; tiempo parcial de tromboplastina activada; y concentración de fibrinógeno. Otros tests: resistencia a la proteína-C activada (índice), anticuerpos anticoagulante del lupus y anticardiolipina, e investigación sobre la deficiencia de antitrombina III y proteínas C y S (este fenotipo se asocia con heterocigotos u homocigotos para la mutación del factor V Leiden en $\geqslant 95\%$ de los individuos). Los hematólogos recomiendan investigar directamente la mutación del factor V Leiden, por ejemplo, cuando el paciente se trata con warfarina u otros resultados han sido confusos.

La investigación ideal sería con el paciente asintomático, no gestante y no anticoagulado.

Tratamiento. Tratar las trombosis agudas con heparina, y a continuación, warfarina. En la deficiencia de antitrombina III, puede ser necesario administrar dosis inusualmente elevadas de heparina (resulta difícil determinar la dosis en pacientes portadores de anticoagulante del lupus). Asegurar una heparinización completa. Deberá consultarse con el hematólogo sobre la introducción de warfarina y sobre la duración del tratamiento. **Prevención:** evitar los anticonceptivos. Recomendar las medias elásticas de compresión. El riesgo de trombosis recurrente tras una TVP, EP, *ictus* o accidente cerebrovascular, si el paciente es anticuerpo antifosfolípidos +vo es ~30%/año[3]. La aspirina o la warfarina (tiempo de protrombina <3) ↓ el riesgo hasta ~20%. Si el INR >3 en exceso de warfarina, el riesgo será casi nulo. La gestación representa un problema: la warfarina es teratogénica. Consultar con un especialista, por ejemplo, aspirina + heparina ($\leqslant 10.000$ u/12 h SC para las mujeres con (2 abortos)[1]. Las pacientes con <2 abortos, no se tratan, o bien, se les administra aspirina exclusivamente.

Antes de realizar una intervención quirúrgica media o mayor (especialmente, intervenciones ortopédicas), se deberá consultar con el hematólogo. Puede estar indicada la administración de un crioprecipitado de antitrombina III, así como una profilaxis más completa frente a las trombosis post-quirúrgicas.

† Fármacos inmunosupresores

Además de utilizarse en las leucemias y cánceres, estos fármacos también se emplean en los trasplantes de órganos y de médula ósea, en la artritis reumatoide, psoriasis, hepatitis crónica, asma, arteritis de células gigantes, polimialgias, LES, PAN, enfermedad inflamatoria intestinal y otros procesos (por lo que esta página podría figurar en casi todos los capítulos).

Prednisolona. Cuando se inicia un tratamiento a largo plazo con esteroides, debe recomendarse al paciente que:

- No interrumpa el tratamiento bruscamente. Puede producirse un colapso, ya que la producción endógena tarda un tiempo en restablecerse.

---

[1] F Cowchock *Am J Obstet Gynecol* 1992 **166** 1318 *Véase también* AT Hattersley 1996 *Lancet* **348** 343 y B Dahlback 1996 *Lancet* **347** 1346e.

- Deberá incrementar las dosis cuando esté enfermo o con estrés (por ejemplo, con gripe o antes de una intervención quirúrgica).
- Debe portar una tarjeta donde figure la dosis de esteroides que recibe y el motivo.
- Es muy importante el control, por ejemplo, de la VSG en la polimialgia. En cualquier tratamiento, deberá preguntarse ▶ «¿Cómo se va acontrolar el tratamiento?» O aún mejor preguntar: «¿Puede el paciente controlarse a sí mismo?», por ejemplo, el pico máximo de flujo en el asma. No es bueno enseñar al paciente a controlarse si no le enseñamos también detalladamente, con recomendaciones escritas, qué es lo que debe hacer si las cosas van mal, por ejemplo, comenzar con prednisolona con 6 comprimidos diarios de 5 mg si el pico máximo de por la mañana es inferior al 25 % del normal. Menos del 25 % significa... Debe telefonear (al servicio o al MG) si... Es muy difícil encontrar el equilibrio justo en la enseñanza de la auto-monitorización. ¿Es preferible tener una enfermedad perfectamente controlada y un paciente que se ha convertido en un neurótico por el aparato de medición de flujos máximos (por ejemplo) o una persona felíz de la vida tropezando de crisis en crisis? La respuesta dependerá en parte de la naturaleza y gravedad de la enfermedad y de la personalidad del paciente. Si una de las crisis puede significar la muerte, la neurosis puede ser un precio que merece la pena pagar. Deben discutirse todas estas cuestiones con el paciente de forma realista, pero a la vez, con humor. Se sabe que ~1/2 de los adolescentes con leucemia, no siguen las pautas señaladas por sus médicos cuando salen del hospital. Puede resultarnos útil conocer este hecho por adelantado.
- Evitar la administración simultánea de otros fármacos que se expenden sin receta, como aspirina o ibuprofeno; es peligroso por el riesgo de hemorragias GI asociadas a los esteroides; si los AINEs resultan imprescindibles, se pedirá al paciente que acuda a pedirnos consejo cuando quiera utilizarlos. Podrían emplearse los AINEs combinados con el misoprostol, un análogo de las prostaglandinas (Arthrotec®, pág. 587).
- Interacciones: [Prednisolona] ↓ por los antiepilépticos (más abajo) y la rifampicina.
- ES: reactivación de la TB; edemas; osteoporosis, cataratas, euforia, ↑PA, ↑ glucosa, neumocistis, ITU, toxoplasmosis, aspergillus, varicela grave/zóster, por lo que se evitarán los posibles contactos (y la necesidad de utilizar inmunoglobulina para varicela/zóster).
- Evitar la gestación.

▶ Régimen neutropénico: pág. 532.

Azatioprina

- ES: úlcera péptica, mielosupresión, ↓ leucocitos. Realizar RSC periódicamente.
- Interacciones: [Azatioprina] ↓ por efecto de la mercaptopurina.

Ciclosporina. En los pacientes trasplantados, pueden ser necesarios 6 mg/kg/día; en la artritis reumatoide, debe mantenerse la dosis <4 mg/kg/día.

- Controlar UyE y creatinina cada 2 meses durante los 3 primeros meses, y después, mensualmente si la dosis >2,5 mg/kg/día (cada 2 meses si es inferior a esta cifra). ▶ Reducir la dosis si la creatinina se eleva >30 % en 2 mediciones *incluso aunque la creatinina se mantenga en los límites del intervalo normal.* Suspender si persiste esta anomalía.
- Controlar los niveles sanguíneos en los pacientes trasplantados.
- ES: nefrotoxicidad, hepatotoxicidad, edema, hiperplasia de las encías, tremor, parestesias, ↑PA, confusión, convulsiones, linfoma, cáncer cutáneo.

- Las interacciones son muy numerosas. Siempre deberán comprobarse Ejemplos: [Ciclosporina] ↑ por efecto del ketoconazol, diltiacem, nicardipina, verapamilo, anticonceptivos orales, eritromicina. Deben evitarse los nefrotóxicos simultáneos: gentamicina, anfotericina. Los AINEs simultáneos potencian la hepatotoxicidad: se monitorizarán las PFH.

Metotrexato

- ES: hepatitis, fibrosis pulmonar, signos SNC, teratogenicidad.
- [Metotrexato] ↑ por efecto de los AINEs, aspirina, penicilina, probenecid.

Ciclofosfamida

- ES: carcino- y terato-genicidad, cistitis hemorrágica, mielosupresión (especialmente, si se administra al mismo tiempo alopurinol).

Bioquímica 14

Pruebas de laboratorio	554
Los principios de la bioquímica	555
Fluidoterapia intravenosa	556
Equilibrio ácido-base	558
Bioquímica de la función renal	560
Riñón y ácido úrico	562
Fisiología de los electrólitos	563
Sodio	564
Potasio	566
Fisiología del calcio e hipocalcemia	567
Hipocalcemia e hipercalcemia	567-9
Magnesio, zinc y selenio	569-70
Enfermedades metabólicas óseas: 1. Osteoporosis	571
2. Enfermedad de Paget del hueso	572
Trastornos metabólicos óseos: 3. Osteomalacia	572
Proteínas plasmáticas	574
Enzimas plasmáticas	576
Marcadores tumorales	576
Hiperlipidemia	577
Porfirias	679
Oximetría de pulsación	581

Páginas de interés en otros capítulos: intervalos de referencia (pág. 660); fluidos intravenosos en el quirófano (pág. 89); insuficiencia renal aguda (págs. 348-349).

Ser normal en una sociedad donde reinan las cifras

La bioquímica reduce a nuestros pacientes a un conjunto de números de sencillo manejo; esta es la mayor atracción de esta disciplina, y también, su gran peligro. El intervalo normal de referencia es el que incluye, según se dice, al 95 % de los pacientes. Si las variaciones se distribuyen aleatoriamente, el 2,5 % de los resultados obtenidos será «demasiado elevado» y otro 2,5 % «demasiado bajo», trabajando con una población aparentemente normal. La definición estadística de normalidad es la más sencilla. Otras definiciones pueden ser *normativas*, es decir, señalan donde *debe situarse* el límite superior e inferior de la normalidad. Por ejemplo, el límite máximo del intervalo de referencia para los niveles de colesterol plasmático se establecen en 6 mmol/l, porque esta cifra es la considerada como *máximo recomendable* por los bioquímicos. El 40 % de las personas pertenecientes a algunas poblaciones poseen unas cifras plasmáticas de colesterol superiores a este límite. La definición de la OMS de anemia de gestación señala que las cifras de Hb <11 g/dl, lo que supone que el 20 % de las madres son anémicas. La laxitud de estos criterios posee la ventaja de desencadenar una serie de acciones dirigidas a disminuir las muertes por hemorragia. Por tanto, no sólo se debe preguntar «¿Cúal es el intervalo normal?», sino también, cómo se determinó este intervalo, para qué tipo de población y por qué motivo.

Principios de la bioquímica

Sólo deberá realizarse una prueba cuando su resultado vaya a influir en el tratamiento. ¡No olvidemos mirar el resultado! Es necesario explicar al paciente dónde encaja esta prueba en el plan general de su tratamiento.

▶ No deben interpretarse los resultados bioquímicos fuera del contexto de la evaluación clínica (excepto si nos obligan los examinadores).
▶ Cuando exista disparidad, es preferible confiar en el juicio clínico y repetir las pruebas bioquímicas.

Los intervalos de referencia (intervalo normal) suelen definirse como el intervalo simétrico respecto al valor medio, que abarca el 95 % de los resultados obtenidos en una población estudiada. Cuantas más pruebas se realicen, mayor probabilidad existirá de que aparezca un resultado «anormal» sin significación clínica: véase pág. 553.

Artefactos. Corregir calcio por albúmina (pág. 567).

Omisión aniónica. Refleja los aniones que no han sido determinados (pág. 558).

Resultados bioquímicos: patrones de las principales enfermedades ($\uparrow$ = elevado; $\downarrow$ = = disminuído)

Deshidratación: $\uparrow$ urea, $\uparrow$ albúmina (útil para indicar un cambio en la enfermedad del paciente). $\uparrow$ Hematocrito (PVC), $\uparrow$ creatinina.

Insuficiencia renal: $\uparrow$creatinina, $\uparrow$urea, $\uparrow$omisión aniónica, $\uparrow K^+$ (pág. 567), $\downarrow CO_3H^-$.

Diuréticos tiacídicos y de asa: $\downarrow$sodio, $\uparrow$bicarbonato, $\downarrow$potasio, $\uparrow$urea.

Enfermedad ósea:	Ca^{2+}	PO_4^{3-}	Fosfatasa alcalina
Osteoporosis	normal	normal	normal
Osteomalacia	$\downarrow$	$\downarrow$	$\uparrow$
Enf. de Paget	normal	normal	$\uparrow\uparrow\uparrow$
Mieloma	$\uparrow$	$\uparrow$, normal	normal
Metástasis óseas	$\uparrow$	$\uparrow$, normal	$\uparrow$
Hiperparatiroidismo primario	$\uparrow$	$\downarrow$, normal	normal, $\uparrow$
Hipoparatiroidismo	$\downarrow$	$\uparrow$	normal
Insuficiencia renal (disminución de la filtración glomerular)	$\downarrow$	$\uparrow$	normal, $\uparrow$

Enfermedad hepatocelular: $\uparrow$bilirrubina, $\uparrow$AST, ($\uparrow$mediano de la fosfatasa alcalina, $\downarrow$albúmina).

Colestasis: $\uparrow$bilirrubina, $\uparrow\uparrow$GGT, $\uparrow\uparrow$fosfatasa alcalina, normalmente, colestasis extrahepática si >350 ui7l ($\uparrow$AST).

Infarto de miocardio: $\uparrow$AST (también, $\uparrow$LDH, $\uparrow$CK, pág. 251).

Diabetes mellitus: $\uparrow$glucosa, $\downarrow$bicarbonato.

Enfermedad de Addison: $\uparrow$potasio, $\downarrow$sodio.

Síndrome de Cushing: puede presentar $\downarrow$potasio, $\uparrow$bicarbonato, $\uparrow Na^+$.

Síndrome de Cohn: puede presentar $\downarrow$potasio, $\uparrow$bicarbonato (e hipertensión). $Na^+\uparrow$o normal.

Diabetes insípida: $\uparrow$sodio (tanto la hipercalcemia como la hipopotasemia pueden producir diabetes insípida nefrogénica).

Alteración de la secreción de ADH: $Na^+\downarrow$ con niveles normales o bajos de urea y creatinina.

Excesivo consumo de alcohol: evidencia de enfermedad hepatocelular. Evidencias precoces de $\uparrow$GGT, $\uparrow$VMC y etanol en sangre antes de las comidas.

Algunos estados de inmunodeficiencia: albúmina sérica normal, pero niveles *bajos* de proteínas totales (ya que disminuyen las inmunoglobulinas, del mismo modo que se dificultan las reacciones cruzadas por la ausencia de las hemoaglutininas esperadas; *OHCS* pág. 201).

¿Qué alteraciones bioquímicas pueden desembocar con rapidez en un desenlace fatal? Véase pág. 557.

El límite máximo de presión arterial normal se ha definido como la presión en la cual, un paciente tratado con hipotensores obtendría más inconvenientes que beneficios. ►En ocasiones, lo que se considera intervalo normal, puede ocultar algún propósito o aspiración histórica, social o política que nunca se alcanzó, como los valores con que algunos novelistas adornaban a sus personajes: «*... Costumbres y tradiones, supongo, actúan de forma aleatoria pero segura para preservar la normalidad; para la extinción de los individuos con orgullo, ambición y que sobresalen de los demás... La sociedad debe continuar y sólo podrá hacerlo cuando florezcan las personas normales, virtuosas y ligeramente falsas, y los apasionados, fuertes y sinceros en exceso se condenen al suicidio o la locura. Sí, la sociedad debe continuar; debe multiplicarse como los conejos. Para esto es para lo que seguimos aquí... Pero, en cualquier caso, siempre tienes a Leonora para animarte; no quiero entristecerte. Su marido es una persona tan económica y de figura tan equilibrada, que casi toda su ropa es de confección manufacturada. Esto es a lo que debemos aspirar en la vida...*[1]».

Pruebas de laboratorio

►A la plantilla del laboratorio le gusta estar en contacto con los clínicos.

Decálogo del laboratorio:

1. Interesar a alguien del laboratorio en el problema.
2. Rellenar el formulario completo.
3. Informar sobre los detalles clínicos, en vez de manifestar un diagnóstico.
4. Asegurarse de que el laboratorio sabe a quién debe dirigirse.
5. Etiquetar las muestras de la forma requerida.
6. Seguir las normas de etiquetado del hospital.
7. Averiguar si funciona el analizador múltiple, especialmente, para ensayos con lotes.
8. Hablar con el laboratorio antes de pedir una analítica inusual.
9. Estar atento, los resultados de rutina estarán disponibles a las 4,30 P.M.
10. Reflejar los resultados en gráficos: se aprecian mejor los datos anormales.

Artefactos y errores en las pruebas de laboratorio

- No tomar muestras de sangre de un brazo sometido a fluidoterapia IV.
- Repetir cualquier resultado inesperado antes de actuar según lo que indica.
- No utilizar muestras provenientes de catéteres IV heparinizados para el tiempo de coagulación.
- La determinación del potasio se sobreestima si la muestra es antigua o está hemolisada (así sucede cuando la venopunción es dificultosa).
- Cuando se utilizan Vacutainers, *se llenarán primero los tubos vacíos*, de otro modo, la contaminación por anticoagulantes de los primeros tubos causarán errores[2].
- La determinación del calcio se ve alterada por la albúmina (pág. 567).
- El tiempo de protrombina puede ser infraestimado si el tubo con la muestra citratada no está completamente lleno.
- Los fármacos pueden interferir en las determinaciones (por ejemplo, la prednisolona presenta reacciones cruzadas con el cortisol). Se sospechará cuando los resultados se alejen de lo esperado.
- La alimentación puede afectar los resultados (por ejemplo, los plátanos incrementan el nivel urinario de HMAA, pág. 500).

---

[1] Ford Madox Ford 1915 *The Good Soldier*, Penguin, pags. 214 y 228.
[2] WA Bartlett 1993 *BMJ* ii 868.

Uso de las tiras de papel indicador. El almacenamiento de las tiras se hará en un recipiente cerrado y en lugar fresco y seco, pero no refrigerado. Si el almacenamiento es inadecuado o ha caducado su fecha de uso, desecharlas. Para un análisis de orina, sumergir el papel indicador en la misma, deslizar el extremo de la tira a lo largo del recipiente, manteniéndola en sentido horizontal. Leer en el tiempo indicado; se leerán las instrucciones de las tiras que estamos utilizando.

Densidad específica de la orina (DO): puede medirse con una tira reactiva. No es un buen indicador de la osmolaridad. Entre las causas de densidad baja (<1.003) están: diabetes insípida, insuficiencia renal. Causas de densidadad elevada (>1.025): DM, insuficiencia suprarrenal, hepatopatías, insuficiencia cardíaca, deshidratación aguda. El hidrómetro infraestima la densidad de la orina en 0,001 cada 3°C por encima de los 16°C.

Causas de error en la interpretación de los resultados de las tiras reactivas.

Bilirrubina: Falsos +vos: fenotiacinas. Falsos -vos: orina no reciente, rifampicina.

Urobilinógeno: Falsos -vos: muestra de orina no reciente.

Cuerpos cetónicos: la L-Dopa, afecta el color (puede dar falsos positivos).

Sangre: Falsos +vos: mioglobina, crecimiento bacteriano profuso. Falsos -vos: ácido ascórbico.

Glucosa en orina: depende de la prueba utilizada. Las tiras con glucosa oxidasa no se ven afectadas por otros azúcares reductores (a diferencia de Clinitest®), pero pueden dar falsos +vos con peroxidasa y cloro; y falsos negativos con el ácido ascórbico, salicilatos y L-Dopa.

Proteínas: la orina altamente alcalinizada puede dar falsos positivos.

Glucosa en sangre: las tiras utilizan sistemas enzimáticos y son específicos para la glucosa. La mayor fuente de error procede de aplicarla a una gota demasiado pequeña de sangre (es necesaria una gota grande que recubra todo el reactivo) y no esperar el tiempo necesario. Los medidores de la refracción son más exactos, pero introducen nuevas fuentes de error.

⦚⦚ Fluidoterapia intravenosa (Véase también págs. 89 y 563)

Si los líquidos no se pueden administrar por vía oral, se hará generalmente a través de una vena periférica. Las alternativas son las vías venosas central o subcutánea.

Tres principios de la fluidoterapia

1. **Mantener las necesidades diarias normales.** Es necesario administrar unos 2.500 ml de líquido que contenga aproximadamente 100 mmol de sodio y 70 mmol de potasio, diariamente. Una pauta adecuada consiste en administrar 2 litros de dextrosa al 5% y 1 litro de suero salino al 0,9% cada 30 h con 20-30 mmol de potasio por litro de líquido. Los pacientes postquirúrgicos pueden necesitar mayor cantidad de líquido y más suero salino, dependiendo de las pérdidas producidas durante la intervención quirúrgica. Si se eleva el sodio sérico, es necesario aumentar la cantidad de dextrosa y disminuir el suero salino.
2. **Reemplazar la pérdida de líquidos.** La cantidad y tipo de líquidos perdidos es orientativa (se consultarán las tablas de líquidos, botellas de drenaje, etc). Es necesario tener en cuenta que los pacientes con fiebre presentan pérdidas superiores. En la práctica, el problema suele ser saber cuándo admi-

Resultados de laboratorio: cuándo emprender acciones INMEDIATAMENTE

- Cuando se recibe un resultado peligroso, se comprobará en primer lugar el nombre y la fecha.
- Se acudirá a examinar al paciente. Si está consciente, se le retirará cualquier tipo de infusión IV (hasta comprobar el contenido del líquido: puede haberse cometido un error) y se le preguntará cómo se encuentra. *¿mareos, convulsiones, colapsos o síntomas inexplicables?*
- Debemos ser escépticos ante un resultado anormal inesperado en un paciente que se encuentra bien. ¿Pueden haberse confundido las muestras? ¿Existe un artefacto? ¿Se tomó la muestra del brazo donde va colocado el goteo? Un nivel bajo de calcio, puede deberse por ejemplo a una disminución de las albúminas (pág. 567).
- En caso de duda, se repetirá la prueba.

Los valores elegidos a continuación, son arbitrarios en cierto modo y sólo deben considerarse valores orientativos. Algunos resultados menos extremos que los reseñados aquí, pueden considerarse peligrosos en pacientes de edad avanzada, inmunodeprimidos o con algún proceso patológico como la neumonía.

Bioquímica plasmática (prestar atención al ecocardiograma ± signos SNC como convulsiones)

Calcio (aislado y corregido según la albúmina) >3,5 mmol/l *Si se aprecia un acortamiento del intervalo Q-T en el ECG (pág. 235), existe una hipocalcemia peligrosa*: véase pág. 568.

Calcio (aislado y corregido según la albúmina) <2 mmol/l + síntomas como tetania o alargamiento del intervalo Q-T = *hipocalcemia peligrosa*. Véase pág. 553.

Glucosa <2 mmol/l = *hipoglucemia. IVI; glucosa 50 ml 50% IVI si existe coma.*

Glucosa >20 mmol/l = hipoglucemia peligrosa. ¿Insulina parenteral necesaria? Véase pág. 690.

Potasio <2,5 mmol/l = hipokalemia peligrosa, esp.si recibe un tratamiento con digoxina (pág. 567).

Potasio >6,5 mmol/l = *hiperkalemia peligrosa*. Véase pág. 349.

Sodio <120 mmol/l = *hiponatremia peligrosa*. Véase pág. 564.

Sodio >155 mmol/l = *hipernatremia peligrosa*. Véase pág. 565.

Gases sanguíneos

PaO$_2$ <8 kPa = *insuficiencia respiratoria*. Administrar O$_2$. Consultar pág. 319.

pH <7,1 = *acidemia peligrosa. Véase pág. 558 para determinar la causa.*

Resultados hematológicos

Hb <7 g/dl con volumen corpuscular medio muy bajo (<75fL) o antecedentes de hemorragia. *Este paciente puede necesitar una transfusión urgente (no puede realizar la hemostasia).* Véase pág. 90.

Plaquetas <40 x 10^9/l. *Puede necesitar una transfusión urgente de concentrado plaquetario; debe requerirse la presencia del hematólogo.*

Plasmodium falciparum en la extensión. *Iniciar inmediatamente el tratamiento para el paludismo.* Véase pág. 171.

VSG >30 mm/h + cefalea. *Posible arteritis de células gigantes.* Véase pág. 597.

Líquido cefalorraquídeo

>1 neutrófilo observado. *Posible meningitis (normalmente >1.000 neutrófilos).* Véase pág. 400.

Microorganismos en la tinción de Gram. *Consultar al microbiólogo. Tratamiento ciego urgente;* véase pág. 402.

▶ Si los resultados son contradictorios, equívocos o inexplicables, debe solicitarse ayuda inmediata.

nistrar suero salino o dextrosa. La mayoría de los líquidos corporales (por ejemplo, el vómito) contienen sal, pero en menor proporción que el plasma, por lo que su sustitución necesitará una mezcla de suero salino y de dextrosa. Los pacientes en estado de *shock* requieren resucitación con un expansor coloidal del plasma, como el Dextrano® o el Haemaccel®, o bien, con suero salino, pero nunca con dextrosa (precaución en la insuficiencia hepática, véase más abajo). Debe tenerse en cuenta que el Dextrano® interfiere con la función plaquetaria y puede prolongar la hemorragia. Los pacientes con hipovolemia aguda requieren transfusión con concentrados celulares o con sangre completa. Como medida de mantenimiento, se utilizará un suero coloidal o un suero salino mientras se realizan las pruebas cruzadas de la sangre que va a emplearse. Si es necesario más de 1 litro de sangre, deberá utilizarse sangre del grupo sanguíneo del paciente u O-negativo (véase pág. 673).
3. **Casos especiales.** Los pacientes con *insuficiencia cardíaca* presentan grave riesgo de edema pulmonar si se les administra un exceso de líquidos. Además, no toleran bien el suero salino, puesto que la insuficiencia cardíaca se acompaña de una retención de Na$^+$. Los líquidos intravenosos serán infundidos con cuidado. Los pacientes con *insuficiencia hepática*, a pesar de presentar edemas y con frecuencia hiponatremia, presentan unos niveles altos de sodio total corporal, por lo que no deberá utilizarse suero salino en la resucitación; se administrará una solución de albúminas pobre en sal o bien, sangre.

Notas sobre los líquidos. El *suero salino al 0,9 % (suero salino normal)* tiene aproximadamente el mismo sodio que el plasma (150 mmol/l) y es isotónico con éste. *Dextrosa al 5 %* (dextrosa es la glucosa), es isotónica, pero sólo contiene 278 mmol/l de glucosa, es decir 50 g/l , por lo que representa una manera de proporcionar agua, ya que el hígado metaboliza toda la glucosa y sólo deja el agua. Proporciona un escaso aporte de energía.

Existen soluciones más concentradas de glucosa, pudiéndose utilizar en el tratamiento de la hipoglucemia. Son hipertónicas e irritantes para las venas. Por este motivo, es preciso emplearlas con las debidas precauciones, inspeccionándose regularmente los puntos de infusión IV y lavando con suero salino las vías después de cada administración. *Dextrosa-salino:* también es isotónico y contiene 30 mmol/l de sodio y 4 % de glucosa (222 mmol/l). Contiene casi la concentración de salino necesaria para el mantenimiento normal, administrándolo cada 10 h.

▶ Existen soluciones salinas hipertónicas e hipotónicas disponibles, pero sólo deberán ser utilizadas por especialistas.
▶ Explorar regularmente al paciente para determinar su equilibrio hídrico y averiguar si existen signos de insuficiencia cardíaca (pág. 269), que pueden resultar de un exceso en la administración de líquidos. Una infusión excesiva de dextrosa puede dar lugar a una sobrecarga acuosa (pág. 565).
▶ El peso diario ayuda a vigilar el balance hídrico global, así como también deberán vigilarse las gráficas de líquidos del enfermo.

Equilibrio ácido-base

El pH de la sangre arterial es regulado por el organismo dentro de unos límites muy estrechos entre 7,4 ± 0,05 a través de diversos mecanismos, que incluyen el bicarbonato, otros tampones y el riñón. Los trastornos ácido-básicos confunden sin necesidad a muchos estudiantes, pero resultan sencillos de comprender si se aplican muy pocas reglas sencillas a su interpretación para realizar el diagnóstico.

- pH <7,35 es una acidosis; pH >7,45 es una alcalosis.

- El CO_2 es un gas ácido (su concentración normal es de 4,7-6,0 kPa).
- COH_3^- es un ión alcalino (concentración normal 22-28 mmol/l).
- Las alteraciones primarias debidas al COH_3^- se denominan metabólicas, y las debidas al CO_2, respiratorias.

1. Observar el pH: ¿existe una acidosis o una alcalosis?
2. ¿La concentración de CO_2 es anormal? Si es así, y la alteración de su concentración se corresponde con la alteración del pH, se trata de un trastorno **respiratorio**. Si el pH no está alterado, o bien, está alterado pero en sentido opuesto, se trata de una modificación compensatoria.
3. ¿La concentración de COH_3^- es anormal? Si es así, y esta alteración se corresponde con la alteración del pH, el trastorno es **metabólico**.

Por ejemplo:

pH= 7,05, CO_2= 2,0 kP_a, COH_3^- = 8,0 mmol/l

Existe una acidosis, y la concentración de CO_2 es baja, por lo tanto, se trata de una alteración compensatoria. La concentración de CO_3H^- es baja, y esta es la causa del problema; es decir, es una acidosis metabólica.

Acidosis metabólica *pH ↓, COH_3^- ↓*

Para ayudar al diagnóstico, se determinarán los aniones omitidos (AG):

AG = $[K^+]$ + $[Na^+]$ - $[Cl^-]$ - $[COH_3^-]$ (concentraciones plasmáticas)

El intervalo normal es de 8-16 mmol/l. Es una medida de la diferencia entre los cationes y los aniones no estimados, ácidos «fijados» u orgánicos (por ejemplo, fosfato, cuerpos cetónicos, lactato).

Causas de acidosis metabólica y aumento de los aniones omitidos:

Se debe al incremento de la producción de los ácidos fijos/orgánicos.

- Ácido láctico (*shock*, infecciones, hipoxia)
- Ácido úrico (insuficiencia renal)
- Cuerpos cetónicos (diabetes mellitus, alcohol)
- Fármacos/toxinas (salicilatos, biguanidinas, etilenglicol, metanol)

Causas de acidosis metabólica y niveles normales de aniones omitidos:

- Se debe a las pérdidas de bicarbonato o a la ingestión de iones H^+.

Acidosis tubular renal.
Diarrea.
Fármacos (acetazolamida).
Enfermedad de Addison.
Fístulas pancreáticas.
Ingestión de cloruro de amonio.

Alcalosis metabólica. *pH ↑, CO_3H^- ↑*

- Vómitos.
- Deplección de K^+ (diuréticos).
- Quemaduras.
- Ingestión de bases.

Acidosis respiratoria pH ↓, CO_2↑

- Por cualquier causa pulmonar, neuromuscular o física de insuficiencia respiratoria.

▶ Observar la P_aO_2. Probablemente, estará baja. ¿Será necesario iniciar la administración de O_2?
▶ Si es así, deben tomarse precauciones cuando la causa subyacente es una EPOC, ya que el exceso de O_2 puede empeorar los problemas (pág. 314).

Alcalosis respiratoria. *pH* ↑, CO_2 ↓
Como resultado de una hiperventilación.

Causas SNC: accidente cerebrovascular, hemorragia subaracnoidea, meningitis.

Otras causas: ansiedad, altitud, fiebre, gestación, fármacos, como los salicilatos.

Una nota sobre la terminología: para facilitar la comprensión, hemos empleado los términos acidosis y alcalosis; un purista utilizaría acidemia y alcalemia.

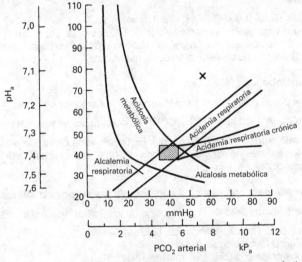

El área sombreada representa los valores de la población normal. Este método es muy efectivo. El resultado representado por el punto X, por ejemplo, indica que la acidemia es en parte respiratoria y en parte metabólica. Debe investigarse la causa específica de cada una.

⋕ Bioquímica de la función renal[1]

El riñón controla la eliminación de numerosas sustancias. También produce eritopoyetina, renina y 1,25-dihidroxicolecalciferol. El sodio urinario es intercambiado con potasio e iones de hidrógeno por una bomba situada en el túbulo distal. La glucosa aparece en orina cuando la concentración plasmática supera el umbral renal para la misma (∼10 mmol/l, aunque varía de una persona a otra y es menor durante el embarazo).

Depuración de creatinina: Es una medida de la filtración glomerular (FG), que es el volumen de líquido filtrado por los glomérulos en un minuto. Un 99% aproximadamente de este líquido es reabsorbido. Una vez filtrada la creatinina, la reabsorción es mínima. Así:

$$[\text{Creatinina}]^{plasma} \times \text{depuración de creatinina} = [\text{creatinina}]^{orina} \times \text{diuresis}$$

---

[1] R Gabriel *Postgraduate Nephrology* 3 ed., Butterworths.

Medida de la depuración de creatinina (valor normal >100 ml/min). Recoger la orina de 24 h. Tomar una muestra de creatinina del plasma una vez en las 24 h. Usar la fórmula indicada anteriormente. Prestar atención a las unidades. Las mayores fuentes de error son: cálculo incorrecto (por ejemplo, en el uso de las unidades) y errores en la recogida de toda la orina. Si la recolección de orina no es fiable, emplear la fórmula[1]:

$$\text{Depuración de creatinina (ml/min)} = \frac{(140 - \text{edad en años}) \times (\text{peso en kg})}{72 \times \text{creatinina sérica en mg/dl}}$$

En mujeres, multiplicar por 0,85 lo obtenido por la citada fórmula. No es fiable si: función renal inestable, muy obesos, edematosos. (La proteína: medir la tasa de creatinina en una muestra de orina de primera hora de la mañana es un sistema alternativo para controlar el deterioro renal crónico: véase pág. 335). El factor de conversión para pasar μmol/l a mg/dl es 88,4; mg/dl = μmol ÷ 88,4.

Función renal anormal

Existen tres cuadros bioquímicos principales:

- **Disminución de la FG** (insuficiencia renal aguda clásica)

Bioquímica plasmática: los siguientes parámetros están aumentados: urea, creatinina, potasio, iones hidrógeno, urato, fosfato, aniones innominados.
Los siguientes parámetros están disminuidos: calcio, bicarbonato.

Otros hallazgos: oliguria.

Diagnóstico: FG baja (depuración de creatinina).

Causas: insuficiencia renal aguda oligúrica de instauración reciente (pág. 348), insuficiencia renal crónica de larga evolución (pág. 352).

- **Disfunción tubular** (daño en los túbulos).

Bioquímica plasmática: Están disminuidos los siguientes parámetros: potasio, fosfato, urato, bicarbonato. Hay acidosis. La urea y la creatinina son normales.

Otros hallazgos (muy variables): Poliuria con glucosa, aminoácidos, proteínas (isozima, β_2-microglobulina) y fosfato en orina.

Diagnóstico: Prueba para medir la capacidad de concentración del riñón (pág. 508).

Causas: Recuperación de un fracaso renal agudo. También: hipercalcemia, hiperuricemia, mieloma, piclonefritis, hipokalemia, enfermedad de Wilson, galactosemia, envenenamiento por metales.

- **Insuficiencia renal crónica.** Al disminuir la FG; se incrementan los niveles de creatinina, urea, fosfatos y uratos. El bicarbonato (y la Hb) disminuyen. Con el tiempo, el potasio se incrementa y disminuye el pH. También puede existir osteomalacia.

La valoración del fracaso renal puede necesitar otras investigaciones para llegar al diagnóstico, por ejemplo, estudio microscópico de la orina (pág. 335); radiología (pág. 336) o biopsia renal (en las glomerulonefritis), o bien, ecografía.

---

[1] D Cockcroft 1976 *Nephron* **16** 31.

Depuración de creatinina: ejemplo práctico

Supuesto:

— Concentración de creatinina en orina = **u** mmol/l.
— Concentración de creatinina plasmática = **p** μmol/l.
— Volumen urinario de 24 h = **v**ml.

Nota: Hay 1.440 min. en 24 h (usar la fórmula que se indica más adelante para convertir el índice urinario del volumen de 24 h en volumen por min.). Se utiliza **p**/1.000 para convertir micromoles en milimoles.

Depuración de creatinina = **u** × **v**/1.440 ÷ **p**/1.000 ml/min.
= **u** × **v**/**p** × 0,7.

Luego, si **u** = 5 mmol/l, **p** = 120 μmol/l, **v** = 2.500 ml.

Depuración de creatinina = 5 × 2.500/120 × 0,7
= 73 ml/min.

Riñón y ácido úrico

Causas de hiperuricemia. Los niveles elevados de ácido úrico en sangre (hiperuricemia) pueden ser el resultado de un aumento de su producción o de un descenso de su excreción. También puede estar inducido por fármacos.

- *Fármacos:* citotóxicos; tiacidas; etambutol.
- Ejemplos **de** *producción aumentada:* linfoma, leucemia, psoriasis, hemólisis, necrosis muscular (pág. 358).
- Ejemplos **de** *excreción disminuida:* gota primaria (pág. 589), insuficiencia renal crónica, nefropatía por plomo, hiperparatiroidismo.
- *Además:* la hiperuricemia puede ir asociada a hipertensión e hiperlipidemia. Puede verse aumentada en las alteraciones de la síntesis de purinas, como el síndrome de Lesch-Nyhan *(OHCS,* pág. 752).

Hiperuricemia y **fracaso renal.** El fracaso renal agudo de cualquier origen puede asociarse con hiperuricemia, aunque rara vez conduce a la gota. La relación causa-efecto está a veces invertida, de manera que es la hiperuricemia la que ocasiona el fracaso renal. Esta situación puede presentarse durante el tratamiento con citotóxicos (por ejemplo, en la leucemia) *(síndrome de lisis tumoral)* y en casos de necrosis muscular.

Cómo el ácido úrico ocasiona el fracaso renal. En algunos casos, se produce obstrucción uretral por cristales de ácido úrico. Hay buena respuesta al sondaje uretral retrógrado y al lavado. Es más frecuente que el ácido úrico precipite en los túbulos renales; asi sucede con niveles plasmáticos ⩾ 1,19 mmol/l.

Prevención de la insuficiencia renal. Antes del comienzo de la quimioterapia, hay que asegurar una buena hidratación. Alcalinizar la orina. El alopurinol (un inhibidor de la xantina oxidasa) previene el aumento agudo del ácido úrico durante la quimioterapia. La dosis es: 200-800 mg cada 24 h. Nota: aumenta la toxicidad de la azatioprina. Hay un riesgo remoto de inducir una nefropatía xantínica.

Tratamiento del fracaso renal agudo hiperuricémico. Una rápida rehidratación y alcalinización de la orina tras haber descartado la existencia de una obstrucción uretérica bilateral. Tras establecerse la oliguria, es necesaria la hemodiálisis y se utilizará con preferencia sobre la diálisis peritoneal.

Gota. Véase pág. 589.

Fisiología de los electrólitos

Casi todo el sodio corporal es extracelular: es extraído fuera de la célula mediante la bomba de sodio, intercambiado con el K^+, lo cual, requiere un gasto de energía obtenido del ATP.

Molaridad: Es el número de moles por litro de disolución.

Molalidad: Es el número de moles por kg de disolvente (norm 280-300).

Un mol: Es el peso molecular expresado en gramos.

La estimación de la osmolalidad plasmática. Se obtiene mediante la fórmula: 2 [Na^+] + Urea + Glucosa. Si la osmolalidad determinada es mayor de la obtenida en el cálculo (es decir, que existe un salto molar >10 mmol/l), considerar la presencia de: diabetes mellitus, niveles elevados en sangre de etanol, metanol o etilenglicol.

Compartimentos hídricos. Para un varón de 70 kg de peso: *Líquidos totales* = 42 litros (60% del peso corporal). *Líquidos intracelulares* = 28 litros (67% del fluido corporal). *Líquido extracelular* = 14 litros (33% del fluido corporal). *Componente intravascular* = 3 litros de plasma (5 litros de sangre).

La distribución entre los espacios intra y extravascular viene determinada por el equilibrio osmótico, y por la «presión oncótica» ejercida por las proteínas no difundibles.

El equilibrio de líquidos durante 24 horas es aproximadamente:

Ingresos (en ml agua)
Bebida = 1.500
Alimentos = 800
Metabolismo de los alimentos = 200
Total = **2.500**

Pérdidas(en ml agua)
Orina =   1.500
Pérdidas insensibles = 800
Heces = 200
Total = **2.500**

Control del sodio. La *renina* está producida en el aparato yuxtaglomerular en respuesta a la disminución del flujo sanguíneo renal. La renina convierte el angiotensinógeno en angiotensina I, que a su vez es convertida en angiotensina II, por la enzima convertidora de angiotensina, presente en los pulmones. Esta última realiza importantes acciones, como su participación en la constricción de las arteriolas renales eferentes (aumentando de este modo la presión de perfusión); vasoconstricción periférica; y estimulación de la corteza adrenal para producir aldosterona, la cual, activa la bomba de sodio en los túbulos distales, dando lugar a la reabsorción de sodio y agua desde la orina, a cambio de la eliminación de potasio e iones hidrogeniones.

Elevación de la filtración glomerular (pág. 560), conlleva una gran pérdida de sodio.

Un flujo sanguíneo tubular renal elevado y la hemodilución disminuyen la reabsorción de sodio en el túbulo proximal.

Control del agua. Es controlada principalmente por la concentración de sodio. Un incremento de la osmolalidad plasmática ocasiona *sed* y determina la liberación de hormona antidiurética (ADH) del lóbulo posterior de la hipófisis, que aumenta la reabsorción pasiva del agua de los túbulos colectores renales, mediante la apertura de los canales del agua, permitiendo el paso del agua desde el líquido hipotónico de la luz tubular, hasta el intersticio renal hipertónico.

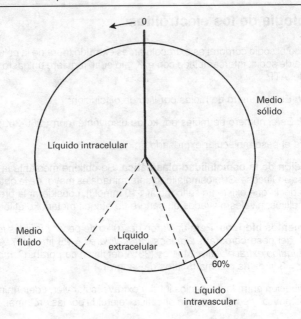

✟ Sodio: hiponatremia

►No hay que basar el tratamiento únicamente en la concentración plasmática de sodio.

Pacientes con niveles plasmáticos bajos de Na⁺. Pueden presentar signos de intoxicación acuosa, como confusión, convulsiones, hipertensión, insuficiencia cardíaca, edema, anorexia, náuseas, debilidad muscular, hemodilución, es decir VCM <40% (<35% en mujeres).

Diagnóstico. Véase el diagrama adjunto. La cuestión clave es si el paciente está deshidratado. La mejor ayuda procede de la historia clínica y los análisis de orina.

Causas de hiponatremia

- Diuréticos, especialmente, tiacidas.
- Exceso de agua, tanto oralmente como por un exceso de dextrosa al 5% IV.
- Otras: véase diagrama de la página 566.

Tratamiento

Tratar la causa específica. Valorar la función renal: si es deficiente, puede ser necesaria la diálisis.

Si el paciente no presenta deshidratación, su función renal es adecuada y Na⁺ >125 mmol/l, el tratamiento no será necesario. Si el Na⁺ <125 mmol/l, será necesario restringir el agua hasta 0,5-1 litro/día, si el paciente lo tolera. Considerar la administración de furosemida 40-80 mg/24 h IV lento/oral sólo durante algunos días. El síndrome de secreción inadecuada de ADH (más abajo), se trata en ocasiones produciendo una diabetes insípida nefrogénica con demeclociclina.

Si el paciente está deshidratado, pero su función renal es adecuada, puede administrarse suero salino al 0,9 %. En casos de *emergencia* (convulsiones, coma), se realizará una infusión IV rápida de suero salino al 0,9 % o de suero hipertónico (por ejemplo, al 1,8 %) con 70 mmol Na^+/h. El objetivo es lograr un incremento gradual de los niveles de sodio plasmático hasta 125 mmol/l. Es necesario tomar precauciones por la posible aparición de insuficiencia cardíaca y mielinosis pontina central.

▶ Consultar con un especialista.

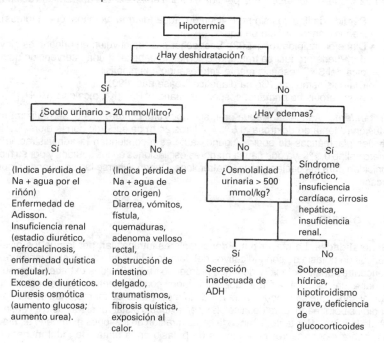

Síndrome de secreción inadecuada de ADH

Es una causa importante de hiponatremia, pero muchas veces, se diagnostica en exceso. El diagnóstico se realiza por el hallazgo de una orina concentrada (sodio >20 mmol/l), en presencia de hiponatremia (<125 mmol/l) u osmolalidad plasmática disminuida (<260 mmol/kg) y ausencia de hipovolemia, edema o administración de diuréticos.

Causas:

- *Enfermedades malignas* (cáncer de pulmón de células pequeñas, páncreas, próstata, linfoma, otros).
- *Alteraciones del SNC* (meningonencefalitis, absceso, accidente cerebrovascular agudo, hemorragias subaracnoideas o subdurales, traumatismo craneoencefálico, síndrome de Guillain-Barré, vasculitis, como el LES).
- *Enfermedades pulmonares* (tuberculosis, neumonía, absceso, aspergilosis).
- *Enfermedades metabólicas* (porfiria, traumatismos).
- *Fármacos* (opiáceos, clorpropamida, psicotrópicos, citotóxicos).

Hipernatremia

El paciente. Investigar la presencia de sed, confusión, coma y convulsiones, con signos de deshidratación: piel seca, ↓turgencia cutánea, hipotensión postural y oliguria si existe deficiencia acuosa. Características de laboratorio: ↑VCM, ↑albúminas, ↑ácido úrico.

Causas. Suelen deberse a una pérdida de agua en un exceso de pérdidas de sodio.

- Pérdida de líquidos sin reposición del agua (diarrea, vómitos, quemaduras).
- Reposición incorrecta de líquidos IV.
- Diabetes insípida (pág. 508). Sospechar cuando el vulumen urinario es elevado. Puede producirse tras una lesión en la cabeza, o una intervención quirúrgica del SNC, especialmente, interesando a la hipófisis.
- Diuresis osmótica. (Coma diabético, véase pág. 690).
- Aldosteronismo primario: sospechar cuando ↑PA, ↓K⁺, alcalosis (COH₃↑).

Tratamiento: Administrar agua oral, si es posible. De otro modo, se realizará una infusión IV lenta de dextrosa al 5 % (~4 litros/24 h) de acuerdo con la diuresis y los niveles plasmáticos de sodio. Algunos autores recomiendan la administración de suero salino 0,9 %, ya que causa menores oscilaciones en los líquidos y por su hipotonicidad para los pacientes hipernatrémicos. Deben evitarse las soluciones hipotónicas.

⫩ Potasio

Generalidades. La mayor parte del potasio es intracelular, por lo que los niveles séricos de potasio no son indicativos del potasio total existente en el organismo. La concentración de potasio y de iones hidrógeno en los líquidos extracelulares suele variar al unísono. La razón es que estos iones compiten entre sí por el intercambio con el sodio que se produce a través de la mayoría de las membranas celulares (el sodio es bombeado fuera de la célula) y en el túbulo distal renal (el sodio es absorbido de la orina). Por tanto, cuando la concentración de los iones hidrógeno es elevada, habrá menor secrecion de iones de potasio en la orina. De igual manera, K⁺ compite con H⁺ en el intercambio a través de las membranas celulares y así se acumula potasio extracelular.

Hiperpotasemia

▶ Una concentración de potasio plasmático >6,5 mmol/l requiere un tratamiento urgente (pág. 349), pero antes hay que asegurarse de que la determinación no está artefactada (por ejemplo, debido a una hemólisis producida dentro del tubo de recogida de sangre).

Signos y **síntomas.** Arritmias cardíacas. Muerte súbita. *ECG:* ondas T picudas y altas; complejo QRS ensanchado, llegando a hacerse sinusoidal, FV; onda P pequeña.

Causas

- Insuficiencia renal oligúrica.
- Diuréticos ahorradores de potasio.
- Rabdomiolisis (pág. 358), quemaduras.
- Acidosis metabólica (DM).
- Artefacto. Hemólisis de la muestra; retraso en el análisis (el K⁺ sale de los eritrocitos; trombocitemia (el K⁺ sale de las plaquetas al coagular la muestra en el tubo de ensayo).

- Exceso de tratamiento con terapia K⁺.
- Enfermedad de Addison.
- Transfusión masiva de sangre.
- Fármacos, como los i-ECA, suxametonio.

Tratamiento. Hay que tratar la causa subyacente. ▶ En urgencias, véase pág. 350.

Hipopotasemia

Cuando el potasio es <2,5 mmol/l, requiere tratamiento de urgencia. Debe tenerse en cuenta que la hipopotasemia incrementa la toxicidad de la dígoxina.

Signos y síntomas. Debilidad muscular, hipotonía, arritmias cardíacas, calambres y tetania. *ECG:* ondas-T pequeñas o invertidas; onda-U prominente (después de la onda T); intervalo P-R prolongado; segmento ST deprimido.

Causas

- Diuréticos.
- Vómitos y diarrea.
- Estenosis pilórica.
- Adenoma velloso del recto.
- Fístulas intestinales.
- Síndrome de Cushing/esteroides/ACTH.
- Síndrome de Conn.
- Alcalosis.
- Abuso de purgantes y regaliz.
- Insuficiencia tubular renal (pág. 560).

Si el paciente recibe un tratamiento con diuréticos, un nivel elevado de bicarbonato es el mejor índice de que la hipopotasemia se ha prolongado durante mucho tiempo. El magnesio suele estar bajo y la hipopotasemia suele ser difícil de corregir hasta que los niveles de magnesio vuelven a la normalidad. En la parálisis periódica hipocaliémica aparece debilidad intermitente, que se prolonga durante 72 h, y se debe al transporte de potasio desde los líquidos extracelulares a los intracelulares. Véase *OHCS* pág. 756. En un individuo hipertenso y con alcalosis hipopotasémica y que no está tomando diuréticos hay que sospechar síndrome de Conn (pág. 500).

Tratamiento. *Si es leve:* (>2,5 mmol/l y asintomática) administrar un suplemento de potasio oral (como mínimo 80 mmol/24 h, como Sando-K® 2 comprimidos cada 12 h). Si el paciente recibe diuréticos tiacídicos y la hipopotasemia >3,0 mmol/l, no suele requerir tratamiento. *Si es grave:* (<2,5 mmol/l, con síntomas peligrosos), se administra potasio intravenoso con mucha cautela, no más de 20 mmol/h y no más de 40 mmol/l.
▶ Nunca debe administrarse potasio en una dosis rápida en bolo.

Fisiología del calcio e hipocalcemia

Generalidades. Aproximadamente un 40 % del calcio plasmático circula unido a la albúmina. Normalmente, lo que se determina es el calcio plasmático total, aunque es la porción no ligada la que es importante. Por tanto, se determina el *nivel de calcio corregido según la albúmina* de la siguiente manera: añadir 0,1 mmol/l a la concentración de calcio por cada 4 g/l en que la albúmina esté por debajo de 40 g/l y restar en caso de que la albúmina sobrepase 40 g/l. Sin embargo, son muchos los factores que afectan a esta unión (por ejemplo, otras proteínas en el mieloma, cirrosis, variaciones individuales), por lo que hay que ser precavido en su interpretación. Si surgen dudas ante un nivel elevado de Ca^{2+}, se tomarán muestras de sangre sin compresor (retirar el torniquete después de haber introducido la aguja en la vena, pero antes de extraer la sangre) y con el paciente en ayunas.

Regulación del metabolismo cálcico

- **Parathormona (PTH):** Un aumento de la PTH incrementa los niveles plasmáticos del calcio y disminuye el fosfato plasmático. Esto se debe a que la PTH incrementa la reabsorción ósea de calcio y fosfato y la reabsorción de calcio en el túbulo renal, incrementando la acción de la vitamina D y disminuyendo la reabsorción tubular de fosfatos. La secreción de PTH es autocontrolada por los niveles del calcio ionizado en plasma.
- **Vitamina D:** El calciferol (vit. D3) y ergocalciferol (vit. D2) son biológicamente idénticos en sus acciones. La vitamina D sérica se transforma en el hígado en 25-hidroxi vit D (25OH VitD). En el riñón, se le añade un segundo grupo hidroxi, para formar el principio biológicamente activo 1,25-dihidroxi Vit. D (1,25(OH)$_2$ Vit. D), también denominado calcitriol, o bien, en el principio mucho menos activo 24,25 (OH)$_2$ Vit. D. La producción de calcitriol es estimulada por la ↓Ca^{2+} y ↑PO_4^{3-} y la PTH. Entre sus acciones se incluyen el ↑Ca^{2+} y el ↑ de la absorción de fosfato en el intestino; ↑Ca^{2+} y ↑ de la reabsorción de fosfato en el riñón; favorece el depósito de calcio en el hueso; e inhibe la liberación de PTH. En la disregulación de 1,25 (OH)$_2$ Vit. D, subyace una hipercalciuria normocalcémica familiar, que representa una de las causas más importantes de formación de cálculos renales de oxalato cálcico (pág. 341).
- **Calcitonina:** La sintetizan las células C de la glándula tiroides y ocasiona una disminución de calcio y fosfato plasmáticos. Su importancia no está clara. Es un marcador del carcinoma medular de tiroides.
- **La tiroxina** puede incrementar el calcio plasmático, aunque es poco frecuente.
- La *hipomagnesemia* impide la liberaciónde la PTH, y puede producir hipocalcemia.

⋕⋕⋕ Hipocalcemia

▶Una hipocalcemia aparente puede representar un artefacto debido a una hipoalbuminemia (más abajo).

El paciente. Tetania, depresión, parestesias peribucales, espasmo carpopodálico (la flexión simultánea de la muñeca y de los dedos), sobre todo si la arteria braquial se ocluye mediante un manguito de presión (*signo de Trousseau*), aumento de la excitabilidad neuromuscular; por ejemplo, percutiendo sobre la parótida (nervio facial) se ocasiona contractura de los músculos faciales (*signo de Chvostek*). Cataratas cuando la hipocalcemia es crónica. **ECG:** intervalo Q-T prolongado.

Causas. Puede ser consecuencia de una intervención quirúrgica tiroidea o paratiroidea. Si el *fosfato está aumentado*, puede deberse a una insuficiencia renal crónica (pág. 352), hipoparatiroidismo o pseudo-hipoparatiroidismo (pág. 496). Si el fosfato es ↔ ó ↓, puede ser debido a una osteomalacia (fosfatasa alcalina elevada), una sobrehidratación o una pancreatitis.

Tratamiento. *Cuando los síntomas son leves,* se administra calcio 5 mmol/6 h oral. Deben determinarse diariamente los niveles plasmáticos de calcio. ▶En la insuficiencia renal crónica, véase pág. 352. Si es necesario, puede añadirse alfa-calcidol; comenzar con 0,5-1 μg/24 h oral. Si *los síntomas son graves,* se administran 10 ml (2,32 mmol) de gluconato cálcico al 10 % IV, durante 30 min (las inyecciones en bolo son necesarias con escasa frecuencia). Repítase según las necesidades.

Hipercalcemia

Signos y síntomas. («Huesos, cálculos, gemidos y depresión»). Dolor abdominal, náuseas, vómitos, estreñimiento, poliuria, polidipsia, depresión, anorexia, pérdida de peso, cansancio, debilidad, ↑ PA, confusión, pirexia, cálculos renales; insuficiencia renal, calcificación corneal, parada cardíaca. **ECG:** ↓ intervalo Q-T.

Causas y diagnóstico. Las causas más comunes son enfermedades malignas (mieloma, metástasis óseas, ↑PTHrP,pág. 494) e hiperparatiroidismo primario. Son indicadores de malignidad: albúmina plasmática disminuida, cloro disminuido, hipopotasemia, alcalosis, fosfato aumentado y fosfatasa alcalina aumentada. Otras investigaciones (por ejemplo, gammagrafía ósea mediante isótopos, RXT, recuento sanguíneo completo) también pueden ser valiosas a efectos diagnósticos.

Tratamiento. Tratar la causa subyacente. Si Ca^{2+} >3,5 mmol/l o aparecen síntomas graves (hipotensión, dolor abdominal intenso, vómitos, fiebre, obnubilación de la conciencia), el objetivo será reducir la cifra de calcio para eliminar los síntomas agudos; se hará de la siguiente manera:

- **Sangre:** determinar UyE, Mg^{2+}, creatinina, Ca^{2+}, $PO4^{3-}$, fosfatasa alcalina.
- **Líquidos:** rehidratar con suero salino al 0,9 % IV, por ejemplo 4-6 1/día, si fuera necesario. Corregir la hipopotasemia e hipomagnesemia con suplementos administrados intravenosos (la acidosis metabólica de mediana intensidad no necesita tratamiento). Esto disminuirá los síntomas y ↑ pérdidas renales de Ca^{2+}. Controlar UyE durante el tratamiento.
- **Diuréticos:** furosemida 40 mg/12 h IV, una vez rehidratado el paciente. ▶Evitar las tiacidas.
- **Biofosfonatos:** una dosis única de pamidronato (30 mg IV durante 4 h en suero salino al 0,9 %, pág. 608), hará que disminuya el calcio en 2-3 días. El efecto máximo se produce al cabo de 1 semana. Inhibe la actividad osteoclástica y por tanto, la reabsorción ósea.
- **Esteroides:** se utilizan ocasionalmente, como en la sarcoidosis.
- **Calcitonina de salmón:** actualmente, es poco utilizada (8 u/kg/8 h IM). Produce más efectos secundarios que los biofosfonatos, pero su acción es más rápida. También inhibe los osteoclastos.
- **Otros:** la quimioterapia puede ↓ el Ca^{2+} en las enfermedades malignas, como el mieloma.

Magnesio

El magnesio se distribuye en un 65 % en el hueso y un 35 % en las células; sus niveles tienden a seguir a los del calcio y el potasio. El exceso de magnesio suele deberse a una insuficiencia renal, pero rara vez requiere tratamiento por sí mismo.

Deficiencia de magnesio. Produce parestesias. convulsiones, tetania, arritmias. Puede aumentar la toxicidad de los digitálicos. *Causas:* Diarrea intensa, cetoacidosis grave. abuso de alcohol, nutrición parenteral total (vigilar semanalmente los niveles), acompañando a una hipocalcemia o a una hipopotasemia (sobre todo si está siendo sometido a un tratamiento con diuréticos). *Tratamiento:* si es preciso, se administrarán sales de magnesio, oral o IV (ejemplo de dosificación: 10 mmol $MgSO_4$ IV en 3 min-2 h, dependiendo de la gravedad; controlar a menudo los niveles de Mg^{2+}.

---

[1] GN Hortobagyi 1996 *NEJM* **335** 1785-9 & *E-BM* 1997 **2** 73.
[2] MP Rayman 1997 *BMJ* **i** 387.

Hipermagnesemia. Al ir aumentando los niveles, se producen los siguientes efectos: depresión neuromuscular, y después, ↓PA; a continuación depresión y coma.

Zinc

Deficiencia de zinc. Puede aparecer durante la nutrición parenteral o en dietas inadecuadas. Excepcionalmente es debido a un defecto genético. *Signos y síntomas*: lesiones cutáneas enrojecidas, con formación de costras, sobre todo alrededor de las ventanas nasales y en la comisura de los labios. ***Diagnóstico:*** ensayo terapéutico con zinc (los niveles plasmáticos no son fiables, ya que pueden estar disminuidos, por ejemplo, en infecciones o tras traumatismos, sin existir deficiencia).

Selenio

Elemento esencial presente en los cereales, nueces y carne. Los niveles reducidos en el suelo de algunas regiones de Europa y China, conducen a estados de deficiencia. Es necesario para la acción antioxidante de la glutatión peroxidasa, que ↓ los dañinos radicales libres. También posee acción antitrombogénica, y forma parte de las proteínas que confieren motilidad a los espermatozoides. Su deficiencia puede aumentar la incidencia de neoplasias y ateroma; y puede conducir a una miocardiopatía o a artritis. Los niveles séricos no son indicativos. También pueden existir síntomas de intoxicación con el exceso de suplementos energéticos.

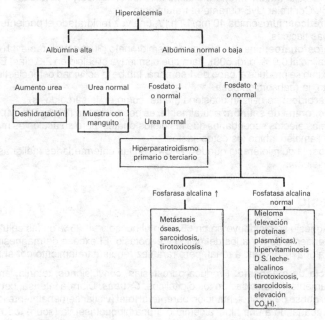

Orígenes más frecuentes: mama, riñón, pulmón, tiroides, próstata, ovario, colon.

Las principales características de la metástasis ósea y el hiperparatiroidismo (las dos causas más frecuentes de hipercalcemia) son albúmina baja, cloro bajo y alcalosis (que sugieren metástasis). Naturalmente, una PTH elevada en plasma confirmará el hiperparatiroidismo.

---

* El presente diagrama bioquímico de flujo debe valorarse junto con el cuadro clínico y sólo se incluye a título orientativo.

Enfermedades metabólicas óseas: 1. Osteoporosis

Este término implica una reducción de la densidad ósea. Si el hueso trabecular es el más afectado, son comunes las fracturas vertebrales por aplastamiento (que ocasionan la baja estatura de las mujeres ancianas, así como su joroba «de viuda»); si lo es el hueso cortical, es más probable la fractura de un hueso largo (fractura del cuello del fémur, que es una de las causas mas importantes de ingreso en los servicios de ortopedia, sobre todo, en las mujeres de edad avanzada).

Prevalencia: 5 %

El riesgo de fractura osteoporósica en el futuro aumenta con:

- Delgadez o anorexia.
- Menopausia precoz.
- Osteoporosis en la familia.
- Tabaco o alcohol.
- Enfermedad de Cushing.
- Cirrosis biliar primaria.
- Reposo prolongado; edad avanzada.
- Malabsorción.
- Artritis reumatoide.

- Hiperparatiroidismo.
- Tirotoxicosis.
- Hipogonadismo.
- >5 mg/día de prednisolona.
- Mieloma.
- Fractura baja antigua.
- Deformación vertebral.
- Amenorrea.
- Mastocitosis (*OHCS* pág. 602).

Diagnóstico: Rayos x (más visible en la imagen posterior de una fractura ósea). Niveles séricos de Ca^{2+}, PO_4^{3-} y fosfatasa alcalina normales. La densitometría ósea suele utilizarse, pero el papel que desempeña no está claro: la detección no suele ser efectiva, y lo es aún menos la suma de factores predisponentes para predecir la fractura de cadera. Las muestras biópsicas pueden no ser representativas.

Prevención: Ejercicio; dieta adecuada y rica en Ca^{2+}; evitar el hábito de fumar y el exceso de alcohol. La hormonoterapia reduce a la mitad el riesgo de fracturas si se administra durante 5-10 años después de la menopausia (sólo mientras continúa el tratamiento) y debe considerarse para aquellos pacientes de ↑ riesgo. También logra ↑ la densidad ósea en osteoporosis ya establecidas y ↓ el riesgo de fracturas adicionales. No deben administrarse estrógenos por el riesgo de cáncer de endometrio, por lo que la hormonoterapia debe ser combinada, por ejemplo, con *estrógenos conjugados* 0,625 mg/24 h oral de forma continuada, con *norgestrol* 0,15 mg diarios desde los días 17-28 (por ejemplo, Prempak c 0,625®). No todas las mujeres son candidatas a la hormonoterapia, por ejemplo, aquellas con antecedentes de TVP o EP, o cáncer de mama, o con ↑ riesgo de cáncer de mama, véase *OHCS* pág. 19.

Tratamiento:

Considerar adecuadamente la **hormonoterapia**, véase más abajo.

Biofosfonatos: Didronel® (14 días de etiodronato 400 mg/día y 76 días de Ca^{2+} en ciclos de 90 días). Se utiliza en la osteoporosis vertebral y para ↓ la frecuencia de fracturas[1,2]. El alendronato se permite emplear para el tratamiento de la osteoporosis de cualquier localización. ES: dolor abdominal, náuseas y úlceras esofágicas.
▶ Se recomienda leer el prospecto del fabricante antes de prescribirlo a los pacientes.

Otros: la vitamina D es efectiva[2] (vigilar el calcio sérico). La calcitonina se emplea con escasa frecuencia debido a sus ES y a su elevado precio. Las tabletas de Ca^{2+} sólo deben utilizarse cuando la ingesta de calcio es escasa.

---

[1] N Watts 1990 *NEJM* **323** 73.
[2] *Drug Ther Bul* 1992 **34** 45.

2. Enfermedad de Paget del hueso

Consiste en un incremento del recambio óseo (de causa desconocida), asociado a un mayor número de osteoblastos y osteoclastos con remodelación y aumento de tamaño del hueso, deformación y debilidad. Es rara antes de los 40 años y su incidencia aumenta con la edad (3% por encima de los 55 años). Es más frecuente en climas templados y en los anglosajones. Puede ser asintomática o causar dolor y agrandamiento del cráneo, fémur, clavícula o tibia en sable. Pueden producirse fracturas patológicas, sordera nerviosa (por sobrecrecimiento óseo) e insuficiencia cardíaca congestiva con gasto elevado. *Rayos* X: aumentos de tamaño localizados del hueso. Puntos de engrosamientos en la corteza ósea con esclerosis, osteolisis y deformación (*osteoporosis circunscrita* del cráneo). Presenta afinidad con el esqueleto axial, huesos largos y cráneo.

Bioquímica sanguínea: Ca^{2+} y PO_4^{3-} normales; fosfatasa alcalina marcadamente elevada. *Complicaciones:* sarcoma óseo (1% de los afectados >10 años). Síntomas de compresión nerviosa, como sordera. *Tratamiento:* si fracasa la analgesia, se administrará *alendronato* (un bisfosfonato que inhibe los osteoclastos) 40 mg/24 h oral antes de las comidas durante 6 meses, para reducir el dolor y/o la deformación. Es más efectivo que el etiodronato o la calcitonina, y tan eficaz como el pamidronato IV.

Interpretación de los resultados de la densitometría Dexa ósea: criterios de osteoporosis de la OMS

Las localizaciones típicas que deben examinarse son la columna lumbar (particularmente, la tercera vértebra) y la cadera. Se compara la densidad mineral del hueso (en gramos/cm^2) con la de las mujeres sanas y jóvenes (si se trata de una mujer la paciente que se está examinando). La puntuación-T se relaciona con el número de desviaciones estándar de la densidad ósea respecto a la media. Si la puntuación-T es:

>0	La densidad ósea es mejor que la media de referencia.
0 – (–1)	La densidad se sitúa entre la del 84% mejor; no existe osteoporosis.
(–1) – (–2,5)	Osteopenia, con riesgo de complicaciones osteoporósicas posteriores, por lo que se considerará la posibilidad de iniciar medidas preventivas.
(–2,5) ó inferior	La densidad se sitúa en el percentil 2,5% de la población: existe osteoporosis, grave si se produce una o más fracturas por fragilidad ósea.

Un ejemplo de indicación para densitometría sería antes de iniciar un tratamiento con prednisolona (>6 meses, con >7,5 mg/día; los esteroides favorecen la osteoporosis, mediante la estimulación de la resorción ósea por parte de los osteoclastos, y disminuyendo la masa muscular y la absorción GI de Ca^{2+}).

---

† Trastornos metabólicos óseos: 3. Osteomalacia

En la osteomalacia se observa una cantidad normal de tejido óseo, pero una cantidad reducida del contenido mineral. Por tanto, hay un exceso matriz osteoide no calcificado y de cartílago. Si este proceso tiene lugar durante el proceso de crecimiento de los huesos, aparece el raquitismo; si ocurre después de la fusión de las epífisis, se producirá una osteomalacia.

---

[3] D Black 1996 *Lancet* **348** 1535.

Tipos de osteomalacia

Osteomalacia por deficiencia de vit. D: puede deberse a malabsorción, dieta deficiente o falta de exposición a la luz solar.

Osteomalacia renal: La insuficiencia renal conduce a un déficit de I,25-dihidroxicolecalciferol (1,25 DHCC, pág. 568).

Inducida por fármacos: Los anticonvulsivantes pueden ocasionar una producción enzimática en el hígado, que produce un desdoblamiento o descomposición del 25-hidrocolecalciferol (25 HCC).

Resistencia a la vitamina D: Diversos trastornos hereditarios, en los que la osteomalacia responde a dosis elevadas de vitamina D (véase más abajo).

Trastornos hepáticos: disminución de la producción de 25-dihidroxi vit. D y malabsorción de la vit. D, por ejemplo, cirrosis (pág. 458).

Tests. *Plasma:* leve $\downarrow Ca^{2+}$; $\downarrow PO4^{3-}$; $\uparrow$ fosfatasa alcalina; $\downarrow$ 25(OH) vitamina D, excepto en los casos de resistencia; $\downarrow$ 1,25 $(OH)_2$ vitamina D en la insuficiencia renal; PTH (pág. 568) elevada.

Biopsia: Demuestra mineralización incompleta.

Rayos X: En el raquitismo se ven las superficies metafisarias excavadas y con melladuras. En la osteomalacia se aprecia pérdida de la cortical del hueso; además pueden presentarse fracturas parciales evidentes, sin desplazamiento en el borde lateral de la escápula, parte inferior del cuello del fémur y zona medial de la diáfisis femoral (zonas de Looser).

Signos y síntomas. *Raquitismo:* Genu valgum, genu varum. Signos y síntomas de hipocalcemia (pág. 567). Los niños con raquitismo están enfermos.

Osteomalacia: Dolor en los huesos, fracturas (cuello del fémur), miopatía proximal (marcha de ánade).

Tratamiento. Tabletas de calcio y vitamina D (400 unidades), 1-2 tabletas/día.
- Si se debe a malabsorción, administrar calciferol parenteral en dosis de 7,5 mg al mes.
- En situaciones de resistencia a la vitamina D, administrar calciferol, 10.000 u/24 h oral.
- Si se debe a enfermedad renal, administrar alfacalcidol (1 α-hidroxi vit. D) 1 μg/24 h oral y ajustar la dosis según el nivel de calcio plasmático.
- Monitorizar el calcio plasmático.

▶El tratamiento con vitamina D (sobre todo con alfacalcidol) puede ocasionar una peligrosa hipercalcemia.

Raquitismo resistente a la vitamina D. Existen dos modalidades. El tipo I se caracteriza por una disminución de la actividad de la 1α-hidroxilasa renal, y el tipo II por una resistencia orgánica final a la 1,25 $(OH)_2$ vit. D. Ambos tipos se tratan con dosis elevadas de 1,25 $(OH)_2$ vit. D.

Raquitismo hipofosfatémico ligado al cromosoma X. Se trata de un defecto hereditario dominante debido al tratamiento renal del fosfato (probablemente, al transportador $nA^+/PO4^{3-}$). El raquitismo aparece en los primeros años de vida y va asociado a un retraso en el crecimiento. Los niveles plasmáticos de fósforo se encuentran bajos, con la fosfatasa alcalina elevada y con fosfaturia. Se trata con dosis elevadas de fosfato oral y con 1,25 $(OH)_2$ vit. D. La osteomalacia hipofosfatémica puede aparecer en pacientes que consumen quelantes del fósforo, como el hidróxido de aluminio o por tumores poco frecuentes, y se acompaña de atrofia muscular grave.

Véase también **osteodistrofia renal**, pág. 352.

Proteínas: en el plasma

La electroforesis permite distinguir un cierto número de bandas del espectro electroforético (véase Figura).

La **albúmina** es sintetizada en el hígado; t 1/2 ≈ 20 días. Se une con la *bilirrubina, ácidos grasos libres, calcio* y con algunos *fármacos*. Los **niveles bajos de albúmina** dan lugar a edemas. **Causas:** hepatopatías, síndrome nefrótico, quemaduras, enteropatía pierdeproteínas, malabsorción, malnutrición, final del embarazo, artefactos (por ejemplo, extracción de la muestra de un brazo sometido a IIV), postura (5 g/l más elevada estando de pie), variaciones genéticas, enfermedades malignas. **Niveles altos de albúmina: causas:** deshidratación, artefacto (por ejemplo, hemostasia).

Zona α_1. Su ausencia (o ↓↓) sugiere deficiencia de α_1-antitripsina, un trastorno autosómico recesivo que causa cirrosis y enfisema: las proteasas fagocíticas aceleran el descenso normal debido a la edad de la FEV1 desde (35 ml/año hasta 80 ml/año, fenómeno exacerbado por el tabaco (hasta 300 ml/año de descenso). Signos: disnea; ↓ peso; *cor pulmonale*; ↑VCM; ↑ transaminasas (los hepatocitos no pueden secretar la proteína).

Zona α_2. Corresponde principalmente a la α_2- macroglobulina y a la haptoglobina (pág. 520). Puede encontrarse aumentada en la nefrosis con disminución asociada de otras bandas electroforéticas.

Zona β. Se encuentra reducida en la nefritis activa, glomerulonefritis y LES.

Zona γ. Se encuentra *aumentada difusamente* en: infecciones crónicas, cirrosis hepática (con niveles bajos de albúminas y α-globulinas), sarcoidosis, LES, AR, enfermedad de Crohn, TB, bronquiectasias, CBP, hepatitis y parasitemia. Está *disminuida* en: síndrome nefrótico, malabsorción, malnutrición, inmunodeficiencia (enfermedades graves, diabetes mellitus, insuficiencia renal, neoplasias malignas o inmunodeficiencia congénita).

Paraproteinemia. Véase pág. 545.

Respuesta de fase aguda. El organismo responde a una amplia variedad de agresiones mediante, entre otras acciones, la síntesis por el hígado de determinadas proteínas (normalmente presentes en el suero en pequeñas cantidades), como la α_1-antitripsina, fibrinógeno, complemento, haptoglobulina y proteína C-reactiva. Por este motivo, se observa un incremento de la densidad de las fracciones α_1- y α_2- , generalmente, con niveles bajos de albúminas en procesos como infecciones, neoplasias malignas (particularmente, la fracción α_2), traumatismos, cirugía y enfermedades inflamatorias.

La **proteína C-reactiva (PCR)** ayuda a monitorizar la inflamación. El mejor sistema de detección es el cuantitativo, normalmente, con niveles <0,8 mg/l. Al igual que la VSG, se encuentra elevada en numerosos procesos inflamatorios, pero sus niveles se modifican con mayor rapidez; puede incrementarse su nivel en horas y disminuir en un plazo de 2-3 días de recuperación. Por tanto, se utiliza para controlar la respuesta a los tratamientos (por ejemplo, antibióticos) o la actividad de la enfermedad (como en la enfermedad de Crohn). Si la PCR disminuye 3 días después del inicio del tratamiento de una infección, se considera que la elección del antibiótico ha sido la adecuada. La PCR se eleva en las enfermedades reumáticas activas (artritis reumatoide, fiebre reumática, artropatías seronegativas, vasculopatías), y en las lesiones y necrosis tisulares (IM agudo, rechazo de trasplante renal o de médula ósea, neoplasias malignas, especialmente de mama, pulmón, GI), quemaduras, infecciones (más acentuado en las bacterianas que en las víricas). Resulta muy útil para el diagnóstico de infecciones postoperatorias o intercurrentes cuando la VSG permanece aún elevada. Si la PCR no disminuye en un plazo de 3 días después de una intervención quirúrgica, debe considerarse la posibilidad de complicaciones (infecciones, EP). La PCR *no se eleva* en el LES, leucemia (fiebre, crisis explosivas o citotoxinas), colitis ulcerosa, gestación, osteoartritis, anemia, policitemia o insuficiencia cardíaca. Sus niveles máximos se observan en las infecciones bacterianas (>10 mg/l). La ausencia de una PCR elevada reduce significativamente las probabilidades de realizar otras pruebas para detectar infecciones bacterianas, como gammagrafías óseas de galio, por lo que representa una opción diagnóstica económica y más cómoda para el paciente.

EN ORINA (si las proteínas >0,15 g/24 h, existe alguna patología. Véase pág. 335.

Albuminuria. Ocasionada habitualmente por enfermedad renal.

Proteinuria de Bence-Jones. La proteína de Bence-Jones está formada por cadena ligeras excretadas en exceso por algunos pacientes con mieloma (pág. 543). No se detecta en las tiras de papel indicador y puede aparecer en una persona con electroforesis sérica normal.

Hemoglobinuria pág. 522. **Mioglobinuria** pág. 358. **Microalbuminuria** págs. 358, y pág. 532.

Proteína C-reactiva	
Elevación significativa	**Elevación normal o ligera**
Infección bacteriana	Infección vírica
Absceso	Esteroides/estrógenos
Enfermedad de Crohn	Colitis ulcerosa
Enfermedades del colágeno (excepto LES)	LES
Neoplasias	
Traumatismos	
Necrosis (como el IM)	

Gráfico electroforético normal

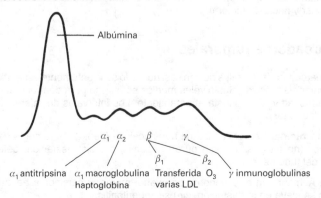

α_1 antitripsina α_1 macroglobulina Transferida O_3 γ inmunoglobulinas
haptoglobina varias LDL

Enzimas plasmáticas

▶ Los intervalos de referencia pueden variar entre los distintos laboratorios.

El incremento de niveles de enzimas específicas en plasma puede constituir un indicador muy útil de enfermedad específica. Pero hay que recordar, por ejemplo, que las «enzimas cardíacas» pueden estar aumentadas por otros motivos, además de la patología del corazón. A continuación, se relacionan las principales causas principales del incremento de los niveles enzimáticos. • Los intervalos de referencia se reseñan en la pág. 661.

Fosfatasa alcalina. Hepatopatía (que sugiere colestasis). Enfermedad ósea (se puede distinguir la isoenzima ósea y refleja el depósito de osteoide, es decir, la actividad osteoblástica), sobre todo la enfermedad de Paget, niños en crecimiento, curación de fracturas, osteomalacia, metástasis, hiperparatiroidismo e insuficiencia renal. La placenta secreta su propia isoenzima, por lo que la fosfatasa alcalina está aumentada en el embarazo.

Alanina-amino-transferasa (ALT, SGPT). Hepatopatías (sugiere daño celular). Se muestra también aumentada en *shock*.

Aldolasa. Músculo esquelético. También en cardiopatías y hepatopatías.

α-**Amilasa.** Pancreatitis aguda. También en la uremia intensa y en la cetoacidosis diabética. No se eleva en la pancreatitis crónica (permanece una pequeña cantidad de tejido).

Aspartato-amino-transferasa (AST, SGOT). Hepatopatía (sugiere daño hepatocitario). Aparece tras el infarto de miocardio (pág. 251) y también en lesiones del musculo esquelético y hemólisis.

Cretinquinasa. Sus niveles se levan tras el *infarto de miocardio* (pág. 251; es posible diferenciar la isoenzima, «CK-MB», normalmente <5 % del total); *lesiones del músculo esquelético* (rabdomiolisis, pág. 358; carrera prolongada; hematomas; convulsiones; inyecciones IM; desfibrilación; isquemia intestinal; dermatomiositis, pág. 595) y por *fármacos* (como los estatínicos, pág. 249). ▶ Un nivel elevado de CK no implica necesariamente IM.

Gamma-glutamil-transpeptidasa (T-GT). Sus niveles se elevan en las hepatopatías (es probablemente más específica de la lesión inducida por alcohol).

Lactato deshidrogenasa (LDH). Tras infarto de miocardio (pág. 251). Hepatopatías (sugiere daño hepatocitario). También puede estar aumentada en hemólisis, embolia pulmonar y necrosis tumoral.

⋕⋕ Marcadores tumorales

Los marcadores tumorales no son casi nunca lo suficientemente específicos para poseer valor diagnóstico. Sus niveles medios se utilizan para controlar el curso de una enfermedad y la respuesta al tratamiento. Los intervalos de referencia varían según el laboratorio.

Alfa-fetoproteína. ↑ en el carcinoma hepatocelular (pág. 462), tumores de células germinales (no en el seminoma puro), hepatitis; cirrosis; gestación; defectos de apertura del tubo neural.

CA 125. Aumenta en el carcinoma de ovario, mama, y carcinoma hepatocelular. También se eleva en la gestación, cirrosis y peritonitis.

CA 153. Elevado en el carcinoma de mama y en enfermedades benignas de la mama.

CA 19-9. Niveles elevados en el carcinoma colorrectal y en el carcinoma de páncreas, así como en la colestasis.

Antígeno carcino-embrionario (CEA). Resulta adecuado para monitorizar neoplasias gastrointestinales, especialmente, el carcinoma colorrectal. También se encuentra elevado en la cirrosis, pancreatitis y en los fumadores.

Gonadotropina coriónica humana. Elevada en la gestación y en los tumores de células germinales. Sobre las molas hidatidiformes y coriocarcinoma, véase *OHCS* pág. 26.

Enolasa neuronal específica (NSE). Elevada en el carcinoma pulmonar de células pequeñas.

Fosfatasa alcalina placentaria (PLAP). Niveles elevados en la gestación, carcinoma de ovario, seminoma y en los fumadores.

Antígeno prostático específico (PSA). Véase más abajo.

Antígeno prostático específico (PSA)

Además de ser un marcador del cáncer de próstata, el PSA aparece (desgraciadamente) elevado en la hipertrofia benigna de próstata. Véase cáncer de próstata (págs. 355 y 357) sobre las recomendaciones a los pacientes que solicitan una detección de PSA. Los niveles de PSA no predicen si un cáncer va a desarrollarse (también, el 25 % de las hipertrofias benignas de próstata producen unos niveles de PSA hasta 10); los niveles pueden ser mayores si el paciente no ha tenido una eyaculación reciente. Algunos laboratorios poseen unos intervalos de referencia de los niveles plasmáticos (nmol/l) como los siguientes:

Varones sanos <40 años de edad:	PSA <4 en 100 %
Varones sanos >40 años de edad:	PSA <4 en 96 % PSA 4-10 en el 4 %
Hipertrofia benigna de próstata:	PSA <4 en el 91 % PSA 4-10 en el 8 % PSA >10 en el 1 %
Cáncer de próstata:	PSA <4 en el 15 % PSA 4-10 en el 20 % PSA >10 en el 65 %

Los niveles de PSA disminuyen (~50 % después de 6 meses con un tratamiento con inhibidores de la 5α- reductasa (para ↓ el tamaño de la próstata: véase pág. 134)[1].

Los intervalos anteriores son meramente orientativos (cada laboratorio posee sus propios intervalos y cada población varía; existen otros ensayos de mayor fiabilidad, que pueden en parte solventar el problema). El propósito de incluir este cuadro es el de mostrar las dificultades de interpretación de los resultados del test, por ejemplo un resultado de 8, y sirve de advertencia a los pacientes que solicitan el test de PSA con la esperanza (vana) de obtener respuestas.

[1] S Taneja 1997 *BMJ* i 371.

ⴕ Hiperlipidemia

Los niveles elevados de colesterol, y en menor grado los de triglicéridos, representan los principales factores de riesgo de enfermedad coronaria. Aproximadamente la mitad de la población británica posee unos niveles de colesterol que los coloca en un riesgo significativo de trastorno coronario. Pero los tratamientos deben ser considerados junto con otros factores predisponentes: hábito de fumar, ↑PA, DM, antecedentes familiares, véase *ecuación de riesgo*, pág. 650. Los beneficios del tratamiento deberán ser evaluados respecto a su coste y la imposición de dietas y administración de pastillas (con planes de seguimiento antieconómicos). El muestreo de los pacientes debe hacerse razonablemente: *para algunos, es mejor ignorar el problema*[1].

Estudios que demuestran que merece la pena tratar la hipercolesterolemia:

- Estudio «4S»[2]. Ensayo de prevención secundaria (todos los pacientes presentaban enfermedad coronaria) utilizando simvastatín 20 mg en 4.444 varones de edades comprendidas entre 35-70 años (niveles de colesterol de 5,5-8,0 mmol/l). El número que es necesario tratar (NNT, pág. 655) para prevenir un IM fatal fue de 25 (por encima de los 6 años) y 14 para prevenir desenlace fatal.
- WOSCOPS[2]. Ensayo de prevención primaria realizado en Escocia con más de 6.500 varones (niveles de colesterol >6,5 mmol/l) con pravastatín 40 mg. NNT para prevenir un IM fatal fue de 142 (por encima de los 5 años) y para evitar fallos cardíacos fue de 55.
- Estudio CARE[3]. Ensayo de prevención secundaria con 40 mg de pravastatín en >4.000 personas tras haber sufrido un IM, con niveles «normales» de colesterol (<6,2 mmol/l). NNT para evitar desenlaces fatales fue de 91 por encima de los 5 años y para evitar IM no fatales fue de 38.

Se determinan los lípidos plasmáticos en personas <70 años, si:

- Antecedentes familiares de hiperlipidemia.
- Antecedentes familiares o personales de enfermedad coronaria antes de los 65 años o riesgo ↑, por ejemplo, DM, ↑PA.
- Xantomatosis o xantelasma.
- Arco corneal antes de los 50 años de edad.

Tratamiento[5] (Colesterol >5,2 mmol/l y edad entre <60-70 años)

- Descartar hiperlipidemias primarias o secundarias. Tratar de la forma apropiada.
- Recomendaciones sobre el estilo de vida. Se trata de lograr un IMC de 20-25. Dietas con <10 % de calorías procedentes de grasas saturasas y ricas en fibra formadora de gel (pág. 435). Ejercicio.
- Hormonoterapia cuando resulte apropiado (siempre que no exista TVP/EP o cáncer de mama o riesgo ↑ de cáncer de mama).
- Administrar un estatínico (más abajo) a todos los pacientes con antecedentes de IM si su nivel de colesterol >4,8 mmol/l (5,5 mmol/l si sólo se trató de una angina) y a los que presenten un trastorno coronario diagnosticado y que no respondan a las medidas señaladas anteriormente.
- *Si no existe enfermedad cardíaca manifiesta*, consultar tablas de factores de riesgo (pág. 650) para proporcionar si el paciente se encuentra dentro de los límites para ser recetado[5].
- Los «estatínicos» son el tratamiento de primera elección (véase pág. 249); actúan ↓ la síntesis de colesterol en el hígado (por ejemplo, el **simvastatín** 10-40 mg oral por las noches. CI: porfiria, ↑ transaminasas. ES: miositis (interrumpir si CK

---

[1] *BMJ* 1993 **i** 1355.
[2] *Lancet* 1994 **344** 1388.
[3] *NEJM* 1995 **333** 1301.
[4] *N Eng J Med* 1996 **335** 1001.
[5] *Drug Ther Bul* 1996 **34** 89 para utilizar correctamente las tablas de Sheffield **5** Brit. Hyperlipidaemia Soc. 1997 *Guidelines* **i** 53.

Hiperlipidemia

⩾1.700 u/l; si existe dolor muscular, verificar CK; el riesgo es de 1/100.000 años de tratamiento[5]); dolor abdominal;↑ transaminasas (interrumpir si AST ⩾100 u/l).
- Tratamiento de segunda línea: Fibratos y bezafibratos (útiles en las hiperlipidemias familiares mixtas); resinas de intercambio aniónico, como la colestiramina; y ácido nicotínico (↑HDL; ↓LDH; ES:erupción grave; disminuye administrando aspirina 300 mg 1/2 h antes de la dosis).
- La hipertrigliceridemia responde al tratamiento con fibratos, ácido nicotínico y al aceite de pescado.

Hiperlipidemias primarias. Riesgo ↑↑ de enfermedad coronaria. Los lípidos se transportan por la sangre unidos a proteínas, formando lipoproteínas. Existen cuatro clases: quilomicrones (principalmente, triglicéridos); lipoproteínas de baja densidad (LDL, principalmente colesterol, el lípido que más se correlaciona con las enfermedades coronarias); lipoproteínas de muy baja densidad (VLDL, principalmente, triglicéridos); lipoproteínas de alta densidad (HDL, principalmente, fosfolípidos, que se relacionan *inversamente* con las enfermedades coronarias: son lípidos «buenos»). Véase página siguiente.

Hiperlipidemias primarias[1]

Col = colesterol plasmático mmol/l.
Trig = triglicéridos plasmáticos mmol/l.
números en negrita = fenotipo de la OMS.

Deficiencia de lipoproteín lipasa[1]	Col <6,5 quilomicrones ↑ Trig 10-30	Xantomatosis eruptiva; lipemia retinalis; hepatoesplenomegalia
Hipercolesterolemia familiar **IIa**	Col 7,5-16 LDL ↑	Xantomas en tendones; arco corneal; xantelasmas
Defecto familiar de apoproteína B-100 **IIa**	Col 7,5-16 LDL ↑ Trig <2,3	Xantomas en tendones; arco; xantelasmas
Hipercolesterolemia poligénica **IIa** Trig <2,3	Col 6,5-9 LDL ↑ xantelasma; arco corneal	La lipidemia 1.ª más frecuente
Hiperlipidemia familiar combinada **IIa, IIb, IV ó V**	Col 6,5-10 LDL ↑ VLDL↑ Trig 2,3-12 HDL ↓	La segunda más frecuente xantelasma; arco
Enfermedad de partículas residuales **III**	Col 9-14 LDL ↑ Trig 9-14	Estrías palmares; xantoma tuberoso-eruptivo
Hipertrigliceridemia familiar **IV o V**	Col 6,5-12 VLDL ↑ Trig 10-30 Quilomicrones	Xantoma eruptivo; lipemia retinalis; hepatoesplenomegalia

ANOMALÍAS PRIMARIAS DE LAS HDL
Hiperalfalipoproteinemia **HDL** col >2 HDL ↑
Hipoalfalipoproteinemia **HDL** col <0,92 HDL ↓

▶ ¿Cuáles son las prioridades al tratar una hiperlipidemia resistente a la dieta?

1.ª prioridad:	Tratar a los pacientes con cardiopatía isquémica si col >5,2.
2.ª prioridad:	Tratar a los pacientes con numerosos factores de riesgo, como hipertensión ± DM si col >6,5.
3.ª prioridad:	Tratar los varones adultos asintomáticos si col >7,8.
4.ª prioridad:	Tratar las mujeres post-menopaúsicas si col >7,8.

* LDL también pueden provocar las siguientes acciones: si >3,4, o >5, o >6 o >6 mmol/l respectivamente, para cada una de las prioridades señaladas más arriba. El objetivo es descender a un nivel <3,4 mmol/l.

Hiperlipidemias secundarias. Están producidas por diabetes mellitus; abuso del alcohol; ↓ T_4; insuficiencia renal; nefrosis; colestasis.

Xantomatosis. Son depósitos amarillentos de lípidos. Pueden ser: eruptivos (brote de nódulos pruriginosos en la hipertrigliceridemia); tuberosas (placas amarillas en los codos y rodillas); planares, también denominadas palmares (líneas o estrías de color naranja en pliegues y surcos palmares), diagnosticadas virtualmente en las hiperlipidemias residuales; o depósitos en los tendones, párpados (xantelasmas) o córnea (arco).

Porfirias

Las **porfirias agudas** representan un grupo de enfermedades genéticas poco frecuentes causadas por errores en la cadena de reacciones de biosíntesis del grupo hem-, dando lugar a una acumulación tóxica de porfobilinógeno y ácido δ-aminolevulínico (precursores de la porfirina). Se caracteriza por una crisis neurovisceral aguda, debida a la producción incrementada de precursores de las porfirinas y por su aparición en la orina. Algunas modalidades presentan manifestaciones cutáneas. Prevalencia: 1-2 por cada 100.000.

La *porfiria intermitente aguda* es un trastorno autosómico dominante de baja penetración; el 28 % de los pacientes no posee antecedentes familiares (por ejemplo, cuando el gen responsable de la porfobilinógeno deaminasa experimenta una de sus 50 mutaciones *de novo*). Aproximadamente el 50 % de los pacientes portadores del gen, desarrolla síntomas neuroviscerales. Los ataques son intermitentes, más frecuentes en las mujeres y pueden desencadenarse por la administración de gran variedad de fármacos (véase página siguiente). Los niveles de porfobilinógenos urinarios se elevan durante los ataques, y generalmente (50 %) entre los mismos (la orina puede colorearse de rojo intenso al permanecer de pie) Los niveles de porfirinas fecales son normales. No se producen manifestaciones cutáneas.

Porfiria abigarrada y coproporfiria hereditaria: de herencia autosómica dominante. Signos: lesiones cutáneas flictematosas fotosensibles y/o ataques agudos. La primera variedad prevalece en los africanos de Sudáfrica. El porfobilinógeno sólo se eleva en los ataques y pueden detectarse otros metabolitos en las heces.
Manifestaciones de un ataque agudo. Cólico ± vómitos ± fiebre ± ↑leucocitos, imitando los síntomas de un abdomen agudo (en este caso, la anestesia resultaría desastrosa). También:

- Hipotensión
- Hiponatremia
- Hipopotasemia
- Hipotonía
- Proteinuria
- Psicosis/comportamiento extraño
- Neuritis periféricas
- Parálisis
- Convulsiones
- Alteraciones sensoriales
- Alteraciones de la visión
- *Shock* (± colapso)

Puedes estar seguro de que la miré a los ojos
Feliz y orgulloso; al fin supe
Que Porfiria me adoraba; la sorpresa
Hizo que mi corazón se esponjara, incluso se hizo más grande
Mientras pensaba lo que debía hacer.
Aquel instante en que fue mía, mi hermosa,
Perfectamente pura y buena: supe
Lo que debía hacer, y todo su pelo
En una trenza amarilla recogí
Tres veces la enrollé en torno a su cuello,
Y la estrangulé.

[Fragmento de *Porphyria's Lover*, Robert Browning]

Fármacos no permitidos en la porfiria aguda intermitente (pueden precipitar la aparición de los citados síntomas ± cuadriplejia, véase *BNF/OTM*). Son muy numerosos e incluyen: *alcohol, diversos agentes anestésicos* (barbitúricos, halotano), *antibióticos* (cloranfenicol, sulfamidas, tetraciclinas), *analgésicos* (pentazocina), *hipoglucemiantes orales; contraceptivos* (estrógenos, progesterona).

Tratamiento de la porfiria aguda intermitente. Suprimir los factores precipitantes, y después:

- Líquido intravenoso para corregir el desequilibrio electrolítico.
- Aumentar la ingesta de carbohidratos (por ejemplo, Hycal®) y administrarlos por sonda nasogástrica si fuera necesario.
- Actualmente, el tratamiento de elección es la hematina IV, en muchísimos centros.
- Controlar las náuseas con proclorperacina 12,5 mg IM.
- Sedación, en caso necesario, con clorpromacina, 50-100 mg PO/IM.
- Control de dolor con: aspirina y dihidrocodeína o morfina.
- Control de las convulsiones con diacepán.
- Tratar la taquicardia y la hipertensión con propanolol.

Porfirias no-agudas

Son, la **porfiria cutánea tardía, protoporfiria eritropoyética** y **porfiria congénita**, que se caracterizan por una fotosensibilidad cutánea como único síntoma, ya que no existe superproducción de precursores de la porfirina, sino sólo porfirinas.

El etanol, en primer lugar, y la deficiencia de hierro pueden producir una alteración del metabolismo de las porfirinas.

▶ Ofrecer un estudio genético (*OHCS* pág. 212) a todos los pacientes y sus familiares.

Oximetría de pulsación[1]

▶ No debemos confiar en la vista para valorar la hipoxia. Las primeras fases de cianosis son difíciles de detectar. Con una luz del día adecuada, podemos detectar una saturación de oxihemoglobina de ≤80-75 %. Estas cifras corresponden a ≥5 g/100 ml de Hb reducida («azul») y ya se trata de una hipoxia muy marcada. La oximetría de pulsación permite valorar de forma no-invasiva la saturación periférica de la Hb con O_2, mediante una técnica transcutánea en el dedo y en el lóbulo de la oreja del paciente, constituyendo una herramienta útil para controlar a los pacientes.

Principios de la oximetría. Cuando se mide el grado de oxigenación total de la Hb mirando directamente la piel del paciente, intervienen gran número de artefactos que se deben a los propios tejidos. Estos factores pueden ser obviados mediante la comparación de colores en las diferentes fases del pulso cardíaco. Cualquier diferencia de coloración apreciada estará causada solamente por la sangre arterial (siempre que no existan pulsos venosos que puedan inducir a errores, como por ejemplo, si el paciente presenta una insuficiencia de la válvula tricúspide).

Consiste en 2 diodos emisores de luz (rojo e infrarrojo) y un detector, que los enfoca a través de los tejidos a un espesor ≤ 10 mm. Los diodos emiten haces de luz de forma secuencial, y después de la corrección precisa correspondiente a la luz ambiental (no debe ser muy intensa) nos proporciona el resultado de saturación de la oxihemoglobina mediante una tabla determinada empíricamente. Los diodos parpadean hasta 600 veces por segundo, por lo que las lecturas se van produciendo de forma continua.

---

[1] CD Hanning 1995, *MBJ* ii 367.

Errores. Insuficiente perfusión sanguínea en el dedo (o en el lóbulo de la oreja: preferible por su mayor proximidad al corazón, pero con el inconveniente de sostenerse mal los dispositivos del aparato). Para evitarlo, puede frotarse el dedo o aplicar una pequeña cantidad de crema de trinitrato de glicerina. Entre otras posibles causas de error, se incluyen:

- Movimientos
- Dishemoglobinemias
- Exceso de luz ambiental
- Barniz de uñas
- Pulsación venosa
- Pigmentación de la piel

Intervalos de referencia. Una saturación de oxihemoglobina del 90 % es una figura interesante, ya que representa el punto de inflexión de la curva sigmoide en forma de (*f*) correspondiente a la disociación de la oxihemoglobina (inmediatamente por encima del trazo horizontal de la *f*). Las pequeñas modificaciones en la saturación de la oxihemoglobina *por encima de* este nivel, apenas hacen variar la tensión arterial de O_2. *Por debajo de este nivel*, las pequeñas modificaciones sí suponen gran variación. Un resultado $\leqslant 80\%$ es claramente anómalo, y requiere cierta actuación sobre el paciente (excepto cuando este valor corresponda al máximo resultado del paciente, como en la bronquitis crónica y en la insuficiencia respiratoria). Por cada 1 % que disminuya la saturación de oxihemoglobina, se produce una considerable reducción en la tensión arterial de O_2. Por este motivo, la alarma de la mayoría de los oxímetros de pulsación, se dispara en la saturación del 90 %, y este valor representa el objetivo a conseguir cuando se trata de reoxigenar a un paciente. En cualquier caso, las circunstancias individuales intervienen para conformarnos con lograr porcentajes más bajos de saturación.

Precauciones. No debemos basarnos en la oximetría de pulsación para diagnosticar una intoxicación por monóxido de carbono (véase pág. 698); así mismo, en la enfermedad pulmonar obstructiva crónica, es necesario conocer la P_aCO_2; si ésta se está elevando, la P_aO_2 puede hacernos interpretar erróneamente los resultados. Como ocurre con cualquier prueba rápida, debemos ser escépticos y realizar mediciones periódicas en el laboratorio, para confirmar los resultados de los gases, siempre que sea necesario (pág. 321).

Indicaciones. La oximetría de pulsación se utiliza para monitorizar pacientes físicamente enfermos o con riesgo de compromiso biológico, por ejemplo, durante una endoscopia, anestesia, o bien en la sala, con neumonía, infarto de miocardio o embolia pulmonar; de hecho, siempre que una vida se nos deslice en nuestras manos. No debe preocuparnos excesivamente el no conocer la P_aCO_2, pero debemos investigar si el paciente presenta los síntomas que corresponden a su exceso (como, cefalea) y sus signos (pulso saltante y papiloedema, si es crónico). A menudo, la P_aCO_2 preocupa menos que la P_aO_2, y el tiempo perdido en realizar una gasometría sanguínea, puede ser bien invertido.

Reumatología y enfermedades relacionadas

15

Puntos importantes en los antecedentes reumatológicos	584
Lumbalgia	584
Artritis	585
Líquido sinovial	587
Artritis reumatoide (AR)	587
Osteoartritis (OA)	589
Artropatía por cristales	589
Espondiloartropatías	591
Enfermedades del colágeno: 1	594
Polimiositis y dermatomiositis	595
Enfermedades del colágeno: 2	595
Lupus eritematoso sistémico (LES)	595
Enfermedades del colágeno: 3	596
Vasculitis	596
Polimialgia reumática (PMR)	597
Arteritis de células gigantes (craneal/temporal) (ACG)	597
El ojo en las enfermedades sistémicas	598
Manifestaciones cutáneas de las enfermedades sistémicas	600
Enfermedades específicas y sus manifestaciones cutáneas	602
Diagnósticos cutáneos de interés	603

Páginas de interés en otros capítulos: Articulaciones de Charcot (pág. 430). Síndromes epónimos: enfermedad de Behçet (pág. 616); síndrome de Sjögren (pág. 625); granulomatosis de Wegener (pág. 627).

Puntos importantes en los antecedentes reumatológicos
Edad, ocupación, origen étnico.

Síntomas presentes	Antecedentes
Articulaciones:	
Dolor	Infecciones; traumatismos
Rigidez por las mañanas	Diarrea; enfermedad inflamatoria intestinal
Tumefacción	Enfermedades venéreas
Pérdida de función	Gota
Articulaciones afectadas durante el curso de una enfermedad	Operaciones anteriores
General:	**Tratamientos:**
Nódulos o masas	Actuales y anteriores
Ojos rojos, o sequedad ocular o bucal	Reacciones adversas a medicaciones
Fiebre, erupciones, úlceras	
Fenómeno de Raynaud	

Antecedentes sociales y familiares
¿Qué es capaz de realizar el paciente y qué no es capaz?
Situación doméstica
Antecedentes familiares de artritis reumatoide, osteoartritis, gota, trastornos de la espalda.

Lumbalgia

Es muy frecuente y a menudo, auto-limitante; *pero es necesario estar alerta ante una posible etiología peligrosa*. Los puntos esenciales de la historia clínica son:

1. Comienzo: ¿Repentino (relacionado con traumatismo) o gradual?
2. ¿Los síntomas son motores o sensitivos?
3. ¿Están afectados la vejiga o el intestino? Si el dolor empeora con el movimiento y mejora con el reposo, lo más probable será una causa mecánica. Si empeora tras el reposo, es más probable una causa inflamatoria.

Exploración

1. Movimientos de la columna vertebral: señalar puntos en la piel, 10 cm por encima y 5 cm por debajo de L5, en la línea media con el paciente en bipedestación. Pedir al paciente que se incline hacia adelante lo más lejos que le sea posible y medir la distancia entre ambos puntos. Si es menor de 20 cm, el movimiento está limitado.
2. Déficit neurológico: sensación perianal; signos de MNS y MNI en piernas.
3. Signos de enfermedad generalizada pueden sugerir una enfermedad maligna.

La irritación de la raíz dorsal ocasiona dolor lancinante en el dermatoma correspondiente, y empeora con la tos y al inclinarse hacia adelante. El *signo de Lasègue* es positivo si duele al levantar la pierna recta (en extensión), con el paciente en decúbito supino, y el movimiento está limitado a <45°. Sugiere prolapso discal lumbar, que irrita las raíces nerviosas (aunque esta prueba resulta poco reproducible entre los observadores, no debe considerarse la existencia de un modelo estándar que nos va a aclarar todas las dudas: entre el 20-30% de los «normales» son lumbalgia, presentan *cierto grado* de hernia discal en la RM▫, pero para saber si es significativo este hallazgo, será necesario prestar atención a las manifestaciones y signos del paciente, como el signo de Lasègue).

Urgencias neuroquirúrgicas

- *Compresión aguda de la cola de caballo:* Dolor radicular alternante o bilateral en piernas, con anestesia en silla de montar (bilateralmente alrededor del ano) y alteraciones en la función vesical o intestinal.
- *Compresión aguda de la médula espinal:* Dolor bilateral, signos de MNI en el nivel de la compresión. MNS y signos sensitivos por debajo, disfunción esfinteriana.

Causas (las mismas para ambos tipos de compresión): metástasis óseas (buscar en radiografías la ausencia de pedículo), mieloma, tumor vertebral o paravertebral, tuberculosis (pág. 174), absceso.

▶Se precisa tratamiento urgente para evitar los daños irreversibles: laminectomía para las hernias discales; descompresión para los abscesos; radioterapia para los tumores.

Tests. La RM (pág. 646) es la mejor técnica para mostrar la compresión medular, mielopatías, neoplasias intrarraquídeas, quistes, hemorragias y abscesos (la mielografía, radiografía simple y TC no son tan claras). Recuento celular, VSG (↑ en el mieloma, infecciones, tumores), UyE, PSA, y gammagrafía con *tecnecio* de detección de «puntos calientes», para apoyar el diagnóstico de lesiones neoplásicas o inflamatorias.

Etiología. Las causas vienen determinadas en gran medida por la edad del paciente:

- 15-30 años: hernia de disco, traumatismos, fracturas, espondilitis anquilosante (pág. 591), espondilolistesis (como el deslizamiento de L5 hacia delante sobre S1), gestación.
- 30-50 años: trastornos articulares degenerativos, hernia de disco, neoplasias malignas (pulmón, mama, próstata, tiroides, riñón).
- >50 años: trastornos degenerativos, osteoporosis, enfermedad de Paget, neoplasias malignas, mieloma, ateroma de la arteria lumbar (que puede producir por sí mismo una hernia de disco)[1].

Causas menos frecuentes: estenosis raquídea (invasión ósea), tumores de cola de caballo, infecciones raquídeas (normalmente, por estafilococos, y también, *Proteus, E. coli, S typhi,* TB). Con frecuencia, sin existir signos sistémicos de infección.

Tratamiento. Las causas específicas requieren tratamiento específico. Generalmente, la causa no puede determinarse, por lo que el tratamiento será sintomático; se evitarán los factores predisponentes; debemos enseñar al paciente las técnicas para realizar los movimientos habituales con la espalda recta. La analgesia y el continuar la rutina habitual siempre es preferible al reposo en cama (>3 días es raramente justificable) o fisioterapia[2]. Existen pautas para ejercicios de rehabilitación, manipulación, corsés y en ocasiones, laminectomía[3].

Manifestaciones que pueden indicar la existencia de patología grave:

- Edad: joven (<20 años) o avanzada (>55 años).
- Dolor progresivo, continuo y de origen no- mecánico.
- Traumatismos violentos.
- Mal estado general; drogadicción; VIH +vo.
- Ciática alternante.
- Movimiento doloroso de la columna en *todas* direcciones.
- Ciática bilateral.
- Sensibilidad ósea localizada.
- Atrofia de las piernas.
- Déficit SNC a la altura de más de una raíz nerviosa.
- Pérdida de peso.
- Dolor o sensibilidad de la columna dorsal.
- FOD; ↑VSG (>25 mm/h, pág. 546).
- Signos bilaterales de tensión de las raíces nerviosas.
- Tratamiento con esteroides sistémicos.
- Antecedentes de neoplasia.

⊹ Artritis

El paciente con artritis manifiesta dolor, rigidez (especialmente, al levantarse por las mañanas), pérdida de función y signos de inflamación en una o más articulaciones.

---

[1] L Kauppila 1993 *BMJ* 1993 **i** 1267.
[2] DoH 1994 *Back Pain* HMSO.
[3] A Malmivaara 1995 *NEJM* **332** 351.

Diagnóstico ▶ Debe considerarse que se trata de una artritis séptica si la articulación presenta enrojecimiento y sensibilidad (forma aguda). Debe realizarse un aspirado de la articulación e investigar la presencia de sangre, cristales y pus (cultivo y tinción de Gram). Una infección puede destruir completamente una articulación en un plazo de 24 h desde el comienzo. En el estudio microscópico, el hallazgo de leucocitos en el aspirado puede sugerir sepsis, pero no es una prueba definitiva (por ejemplo, el diagnóstico puede ser de pseudogota, si existen cristales con forma de agujas fagocitadas en el interior de los leucocitos). En caso de duda, se tratará como una artritis séptica descrita a continuación:

Causas:

Monoartritis	Poliartritis
Sepsis (estafilococos, estreptococos, pseudomonas, brucelas, gonococo, TB, salmonella)	Virus (sarampión, rubéola, VEB, hepatitis B, enterovirus, VIH)
Traumatismos	Artritis reumatoide u osteoartritis
Gota	Espondiloartropatías
Pseudogota	LES
Espondiloartropatías	Púrpura de Henoch-Schönlein
Osteoartritis	TB
Artritis reumatoide (escasa frecuencia)	Alergia a fármacos
Hemartrosis	Fiebre reumática aguda
Depósitos malignos locales	Gonorrea
	Artropatías por cristales

Estudio. Extensión de la afectación de la articulación (incuyendo la columna), simetría, alteración de la anatomía articular, limitación del movimiento (por dolor o contractura), derrames y afectación periarticular. Véase pág. 35 sobre la valoración completa. Manifestaciones asociadas: disuria o úlceras genitales, afectación cutánea u ocular, pulmón, riñón, corazón, GI (como úlceras bucales, diarrea hemorrágica) y del SNC.

Radiología: de las articulaciones afectadas para investigar la presencia de erosiones, calcificaciones, ensanchamiento o pérdida del espacio articular, alteraciones del hueso subyacente (por ejemplo, zonas esclerósicas, osteofitos), espondiloartritis en las articulaciones sacroilíacas; RXT en la AR, LES y TB. En la artritis séptica, las radiografías suelen ser normales, como lo es también la VSG y la proteína-C reactiva (si la PCR está ↑, debe esperarse la disminución de sus niveles una vez instaurado el tratamiento).

Aspirado articular: OHCS pág. 656. Estudio microscópico (+ cultivo): presencia de sangre, cristales o pus.

Hematología: hemocultivo si se sospecha de sepsis. RSC y VSG. Urea, ácido úrico y creatinina, si el trastorno es sistémico. Factor reumatoide, anticuerpos antinucleares y otros anticuerpos. En los traumatismos, puede facilitar el diagnóstico la artroscopia. Considerar la posibilidad de realizar serología VIH.

Tratamiento. Depende de la causa. Si se trata de una **artritis séptica**, se administrará flucloxacina (para estafilococos, en adultos: 1/2-1 g/6 h IV lento) + bencilpenicilina 1,2 g/4 h IV hasta conocer el antibiograma. En niños, es muy frecuente la infección por *Haemophilus*, por lo que se administrará cefotaxima también (50 mg/kg/12 h IV lento). Deben investigarse las micobacterias atípicas y hongos si el paciente es VIH +vo. Consultar con el microbiólogo la duración del tratamiento (por ejemplo, 2 semanas IV y después 4 semanas de tratamiento oral)[1]. El papel que desempeña el aspirado, lavado y cirugía es incierto[1,2]. Debe pedirse el consejo de un cirujano ortopédico. Evitar la introducción de nuevos patógenos. Las férulas pueden servir para inmovilizar la articulación en los primeros días de tratamiento. Si existe una prótesis en la articulación, será necesario realizar una intervención quirúrgica para eliminar todo el material extraño. Tras los antibióticos, puede realizarse una fisioterapia intensiva.

Líquido sinovial normal y alterado*

El aspirado de líquido sinovial se utiliza principalmente para investigar posibles infecciones la presencia de artropatías por cristales (gota y pseudogota, pág. 589).

	Apariencia	Viscosidad	Leucocitos/ml	Neutrófilos
Normal	Claro, incoloro	Elevada	<200	<25%
No-inflamatorio[1]	Claro, rosado	Elevada	<5.000	<25%
Hemorrágico[2]	Hemorrágico, xantocrómico	Variable	<10.000	<50%
Inflamatorio agudo[3]	Turbio, amarillento	Disminuida		
Gota aguda			~14.000	~80%
Fiebre reumática			~18.000	~50%
			~16.000	~65%
Séptico	Turbio, amarillento	Disminuida		
TB			~24.000	~70%
Gonorrea			~14.000	~60%
Sepsis (no-gonocócica)[4]			~65.000	~95%

[1] Por ejemplo, trastornos articulares degenerativos, traumatismos.
[2] Por ejemplo, tumores, hemofilia, traumatismos.
[3] Incluye por ejemplo, la enfermedad de Reiter, pseudogota, LES, etc.
[4] Incluye *Staph*, *Strep*, Lyme y *Pseudomonas* (por ejemplo, tras una intervención quirúrgica).

Respecto a las causas inflamatorias de artritis: el recuento leucocitario del líquido sinovial >2.000/ml, posee una sensibilidad del 84% y una especificidad del 84%; el recuento de neutrófilos del líquido sinovial >75%, con una sensibilidad del 75% y una especificidad del 92%.

• Wallach, *Interpretation of Diagnostic Test: A Synopsis of Laboratory Medicine*, 5e, Little, Brown and Company, Boston, 1992. Existe una amplia variación individual en el recuento leucocitario/ml.

† Artritis reumatoide (AR)

Es una artropatía típicamente persistente, simétrica, deformante y periférica. Su comienzo es más frecuente en la cuarta década de la vida. Predominio del sexo femenino >3:1. Afecta al 3% de la población y va ligada al HLA-DR4. Se considera que la inmunogénesis se produce a través de la presentación del antígeno responsable (desconocido) a las células T-helper, con la consiguiente producción mediada

---

[1] RA Hughes 1996 *Reports on Rheumatic Diseases* **7** 1-4.
[2] 1992 Report of the Working Group of Brit Soc for Rheumatology and the Royal College of Physicians Research Unit *J R Col Phys Lond* **26** 83-5.

por citoquinas neutrofílicas de un exudado sinovial, que libera enzimas degradadoras del cartílago[▼].

Presentación. LÁMINA 5. Típicamente, manos y pies tumefactos, dolorosos y con rigidez, sobre todo por las mañanas. Evoluciona empeorando y afectando articulaciones mayores. Otras presentaciones menos comunes son:

1. Monoartritis recidivante y remitente de diferentes articulaciones grandes (palíndrómica).
2. Monoartritis persistente (a menudo de la rodilla). 3.
3. Enfermedad sistémica (pericarditis, pleuritis, pérdida de peso), al principio con problemas articulares mínimos. (Más frecuente en varones).
4. Dolores vagos de las cinturas escapular y pelviana.
5. Comienzo súbito con artritis generalizada.

Signos. Al comienzo, dedos en forma de salchicha y tumefacción de las articulaciones MCF. Más adelante, aparece desviación cubital y subluxación volar (dislocación parcial) en las articulaciones MPF, deformidades de los dedos en Boutonniére y cuello de cisne (*OHCS* pág. 670) y deformidad en Z de los pulgares. Se subluxa el carpo y la cabeza del radio se hace prominente (signo de la tecla). Los tendones de los extensores en la mano pueden romperse y atrofiarse los músculos adyacentes. En los pies, se producen cambios similares. Las grandes articulaciones pueden verse afectadas. La subluxación de la articulación atloido-axoidea puede dañar la médula espinal.

Extraarticulares. Anemia. Nódulos. Linfadenopatías. Vasculitis. Síndrome del túnel carpiano. Neuropatías multifocales. Esplenomegalia (5%, pero sólo 1% presenta síndrome de Felty: leucopenia, linfadenopatía, pérdida de peso, pág. 618). Ojos: episcleritis, escleritis, queratoconjuntivitis seca. Pleuresía. Pericarditis. Fibrosis pulmonar. Osteoporosis. Amiloidosis.

Tests. Los *rayos X* en las articulaciones con AR muestran un exceso de tejidos blandos, osteoporosis yuxtaarticular, pérdida del espacio articular, y luego erosiones óseas ± subluxación de la articulación. Puede llegar a producirse destrucción completa del carpo. El factor reumatoide es +vo en el 75% de los casos (Sjögren 100%, LES 30%, trastornos mixtos del colágeno 30%, esclerosis sistémica progresiva 30%, pág. 594), AAN + va en el 30%.

Tratamiento

- Ejercicio regular.
- Fisioterapia.
- Terapia ocupacional.
- Ayudas domésticas y personales, por ejemplo férulas en la muñeca.
- Esteroides intraarticulares (sobre la técnica de inyección, véase *OHCS* pág. 656-8).
- Cirugía para mejorar la función, no a efectos estéticos.
- Fármacos orales: si no existen contraindicaciones (asma, úlcera péptica activa), se inicia el tratamiento con AINEs, como el ibuprofeno 400-800 mg/8 h después de las comidas, barato y menos propenso a causar hemorragias GI o bien, el naproxeno 250-500 mg/12 h después de las comidas (resulta óptimo para administrar en dos dosis diarias, y posee mayor actividad antiinflamatoria que el ibuprofeno, con menores probabilidades de producir hemorragias GI que otros AINEs). El diclofenaco 25-50 mg/8 h después de las comidas es similar al naproxeno y se encuentra disponible combinado con el misoprostol (Arthrotec®, un agente protector de las úlceras, pág. 442): debe considerarse este fármaco, si el paciente posee antecedentes de dispepsia y resulta esencial la administración de AINEs. No es posible predecir la respuesta de un paciente a los AINEs. Si los ensayos con 3 AINEs durante 1-2 semanas no logran contro-

Artritis reumatoide (AR)

> **Prescripción de AINEs: diálogo con los pacientes**
>
> La mayoría de los pacientes a los que se les prescriben AINEs, no los necesitan todo el tiempo, pero algunos de ellos, los toman obedientemente de forma continuada, tal como se les prescribieron, dando lugar a la aparición de efectos adversos relativamente frecuentes y graves, como las hemorragias GI. *Las hemorragias se producen con mayor frecuencia en aquellos pacientes que desconocen cómo actúan sus fármacos*[1]. Por tanto, debemos explicar a nuestros pacientes que:
>
> - Los fármacos sirven para aliviar los síntomas: *no deberán tomarlos durante los días buenos.*
> - El dolor abdominal puede ser un signo del inicio de problemas gastrointestinales: se suspenderá el tratamiento y debe volver a la consulta para recibir ciertas recomendaciones si continúan los síntomas.
> - Las úlceras pueden producirse sin el paciente advertirlo: deberá informar sobre *deposiciones negras* (± *desmayos*) inmediatamente.
> - No deben complementarse los AINEs prescritos con otros comprados sin receta médica (como el ibuprofeno): la combinación de AINEs aumenta en 20 puntos los riesgos.
> - El tabaco y el alcohol ↑ los riesgos de los AINEs. *¿Prefiere dejarlo o reducir su consumo?*
>
> [1] A Herxheimer 1998 *BMJ* i 492 & H Wyne 1996 *BJ Cl Pharm* **42** 253.

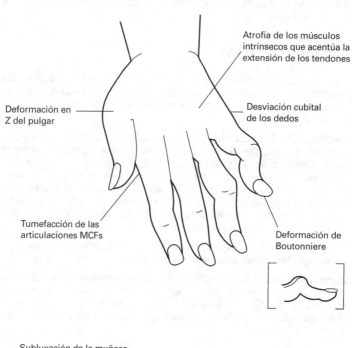

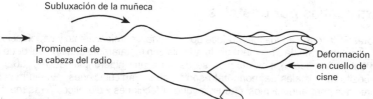

lar el dolor, o bien, si existe sinovitis durante >6 meses, deberán probarse los fármacos modificadores de la enfermedad (AMEs). Los efectos secundarios de los AMEs son numerosos y graves. ►Resulta esencial el control periódico. Si todos estos medicamentos fallan, habrá que considerar la administración de citotóxicos (por ejemplo, azatiopina, metotrexato).

- Efectos secundarios de los AMEs: *Oro:* Depresión medular, proteinuria, ↑ transaminasas. *Penicilamina:* Depresión medular, proteinuria, pérdida del gusto, úlceras bucales, miastenia, síndrome de Goodpasture. *Sulfasalacina:* (es el agente AME mejor tolerado y más frecuentemente utilizado) Depresión medular, ↓ recuento de espermatozoides, hepatitis, úlceras orales. *Cloroquina:* Retinopatía irreversible, *tinnitus,* cefalea. Cualquiera de ellos puede provocar erupciones cutáneas. Las dosis de los AME fuguran en *OHCS,* pág. 672.

El papel de los esteroides: se sabe que son capaces de reducir las erosiones cuando se administran en las primeras fases de la enfermedad, por ejemplo, la prednisolona 7,5 mg/día oral. *Se desconoce* si este beneficio se produce en todos los pacientes. Uno de los inconvenientes es la ↓ de la densidad ósea en los tratamientos prolongados. Otro problema consiste en las dificultades para mantener los pacientes con dosis <7,5 mg/día, ya que al producirse una gran mejoría sintomatológica durante los primeros meses de tratamiento y al empeorar posteriormente, el paciente intentará ingerir mayores dosis, con grave riesgo de cataratas, retención de líquidos y úlceras pépticas.

Osteoartritis (OA)

La OA, trastorno articular más común, presenta sintomatología en las mujeres tres veces más frecuentemente que en el varón, y la edad media de aparición es 50 años. Suele ser primaria, pero puede presentarse de forma secundaria en cualquier trastorno o lesión articular.

El paciente. Él o ella puede acudir a la consulta con un dolor durante el movimiento, que empeora al final del día; dolor de fondo durante el reposo; rigidez; inestabilidad articular. Las articulaciones afectadas más frecuentes son las IFD, la metacarpofalangiana del primer dedo, metatarsofalangiana del primer dedo y cervicales y lumbares de la columna. A continuación, la cadera y después, la rodilla. Puede existir sensibilidad a nivel articular, alteraciones ± tumefacciones óseas (como los nódulos de Heberden, es decir, masas óseas en las articulaciones IFD), disminución de la amplitud de movimiento, derrames.

Radiología. Reducción del espacio articular, esclerosis subcondral y quistes, osteofitos marginales. **Otras pruebas** son normales.

Tratamiento. Analgésicos simples (como el paracetamol). Si el dolor es muy intenso, se administran AINEs (véase página siguiente). Reducir peso. Considerar la posibilidad de sustituir la articulación. Realizar ejercicios (por ejemplo, ejercicios para el quadríceps en la rodilla afectada por OA) y mantenerse activo el paciente.

Artropatías por cristales

Gota. En la forma aguda, se produce dolor intenso, enrojecimiento y tumefacción de la articulación afectada, a menudo, la articulación metatarsofalangiana del dedo gordo del pie (podagra). Los ataques se deben a una hiperuricemia (pág. 562) y al depósito de cristales de monourato sódico en las articulaciones, pudiendo ser favorecidos por traumatismos, cirugía, ayuno, infecciones y diuréticos. Tras repetidos ataques, los depósitos de urato (tofos) se observan en áreas avasculares, como la pinna auricular, tendones, articulaciones, ojo, considerándose la existencia de una gota tofosa crónica. Causas «secundarias» de gota: policitemia, leucemia, citotóxicos, insuficiencia renal.

Diagnóstico: depende del hallazgo de cristales de urato en los tejidos y líquido sinovial (el ácido úrico sérico no siempre está ↑). Estudio microscópico del líquido sinovial: cristales de birrefringencia negativa; neutrófilos (+ cristales fagocitados). La radiografía puede mostrar simplemente una tumefacción tisular en las primeras fases. Más tarde, se aprecian las lesiones «perforadas» bien definidas en el hueso yuxtaarticular. No existe reacción esclerósica y los espacios articulares se conservan hasta las fases finales. **Prevalencia:** 0,5-1 %. Proporción varón:mujer ≈ 5:1.

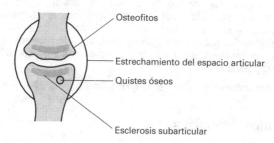

Hallazgos radiológicos en la O

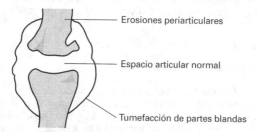

Hallazgos radiológicos en la gota

Tratamiento de la gota aguda: se utilizan AINEs como el ibuprofeno de acción inmediata o el naproxeno 750 mg en bolo, y después 250 mg/8 h oral después de las comidas. Si los AINEs están contraindicados (por ejemplo, por úlcera péptica), se administra colchicina 1 mg oral inicialmente, y después 0,5 mg/2 h oral, hasta que desaparezca el dolor o se produzcan DyV, o bien, cuando se haya completado la cantidad de 10 mg administrados. No debe repetirse el tratamiento hasta que transcurran como mínimo 3 días. *Nota:* en la insuficiencia renal, los AINEs y la colchicina resultan problemáticos, por lo que se administrarán esteroides, aunque éstos poseen sus propios efectos secundarios (consultar con un especialista).

Prevención de los ataques: evitar los alimentos ricos en purinas (asaduras, pescados grasos), la obesidad y el exceso de alcohol. No debe consumirse aspirina (↑ el ácido úrico sérico). Considerar la posibilidad de administrar alopurinol en tratamiento prolongado, para disminuir el ácido úrico sérico, pero no antes de 3 semanas después de un ataque. Alopurinol: 100-300 mg/24 h oral después de las comidas, ajustando la dosis según los niveles séricos de ácido úrico (típicamente, 200 mg/24 h; máx 300 mg/8 h). ES: erupciones, fiebre, ↓ leucocitos; si se producen estos efectos, puede sustituirse el alopurinol por un agente uricosúrico, como el probenecid 0,5 g/12 h oral.

Pseudogota (artropatía por pirofosfato de calcio). Factores de riesgo: edad avanzada. Deshidratación. Enfermedades intercurrentes. Hiperparatiroidismo. Mixedema/DM. ↓ PO_4^{3-}, ↓ Mg^{2+}. Cualquier tipo de artritis (AR, OA). Hemocromatosis. Acromegalia.

El paciente: Existen dos presentaciones típicas:

- *Pseudogota aguda:* menos grave y de mayor duración que la gota; afecta a diferentes articulaciones (principalmente, la rodilla).
- *Calcinosis crónica:* alteraciones destructivas como la OA, pero de mayor gravedad; afecta a rodillas, también muñecas, hombros, caderas. *Tests:* depósitos de calcio en las radiografías (por ejemplo, en el ligamento triangular de la muñeca). Los cristales articulares poseen una birrefringencia débilmente positiva a la luz polarizada.

Tratamiento: sintomático, por ejemplo, con AINEs (pág. 596).

Espondiloartropatías

Espondilitis anquilopoyética (EA) *Prevalencia:* 1:2.000. En el varón, se presenta más precozmente: Proporción varón:mujer ≈ 6:1 a los 16 años de edad y ≈ 2 a los 30 años de edad. >95 % son HLA B27 +vos.

Síntomas: el típico paciente es un varón joven que acude a consulta con rigidez por las mañanas, lumbalgia, dolor sacroilíaco, pérdida progresiva de los movimientos espinales (anquilosis espinal), y más tarde desarrolla cifosis, hiperextensión del cuello (postura del signo de interrogación) y anquilosis espinocraneal. Otras manifestaciones son:

↓ expansión torácica	Periostitis del calcáneo o	Amiloidosis
Dolor torácico	tuberosidades isquiáticas	Carditis; iritis
Afectación cadera/rodilla	Fasciítis plantar	Fibrosis pulmonar (vértice)

Tests: las radiografías pueden mostrar: una columna de «bambú», vértebras con las esquinas agudas, erosiones de las articulaciones apofisarias, obliteración de las articulaciones sacroilíacas (la sacroilítis también se produce en la enfermedad de Reiter, enfermedad de Crohn y poliartritis crónica). Otras pruebas: recuento eritrocitario (anemia normocrómica); ↑VSG.

Tratamiento: ejercicio y nada de reposo para el dolor lumbar. Si es posible, debe colaborar para seguir un régimen intensivo de ejercicios que permitan al paciente mantener la actitud postural y la movilidad, manteniéndose feliz y ocupado, a pesar de la progresión de su enfermedad. Los AINEs pueden aliviar el dolor y la rigidez. En raras ocasiones, resulta útil la osteotomía raquídea.

Mortalidad: 1,5 puntos mayor de lo esperado (por ejemplo, por una amiloidosis secundaria o por causas cardiovasculares), pero la mayoría de los pacientes no suele necesitar nunca tratamiento hospitalario[1].

Artropatías enteropáticas. La enfermedad inflamatoria intestinal y la cirugía de *bypass* GI (y posiblemente, la enfermedad de Whipple, pág. 628), están asociadas a espondiloartritis y mono —u oligoartropatías de las articulaciones mayores.

Artritis psoriásica. Véase *OHCS* pág. 586.

Síndrome de Reiter *Presentación:* tríada de *uretritis, conjuntivitis* y *artritis seronegativa*. El paciente típico es un varón joven con una infección genitourinaria reciente, que puede ser asintomática; puede también producirse tras una disentería (y han existido epidemias, por ejemplo, durante las guerras). Con frecuencia, existen mono- u oligoartritis de las articulaciones de mayor tamaño; puede ser crónica o recurrente. *Otras manifestaciones:* iritis, queratodermia blenorrágica (abscesos marrones y asépticos en las plantas de los pies y en las palmas); úlceras bucales; balanitis circinada (erupción serpiginosa e indolora del pene); entesopatías (fasciítis plantar, tendinitis de Aquiles) e insuficiencia aórtica (raro). *Tests:* el primero de los 2 vasos del test de orina muestra restos celulares en la uretritis (en la prostatitis, existe más material en la segunda muestra). Debe también investigarse la presencia de neutrófilos y macrófagos que contienen neutrófilos (células de Peking) en el líquido sinovial. Radiografías: periosteítis en las inserciones ligamentosas; alteraciones reumatoides en la forma crónica. *Tratamiento:* reposo; férulas en las articulaciones afectadas; AINEs. La recuperación puede llevar meses.

Tesis universales y diversos comentarios sobre las espondiloartropatías

Se trata de artropatías seronegativas (con factor reumatoide -vo), pero debe descartarse la AR seronegativa. Las siguientes manifestaciones se consideran comunes a todas ellas:

- Afectación de la columna (espondilo-) y de las articulaciones sacroilíacas (SI), también se les denomina «artritis axiales».
- Oligo- (es decir, en pocas articulaciones) o monoartritis asimétrica en articulaciones importantes.
- Inflamación y posterior calcificación de los puntos de inserción de los tendones (entesopatías), como fasciítis plantar, tendinitis de Aquiles y costocondritis.
- Manifestaciones extra-articulares: uveítis, insuficiencia aórtica, fibrosis pulmonar de los lóbulos superiores, amiloidosis.
- Asociación a HLA B27 (88-96% de los pacientes con espondilitis anquilopoyética).

Las espondiloartropatías presentan numerosas superposiciones entre ellas. Se tratan con terapias físicas y ocupacionales, recomendaciones posturales y AINEs (en caso de ser necesarios para controlar los síntomas).

Otras enfermedades asociadas a las artritis (seronegativas)

Enfermedad de Lyme (pág. 206), psoriasis, enfermedad de Behçet (pág. 616), leucemia (pág. 533), osteoartropatía pulmonar (pág. 307), endocarditis, acné, acromegalia (pág. 507), enfermedad de Wilson (pág. 628), fiebre mediterránea familiar (pág. 164), sarcoidosis, anemia falciforme (pág. 522), hemocromatosis (pág. 461) y **artritis reactivas** producidas por:

Yersinia (pág. 200)	Chlamydia trachomatis &	Campylobacter
Salmonella/Shigella	Chl. pneumoniae (pág. 301)	Ureaplasma; HIV
Vibrio parahaemolyticus	Borrelia burgdorferi (pág. 206)	Clostridium difficile

La estimulación del lipopolisacárido antigénico (anticuerpos IgA) puede ser importante en las artritis reactivas. Las artritis reactivas se tratan con AINEs, fisioterapia e inyecciones articulares con esteroides. Los antibióticos sólo son eficaces en las infecciones por yersinias y clamidias en este caso[1].

Artritis crónicas en los niños. Pueden manifestarse de diversas formas:
- Espondilitis anquilopoyética juvenil (principalmente, en niños de 9 años).
- Artritis reumatoide juvenil (principalmente, en niñas tras la pubertad).
- Artritis psoriásica juvenil.
- Artritis crónica juvenil, o enfermedad de Still, la más frecuente. Puede manifestarse como enfermedad sistémica, poliarticular o pauciarticular (asociada a AAN y uveítis crónica). Véase *OHCS* pág. 758.

[1] K Lehtinen 1993 *Annals of Rheumatic Diseases* 52 174-6.

Enfermedades del colágeno: 1

Concepto. Las enfermedades del tejido conectivo (o enfermedades vasculares del colágeno) forman una alianza desafortunada, como los pretendientes de la Casa de York al trono de los Lancaster. Y siempre suelen parecer siniestras al estudiante. La alianza es desafortunada porque los verdaderos herederos del título (como las verdaderas enfermedades del colágeno, por ejemplo, el síndrome de Ehlers-Danlos, *OHCS* pág. 746) están excluidos. Es una alianza, porque clínicamente, poseen mucho en común. Se superponen unas a otras, afectan a numerosos órganos y sistemas, van asociadas a fiebre sistémica y malestar general, tienden a seguir un curso crónico, suelen responder a los tratamientos con esteroiodes, y suelen acompañarse de anemia de trastornos crónicos y VSG elevada. Sin embargo, producen diferentes procesos patológicos.

Se incluyen en este grupo: lupus eritematoso sistémico (pág. 595), AR (pág. 587), esclerosis sistémica progresiva, polimiositis, dermatomiositis, trastornos mixtos del tejido conectivo, síndrome de Sjögren (pág. 625), policondritis recurrente, poliarteritis nudosa (pág. 597), polimialgia reumática (pág. 597), arteritis de células gigantes (pág. 597), granulomatosis de Wegener (pág. 627), síndrome de Behçet (pág. 616), arteritis de Takayasu (pág. 626).

Lupus eritematoso sistémico. Prototipo del grupo (pág. 595).

Esclerosis sistémica progresiva (ESP). Presenta tres formas:

1. *Síndrome CREST:* calcinosis (tejidos subcutáneos), fenómeno de Raynaud, alteración de la motilidad esofágica, esclerodactilia y telangiectasia.
2. *Esclerosis sistémica progresiva generalizada:* con afectación renal; ↑↑PA; poliartritis; miopatías; fibrosis pulmonar y GI. No responde a ningún tratamiento; apoyo sintomático. El pronóstico varía desde semanas (hipertensión maligna) hasta años, y su curso es más corto que el del síndrome CREST.
3. *Esclerodermia:* es un endurecimiento y fibrosis de la piel. Proporción varón:mujer ≈ 4. Se presenta típicamente años después del nacimiento (se cree que se trata de un fenómeno de injerto frente a hospedador, en el que el «injerto» son las células residuales de la circulación fetal, es decir, una microquimera)[1] ♦ Criterios diagnósticos: esclerodermia proximal de la piel, o bien, cualquiera de estos 2 fenómenos: esclerodactilia, cicatrices puntuales digitales, pérdida de la pulpa, fibrosis pulmonar bibasilar. NB: *morfea* (una esclerosis cutánea localizada) rara vez, si es que ocurre, progresa hacia la ESP. Pueden producirse anticuerpos característicos (en cualquiera de las 3 formas); topoisomerasa (Scl-70), ARN polimerasas y centrómeros.

Enfermedad mixta del tejido conectivo (EMTC). Con manifestaciones combinadas del LES, ESP y polimiositis. La afectación renal o del SNC es poco frecuente. Está presente un anticuerpo anti-ARN (proteína ribonuclear), sin otros tipos de AAN; con un patrón de depósito punteado. El pronóstico probablemente es similar al del LES.

Policondritis recurrente. Afecta al pabellón auricular, tabique nasal y laringe, produciendo en este caso un estridor. Se asocia a valvulopatía aórtica, artritis y vasculitis. Se trata con esteroides.

---

[1] J Nelson 1998 *Lancet* **351** 559 (las células fetales son 33 veces más frecuentes en los pacientes con esclerodermia que en los grupos testigo).

Polimiositis y dermatomiositis

Atrofia muscular insidiosa, simétrica y proximal, producida por una inflamación muscular. Puede cursar con disfagia, disfonía (problemas con la mecánica, no con la idea, de la producción/fonación del habla), edema facial, o atrofia de los músculos respiratorios. El 25 % presenta una erupción púrpura (helotropo) en las mejillas, párpados y zonas expuestas a la luz ± eritema de la raíz ungueal. Se produce un fenómeno de Raynaud, afectación pulmonar, poliartritis, retinitis (como copos de algodón) y afectación miocárdica, con neoplasias malignas asociadas en >10 % de los pacientes >40 años, aunque esta relación es controvertida. El diagnóstico se realiza mediante determinación de las enzimas musculares (CK), electromiografía (EMG: muestra potenciales de fibrilación) y biopsia muscular. El reposo y la administración de prednisolona (comenzar con 60 mg/24 h oral) logran una mejoría del paciente. También se utilizan los inmunosupresores (pág. 549) y agentes citotóxicos, pero con frecuencia, el paciente permanece incapacitado. Un pequeño ensayo aleatorio ($N = 15$) ha demostrado que se obtienen notables beneficios con la administración mensual de una inmunoglobulina 2 g/kg, hasta el punto de lograr que el paciente abandone la silla de ruedas y pueda subir y bajar escaleras y correr.

Existe una forma más agresiva de vasculitis prominente, que afecta a los niños.

Enfermedades del colágeno: 2. Lupus eritematoso sistémico

El LES es una enfermedad autoinmune no organoespecífica, caracterizada por la presencia de anticuerpos antinucleares (AAN). Proporción mujer:varón $\approx 9:1$. Prevalencia: ~0,25. *Es más frecuente:* gestación; raza afro-caribeña; raza asiática, y si el paciente es HLA B8, DR2 ó DR3 +vo. Aproximadamente el 10 % de los parientes del paciente con LES están afectados. Es una enfermedad remitente y recurrente, con una edad de afectación máxima en el diagnóstico entre los 30-40 años (en GB).

El paciente

- **Síntomas musculoesqueléticos** (95 %)*:* dolor articular/muscular, miositis, miopatías proximales. Poliartritis no-erosiva con afectación periarticular y tendinosa. En ocasiones, puede producirse una artropatía deformante por laxitud capsular (atropatía de Jaccoud). Necrosis aséptica del hueso.
- **Cutáneos** (81 %): erupción fotosensible en alas de mariposa (hiperqueratosis, taponamiento de los folículos en el puente de la nariz, que se extiende a las, mejillas adyacentes); alopecia cicatricial; *livedo reticularis* (enrojecimiento subcutáneo en forma de red); fenómeno de Raynaud; úlceras bucales; urticaria; conjuntivitis; ampollas. El lupus discoideo (orejas, mejillas, cuero cabelludo, frente, tórax) es una erupción en tres fases: eritema, pápulas edematosas de hiperqueratosis pigmentada, lesiones atróficas deprimidas.
- **Renales** (⩽75 %): proteinuria; cilindros; edema; uremia; glomerulonefritis, por ejemplo, proliferación necrótica combinada con nefropatía membranosa.
- **SNC** (⩽18 %): depresión, psicosis, convulsiones, hemi o paraplejia, lesiones de los nervios craneales, ataxia cerebelosa, corea, meningitis. **Oculares:** exudados en la retina.
- **Pulmonares** (48 %): pleuresía (± derrame pleural); neumonía; alveolitis fibrosante; bronquiolitis obliterante; edema pulmonar (menos frecuente).
- **Cardiovasculares** (38 %): ▶ ↑PA; pericarditis (± derrame); endocarditis de Libman-Sacks.
- **Hemáticos:** anemia normocítica normocrómica (75 %); hemólisis de Coombs +va; ↓ leucocitos; linfopenia; ↑ tiempo protrombina; ↓ plaquetas (linfocitos; facto-

res de coagulación y anticuerpos plaquetarios); ↑VSG; PCR ↔ (excepto si existen infecciones intercurrentes); linfoma de células-B.
- *Otros:* fiebre (77%); esplenomegalia; linfadenopatías; abortos recurrentes[1].

Inmunología. el 80% son AAN positivos, si bien una titulación alta de anti DNA de doble hélice es casi exclusiva del LED. Su ausencia no lo descarta. El 40% tiene factor reumatoide. El 11% tiene falsos positivos para serología sifilítica con anticuerpos IgG anticardiolipina. Los anticuerpos anti Ro (SS-A), La (SS-B) y proteína ribonuclear UI facilitan la identificación de los síndromes superpuestos (véase Sjögren, pág. 625).

Control de la actividad. PA, urianálisis, eritrocitos, UyE ± complemento: ↑ C3d, ↓ C3, ↓ C4 (mejor que la VSG); títulos de anticuerpos anti-ADN de doble cadena (anti-dc).

Tratamiento. Debe hacerse en un centro especializado.

- Cremas que impidan el paso de los rayos solares (*OHCS* pág. 599).
- AINEs.
- *Hidroxicloroquina:* si los síntomas articulares o cutáneos no responden a los AINEs, por ejemplo, 6 mg/kg/24 h oral durante 4 semanas, y después 200 mg/24 h. (ES: retinopatía irreversible: estudio de la visión al menos una vez al año).
- *Prednisolona:* para las exacerbaciones (0,75-1 mg/kg/24 h oral durante 6-10 semanas y después, se reduce la dosis) con hidroxicloroquina (⩽6 mg/kg/24 h). Las recidivas pueden prevenirse con prednisolona adicional, tan pronto como se eleven los niveles de anti-ADNdc[2].
- *Dosis bajas de esteroides:* pueden resultar adecuadas para la forma crónica.
- *Ciclofosfamida:* favorece la función renal en mayor grado que los esteroides[3]. Ejemplo de dosificación: 0,5-3 mg/kg/día oral; ciclos intermitentes de 20 mg/kg/mes IV: menores ES. No se conoce su papel en los síntomas del SNC. *Azatioprina:* 1-2,5 mg/kg/día oral como fármaco ahorrador de esteroides (ES: linfoma).
- *Ciclosporina* o *metotrexato:* deben ser administrados por un especialista.

Lupus inducido por fármacos. Puede estar producido por la isoniacida, hidralacina, (sólo si se dan más de 50 mg/24 h en acetiladores lentos), procainamida, clorpromacina, anticonvulsivantes. La afectación renal y del SNC son raras, pero la participación pulmonar y las erupciones cutáneas son comunes. Remite al cesar la administración del fármaco. Las sulfamidas y esteroides anticonceptivos pueden exacerbar el LES idiopático.

Síndrome antifosfolipídico. El LES puede cursar con trombosis arteriales o venosas, ictus, migraña, abortos, mielitis, infarto de miocardio, demencia multi-infartos y ↑ anticuerpos (IgG e IgM) anti- *cardiolipina* (un fosfolípido). Estos pacientes requieren aspirina y anticoagulación (tiempo de protrombina (3): véase pág. 553[4].

Enfermedades del colágeno 3. Vasculitis

Concepto. La vasculitis aparece en enfermedades autoinmunes no organoespecíficas (por ejemplo, AR, LES), pero puede ser menos importante que la glomerulonefritis o la sinovitis. Esta es la caracteristica principal en algunas otras enfermedades del tejido conectivo, que pueden ser o no autoinmunes (PAN, Wegener). Hay un tercer grupo en las que la importancia de la vasculitis es desconocida (por ejemplo, esclero-

---

[1] *Lupus* 1996 **66** 659.
[2] H Bootsma 1995 *Lancet* **345** 1595.
[3] P Venables 1993 *BMJ* **ii** 663.
[4] *BMJ* 1993 **ii** 883.

sis sistémica progresiva). La vasculitis aparece también en procesos que no suelen incluirse entre las enfermedades del colágeno (por ejemplo, reacciones a fármacos).

- **Poliarteritis nodosa (PAN).** Es más frecuente en varones, 4:1. Algunos casos están asociados al HBsAg. Es una vasculitis necrotizante que ocasiona aneurismas en arterias de mediano calibre.

El paciente: manifestaciones generales: fiebre, malestar, pérdida de peso, artralgia.

- Renales (75 %): Principal causa de muerte. Hipertensión, hematuria, proteinuria, insuficiencia renal, aneurismas intrarrenales, vasculitis.
- Cardíacas (80 %): segunda causa de muerte. Arteritis coronarias y consecuentemente infarto, ↑PA e insuficiencia cardiaca. Pericarditis. En la enfermedad de Kawasaki (variante infantil) se desarrollan aneurismas coronarios (variante infantil de PAN, *OHCS* pág. 750).
- Pulmonares: aparecen infiltrados pulmonares y asma (algunos dicen que la afectación pulmonar es incompatible con la PAN, denominándola en ese caso síndrome de Churg-Strauss).
- SNC (70 %): mononeuritis múltiple, polineuropatia sensitivomotora, convulsiones, hemiplejia, psicosis.
- GI (70 %): dolor abdominal (puede producirse infarto de alguna víscera), malabsorción a causa de la isquemia crónica.
- Cutáneas: urticaria, púrpura, infartos, livedo (pág. 595), nódulos.
- Hemáticas: ↑ leucocitos, eosinofilia (30 %), anemia, aumento de la velocidad de sedimentación y elevación del CRP.

El *diagnóstico* suele deducirse por las manifestaciones clínicas, en combinación con angiografía renal o mesentérica. Los anticuerpos ANCA pueden ser +vos (pág. 599).

Tratamiento: Debe tratarse la hipertensión meticulosamente: remitir a expertos. Usar altas dosis de prednisolona y después ciclofosfamida.

Otras vasculopatías: granulomatosis de Wegener (pág. 627), enfermedad de Behçet (pág. 616), arteritis de Takayasu (pág. 626).

Polimialgia reumática (PMR)

Es frecuente en mujeres de edad avanzada. Se presenta con rigidez matutina y dolorosa en los músculos proximales, por lo menos durante un mes ± poliartritis leve, depresión, fatiga, fiebre y anorexia. Puede superponerse a la arteritis de células gigantes. Ambos procesos pueden producir signos del SNC, claudicación, angina, infartos pulmonares e hipopituitarismo[1]. *Tests:* la VSG suele ser >40 mm/h; CK suele estar normal; ↑Fosfatasa alcalina (inflamación portal). Si VSG <40, pero la historia clínica es indicativa, no debe descartarse la PMR. *Tratamiento:* prednisolona 15 mg/24 h oral (↓ hasta 7,5-10 mg/24 h durante 2-3 meses; después, se reduce lentamente la dosis). Algunos pacientes necesitan recibir esteroides durante 2-3 años. Se controla mediante la VSG.

Arteritis (craneal/temporal) de células gigantes (ACG)

La arteritis craneal va asociada a una polimialgia en el 25 % de la población. Es frecuente en las edades avanzadas y rara por debajo de los 55 años. *Síntomas:*

---

[1] M Radhamanohar 1992 *Care of the Elderly* **4** 162.

Anticuerpos plasmáticos: asociaciones con enfermedades

Anticuerpo antinuclear	+vo en:	Anticuerpo de las células parietales gástricas	
Lupus eritematoso sistémico	99 %	Anemia perniciosa (adultos)	>90 %
Artritis reumatoide	32 %	Gastritis atrófica:	
Artritis reumatoide juvenil	76 %	mujeres	60 %
Hepatitis activa crónica	75 %	varones	15-20 %
Síndrome de Sjögren	68 %	Enfermedad tiroidea autoinmune	33 %
Esclerosis progresiva sistémica	64 %	Controles «normales»	2-16 %
Controles «normales»	0-2 %		

Anticuerpo para la reticulina		Anticuerpos frente a la musculatura lisa	
Enfermedad celíaca	37 %	Hepatitis activa crónica	40-90 %
Enfermedad de Crohn	24 %	Cirrosis biliar primaria	30-70 %
Dermatitis herpetiforme	17-22 %	Cirrosis idiopática	25-30 %
Control	0-5 %	Infecciones víricas (títulos bajos)	80 %
		Control ($\uparrow$ con la edad: 20 % a los 70 años)	3-12 %

Anticuerpos antimitocondriales

Cirrosis biliar primaria	60-94 %
Hepatitis activa crónica	25-60 %
Cirrosis idiopática	25-30 %
Control	0,8 %

Anticuerpos tiroideos

	Microsomales	Tiroglobulina
Tiroiditis de Hashimoto	70-91 %	75-955
Enfermedad de Graves	50-80 %	33-75 %
Mixedema	40-65 %	50-81 %
Tirotoxicosis	37-54 %	40-75 %
Tiroiditis linfocítica juvenil	91 %	72 %
Anemia perniciosa	55 %	¿
Control	10-13 % (50 % en mujeres de edad avanzada)	6-10 %

Factor reumatoide

	+vo en:
Artritis reumatoide	70-80 %
Síndrome de Sjögren	≤100 %
Síndrome de Felty	≤100 %
Esclerosis sistémica progresiva	30 %
Enfermedad de Still	rara vez +vo
Endocarditis infecciosa	≤50 %
LES	≤40 %
Control	5-10 %

También va asociado a las hepatitis víricas, mononucleosis infecciosa, TB y lepra.

Anticuerpo citoplásmico anti-neutrófilos citoplásmicos cANCA (Objetivo: proteinasa-B):
Enfermedad de Wegener ≥90 % (también deficiencia de α_1-antitripsina)

Anticuerpo citoplásmico anti-neutrófilos perinucleares pANCA Objetivo: mieloperoxidasa[et al]
Poliangiítis microscópica ~75 % (es una vasculitis en el riñón & pulmón)

[1] G Cambridge 1998 Reports on Rheumatic Diseases (N.º 13) Los anticuerpos pANCA también pueden ser +vos en: PAN; síndrome de Churg-Strauss (pág. 674); artritis reumatoide vasculítica; cirrosis biliar; CU/enfermedad de Crohn; colangitis esclerosante; GN en media luna (pág. 380); hepatitis activa crónica. Se produce una reacción cruzada que puede dar lugar a errrores con el antígeno microsomial tiroideo (y el AAN). Los niveles de ANCA se correlacionan mejor con la actividad vasculítica que los de la VSG/PCR (OTM 3010-12).

cefalea, sensibilidad arterial en el cuero cabelludo y zona temporal (por ejemplo, al peinarse), claudicación mandibular, amaurosis fugaz o ceguera súbita en un ojo. **Tests:** ↑VSG, ↑ PCR, ↑ plaquetas, ↑ fosfatasa alcalina, ↓HB. ►Cuando se sospecha esta enfermedad, se medirá la velocidad de sedimentación y se comenzará un tratamiento con prednisolona 1 mg/kg/24 h oral *de forma inmediata*. Algunos autores son partidarios de utilizar dosis más elevadas (¿IV?) si existen síntomas visuales[1] (consultar con el oftalmólogo). Pueden producirse lesiones discontínuas, por lo que no deberá descartarse la enfermedad aunque la biopsia sea -va. Considerar la posibilidad de realizar una biopsia de la arteria temporal en los siguientes días. Nota: el riesgo más inmediato es la ceguera, pero a la largo plazo, la principal causa de muerte y morbilidad en esta enfermedad se deriva del tratamiento con esteroides Reducir la prednisolona después de 5-7 días según la sintomatología y la VSG, pero incrementar la dosis si los síntomas recurren. Curso típico: 2 años, y después, remisión completa.

El ojo en las enfermedades sistémicas

El ojo constituye una localización frecuente de muchas enfermedades: cuanto más miras, más ves, y más disfrutas de la medicina, ya que los ojos son maravillosos y sus signos son muy numerosos.

Retinopatía vascular (Véase también pág. 273). Puede ser *arteriopática* (uniones arteriovenosas: las arterias se fusionan con las venas que encuentran a su paso) o *hipertensiva*, con vasoconstricción arteriolar y salida de líquidos (exudados, edema macular, hemorragias y con menos frecuencia, edema papilar). Las paredes arteriales engrosadas son brillantes («hilos de plata»). La estenosis de las arteriolas conducen a la aparición de infartos localizados en la superficie de la retina, en forma de copos de algodón y hemorragias brillantes. La fuga de líquidos de estos vasos da lugar a exudados duros ± edema macular/papilar (raro). La antigua clasificación por grados de la retinopatía hipertensiva del I-IV se considera obsoleta por algunos autores, debido en parte, a que es difícil diferenciar las alteraciones debidas a la arteriopatía y las debidas a la hipertensión, y también, porque puede existir cierto grado de retinopatía en las personas normotensas no-diabéticas.

Los émbolos que atraviesan la retina producen *amaurosis fugaz* (pág. 395); ¿existen soplos carotídeos?, pág. 55). Las *hemorragias retinianas* son frecuentes en la leucemia; en la enfermedad falciforme, pueden producirse hemorragias conjuntivales en forma de coma y neoformación vascular en la retina: existe atrofia óptica en la anemia perniciosa. También pueden apreciarse las manchas de Roth (infartos retinianos) en la endocarditis (pág. 283).

La *oclusión de la vena retiniana* está producida por un ↑PA, la edad o una hiperviscosidad (pág. 547). Debe sospecharse ante la reducción repentina de la agudeza visual. Si se trata de la vena central, el fondo aparece como una puesta de sol tormentosa (cuyas nubes rojas enfadadas serían hemorragias). En la oclusión de una rama venosa, las alteraciones se limitan a una cuña que se aprecia en la retina. Debe consultarse con un especialista.

Trastornos metabólicos. Diabetes: pág. 479. Exoftalmia hipertiroidea: pág. 493. Opacidad del cristalino: hipoparatiroidismo. Calcificación conjuntival y corneal, que puede producirse en la hipercalcemia, incluyendo el hiperparatiroidismo. En la gota, los depósitos conjuntivales de urato monosódico pueden dar lugar a trastornos oculares.

---

[1] R Lamb 1995 *BMJ* ii 455.

Diagnóstico diferencial del «enrojecimiento del ojo»

	Conjuntiva	Iris	Pupila	Córnea	Cámara anterior	Presión intraocular	Apariencia
Glaucoma agudo	Vasos ciliares y conjuntivales inyectados	Inyectado	Dilatada, fija, oval	Empañada, brumosa	Muy poco profunda	Muy elevada	
Iritis	Enrojecimiento más marcado alrededor de la córnea. El color no desaparece con la presión	Inyectado	Pequeña, fija	Normal	Turgente	Normal	
Conjuntivitis	Vasos conjuntivales inyectados, de mayor tamaño hacia los fórnices. El color palidece a la presión. Se mueve sobre la esclerótica	Normal	Normal	Normal	Normal	Normal	
Hemorragia subconjuntival	Esclerótica rojo brillante con un borde blanco alrededor del limbo	Normal	Normal	Normal	Normal	Normal	

Por RD Judge, GD Zuidema, FT Fitzgerlad 1989 *Clinical Diagnosis* 5ed, Little Brown, Boston/Toronto.

Trastornos granulomatosos. Sífilis, TB, sarcoidosis, lepra, brucelosis y toxoplasmosis, todos ellos producen inflamación ocular; algunos afectan a la cámara anterior (uveitis anterior/iritis) y otros a la cámara posterior (uveitis posterior/coroiditis). Debe enviarse al paciente al oftalmólogo. En la sarcoidosis, pueden producirse paresias de los nervios craneales.

Enfermedades del colágeno. Producen inflamación de las envolturas oculares (epiescleritis/escleritis). La conjuntivitis ocurre en la enfermedad de Reiter; epiescleritis en la PAN y LES; uveitis en la espondilitis anquilopoyética y enfermedad de Reiter (pág. 591). Escleritis en la artritis reumatoide y la enfermedad de Wegener es potencialmente lesiva para el ojo. Debe enviarse urgentemente a los pacientes con dolor ocular al oftalmólogo. En la dermatomiositis, se produce un edema orbitario con retinopatía de copos de algodón (microinfartos).

Queratoconjuntivitis seca (síndrome de Sjögren, pág. 625). Se caracteriza por una disminución de la producción de lágrima (<10 mm en 5 min en el papel de filtro del test de Schirmer), con sensación de cuerpo extraño en los ojos. La disminución de la producción de saliva produce una sequedad bucal (xerostomía). Suele ir asociada a enfermedades del colágeno. Se trata con lágrima artificial (lágrimas naturales o gotas de hipromelosa).

Infecciones sistémicas. La septicemia puede alcanzar el interior del ojo y producir una infección del humor vítreo (endoftalmitis). La sífilis puede producir coriorretinitis o iritis; la sífilis congénita origina una retinopatía pigmentada.

SIDA y VIH (▶Véase pág. 188). Los pacientes seropositivos pueden desarrollar una retinitis por CMV, caracterizada por manchas de copos de algodón en la retina y hemorragias brillantes (con fondo de ojo de «pizza», con infartos retinianos superficiales significativos). Puede ser asintomática, o bien, producir una ceguera súbita. Su presencia implica SIDA establecido y un recuento de CD4 <100. Los copos de algodón por sí mismos, indican retinopatía por VIH y pueden producirse antes de desarrollarse el cuadro completo de SIDA.

La candidiasis del humor vítreo ocurre principalmente en los drogadictos IV y es muy difícil de tratar. El sarcoma de Kaposi puede afectar a los párpados o a la conjuntiva.

Manifestaciones cutáneas de las enfermedades sistémicas

Eritema nodoso. Lesiones nodulares rojizas y dolorosas sobre la cara anterior de la región tibial (± muslos/antebrazos). Asociado a: sarcoidosis; fármacos (sulfonamidas, contraceptivos orales, dapsona); infecciones bacterianas (estreptococos, micobacterias: tuberculosis, lepra). Asociaciones menos frecuentes: enfermedad de Crohn; CU; vacunación BCG; leptospirosis; yersinia ▫; diversas infecciones víricas y fúngicas.

Eritema multiforme. Lesiones «en diana» (simétricas ± ampolla central en las palmas/plantas, extremidades y otras localizaciones). Suele producir úlceras en la boca, genitales y ojo y fiebre (= síndrome de Stevens-Johnson). Asociado a: fármacos (barbitúricos; sulfonamidas); infecciones (herpes; micoplasma; virus huérfanos, pág. 150); enfermedades del colágeno. El 50% es de origen idiopático. Consultar con un especialista en caso de enfermedad grave.

Eritema crónico *migrans*. Se inicia con una pequeña pápula, que después aumenta de tamaño hasta formar un anillo rojo (de unos 50 mm de diámetro) con bordes elevados y depresión central. Tiene una duración de 48 h-3 meses. Puede ser múltiple. Causa: enfermedad de Lyme (pág. 206).

Eritema marginatum. Anillos coalescentes de color rosado en el tronco, que aparecen y desaparecen. Se observa en la fiebre reumática (o con menor frecuencia, por otras causas, como fármacos).

Pioderma gangrenosa. Úlceras nodulo-pustulares recurrentes, de ~10 cm de ancho, con un borde necrótico colgante y sensible de color rojizo/azulado, que cicatriza dando lugar a cicatrices cribiformes. *Localización*: piernas, abdomen, cara. *Asociaciones*: CU; Crohn; hepatitis autoinmune; neoplasias; enfermedad de Wegener; mieloma. Proporción mujer:varón >1:1. *Diagnóstico diferencial*: síndrome de Behçet, necrosis por warfarina, vasculitis reumatoide, sífilis en 3er grado, blastomicosis, amebiasis cutánea. *Tratamiento*: ▫. Recurrir a un especialista. Lavado con suero salino, dosis elevadas orales o intralesionales de esteroides ± ciclosporina ± antibióticos tópicos. *Lancet* 1997 **350** 1720.

Vitíligo. *Vitellus* significa en latín *pantorrilla con manchas*: cursa típicamente con manchas blancas ± bordes hiperpigmentados. La luz solar provoca prurito sobre ellas. *Asociaciones:* enfermedades autoinmunes: Graves, Addison y Hashimoto; diabetes mellitus, alopecia areata, hipoparatiroidismo, insuficiencia ovárica prematura. Se trata con cosméticos que camuflan las manchas, pantallas solares ± cremas esteroides ± dermabrasión[1].

Enfermedades específicas & sus manifestaciones cutáneas

Diabetes mellitus. Infecciones recurrentes; úlceras; *necrobiosis lipídica* (área brillante en la región tibial con piel amarillenta y telangiectasia); *granuloma anular* (*OHCS* pág. 578); necrosis grasa en el punto de inyección de la insulina.

Enteropatía por sensibilidad al gluten (enfermedad celíaca). *Dermatitis herpetiformis* (ampollas pruriginosas, por ejemplo, en grupos sobre las rodillas, codos y cuero cabelludo). Se considera que el gluten induce en estos pacientes la circulación de inmunocomplejos, que reaccionan con elementos en la dermis. El prurito (que puede llevar a los pacientes al suicidio) responde a la dapsona 100-200 mg/24 h oral dentro de las 48 h, y puede utilizarse como prueba diagnóstica. La dosis de mantenimiento puede ser tan reducida como de 50 mg/semana. En el 30 % de los casos, requiere ser continuada, a pesar de seguir una dieta sin gluten. ES (dependientes de la dosis): hemólisis, hepatitis, agranulocitosis. Contraindicaciones: G6DP-deficiencia. ↑ el riesgo de linfoma (con la enfermedad celíaca y la dermatitis herpetiforme), por lo que es necesaria una vigilancia[2].

Malabsorción. Piel seca y pigmentada, hematomas que aparecen fácilmente, caída del cabello, leuconiquia.

Hipertiroidismo. *Mixedema pretibial* (tumefacciones edematosas rojizas por encima de los maleolos laterales, que evolucionan hacia edema engrosado de las piernas y pies). *Acropaquia tiroidea* (dedos en garra + neoformación ósea subperióstica en las falanges).

Neoplasias. *Acantosis nigricans*: engrosamiento cutáneo pigmentado en las axilas e ingles con lesiones verrugosas, y asociada especialmente a carcinoma de estómago; *dermatomiositis* (pág. 595); *metástasis cutáneas*; *ictiosis adquirida;* piel escamosa y seca asociada al linfoma; *tromboflebitis migrans*; filas sucesivas de nódulos sensibles que afectan a los vasos sanguíneos de todo el cuerpo, asociados a carcinoma de páncreas (especiamente, tumores de cuerpo y cola del páncreas).

---

[2] G Agarwal 1997 *BMJ* **ii** 889 & UK Vitiligo Society, tel 0171 388 8905.
[1] B Bardur 1994 *BMJ* **i** 13.

Enfermedad de Crohn. Úlceras perianales/vulvares; eritema nodoso; pioderma gangrenosa.

Trastornos hepáticos. Enrojecimiento de las palmas; nevus en tela de araña; ginecomastia; disminución del pelo secundario al sexo; ictericia; hematomas; marcas de rascado.

Diagnósticos cutáneos de interés

Melanoma maligno. Proporción mujer:varón ≈ 1,5:1. Incidencia en GB: 3.500/año, 800 muertes (hasta el 80 % en los últimos 15 años). La principal causa es la radiación solar, especialmente, en los primeros años de vida. Su diagnóstico puede resultar confuso, pero la mayoría presenta ⩾ 1 signo mayor de la lista de Glasgow[1]. Puede producirse a partir de lunares preexistentes:

Mayores	Menores	Manifestaciones menos específicas
Alteración del tamaño	Inflamación	Borde asimétrico/irregular
Alteración de la forma	Costras/hemorragias	Coloración irregular
Alteración del color	Alteraciones sensitivas	Elevación
	Diámetro >7 mm	Borde irregular

Pueden aparecer lesiones «satélite» en las proximidades. Si su aspecto es liso, bien demarcado y regular, no es probable que se trate de un melanoma. Tratamiento: *OHCS* pág. 584.

Carcinoma de células escamosas. Suele presentarse como una lesión ulcerosa con bordes duros y elevados. Puede iniciarse a partir de una lesión solar con queratosis (más abajo), o bien, encontrarse en los labios de los fumadores o en las úlceras gravitatorias de la pierna por permanecer mucho tiempo de pie. Las metástasis son poco frecuentes, pero la destrucción local puede ser muy extensa. **Tratamiento:** excisión total. Nota: este proceso puede ser confundido con un queratoacantoma: pápula benigna y auto-limitada de crecimiento rápido, y ocupada por queratina.

Carcinoma de células basales (úlcera de roedor). Se trata de un epitelioma potencialmente maligno, y de crecimiento lento. Si no se trata, puede producir una destrucción local extensa. Las personas de raza caucasiana que han disfrutado durante décadas del sol, se encuentran en grave riesgo. La lesión consiste en un nódulo ulcerado con bordes elevados y perlados, normalmente en la cara, por encima de la línea que une la barbilla con el lóbulo de la oreja. Suele lograrse la curación mediante su excisión precoz. La crioterapia representa otra opción de tratamiento. La radioterapia posee valor en las edades avanzadas, pero debe evitarse en los jóvenes, debido a las cicatrices y telangiectasias.

Queratosis senil o actínica. Se produce en las áreas expuestas al sol y aparece en forma de costras blanquecino-amarillentas y desmenuzables. Puede malignizar. Tratamiento: cauterización; crioterapia; crema con 5-fluoruracilo al 55, aplicada dos veces al día (con la siguiente secuencia de hechos: eritema → vesiculación → erosión → ulceración → necrosis → epitelización curativa). La piel sana no resulta dañada. El tratamiento tiene una duración de 4 semanas, pero puede prolongarse. No existe absorción sistémica significativa si la zona tratada es <500 cm². Debe evitarse durante la gestación. Las manos deben ser lavadas siempre tras la aplicación de la crema.

Carcinoma secundario. Las metástasis cutáneas más frecuentes proceden de tumores de mama, riñón y pulmón. La lesión suele presentarse en forma de nó-

---

[1] MF Healsmith 1994 *Br J Derm* **130** 48.

dulo duro, situado frecuentemente en el cuero cabelludo. Véase *acantosis nigricans* (pág. 600).

Micosis fungoide. Es un linfoma (linfoma cutáneo de células-T, como en el síndrome de Sézary), que suele limitarse a la piel. Causa prurito y placas rojizas.

Leucoplaquia. Se presenta en forma de manchas blanquecinas (que pueden fisurarse) en la mucosa oral o genital. Puede producirse una malignización carcinomatosa verdadera.

Lepra. Sospechar este proceso en cualquier lesión anestésica hipopigmentada.

Sífilis. Toda úlcera genital corresponde a sífilis hasta que se demuestre lo contrario. Sífilis secundaria: erupción papular, incluidas las palmas (pág. 208).

Otros. Sarcoma de Kaposi (pág. 621); enfermedad de Paget de la mama (pág. 624).

Enfermedad de Bowen (*carcinoma intra-epidérmico in situ*). Se inicia en forma de placa rojiza, escamosa, no invasiva y de crecimiento lento, pero puede transformarse en epitelioma de células escamosas. Debe confirmarse mediante biopsia. ***Tratamiento:*** excisión, cauterización, criocirugía, radioterapia, o 5-FU tópico. La enfermedad de Bowen localizada en el pene se denomina eritroplasia de Queyrat (es aterciopelada).

Oncología 16

Cuidados para las personas con cáncer	605
Oncología y genética	606
Urgencias oncológicas	608
Control de los síntomas en el cáncer grave	609
Tratamientos para el cáncer	612
Efectos secundarios de la radioterapia	613

Páginas de interés en otros capítulos:
Leucemias y linfomas (págs. 532-536).
Fármacos inmunosupresores (pág. 549).
Dolor (pág. 81).
Morir en casa (*OHCS* pág. 442).
Actitud ante la muerte (pág. 6).
Sobre los cánceres específicos, véase el capítulo correspondiente.

Cuidados para las personas con cáncer

No existen reglas simples o complejas que garanticen el éxito. No obstante, no cabe duda de que conocer a nuestro paciente, planear con él su pauta de tratamiento y consultando con el especialista adecuado para cada fase del tratamiento, *todo ello* debe formar parte de las actividades centrales de la oncología. Estas cuestiones se encuadran dentro de la comunicación y los atributos personales del médico al ejercer su profesión. Estos aspectos no son exclusivos de la oncología, pero dentro de esta rama, deben ser muy tenidos en cuenta.

Apoyo psicológico. Entre los ejemplos, se incluyen: permitir al paciente que exprese su temor, enfado o cualquier otro sentimiento negativo (el enfado puede anestesiar el dolor).

- Obtener la autorización: por ejemplo, con un cáncer de mama, preparar a la paciente para una posible mastectomía.
- Tratamientos alternativos. Esto representa una de las formas de mantener al paciente responsable y mantener su autonomía. Hay que tener precaución con los pacientes decididos con esperanzas poco realistas, pero de igual modo, no es nuestro papel el de diluir las esperanzas con nuestro cinismo.
- Terapias de *biofeedback* y relajación, pueden lograr ↓ los efectos secundarios de la quimioterapia[1].
- Las terapias cognitivas y de la conducta reducen la afectación psicológica asociada a los tratamientos para el cáncer.
- Se sabe que las terapias de grupo (*OHCS* pág. 472) reducen el dolor y las alteraciones del humor, así como la frecuencia de aparición de estrategias inadaptadas de imitación.

---

[1] L Fallowfield 1995 *BMJ* ii 1316.

- Los meta-análisis concluyen que el apoyo psicológico, posee al menos el efecto de mejorar determinadas consecuencias, como la supervivencia[1].

Recomendaciones para comunicar malas noticias[2]
1. Escoger un lugar tranquilo donde no seamos interrumpidos. Esto puede a veces ser imposible, pero al menos, debemos tener presente el problema.
2. Debe tenerse en cuenta que el paciente ya lo sabe o lo sospecha (en ocasiones, tiene graves sospechas). El cuadro puede ser confuso y las conjeturas no son fijas y pueden cambiar con rapidez, de forma que cuando tratamos de averiguar lo que nos está diciendo el paciente regresando al mismo tema de nuevo, a veces captamos una impresión completamente diferente —ambas ideas pueden ser válidas e importantes—.
3. Debe averiguarse hasta qué punto el paciente quiere saber. Podemos ser muy directos en esta cuestión: «¿Es usted la clase de persona que, si algo marchara mal, querría saber todos los detalles?».
4. Compartir la información sobre diagnóstico, tratamientos, pronóstico y facilitar listas sobre personas (por ejemplo, enfermeras) e instituciones de apoyo (por ejemplo, hospicios). Podemos preguntar: «¿Existe algún aspecto que usted quiera comentarme?». No debemos dudar en volver varias veces sobre la misma cuestión, si es preciso.
5. La palabra «cáncer» posee connotaciones muy negativas para muchas personas. Debe tenerse esto presente, y explicar que ~50 % de los cánceres se curan en los países desarrollados[3,4].
6. Seguimiento. Lo más importante es que el paciente se lleve la impresión de que pase lo que pase, el médico está con él o ella, y que este contrato tácito nunca se va a romper.

Al principio, el tratamiento va dirigido a curar al paciente o interrumpir la progresión de la enfermedad. Pero cuando la enfermedad progresa, lo más importante es el tratamiento paliativo. Pero nunca es demasiado pronto para pensar en estos cuidados paliativos. Es una parte muy importante del tratamiento, casi desde el principio.

Oncología y genética

Síndromes cancerosos hereditarios	Gen	Localización cromosómica	
Poliposis familiar (colorrectal)	APC	5q	
von Hippel-Lindau (riñón, SNC)	VHL	3p	(pág. 626)
Neoplasia endocrina múltiple tipo 1 (hipófisis, páncreas, tiroides)	¿?	11q	(pág. 495)
Neoplasia endocrina múltiple tipo 2	RET	10q	(pág. 496)
Síndrome del nevus de células basales (SNC, piel)	PTCH	9q	
Retinoblastoma (ojos, huesos)	Rb	13q	(*OHCS* pág. 506)
Síndrome de Li Fraumeni (múltiple)	TPÁG. 53	17p	(*OHCS* pág. 752)
Neurofibromatosis tipo 1 (SNC; poco frecuente)	NF1	17q	(pág. 428)
Neurofibromatosis tipo 2 (frecuente) (meningiomas, neuromas auditivos)	NF2	22	(pág. 429)

---

[1] TJ Meyer 1995 *Health Psych* **14** 101.
[2] R Buckman 1992 *How to Break Bad News*, PaperMac 0-333 54564-7.
[3] S Hellman 1997 *Lancet* **349** *suppl* 1.
[4] S Sontag *Illness as Metaphor*.

Ejemplos de los cánceres más frecuentes que presentan un subgrupo familiar[1]

Cánceres de mama y ovario	BRCA1	17q
	BRCA2	13q
Carcinoma de colon hereditario no-poliposo	MSH2	2p
	MLH1	3p
	PMS2	7p
Melanoma familiar	INK4A	9p

Mutaciones del gen BRCA. La predisposición para las mutaciones sólo está presente en 1 de cada 500 personas. Estas mutaciones son responsables de la mayor parte de los cánceres en las familias donde estan afectados muchos miembros; pero si en dicha familia sólo existen 2-3 afectados, las mutaciones tendrán muchas menos probabilidades de ser las responsables, incluso aunque el diagnóstico se realice antes de los 60 años de edad. Las mutaciones del gen BRCA causan una incidencia durante toda la vida del cáncer de mama u ovario de ~80%. La hermana o hija de una mujer con esta mutación, tendrá un 50% de posibilidades de presentar también la mutación, y por tanto, un 40% de riesgo durante toda la vida de desarrollar cáncer de mama u ovario. Las posibilidades de esta persona incluyen la realización de mamografías periódicas, ecografía de ovario, cuantificación de los marcadores serológicos, incluso, tratamientos profilácticos con tamoxifeno. Ninguna de estas medidas se ha mostrado eficaz, por lo que muchas mujeres optan por someterse a una mastectomía/ooforectomía profiláctica.

Las mujeres pertenecientes a familias con escasos miembros afectados, no tienen que someterse a este tipo de medidas de prevención, aunque se les puede pedir su inclusión en ensayos de vigilancia. Si no presentan ninguna mutación, no es posible cuantificar el riesgo. Incluso, aunque se detecte alguna mutación, la cuantificación puede ser errónea, ya que la investigación en que se basa el cálculo, se realizó en familias con *un número elevado de afectados*. Por tanto, la detección de mutaciones puede ser útil para ofrecer cierta seguridad (dudosa) cuando el resultado es negativo. Pero debemos tratar de compensar esta desventaja de elevar el riesgo de predisposición genética para el cáncer y las imperfecciones de la cuantificación del riesgo. Los muestreos resultan demasiado costosos.

Otros cánceres. La mayoría de los cánceres muestran *cierto* agrupamiento familiar. Si tenemos un familiar de primer grado <45 años con **cáncer colorrectal**, nuestro riesgo de padecerlo a lo largo de la vida es de 1 sobre 10 (1 sobre 6, si son 2 los parientes de primer grado afectados). En ocasiones, a estos pacientes se les ofrece la posibilidad de ser sometidos a colonoscopias de muestreo, por ejemplo, cada 3 años. Se ha detectado un locus genético para la predisposición al **cáncer de próstata**. Los varones con al menos 1 familiar de primer grado con cáncer de próstata poseen un riesgo 3 veces superior de padecerlo[2], comportándose los cánceres de forma más agresiva (la supervivencia en 5 años sin recidivas es del 29% con cáncer familiar, frente al 52% en los cánceres no familiares)[3].

Análisis del ADN tumoral. El ADN puede mostrar un fenotipo con una «reparación de un error de replicación» (RER). Esto implica una serie de mutaciones en los genes que colaboran en la reparación del ADN. No se discute la práctica de realizar un estudio genético en los miembros de aquellas familias donde existen muchos individuos afectados. Algunas autoridades consideran que también deben realizarse a los miembros de familias con pocos individuos afectados, y posiblemente, cuando sólo

---

[1] C Caldas 1997 *Lancet* **349 suppl** 16.
[2] *Internat J Cancer* 1997 **70** 679-81.
[3] *J Clin Onc* 1997 **15** 1478-80.

un miembro es el afectado, siempre que dicho individuo sea mucho más joven que la media —pero no existen evidencias concretas de los posibles beneficios de estos estudios—.

† Urgencias oncológicas

▶ Un paciente con cáncer que se encuentra en estado muy grave, puede ser confortado empleando una serie de medidas sencillas. El control del dolor es muy importante (pág. 90 y *OHCS* pág. 778), aunque existen otros problemas específicos con tratamiento específico.

Hipercalcemia. Aparece con frecuencia en el carcinoma de mama, bronquial y de próstata; también, en el mieloma. Se debe a metástasis óseas o a la secreción ectópica de PTH.

Signos: malestar general; náuseas/vómitos; polidipsia; poliuria; deshidratación; ↓ peso; estreñimiento, convulsiones; psicosis; confusión; somnolencia; coma.

Tratamiento:
1. Tratar el tumor, suspender el tratamiento con diuréticos tiacídicos y considerar la posibilidad de administrar un diurético de asa. Movilizar al paciente, si es posible.
2. Hidratar: 3-4 litros de suero salino 0,9 % IV durante 24 h. Si su deshidratación es leve, pueden administrarse tabletas de fosfato 500 mg/12 h oral. Si no se observa mejoría en 24 h.
3. Se administra biofosfonato, por ejemplo, pamidronato disódico (página siguiente) hasta 90 mg/tratamiento. Debe ser *infundido lentamente*, por ejemplo, 30 mg en 300 ml de suero salino 0,9 % durante 3 horas. Esperar la respuesta en 3-5 días[1].

Obstrucción de la vena cava superior. Es típica del carcinoma de pulmón (80 %) o del linfoma (17 %). Si los tests no confirman el diagnóstico del cáncer subyacente, se tratará de acuerdo con la causa que resulte más probable (por ejemplo, en un fumador de edad avanzada, como si la causa fuera cáncer de pulmón; pero el linfoma es más frecuente en varones jóvenes).

El paciente: puede presentar distensión de las venas torácicas/cervicales ± disnea, edema, sensación de plenitud en la cabeza, cefalea, y puede resultar imposible abrochar el botón superior de su camisa. *Signos:* ↑ PVY; rostro pletórico; taquipnea.

Tests: citología del esputo (por ejemplo, para detectar células del carcinoma de células pequeñas); RXT; TC de tórax. Debe tenerse en cuenta que la broncoscopia puede resultar peligrosa.

Tratamiento: dexametasona 4 mg/6 h oral. Quimioterapia (carcinoma de células pequeñas y linfoma). Radioterapia de urgencia (en el mismo día) si se trata de un carcinoma de células escamosas.

Compresión medular. Torácica (70 %); lumbosacra (20 %); cervical (10 %).

El paciente: presenta dolor de espalda; debilidad; signos de la motoneurona superior y sensoriales (a menudo, puede localizarse el nivel de compresión medular). Retención de orina (tratar de urgencia).

Tests: radiografía simple de columna; mielografía; TC; RM.

---

[1] GN Hortobagyi 1996 *NEJM* **335** 1785-9 & *E-BM* 1997 **2** 73.

Tratamiento: consultar con el neurocirujano y radioterapeuta. Dexametasona (4-8 mg/6 h oral). Radioterapia. La cirugía está indicada si: no se ha realizado un examen histológico previo; mientras se somete a radioterapia, se observa una progresión del proceso; radioterapia previa a dosis máxima; inestabilidad mecánica de la columna.

Elevación de la presión intracraneal (pág. 687). Si se debe a un proceso canceroso, se administrará dexametasona; radioterapia; en ocasiones, cirugía para extraer la metástasis solitaria. La cirugía también está indicada para algunos tumores primarios del SNC.

Síndrome de lisis tumoral. La lisis de un tumor de crecimiento rápido (especialmente, linfomas, leucemias y mieloma) por un tratamiento eficaz, puede dar lugar a una elevación de los niveles de ácido úrico, potasio y fosfato que desemboque en una insuficiencia renal. Debe prevenirse con una adecuada hidratación antes de iniciarse el tratamiento y administrando alopurinol 300 mg/24 h oral, comenzando el día antes de comenzar el tratamiento. Debe tratarse la hiperkalemia; hemodiálisis en caso de producirse insuficiencia renal.

Secreción inadecuada de ADH pág. 565; **pautas para procesos febriles/neutropénicos** pág. 532.

Tratamiento de la hipercalcemia con pamidronato disódico	
Calcio (mmol/l)	Pamidronato (mg)
hasta 3	15-30
3-3,5	30-60
3,5-4	60-90
>4	90

Infusión venosa lenta, por ejemplo, 30 mg en 300 ml de suero salino 0,9 % durante 3 horas. La respuesta se produce a los 3-5 días.

Control de los síntomas en el cáncer grave

Dolor. ▶No debemos ser miserables con la analgesia: el objetivo es *eliminar* el dolor.

Tipos de dolor: no debemos admitir que siempre está producido por el cáncer (por ejemplo, puede producirse dolor abdominal debido al estreñimiento). Debe investigarse la causa. El dolor por destrucción de los nervios, por ejemplo, responde a la aminotriptilina (10-75 mg por la noche) más que a los opiáceos. El dolor óseo responde a los AINEs. El dolor de espalda responde a la radioterapia o al bloqueo nervioso. Debe identificarse cada síntoma y tipo de dolor.

Tratamiento:
- El dolor es influido por el estado anímico, la moral y el significado. Se explicará al paciente y a sus familiares de dónde proviene.
- Debe modificarse en lo posible el proceso patológico, por ejemplo, con: radioterapia; hormonas; quimioterapia; cirugía.
- Planificar objetivos de rehabilitación.
- Administrar analgésicos, orales, si es posible. No debe utilizarse el dolor del paciente para modificar el tratamiento farmacológico —el objetivo es prevenir el dolor administrando dosis regulares (por ejemplo, cada 4 horas)—. Poner en práctica la escalera de analgésicos hasta que el dolor desaparezca (véase ta-

bla en la página anterior). Debe controlarse cuidadosamente la respuesta. A menudo, es necesario administrar laxantes (como el co-dantrusato 10 ml oral por las noches) y antieméticos (más abajo) junto con los analgésicos.

Administración de morfina oral: se comienza con morfina acuosa 10 mg/4 h oral (ó 30 mg en supositorio rectal). Por la noche, se administra una dosis doble (el objetivo es facilitar un sueño de 8 h). La mayoría de los pacientes no necesitan más de 30 mg/4 h oral. Otros necesitan dosis mucho mayores. Se tratará de cambiar a la morfina de liberación lenta (MST), administrada cada 12 h, una vez que se conozcan las necesidades de morfina del paciente. Si la enfermedad modifica el metabolismo de la morfina, transformándola en el metabolito más activo en forma de 6-glucurónido, la morfina puede resultar ineficaz (por el dolor resistente a la morfina, denominado también erróneamente «dolor paradójico»), por lo que se administra metadona, la cual, posee un mecanismo de acción diferente, y puede resultar eficaz[1]. Otras alternativas son los AINEs y la ketamina[2].

Vómitos. Es necesario ser meticulosos al prevenir los vómitos *desde antes de la primera dosis* de quimioterapia, para evitar que se produzcan vómitos anticipados antes de la siguiente dosis. Si es posible, la administración debe ser oral. Si lo impiden los vómitos, el fármaco se administrará por vía rectal o subcutánea mediante una bomba de infusión venosa con jeringa.

Causa:	Antiemético que debe ensayarse:
Fármacos, radio- o quimioterapia	Ondansetron 4-8 mg/8-12 h oral/IV
Uremia, hipercalcemia	Haloperidol 0,5-2 mg/24 h (máx 20 mg) oral
↑ presión intracraneal	Ciclicina 50-100 mg/24 h oral
Obstrucción intestinal	Ciclicina 50-100 mg/24 h oral
Reflujo esofágico	Metoclopramida 10 mg/8 h oral ($\leqslant 0,5$ mg/kg/día)
Retraso en el vaciado gástrico	Metoclopramida 10 mg/8 h oral ($\leqslant 0,5$ mg/kg/día); cisaprida 10 mg/8 h oral; véase pág. 491
Irritación gástrica	Suspender la administración de fármacos (por ejemplo, AINEs)

Dificultades respiratorias. Debe considerarse la posibilidad de administrar un suplemento de O_2 o bien, morfina. ¿Existe derrame pericárdico maligno? Si es así, sólo deben realizarse tratamientos como la pericardiocentesis, pericardiectomía, ventanas pleuropericárdicas, radioterapia de haz externo, pericardiotomía percutánea de balón o instilación pericárdica de inmunomoduladores o bleomicina esclerosante, si existe buen pronóstico para mejorar la calidad de vida.

Prurito (picor) pág. 53.

Problemas derivados de la venopunción. Las punciones venosas repetidas con el riesgo consiguiente de extravasación dolorosa y flebitis, se evitan con el *sistema de infusión venosa de Hickman* —que consiste en una línea de doble luz, que se coloca atravesando por debajo de la piel hasta acceder al corazón a través de una vena de gran calibre—. Debe ser insertado con una técnica de estricta asepsia. Cada paciente puede manejar su propia línea (y administrar a través de ella los fármacos correspondientes, desde su domicilio o en el trabajo). Posibles problemas:

- Infecciones.
- Obstrucción (deben enjuagarse con suero salino al 0,9 % o con heparina diluida, por ejemplo, todas las semanas).
- Trombosis/obstrucción axilar, subclavia o de la vena cava superior.
- Deslizamiento de la línea (se permiten hasta ~4 cm durante un período de 2 meses: debe medirse la distancia desde su extremo hasta la piel).

Existen en el mercado otros dispositivos portátiles, que permiten administrar los fármacos en el momento preestablecido, sin ser necesaria la intervención del paciente.

La escalera de analgésicos (Véase pág. 81 sobre NNT)

Primer escalón	No- opiáceos	Aspirina; paracetamol; AINEs
Segundo escalón	Opiáceos débiles	Codeína; dihidroxicodeína; dextropropoxifeno
Tercer escalón	Opiáceos fuertes	Morfina; diamorfina; buprenorfina (sublingual)

Cuando un fármaco no es efectivo para aliviar el dolor, se administra otro correspondiente a un peldaño superior; no debe intentarse con otros fármacos del mismo nivel: Ante un dolor nuevo y agudo, debemos saltar hasta el tercer escalón.

Se utilizan **bombas de infusión venosa con jeringa** (por ejemplo, para los fármacos marcados con) o **supositorios** cuando no es posible utilizar la vía oral para administrar fármacos, debido a *disfagia* o *vómitos*. Para el *dolor*, se utiliza la oxicodona 30 mg en supositorio (por ejemplo, 30 mg/8 h ≈ 30 mg de morfina).Para la *agitación*, puede intentarse con el diacepam 10 mg en supositorio (por ejemplo, 10 mg/8 h).

Otros agentes que deben conocerse

- Bisacodil en comprimidos (5 mg), 1-2 por la noche, para evitar el *estreñimiento de los opiáceos*.
- Colestiramina 4 g/6 h oral (1 h después de otros fármacos): *prurito* en la ictericia.
- Enemas, como el aceite de Arachis, para el *estreñimiento resistente*.
- Antagonistas H_2 (por ejemplo, cimetidina 400 mg/12 h oral) para la *irritación gástrica*, como la asociada al carcinoma gástrico.
- Haloperidol 0,5-10 mg oral, para la *agitación, pesadillas, alucinaciones* y *vómitos* .
- Peróxido de hidrógeno al 6 % para limpiar la lengua y eliminar la sensación desagradable de *recubrimiento*.
- Hidrobromuro de hioscina 0,4-0,8 mg/8 h SC ó 0,3 mg sublingual: para los *vómitos* por obstrucción alta GI o para los *estertores bronquiales* ruidosos .
- Los bloqueos nerviosos alivian finalmente los *dolores pleurales u otros dolores resistentes*.
- Las dietas pobres en residuos son necesarias para la *diarrea post-radioterapia*.
- Metronidazol 400 mg/8 h oral, para mitigar los *olores* anaeróbicos de los tumores; para el mismo fin, se utilizan los recubrimientos de carbón activado (Actisorb®). Los aerosoles por mascarilla también producen igualmente, desagradables olores complejos.
- Naproxeno 250 mg/8 h con los alimentos: para las *fiebres* causadas por los tumores malignos o el dolor óseo de las metástasis (considerar la posibilidad de colocar férulas si los fármacos no son eficaces).
- Los trozos de piña liberan enzimas proteolíticas al ser masticados, útiles por ejemplo, para la *lengua recubierta*. (También ayuda el tomar un helado o mantequilla, para este caso).
- Espironolactona 100 mg/12 h oral + bumetanida 1 mg/24 h oral, para los síntomas de *distensión* que acompañan a la *ascitis*.
- Esteroides: el más empleado es la dexametasona: se administran 8 mg IV en bolo para aliviar los síntomas de *obstrucción de la vena cava superior* u *obstrucción bronquial*, o bien, la *linfangitis carcinomatosa*. Los comprimidos son de 2 mg ((15 mg de prednisolona). 4 mg/12-24 h oral, sirve para *estimular el apetito*, o bien, reduce la *cefalea por hipertensión craneal*, e induce (en algunos pacientes) una sensación satisfactoria de euforia.
- Ventiladores ± suplementos de O_2 humidificado, para la *disnea* hipóxica.
- Clorpromacina para calmar la ansiedad de captar aire (por ejemplo, 12,5 mg IV, 25 mg en supositorio).
- Toracocentesis (± pleurodesis de bleomicina) en el derrame pleural.

[1] D Bowsher 1993 *BMJ* i 473.
[2] R Twycross 1993 *BMJ* i 793 Véase C Regnard 1992 *A Guide to Symptom Control in Advanced Cancer*, 2e, Haigh & Hochland; R Twycross 1990 *Symptom Control in Terminal Cancer*, Sobell Publications, Oxford and R Twycross, S Lack 1990 *Therapeutics in Terminal Care*, Churchill Livingstone.

Tratamientos para el cáncer

El cáncer invasivo afecta al 30 % de la población; el 20 % muere de cáncer. El tratamiento implica una estrecha relación entre el paciente, cirujanos, internistas, oncólogos, hematólogos y médicos generales. Véase pág. 605.

Cirugía. Normalmente, se ofrece la realización de una biopsia para establecer el diagnóstico. La cirugía suele ser el tratamiento más frecuente, y en ocasiones, el único, como es el caso de algunos tumores del tracto GI, algunos sarcomas de partes blandas y tumores ginecológicos, así como para tumores avanzados de cabeza y cuello.

Radioterapia. Utiliza radiación ionizante para matar las células tumorales. La radiación se obtiene a partir de isótopos radiactivos naturales mediante rayos-X producidos artificialmente. La cantidad de radiación se expresa en *dosis absorbida*; su inidad en el sistema internacional es el Gray (Gy). Los planes de tratamiento en 3D utilizando TC/RM permiten utilizar dosis elevadas de radiación y emitirla con gran precisión.

En ocasiones, los tumores de células germinales (seminoma, teratoma) y los linfomas parecen ser especialmente sensibles a la radiación, por lo que este tipo de tratamiento se convierte en el arma principal, sobre todo en tumores localizados. Numerosos tumores de cabeza y cuello, ginecológicos y tumores localizados de próstata y vejiga, son curables con radioterapia. La radioterapia también se utiliza para controlar los síntomas, por ejemplo, para las metástasis óseas y la obstrucción de la VCS.

Efectos secundarios de la radiación: véase pág. 613.

Quimioterapia. La elección del agente, su administración y la dosificación requiere unas directrices expertas. Aproximadamente 20 sustancias son de uso común. Las principales clases son: agentes alquilantes (como la ciclofosfamida, clorambucilo, busulfano); antimetabolitos (como el metotrexato); alcaloides de la vinca (como la vincristina y vinblastina); antibióticos antitumorales (ej., actinomicina D).

La quimioterapia posee gran importancia como tratamiento en: tumores de células germinales y algunas leucemias y linfomas; cáncer de ovario (tras la intervención quirúrgica, aunque sólo el 20 % alcanza la curación); y cáncer de pulmón de células pequeñas (aunque la mayoría de los pacientes morirá en un plazo de 18 meses). La quimioterapia desempeña un importante papel en el tratamiento de: determinados cánceres de mama; mielomas avanzados; sarcomas; y algunos cánceres infantiles (como el tumor de Wilms).

Efectos secundarios comunes: vómitos; alopecia; mielosupresión —considerar la posibilidad de vacunar frente a neumococos, pág. 299). Cada fármaco tiene su propio espectro de efectos indeseables. *Extravasación de un agente quimioterapeútico* (la infusión IV se derrama por debajo de la piel): mantener un grado elevado de sospecha. Signos: dolor; quemadura; tumefacción; infusión demasiado lenta. Tratamiento: interrumpir la infusión. Extraer 5 ml de sangre. Retirar la aguja. Elevar el miembro y aplicar frío sobre la zona durante aproximadamente 15 min. No debe utilizarse ese mismo lugar para infusión intravenosa hasta que hayan desaparecido todos los signos. Si se produce una úlcera, debe pedirse consejo al cirujano plástico.

Comunicación ▶ *El paciente debe ser incluido en la toma de decisiones.* Los pacientes más jóvenes y las mujeres, suelen preferir este sistema, y al ofrecerles información y compartiendo las decisiones, se ha comprobado que disminuye la morbilidad a los tratamientos. Aunque en ocasiones puede resultar agotador (muchas veces, el mismo tema debe ser tratado repetidas veces), definitivamente, merece la pena emplear tiempo en este aspecto. Una ayuda muy aceptada por los especialistas es la de grabar en vídeo la consulta, y ofrecerle a grabación al paciente para que la visualice repetidas veces. De este modo, puede darse cuenta de lo que ha olvidado consultar la primera vez.

Efectos secundarios de la radioterapia[1]

La radioterapia radical (que tiene por objetivo la curación) suele aplicarse en dosis de 40-60 Gy de radiación (1 Gy = 1 Gray = 100 rads) en dosis diarias de 1,8-2,75 Gy durante aproximadamente 3-7 semanas. La radioterapia paliativa, para prevenir, aliviar o retrasar la aparición de síntomas se aplica en dosis de 6-8 Gy como sesión única, y 30 Gy en hasta 10 sesiones.

Reacciones tempranas. Incluyen las náuseas, diarrea y eritema cutáneo, que suele resolverse en pocas semanas. Puede producirse una mielodepresión aguda, pero tiende a ser transitoria.

Reacciones tardías. Suelen tardar meses o años en manifestarse y son más frecuentes tras una radioterapia radical con dosis elevadas de radiación. El cerebro, intestino y médula espinal son especialmente susceptibles a las reacciones tardías, ya que estos tejidos tienen una capacidad limitada de regeneración. La administración concurrente de actinomicina D, doxorrubicina y bleomicina, incrementa el riesgo de aparición de este tipo de reacciones.

Piel. Eritema; descamación seca con prurito; descamación húmeda. Los pacientes deben mantener las zonas cutáneas afectadas secas y limpias y evitar el jabón. Las marcas para la radioterapia no deben ser eliminadas durante el tratamiento.

Cavidad oral y tracto GI. Estudio dental previo si el tratamiento va a dirigirse a la cavidad oral; lavado con antisépticos bucales y evitar fumar o comer alimentos picantes. Para el dolor, pueden realizarse enjuagues con aspirina y tratar las aftas bucales (pág. 453). Tratar la disfagia con Mucaine® 15 min. antes de las comidas.

Zona pelviana. Las dietas pobres en residuos resultan útiles cuando se produce una alteración del hábito intestinal. La diarrea se trata con fosfato de codeína o loperamida. Se realizará un urocultivo a partir de una muestra de orina de la mitad de la micción si se produce polaquiuria o disuria, y se administra una mezcla de citrato potásico.

Sistema nervioso central. Cuando ha sido sometido a la radioterapia, puede producirse una desmielinización y necrosis neuronal. Una radiación de 18-24 Gy en el cerebro de los niños puede dar lugar a una disfunción cognitiva al cabo de 1 año, especialmente, si tiene <6 años al comienzo del tratamiento. La radiación sobre la médula espinal puede originar una mielopatía; la radiación sobre el oído interno (por ejemplo, para un carcinoma nasofaríngeo) puede causar daños en la cóclea con pérdida de audición. Aproximadamente el 1% de las mujeres que reciben radioterapia supraclavicular y axilar para el cáncer de mama, desarrolla lesiones en el plexo braquial, con parestesia, sensación de hormigueo en los dedos, dolor en el hombro y debilidad en el brazo del lado irradiado (debe descartarse una recidiva axilar del tumor); la fibrosis axilar subcutánea puede contribuir a enfriar el brazo (la paciente deberá realizar fisioterapia durante la radioterapia para prevenir esta alteración) y producir linfoedema.

Radiación genitourinaria. Puede provocar insuficiencia e hipertensión renal si es bilateral (evitar en lo posible la radiación directa sobre el riñón). La fibrosis periuretérica produce obstrucción urinaria que requiere drenaje en un 25% de los pacientes tras la radiación pelviana (debe investigarse y no admitir sin probarlo, que se trata de la recurrencia del tumor). La disminución del tamaño vesical y la cistitis crónica tras la radiación vesical o prostática, requiere intervención quirúrgica. La radiación sobre las gónadas afecta a la función reproductora, por lo que deberán almacenarse óvu-

---

[1] *Drug Ther Bul* 1997 **35** 13.

los o espermatozoides si el paciente desea tener descendecia posteriormente. La estenosis y dispaurenia vaginal producidas tras la radioterapia pelviana, se reducen reanudando tempranamente las relaciones sexuales (a las 2 semanas), o bien, utilizando dilatadores. La radiación pelviana puede producir estenosis de intestino grueso, fístulas y abscesos. Si están presentes, no debe pensarse que se trata de una recidiva.

Otros efectos. Cataratas; hipotiroidismo, que puede desarrollarse tras un tratamiento sobre el cuello, así como también, la necrosis mandibular (precaución con las extracciones dentarias después de la radioterapia). La neumonitis se produce en el 6 % de los pacientes que han sido sometidos a radioterapia pulmonar (fiebre, tos, y disnea en un plazo de 3-6 meses desde el inicio del tratamiento); también puede dar lugar a fibrosis pulmonar.

Diccionario de síndromes epónimos

▶ *Lo lógico es que las enfermedades frecuentes se presenten con frecuencia, aunque son muchas las personas que padecen enfermedades raras.*
 Nota: véase *OHCS*, pág. 742-58, sobre síndromes pediátricos y ortopédicos.

Alicia en el país de las maravillas, síndrome de. Alteración de la percepcion de uno mismo, con trastorno del sentido del tiempo (el tiempo intrapsíquico pasa demasiado deprisa). Esta alteración se observa en la epilepsia, migraña y estados hipnagógicos (al conciliar el sueño).

Arnold-Chiari, malformación de. Las amígdalas cerebelosas y el bulbo raquideo están malformados y se hernian a través del agujero magno, lo que produce hidrocefalia progresiva, con retraso mental, atrofia óptica y parálisis oculares, así como paresia espástica de los miembros. También produce siringomielia (pág. 430) y signos de focalización del cerebelo y tronco cerebral, como ataxia, disfagia, oscilopsia y nistagmo. A veces se asocia a anomalías óseas de la base del cráneo (impresión basilar). En el diagnóstico, resulta más útil la RM, respecto a la TC.

Baker, quiste de. Herniación posterior de la cápsula de la articulación de la rodilla, con escape de líquido sinovial a una de las bolsas posteriores, rigidez y tumefacción alrededor de la rodilla. Se observa edema con transiluminación positiva del espacio poplíteo. **Tests:** ecografía. **Diagnóstico diferencial:** con la trombosis de venas profundas (ambos trastornos suelen coincidir). **Tratamiento:** aspirado, si es posible, pero son frecuentes las recidivas.

Barrett, esófago de. En la esofagitis crónica de reflujo (pág. 445), la mucosa escamosa experimenta una transformación metaplásica, con una migración aparente de la unión escamocolumnar (*ora serrata*) en dirección caudal. La longitud afectada puede ser sólo de unos centímetros, o bien, puede afectar a todo el esófago. Esta transformación aumenta en 40 veces el riesgo de adenocarcinoma. Puede resultar también de gran importancia la pérdida de un gen supresor tumoral[☐].

Presentación:
- Dolor retroesternal, que se irradia hacia el cuello, y que empeora al ingerir alimentos muy fríos o muy calientes.
- Disfagia
- Vómitos.
- Hematemesis
- Melena.

Una vez diagnosticado, los programas de vigilancia pueden variar dependiendo de la edad y estado general del paciente[☐]. Si se encuentran modificaciones premalignas, algunos médicos defienden la resección esofágica, especialmente, en los pacientes más jóvenes; otros prefieren la ablación con láser, con frecuente monitorización mediante ecografía endoscópica.

Tratamiento: endoscopia regularmente y medidas intensivas para evitar el reflujo, incluyendo la administración de inhibidores de acción prolongada mediante bombeo de protones ± ablación con láser o tratamiento fotodinámico, que trata de resolver la metaplasia. Esta técnica consiste en una activación fotoinducida de un fotosensibilizador administrado oralmente, como el ácido 5-aminolevulínico, el cual, provoca una acumulación de protoporfirina IX en las células de la mucosa GI. A continuación, la luz láser de 630 nm aplicada localmente produce una necrosis, que se confirma por los hallazgos de re-epitelización escamosa. Con este sistema, es posible evitar la necesidad de intervención quirúrgica.

Bazin, enfermedad de. Se trata de una TB cutánea (áreas localizadas de necrosis grasa con úlceras y eritema indurado, característico de las piernas de las chicas adolescentes = *eritema induratum*).

Behçet, enfermedad de. (Proporción varón: mujer ≈ 2:1; asociado a HLA-B5/51). Enfermedad multisistémica progresiva, de naturaleza recidivante y causa desconocida (¿vírica?). **Articulaciones:** artritis. **Ojos:** dolor, ↓ visión, iritis, hipopion, oclusión de la vena retiniana por vasculitis retiniana e infiltrados en la retina. **Boca, escroto, labios genitales:** úlceras dolorosas (que cicatrizan posteriormente). **Intestino:** colitis. **SNC:** meningoencefalitis, . *Boca, escroto, labio.t genitales* úlceras dolorosas (que curan con cicatrización). *SNC:* meningoencefalitis, ↑ PIC, signos del tronco cerebral, demencia, mielopatías, encefalopatías, trombosis de la vena cerebral. **Tratamiento:** prednisolona (comenzar con 20-60 mg/24 h oral) o colchicina; crema de corticoides para las úlceras. En las uveítis resistentes al tratamiento, puede administrarse clorambucilo 0,2 mg/kg/día oral, ciclosporina o IFN-α (*Lancet* 1997 **350** 1818). [*Hulusi Behçet*, 1919].

Berger, enfermedad de (nefropatía IgA). Se trata de la glomerulonefritis más frecuente (pág. 344) en Occidente, con episodios repetidos de hematuria asociados a infecciones viricas. Se depositan IgA en el glomérulo; el microscopio muestra una proliferación mesangial. El pronóstico se agrava cuando existe proteinuria abundante e insuficiencia renal. La nefropatía secundaria por IgA puede ir asociada con espondilitis anquilosante, enfermedad celíaca y VIH. **Tratamiento:** prednisolona administrada en días alternos, o fenitoína (↓ niveles de IgA), así como tonsilectomía.

Bickerstaff, encefalitis del tronco cerebral de. Disfunción aguda progresiva de los pares craneales, ataxia y coma que conducen a un cuadro (reversible) de muerte del tronco cerebral (no se trata de una verdadera muerte cerebral ya que no se ha observado lesión estructural del cerebro).

Bornholm, enfermedad de (Garra del diablo). Trastorno causado por el virus Coxsackie B. Generalmente afecta a niños pequeños o adultos, produciendo dolor súbito grave a un lado del tórax y abdomen, sin dolor en los demás músculos (por ejemplo, dorso y miembros). Suele acompañarse de rinitis. **Diagnóstico diferencial:** infarto de miocardio, abdomen agudo. **Tratamiento:** analgésicos. **Pronóstico:** recuperación en 2 semanas.

Brown-Séquard, síndrome de. Se produce por una lesión de la mitad (lateral) de la médula espinal (por ejemplo, hemisección), Se manifiesta por parálisis debajo de la lesión, pérdida sensitiva ipsilateral a la lesión y analgesia y termoanestesia contralateral en algunos segmentos por debajo de la lesión (por el patrón de decusación de estas fibras en la médula). Los reflejos son vivos y el tono aumenta a nivel ipsilateral. Existen además alteraciones de los esfínteres. Causas: traumatismo, infección, neoplasia, esclerosis múltiple y enfermedades degenerativas [*Charles Brown-Séquard 1811-94*].

Budd-Chiari, síndrome de. Obstrucción de la vena hepática (generalmente, por trombosis o tumor). Se presenta con epigastralgia súbita y *shock* o de forma insidiosa, con signos de hipertensión portal, ictericia y cirrosis, A veces es secundario a los anticonceptivos orales. *Tratamiento:* cirugía.

Buerger, enfermedad de (Tromboangiítis obliterante; endarteritis obliterante). Inflamación de las arterias, venas y nervios, con trombosis de arterias de mediano calibre, que aparece *únicamente* en varones fumadores. Puede conducir a gangrena.

Caplan, síndrome de. Artritis reumatoide asociada a granulomatosis necrótica pulmonar de los mineros del carbón. Causa tos, disnea y hemoptisis. RXT: nódulos bilaterales (0,5-5 cm). *Tratamiento:* esteroides (antes descartar cuidadosamente TB).

Charcot-Marie-Tooth, síndrome de (atrofia muscular peroneal). Se presenta en la pubertad o vida adulta precoz, con caída del pie y debilidad en las piernas. Los músculos peroneos son los primeros en atrofiarse. La enfermedad se extiende a las manos y luego a los brazos. La sensibilidad suele estar disminuida, al igual que los reflejos. Se desconoce la causa. Rara vez produce incapacidad total.

Creutzfeldt-Jakob, enfermedad de. Véase **Jakob-Creutzfeldt, enfermedad de** (pág. 620).

Curtis-Fitz-Hugh, síndrome de. Perihepatitis por clamidia en mujeres sexualmente activas. Simula dolor biliar y produce peritonitis crónica con ascitis.

Devic, síndrome de (Neuromielitis óptica). Este trastorno se considera cada vez más como una variante de la esclerosis múltiple. Se observa desmielinización masiva de los nervios ópticos, quiasma y de la médula espinal. El pronóstico es variable y pueden producirse remisiones completas.

Dressler, síndrome de (síndrome post-infarto de miocardio). Aparece 2-10 semanas después del IM o de cirugía cardíaca. Se piensa que la necrosis miocárdica estimula la formación de autoanticuerpos contra el miocardio. *El paciente:* fiebre recurrente y dolor torácico ± roce pleural y pericárdico (por serositis). Puede producirse taponamiento cardíaco, por lo que deberán evitarse los anticoagulantes. *Tratamiento:* esteroides y agentes antiinflamatorios.

Dubin-Johnson, síndrome de. Trastorno metabólico familiar con incapacidad para la eliminación de bilirrubina conjugada. Se produce ictericia intermitente con dolor en hipocondrio derecho. No produce hepatomegalia. *Tests:* fosfatasa alcalina ↔; se detecta bilis en la orina. La biopsia hepática muestra gránulos de pigmento diagnósticos.

Dupuytren, contractura de. La fascia palmar se contrae y no es posible extender los dedos (típicamente, el 5.º dedo de la mano derecha). Se observa un engrosamiento nodular de tejido conjuntivo en el 4.º y 5.º dedos. *Prevalencia:* ~10% de los varones de 65 años (> si existen antecedentes familiares). *Asociaciones:* tabaco, alcohol, trabajos manuales pesados, traumatismos, diabetes mellitus, tratamiento con fenobarbital, enfermedad de Peyronie, SIDA. Se considera un indicador de alteración del metabolismo de los radicales libres derivados del O_2: isquemia (el trastorno primario) → aumento de la actividad de la xantino oxidasa → reducción del O_2 → radicales superóxido libres → proliferación de fibroblastos → colágeno tipo III → → fibrosis palmar. El alopurinol (se une a la xantino oxidasa) reduce los síntomas, pero puede ser necesario realizar una intervención quirúrgica (M Frey 1997 *Lancet* **350** 164). [*Guillaume Dupuytren, 1831*].

Ekbom, síndrome de (síndrome de movimiento continuo de las piernas). El paciente (que suele ser un paciente acostado) siente un deseo irresistible de mover sus piernas de forma repetitiva, acompañado de una sensación desagradable en lo más profundo de las mismas. Se desconoce la patogenia, pero se cree que se debe a un defecto de los ganglios basales. **Tratamiento:** se han ensayado numerosos fármacos; se aprecia cierta mejoría con la administración de carbamacepina (pág. 408) y clonacepam (1-4 mg oral por la noche).

Encefalomielitis miálgica (= *síndrome de fatiga crónica*). Véase *OHCS* pág. 471.

Fabry, enfermedad de. Trastorno ligado al cromosoma X del metabolismo de los glucolípidos por deficiencia de galactosidasa A. Se deposita ceramidotrihexósico en la piel (angioqueratoma corporal difuso), riñones y vasos sanguíneos. La mayoría de los enfermos mueren en la 5.ª década. Las manifestaciones cardíacas comprenden infarto, angina, acortamiento del intervalo PR, alteraciones del ritmo, HVL, ICC, lesiones de la válvula mitral, cardiomiopatía congestiva o hipertrófica obstructiva.

Fanconi, anemia de (*OHCS pág. 748*). Anemia aplásica asociada a sordera congénita y ausencia congénita del radio. Esta enfermedad puede evolucionar a una leucemia mieloide o monomielocitics aguda.

Felty, síndrome de. Se caracteriza por artritis, esplenomegalia y leucopenia. Suele aparecer en trastornos de larga duración. Son frecuentes las infecciones recurrentes. Existe linfadenopatía. El hiperesplenismo también produce anemia y trombocitopenia. Se producen linfadenopatías, hiperpigmentación y úlceras cutáneas persistentes. Factor reumatoide ↑↑. La esplenectomía puede mejorar la neutropenia. [*Augustus Felty, 1934*].

Foster Kennedy, síndrome de. Atrofia óptica de un ojo con edema de papila en el otro por un tumor de la superficie inferior del lóbulo frontal (del lado de la atrofia óptica). [*Foster Kennedy, 1884-1952*].

Friedreich, ataxia de. Trastorno hereditario (autosómico recesivo o raramente ligado al sexo), con degeneración idiopática de la médula. El tracto espinocerebelo se degenera. produciendo ataxia cerebelosa y disartria, nistagmo y disdiadocoquinesia. Se produce una pérdida de los tractos corticoespinales (∴ debilidad y reflejos plantares extensores) y lesión de nervios periféricos, por lo que los reflejos tendinosos se encuentran paradójicamente disminuidos (diagnóstico diferencial, pág. 386). Existe degeneración de los cordones posteriores, con pérdida del sentido de la posición. El pie cavo es característico y suele asociarse a escoliosis. La miocardiopatía produce insuficiencia cardíaca. Los pacientes suelen fallecer aproximadamente a los 50 años de edad. [*Nikolaus Friedreich, 1863*].

Froin, síndrome de. ↑ proteínas del LCR y xantocromia en presencia de un recuento celular normal; se observa en LCR extraído por debajo de un bloqueo por compresión de la médula espinal. [*Georges Froin, nacido en 1874*].

Gardner, síndrome de. Trastorno de herencia dominante con múltiples pólipos premalignos en el colon, tumores óseos (exóstosis benignas) y tumores de tejidos blandos, como quistes epidermoides, tumores dermoides, fibromas y neurofibromas. La funduscopia muestra unas manchas negras (hipertrofia congénita del epitelio pigmentario retiniano), y el diagnóstico es válido cuando se detectan portadores del gen (en el brazo largo del cromosoma 5) antes de manifestarse los síntomas. La edad media de comienzo son los 20 años. Síntomas: diarrea sanguinolenta. Es esencial el seguimiento periódico. La colectomía subtotal con fulguración de los pólipos rectales se realiza para prevenir la degeneración maligna.

Gélineau, síndrome de (narcolepsia). El paciente, generalmente joven, sucumbe ante los ataques irresistibles de sueño ± alucinaciones psíquicas intensas, cataplexia (pág. 389) y parálisis del sueño (al caminar con plena consciencia, se produce una parálisis del habla y de los movimientos voluntarios). Asociaciones: encefalitis; traumatismo craneal; EM; HLA DR2. **Tratamiento:** metilfenidato (*OHCS* pág. 206)

10 mg oral después de desayuno y comida; esta anfetamina puede provocar dependencia y psicosis. El modafinil (por ejemplo, 200 mg oral) obtiene mejores resultados. ES: ansiedad, agresividad, sequedad bucal, euforia, insomnio, ↑ PA, disquinesias, ↑ fosfatasa alcalina. (*Neurology* 1998 **50** s43).

Gerstmann, síndrome de. Agnosia digital, desorientación izquierda/derecha, disgrafía y acalculia. Estas manifestaciones se combinan con una frecuencia inferior a la del azar, pero cuando lo hacen indican una lesión del lóbulo parietal dominante.

Gilbert, síndrome de. Trastorno metabólico hereditario causa frecuente de hiperbilirrubinemia *no conjugada*. Su prevalencia es del 1-2 %. Se inicia poco después del nacimienlo, pero puede pasar desapercibido durante años. La biopsia hepática es normal, pero en ocasiones se solicita esta prueba clínicamente. La ictericia se produce durante los trastornos intercurrentes. El diagnóstico se confirma por la elevación de la bilirrubina en ayunas o después de una inyección IV de ácido nicotínico. El pronóstico es favorable. [*Nicolas Gilbert, 1901*].

Gilles de la Tourette, síndrome de. *Presentación:* asociación de tics motores (pág. 389), guiños, asentimientos de cabeza y tartamudeo ± obscenidades verbales irreprimibles y explosivas. Suele iniciarse en la infancia y se mantiene de por vida, con períodos de relativa remisión. El cuadro clinico es divertido, innovador, fantasmagórico, con imitaciones, bufonadas, juegos, extravagancia, impudicia, audacia, dramatizaciones, asociaciones surrealistas, desinhibición de los afectos, velocidad, acción, imaginación y memoria intensa, hambre de estímulos, y también, gruñidos, olfateos, toses, girar en círculos, pellizcar a otras personas, hacer gestos obscenos (copropraxia), imitación de sí mismos y de otros (palilalia, ecolalia), repiten los movimientos de otras personas (ecopraxia). *Diagnóstico:* tics motores o vocales durante >1 año (pueden no ser concurrentes). *Asociaciones:* trastornos obsesivocompulsivos. *Prevalencia:* 1:2.000. Se piensa que se debe a un gen dominante con expresión variable. *Tratamiento:* haloperidol (por ejemplo, 3 mg/4 h oral) o la clonidina (50 μg/12 h oral) alivian a los sujetos más afectados. Los tics pueden llegar a controlarse en notable grado con ayuda de la danza. [*Georges Gilles de la Tourette*].

Goodpasture, síndrome de. Glomerulonefritis proliferativa + síntomas pulmonares (hemoptisis) producida por anticuerpos antimembrana basal que se unen a la membrana basal del glomérulo y del alveolo. *Tests:* RXT: infiltrados, a menudo en campos inferiores. Biopsia renal: nefritis en media luna. La mayoría de los pacientes muere en un plazo de 6 meses. *Tratamiento:* tratamiento inmunosupresor enérgico y plasmaféresis (pág. 547) (*NEJM* 1992 **326** 373 & 1380). [*Ernest Goodpasture, 1919*].

Guillain-Barré, polineuritis de. *Incidencia:* 1-2/100.000/año. *Signos:* unas semanas después de una intervención quirúrgica, vacunación de gripe ♦ o infección (por ejemplo, del tracto respiratorio superior, micoplasma, herpes zóster, VIH, CMV, VEB, *Campylobacter jejuni*), se produce una neuropatía ascendente (¿por hipersensibilidad celular a la mielina ± desmielinización mediada por anticuerpos?). En el 40 % de los casos, no es posible determinar la causa. Puede progresar muy deprisa, afectando a todas las extremidades al mismo tiempo. A diferencia de otras neuropatías, los músculos *proximales* son los más afectados, pudiendo afectar también a los nervios del tronco, respiratorios y craneales (especialmente, al VII par). Son frecuentes los síntomas sensitivos (como el dolor de espalda), aunque los signos suelen ser difíciles de detectar. El principal peligro estriba en la afectación progresiva de los músculos respiratorios. *Manifestaciones menos frecuentes:* papiloedema (¿por ↓ de la resorción del LCR), pandisautonomía, síndrome de Miller Fisher (ataxia, oftalmoplejia, arreflexia). *Tests:* estudios de conducción nerviosa; capacidad vital cada 4 horas. LCR: ↑ proteínas (hasta 10 g/l) ± ↑ recuento linfocitario. *Tratamiento:* en la

UCI. ▶ *Es preferible ventilar al paciente antes que después*, por ejemplo, si la capacidad vital forzada <1,5 litros; PaO_2 <10 kP_a; P_aCO_2 >6 kP_a. La administración de inmunoglobulina 0,4 g/kg/24 h IV durante 5 días, resulta tan eficaz como la exanguinotransfusión plasmática, y más conveniente (*E-BM* 1997 **2** 151). **Pronóstico:** Favorable; ~85 % se recuperan completamente o casi completamente. El 10 % queda incapacitado para caminar sin ayuda en un plazo de 1 año. *La parálisis completa es compatible con la recuperación completa*. **Mortalidad:** 10 %. [*Georges Guillain & Jean Barré, 1916*].

Henoch-Schönlein, púrpura de (PHS). Se presenta como una erupción purpúrea (es decir, con manchas/nódulos de color púrpura, que no desaparecen con la presión, lo que indica, hemorragia intradérmica), a menudo sobre las nalgas y superficies de extensión. Puede ir asociada a urticaria. El paciente típico es un varón joven. Puede existir nefritis (con medias lunas, en 1/3 de los pacientes, una nefropatía por IgA, pudiéndo considerarse esta enfermedad como una versión sistémica del síndrome de Berger, pág. 616), afectación articular y dolor abdominal (± intususcepción), que puede ser tan intenso que simula un «abdomen agudo». Se trata de una anomalía vascular, ya que las plaquetas son normales. Suele seguir a una infección aguda del árbol respiratorio y su evolución acostumbra ser benigna a lo largo de semanas o meses. Las complicaciones (más graves en adultos) comprenden hemorragia GI masiva, íleo, hemoptisis (poco frecuente) e insuficiencia renal (rara).

Horner, síndrome de. Miosis pupilar, hundimiento del globo ocular (endoftalmia), ptosis y ausencia ipsilateral de la sudoración (anhidrosis) por interrupción de la inervación simpática de la pupila. El problema radica en el tronco cerebral (*desmielinización; trastorno vascular*), parte cervical de la médula espinal (*siringomielia*) o salida del tórax (*tumor de Pancoast*, pág. 624) o bien, en el trayecto de los nervios simpáticos por la arteria carótida interna hacia el cráneo (*aneurisma carotídeo*) y desde aquí hacia la órbita. [*Johann Horner, 1869*].

Huntington, corea de. Trastorno autosámico dominante (el gen se localiza en el cromosoma 4) con penetrancia completa. Suele iniciarse en edades intermedias. Por eso, los hijos de padres afectados viven con la espada de Damocles sobre su cabeza, ya que la probabilidad de afectación es del 50 %. El comienzo es insidioso y la evolución lentamente progresiva, con: corea; cambios de la personalidad (por ejemplo, más irritable) que preceden a la demencia y la muerte. La epilepsia es frecuente. **Patología:** Reducción marcada de neuronas GABAnérgicas y colinérgicas del cuerpo estriado. **Tratamiento:** ningún tratamiento impide la progresión. El consejo genético y el apoyo del paciente y su familia son las medidas más útiles. Véase la pág. 42 sobre tratamiento de la corea. [*George Huntington, 1872*].

Jakob-Creutzfeldt, enfermedad de (JCD, CJD). Es la encefalopatía espongiforme humana (el *scrapie* es una forma de esta enfermedad que afecta a los óvidos, y la encefalopatía espongiforme de los bóvidos es una encefalopatía relacionada, que se observa en las vacas). Se cree que está producida por un «prión», es decir, una proteína (PrPSc), que corresponde a una forma alterada de una proteína normal (PrPc), que posee la rara propiedad de hacer que una proteína normal se transforme en prión (justificando la naturaleza infecciosa de la enfermedad). La proteína anómala se acumula y produce una lesión neuronal y diminutas cavitaciones. En la forma genéticamente determinada de la enfermedad (síndrome de Gerstmann-Sträussler), se considera que la proteína «normal» es anormalmente inestable y se transforma con facilidad en la forma anómala.

La infectividad del prión es incierta, ya que la enfermedad bovina se sabe que se transmite a través de varias generaciones de ratones, sin que aparezca la proteína anómala del prión[□].

La tipificación molecular de las cepas y los experimentos con ratones (*BMJ* 1997 **ii** 831) indican que la transmisión al hombre puede producirse a través de las vísceraras (en los años 80, las vacas de GB fueron alimentadas con piensos que contenían la proteína infectiva del *scrapie*, antes de que las vísceras fueran eliminadas de la cadena alimentaria; debe tenerse en cuenta que no todos los mataderos han sido cuidadosos a la hora de separar las vísceras de los canales). Este tipo «nueva variante» (nvCDJ) posee su propia epidemiología (véase el cuadro más abajo). Otras vías de transmisión: trasplantes de córnea; hormonas fabricadas a partir de hipófisis humanas.

Signos (después de un largo período de incubación): demencia, signos focales del SNC, mioclonos, ↓ visión. Tests: electroforesis en gel del LCR. Véase *http://www.bse.org.uk* [*Hans Creutzfeldt, 1920, Alfons Jakob, 1921*].

Signos que distinguen la nueva variante de CJD de la «antigua» variante

- Edad temprana de presentación (media de 29 años; amplitud de 16-48 años).
- Duración prolongada de la enfermedad (media de 14 meses; amplitud de 11-21 meses).
- Manifestaciones emocionales como signo precoz (ansiedad, abandono, apatía, depresión, alteración de la conducta e insomnio).
- Alteraciones sensoriales (piernas frías, dolor hiperestésico en el pie, disestesias).
- Paresia de la mirada hacia arriba.
- Movimientos involuntarios (mioclonos, corea) ± disartria, que pueden manifestarse precozmente.
- ECG normal (la CJD clásica presenta un pico y un patrón de ondas característico).
- La RM puede mostrar una señal característica en la zona talámica posterior. La TC es normal en ambas modalidades, y no son fiables los tests de detección de 14-3-3 proteínas (y son +vos en la nueva variante).
- Codón 129 homocigótico para la metionina en el gen PrP.

M Pocchiarai 1998 *BMJ* i 563 & M Zeidler 1997 *Lancet* **350** 903 (*N* = 22, por lo que las conclusiones son provisionales).

Kaposi, sarcoma de. Este tipo de sarcoma lento deriva de las células endoteliales capilares o del tejido fibroso, asociado con un nuevo herpesvirus-γ humano serológicamente identificable (KSHV = HHV-8). Se manifiesta por pápulas purpúreas sobre la piel y mucosas (cualquier órgano) con metástasis en ganglios linfáticos. Existen 2 tipos:

1. Endémico (África Central), con lesiones periféricas de lento desarrollo en varones de edad avanzada, con rara afectación visceral y buena respuesta a la quimioterapia.
2. Sarcoma de Kaposi en pacientes VIH (especialmente, en varones homosexuales), en los que representa el diagnóstico de SIDA (pág. 187).

El sarcoma de Kaposi pulmonar puede producir dificultades respiratorias. La obstrucción linfática predispone a la celulitis. Otros grupos afectados: judíos y los enfermos trasplantados. **Diagnóstico:** mediante biopsia. **Tratamientos** (por ejemplo, cuando es muy extenso o por razones cosméticas): radioterapia local, interferón-α (10-18 um/día) y quimioterapia con doxorrubicina, bleomicina, vinblastina (intralesional) y dicarbacina, todas ellas, empleadas con éxito en ensayos abiertos. Consultar con un especialista. [*Moricz Kaposi, 1887*].

Korsakoff, síndrome de. Consiste en una ↓ de la capacidad para memorizar a corto plazo. Puede seguir a veces a la encefalopatía de Wernicke. Se debe a deficiencia de tiamina (por ejemplo, en alcohólicos). El enfermo revive su pena cada vez que oye de la muerte de un familiar, e intenta fabular para rellenar sus lagunas de memoria. **Tratamiento:** véase *Wernicke, encefalopatía de*, pág. 627. [*Sergei Korsakoff (literalmente, Korsakov), 1887*].

Leriche, síndrome de. Ausencia de pulsos femorales, claudicación intermitente de los músculos de las nalgas, frialdad de extremidades inferiores e impotencia. Se debe a enfermedad oclusiva aórtica (por ejemplo, embolismo en silla de montar en la bifurcación). [*René Leriche*].

Löffler, endocarditis eosinofílica de. Cardiomiopatia restrictiva + eosinofilia (por ejemplo, $120 \times 10^9/l$). Los eosinófilos infiltran numerosos órganos. A veces representa la fase precoz de la fibrosis endomiocárdica tropical y se superpone con el sindrome hipereosinofílico idiopático (HES), aunque probablemente sea diferente de la leucemia eosinofílica. Se manifiesta por insuficiencia cardíaca grave progresiva (75 %) e insuficiencia mitral (49 %). *Tratamiento:* digoxina + diuréticos, sólo son útiles combinados con supresores de la eosinofilia (como la prednisolona o hidroxiurea).

Löffler, síndrome de (eosinofilia pulmonar). Es una infiltración eosinofílica alérgica de los pulmones. Entre los alergenos se incluyen: *Ascaris lumbricoides, Trichinella spiralis, Fasciola hepática, Strongyloides stercoralis, Ancylostoma duodenale, Toxocara canis*, sulfonamidas, hidralacina, nitrofurantoína y clorpropamida. *A menudo no existen síntomas y el diagnóstico se sugiere por una RXT casual (opacidades difusas en abanico). Otras veces, se observa tos, fiebre y eosinofilia (por ejemplo, 20 %).* **Tratamiento:** erradicar el alergeno. *Ensayar esteroides en los casos idiopáticos.* [Wilhelm Löffler, nacido en 1887].

Lown-Ganong-Levine, síndrome de. Aceleración de la conducción de los impulsos cardíacos con un complejo QRS normal. Los impulsos auriculares evitan el nodo AV, utilizando vías accesorias de conducción rápida, pero vuelven a unirse en el Haz de His, produciendo acortamiento del intervalo PR y arritmias auriculares (pero no ondas delta).

McArdle, enfermedad de (enfermedad muscular por almacenamiento de glucógeno tipo V). Está producida por una deficiencia de miofosforilasa (como muestra la biopsia muscular). Herencia: autosómica recesiva. Se produce rigidez tras el ejercicio físico. La sangre venosa del músculo tras el ejercicio muestra bajos niveles de lactato y piruvato. Puede existir mioglobinuria. *Tratamiento:* evitar el ejercicio intenso. Glucosa y fructosa oral, pueden resultar útiles.

Mallory-Weiss, desgarro de. El vómito prolongado *produce* hematemesis por desgarro esofágico.

Marchiafava-Bignami, síndrome de. El vino induce la degeneración del cuerpo calloso con convulsiones, ataxia, temblor, excitación y apatía.

Marchiafava-Micheli, síndrome de (*hemoglobinuria paroxística nocturna*). Un defecto intracorpuscular produce hemólisis (y, por tanto, hemoglobinemia y hemoglobinuria) durante la noche, en adultos jóvenes.

Marfan, síndrome de. Enfermedad autosómica dominante del tejido conjuntivo, causada por mutaciones del gen fibrilina-1 (15q21,1) que produce anomalías en la síntesis, secreción o incorporación a la matriz de fibrilina (una glucoproteína de las fibras elásticas)[1] y aracnodactilia (dedos largos en araña), paladar excesivamente curvado, alargamiento de miembros, > estatura, luxación del cristalino ± inestabilidad del iris y dilatación aórtica (los bloqueantes-β parecen retrasar esta alteración). Puede producirse insuficiencia aórtica, sobre todo durante el embarazo. Pueden resultar útiles los estudios de ECG. La homocistinuria puede producir un cuadro similar:

Marfan	Vs	Homocistinuria
Autosómica dominante		Autosómica recesiva
Dislocación del cristalino hacia arriba		Dislocación del cristalino hacia abajo
Insuficiencia aórtica		Corazón rara vez afectado
Funciones mentales normales		Retraso mental
Escoliosis, pies planos, hernias		Trombosis recurrentes: osteoporosis
		Test urinario +vo del nitroprusiato-cianuro

La esperanza de vida se reduce a la mitad por los riesgos cardiovasculares.

Meigs, síndrome de. Asociación de derrame pleural con fibroma ovárico o tecoma benigno. El derrame es un trasudado. También puede existir ascitis. El mecanismo del derrame es desconocido. [*Joseph Meigs, 1937*].

Ménétrier, enfermedad de. Se produce una hiposecreción de ácido clorhídrico, hipertrofia macroscópica de los pliegues del estómago hasta de 4 cm de altura, dolor epigástrico, hemorragia GI, pérdida excesiva de proteínas por la mucosa gástrica, disminución de la motilidad gástrica, edemas, pérdida de peso, diarrea y vómitos. Puede deberse al efecto trófico de una hormona o a la respuesta a la regurgitación del contenido del intestino delgado a través de un píloro incompetente. Está indicada la gastrectomía total en algunos casos. El carcinoma gástrico es una complicación potencial. Las formas más leves de la enfermedad se conocen como enfermedad de Schindler. [*Pierre Ménétrier, 1959-1935*].

Meyer-Betz, síndrome de (mioglobinuria paroxística). Enfermedad necrotizante del músculo tras el ejercicio, dando lugar a sensibilidad muscular (± atrofia, tumefacción, escalofríos), temblores, palidez, dolor abdominal, fiebre, ↑ recuento leucocitario, ↑ transaminasas, CID, ↓ PaO2 y *shock*. Al principio, la orina se vuelve de color rosado y se transforma en un color rojo oscuro o marrón conforme aumenta la eliminación de mioglobina. Ello se sigue a veces de oliguria o anuria. Proporción varón: mujer >1:1. *Diagnóstico:* biopsia muscular, ↑ CPK, ↑ mioglobina sérica. [*Hans Meyer, 1824-1895 & Vladimir Betz, 1834-1894*].

Mikulicz, síndrome de. Es una variante del síndrome de Sjögren, con hiperplasia de las glándulas salivares, bloqueo de los conductos y aumento de tamaño simétrico. Las glándulas lagrimales pueden estar también aumentadas de tamaño. El paciente se queja de sequedad bucal. [*Johann von Mikulicz-Radecki, 1892*].

Milroy, síndrome de (*Linfedema precoz*). Malfunción hereditaria de los vasos linfáticos que produce tumefacción asimétrica de las piernas de muchachas jóvenes. *Tratamiento:*

- Verificar que es un proceso benigno; sólo el 10 % progresa hacia la otra pierna en un plazo de 10-20 años.
- Tratar cualquier infección proactivamente (por ejemplo, las picaduras de insecto).
- Óptima higiene podal.
- Si no mejora con las medias compresoras (*OHCS* pág. 598), puede intentarse con un dispositivo de compresión activa para utilizar por la noche (*Lymphapress®*).

Rara vez es necesaria la intervención quirúrgica con injertos de piel para la «elefantiasis».

Münchausen, síndrome de. El paciente ingresa numerosas veces en el hospital, fingiendo enfermedades quirúrgicas a la espera de una laparotomía (laparotimofilia migratoria), sangrando de forma aparatosa (hemorragia histriónica), con convulsiones extrañas (*neurológica diabólica*) o con falsos ataques cardíacos (*cardiopatía fantástica*).

Nelson, síndrome de. Una adrenalectomía bilateral elimina la inhibición por retroalimentación de ACTH. El oscurecimiento de color marrón de la piel por un exceso en la producción de ACTH se conoce como síndrome de Nelson.

Ogilvie, síndrome de. (Seudo)obstrucción funcional GI producida por infiltración retroperitoneal maligna. (Otras causas de seudoobstrucción comprenden: fracturas de la columna lumbar, desequilibrios UyE.) El enema con contraste hidrosoluble o la colonoscopia facilitan la descompresión y descartan la obstrucción mecánica. El tratamiento es conservador. Debe corregirse el desequilibrio UyE. Rara vez se requiere exteriorizar el ciego.

Ortner, síndrome de. Se trata de una parálisis del nervio laríngeo recurrente producida por aumento dc tamaño de la aurícula izquierda asociada a estenosis mitral.

Osler-Weber-Rendu, síndrome de. Telangiectasia hemorrágica hereditaria. Se observan lesiones puntiformes en las membranas mucosas. Se presenta con epistaxis o hemorragia GI. La historia natural es variable.

Paget, enfermedad de la mama de. Es un carcinoma intraductal intraepidérmico. Toda lesión roja, descamativa, alrededor del pezón hace sospechar enfermedad de Paget y es indicación de biopsia. ▶Nunca se debe diagnosticar eccema de pezón sin antes realizar la biopsia. *Tratamiento:* habitualmente se requiere mastectomía.

Pancoast, síndrome de. Carcinoma apical de pulmón + síndrome de Horner ipsilateral causado por invasión del plexo simpático cervical. También puede producirse dolor en el hombro y brazo (invasión del plexo braquial C8-T2) ± ronquera/tos bovina (paresia unilateral del nervio laríngeo recurrente y parálisis de las cuerdas vocales). [*Henry Pancoast, 1932*].

Peutz-Jeghers, síndrome de. Poliposis hamartomatosa intestinal (suele ser yeyunal) benigna con pecas negras en los labios, mucosa oral, cara, palmas y plantas. Puede existir obstrucción GI o hemorragias GI masivas. Autosómica dominante. Pueden producirse malignizaciones en ⩽3%, típicamente con poliposis duodenal. *Tratamiento:* suele ser conservador. Puede ser necesario realizar excisiones locales. Los hamartomas son un excesivo crecimiento focal de células maduras en un órgano compuesto por idénticos elementos celulares. (Véase *OTS*.)

Peyronie, enfermedad de. Fibrosis local del tallo del pene, que da lugar a una angulación que dificulta el coito. Asociaciones: contractura de Dupuytren, ateroesclerosis prematura. La cirugía y las prótesis facilitan la penetración. Las ferulas externas («supercondones») también resultan útiles. [*François de la Peyronie, 1743*].

Pott, síndrome de. Se trata de una TB raquídea. Rara en Occidente, tiende a afectar a adultos jóvenes, dando lugar a dolor y rigidez de *todos* los movimientos de la columna. ↑ VSG. Puede producirse formación de abscesos y compresión medular. Los espacios discales pueden afectarse de forma aislada, o bien, con afectación vertebral de ambos lados (normalmente, los bordes anteriores en primer lugar). Radiografía: estrechamiento de los espacios intervertebrales y osteoporosis vertebral precoz, con destrucción ósea que conduce al acuñamiento de las vértebras más tarde. Mientras que en la columna dorsal, pueden observarse abscesos paraespinales en la radiografía y cifosis en la exploración, en las regiones dorsal inferior o lumbar, los abscesos se localizan en el músculo psoas del costado, o bien, en la fosa ilíaca. El bacilo tuberculoso alcanza la columna por vía hematógena. Las vértebras afectadas con mayor frecuencia son T10-L1. *Tratamiento:* tratamiento antituberculoso (pág. 178). [*Sir Percival Pott, 1779*].

Prinzmetal (variante), angina de. Se trata de una angina que aparece durante el reposo, causada por un espasmo de las arterias coronarias, que se manifiesta en el ECG por una elevación ST. *Tratamiento:* igual que en el caso de una angina ordinaria (pág. 248); la nifedipina resulta especialmente útil. *Asociaciones:* oclusión del polígono de Willis por engrosamiento de la capa íntima (**enfermedad de moyamoya**; *Lancet* 1998 **351** 183).

Raynaud, síndrome de. Isquemia digital episódica, precipitada por el frío o la emoción. Se produce dolor en los dedos y alteración de su color: pálido → azulado → → rojo. Puede ser idiopático (*enfermedad de* Raynaud: prevalencia: 3-20%; proporción varón:mujer >1:1, disminuyendo en la menopausia), o bien, puede presentar una etiología subyacente (*fenómeno* de Raynaud):

Esclerodermia y LES	Artritis reumatoide	Obstrucción torácica de salida
Traumatismos	Arterioesclerosis	Herramientas manuales vibratorias
Leucemia	Trombocitosis	Crioglobulinemia mixta
Crioaglutininas	Fármacos; PRV (pág. 542)	Gammapatías monoclonales

Tratamiento: mantener los dedos calientes; abandonar el hábito de fumar. Nifedipina 10-20 mg/8 h oral, puede resultar útil. Existen guantes eléctricos para mantener el calor (Raynaud∩s Association, 40 Blagden Crescent, Alsagar, Cheshire, UK, ST2 2BG). Los casos graves pueden mejorar mediante simpatectomía (de las extremidades inferiores). El Iloprost, por ejemplo, 0,5 ng/kg/min IV (disponible por Schering para determinados pacientes) puede salvar los dedos con úlceras y en estado casi gangrenoso; sus efectos duran aproximadamente hasta 16 semanas. Son frecuentes las recidivas.

Refsum, síndrome de. Es una asociación de polineuritis, sordera nerviosa, ceguera nocturna (retinopatía pigmentaria), ataxia cerebelosa, ictiosis, miocardiopatía, sordera y anosmia con niveles elevados de proteínas en el LCR (pero sin células). Existe una anomalía en el metabolismo de los lípidos, con exceso de ácido fítico en la grasa, hígado, riñones y nervios. ↓ plasmalógeno (un tipo de fosfolípido) y ↑ del ácido fítico y pipecólico. Autosómico recesivo. **Tratamiento:** dieta; plasmaféresis.

Rotor, síndrome de. Excreción excesiva de la bilirrubina conjugada, dando lugar a una ictericia colestática (autosómico dominante con penetración escasa).

Sjögren, síndrome de. Asociación de un trastorno del colágeno (artritis reumatoide en el 50% de los casos) con queratoconjuntivitis seca (↓ del lagrimeo con ojos secos) o xerostomía (↓ de la insalivación con sequedad de boca), o ambas. Se produce un infiltrado de células linfocitarias y plasmáticas de las glándulas secretoras (también, en pulmones e hígado), dando lugar a fibrosis. La enfermedad del tejido conjuntivo suele ser grave y casi siempre se detecta factor reumatoide. Los títulos de anticuerpo anti-Ro (SSA) y anti-La (SSB) están elevados. La biopsia glandular muestra sialoadenitis. La afectación de otras glándulas secretoras es frecuente y produce dispareunia, sequedad de piel, disfagia, otitis media e infecciones pulmonares. Otras manifestaciones: neuropatías periféricas, afectación renal, hepatoesplenomegalia. Asociaciones: con otras enfermedades del colágeno, acidosis tubular renal, reacciones medicamentosas adversas y linfoma. **Tests:** la sequedad conjuntival se cuantifica colocando una tira de papel de filtro debajo del párpado inferior y midiendo la distancia que empapa la lágrima (prueba de Schirmer). Es positivo cuando mide menos de 10 mm en 5 min. **Tratamiento:** emplear gotas de hipromelosa (lágrimas artificiales) ± oclusión del puntito de drenaje lagrimal. La xerostomía responde a la ingestión frecuente de bebidas templadas, o a pulverizaciones de saliva artificial (Luborant®). [*Henrik Sjögren, 1933*].

Stevens-Johnson, síndrome de. Se produce por lo general de forma secundaria a un fármaco (por ejemplo, sulfamida, penicilina, algunos sedantes), por infección vírica o de otra naturaleza (por ejemplo, virus *orf, Herpes simple),* por neoplasia o bien por enfermedad sistémica, con fiebre, artralgia, mialgia ± neumonitis y conjuntivitis. En la piel se desarrollan las típicas lesiones diana con eritema multiforme, a menudo, en las palmas. Pueden formar una ampolla en el centro. Otros signos incluyen, poliartritis y diarrea. **Tratamiento:** se utilizaban la loción de calamina para la piel y los esteroides (sistémicos y en gotas oculares), pero debe consultarse a un dermatólogo y a un oftalmólogo. El pronóstico es favorable, pero la enfermedad puede llegar a ser grave durante los 10 primeros días, antes de su resolución, alrededor de los 30 días. Las lesiones oculares pueden persistir, y de empeorar, el resultado puede ser la ceguera. [*Albert Stevens y Frank Johnson, 1922*].

Sturge-Weber, síndrome de. Asociación de hemangiomas faciales en vino oporto con convulsiones focales contralaterales. Asimismo, glaucoma, exoftalmia (pág. 493), estrabismo, atrofia óptica y espasticidad con bajo CI. Las convulsiones se producen por la presencia de hemangiomas cerebrales. La radiografía de cráneo muestra una calcificación cortical, pero la angiografía suele aparecer normal.

Takayasu, arteritis de (síndrome del cayado aórtico). Arteritis idiopática que produce estrechamiento de los primeros centímetros de las arterias innominada, carótida y subclavia, asi como de la porción adyacente de la aorta y arterias renales. *El paciente:* es típicamente una mujer de 20-40 años. Ojos: ambliopía, ceguera, cataratas, atrofia del iris, nervio óptico y retina. SNC: hemiplejia, cefalea, vértigo, síncope, convulsiones. SCV: ausencia de pulso; soplos sistólicos por encima y debajo de la clavícula; insuficiencia aórtica; aneurisma aórtico. Renal: ↑ PA. *Diagnóstico:* VSG >40 mm/h (si la enfermedad está activa); aortografía. *Tratamiento:* prednisolona (ejemplo de dosis inicial: 40 mg cada 24 h oral); angioplastia; cirugía reparadora y endarterectomía. *Pronóstico*: supervivencia a los 10 años: aprox. 90%.

Tietze, síndrome de. Costocondritis idiopática. Dolor en cartílago costal, generalmente localizado, que aumenta con el movimiento, tos o estornudo. La segunda costilla es la que se suele afectar. El dolor a la palpación es característico (se encoge o da un codazo). *Tratamiento:* analgesia simple, por ejemplo, aspirina. La importancia de este trastorno es que representa una causa benigna de lo que parece en primera instancia un dolor torácico alarmante (por ejemplo, cardíaco). Si la enfermedad se prolonga, pueden utilizarse inyecciones con esteroides locales.

Todd, parálisis de. Signos focales del SNC (por ejemplo, hemiplejia) tras una convulsión. El paciente sufre aparentemente un ictus, del que se recupera en <24 h. [*Robert Todd, 1856*].

Vincent, angina de. Infección faríngea con gingivitis ulcerosa producida por *Borrellia vincentii* (espiroqueta) + bacilos fusiformes Gram -vos, bacterias no esporuladoras clasificadas como *Bacteroides, Fusobacterium o Fusiformes*. Este trastorno responde a la penicilina V, 250 mg q6 h oral, combinada con metronidazol, 400 mg/8 h oral. [*Jean-Hyacinthe Vincent, 1898*].

Von Hippel-Lindau, síndrome de. Es una predisposición a desarrollar quistes/carcinomas renales, feocromocitoma y hemangioblastoma (en los lóbulos laterales del cerebelo) ± aneurismas y tortuosidad de los vasos de la retina, causantes de hemorragias subretinianus. La enfermedad se presenta en adultos jóvenes con cefalea, mareo, ataxia unilateral o ceguera. El gen responsable actúa ligando el A elongado. *Lancet* 1997 **350** 1756.

Von Willebrand, enfermedad de. Es una deficiencia autosómica dominante del factor VIII, que se comporta como una anomalía plaquetaria (↓ adherencia de las plaquetas al tejido conectivo. Por este motivo, se produce sangrado postoperatorio, traumático y de mucosas (sangra la nariz, se produce menorragia). Son menos frecuentes la hemartrosis y los hematomas musculares. *Tests:* el tiempo de hemorragia se prolonga, pero el recuento plaquetario y el tiempo de coagulación de la sangre total son normales. Los niveles de actividad coagulante del factor de von Willebrand (vWf) están disminuidos (participa en la adherencia plaquetaria y prolonga la vida 1/2 del factor VIII: sinónimo: factor VIII relacionado con el antígeno VIIIR:Ag). La actividad coagulante del factor VIII (VIII:C) puede estar también disminuida. *Tratamiento:* (pág. 525) crioprecipitado de factor VIII; vasopresina.

Waterhouse-Friedrichsen, síndrome y meningococcemia. (Hemorragias en la corteza suprarrenal con meningococemia necrotizante fulminante, que produce erupción purpúrica, fiebre, meningitis, coma y CID). Se produce un *shock*, ya que el tono vascular normal necesita cortisol para mantener la actividad de los receptores alfa y beta adrenérgicos, y la aldosterona es necesaria para mantener el volumen de los líquidos extracelulares. La septicemia es sólo una de las causas de la hemorragia adrenal; otras incluyen, estados de coagulopatía, trastornos relacionados con la gestación, *shock* y otros tipos de estrés. Se sospecha que existe una endotoxina meningocócica que actúa como potente iniciador de las cascadas inflamatoria y de la coagulación. *Tratamiento:* ►► Bencilpenicilina 1,2 g/4 h IV; hidrocortisona 200 mg/4 h IV, y tratamienlo especifico de soporte (de las complicaciones, por ejemplo la insuficiencia renal y CID). Resulta complicado y controvertido; puede resultar útil la administración de antitrombina III (AT-III); la heparina no resulta eficaz cuando ↓ la AT-III.

Existen otras pautas más recientes (descritas aquí como ejemplos de cómo abordar la meningococcemia, más que como opciones recomendadas y validadas oficialmente):

- *Oxigenación extracorpórea a través de membrana:* puede resultar útil en la insuficiencia cardiorrespiratoria.
- *Fragmento terminal de la proteína humana bactericida/incrementadora de la permeabilidad (rBPI21):* esta endotoxina se une a parte de los gránulos azurófilos de los neutrófilos y ↓ las citoquinas.
- *Heparina con concentrados de proteína-C:* la proteína-C es un anticoagulante natural, y su deficiencia (como en la meningococcemia) conduce a una trombosis intravascular. Su administración puede resolver la coagulopatía y ayudar a la prevención de la gangrena en las extremidades.
- *Plasmaféresis* (± plasma fresco o congelado/crioprecipitado) para eliminar las citoquinas y ayudar a corregir la acidosis.
- *Trombolisis* (rTPA) facilita la recuperación de la perfusión del miembro (*Lancet* 1997 **350** 1566).

Weber, síndrome de. Parálisis ipsilateral del III para craneal, con hemiplejia contralateral por infarto mesencefálico tras la oclusión de las ramas paramedianas de la arteria basilar (que irriga los pedúnculos cerebrales).

Wegener, granulomatosis de. Vasculitis granulomatosa potencialmente fatal. *Criterios diagnósticos:*

- Granulomas necróticos en el tracto respiratorio.
- Arteritis necrótica generalizada.
- Glomerulonefritis.

Cualquier órgano *puede estar afectado*,por ejemplo, úlceras nasales con epistaxis, rinitis, afectación de los senos, otitis media, lesiones múltiples de los nervios craneales, úlceras orales, hipertrofia de las encías ± hemorragias y microabscesos, síntomas pulmonares y sombras variables en la RXT (por ejemplo, múltiples nódulos), hipertensión y glomerulitis. El paciente también presenta trastornos sistémicos. *Signos oculares:* (en el 50 %): proptosis ± ptosis (granuloma orbitario), conjuntivitis, úlceras corneales, epiescleritis, escleritis, uveitis, retinitis. *Tests:* ANCA (pág. 599) puede ayudar en el diagnóstico y en el control de la enfermedad. *Tratamiento:* las dosis elevadas de esteroides pueden ser sustituidas por la ciclofosfamida, que ha revolucionado el pronóstico en estos pacientes. Ejemplo de dosificación: 3-4 pulsos de 500 mg de ciclofosfamida Iv separadas por 7-10 días, con mesna para reducir la cistitis química inducida por la ciclofosfamida.

Wernicke, encefalopatía de. Estado de deficiencia de tiamina (frecuente en alcohólicos) con tríada de nistagmo, oftalmoplejia (habituatmente de recto externo) y ataxia. Otros signos oculares incluyen la ptosis, respuesta pupilar patológica; también se aprecia disminución del nivel de conciencia. El diagnóstico se sospecha en cualquier persona con algunos de los signos anteriores. A veces, las manifestaciones comprenden únicamente cefalea leve, anorexia, vómitos y confusión. *Tests:* ↓ de la transcetolasa eritrocitaria o ↑ del piruvato plasmático. *Tratamiento:* tratar urgentemente con tiamina para evitar un síndrome irreversible de Korsakoff (pág. 621). Ejemplo de dosificación: tiamina 200-300 mg/24 h oral; mantenimiento: 25 mg/24 h oral. Si la vía oral resulta imposible, puede administrarse Pabrinex®, 2-3 pares de ampollas de alta potencia/8 h IV durante 10 min y ≤2 días, y después, diariamente durante 5-7 días. Existe un preparado IM (glúteo) (ejemplo de dosificación: 1 par/12 h IM durante 7 días como máximo). Debe tenerse preparado el equipo de resucitación, por la posibilidad de producirse una reacción anafiláctica. [*Karl Wernicke, 1875*].

Whipple, enfermedad de. Causa de malabsorción GI que suele aparecer en varones >50 años. Otras manifestaciones: artralgia, pigmentación, ↓ peso, linfadenopatías ± signos cerebelosos o cardíacos. La biopsia de yeyuno muestra las vellosidades intactas, pero las células de la lámina propia se sustituyen por macrófagos que contienen gránulos de glucoproteínas PAS +vos. Células similares se observan en los ganglios linfáticos, bazo e hígado. *Etiología:* *Tropheryma* whippelii. *Tests:* PCR puede facilitar el diagnóstico. *Tratamiento:* co-trimoxazol o tratamiento prolongado con tetraciclina consigue la remisión. [*George Whipple, 1907*].

Wilson, enfermedad de (degeneración hepatolenticular). Trastorno del metabolismo del cobre, debido a un gen autosómico recesivo localizado en el cromosoma 13, y que conduce al depósito de cobre en hígado y cerebro, con cirrosis y destrucción de los ganglios basales. *Prevalencia:* 29/millón. *Presentación:* el paciente suele ser un niño o un adulto joven, que presenta temblor, corea, disartria, disfagia, babeo, debilidad, atrofia muscular, convulsiones y deterioro mental, o simplemente cirrosis. La exploración puede revelar una caquexia. El diagnóstico se realiza por los signos clínicos y la demostración de los depósitos de cobre en los tejidos (como en el hígado, córnea —anillo periférico que se observa con una lámpara especial—). Pigmentación marrón de la periferia de la córnea, sin afectar al iris (anillo de Kayser-Fleischer) por depósito de cobre. El nivel de cobre total en sangre y el de ceruloplasmina suelen estar disminuidos. Orina: cobre >100 μg/24 h. Debe contactarse con el laboratorio de zona. *Tratamiento:* penicilamina (para fomentar la eliminación de iones cobre) es eficaz, si se instaura precozmente. Ejemplo de dosificación: 500 mg/6-8 h oral antes de las comidas durante el primer año y después 250 mg/6-8 h. Debe controlarse El recuento celular y plaquetas, así como realizarse pruebas de orina frecuentemente para detectar sangre y proteínas. [*Samuel Wilson*, 1912].

Zollinger-Ellison, síndrome de. Asociación de úlcera péptica con adenoma pancreático secretor de gastrina (o hiperplasia simple de las células de los islotes). La gastrina estimula la excesiva producción de ácido, lo que provoca numerosas úlceras en duodeno y estómago. En raras ocasiones, los adenomas se localizan en estómago o duodeno. El 50-60% son malignos, 10% son múltiples y 30% se asocian a adenomas endocrinos múltiples (tipo 1). Incidencia: 0,1% de los pacientes con enfermedad ulcerosa duodenal.
El diagnóstico se sospecha en cualquier enfermo con úlceras pépticas múltiples resistentes al tratamiento, sobre todo si existen diarrea o esteatorrea asociadas o antecedentes familiares de úlceras pépticas (o de adenomas de células de los islotes, hipofisarios o paratiroideos). *Tests:* elevación en ayunas de los niveles séricos de gastrina (>1000 pg/ml), con una secreción basal elevada de ácido clorhídrico >15 mmol/h (esta última prueba es de menor importancia). *Tratamiento:* inhibidores de la bomba de protones (PPIs) como el lanzoprazol y omeprazol, resultan más eficaces que los bloqueantes H2. Estos inhibidores se unen de forma irreversible con la ATPasa del hidróxido de potasio. ES: cefaleas, erupción, diarrea. Dosis: de omeprazol: 20 mg/24 h-60 mg/12 h oral (comenzar con 60 mg/día y ajustar la dosis según la respuesta). La determinación del pH intragástrico ayuda a determinar la dosis adecuada (el objetivo es mantenerlo entre 2-7; una dosis diaria de 60 mg, típicamente lo consigue). Los riesgos de la administración prolongada se desconocen. Debe consultarse con un especialista sobre la posibilidad de extirpar el tumor tras ser localizado me-

diante ecografía, TC o angiografía, siempre que no existan tumores malignos diseminados (normalmente, en el hígado). Algunos autores afirman que la cirugía debe reservarse para cuando fracasan los tratamientos médicos. La estreptozotocina también puede utilizarse. **Pronóstico:** supervivencia en 5 años con metástasis: ~20% (M Langman 1991 *BMJ* **ii** 482 & *OTM* 3e 1996).

Radiología 18

Radiología y obtención de imágenes 631
Radiografía de tórax 633
Radiografía simple de abdomen 634
Imágenes simples del cráneo 635
Columna 637
Estudios de contraste 638
Estudios GI de contraste 639
Ecografía 640
Gammagrafía con radioisótopos: 1
(huesos, cerebro, corazón, pulmón, testículo y galio) 642
Gammagrafía con radioisótopos: 2
(hígado, hepatobiliar, tiroides, adrenales, riñón y paratiroides) 643
Tomografía computarizada (TC) 645
Resonancia magnética (RM) 646
Tomografía de emisión de positrones (TEP) 647

Páginas de interés en otros capítulos:
Radiografía de tórax (pág. 293); UIV (pág. 336); ecografía en obstetricia (*OHCS* pág. 118); sedación (*OHCS* pág. 773).

Radiología y obtención de imágenes

La TC (tomografía computarizada) y la RM (resonancia magnética) han revolucionado la práctica de la neurología y neurocirugía. Para otras zonas del cuerpo, la decisión de utilizar o no radiología convencional, medicina nuclear, ecografía o TC no siempre es precisa y puede depender de la disponibilidad local. En general, se realizan radiografías simples antes que las de contraste, se realizan ecografías mientras sea posible (son poco costosas y no-invasivas). Las técnicas más caras, de TC y RM, se reservan para cuando las investigaciones preliminares resultan indecisas o inadecuadas. No obstante, ya que las camas de hospital representan un recurso muy caro, aunque se emplee una prueba cara pueda realizar un diagnóstico rápido, siempre se ahorrará dinero. Por ejemplo, cuando se utiliza la TC en primer lugar para diagnosticar masas abdominales, ya que resulta menos costoso que dejarla para el último lugar detrás de una serie de pruebas que no llegan a ninguna conclusión. Lo mismo ocurre en algunas urgencias, como traumatismos craneales severos con una escala de Glasgow <8 (pág. 670), que requiere TC como primera prueba.

Todos los médicos deben saber interpretar una radiografía simple de tórax o de abdomen y reconocer las enfermedades más frecuentes que se aprecian mediante radiografía de cráneo o de la mano. Para examinar las radiografías no existe otro

---

Agradecemos al Dr S Vinjamuri su colaboración en este capítulo.

Delegación, revisión y cambio en el desempeño de papeles en el departamento de radiología

Érase una vez, en los tiempos en que la gente podía afirmar realmente que el radiografista o técnico de radiología era aquella persona que realizaba imágenes para diagnóstico utilizando rayos-x, ecografía, medicina nuclear y resonancia magnética, mientras que el radiólogo era el médico que *interpretaba* estas imágenes. La presión del trabajo está modificando radicalmente estos papeles, como se muestra el diagrama de flujo (discutido) siguiente[1]:

Los radiólogos se unen con los internistas y otros para crear nuevos sistemas de imagen
↓
Las técnicas van siendo depuradas y los radiólogos son formados para este nuevo trabajo
↓
Las demandas clínico-legales y clínicas aumentan los requisitos para esta nueva técnica
↓
Los radiólogos deben delegar para mantener el nivel de sobrecarga de su trabajo
↓
Los técnicos en radiología asumen la supervisión del exceso de trabajo
↓
Los radiólogos están tan ocupados que ya no pueden supervisar el trabajo
↓
Los técnicos de radiología comienzan a dictar sus primeros informes «provisionales»
↓
Los informes provisionales comienzan a ser comparables con los informes definitivos
↓
Los técnicos en radioterapia comienzan a dictar informes definitivos
↓
Los técnicos en radioterapia comienzan a estar cada vez más ocupados, y resulta costosa su formación y retención
↓
Otras profesiones pueden asumir los trabajos realizados anteriormente por los técnicos en radioterapia (hacer radiografías)

La *revisión* o *auditoría* se ocupa de determinar la factibilidad de la modificación de los papeles, así como del establecimiento de los *protocolos* acordados entre los profesionales involucrados. La formación y revisión ayuda a garantizar que un profesional ejerce hasta lo que le permiten sus capacidades, y los pacientes deben informarse siempre que un profesional que los trate se salga fuera de su papel tradicional. La auditoría impone demostrar que no se ha producido un aumento en la dosis de radiación que reciben los pacientes (por ejemplo en radiografías con enemas de bario) realizadas por un técnico de radiología, no se produce un excesivo gasto de placas, no aumentan los pacientes remitidos a otros servicios y no se modifican los índices de detección de enfermedades, todo ello con el menor gasto económico posible.

De forma que si las enfermeras son las que solicitan las rafiografías (como ocurre en algunos servicios de traumatología) y los técnicos de radiología son los que emiten los informes, ¿quién necesita médicos?. La respuesta a esta cuestión tiene tres aspectos. Los médicos son necesarios para arreglar los huesos si se han roto; los médicos son necesarios para formar y desarrollar su servicio —y los médicos son *rápidos*—[1,2]. Los radiólogos pueden realizar informes precisos sobre las imágenes que observan de 2-3 veces más rápido que nadie. En ese aspecto concreto, resultan un chollo.

[1] AH Chapman 1997 *Lancet* **350** 581.
[2] DC Haiart 1991 *BJCP* **45** 43-5.

sistema mejor que el de ir adquiriendo experiencia, observando radiografías normales y anormales.

Existen 4 pasos importantes a la hora de interpretar una radiografía:

1. **Comprobar que la placa es correcta desde el punto de vista técnico.** Debe figurar el nombre, la fecha, la orientación derecha/izquierda y si es AP (anteroposterior), PA (posteroanterior), en bipedestación, en decúbito supino. Es muy importante la penetración (cuerpos vertebrales sólo visibles a través del corazón en una radiografía de tórax) cuando se trata de interpretar sobre un sombreado difuso. Debe verificarse la rotación (por ejemplo, la asimetría de las clavículas en una RXT), ya que puede afectar a la apariencia de las estructuras normales (como los hilios).
2. **Describir las anomalías que se aprecian.** Puede ser un cambio de apariencia de las estructuras normalmente visualizadas, o una zona de mayor opacidad o transparencia. Existen 4 densidades radiográficas principales: hueso, aire, grasa y agua (es decir, partes blandas, que se componen en su mayor parte de agua). Los límites sólo se visualizan en la zona de separación entre dos densidades, como por ejemplo, el corazón (agua) y el pulmón (aire); estas siluetas se desdibujan cuando el aire del pulmón es sustituido por una consolidación (agua). Estos signos de las siluetas se utilizan para determinar procesos patológicos (como el colapso por neumonía del lóbulo medio del pulmón derecho o un colapso que produce falta de nitidez en el borde derecho del corazón).
3. **Trasladar estas observaciones a procesos patológicos** (Por ejemplo: líquido pleural, consolidación, colapso).
4. **Sugerir un diagnóstico diferencial.**

El orden de escrutinio carece de importancia, pero se recomienda seguir una observación sistemática, de forma que no pasemos por alto ninguna anomalía importante.

▶Recuerde... *debe tratarse al paciente, y no a la imagen radiológica.*

Radiografía de tórax

Una vez comprobado que la placa es correcta desde el punto de vista técnico:

- Se comentará cualquier anomalía obvia.
- Se considerará sistemáticamente: corazón, mediastino, campos pulmonares, diafragma, partes blandas (recordar ambas mamas) y huesos.
- Repasar las «áreas de revisión»: vértices, hilios, por detrás del corazón y ángulos costofrénicos (para detectar pequeños derrames).
- Considerar la necesidad de realizar una radiografía lateral.

Diafragma. Debe verificarse su expansión (normalmente 6 ± 1 costillas anteriores ó 9 ± 1 costillas posteriores). La sobreinsuflación puede sugerir EPOC o asma. El hemidiafragma derecho se encuentra más elevado que el izquierdo hasta 3 cm en el 95 % de los casos. Los ángulos costofrénicos laterales pueden ser agudos o patológicos en la hiperinsuflación o en los derrames. En la imagen lateral, el hemidiafragma derecho es el que atraviesa la silueta cardíaca hasta la pared anterior del tórax, mientras que el izquierdo termina en el borde posterior del corazón.

Raíz del cuello y tráquea. La tráquea se sitúa en posición central, pero puede apreciarse normalmente una ligera desviación hacia la derecha de la porción inferior. Suele apreciarse una línea paratraqueal, que se pierde en la linfadenopatías paratraqueales.

Mediastino y corazón. Se buscarán los puntos de referencia. El índice cardiotorácico es la proporción entre la anchura del corazón con respecto a la anchura del tórax. Debe ser <50% (resulta imprescindible que la radiografía sea PA, ya que las radiografías AP o en decúbito supino, magnifican el tamaño del corazón). Se apreciarán los patrones de aumento de tamaño del corazón (véase Figura). El ensanchamiento mediastínico puede deberse a una disección aórtica, a la presencia de gánglios linfáticos, el timo, glándula tiroides o tumores.

Hilios. Están formados por arterias y venas pulmonares con ganglios y vías aéreas. El izquierdo suele estar más elevado que el derecho (~1 cm), pero deben poseer la misma densidad. Deben apreciarse los cambios de densidad (¿tumores, ganglios linfáticos o simplemente, una radiografía rotada?).

Campos pulmonares. Su transparencia radiográfica puede estar aumentada por:

1. Neumotórax: ausencia de referencias vasculares y borde pulmonar visible.
2. Alteración bullosa, como en el enfisema.
3. Hiperinsuflación, en la EPOC.
4. Hipertensión pulmonar, pág. 331.
5. Embolia pulmonar, campos pulmonares oligohémicos localizados.

Las opacidades anormales pueden clasificarse del siguiente modo:

1. *Consolidación:* bordes difusos, o bien, broncografía de opacidad+aire dentro de él (signo de la silueta), pero escasas modificaciones en cuanto al volumen (a no ser que exista colapso).
2. *Colapso:* patrones característicos (pág. 295) y pérdida de volumen, que originan un desplazamiento de los puntos de referencia normales (hilios, fisuras, etc...).
3. *Lesiones en «moneda»:* (es decir, nódulo pulmonar solitario), presenta un ingente diagnóstico diferencial. Se tratará como tumor hasta que se demuestre lo contrario. Véase pág. 310.
4. *Sombreados en «anillo»:* pueden corresponder tanto a vías aéreas (edema pulmonar, bronquiectasia) como a lesiones de cavitación, como el infarto pulmonar (triangular con la base pleural), absceso (bacteriano, fúngico, amebiano, hidatídico) o tumor.
5. *Opacidades lineales:* líneas septales (líneas B de Kerley: linfáticos interlobulares que se observan cuando contienen líquido, tumores, polvo, etc.). Atelectasia.
6. *Sombreado pulmonar difuso:* véase pág. 294.

Radiografía simple de abdomen

- **Verificar** el nombre del paciente, fecha y orientación (derecha/izquierda).

- **Posición (bipedestación o decúbito supino).** El patrón gas se aprecia mejor en las radiografías en decúbito supino, pero muchos cirujanos prefieren la postura bípeda para demostrar los niveles de fluidos. El aire libre intraperitoneal se aprecia mejor en las RXT en bipedestación, cuando se localiza por debajo del diafragma. Entre las causas se incluyen las perforaciones (úlcera péptica, perforación de colon), o tras una intervención quirúrgica (por ejemplo, una laparoscopia), o bien, relaciones sexuales vaginales prolongadas. Debe tenerse especial cuidado en el diagnóstico de gas adyacente al diafragma.

- **¿Existe algún contraste evidente?** Siempre debe preguntarse por la radiografía de control. Por el contrario, resulta muy fácil no percibir las calcificaciones.

- **Patrón de gas y su posición.** El intestino delgado se reconoce por su posición central y por las válvulas conniventes, que llegan desde una pared a otra. El intestino grueso es más periférico y las haustras sólo atraviesan en parte su luz. La posición anormal puede deberse a un proceso patológico, como el gas, que ocupa una posición central en la ascitis; se desplaza hacia el cuadrante inferior izquierdo cuando existe esplenomegalia. Si el colon transverso presenta una anchura >5,5 cm, debe sospecharse una dilatación tóxica (por ejemplo, por colitis ulcerosa). Debe confirmarse por el hallazgo de numerosos pseudopólipos de base ancha que se proyectan hacia la luz, y por la pérdida del patrón haustral normal.

- **Detectar el gas extraluminal**
    1. *Aire en el hígado o sistema biliar:* tras haber expulsado un cálculo, tras una ERCP (pág. 451), o por una infección por gérmenes formadores de gas.
    2. *Aire en el aparato GU:* fístula entero-vesical.
    3. *Aire en el peritoneo:* úlcera perforada/divertículo, coito vaginal prolongado.
    4. *Aire en la pared del colon (Pneumatosis coli):* colitis infecciosa.
    5. *Aire en cualquier otra zona:* también puede existir aire en los abscesos subfrénicos.

- **Detectar las calcificaciones en el abdomen o pelvis.** Calcificaciones arteriales (ateroesclerosis, calcificación en cáscara de huevo del aneurisma), ganglios linfáticos, flebolitos (lisos y redondeados), renales o cálculos uretéricos (normalmente, irregulares; buscar a lo largo del trayecto de los uréteres), adrenales (TB), pancreáticas (pancreatitis crónica), hepáticas o esplénicas, cálculos biliares (sólo el 10 % son opacos), vesicales (cálculos, tumores, TB, esquistosomiasis), uterinas, quistes dermoides, que pueden contener dientes en su interior.

- **Huesos de la columna y pelvis.** Deben detectarse las posibles metástasis (osteolíticas u osteobásticas), enfermedad de Paget, zonas de Looser (osteomalacia), colapso, osteoartritis (pág. 589); la columna de «camiseta de rugby» de la osteomalacia.

- **Partes blandas.** Las líneas correspondientes a los psoas se encuentran obliteradas en la inflamación retroperitoneal, hemorragias o peritonitis. Debe determinarse el tamaño de los riñones y su forma (normalmente, su longitud equivale a la de 2-3 cuerpos vertebrales y deben ser paralelos a la línea de los psoas).

- **Meteorismo.** La inflamación peritoneal localizada puede producir un íleo localizado. En la radiografía simple se observa en forma de «asa centinela» de gas intraluminal, que indica la localización del proceso patológico.

Colecistitis	Pancreatitis
Apendicitis	Diverticulitis

(En los pacientes jóvenes, incluso las inflamaciones localizadas pueden provocar un íleo generalizado).

Radiografía simple del cráneo (RXC)

El principal motivo para solicitar una radiografía del cráneo es que haya ocurrido un traumatismo (en algunos centros y en algunas circunstancias, se realiza en primer lugar una TC o una RM).

▶ Si la puntuación del coma según la escala de Glasgow es ≤8/15 tras un traumatismo craneal agudo, el paciente deberá ser sometido a TC de urgencia: *ésta no debe retrasarse para realizar primero una radiografía de cráneo.*

Principales puntos de observación:

- Presencia de una fractura lineal de cráneo (aumenta la probabilidad de hematoma intracraneal de 1:1000 hasta 1:30 si el paciente está consciente, y de 1:100 a 1:4 si está inconsciente).
- Presencia de una fractura con hundimiento del cráneo (debe ser elevada si el hundimiento es superior a la anchura de la bóveda).
- Presencia de glándula pineal calcificada desviada >3 mm de la línea media, aunque no todas las personas poseen la glándula pineal convenientemente calcificada.
- El estado de la unión cráneo-cervical.

Las radiografías de cráneo pueden ser necesarias en otras situaciones clínicas:

- **Densidad y espesor óseo.**
  1. Se observa un *incremento difuso de la densidad de la bóveda* en la enfermedad de Paget y en la fluorosis (excesiva ingestión de flúor, como en insecticidas, provocando una coloración jaspeada en las encías, y una osteofluorosis, combinación de osteoesclerosis y osteomalacia).
  2. *Incremento difuso del espesor* en la acromegalia, talasemia y meningiomas (especialmente, en la cresta parasagital o esfenoidal) y en la enfermedad de Paget.
  3. *Incremento localizado de la densidad ósea* en la enfermedad de Paget, osteomielitis, tumores malignos (como en la leucemia e histiocitosis).
  4. *Áreas radiotransparentes:* traumatismos, neoplasias malignas (mieloma), enfermedad de Paget, hiperparatiroidismo.

- **Calcificaciones intracraneales.** Pueden ser fisiológicas (glándula pineal) o bien, reflejar la presencia de un tumor (se calcifica un 7% de los gliomas, 10% de los meningiomas, >70% de los craneofaringiomas), una malformación vascular (calcificación occipital en forma de vía de tren sinuosa en el síndrome de Sturge-Weber; calcificación en anillo de los aneurismas cerebrales) o una infección antigua (TB, toxoplasmosis).

- **La silla turca.** Normalmente, el mayor diámetro AP de la fosa hipofisaria es de 11-16 mm y posee una profundidad de 8-12 mm en los adultos. Se produce un aumento de tamaño en el adenoma hipofisario; una erosión en el apéndice clinoide posterior cuando se eleva la presión intracraneal; una erosión de la lámina dura del dorso de la silla por tumores o aneurisma.

- **Senos paranasales.** Engrosamiento de la mucosa (sinusitis crónica); aumento de tamaño en la acromegalia; densidad líquida tras un traumatismo (por ejemplo, el seno maxilar en la fractura infraorbitaria; el seno esfenoidal en la fractura de la base del cráneo, aunque no lo observaremos si no se realiza una RXC latera del lado correspondiente, es decir, la posición en que fue tomada la placa).

Radiografía de la mano

Debe observarse la radiografía completa, en busca de:

Deformaciones. Desviación/subluxación del cúbito (artritis reumatoide), sindactilia/polidactilia, acortamiento de los metacarpianos (pseudohiperparatiroidismo).

Articulaciones. Erosiones y destrucción ósea de las superficies articulares, derrames (en forma de ensanchamiento del espacio articular y partes blandas pericapsulares). Verificar la afectación y simetría de las articulaciones (IFD, IFP, muñecas).

Pérdida de la densidad ósea. Difusa: osteoporosis; localizada: quistes (osteoartritis, nódulos de Haberden en las articulaciones IFD, nódulos de Bouchard en las articulaciones IFP; quistes simples; sarcoidosis), necrosis, erosiones (véase página siguiente).

Erosiones, por ejemplo, crestas falangians terminales observadas en la sarcoidiosis, hiperparatiroidismo y esclerodermia (esta última permitiendo a la uña crecer de forma curvada: pseudo acropaquia) y erosiones subperiósticas a lo largo del borde radial de las segundas falanges (un signo precoz de hiperparatiroidismo). Se observa trabeculación callosa en la anemia hemolítica aguda, enfermedad de Paget y lipidosis (como el síndrome de Gaucher, *OHCS* pág. 748).

Partes blandas. Engrosamiento generalizado en la acromegalia (manos como palas), engrosamiento localizado, como en los tofos gotosos, y calcificaciones arteriales, pericapsulares o de partes blandas (por ejemplo, CREST, pág. 594).

Columna vertebral

Columna cervical

En los traumatismos importantes, la primera radiografía que debe ser realizada tras la resucitación del paciente es una placa lateral de la columna cervical con ayuda de una tabla atravesada en la mesa. Deben poder apreciarse las siete vértebras cervicales y la unión C7-T1: no deben aceptarse radiografías incompletas; se tratará de traccionar los brazos del paciente o colocarlo en posición de natación. En ocasiones, las subluxaciones no pueden ser observadas sin conseguir imágenes de la región en flexión y en extensión (sólo deberán realizarse con ayuda de un especialista).

▶ Si se sospecha de lesión en la columna cervical, debe inmovilizarse el cuello hasta que la lesión sea descartada.
▶ Las radiografías de columna cervical realizadas con una tabla portátil y por un especialista cualificado, pueden pasar por alto hasta el 15 % de las lesiones.

Mientras se examina la placa, se seguirán los 4 pasos siguientes:

- *Alineamiento:* anterior y posterior de los cuerpos vertebrales, posterior del conducto raquídeo y apófisis espinosas. Un escalón <25 % de un cuerpo vertebral implica dislocación de una carilla articular; si es >50 % la dislocación afecta a dos carillas articulares. El 40 % de estos casos en pacientes <7 años de edad, presenta un desplazamiento anterior de C2 sobre C3 (pseudosubluxación); puede persistir en el 20 % de los casos hasta los 16 años. El 15 % presenta este desplazamiento afectando a C3 sobre C4. En esta subluxación fisiológica, se mantiene normal la línea posterior de la columna. Un ángulo entre las vértebras >10 % se considera anormal.
- *Silueta ósea:* debe observarse detenidamente alrededor de cada vértebra individual. Buscar posibles fracturas por avulsión del cuerpo vertebral o de las apófisis espinosas. Se sospechará de una fractura en cuña cuando la altura de la porción anterior difiere >3 mm de la altura posterior. Debe observarse la apófisis odontoides (imagen con la boca abierta, aunque puede apreciarse también en la vista lateral); ¡no debe confundirse la grieta vertical entre los incisivos con una fractura de la estaca de la apófisis!: las epífisis de los niños también pueden confundirse con fracturas; la distancia entre la apófisis odontoides y el arco anterior de la vértebra C1 debe ser <3 mm (aunque puede ser mayor en los niños). Las fracturas de tipo 1 afectan a la estaca de la apófisis odontoides, las de tipo 2 afectan a su base y las de tipo 3 se extienden hasta el cuerpo de la vértebra C2.
- *Cartílagos:* debe comprobarse que los bordes del espacio intervertebral son paralelos.

- **Partes blandas:** si el espacio entre el borde anterior inferior de la vértebra C3 y la sombra correspondiente a la faringe es >5 mm, debe sospecharse la presencia de un edema retrofaríngeo (hemorragia; absceso), representando frecuentemente un signo indicador indirecto de fractura de la vértebra C2. El espacio entre la vértebra cervical inferior y la tráquea debe ser <1 cuerpo vertebral.

Columna dorsal y lumbar

Las fracturas en cuña son muy frecuentes, especialmente en la osteoporosis. Se sospechará de la presencia de metástasis secundarias a un tumor (a menudo observadas en los pedículos vasculares), sobre todo si está afectada una vértebra adyacente. La espondilosis (normalmente, a nivel L5/S1), se observa como un defecto en la porción interarticular, en las radiografías laterales, o con mayor claridad en las radiografías oblícuas (buscar el «perro Scottie»: el defecto es el «collar»); puede ser congénita o adquirida, siendo esta última una fractura por fatiga, por traumatismos agudos o una fractura patológica (tumor; TB; Paget). Si la vértebra L5 se desliza hacia delante sobre S1, se denomina espondilolistesis. El prolapso de un disco intervertebral no puede diagnosticarse mediante radiografía simple; la RM logra una mayor definición que la TC, y ambas técnicas han sustituido a las antiguas radiculografías.

Procesos específicos: espondilitis anquilosante, pág. 591 (sacroilitis; sindesmofitos; columna de bambú); osteomalacia (columna en «jersey de rugby»); enfermedad de Scheuermann (apofisitis que conduce a una cifosis regular permanente en adolescentes); espina bífida oculta (se presenta hasta en el 20 % de la población: puede manifestarse como un proceso neurológico leve en las piernas).

Estudios con contraste

Pueden realizarse tanto mediante un medio de contraste IV o administrado por vía oral, como el bario o el Gastrograffin.

Reacciones debidas al contraste. Por las reaginas administradas por vía IV, se producen en ~1/1.000 pacientes y las muertes por choque anafiláctico ocurren en 1/40.000 pacientes. Las reacciones incluyen urticaria, broncoespasmo y/o edema pulmonar. Debemos interrogar al paciente sobre posibles antecedentes de atopia (pág. 28) o de alergia al yodo o a los alimentos del mar. Debemos consultar con los radiólogos: la premedicación con corticoesteroides (por ejemplo: prednisolona 40 mg oral 12 h antes y 2 h antes) resulta efectiva para reducir la incidencia de este tipo de reacciones. En estos casos, pueden emplearse los nuevos tipos de medios de contraste no-iónicos disponibles en la actualidad. Cuando existe una alteración de la función renal, debemos asegurar una adecuada hidratación del paciente (líquidos IV), antes y después de realizar el estudio (la diuresis no supone ninguna ventaja adicional)[1].

Angiografía. Se utiliza para visualizar la aorta, las arterias de gran calibre y sus ramas (estenosis ateromatosa y trombosis, embolias, aneurismas, fístulas A-V y malformaciones angiomatosas), y para la investigación de los tumores. Puede ser combinada con intervenciones, como la dilatación con balón, embolizaciones, marcado intra-operativo para identificaciones, etc. La angiografía de sustracción digital (DSA) proporciona imágenes en negativo y requiere menor cantidad de contraste.

- **Angiografía cardíaca y coronaria:** (Véase pág. 244).
- **Angiografía en los trastornos vasculares periféricos:** (véase pág. 110).

Fuente principal: American College of Surgeons (1988), Advanced Trauma Life Support (ATLS) course manual, y PA Driscoll 1993 *BMJ* ii 855.
[2] R Solomon 1994 *NEJM* 331 1416.

- **Angiografía pulmonar:** se utiliza para visualizar los émbolos y anomalías vasculares, así como para evaluar las presiones cardíacas derechas. Representa el procedimiento más exacto de diagnóstico de la EP, pero suele reservarse para los pacientes con EP masiva y para intervenciones (como la trombolisis) (pág. 681).
- **Angiografía cerebral:** para trastornos vasculares intracraneales y extracraneales, ateroesclerosis, aneurismas y malformaciones arteriovenosas.
- **Angiografía visceral selectiva:** se utiliza para localizar hemorragias GI (agudas o crónicas) cuando la endoscopia no ha logrado su localización. Puede utilizarse para infundir fármacos o material embólico de forma selectiva en un territorio hemorrágico. La angiografía axial celíaca se utiliza en los procesos patológicos intrahepáticos (hemangiomas, localización y vascularización de tumores hepáticos antes de la intervención) y para embolización selectiva (sobre todo, para metástasis de tumores carcinoides en el hígado). Las últimas placas ofrecen óptimas imágenes de la vena porta. La flebografía esplénica, realizada mediante punción percutánea del bazo e inyección de contraste, resulta una prueba adecuada para la hipertensión portal, logrando obtener imágenes y cuantificar las presiones.
- **Angiografía renal:** se utilizó en un principio para diferenciar tumores de quistes (actualmente, se realiza mediante ecografía o TC). Se utiliza profusamente para embolizar tumores vasculares y para investigar la hipertensión renal (secundaria a ateroma o hiperplasia fibromuscular).

Estudios GI con contraste

Deglución de papilla de bario. Se trata de un método adecuado para investigar la disfagia cuando no se dispone de endoscopio, o bien, cuando es necesario observar la motilidad.

Papilla de bario. Es un sistema para destacar los procesos patológicos del esófago, estómago y duodeno. La endoscopia suele ser el método de elección para investigar el tracto GI superior, ya que permite tomar muestras para biopsia y en determinadas ocasiones, intervenciones terapéuticas (pág. 451).

Tránsito intestinal (= papilla en intestino delgado o series). El reducido volumen de bario denso empleado para la papilla no resulta válido para esta prueba, en la que se sigue el recorrido del bario desde la porción transpilórica hasta la válvula íleocecal, por lo que no deberá solicitarse esta prueba junto con la de papilla de bario[1]. Cuando sean necesarias *ambas* pruebas, deberán realizarse de forma separada. ***Indicaciones:***

- Para diagnosticar la enfermedad de Crohn o en hemorragias GI, siempre que la endoscopia y prueba de la papilla de bario hayan resultado normales.
- Cuando existen dificultades en el diagnóstico de una malabsorción, por ejemplo, si se sospechan complicaciones del tipo linfoma.
- Obstrucciones GI intermitentes.

Enema de bario del intestino delgado. Posee las mismas indicaciones que el tránsito intestinal, pero la ruta es en sentido inverso. Puede resultar más sensible para diagnosticar la enfermedad de Crohn, y para destacar los tumores de intestino delgado, pero resulta más incómoda para el paciente y la dosis de radiación que recibe es más elevada.

---

[1] D Martin 1994 *Medicine in Practice* **1** 7.

Enema de bario. Se utiliza la técnica de «doble contraste» con aire y bario, que mejora la visualización de la superficie mucosa. Los procesos patológicos se aprecian más fácilmente cuando el intestino se encuentra distendido. Se utiliza para demostrar lesiones estructurales (como tumores, divertículos, pólipos, úlceras, fístulas), así como anomalías en el peristaltismo, reflujo, etc. Si se sospecha de una perforación o fístula GI, suele utilizarse el contraste Gastrograffin, para impedir la contaminación del campo operativo con bario.

La limpieza del colon es el determinante más importante de la calidad de un enema de bario: las pautas pueden variar; debe consultarse con el radiólogo. Las colonoscopias (pág. 453) permiten realizar biopsias, y representan el sistema más adecuado para estudiar el colon, pero pueden producir perforaciones, y además, resulta muy difícil acceder al ciego. Así mismo, no se dispone de esta técnica tan fácilmente como el enema de bario. En los varones de raza blanca, la sigmoidoscopia representa el mejor sistema para detectar carcinomas colorrectales, mientras que en las mujeres de raza negra, que presentan mayor incidencia de cánceres proximales, la técnica de elección es el enema de bario[2].

Colangiografía. Puede realizarse de diversas formas
- **Colangiopancreatografía retrógrada endoscópica (ERCP):** (véase pág. 452).
- **Colecistografía oral:** fue la primera prueba utilizada para visualizar la vesícula biliar. Se administra al paciente un contraste oral de 12-24 h antes del estudio. La ausencia de opacificación de la vesícula se considera anormal e indica la presencia de un trastorno colelitiásico, aunque puede deberse también a una pancreatitis aguda, peritonitis o colecistitis. Resulta de escasa utilidad cuando la bilirrubina sérica >34 μmol/l.
- **Colecistografía intravenosa:** se utiliza en raras ocasiones, pero puede resultar útil cuando se sospecha una coledocolitiasis. Para poder llevar a cabo las investigaciones, la bilirrubina sérica debe ser <50 μmol/l. Está contraindicada en pacientes con trastornos hepatorrenales graves, alergia al contraste y paraproteinemia de IgM (precipitan con el contraste).
- **Colangiografía transhepática percutánea:** puede utilizarse para demostrar la dilatación de los conductos en la ictericia obstructiva, y puede combinarse con un drenaje externo o interno (utilizando una endoprótesis que atraviese la estenosis). Contraindicaciones: diátesis hemorrágica, colangitis, ascitis, alergia.

Ecografía

▶ *La ecografía es fácil de realizar, y es fácil de interpretar erróneamente.* Sus indicaciones se superponen a las de la TC, pero resulta menos costosa económicamente y no utiliza radiación. En una sesión de 3 horas, un ecógrafo es capaz de realizar aproximadamente 18 ecografías, y por el precio de una sola TC, aunque la definición es menos precisa[2]. Los aparatos de ecografía pueden trasladarse y requieren escaso mantenimiento.

Debido a que las ecografías no emiten radiación, se utilizan como sistema casi exclusivo en obstetricia (excepto para realizar pelvimetrías, véase *OHCS* pág. 118). Así mismo, ocupan la primera línea de investigación para los órganos abdominales y lesiones cardíacas. También se utiliza para guiar aspirados con aguja y biopsias de masas o colecciones de líquido. No obstante, es muy dependiente de la persona que lo realice y la fiabilidad de sus resultados es muy variable. El uso del Doppler permite

---

[1] Cancer 1997 **80** 193 *http://www.giradiology.com.*
[2] S Mindel 1997 *Lancet* **350** 426.

estudiar de forma cualitativa la intensidad y sentido del flujo sanguíneo a través de los vasos, pero no ofrece resultados cuantitativos.

Ecografía abdominal. Suele representar la primera prueba de investigación de masas abdominales. Se utiliza para estudiar:

1. El tamaño y textura del hígado (por ejemplo, hígado graso, cirrosis), la presencia de masas en su interior (quistes frente a tumores).
2. El sistema biliar (dilatación en la ictericia obstructiva, pág. 437; se determina con menor fiabilidad la etiología, es decir, cálculos frente a tumores).
3. Doppler del sistema portal y venas esplácnicas para observar trombosis y estudiar la dirección de flujo de las venas portales en la cirrosis.
4. Vesícula biliar (engrosamiento y cálculos en su interior).
5. Páncreas (pseudoquistes, abscesos y en ocasiones, tumores).
6. Aorta y vasos de gran calibre (aneurisma).
7. Riñones (tamaño, textura, hidronefrosis en la obstrucción, poliquistosis, tumores). Con frecuencia, la ecografía se utiliza como primera prueba en la investigación de la hematuria y resulta más adecuada que la UIV para los procesos patológicos de la vejiga (pero véase pág. 339). También se emplea para demostrar la presencia de líquido y linfoceles alrededor de los riñones trasplantados. Las adrenales se visualizan de forma menos fiable, identificándose tan sólo las masas de gran tamaño.

Ecografía pelviana

- La ecografía es la técnica de elección para controlar la gestación, el crecimiento y desarrollo fetal, localizar la placenta y las gestaciones ectópicas.
- Masas testiculares: hidrocele *frente a* tumor.
- Masas ováricas y uterinas (tumores, quistes y masas fibroides)

Para obtener más datos, véase ecografía obstétrica, *OHCS* pág. 118-9.

Ecografía cardiovascular (pág. 245). La ecocardiografía con modalidad-M permite la medición del tamaño de las cavidades cardíacas y el estudio preciso de las válvulas y movimiento de las paredes. La ecocardiografía 2D ofrece imágenes en tiempo real de la anatomía y relaciones espaciales. Las ecografías Doppler Duplex incluyen un código de colores para las direcciones de flujo y permiten la visualización directa de las derivaciones y regurgitación sanguínea. El Doppler también se utiliza para evaluar las estenosis carotídeas (pág. 392).

Otros. *Ecografía de tiroides:* se utiliza para diferenciar quistes de tumores. No sirve para distinguir nódulos benignos de los malignos.

Órbita y ojo: estudio de las inserciones retinianas y coroideas, localización de cuerpos extraños y estudio de masas retro-orbitarias.

Venas de gran calibre (como la femoral y poplítea): se valoran mediante ecografía Doppler, como técnica inicial sencilla y no-invasiva cuando se sospecha de trombosis (pág. 82-83).

Otras localizaciones donde han logrado llegar las sondas aventureras: esófago (ecografía transesofágica, TOE, análisis de la válvula mitral, aneurisma aórtico torácico), vagina (muestreo de cáncer de ovario; investigaciones sobre fertilidad, detección de folículos maduros); *recto* (TRUSS = ecografía transrectal, para detección de trastornos prostáticos); *arterias coronarias* (con un diminuto dispositivo para delimitar las alteraciones anatómicas).

Gammagrafía con radioisótopos: 1

Gammagrafía ósea. El ^{99}Tcm-MDP (difosfonato de metileno) es el radiotrazador que se utiliza con mayor frecuencia; queda retenido en las zonas de mayor actividad osteoblástica. La visualización de imágenes se realiza 3 h después de la inyección. Entre sus indicaciones están:

- Estudio de metástasis a partir de un tumor primario diagnosticado.
- Estudio de la extensión de la enfermedad de Paget.
- Diagnóstico de fracturas del escafoides.
- Diagnóstico de fracturas por tensión.
- Identificación del osteoma osteoide.
- Valoración de la extensión de la artritis.
- Caracterización de los trastornos óseos metabólicos.

Gammagrafía cerebral. El radiotrazador más utilizado es el ^{99}Tcm-HMPAO (hexametil propileno amino oxima). Las imágenes se obtienen mediante tomografía computarizada de emisión de fotón único (SPECT) a los 30 min de inyectar el trazador. Su distribución refleja la distribución del flujo sanguíneo regional del cerebro (rCBF); se utiliza para apoyar un diagnóstico clínico de demencia; localización de focos de *ictus* en la epilepsia antes de la intervención quirúrgica; estudio de los déficit/reservas vasculares en el *ictus* agudo; y otros procesos patológicos donde resulte necesario evaluar la perfusión cortical.

Gammagrafía cardíaca. *Perfusión miocárdica (MPI):* se utiliza principalmente para evaluar los dolores torácicos atípicos; para estudiar la extensión de una cardiopatía isquémica; y para valorar un miocardio viable antes de realizar una revascularización. El espasmo arterial coronario de esfuerzo es detectado comparando las imágenes obtenidas en reposo con las de esfuerzo. Las áreas poco perfundidas durante el ejercicio pero bien irrigadas durante el reposo se identifican como isquémicas. Se utiliza el dipiridamol, la adenosina o la dobutamina como estresantes, siempre que la artritis o las anomalías del ECG (bloqueo de rama izquierda o tratamiento con digoxina con alteración del ECG) impidan al paciente realizar la prueba de esfuerzo, o para aquellos en que esta prueba no ha permitido llegar a ninguna conclusión. La gammagrafía SPECT se realiza tras la inyección de ^{201}Tl (talio-201), ^{99}Tc^m-MIBI (metoxi isobutil isonitrilo) o ^{99}Tcm-Tetrofosmin.

Ventriculografía con radionúclidos (RNV): imágenes planas realizadas tras el marcaje con isótopos de los glóbulos rojos, y obtención de datos mediante el dispositivo MUGA, donde los datos recogidos son sincronizados con el ECG, proporcionando información objetiva y reproducible sobre las fracciones de eyección ventricular, anomalías de los movimientos de las paredes y datos sobre los aneurismas ventriculares.

Detección de infartos: se obtienen imágenes del ^{99}Tcm-PYP (pirofosfato) o del ^{111}In-Fab' (fragmento de anticuerpo microsomal) para identificar las áreas infartadas 24-72 h después de producirse, en aquellos pacientes con ECG confuso o con niveles confusos de enzimas cardíacas (creatín quinasa, CPK, CK-MB).

Gammagrafía de pulmón. El radiotrazador más empleado en este caso es el ^{99}Tcm-MAA (macroagregados de albúmina), utilizándose para evaluar la perfusión (Q) y ^{99}Tcm Technegas, ^{81}Krm, ó ^{133}Xe, para estudiar la ventilación (V). La gammagrafía V/Q se basa en el principio fisiológico de reducción de la perfusión segmentaria y ventilación normal en la embolia pulmonar. Una reducción similar en la perfusión y ventilación se observa en los trastornos del parénquima pulmonar. Las imágenes siempre son interpretadas junto con radiografías de tórax y los informes se expresan en porcentajes de probabilidad (véase página siguiente).

Agradecemos al Dr Sobhan Vinjamuri su colaboración en esta página.

Gammagrafía testicular. Se utiliza ^{99}Tcm-pertecnetato para diferenciar la orquitis (aumento de la perfusión) de la torsión testicular (disminución de la perfusión).

Principios básicos

La gammagrafía con radioisótopos implica la administración de una pequeña cantidad de un trazador radiactivo y el estudio de su distribución a lo largo de todo el cuerpo en general y en el órgano que va a ser evaluado en particular.

El trazador radiactivo consta de un ligando (no-radiactivo) que se une a un radionúclido. El tecnecio-99m (^{99}Tcm) es el que se utiliza con más frecuencia en medicina nuclear, y otros incluyen Indio-111 (^{111}In), yodo-123 (^{123}I), galio-67 (^{67}Ga), todos ellos emisores de rayos gamma. Los rayos gamma emitidos por el radioisótopo se transforman en datos analógicos y/o digitales mediante una cámara de rayos gamma. Las imágenes obtenidas por la cámara rotatoria de rayos gamma se denominan «tomografía computarizada de emisión de fotón único» o SPECT.

Dado que las modalidades anatómicas (TC/RM) ofrecen imágenes anatómicas, pero rara vez permiten determinar la importancia funcional de las anomalías anatómicas, y sin embargo, los estudios con radioisótopos proporcionan información fisiológica/funcional, la unión simultánea de ambos sistemas permite obtener información complementaria de mayor importancia clínica con respecto a cada una de las dos pruebas realizadas por separado.

Diagnóstico de probabilidades de embolia pulmonar con gammagrafía de V̇/Q̇

La radiología (V̇/Q̇) es más precisa que el juicio clínico, pero una probabilidad clínica elevada incrementa las posibilidades de EP independientemente del resultado de V̇/Q̇. Para lograr un diagnóstico más fiable, se combinan los resultados del juicio clínico con la gammagrafía V̇/Q̇. La mayoría de los pacientes con EP no obtienen probabilidades elevadas en la gammagrafía de probabilidades, y las dificultades aparecen cuando la sospecha clínica es moderada o baja y la probabilidad obtenida por la gammagrafía es intermedia o baja: en este caso, la probabilidad de EP oscilaría entre 4-88 %. Por tanto, resulta necesario refinar el diagnóstico. En buenas manos, la angiografía resulta segura, fiable y definitiva; pero si no se dispone de esta técnica, la detección de TVP (ecografía, pág. 82-83, o venografía) *puede* ayudar a obtener nuevas evidencias para apoyar el diagnóstico de EP; aunque las Eps pueden producirse sin que existan TVPAG[2,3]. Pueden resultar útiles la TC espiral o la RM. De este modo, la situación es compleja: deberá consultarse con un especialista.

Las EP previas dificultan la interpretación de las imágenes (un porcentaje significativo de ellas permanecen anormales durante cierto tiempo después de la primera EP: debemos consultar con el radiólogo).

Existe una elevada probabilidad con V̇/Q̇ si: (2 déficit de perfusión segmentaria de gran tamaño (>75 % de un segmento) o (4 déficit que afectan a >26 % de un segmento (es decir, un déficit moderado), o bien, 1 déficit grande + ⩾3 déficit moderados.

Existe una probabilidad baja (<15 %) si: existe cierto número de defectos *similares* de ventilación-perfusión, independientemente de su tamaño, o bien, defectos pequeños de perfusión (<25 % de un segmento) o defectos no segmentarios (No requiere tratamiento).

La probabilidad es intermedia (~50 %) cuando se sitúa entre alta y baja[1]. Una gammagrafía «normal» significa que la probabilidad de EP <5 %. >40 % de las gammagrafías no son diagnósticas, por lo que resulta necesario realizar una angiografía.

[1] T Fennerty 1997 *BMJ* **i** 425 & PIOPED 1990 *JAMA* **263** 2762.
[2] *E-BM* 1997 **2** 187.
[3] F Turkstra 1997 *Ann Int Med* **126** 775-81.

Gammagrafía con radioisótopos: 2

Gammagrafía del hígado. El ^{99}Tcm-tin o el coloide sufuroso son absorbidos por los macrófagos (células de Kupffer en el hígado) y su distribución se utiliza para estudiar trastornos hepáticos difusos.

Gammagrafía hepatobiliar. El ^{99}Tcm-HIDA (ácido inminodiacético hepático) es atraído por los hepatocitos, eliminado hacia la vesícula biliar a través de los conductos intrahepáticos, y eliminado al intestino a través del conducto cístico. Esta prueba se utiliza principalmente para diagnosticar colecistitis agudas (la vesícula biliar es visualizada al cabo de 4 h); para diagnosticar las posibles fugas biliares tras una intervención quirúrgica y para obtener datos cuantitativos sobre la cinética de la vesícula biliar.

Gammagrafía tiroidea. El ^{99}Tcm-pertecnectato o el ^{123}I-ioduro se utilizan para evaluar los nódulos tiroideos solitarios (hasta un 25 % de los nódulos fríos son malignos y los nódulos templados o calientes son benignos); el estudio del hipotiroidismo congénito y la localización de tejido tiroideo ectópico; el diagnóstico de adenomas tiroideos de funcionamiento autónomo (AFTA) y la diferenciación de la enfermedad de Graves de la toxicosis de Plummer (difusa *frente a* nodular). Las gammagrafías con ^{131}I resultan adecuadas para la evaluación y seguimiento de los pacientes con cáncer tiroideo bien diferenciado.

Gammagrafía paratiroidea. Las gammagrafías en este caso están indicadas principalmente para localizar un adenoma paratiroideo una vez establecido el diagnóstico bioquímico de hiperparatiroidismo primario. Debido a la estrecha proximidad de las glándulas paratiroideas con la glándula tiroides, las imágenes deben ser obtenidas en dos fases, la primera mostrando la fase tiroidea y la segunda mostrando la fase tiroidea + la fase paratiroidea. Al sustraer el primer grupo de imágenes del segundo grupo, se obtiene una imagen considerada correspondiente a la fase paratiroidea. La glándula paratiroidea normal no se visualiza después de la sustracción. Para la fase tiroidea se utiliza el ^{99}Tcm-pertecnectato, el ^{99}Tcm-MIBI (pág. 643) a los 5 min tras la inyección o el ^{123}I; mientras que el ^{201}Tl o el ^{99}Tcm-MIBI a las 2-3 h , se emplean para visualizar la segunda fase.

Gammagrafía adrenal. Los feocromocitomas y otros tumores de origen neuroectodérmico pueden ser localizados mediante gammagrafía con ^{123}I-MIBG (metayodo bencilguanidina).

Gammagrafía renal. La gammagrafía con radioisótopos y el análisis asistido por ordenador de las imágenes de los riñones (renografía) proporcionan información esencial sobre su funcionamiento. La renografía estándar con ^{99}Tcm-DTPA o ^{99}Tcm-MAG3 ofrece datos sobre la función renal de cada división; así como sobre los patrones de recepción y excreción de cada riñón. La renografía con diuréticos realizada inyectando 0,5 mg/kg de furosemida al final de la renografía estándar, ayuda a diferenciar la dilatación fisiológica de la pelvis renal de una nefropatía obstructiva. La renografía con captopril se realiza repitiendo la renografía estándar después de haber administrado captopril oral (25-50 mg) y resulta útil para confirmar las alteraciones renovasculares (mejor las unilaterales que las alteraciones bilaterales). El ^{99}Tcm-DMSA (ácido dimetil succínico) es un agente cortical que se utiliza para diagnosticar pielonefritis crónica, cicatrices renales y quistes corticales renales.

Obtención de imágenes en inflamaciones/infecciones. El ^{67}Ga-citrato se utiliza para evaluar la FOD; para localizar abscesos (5-10 días desde su formación); para evaluar la inflamación crónica, por ejemplo, en la sarcoidosis; para el estudio de linfomas mediastínicos; y para establecer el pronóstico y controlar el tratamiento en la neumonía por *Pneumocystis carinii*.

El ^{111}In o los leucocitos marcados con ^{99}Tcm se utilizan para estudiar los abscesos abdominales o pelvianos; para la evaluación de la osteomielitis; evaluación de las infecciones protésicas (especialmente, de cadera); estudio de la actividad y progresión de las enfermedades; y para controlar la respuesta a los tratamientos en los pacientes con colitis (en particular, con enfermedad de Crohn).

Otras gammagrafías. La *linfangiografía* se utiliza para diferenciar los edemas venosos de los linfáticos y para diagnosticar obstrucciones linfáticas. El *tránsito esofágico* y el *vaciado gástrico* facilitan el estudio de la motilidad del tracto GI superior. Las gammagrafías con eritrocitos marcados con radioisótopos se utilizan para localizar hemorragias activas del tracto GI superior. Las *gammagrafías de Meckel* facilitan la localización de mucosa gástrica ectópica funcional (como en el divertículo de Meckel).

Tomografía computarizada (TC)

La tomografía computarizada puede realizarse con o sin contraste IV. Cuando se administra un agente de contraste oral diluido antes de realizar tomografía abdominal o pelviana, se aprecia el intestino con gran claridad. Las medidas de densidad (expresadas en unidades de Hounsfield) se emplean para diferenciar las masas (quistes, lipomas o hematomas). En unidades Hounsfield, el hueso mide +1.000 y el agua posee densidad 0, el tejido adiposo es −1.000 y los restantes tejidos oscilan entre medias dependiendo de su consistencia. Las lesiones vasculares «destacan» con contraste IV, mientras que las lesiones no-vasculares no destacarán.

Cerebro

La mayoría de las lesiones intracerebrales sospechadas actualmente, se investigan en primer lugar mediante TC. Esta prueba se utiliza para diagnosticar la hidrocefalia, donde los ventrículos presentan dilatación y las cisuras cerebrales se aplastan contra la pared interna del cráneo. Las masas unilaterales originan una desviación de la línea media, con compresión de los ventrículos laterales y con considerable edema circundante, que se observa en forma de zona de baja densidad. La TC también facilita la determinación de la etiología de un *ictus*, si es provocado por una hemorragia intracraneal (las hemorragias se aprecian como áreas de alta densidad). Una vez reabsorbido el coágulo, la lesión se vuelve isodensa y más tarde, presentará una atenuación baja. De forma similar, la fase aguda de los hematomas extradurales y subdurales se aprecia en forma de lesiones periféricas de alta densidad, pero pueden ser isodensos, y resultan difíciles de detectar cuando son isodensos y bilaterales, ya que no existirá la desviación reveladora de la línea media[1]. Los hematomas subdurales crónicos son hipodensos. El infarto cerebral se aprecia como zona de baja atenuación, a menudo, resaltado y sin efecto masa. La atrofia cerebral aparece con una mayor profundidad de los surcos y estrechamiento de las circunvoluciones.

Cuándo realizar una TC a un paciente con cefaleas:

- Empeoramiento progresivo de los síntomas o alteración de su pauta.
- Si van asociadas a la aparición de epilepsia (especialmente, epilepsia focal).
- Ante cualquier modificación de la personalidad.
- Signos SNC como disminución de la agudeza visual, papiloedema, dipoplia, sordera, disfasia, ataxia o atrofia focal.
- Lesiones recientes en la cabeza, o caídas (¿Hemorragia subdural?).

Abdomen. La mayor parte de los procesos patológicos del hígado pueden ser detectados mediante ecografía, pero la TC mejora su precisión y puede revelar lesiones más pequeñas. El páncreas se muestra con claridad (pueden no apreciarse las lesiones más pequeñas). La pancreatitis aguda origina una tumefacción generalizada y edema de la glándula. La TC resulta especialmente útil para destacar las masas renales y adrenales. Ha sustituido con creces a la linfangiografía en la evaluación de las linfadenopatías para-aórticas y retroperitoneales y se utiliza para realizar la estadificación de las neoplasias malignas abdominales y hematológicas.

---

[1] RJ Davenport 1994 *BMJ* ii 792.

Tórax. La TC resulta de gran valor cuando las radiografías no detectan las lesiones pequeñas como los depósitos pleurales: es capaz de detectar un 40 % más de nódulos que las tomografías del pulmón completo, que a su vez, muestran un 20 % más de nódulos que las radiografías simples. También se utiliza para el estudio de masas mediastínicas y aneurismas. Los modernos sistemas corporales rápidos pueden incluso mostrar las lesiones intracardíacas (como mixomas, pág. 287), aunque en este caso, la ecografía transesofágica y la RM con ECG se muestran superiores.

La TC espiral se ha desarrollado para el diagnóstico de embolias pulmonares, obteniendo un 90 % de fiabilidad diagnóstica (frente al ~50 % de la ecografía V/Q, pág. 643), pero su disponibilidad es limitada y además, emite considerable radiación. Pero desempeña un papel importante cuando la probabilidad de una prueba de diagnóstico V/Q obtiene una probabilidad elevada (por ejemplo, una RXT anómala). Su sensibilidad (en buenas manos) es del 90 %; especificidad: 92 %[2].

Resulta más fácil almacenar un estudio digital de TC que una radiografía de tórax (1MB *frente a* 4MB).

Resonancia magnética (RM)

La RM utiliza los movimientos magnéticos de los núcleos atómicos para delimitar tejidos. Debe consultarse un texto especializado para los médicos que estén relacionados con este tipo de estudios. Se obtienen dos tipos de imágenes:

Potenciadas en T1: ofrecen óptimos planos anatómicos y adecuada diferenciación entre los quistes y las estructuras sólidas, debido a la amplia variación de los valores T1 entre los tejidos normales. El tejido adiposo aparece como el más brillante (alta intensidad de señal) y los restantes tejidos aparecen con distintos grados de intensidades más bajas (negro). El flujo sanguíneo aparece negro.

Potenciadas en T2: ofrecen mejor detección de procesos patológicos y menor visualización de las estructuras anatómicas normales. Los tumores rodeados de tejido adiposo no son detectados en las imágenes potenciadas en T2. Las intensidades más brillantes en este caso son la del tejido adiposo y la de los líquidos.

Ventajas de la RM:
- Radiación no-ionizante
- Muestra los vasos sin necesidad de contraste.

- Las imágenes se obtienen con facilidad en cualquier plano, sagital y coronal (adecuado para la médula espinal, aorta, vena cava).
- Visualización de la fosa posterior y otras áreas propensas a presentar artefactos óseos en TC, como la unión craneo-cervical.
- Elevada capacidad inherente de contraste entre los tejidos blandos.

- Estadificación precisa de los tumores, como los que se extienden hasta el interior de la médula ósea y otras áreas ocultas para la TC y otros sistemas dediagnóstico.

Inconvenientes de la RM:
- Elevado coste del equipo
- Claustrofobia (el paciente debe permanecer en el interior del túnel magnético durante 30-120 min: puede ser necesario recurrir a la hipnosis, sedación, música).
- El largo período de exposición para obtener las imágenes, provoca elevada incidencia de distorsión por el artefacto del movimiento.
- No es posible realizarlo en pacientes muy graves que requieren estar conectados a un equipo de monitorización.
- No es posible realizarlo en pacientes con cuerpos extraños metálicos (marcapasos, grapas vasculares SNC, implantes cocleares, válvulas, metralla).
- No es capaz de visualizar el calcio.

---

[2] D Hansell 1998 *BMJ* i 490.

Los equipos de RM son muy ruidosos y algunas personas sufren desorientación, claustrofobia y terror (no debe subestimarse este hecho). Puede ayudar una adecuada explicación a los pacientes y que una persona les hable durante la prueba.

Tomografía de emisión de positrones (PET)

Consiste en inyectar moléculas marcadas con radioisótopos emisores de positrones y analizar los trayectos de los fotones después de la emisión mediante detectores de cristal, para producir imágenes en 3D de la función determinada, como el flujo sanguíneo (marcando el amonio) o el metabolismo de la glucosa (con fluordeoxiglucosa, FDG).

En cardiología puede ayudar a resolver cuestiones como «Este sector del miocardio no funcional ¿está muerto, o simplemente hiberna?». Si está hibernando (el flujo sanguíneo será escaso, pero si existirá metabolismo de la glucosa), se realizará una angioplastia para que la nueva irrigación sanguínea aumente la funcionalidad.

En los tumores se utiliza cuando la TC/RM no puede distinguir la muerte celular tras la radioterapia por recidiva de un tumor. Facilita la planificación de la radioterapia estereotáctica. La PET de cuerpo entero es capaz de mostrar tumores asintomáticos reseccionables (la glucolisis está ↑ en las células cancerosas, haciéndolas visibles para esta técnica)[3].

La PET puede evitar las pruebas invasivas. Puede mostrar, por ejemplo, focos epileptogénicos, donde la RM no encontraba lesiones anatómicas. También puede diagnosticar demencia (incluso antes de que comiencen los síntomas) y distinguir la enfermedad de Alzheimer de otros tipos de demencia (hipometabolismo simétrico en los lóbulos parietal y temporal, sin afectar a los lóbulos frontales, que sí están afectados en la demencia de Pick).

En investigación. PET es capaz de dar respuesta a preguntas como «¿La esquizofrenia presenta una manifestación física en el cerebro?», y resulta interesante advertir que muestra alteraciones sutiles que afectan al hipocampo y a los lóbulos temporales. En este caso, PET ha logrado establecer nuevos modelos de esquizofrenia que implican un defecto en el auto-control, partiendo de una encefalopatía del desarrollo neuronal de la sustancia blanca, que afecta a las interconexiones de las áreas asociativas del cerebro: véase *OHCS* pág. 357 sobre más información.

Coste. La proporción coste-eficacia es un problema que aún debe resolverse.

---

[1] S Yasuda 1997 *Lancet* **350** 1819 (*N*=1872; fueron detectados 14 cánceres tratables, pero PET no detectó 11; la tiroiditis, sarcoidosis y adenomas de colon pueden producir falsos +vos, aunque requieren atención clínica). Cancer 1997 **80** 193

Epidemiología 19

Un ejemplo de epidemiología en la práctica: análisis de factores de riesgo	649
Principios de la epidemiología	650
Medicina basada en la evidencia	651
Seis contra cinco	653
Las investigaciones alteran las probabilidades	654
Numero que es necesario tratar	655
Muestreo	656

Ejemplo de epidemiología en la práctica

Hace algunas décadas, los epidemiólogos demostraron la hipótesis de que el tabaco y la hipertensión iban asociados a trastornos cardiovasculares. Estudios de cohorte realizados rigurosamente, confirmaron que estos factores eran realmente **marcadores de riesgo** (término que no implica causalidad). Con el tiempo, al ir acumulándose evidencias, el término de marcador de riesgo puede dar paso al de **factor de riesgo**, que implica causalidad y la idea de que la modificación de un factor de riesgo provocará la reducción de la incidencia de esa enfermedad. La demostración de la relación dosis-respuesta (con la secuencia temporal adecuada) es un buen ejemplo de relación causal, por ejemplo, cuando demuestra que cuanto mayor sea el número de cigarrillos fumados, mayor será el riesgo, o bien, cuanto menor sea la presión arterial (¡hasta cierto punto!) que logra disminuir un antihipertensivo, menor será la mortalidad cardiovascular. Es incluso posible, que la tensión arterial sea un marcador de riesgo para algunos otros fenómenos, pero esto es menos probable si se determina la relación entre la PA y la mortalidad cardiovascular, para poder hacer la correlación *mientras se mantienen constantes otros factores de riesgo conocidos*. La labor de los epidemiólogos no se interrumpe aquí. Pueden utilizar las estadísticas actuales para sopesar los beneficios relativos e interacciones de diversos factores de riesgo, para ofrecer una estimación global del riesgo para un determinado individuo. Por tanto, es posible escuchar afirmaciones como: «Si el riesgo a 5 años de una alteración cardiovascular grave en personas sin trastorno cardiovascular manifiesto es >15 %, entonces, un tratamiento farmacológico para la hiperlipidemia puede empezar a resultar beneficioso respecto a su coste —y por tanto, un riesgo a 5 años del 10 % puede ser suficiente para descartar un tratamiento antihipertensivo en un individuo con una PA de 150/90—». Estas afirmaciones sólo son orientativas: sólo ~60 % de los individuos que se encuentran en el 10 % de la distribución de riesgo padecerá un trastorno coronario en el período de 5 años. No obstante, la precisión es mayor que cuando sólo se suman factores de riesgo aislados, por lo que llegamos a una importante conclusión:

La epidemiología incrementa y mejora nuestro diálogo con los pacientes

Podemos ofrecer a nuestros pacientes más evidencias en las que basar sus decisiones.

Las ecuaciones de riesgo (idealmente, formando parte de un programa médico informatizado) vienen determinadas por las siguientes variables (a, m, μ y σ, que se refieren a los factores de riesgo relacionados)[1].

Principios de la Epidemiología

La Epidemiología es el estudio de la distribución de los fenómenos clínicos en las poblaciones. Sus principales mediciones son la prevalencia y la incidencia.

El *período de prevalencia* de una enfermedad es el número de casos producidos durante el período estudiado, divididos entre la población de riesgo. Si no se conoce exactamente la población de riesgo, entonces, debe especificarse la población, por ejemplo, la prevalencia del cáncer uterino varía enormemente, dependiendo si se refiere a la población general (hombres, mujeres, niños y niñas) o si sólo se refiere a las mujeres, o a las mujeres que no han sido sometidas a histerectomía.

La *incidencia* de una enfermedad es el número de nuevos casos surgidos dentro del período de estudio, el cual, debe ser especificado, por ejemplo, incidencia anual. La *prevalencia puntual* es la prevalencia en un instante determinado. La *prevalencia en toda la vida* del hipo es ~100 %; la incidencia en GB es de millones/año, pero la prevalencia puntual sería de 0 a las 3:00 am si ninguna persona en ese momento tiene hipo.

Asociaciones. La investigación epidemiológica suele estar relacionada con la comparación de índices de enfermedades en diferentes poblaciones. Por ejemplo, la tasa de carcinoma bronquial en una población masculina de fumadores, comparada con otra población de no fumadores. La diferencia de índices señala hacia una asociación (o disociación) entre la enfermedad y los factores que distinguen las poblaciones (en este caso, el fumar o no). Si los resultados son parecidos, la asociación sería aún posible, con una variable que diera lugar a error (por ejemplo, que ambos grupos estuvieran expuestos al mismo ambiente de humo de tabaco).

Sistemas para establecer asociaciones: A causa B; B causa A; un tercer factor, P, causa A y B; es una búsqueda de oportunidades.

Existen 2 tipos de estudios para investigar las conexiones causales:

1. **Estudios de caso-control (retrospectivos):** el grupo de estudio incluye a todos los individuos con la enfermedad (por ejemplo, cáncer de pulmón); el grupo control incluye a los que no padecen la enfermedad. Se trata de comparar la concurrencia previa de la causa de estudio (hábito de fumar) entre los dos grupos. Los estudios de caso-control son retrospectivos, ya que se inician después de la aparición de la enfermedad (aunque los casos puedan ser recogidos prospectivamente).
2. **Estudios de cohorte (prospectivos):** el grupo de estudio incluye una serie de sujetos expuestos al factor causal que se está estudiando (por ejemplo, el hábito de fumar); y el grupo control consiste en sujetos no expuestos. Se

---

[1] Si $a = 11,1122 - (0,9119 \times \ln(PA)) - (0,2767 \times TAB) - (0,7181 \times \ln(GRASA)) - (0,5865 \times HVI)$
y para varones $m = a - (1,4762 \times \ln(EDAD)) = 0,1759 \times DIAB$
y para mujeres $m = a - 5,8549 + (1,8515 \times \ln(EDAD/74)^2) - (0,3758 \times DIAB)$
y $\mu = 4,4181 + m$
y $\sigma = e^{-(0,3155 - 0,278m)}$ y $v = (\ln(5) - \mu/\sigma$

Entonces, el **riesgo a 5 años** $\approx 1 - (e^{-(ev)})$ si la EDAD es de 30-74 años, la PA es la presión sistólica media, por ejemplo, de 3 lecturas, y TAB, DIAB y HVI suman 1 punto cada una si el paciente fuma, es diabético o presenta hipertrofia ventricular izquierda, observada en el ECG; si no se dan estos factores, equivalen a 0. GRASA es la tasa de colesterol total respecto a las LDL. Estas son las fórmulas EMIS de las «ecuaciones de Dundee»; véase también J Robson 1997 *BMJ* **ii** 277 & las tablas de Sheffield corregidas para la prevención primaria de los trastornos cardíacos, *Lancet* 1996 **348** 1251.

compara la incidencia de la enfermedad entre ambos grupos. ►Los estudios de cohorte generan una serie de datos de incidencia, mientras que esto no ocurre en los estudios de caso-control.

Equiparamiento. La asociación entre A y B puede deberse a otro factor P. Para eliminar esta posibilidad en los estudios de caso-control, se suelen equiparar ambos grupos respecto a P. Un sistema eficaz aunque poco fiable (si las cifras son pequeñas) de realizar esto en los ensayos clínicos consiste en distribuir los individuos en los grupos de forma aleatoria; es importante comprobar que las «P» han sido distribuidas equitativamente entre los grupos.

Sobrecruzamiento. Si suponemos que el desempleo origina bajos ingresos y que los bajos ingresos producen depresión, si comparamos grupos de estudio y de control respecto a los ingresos, entonces no tomaremos en cuenta el eslabón causal entre el desempleo y la depresión. En general, debemos evitar equiparar factores que pueden intervenir en la cadena de causas entre A y B.

Enmascaramiento. Si el sujeto desconoce cuál de los dos tratamientos que se están ensayando es el que está recibiendo, el ensayo es ciego simple. Para reducir el riesgo de prejuicios, puede además realizarse sin que el experimentador lo conozca tampoco (doble ciego).

►En un ensayo adecuado para probar un tratamiento, los ciegos dirigen los ensayos ciegos.

Medicina basada en la evidencia[1]

Se trata del empleo consciente y juicioso de las manifestaciones evidentes actuales aplicado por parte de los investigadores de cuidados clínicos en el tratamiento de los pacientes individuales.

El problema. Cada año, se publican 2.000.000 de estudios. Los pacientes pueden beneficiarse directamente de sólo una pequeña porción de estas publicaciones. ¿Cómo las encontramos?

Una solución parcial. 50 revistas son muestreadas por personas no expertas en nefrología neonatal o sobre la fosa nasal izquierda, sino expertos entrenados para marcar los contenidos que poseen una aplicación directa a la práctica, y según criterios predefinidos de rigor (más abajo). Los resúmenes, son después publicados en una supuesta revista llamada *Medicina basada en la evidencia*[2].

Cuestiones utilizadas para evaluar publicaciones:

- ¿Los resultados son válidos? (Estudios aleatorios, ciegos ¿Fueron todos los pacientes seleccionados por los que dirigieron el ensayo? ¿El seguimiento fue completado? ¿Fueron los grupos tratados de igual forma, aparte de la intervención experimental?).
- ¿Cuáles son los resultados? (¿Qué duración tuvo el efecto del tratamiento? ¿Qué precisión tuvo el efecto del tratamiento?)
- ¿Los resultados van a ayudar a *mis* pacientes? (relación coste-beneficios)[1].

Bibliografía: D Sackett 1991 *Clinical Epidemiology* 2e, Little Brown, Boston; y D Sackett 1997 *Evidence-based Medicine: How to practice and teach EBM*, Churchill.

[1] F Davidoff 1995 *BMJ* **i** 1085 y W Rosenberg 1995 *BMJ* **i** 1122 & **ii** 259.
[2] *Evidence-based Medicine* BMA, Journal marketing dept, PO box 299, London WC1H 9JP —tel. 0171 383 6270. Véase L Ridsdale *Evidence-based General Practice*: ISBN 0 7020 1611 X & A Miles 1995 *Effective Clinical Practice*, Blackwell.

Problemas con solución

- El *concepto de rigor científico es opaco.* ¿Qué es lo que queremos? La ciencia, el rigor, la verdad, ¿o lo que va a resultar más útil para nuestros pacientes? Todos estos conceptos se superponen, pero no son equivalentes.
- ¿Lo mejor es enemigo de lo bueno? ¿Los artículos útiles son inmediatamente rechazados por encontrárles alguna falta? Respuesta: *toda* evidencia necesita ser reconocida (a menudo, imposible).
- Informar a los pacientes planteando cuestiones incontestables, la medicina basada en la evidencia pierde la posibilidad de consultar a los pacientes. Los pacientes simplemente desean expresar sus temores, más que ser utilizados como audiencia de un ejercicio intelectual.
- ¿Los estándares publicados se ajustan exactamente a *todas las modificaciones* que se plantean en la práctica? Por ejemplo, imaginemos que deseamos evitar la prescripción de un fármaco X para el estreñimiento si existiera la más mínima posibilidad de que cause cáncer de colon. Existen muchos otros fármacos que podemos elegir. Nos gustaría que existieran evidencias más absolutas que simplemente esa remota posibilidad para persuadirnos de hacer algo, en vez de realizar cosas de forma intuitiva, como administrar heparina en la CID. ¿Qué validez necesitan tener los datos? Ninguna ciencia puede respondernos a esta cuestión: siempre decidimos con algo más que nuestra cabeza (aunque sea una cabeza sabia, ¡se supone!).
- ¿Qué decir sobre las columnas de correspondencia de las revistas, de las que se extraen los artículos más exitosos? Lleva años sacar después a la luz los fallos imprevistos pero fatales, y que sean publicados en las correspondientes columnas.
- Existe el peligro que por cuestionarnos siempre qué es lo que señalan las evidencias, nos dediquemos a desviar los recursos de las actividades más difíciles de probar (que pueden ser muy valiosas) hacia los servicios cuya utilidad es más fácil de demostrar. Un ejemplo es el servicio de fisioterapia para los pacientes con parálisis cerebral. Las cualidades únicas que poseen estos especialistas son tan importantes como los ejercicios objetivos que se realizan: pero las cualidades son imposibles de cuantificar. Resulta más sencillo desviar los recursos hacia una actividad más fácil de cuantificar, como los muestreos neonatales para detección de fibrosis quística.
- La medicina basada en la evidencia no puede estar siempre actualizada. El volver a repetir los meta-análisis con nuevos ensayos lleva mucho tiempo —si es que se llegan a hacer alguna vez—.

Ventajas de la medicina basada en la evidencia

- Mejora nuestro hábito de lectura.
- Nos plantea cuestiones, y después nos hace ser escépticos con las respuestas.
- Como contribuyentes, nos debería gustar (las técnicas antieconómicas pueden ser abandonadas).
- La medicina basada en la evidencia presupone que nos mantenemos actualizados y hace que merezca la pena que viajemos alrededor del perímetro de nuestros conocimientos.
- La medicina basada en la evidencia incluye a nuestros pacientes en la toma de decisiones.

Conclusión. No cabe duda de que, *mientras se disponga de ella,* la medicina basada en la evidencia obtiene mejores resultados que sus sustitutas. No posee el éxito que esperamos, ya que lograr evidencias irrefutables, resulta caro y requiere mucho tiempo, y quizás es imposible. A pesar de estas advertencias, la medicina basada en la evidencia representa el planteamiento médico más excitante de la década. Ojalá todos nos suscribamos a sus ideales y a su tarea.

† Seis contra cinco

Nuestro consultor quirúrgico nos pregunta si la enfermedad de Gobble es más frecuente en varones o en mujeres. Al no saber que contestar, hacemos una conjetura. ¿Cuáles son las posibilidades de acertar? El sentido común nos dice que las posibilidades están igualadas; La «Ley de Sod» afirma que cualquiera que sea nuestra respuesta, siempre estará mal. Un punto de vista menos pesimista afirma que el equilibrio sólo se inclina ligeramente en contra nuestra: según la opinión de Damon Runyon, «siempre en la vida, la probabilidad es de seis contra cinco[1]». Esta aseveración puede denominarse *Ley de Runyon*.

Los médicos como jugadores. Ante la misma serie de datos recopilados, los distintos diagnósticos tienen diferentes probabilidades. Un nuevo dato aportado altera simplemente estas probabilidades.

¿Un nuevo síntoma es capaz de hacernos sospechar de una nueva enfermedad, o se debe a la misma enfermedad ya conocida? En este caso, el jugador puntúa respecto a la clínica intuitiva, ya que la respuesta suele venir dada por la intuición. Si suponemos que S es un síntoma muy raro de la enfermedad de Gobble (que se produce, por ejemplo, en el 5 % de los pacientes). Pero supongamos que S es un síntoma muy frecuente en la enfermedad A (produciéndose en el 90 % de los casos). Si nuestro paciente con enfermedad de Gobble desarrolla en síntoma S, ¿No es más probable que se deba a que ha contraído la enfermedad A, en vez de deberse a la enfermedad de Gobble? La respuesta suele ser no; *generalmente, el síntoma S se debe a la enfermedad ya diagnosticada, y no a una nueva enfermedad que ha contraído el paciente*[2].

El motivo se debe al «índice de probabilidad», es decir, el índice de [la probabilidad de un síntoma dado en la enfermedad conocida] respecto a la [probabilidad del mismo síntoma en la nueva enfermedad × *la probabilidad de adquirir la nueva enfermedad*].

Este índice suele inclinarse siempre a favor de que el síntoma se deba a la enfermedad ya diagnosticada, por las probabilidades previas de las dos enfermedades. Por ejemplo, un paciente varón con carcinoma de pulmón diagnosticado, presenta diversos síntomas neurológicos transitorios y una TC normal. ¿Se deben los síntomas a metástasis cerebrales o se trata de accidentes cerebrovasculares transitorios (TIAs)? La probabilidad de metástasis en el cerebro con síntomas neurológicos transitorios es de 0,045 con un carcinoma de pulmón[2]. La probabilidad de metástasis que no aparecen en TC es de 0,1. Por tanto, la probabilidad de este grupo de síntomas clínicos es de 0,0045 (es decir, 0,045 × 0,1). La probabilidad de presentar una TC normal con síntomas neurológicos transitorios es de 0,9. No obstante, la probabilidad de un varón de 50 años para sufrir un TIA es de 0,0001. Por tanto, el índice de probabilidad es de 0,0045/(0,9 × 0,0001). Es decir, el índice es aproximadamente de 50 contra 1 a favor de las metástasis cerebrales.

Nota: sólo en algunas ocasiones, las probabilidades de contraer una nueva enfermedad son tan elevadas, que superan a las de la enfermedad ya diagnosticada. Por ejemplo, un paciente con cáncer de mama, presenta una anemia, y el paciente pertenece a una comunidad africana donde el 50 % de la población presenta anemia producida por vermes uncinados; en este caso, es más probable que haya contraído los vermes, además de padecer el cáncer de mama.

---

[1] D Runyon «A Nice Price», en *Runyon on Broadway*, 1950, Constable.
[2] J Bella 1985 *Lancet* **i** 326.

† Las investigaciones modifican las probabilidades

El diagnosticar en medicina es para jugadores (véase pág. 653). Tratamos las investigaciones como si fueran ellas las que nos fueran a decir el diagnóstico. Pero la lógica de las pruebas de investigación es bastante diferente. Mientras realizamos la historia clínica y exploración del paciente, vamos haciendo apuestas con nosotros mismos (a menudo, bastante conscientemente) sobre las probabilidades de varios diagnósticos. Los resultados de las pruebas de investigación van a ir modificando estas probabilidades. Un test, normalmente, sólo merece la pena ser realizado si es capaz de alterar las probabilidades de diagnóstico, de forma que posea una importancia clínica.

Efecto de los tests sobre las probabilidades de diagnóstico

Para determinar este efecto, es necesario conocer la *sensibilidad* y *especificidad* de la prueba de investigación. Todas las pruebas producen resultados falsos positivos y falsos negativos, como se indica a continuación:

RESULTADOS DE LAS PRUEBAS

	Pacientes con la enfermedad	Pacientes sin la enfermedad
Individuos que resultan tener la enfermedad	Positivo verdadero (a)	Falso positivo (b)
Individuos que resultan no tener la enfermedad	Falso negativo (c)	Negativo verdadero (d)

Sensibilidad: fiabilidad de la prueba para detectar todos los positivos (a/a+c).

Especificidad: fiabilidad de la prueba para detectar todos los negativos (d/d+b).

Supongamos que una prueba posee una sensibilidad de 0,8 y una especificidad de 0,9. El *índice de probabilidad* de la enfermedad para dar un resultado +vo (IP+) es la probabilidad de dar el test positivo cuando la enfermedad está presente, respecto a la probabilidad de dar positivo cuando la enfermedad no existe [0,8/(1-0,9)]; es decir, 8:1 en el ejemplo. Generalizando:

$$IP+ = \text{sensibilidad}/(1 - \text{especificidad})$$

IP – (índice de probabilidad de dar un resultado negativo) =
= (1 – sensibilidad)/ especificidad (1 – 0,8/0,9, es decir, 2:9 en el ejemplo anterior)

¿Existe alguna puntuación para esta prueba? Se determinan las «probabilidades posteriores», suponiendo primero un resultado primero positivo y luego negativo para el test. Esto se realiza mediante la ecuación: *probabilidades posteriores = (probabilidades primeras)* x *(índice de probabilidad)*.

Por ejemplo, si nuestro estudio clínico de un paciente con dolor pectoral durante el ejercicio concluye que las probabilidades de deberse a un trastorno coronario son de 4:1 (80%), ¿merecerá la pena realizar una prueba de esfuerzo (sensibilidad 0,72; especificidad 0,8)?[1] Si la prueba diera positiva, la probabilidad a favor de un trastorno coronario sería:

$$4 \times (0,72)/(1 - 0,8) = 14:1 \ (93\%)$$

---

[3] C Hawke 1997 *BMJ* i 1690.

Si diera negativa, sería:

$$4 \times (1 - 0{,}72)/0{,}8 = 1{,}4:1 \ (58\%)$$

Un médico experimentado suele otorgar mayores probabilidades al diagnóstico más probable. El ejemplo anterior demuestra que con mayores probabilidades previas, el test deberá tener una elevada sensibilidad y especificidad, de forma que un resultado negativo disminuya las probabilidades por debajo del 50%.

Aquí se describe otro ejemplo sobre índices de probabilidad que muestran cómo un resultado de una prueba puede aumentar o disminuir la probabilidad previa al test de la enfermedad sospechada[1]: Joe es un hombre de 40 años (no toma AINEs) enviado a someterse a una endoscopia debido a una dispepsia. Antes de conocerse el resultado de las pruebas sobre *Helicobacter pylori*, el paciente presenta una probabilidad del 50% de albergar este microorganismo, que, de estar presente, representa la causa probable de úlcera, para examinar y evaluar la cual es necesaria la endoscopia. El índice de probabilidad de que la prueba sea negativa es de 0,13 (sensibilidad 88%, especificidad 91%)[1]. De modo que si el resultado es negativo, la probabilidad de que Joe albergue *H. pylori* es <1%, por lo que resultará adecuado enviarle a su casa sin realizarle ninguna endoscopia (por ejemplo, si los síntomas son de corta duración y no existe pérdida de peso/disfagia. Si la prueba es positiva, la probabilidad de infección por *H. pylori* es >90%, lo que sugiere insistentemente la necesidad de una endoscopia.

Número que es necesario tratar (NNT)[2]

Si el riesgo de morir de infarto de miocardio una vez el paciente ha llegado al hospital es del 10% y un nuevo tratamiento lo reduce al 8%, la estadística quedará más impresionante si afirmamos que este nuevo fármaco reduce la mortalidad un 20%. Cuando escuchamos esto, pensamos que el 20% de las personas que van a recibir el fármaco se van a beneficiar —un precio que debemos pagar, incluso aunque el fármaco presente algunos efectos indeseables—. Pero si administramos el fármaco a 100 pacientes con IM, sólo ~2 de ellos van a resultar beneficiados. En términos de número que es necesario tratar, diríamos que es necesario tratar 50 pacientes para salvar a 1 sólo de ellos. Merece la pena, pero resulta trabajoso, y caro.

En algunos estudios preventivos sobre hipertensión leve, es necesario tratar a más de 800 personas con una determinada pauta de tratamiento, para poder salvar a 1 de sufrir un ataque. Al expresar las cifras de esta forma, los tratamientos no parecen tan maravillosos.

Una de las ventajas de esta forma de expresarlas, es que las cifras resultan dependientes del contexto. Si se está estudiando una nueva pauta de tratamiento para la hipertensión, puede ser comparada con la pauta antigua, donde el NNT era 800. Si el nuevo tratamiento es sólo marginalmente mejor, el NNT para prevenir una muerte o ataque *al adoptar la nueva pauta en vez de la anterior* puede ascender a miles, como ocurrirá con nuestro presupuesto para fármacos si el nuevo tratamiento es más caro.

Un problema de las cifras expresadas en NNT se produce en los ensayos donde existe un considerable efecto placebo, por ejemplo, en el alivio del dolor. Decimos que el índice de respuesta al placebo es del 40% y el del nuevo analgésico es del 60%. NNT es 5. Seguramente, es mejor decir a los pacientes a punto de probar el nuevo analgésico, que el 60% de los pacientes, responde a su efecto (pág. 81).

---

[1] P Moayeddi 1997 *BMJ* i 119.
[2] JA Muir Gray 1995 *Bandolier* 11 1.

Muestreo

Criterios modificados de Wilson para los muestreos (1-10 significa yatrogénico —para recordarnos que al tratar poblaciones sanas, tenemos la enorme obligación de no causar daño—).

1. La enfermedad que se muestrea debe ser importante.
2. Debe existir un tratamiento aceptable para la enfermedad.
3. Debe disponerse de recursos para diagnóstico y tratamiento de la enfermedad.
4. Es necesario que tenga una fase latente o de primeros síntomas reconocible.
5. Deben coincidir las opiniones sobre a quién tratar como pacientes.
6. El test debe poseer un *elevado grado de discriminación* (véase más abajo), *validez* (que determine lo que se ha propuesto medir y no marcadores similares que pueden no correlacionarse con la realidad) y *reproducible*, y con las debidas garantías de seguridad.
7. La exploración debe ser aceptable para el paciente.
8. Debe conocerse la historia natural de la enfermedad cuando no es tratada.
9. En ocasiones, sólo es necesario un test simple y de escaso coste.
10. El muestreo debe ser continuo (es decir, no un hecho aislado).

Resumen: los tests que se emplean para muestreos deben guardar cierta proporción coste-beneficios.

Consentimiento informado: regla de Rees. Antes de ofrecerles ser sometidos a un muestreo, es obligatorio informar a los pacientes sobre las posibilidades reales de los inconvenientes de las pruebas, desde ansiedad (puede ser terrible, por ejemplo, en la espera para comprobar si un resultado +vo ha sido falso) hasta los efectos de las pruebas consiguientes (por ejemplo, sangrar tras una biopsia a la que se ha sometido por observarse un frotis cervical anormal), así como las posibilidades de obtener beneficio.

Problemas. Todos los citados a continuación han afectado a los programas de muestreo en GB:

1. Los individuos con mayor riesgo no se presentan a los muestreos, por lo que se incrementa el intervalo entre los sanos y los no sanos —es la *ley de los cuidados inversos*—.
2. Los «preocupados» sobrecargan los servicios para que se les repitan las pruebas.
3. Los servicios para investigar a los pacientes con resultado positivo son inadecuados.
4. Los pacientes que obtienen falsos positivos sufren ansiedad mientras aguardan las pruebas para comprobarlo, y permanecen en ese estado de preocupación sobre su salud a pesar de tranquilizárseles después.
5. Un resultado negativo puede ser considerado por el individuo como un permiso para permitirse todos los riesgos.

Ejemplos de muestreo eficaz	*Muestreos no comprobados/ineficaces*
Citologías cervicales para cáncer	Test de puntuación mental (demencia)
Mamografía para cáncer de mama	Urianálisis (diabetes; trastornos renales)
Fumadores (+ consejos para dejar el hábito)	Pruebas prenatales (*OHCS* pág. 95)
Hipertensión maligna	Detección del PSA (cáncer de próstata, pág. 577)

Intervalos de referencia 20

Nomograma para calcular las dosis de gentamicina

1. Unir con una línea recta la concentración de creatinina sérica apropiada según el sexo en la escala A y la edad en la escala B. Marcar los puntos en los que esta línea corta la línea C[1].
2. Trazar una línea entre la marca de la línea C y el peso corporal de la línea D. Marar los puntos por los que esta línea corta a las líneas L y M. Estos puntos nos darán, respectivamente, la dosis de carga y la dosis de mantenimiento.
3. Confirmar la idoneidad de esta pauta en las primeras fases, determinando los liveles séricos, especialmente, en los pacientes muy graves y en las alteraciones renales.
4. Ajustar la dosis si las concentraciones máximas (1 h después de la dosis IM; 30 min después de la dosis IV) sobrepasa el rango de 5-10 mg/l. Concentraciones mínimas (inmediatamente antes de administrar la dosis) por encima de 2 mg/l indican la necesidad de espaciar más los intervalos entre dosis.

DOSIS DE GENTAMICINA

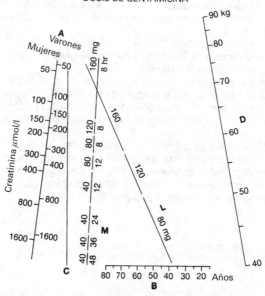

El esquema anterior permite una dosificación de **tres dosis diarias**. Actualmente, existen muchos partidarios de las dosis **una vez al día** (por ejemplo, 5 mg/kg/día para una persona más bien pequeña) debido a sus menores efectos adversos y posiblemente, actividad bactericida más eficaz. El meta-análisis aporta evidencias de la verdad de estas afirmaciones —siempre que no exista un aumento del gasto cardíaco (por ejemplo, en la anemia o en la enfermedad de Paget)— y el contexto no se corresponda con ascitis, quemaduras, infancia o gestación[2,3]. El mayor problema es que no poseemos buena información sobre cómo calcular (y controlar) las pautas de tratamiento con dosis una vez al día[4]. La pauta de *Cooke & Grace*[5]: una fuente que recomienda provisionalmente, para adultos febriles con neutropenia y creatinina sérica <300 μmol/l, una dosis inicial de gentamicina de 5 mg/kg IV durante 30 min, con un valor mínimo en suero determinado ~24 h más tarde. Si el resultado es satisfactorio (nivel <1 mg/l), a continuación se realizan controles dos veces a la semana. Si los niveles mínimos se mantienen entre 1-2 mg/l, debe reducirse la dosis a la mitad, y controlar la siguiente dosis mínima (es decir, al cabo de 24 h). Estos autores recomiendan suspender el tratamiento con gentamicina si este nivel es >2 mg/l, y administrar otro antibiótico, como la ciprofloxacina[6]. Existen otros nomogramas diseñados para optimizar los tiempos de dosificación (DP Nicolau 1995 *Antimicrob Agents Chemother* **39** 650-5).

Intervalos terapéuticos para algunos fármacos

▶ Estos intervalos sólo deben tenerse en cuenta como una guía para los tratamientos.

Un fármaco aparentemente a una concentración demasiado baja, puede resultar útil clínicamente. Algunos pacientes requieren (y toleran) dosis incluidas en el intervalo «tóxico».

- **Amikacina** Máximo (1/2 h después de la dosis IV): 20-30 mg/l. Mínimo: <10 mg/l.
- **Carbamacepina** Mínimo: 25-50 μmol/l [6-12 mg/l].
- **Clonacepam** Mínimo: 0,08-0,24 μmol/l [0,025-0,075 mg/l].
- **Digoxina**# (6-12 h después de la dosis) 1-2 nmol/l [0,8-2 μg/l]. <1,3 nmol/l puede ser tóxico si existe hipopotasemia. Signos de toxicidad cardiovascular: arritmia, bloqueo cardíaco. SNC: confusión, insomnio, agitación, visión amarilla (xantopsia), delirio. GI: náuseas.
- **Etosuximida** Mínimo: 300-700 μmol/l [40-100 mg/l].
- **Fenotoína**# Mínimo: 40-80 μmol/l [10-20 mg/l]. Signos de toxicidad: ataxia, nistagmo, sedación, disartria, dipopia.
- **Fenobarbital** (y primidona) Mínimo: 45-130 μmol/l [10-30 mg/l].
- **Gentamicina**# (Máximo –1/2 h después de la dosis IV): 9-18 μmol/l [5-10 mg/l]. Mínimo: (inmediatamente antes de la dosis): ≤1,9 μmol/l (<2 mg/l). Signos de toxicidad: tinnitus, sordera, nistagmo, vértigo, insuficiencia renal. Véase página anterior.
- **Litio** # (12 h después de la dosis). Las pautas varían: 0,4-0,8 mmol/l es razonable. Signos **precoces** de toxicidad (Li+ (1,5 mmol/l): tremor, agitación, movimientos espasmódicos. **Intermedios:** letargo. **Tardíos:** (Li+ >2 mmol/l): espasmos, coma, convulsiones, arritmias, insuficiencia renal (puede ser necesario realizar hemodiálisis). Véase *OHCS* pág. 354.

---

[1] G Mawer 1974 *Br J Clin Phar* **1** 45.
[2] M Barza 1996 *E-BM* **1** 144 & *Drug Ther Bul* 1997 **35** 36.
[3] R Hatala 1996 *E-BM* **1** 145.
[4] PS Millard 1996 *E-BM* **1** 144-5.
[5] RP Cooke 1996 *BMJ* **ii** 490.

Netilmicina Máximo (1/2 h después de la dosis IV): 7-12 mg/l. Mínimo: <2 mg/l.

Teofilina 10-20 μg/ml (55-110 μmol/l). (▶véase pág. 689). Tomar una muestra 4-6 h después de comenzar la infusión IV (que deberá interrumpirse durante ~15 min inmediatamente antes de tomar la muestra). Signos de toxicidad: arritmias, ansiedad, tremor, convulsiones.

Tobramicina Máximo # 1/2 h después de la dosis IV): 11-21 μmol/l [5-10 mg/l]. Mínimo: ≤4,3 μmol/l <2 mg/l.

El tiempo desde la última dosis debe figurar especificado en el prospecto.

Diversas interacciones farmacológicas de interés

Nota: «↑» significa que se incrementa el efecto del fármaco escrito en *cursiva* (por ejemplo, por inhibición del metabolismo o del aclaramiento renal). «↓» significa que su efecto es disminuido (por ejemplo, mediante la inducción de una enzima).

Adenosina. ↓ por: aminofilina. ↑ por: dipiramidol.

Aminoglucósidos. ↑ por: diuréticos de asa, cefalosporinas.

Anticonceptivos esteroides: ↓ por: antibióticos, barbitúricos, carbamacepina, fenitoína, primidona, rifampicina.

Antidiabéticos, fármacos (cualquiera). ↑ por: alcohol, bloqueantes-β, inhibidores de la monoamina oxidasa, bezafibrato. ↓ por: corticosteroides, diazóxido, diuréticos, esteroides anticonceptivos, (posiblemente, también el litio).

— *Sulfonilureas:*↑ por: azapropazona, cloranfenicol, clofibrato, co-trimoxazol, miconazol, sulfinpirazona.

— *Sulfonilureas:*↓ por: rifampicina (nifedipina, en ocasiones).

— *Metformina*: ↑ por: cimetidina. Con alcohol: riesgo de acidosis láctica.

Antihistamínicos: como la terfenadina. Evitar todo lo que pueda aumentar sus concentraciones y el riesgo de arritmias, por ejemplo, la eritromicina, otros macrólidos (azitromicina), antifúngicos, halofantrina, tricíclicos, antipsicóticos, inhibidores selectivos de los receptores de la serotonina (pág. 14), cisaprida, inhibidores de la proteasa (pág. 193), diuréticos, β-bloqueantes, antiarrítmicos.

Antirretrovirales, agentes (VIH). Véase pág. 218.

Azatioprina. ↑ *por: alopurinol.*

β-bloqueantes. Todos ellos ↑ con el verapamilo; ↓ con los AINEs. Los β-bloqueantes lipofílicos (como el propranolol) son metabolizados por el hígado, y sus concentraciones↑ por la cimetidina. Esto no ocurre en el caso de los β-bloqueantes hidrofílicos (como el atenolol).

Carbamacepina: ↑ por: eritromicina, isoniacida, verapamilo.

Ciclosporina: ↑ por: eritromicina. ↓ por: fenitoína.

Cimetidina: ↑ teofilina, ↑ warfarina, ↑ lidocaína, ↑ aminotriptilina, ↑ propranolol, ↑ petidina, ↑ fenitoína, ↑ metronidazol, ↑ quinina.

\# = Fármacos que requieren un control *de rutina*.
• = Los niveles mínimos deben medirse inmediatamente antes de administrar la siguiente dosis.

Digoxina: ↑ por: amiodarona, carbenoxolona y diuréticos (como los niveles disminuidos de K^+), quinina, verapamilo.

Diuréticos: ↓ por: AINEs, especialmente, la indometacina.

Diuréticos ahorradores de potasio con inhibidores del ECA: (hiperpotasemia).

Ergotamina: ↑ por: eritromicina (puede producirse un ergotismo).

Fenitoína: ↑ por: cloranfenicol, cimetidina, disulfiram, isoniacida, sulfonamidas. ↓ por: carbamacepina.

Fluconazol: evitar administrar al mismo tiempo que el astemizol o terfenadina.

Inhibidores de la enzima convertidora de la angiotensina (ECA): ↓ por: AINEs.

Litio: ↑ por: diuréticos tiacídicos.

Metotrexato: ↑ por: aspirina, AINEs.

Teofilinas: ↑ por: cimetidina, ciprofloxacina, eritromicina, anticonceptivos esteroides, propranolol. ↑ por: barbitúricos, carbamacepina, fenitoína, rifampicina. Véase pág. 689.

Valproato: ↓ pot: carbamecepina, fenobarbital, fenitoína, primidona.

Warfarina y ***nicumarol:*** ↑ por: AINEs, alcohol, alopurinol, amiodarona, aspirina, cimetidina, ciprofloxacina, cloranfenicol, co-trimoxazol, danazol, dextropropoxifeno, dipiridamol, disulfiram, eritromcina (y antibióticos de amplio espectro), fenitoína, gemfibrocil, glucagón, ketoconazol, metronidazol, miconazol, ácido nalidíxico, neomicina, quinidina, simvastatín (pero no pravastatín), sulfinpirazona, sulfonamidas, tetraciclinas, tiroxina (levotiroxina). ↓ por: aminoglutetimida, anticonceptivos esteroides, barbitúricos, carbamacepina, dicloralfenazona, fenitoína, griseofulvina, rifampicina, vitamina K.

Zidovudina (AZT): ↓ por: paracetamol (incrementa la mielotoxicidad).

Soluciones IV que deben <u>evitarse:</u>

Dextrosa: evitar en el caso de: furosemida, ampicilina, hidralacina, insulina, melfalano, quinina.

Suero salino fisiológico 0,9 %: evitar en el caso de: anfotericina, lidocaína, nitroprusida.

Hematología: intervalos de referencia

(Para B_{12}, folato, Fe y TIBC, véase págs. 661-62)

Determinaciones	Intervalo de referencia	Nuestro hospital
Recuento leucocitario (RBG)	$4,0-11,0 \times 10^9/l$	
Recuento hematíes	Varón: $4,5-6,5 \times 10^{12}/l$ Mujer: $3,9-5,6 \times 10^{12}/l$	
Hemoglobina	Varón: 13,5-18,0 g/dl Mujer: 11,5-16,0 g/dl	
Hematocrito	Varón: 0,4-0,54 L/l Mujer: 0,37-0,47 L/l	
Volumen corpuscular medio (VCM)	76-96 fL	
Hemoglobina corpuscular media (HCM)	27-32 pg	

Intervalos de referencia: bioquímica **661**

Determinaciones	Intervalo de referencia	Nuestro hospital
Concentración media de hemoglobina corpuscular (CMHC)	30-36 g/dl	
Neutrófilos	2,0-7,5 × 10^9/l 40-75% leucocitos	
Linfocitos	1,3-3,5 × 10^9/l 20-45% leucocitos	
Eosinófilos	0,04-0,44 × 10^9/l 1-6% leucocitos	
Basófilos	0,0-0,10 × 10^9/l 0-1% leucocitos	
Monocitos	0,2-0,8 × 10^9/l 2-10% leucocitos	
Recuento de plaquetas	150-400 × 10^9/l	
Recuento de reticulocitos	0,8-2,0%* 25-100 × 10^9/l	
Velocidad de sedimentación eritrocitaria	Depende de la edad (pág. 546)	
Tiempo de protrombina (factores I, II, VII, X)	10-14 segundos	
Tiempo parcial de tromboplastina activada (VIII, IX, XI, XII)	35-45 segundos	

Intervalos de referencia: bioquímica

Véase pág. 553 sobre la *filosofía de los intervalos normales*; véase OHCS pág. 292 sobre *niños*.

Los fármacos (y otras sustancias) pueden interferir con cualquier sistema químico; como estos efectos pueden depender del sistema empleado, resulta complicado para el clínico abarcar todas las posibilidades. En caso de duda, debe consultarse con el laboratorio.

Sustancia	Muestra	Intervalo de referencia	Nuestro hospital
Adrenocorticotropa, hormona	P	<80 ng/l	
Alanina aminotransferasa (ALT)	P	5-35 ui/l	
Albúmina	P¶	35-50 g/l	
Aldosterona	P**	100-500 pmol/l	
α-amilasa	P	0-180 Somogyi u/dl	
α-fetoproteína	S	<10 ku/l	
Angiotensina II	P**	5-35 pmol/l	
Antidiurética, hormona (ADH)	P	0,9-4,6 pmol/l	
Antígeno prostático específico	P	0-4 ng/ml, pág. 577	

---

* Sólo se utilizan porcentajes como intervalo de referencia si el recuento de hematíes es normal; de lo contrario, debe utilizarse el valor absoluto. Se expresa como cociente respecto a un control.
Intervalos terapéuticos propuestos para el tiempo de protrombina Véase pág. 529.

Capítulo 20. Intervalos de referencia

Sustancia	Muestra	Intervalo de referencia	Nuestro hospital
Aspartato transaminasa (AST)	P	5-35 ui/l	
Bicarbonato	P	24-30 mmol/l	
Bilirrubina	P	3-17 μmol/l	
Calcio (ionizado)	P	1,0-1,25 mmol/l	
Calcio (total)	P	2,12-2,65 mmol/l	
Calcitonina	P	<0,1 μg/l	
Capacidad total de saturación del hierro	S	54-75 μmol/l	
Cloruro	P	95-105 mmol/l	
*Colesterol (véase pág. 577)	P	3,9-7,8 mmol/l	
	P	0,128-0,645 mmol/l	
VLDL (véase pág. 577)	P	1,55-4,4 mmol/l	
LDL	P	0,9-1,93 mmol/l	
Cortisol	P	a.m. 450-700 nmol/l noche 80-280 nmol/l	
Creatín quinasa (CK)	P	varón: 25-195 ui/l mujer: 25-170 ui/l	
Creatinina (relacionada con la masa corporal magra)	P¶	70- ⩽150 μmol/l	
Crecimiento, hormona (GH)	P	<20 mu/l	
Ferritina	P	12-200 μg/l	
Folato	S	2,1 μg/l	
Folato eritrocitario	B	0,36-1,44 μmol/l (160-640 μg/l)	
Folículo estimulante, hormona (FSH)	P/S	2-8 u/l (lúteo) ↑ 18	
Fosfatasa alcalina	P	30-300 ui/l (adultos)	
Fosfato inorgánico	P	0,8-1,45 mmol/l	
Gamma-glutamil transpeptidasa	P	Varón: 11-51 u/l Mujer: 7-33 u/l	
Globulina fijadora tiroidea (TGB)	P	7-17 mg/l	
Glucosa (en ayunas)	P	3,5-5,5 mmol/l	
Hb glicosilada	B	2,3-6,5 %	
HbA1c (Hb glicosilada)	B	2,3-6,5 %	
Hierro	S	Varón: 14-31 μmol/l Mujer: 11-30 μmol/l	
Lactato deshidrogenasa (LDH)	P	70-250 ui/l	
Luteinizante, hormona (LH) (premenopaúsica)	P	3-16 u/l	
Magnesio	P	0,75-1,05 mmol/l	
Osmolaridad	P	278-305 mosmol/kg	
Paratiroidea, hormona (PTH)	P	<0,8-8,5 pmol/l	
Plomo	B	<1,8 mmol/l	
Potasio	P	3,5-5,0 mmol/l	

Intervalos de referencia: bioquímica

Sustancia	Muestra	Intervalo de referencia	Nuestro hospital
Prolactina	P	Varón: <450 u/l Mujer: <600 u/l	
Proteínas (totales)	P¶	60-80 g/l	
Renina (bipedestación/decúbito)	P‡	2,8-4,5/1,1-2,7 pmol/ml/h	
Sodio	P	135-145 mmol/l	
Tiroxina (libre)	P	9-22 nmol/l	
Tiroxina (T4)	P	70-140 nmol/l	
Triglicéridos	P	0,55-1,90 mmol/l	
Triyodotironina (T3)	P	1,2-3,0 nmol/l	
TSH (hormona estimulante de la tiroides) El intervalo normal se amplía con la edad	P	0,5-5,7 mu/l	
Uratos	P¶	Varón: 210-480 μmol/l Mujer: 150-390 μmol/l	
Urea	P¶	2,5-6,7 mmol/l	
Vitamina B_{12}	S	0,13-0,68 nmol/l (>150 ng/l)	

GASES EN SANGRE ARTERIAL —*intervalos de referencia*-

pH: 7,35-7,45 P_aO_2 4,7-6,0 kP_a
P_aCO_2: >10,6 kP_a Exceso de bases: ± 2 mmol/l

Nota: 7,6 mmHg = 1 kP_a (presión atmosférica ≈ 100 kPa)

Orina. Sustancia	Intervalo de referencia	Nuestro hospital
Cortisol (libre)	<280 nmol/24 h	
17- esteroides oxogénicos	Varón: 28-30 μmol/24 h Mujer: 21-66 μmol/24 h	
Fosfato (inorgánico)	15-50 mmol/24 h	
Ác. hidroxi-indol acético	16-73 μmol/24 h	
Ác. hidroximetil mandélico (HMMA, VMA)	16-48 μmol/24 h	
Metanefrinas	0,03-0,69 μmol/mmol de creatinina (o <5,5 μmol/día)	
Osmolaridad	350-1000 mosmol/kg	
17-oxoesteroides (neutros)	Varón: 17-76 μmol/24 h Mujer: 14-59 μmol/24 h	
Potasio	14-120 mmol/24 h	
Proteínas	<150 mg/24 h	
Sodio	100-250 mmol/24 h	

---

* El límite superior deseable de colesterol debe ser (6 mmol/l).
** La muestra requiere manipulación especial: consultar con el laboratorio.
¶ Véase *OHCS* pág. 81 sobre los intervalos de referencia durante la gestación.
P Plasma (es decir, en un frasco con heparina);
S Suero (sangre coagulada; sin anticoagulantes);
B Sangre completa (frasco con ácido EDTA).

Aplicaciones de Internet a la Medicina

Internet es la red de redes informática a nivel mundial [véase apartado 1 de la página siguiente]. La cooperación entre redes permite el intercambio de información y la comunicación global por el coste de una llamada telefónica local. **Acceso:** la mayoría de los ordenadores se conectan a Internet a través de una línea telefónica normal, un modem y un proveedor comercial de acceso a Internet. Otros se conectan a través de una universidad, hospital u otras redes. **E-mail:** el correo electrónico significa «franquear» un mensaje con un texto escrito (o un archivo informático) hasta una dirección única de correo electrónico, que puede ser almacenado en la red hasta que el receptor abre su «buzón». ***World-Wide Web:*** las «páginas» www pueden contener textos, dibujos, fotos, programas, otros medios y conexiones a otras páginas. Para localizar una página, simplemente debemos teclear su dirección Web en nuestro ordenador.

Educación. En la red, existe información disponible sobre enfermedades orientadas al consumidor y recomendaciones de auto-ayuda, por parte de universidades [2], gobierno [3], comercial [4] y fuentes no profesionales [5]. También existen tutorías para universitarios [6] y graduados [7], presentaciones de casos multimedia [8], conferencias [9] e información sobre titulaciones para postgraduados [10].

Cuidados clínicos. El objetivo es la actualización, por medio de resúmenes de las nuevas investigaciones médicas [11] y acceso a revisiones con ensayos clínicos [12]. La información puede recopilarse rápidamente a partir de las versiones para Internet de las revistas más prestigiosas [13], libros de texto [14], manuales prácticos [15] y bases de datos [16]. Actualizaciones de publicaciones electrónicas [17] y editadas [18], que ofrecen una puesta al día incomparable. Internet se ha utilizado experimentalmente para teleconsultas [19] y sistemas de información clínica [20].

Investigación. Internet ofrece a los investigadores la MEDLINE [21], servicios de alerta de correo electrónico [22], la base de datos *Cochrane Database* [23], un lugar donde presentar las conclusiones [24], información sobre becas [25], e incluso, la búsqueda de equipamiento y suministros [26].

Comunicación. Además de las numerosas ventajas del correo electrónico, Internet ofrece listas de correo de interés especial [27], información de prensa [28], ayuda para la búsqueda de empleo [29], conferencias «virtuales» [30] e información concerniente a los servicios sanitarios de cada localidad [31]. En un futuro próximo, será posible facilitar las comunicaciones médicas de rutina y de tipo alerta; el gobierno británico intenta conectar todas las intervenciones de MG y hospitales con la red del Servicio Nacional de Sanidad, permitiendo el acceso a través de Internet [32].

Advertencias. Puede resultar difícil filtrar toda la información, aunque catálogos como el OMNI [33], pueden facilitar la tarea. Otros inconvenientes incluyen la ausencia de referencias de calidad estándar, las conexiones casi siempre lentas y de mala calidad, el derecho a la intimidad de los pacientes y sus datos, y los peligros de los anuncios que aparecen en la red. Algunos de estos problemas están siendo poco a poco solventados por organizaciones como la British Healthcare Internet Association [34].

Si nunca ha probado vivir la experiencia de jugar en Internet a asistir a algún evento, quizás inaccesible por cualquier otra vía, puede que quisiera huir impresio-

---

Damos las gracias al Dr. Bruce McKenzie por ofrecernos esta página y elegir las direcciones de Internet expuestas en ella.

Dónde encontrar información en Internet

1. BC McKenzie, Medicine and the Internet (2e). 1997; OUP: Oxford
2. Virtual Hospital: http://www.vh.org/
3. Health Education Board (Scotland): http://www.hebs.scot.nhs.uk/
4. PILS database of self-help groups: http://www.mentor-update.com/
5. CancerHelp UK: http://medweb.bham.ac.uk/cancerhelp/index.html
6. Online Course in Medical Bacteriology: http://www.qmw.ac.uk/(rhbm001/intro.html
7. Reuters clinical challenge: http://www.reutershealth.com/clinchal/
8. MedRounds: http://www.uchsc.edu/sm/pmb/medrounds/index.html
9. Radiation Therapy for Pediatric Brain Tumors: http://goldwein1.xrt.upenn.edu/ASTRO95/framed.htm
10. Royal College of General Practitioners: http://www.rcgp.org.uk/
11. Journal Watch: http://www.jwatch.org/
12. Bandolier: http://www.jr2.ox.ac.uk:80/Bandolier/index.html
13. http://www.bmj.com/ & http://www.thelancet.com/ & http://nejm.org/
14. Merck Manual: http://www.merck.com
15. CPG Infobase: http://www.cma.ca/cpgs/
16. Clinical Pharmacology Online: http://www.cponline.gsm.com/
17. *Oxford Clinical Mentor* online updates: http://www.mentor-update.com/ (si falla el acceso, intentar con: http://www.zyworld.com/ohcm/new.htm)
18. Online Updates: http://www.oup.co.uk/scimed/
19. All-in-one meta-analysis finder: http://www.gwent.nhs.gov.uk/trip/
20. Electronic Medical Record Systems Demonstration on the Web: http://www.cpmc.columbia.edu/edu/medinfoemrs.html
21. MEDLINE Resource Centre: http://omni.ac.uk/general-info/internet_medline.html; y también, http://www.nlm.nih.gov
22. UnCover Reveal: http://www.carl.org/reveal/
23. Cochrane Database of Systematic Reviews (cDSR) Online: http://www.hcn.net.au/cochrane/intro.htm
24. PosterNet: http://pharminfo.com/poster/pnet_hp.html
25. Medical Research Council: http://www.mrc.ac.uk/home.html
26. BioMedNet: http://BioMedNet.com/
27. GP-UK: http://www.mailbase.ac.uk/lists/gp-uk
28. Department of Health Press Releases: http://www.coi.gov.uk/coi/depts/GDH/GDH.html
29. BMJ Classifieds: http://www.bmj.com/classified/index.html
30. MEDNET Conference: http://www.mednet.org.uk/mednet/vc.html
31. Buckinghamshire Health Authority: http://www.buckshealth.com/
32. «The new NHS» White Paper: http://www.open.gov.uk/doh/newnhs.htm
33. OMNI: http://omni.ac.uk/
34. British Healthcare Internet Association: http://www.bhia.org/

nado por la enormidad que supone todo ello. Es una pena: por lo que... *en caso de duda, comuníquese* (una excelente regla de vida para todos nosotros, excepto a lo mejor, para los espías y agentes secretos). Para Internet, sólo se trata de una colección de mentes del pasado y del presente: todos los grandes pensadores se encuentran recogidos allí, viviendo para siempre en sus propias palabras.

Urgencias[†]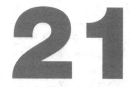

Estudio del paciente en estado crítico	668	Intoxicación aguda	694-702	
Coma y escalas de coma	669-72	Medidas generales	694	
Shock	672	Medidas específicas	696	
Shock cardiogénico	675	**Tóxicos diversos**		
Parada cardiorrespiratoria	676			
Edema pulmonar grave	679	Específicos y sus antídotos	697	
Embolia pulmonar masiva	681	Intoxicación por salicilatos	699	
Asma agudo grave	682	Intoxicación por paracetamol	700	
Traumatismo craneal	684	**Procedimientos de urgencia**		
Elevación de la presión intracraneal	687	Cricotiroidotomía	704	
Status epiléptico	688	Inserción:		
Urgencias diabéticas	690			
Urgencias tiroideas	691	• Vía venosa subclavia	800	
Crisis hipertiroidea (tormenta tirotóxica)	692	Inserción de marcapasos cardíaco		
Crisis addisonianas	692	provisional	705	
Coma hipopituitario	694	Quemaduras	707	
Urgencias en el feocromocitoma	694	Grandes desastres	710	

Bibliografía: *Lancet; BMJ; OTM;* D Springs *et al* 1995 *Acute Medicine*, Blackwell

Urgencias tratadas en otros capítulos: Véanse páginas primeras y finales.

En OHCS: Pediatría: Apoyo vital y parada cardíaca (*OHCS* pág. 310-11); ¿Su estado es muy grave? (*OHCS* pág. 175); epiglotis (*OHCS* pág. 276). **En adultos:** Traumatismos (*OHCS* págs. 678-738); ahogamiento (*OHCS* pág. 682); gestación ectópica (*OHCS* pág. 24); eclampsia (*OHCS* pág. 96); embolia de líquido amniótico (*OHCS* pág. 143); *shock* obstétrico (*OHCS* pág. 106); glaucoma (*OHCS* pág. 494); primeros auxilios/cuidados previos al traslado a hospital (*OHCS* págs. 780-804).

---

† La palabra *emergencia* (urgencia) posee una historia muy instructiva. Comenzó su vida siendo aplicado a la subida a la superficie de los cuerpos sumergidos (emerger). Después, los astrónomos hablaron sobre el mundo, reservándola para las noches de avistamiento cuando el cuerpo celeste de estudio se escondía detrás de las nubes, y los etimólogos nos aseguran que debemos imaginarnos aquellos antiguos personajes esperando en sus jardines nocturnos la esperada emergencia de la luna por detrás de las nubes donde se ocultaba. (Sobre el análisis de otras variedades de emergencias lunáticas, véase *psicosis aguda* y *el paciente violento*, *OHCS* págs. 354 y 360). Pero ahora, estas antiguas asociaciones de cuerpos saliendo a la superficie y de acontecimientos dramáticos por la noche, surgen como fantasmas* para ocupar los breves intervalos entre cada bip, siempre emplazándonos a atender una nueva emergencia ◆ ◆ ◆ ◆.

De repente, pude ver el cielo frío y engañoso
Como hielo en fuego
Con la sangre ardiente de la juventud, de amor atravesado
Mucho tiempo atrás...

Cuando el fantasma comienza a acelerar
Se siente la confusión del lecho de muerte
Ahí, desnudo por los caminos, como cuentan las historias, y despojado
Por la injusticia de los cielos como castigo (WB Yeats)

Estudio del paciente en estado crítico: cómo ganar tiempo

▶ «*¡No corras tanto, que tenemos prisa!*» (Talleyrand a su cochero)

Los temas que se tratan a continuación se definen como *urgencias*, ya que una acción rápida permite salvar la vida del enfermo o evitar una insuficiencia orgánica irreparable.No obstante, existe cierta gradación incluso dentro de las urgencias y, en general, se puede decir que casi siempre hay tiempo para valorar cuidadosamente al enfermo. Sin embargo, hay urgencias que demandan una acción inmediata, de forma que el médico de guardia apenas tiene tiempo para vestirse cuando le despiertan para asistir, por ejemplo, una parada cardiaca, un estridor agudo, un *shock* o un neumotórax tensional. Por esta razón, si se está de guardia de primera llamada, hay que saber cómo vestirse por la noche y actuar de modo *instintivo* al llegar medio dormido a la cabecera del enfermo. En otras palabras, nunca debe perderse la oportunidad de observar a los expertos en el tratamiento de las urgencias. En este capitulo se pretende que el lector se disponga mentalmente para realizar la mayoría de estas observaciones.

Es probable que estos tratamientos parezcan al inexperto simples de realizar, pero las urgencias casi nunca se presentan en términos tan nítidos como los que se enumeran a continuación. El problema es que una vida se nos escapa de las manos, y que esa persona que hay que salvar no está en condiciones de sobrevivir si se pretende realizar una historia clínica y a una exploración detalladas. Lo que hay que hacer es ganar tiempo, manteniendo las funciones vitales de la siguiente forma:

Valoración preliminar (estudio primario)[1]:

Vías aéreas	Proteger la columna cervical Valoración: ¿Existen signos de obstrucción? Asegurarse de que hay paso libre. Tratamiento: establecer una vía aérea despejada.
Respiración	Valoración: frecuencia respiratoria, movimientos torácicos bilaterales, percusión y auscultación. Tratamiento: si no existen esfuerzos por respirar, tratar como parada[2] (pág. 676), intubación y ventilación. Si la respiración está comprometida, se administra oxígeno en elevada concentración y se tratará según los hallazgos, por ejemplo, resolviendo un neumotórax tensional.
Circulación	Valoración: comprobar pulso y PA; ¿Existe hipotensión periférica?; signos de posible hemorragia. Tratamiento: —Si no existe gasto cardíaco, tratar como parada (pág. 676) —Si está en shock, tratar como en la pág. 672-75.
Discapacidad	Valoración: nivel de consciencia con la escala de coma (pág. 669); pupilas: tamaño, simetría y respuesta.
Exposición	Desvestir al paciente, pero debe ser abrigado para evitar la hipotermia.

Historia clínica rápida obtenida de los familiares, para ayudar a establecer el diagnóstico.

Acontecimientos que sucedieron en torno a la aparición de los síntomas, evidencias de sobredosis/suicidio, señales de traumatismos.

Antecedentes clínicos, como diabetes, asma/EPOC, alcohol, opiáceos o abuso de drogas, epilepsia o traumatismo craneal reciente; viajes recientes.

Medicación: fármacos habituales. *Alergias.*

Una vez corregida la ventilación y circulación del paciente, habremos ganado tiempo para realizar despúes la historia clínica, exploración, pruebas diagnósticas e instaurar el tratamiento adecuado de la forma habitual.

---

[1] Advanced Trauma Life Support 1993 Am. Col. Surg.
[2] CPR Guidelines 1997 Resus Council (UK).

Coma

Solicitar la ayuda de una enfermera experta. Situar al paciente en posición de semiprono, y a continuación:

- Medidas básicas para salvar la vida.
- ¿Son las pupilas iguales?*
- Inmovilizar la columna cervical.
- Acceso IV.
- Test rápido de glucemia.
- Gasometría, RSC, PFH, VSG, etanol, detección toxicológica (+ en orina), concentración de fármacos, hemocultivos.
- Tener a mano oxígeno, tiamina IV (pág. 627), glucosa al 50 % y naloxona (pág. 697) (umbral bajo para su administración).

Historia clínica rápida a partir de la familia, personal de la ambulancia: ¿Aparición gradual o brusca? Cómo se le encontró: nota de suicidio, convulsionado. En caso de lesión, sospechar lesión raquídea o no mover la columna (*OHCS* pág. 726). Síntomas recientes: cefalea, vértigo, fiebre, depresión. Historia médica reciente: sinusitis, otitis, neurocirugía, procedimiento otorrinonaringológico. Historia clínica pasada: diabetes, asma, hipertensión, cáncer, epilepsia, trastorno psiquiátrico. Fármacos, drogas o toxinas (especialmente, alcohol y otras drogas de diseño). Viajes.

Exploración

- Los signos vitales son vitales: obtener batería completa.
- Signos de traumatismo: hematomas, laceraciones, diátesis, sangre o LCR en la nariz u oídos, fractura craneal con deformación en escalón, enfisema subcutáneo.
- Indicios de otras enfermedades: hepatiopatías, alcoholismo, diabetes, mixedema.
- Signos cutáneos: marcas de pinchazos, cianosis, palidez, erupciones, escasa turgencia.
- Olor del aliento (alcohol, hedor hepático, cetosis, uremia), meningismo, ▶pero no debe moverse el cuello hasta haber asegurado la columna cervical.
- Examen cardiopulmonar: murmullos, roces, sibilancias, consolidación, colapso.
- Abdomen/recto: organomegalia, ascitis, hematomas, peritonismo, melena.
- ¿Existe algún posible foco de infección? (abscesos, picaduras, infecciones del oído medio).
- Apreciar la *ausencia* de signos, como la ausencia de pupilas en alfiler (miosis), típicas de los adictos a la heroína, o los pacientes diabéticos cuyo aliento no huele a acetona.

Obtención de datos. El diagnóstico puede ser claro, como en la hiperglucemia, abuso de alcohol, intoxicación por drogas, uremia, neumonía, encefalopatía hipertensiva (pág. 456) o hepática. Si se observan signos de focalización con ausencia de antecedentes de traumatismo y sin fiebre, el diagnóstico será de *ictus* probablemente. En todos los pacientes en coma no diagnosticados o en aquellos que presentan signos de focalización, la tomografía computarizada resulta de gran utilidad. Puede ser necesario realizar una punción lumbar (PL) para diagnosticar meningitis (pág. 400) o hemorragia subaracnoidea (pág. 396).

Causas del coma

Metabólicas:

- Drogas, intoxicaciones, como por monóxido de carbono, alcohol.
- Hipoglucemia, hiperglucemia (cetoacidótica, no-cetónica).

- Hipoxia.
- Narcosis por CO_2 (EPOC).
- Hipotermia.
- Mixedema, crisis Addisoniana.
- Encefalopatía hepática/urémica.

Exploración neurológica en el coma

Su objetivo es el de situar la lesión en una de las dos posibles localizaciones. La alteración del nivel de consciencia, puede implicar:

1. O bien, una disfunción cortical bilateral y difusa (que suele producir una pérdida del estado de alerta con despertar normal).
2. O bien, una lesión del sistema activador reticular ascendente (SARA), localizada a lo largo del tronco cerebral, desde la médula hasta el tálamo (dando lugar a una pérdida de la capacidad de despertar, con estado de alerta imposible de valorar). El tronco cerebral puede verse afectado directamente (como en la hemorragia pontina) o indirectamente (por ejemplo, compresión por hernia transtentorial o cerebelosa, secundaria a una masa o a un edema).

- Nivel de consciencia; se describe empleando términos *objetivos* (pág. 670 a modo orientativo).
- Patrón respiratorio: Cheyne-Stokes (pág. 54), hiperventilación (acidosis, hipoxia o con menor frecuencia, neurogénica), atáxica o apneica (manteniendo la respiración), que implica lesión del tronco cerebral de pronóstico grave.
- Ojos: casi todos los pacientes con síntomas en el SARA, presentan signos oculares.

Campos visuales: en el coma superficial, se comprobarán los campos visuales con amenaza visual. La falta de parpadeo en un campo sugiere hemianopsia y lesión en el hemisferio contralateral.

Pupilas:

Normales, directas y consensuadas = tronco cerebral intacto.

Posición media (3-5 mm) no reactivas ± irregulares = lesión del tronco cerebral.

Dilatadas unilateralmente y no reactivas («fijas») = compresión del III par craneal.

Pequeñas, reactivas = lesión pontina o drogas

Síndrome de Horner (pág. 620) = lesión de la médula lateral ipsilateral o lesión del hipotálamo, que puede preceder a la herniación del uncus.

Movimientos extraoculares: debe observarse la posición de reposo y el movimiento espontáneo, y a continuación, realizar el test del reflejo vestíbulo-ocular con la *maniobra de Doll* (normal, cuando los ojos se dirigen al mismo punto del espacio, cuando la cabeza es desplazada con rapidez lateral o vertcalmente) y con la *prueba del hielo* (normal, cuando los ojos se desvían hacia el oído frío, con nistagmo hacia el lado contrario). Si el test del reflejo vestíbulo-ocular está presente, quedan excluidas *la mayoría* de las lesiones del tronco cerebral, desde el núcleo del VII par (médula), hasta el del III par (tronco cerebral). No deberá moverse la cabeza hasta asegurar la columna cervical.

Fondo de ojo: edema papilar, hemorragia subhialoidea, retinopatía hipertensiva, signos de otras enfermedades (como la retinopatía diabética).

* Examinar si existe asimetría neurológica (tono, movimientos espontáneos, reflejos)

Neurológicas:

- Traumatismos.
- Infecciones.

- Meningitis (pág. 400); encefalitis, por ejemplo, por Herpes simplex (administrar aciclovir IV ante la mínima sospecha); *tropicales*: paludismo (realizar extensiones sanguíneas gruesas), tifus, rabia, tripanosomiasis.
- Tumores
  — Tumores cerebrales/meníngeos.
- Vasculares
  — Hemorragia subdural/subaracnoidea, *ictus*, encefalopatía hipertensiva.
- Epilepsia
  — Estado no convulsivo o *post-ictus*.

Escala Glasgow para el coma (GCS)[1]

Es un método objetivo y fiable para valorar el estado de consciencia de un enfermo y pueden emplearlo tanto los médicos como el personal de enfermería en la evaluación inicial y continuada del paciente. Su utilidad reside en predecir el pronóstico definitivo. La escala puntúa 3 tipos de respuesta:

Respuesta motora. Existen 6 grados:

6 *Realiza lo que se le pide («obedece órdenes»):* el paciente ejecuta órdenes sencillas a solicitud del examinador (cuidado con admitir en esta categoría el reflejo de prensión).

5 *Respuesta localizadora al dolor:* se realiza una presión sobre la base de la uña del paciente con un lápiz, y a continuación, sobre la órbita y esternón. La respuesta localizadora al dolor se produce cuando el enfermo mueve el miembro para tratar de eliminar el estímulo aplicado en distintas zonas.

4 *Se aparta del dolor:* retira las extremidades ante un estímulo doloroso.

3 *Respuesta flexora al dolor:* la presión sobre la uña provoca una flexión anormal de las extremidades: postura de descorticalización.

2 *Postura extensora ante el dolor:* el estímulo provoca la extensión de los miembros (aducción, rotación interna del hombro, pronación del brazo): postura descerebrada.

1 *No existe respuesta ante el dolor*.

Deberá anotarse la mejor respuesta de cualquier extremidad.

Respuesta verbal. Existen 5 grados:

5. *Orientado:* El enfermo sabe quién es, dónde y por qué está en el hospital, el año, el mes y la estación del año.

4. *Conversación confusa:* El paciente responde a las preguntas como si estuviera conversando, pero de una forma confusa y con desorientación.

3. *Lenguaje incoherente:* Lenguaje articulado al azar o con exclamaciones, pero sin la fluidez de la conversación.

---

* **Comprobar las pupilas cada escasos minutos durante las primeras fases**, especialmente, si el paciente ha sufrido un traumatismo, como causa probable. Se trata de la forma más rápida de averiguar los signos de focalización (*por lo que* resulta útil para establecer el diagnóstico, aunque debe tenerse en cuenta que pueden producirse falsos signos de localización), y la observación de los *cambios* que experimentan las pupilas es el sistema más rápido para averiguar lo mal que van las cosas.

[1] G Teasdale 1974 *Lancet* ii 81.

2. Lenguaje incomprensible: Murmullo incomprensible sin palabras.

1. Respuesta verbal ausente

Nota: registrar la mejor respuesta obtenida.

Apertura de los ojos. Existen 4 grados:

4. Apertura espontánea de los ojos.

3. Apertura de los ojos en respuesta a estímulos verbales: Apertura ocular ante el lenguaje hablado o los gritos, y no necesariamente ante la solicitud expresa.

2. Apertura de los ojos en respuesta al dolor: Aplicar el estímulo doloroso como anteriormente.

1. No apertura de los ojos.

La puntuación global se mide sumando cada área valorada. Ejemplo: ausencia de respuesta al dolor + no verbalización + no apertura ocular = 3. Lesión grave 8; lesión moderada 9-12; lesión leve 13-15.

Nota: existe una escala de coma abreviada (AVPU), que se utiliza en ocasiones en la valoración inicial («estudio primario») de un enfermo en situación crítica:

- A = **a**lerta.
- V = responde a los estímulos **v**ocales.
- P = responde al dolor (**p**ain).
- U = falta de respuesta (**u**nresponsive).

Algunos centros puntúan como máximo 14 puntos, y no 15, ya que omiten el grado 4 de «se aparta del dolor».

▶▶ Shock

Aspectos esenciales. El *shock* se define como el defecto de perfusión de los órganos vitales que tiene lugar cuando desciende la presión arterial. Se acompaña de signos de hipoperfusión periférica y de órganos terminales (palidez, frialdad de extremidades, síncope, agitación, llenado capilar >2 segundos, oliguria), así como taquicardia (siempre que no se administren β-bloqueantes o con *shock* espinal, *OHCS* pág. 728) e hipotensión (por ejemplo, PA <90 mmHg). La PA se mantiene normal (*shock* compensado), en enfermos jóvenes con buen estado previo de salud, hasta la fase preterminal, aunque la *presión del pulso* se estrechará con hasta el >30% del la deplección del volumen sanguíneo, lo que complica el diagnóstico. Así pues, los signos de hipoperfusión en órganos terminales son indicadores más fiables que la PA y la presión venosa central. Se tratará al paciente como se indica a continuación. Debe accederse a una vía IV y administrar oxígeno.

Exploración rápida. PA; pulso carotídeo; palidez; cianosis; ictericia; tonos cardiacos y murmullo vesicular (¿neumotórax tensional?); la posibilidad de aneurisma aórtico; melenas (realizar tacto rectal). ▶Si disminuye la PA, debe avisarse al equipo médico de parada cardíaca. Buscar la adrenalina.

Causas

Shock anafiláctico: de tipo I, con hipersensibilidad mediada por IgE, por ejemplo, a la penicilina, medios de contraste para radiología, látex, picaduras, huevos, pescado, cacahuetes, semen. Cursa con: cianosis, edema (laríngeo, palpebral o labial), urticaria. ►►Asegurar la vía aérea; eliminar la causa; administrar adrenalina 0,5-1 ml de 1:1.000 IM; repetir cada 10 min, hasta que el paciente mejore. (Si está sometido a un tratamiento con β-bloqueantes, puede administrarse salbutamol IV en lugar de la adrenalina) Así mismo:

- Clorfeniramina* 10 mg IV (puede repetirse).
- Hidrocortisona 200 mg IV.
- Oxígeno ± IIV (salino 0,9%, por ejemplo, 500 ml en 15 min).
- Ventilación asistida + medidas de mantenimiento de la vida.
- Sibilancias: tratamiento del asma, pág. 682.
- Ingreso en hospital. Monitor ECG.
- Sugerir que utilice una placa de «alerta médica» con el nombre del alergeno.
- Adiestrar al paciente para auto-inyectarse adrenalina y evitar un ataque fatal.
  Las pruebas cutáneas de IgE ayudan a demostrar el alergeno específico, para poder evitarlo[1].

Shock séptico: El *shock séptico* por Gram -vo (o +vos) con vasodilatación es, a veces, súbito y de consecuencias fatales, con *shock* y coma, pudiendo aparecer sin ningún signo de infección (fiebre, ↑ leucocitos). Se aprecia calor en las extremidades. *Tratamiento específico* (si no existe ninguna clave diagnóstica, pág. 160): cefuroxima IV, 1,5 g/8 h (tras hemocultivos), o gentamicina (pág. 657; determinar sus niveles; reducir la dosis en la insuficiencia renal) + penicilina antipseudomonas (por ejemplo, ticarcilina, 5 g/8 h IV). Administrar coloides, como *Haemaccel*®, por vía IV. Enviar a la UCI si es posible para ser monitorizado y administrársele inotrópicos. Considerar la administración de dopamina a dosis «renales» (2-4 µg/kg/min IV; precaución con los Ess, pág. 97).

Shock hipovolémico: *Hemorragia:* por ejemplo, traumatismos, rotura de aneurisma aórtico, embarazo ectópico. Tratamiento: IIV hasta que se obtenga el resultado de las pruebas de compatibilidad hemática. Utilizar sangre del grupo O -vo en las hemorragias críticas (pág. 90). Tratar la causa subyacente. *Deshidratación:* vómitos (por ejemplo, en la obstrucción GI), diarrea (como en el cólera), quemaduras, líquidos acumulados o secuestrados (no disponibles) («tercer espacio», como en la pancreatitis). Tratamiento: IIV salino 0,9% hasta que se eleve la PA (pág. 89 =. *Exposición al calor:* el golpe de calor puede producir *shock* hipovolémico (también, hiperpirexia, oliguria, rabdomiolisis, pérdida del conocimiento, hiperventilación, alucinaciones, incontinencia, colapso, coma, pupilas en alfiler, ↑PFH y CID). Si esto se produce, debe mantenerse fresco al paciente con esponja húmeda y abanicos; evitar el hielo y la inmersión. Reanimar con elevada concentración de sodio IV, como salino 0,9% ± hidrocortisona 100 mg IV. El dantroleno no resulta muy eficaz. La clorpromacina 10-25 mg IM, puede emplearse para detener los escalofríos[2]. Se deberá parar de refrescar al paciente cuando la temperatura sea <39°C

Shock cardiogénico: pág. 675.

Insuficiencia endocrina: Addison/hipotiroidismo pág. 691.

Shock yatrogénico: fármacos, como anestésicos, antihipertensivos.

Nota: excepto en las primeras 3 causas señaladas arriba, la principal prioridad es la administración IV de líquidos de forma inmediata (véanse pautas, pág. 674).

---

[1] P Ewan 1997 *Prescribers*∩J **37(3)** 125.
[2] E Lloyd 1994 *BMJ* **ii** 587.
* Nueva denominación: clorfenamina.

▶▶ Resucitación en el shock hipovolémico

- Utilizar la vena de mayor calibre posible con la que estemos familiarizados (es decir, fosa antecubital); de lo contrario, realizar una venosección (pág. 702) o una canulación de una vena central (pág. 703). La tasa de flujo es inversamente proporcional a la longitud de la cánula y las líneas de PVC son largas. Las venosecciones no suelen realizarse actualmente, pero no debemos olvidar su técnica, ya que podríamos salvar con esta técnica alguna vida.
- Utilizar 2 cánulas de gran calibre (14G ó 16G); se tardan 20 min en infundir 1 litro, a través de 1 cánula de calibre 18G, ¡pero sólo 3 min en una de 14G!*
- Elevar la bolsa de goteo y estrujar la misma, o bien, puede emplearse algún dispositivo de presión (como el manguito de un esfingomanómetro) para ↑ la velocidad de paso.
- Estimar y anticipar la pérdida de sangre de las fracturas:

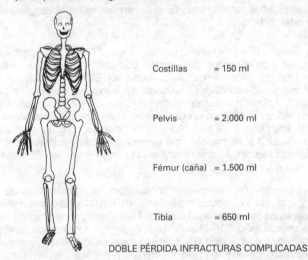

Costillas = 150 ml

Pelvis = 2.000 ml

Fémur (caña) = 1.500 ml

Tibia = 650 ml

DOBLE PÉRDIDA INFRACTURAS COMPLICADAS

- Las soluciones cristaloides (como la solución de Hartmann) poseen una vida media intravascular de sólo 30-60 min y deben administrarse en dosis triple a l volumen de la pérdida hemática; los coloides (como el Haemaccel®) permanecen más horas y se administran en proporción 1:1 respecto al volumen perdido. Puede administrarse sangre si la hemorragia representa un volumen >15 % (volumen sanguíneo del adulto = 70 ml/kg; niños = 80-90 ml/kg): lo ideal es emplear sangre sometida a pruebas cruzadas pero el tiempo dedicado a ello, puede representar la muerte del paciente; la determinación del grupo compatible sólo lleva 10 min y es preferible a la transfusión de sangre O -va.
- Administrar líquidos *a ritmo rápido*: sólo será lento cuando disminuya el pulso, se eleve la PA y la diuresis (>30 ml/h en adultos y >1 ml/h en niños). Sondar la vejiga. Puede colocarse una línea PVC para controlar la evolución□. Una respuesta satisfactoria podría ser de 2 cm de elevación tras la IOIV de 250 ml de coloide en 15 min.
- No debe olvidarse la administración de O_2 (12 l/min a través de mascarilla ajustada a la cara, con reserva en todos los traumatismos, excepto contraindicaciones); ↓ pérdida de sangre con compresión y elevación; en las fracturas, es importante la tracción para reducir la pérdida de sangre a través de un fémur fracturado, por ejemplo).
- Monitorizar pulso, PA y ECG de forma continua. Permanecer junto al enfermo.

▶ Asegurarse de que alguien explique a la familia el estado de gravedad del paciente.

* La tasa de flujo (Q1) de un líquido a través de una sección circular (de radio R), con un gradiente de presión P/L, obedece a una ley elevada a la cuarta potencia: $Q1 = \pi P/L \times R^4/8 \mu$, donde μ = viscosidad (G Hagen 1839 *Poggendorff's* Ann d. Physik u. Chemie XLVI, y verificado mediante experimentos por Poisseuille). Esta ley es muy interesante para los cirujanos vasculares: una pequeña variación en el radio R implica un efecto dramático, pero si la sección es elíptica (con 2 ejes de longitudes 2.ª y 2b), el nuevo flujo (Q_2) sólo contiene factores cúbicos y no elevados a la cuarta potencia: $Q_2 \approx \pi a^3 b^3/a^2 + b^2/4 \mu$ L (Boussinesq 1868 & R Gibson, 1995□).

▶▶ *Shock* cardiogénico

Presenta una mortalidad del 90%. ▶Solicitar la ayuda de un médico experto tanto para realizar el diagnóstico *preciso* como para orientar el tratamiento.
El *shock* cardiogénico es el *shock* (pág. 672) producido principalmente por la insuficiencia del corazón para mantener la circulación y puede ocurrir de forma súbita o tras el deterioro progresivo de una previa insuficiencia cardiaca.

Causas. *Rápidamente reversible:* arritmias, taponamiento cardiaco, neumotórax a tensión. *Otras*: infarto de miocardio, miocarditis, depresión miocárdica (fármacos, hipoxia, acidosis, sepsis), destrucción valvular (endocarditis), embolismo pulmonar, disección aórtica.

Tratamiento: Si es posible, en la Unidad de Cuidados Coronarios. Las pruebas diagnósticas y el tratamiento deben establecerse de forma simultánea.

- Administrar O_2 y colocar al paciente en la posición más confortable.
- Administrar diamorfina, 2,5-5 mg IV para aliviar el dolor y la ansiedad.
- Monitorizar ECG, diuresis con sonda, gasometría (ajustar el O_2 según los resultados), UyE, PVC. Realizar un ECG de 12 derivaciones cada hora hasta aclarar el diagnóstico.
- Valorar la monitorización de la presión de enclavamiento pulmonar (catéter de Swan-Ganz), presión arterial, gasto cardíaco.
- Corregir las arritmias (pág. 258-267) y los trastornos UyE. Corregir equilibrio ácido/base.
- Administrar fármacos inotrópicos positivos, por ejemplo dobutamina, 2,5-10 µg/kg/min IV, ajustada para mantener la PA sistólica > 80 mmHg.
- Activar la perfusión renal con dopamina a dosis bajas: 2-5 µg/kg/min IV (ES: pág. 97).
- Si la presión de enclavamiento pulmonar es <15 mmHg, administrar un expansor del plasma 100 ml cada 15 min IV. Se trata de lograr una presión de 15-20 mmHg.
- Averiguar y tratar cualquier posible causa reversible, por ejemplo, el infarto de miocardio o la embolia pulmonar. Considerar la realización de una trombolisis (pág. 255 y pág. 681). Considerar la cirugía en la CIV aguda, y en la insuficiencia mitral o aórtica.
- Considerar la bomba de balón intraaórtica si es de prever la mejoría o se requiere cierto tiempo hasta la cirugía.

Taponamiento cardíaco. *Aspectos esenciales:* El líquido pericárdico se acumula → se eleva la presión intrapericárdica → el corazón no puede llenarse → se detiene el bombeo. **Causas principales:** traumatismos, cáncer de pulmón/mama, pericarditis, infarto de miocardio, bacterias, como TB. *Menos frecuentes:* urea ↑, radiación, mixedema, disección de la aorta, LES, cardiomiopatías.

Signos: Caída de la PA, elevación de la PVY, sonidos cardíacos amortiguados = tríada de Beck; ↑PVY en la inspiración (signo de Kussmaul); pulso paradójico (ausencia de pulso en la inspiración), La ecocardiografía permite establecer el diagnóstico (si la separación de los ecos es >2 cm). RXT: corazón globuloso, borde cardíaco izquierdo convexo o recto, ángulo cardiofrénico derecho <90°. ECG: voltaje cambiante (pág. 288).

Tratamiento: Puede resultar complicado. Todo se vuelve en contra nuestra: el tiempo, los médicos, la propia confianza, ya que el paciente se encuentra demasiado grave como para ofrecer detalles para la historia clínica y los signos pueden ser contradictorios: pero la amarga experiencia nos enseña a no equivocarnos durante mucho tiempo. ▶▶Solicitar la presencia de nuestro superior a nuestro lado (no a través del teléfono). Con suerte, la inmediata pericardiocentesis (página siguiente) consigue una mejoría y recuperación del paciente. Mientras esperamos su realización, se administrará O_2, se monitorizará el ECG y se accederá a una vía IV. Deben tomarse muestras de sangre para determinar el grupo.

Pericardiocentesis de urgencia* con aguja

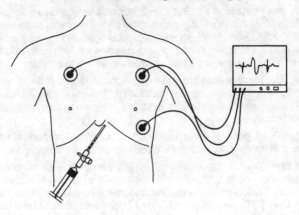

(* Los procedimientos empleados por los cardiólogos para realizar pericardiocentesis *electivas* pueden diferir, implicando el empleo de cables-guía, detección y catéteres).

- Solicitar ayuda experta (para el cual, le sirve como *recordatorio*).
- Equipo: jeringa de 20 ml, cánula larga de calibre 18G, llave de tres salidas, monitor de ECG, desinfectante para la piel.
- Si el tiempo no apremia, debe utilizarse una técnica aséptica, y si el paciente está consciente, se utilizará anestesia local y sedación,por ejemplo, con midazolam: valorar hasta 0,07 mg/kg IV: comenzar con 2 mg durante 20 segundos, máx 1,5 mg en ancianos: el antídoto es el flumacenil, 0,2 mg IV durante 15 s, y a continuación, 0,1 mg cada 60 s, hasta completar 1 mg en total.
- Asegurarnos de la vía IV y que el equipo de resucitación se encuentra a mano.
- Introducir la aguja con una inclinación de 45° inmediatamente por debajo y hacia la izquierda de la apófisis xifoides, con la punta dirigida hacia la punta del omóplato. Aspirar de forma continua y vigilar el ECG. La presencia de ectopias ventriculares frecuentes o un patrón de lesión (↓ del segmento ST) en el ECG, implica alcance del miocardio: retirar ligeramente la aguja.
- Evacuar el contenido pericárdico a través de la jeringa y la llave de 3 vías. Sólo se extraerá una pequeña cantidad de líquido (por ejemplo, 20 ml), lo cual, es suficiente para obtener una mejoría inmediata. Si no estamos seguros de si el líquido aspirado es sangre pura (por ejemplo, si se introduce la aguja en lacavidad ventricular), debemos observar si se coagula (el líquido pericárdico no se coagula, aunque se encuentre muy teñido con sangre), o bien, puede determinarse su hematocrito.
- Podemos mantener la aguja *in situ* de forma provisional, para poder repetir la aspiración. Si el líquido vuelve a acumularse, será necesario realizar una pericardiectomia.
- Se enviará una muestra de líquido al laboratorio para realizar estudio microscópico y cultivo, si fuera necesario, incluyendo las pruebas de diagnóstico de la TB.

Complicaciones: laceración de un ventrículo o una arteria coronaria (± hemopericardio subsecuente); aspiración de sangre ventricular; arritmias (fibrilación ventricular); neumotórax; punción de la aorta, esófago (± mediastinitis) o peritoneo (± peritonitis).

▶▶ Parada cardiorrespiratoria

Causas. IM; EP; traumatismos; electrocución; *shock*; hipoxia; hipercapnia; hipotermia; desequilibrios UyE; fármacos, como la adrenalina, digoxina.

Acción. Asegurar las medidas de seguridad para el paciente y para el propio médico. Confirmar el diagnóstico (inconsciencia, apnea, ausencia de pulso carotídeo).

Las **medidas básicas de resucitación** son las siguientes:

- **Gritar solicitando ayuda.** Pedir a alguna persona que avise al equipo de parada y que traiga el desfibrilador. Anotar la hora.
- Proporcionar un **masaje precordial** si se presencia el momento de la parada. Esto puede lograr revertir las arritmias ventriculares. Volver a comprobar el pulso carotídeo.
- **Iniciar la RCP (resucitación cardio-pulmonar)** *Vía aérea:* extender la cabeza, elevar la barbilla y despejar la cavidad oral. *Ventilación:* utilizar una bolsa especial y un sistema de mascarilla (como el sistema Ambu®) con una reserva, si es posible y dos especialistas en resucitación presentes. Si no es así, se empleará la ventilación con aire espirado con mascarilla o directamente boca-a-boca. Realizar dos insuflaciones de rescate. Cada una de ellas debe durar aproximadamente 2 segundos.

Compresiones torácicas. Deben situarse sobre el 1/3 inferior del esternón. Se utiliza con el talón de la mano y los codos extendidos. Lo ideal son compresiones de 5 cm a un ritmo de 100/min. Si estamos solos, se realizarán 15 golpes y 2 insuflaciones (15:2). Cuando actúan dos personas, pueden realizarse 5 golpes y 1 insuflación (5:1). La resucitación no debe interrumpirse excepto para utilizar el desfibrilador o para intubar al paciente.

Medidas avanzadas de resucitación. Colocar los electrodos del desfibrilador sobre el tórax, tan pronto como sea posible y conectar el monitor para leer a través de los mismos. Valorar el ritmo: ¿Se trata de una FV/TV sin pulso? En la **FV/TV, la desfibrilación** debe llevarse a cabo sin demora. Si fracasan los primeros 200 J, debe repetirse de nuevo, y si es necesario, se realizará un tercer *shock* de 360 . Si se produce un ritmo en el ECG compatible con el gasto cardíaco, se realiza una comprobación del pulso.

Puede continuarse la resucitación durante 1 min, mientras se accede a una vía IV (periférica o central). Considerar la intubación. Administrar **adrenalina** 1 mg IV seguido de un lavado con 20 ml de salino al 0,9 %. Averiguar si la causa es reversible: véase el cuadro de la página siguiente. Tratar según la causa.

Volver a valorar el ritmo del ECG: repetir la desfibrilación si el paciente continúa en FV/TV. Todas las descargas serán de 360 J. Repetir los ciclos, administrando adrenalina cada 3 min. Considerar la administración de antiarrítmicos.

Si se ha descartado la FV/TV, el paciente se encontrará en **asistolia** o en **disociación electromecánica**, ritmos de pronóstico más desfavorable. No obstante, pueden estar producidos por **procesos remediables** (véase cuadro de la página siguiente), cuyo tratamiento puede lograr salvar la vida del paciente. Se continuará la RCP y se administrará **adrenalina**. Se averiguará la causa y se tratará en consecuencia. Considerar la administración de atropina y antiarrítmicos.

Puede enviarse a una persona a buscar el historial del paciente, así como las notas de su médico habitual. Ello podría ofrecer datos útiles para determinar la causa de la parada.

Cuando no es posible acceder a una vía IV, los fármacos como adrenalina, atropina y lidocaína pueden ser administrados a través del tubo traqueal, aunque es difícil precisar su absorción. Se administrará 2-3 veces la dosis IV diluída en (10 ml de suero salino al 0,9 %, seguido de 5 ventilaciones para favorecer la absorción. No se recomienda la inyección intracardíaca.

Cuándo debe finalizarse la resucitación: no existe una regla establecida, ya que la supervivencia depende del ritmo y del origen de la parada. En los pacientes que no poseen lesiones miocárdicas, no debe interrumpirse la resucitación, a no ser que la temperatura corporal ascienda >33 C y el pH y el potasio alcancen niveles normales.

Se suspenderá la resucitación después de 20 min en las asistolias refractarias o en la disociación electromecánica.

Tras lograr la resucitación: deberá realizarse un ECG con 12 derivaciones; se trasladará al paciente a la UCI/unidad coronaria. Control de las constantes vitales; realizar RXT, UyE, glucosa, gasometría, RSC, CK.

Cualquiera que sea el resultado, se deberá explicar a los familiares lo que ha ocurrido.

Parada cardíaca: Cuadro de medidas avanzadas de 1997 para salvar la vida[1]

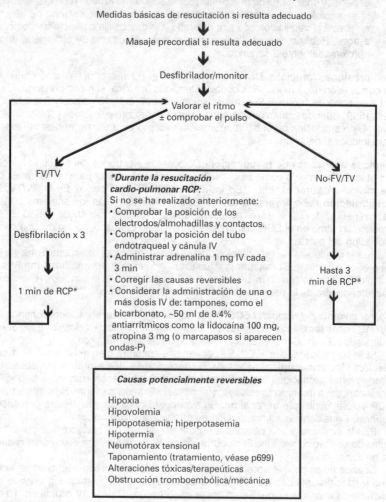

Fuente: UK 1997 Guidelines, Resuscitation Council (UK). NB: la adrenalina en dosis elevadas (por ejemplo, 5 mg, como en este cao), posee teóricamente una serie de ventajas hemodinámicas, pero los ensayos no han logrado demostrar sus beneficios en las consecuencias (KA Ballew 1997 *BMJ* **i** 1462) P Baskett 1992 *Br J Anaesthesia* **69** 182

[1] Cuadro extraído de *UK Resuscitation Council Guidelines*, 1997.

No debe interrumpirse la RCP durante >10 segundos, excepto para desfibrilar.

FV/TV resistentes:

- Posible administración de lidocaína 100 mg IV; puede repetirse una vez; después, se administran 2-4 mg/min IV.
- Modificación de la posición de las almohadillas, por ejemplo, antero-posterior.
- Tosilato de bretilio 5 mg/kg IV; a continuación, puede reanudarse la RCP durante 20 min.
- Procainamida 100 mg IV durante 2 min como otra posibilidad.
- Consultar con un especialista cardiólogo.

Asistolia con ondas-P: puede iniciarse un marcapasos exterior (marcapasos transtorácico percutáneo a través de unos electrodos especiales). Puede colocarse en el endocardio si se encuentra disponible un cirujano experto. Si no es así, puede administrarse atropina 0,6 mg/5 min IV mientras se espera ayuda adicional.

Tratar la acidosis: con una adecuada ventilación. El bicarbonato sódico puede empeorar la acidosis intracelular y precipitar las arritmias, por lo que sólo se empleará en las acidosis graves tras una resucitación prolongada (por ejemplo, 50 ml de una solución al 8,4 % por vía IV).

▶▶ Edema pulmonar grave

La causa más frecuente es la insuficiencia ventricular izquierda (post-IM o cardiopatía isquémica). Entre otras causas de tipo cardíaco se incluyen, la estenosis mitral, arritmias e hipertensión maligna. Las causas de otro tipo se relacionan más abajo.

Síntomas. Disnea, ortopnea (por ejemplo, paroxística), expectoración espumosa rosada. *Nota*: fármacos; otras enfermedades (IM reciente/EPOC o neumonía).

Signos. Paciente con distrés, pálido, sudoroso, pulso ↑, taquipnea, esputo rosado espumoso, pulso alternante, ↑ PVY, crepitaciones finas a la auscultación torácica, ritmo triple/de galope, sibilancias (asma cardíaco). Deben examinarse rápidamente las posibles causas (abajo).

Tests básicos e indicadores de la evolución: PA; frecuencia cardíaca; cianosis; frecuencia respiratoria; PVY; edema periférico; hepatomegalia.

Tests. RXT: cardiomegalia, signos de edema pulmonar: sombreados (generalmente, bilaterales), pequeños derrames en los ángulos costofrénicos, líquido en las fisuras pulmonares y líneas B de Kerley (opacidades lineales, pág. 633); ECG: signos de infarto de miocardio; gasometría; UyE; enzimas «cardíacos».

Tratamiento. En los casos graves, debe iniciarse el tratamiento antes del estudio:

- Sentar al paciente.
- Administrar O_2 con mascarilla al 100 %, si no existen antecedentes de enfermedad pulmonar.
- Colocar una cánula IV; monitorizar ECG (tratar cualquier tipo de arritmia, pág. 258-267).
- Fármacos: *Furosemida,* 40-80 mg IV lento (dosis mayor en la insuficiencia renal). *Diamorfina,* 2,5-5 mg IV lento, excepto en caso de insuficiencia hepática o enfermedad pulmonar obstructiva crónica. Pueden administrarse 2 pulverizaciones de nitroglicerina en spray sublingual o 2 × comprimidos de 0,3 mg. Si existe FA rápida, administrar *digoxina,* 0,5 mg oral (o IV, lento, si es muy urgente).
- Completar las pruebas de diagnóstico, exploración e historia clínica.

- Considerar la administración de dinitrato de isosorbida 2-7 mg/h IV, si la PA sistólica >110 mmHg o dobutamina 2,5-10 µg/kg/min si PA <100 mmHg. Puede insertarse un catéter de Swan-Ganz para facilitar la dosificación (se trata de lograr una presión arterial diastólica en cuña de 15-20 mmHg con una PA sistólica >100 mmHg)[1].

Nota: si la PA es >180 mmHg, se tratará como en la insuficiencia ventricular izquierda hipertensiva (pág. 274).

Tratamiento de mantenimiento: comprobar regularmente la PA, frecuencia del pulso y tonos cardíacos; restringir los líquidos; medir la diuresis; en ocasiones, puede ser necesario administrar de nuevo furosemida IV; al principio, UyE y ECG diarios. ***En caso de mejoría:*** Pasar a furosemida oral; RXT secuenciales; peso diario; PA y pulso cada 6 h.

Si el paciente empeora: pueden extraerse mediante venosección 500 ml de sangre ± ventilación (positiva intermitente o constante, pág. 320) ± dosis mayor de dinitrato de isosorbida, como se señala arriba*. Si el paciente está en *shock*, se solicitará ayuda experta y se tratará el *shock* cardiogénico (pág. 675). Se recomienda la administración de 0,5-1 mg de adrenalina en infusión IV lenta, o bien, dopamina IV (iniciar el tratamiento con 10 µg/kg/min; ↑ cada 15 min a razón de 5 µg/kg/min, hasta que la PA sistólica >100 mmHg)[1].

Re-examinar frecuentemente al paciente; realizar ECG seriados. ¿Han aparecido nuevos soplos? El paciente con edema pulmonar grave secundario a infarto de miocardio puede desarrollar CIV o insuficiencia mitral.

Diagnóstico diferencial. Broncospasmo, neumonía. A menudo, es difícil establecer un diagnóstico definitivo; estos 3 procesos pueden coexistir, especialmente, en las edades avanzadas. No debemos dudar en tratar todas estas alteraciones simultáneamente (por ejemplo, con nebulizador de salbutamol, furosemida IV, diamorfina, amoxicilina: pág. 154).

Causas no-cardíacas de edema pulmonar (menos frecuentes):

- Reacciones alérgicas, por ejemplo, a agentes de contraste radiológicos (radiología, pág. 638), venenos, pág. 697.
- Sobrecarga de líquidos, por ejemplo, yatrogénica (excesiva dosis IV) o por insuficiencia renal.
- Inhalación de humo: observar si existe hollín en las fosas nasales (*OHCS* pág. 684)?
- SDRA (pág. 317), comprobando si existen factores predisponentes, como traumatismos, post-op, sepsis.
- Infecciones: fiebre (paludismo◻, Hantavirus, tripanosomiasis)?
- Intoxicación por monóxido de carbono (pág. 698): coma, vómitos y *ausencia de cianosis*.
- Embolia de líquido amniótico (*OHCS* pág. 143): si la paciente está gestante o en período post-partum.
- LES (pág. 595): erupción en mariposa en la cara, o proteinuria.
- *Posible sobredosis de aspirina drogas o aspiración de pegamento.* Dialogar con amigos/familiares del paciente.

---

* Algunos autores afirman que los nitratos IV deben emplearse en las primeras fases (por ejemplo, en forma de bolo) y que su eficacia es superior a la de los diuréticos (que estimulan la producción de renina, y por tanto ↑ la carga posteruior), pero no se han realizado estudios a gran escala. Estos fármacos realmente ayudan a los pacientes que no responden al tratamiento normal: véase Gcotter 1998 *Lancet* **351** 389.

[1] D Sprigings 1995 *Acute Medicine*, Blackwell.

►►Embolia pulmonar masiva (EP)

►El embolismo pulmonar (EP) siempre debe sospecharse en cualquier paciente que sufra un síncope súbito 1-2 semanas después de una intervención quirúrgica.

Mecanismo. Trombos venosos, habitualmente procedentes de una trombosis venosa profunda, TVP, pasan a la circulación pulmonar y bloquean el flujo sanguíneo a los pulmones. La fuente no se descubre en numerosas ocasiones.

Prevención.

- Movilización precoz tras cirugía.
- Utilizar medias anti-tromboembólicas.
- Valorar profilaxis con heparina, 5.000 u/8 h SC.
- Evitar los anticonceptivos en las mujeres de alto riesgo, por ejemplo, tras una intervención mayor u ortopédica.
- Las EPs recurrentes se evitan anticoagulando al paciente o mediante la inserción transyugular de un filtro para la vena cava (que no sea hierro-magnético para evitar problemas al realizar resonancias magnéticas)[1].

El paciente. Clásicamente, la EP se presenta a los 10 días de la cirugía, con síncope y disnea súbita mientras se realiza el esfuerzo de defecación, aunque el EP puede ocurrir tras *cualquier* periodo de inmovilidad e incluso sin factores predisponentes. Las manifestaciones de presentación más frecuentes son: disnea aguda, dolor pleurítico, hipotensión, hemoptisis y síncope. Otros signos: taquipnea, cianosis, ritmo de galope, ↑ PVY, roce pleural, latido ventricular derecho, P_2 aumentado. La disnea puede constituir el único signo. Los microembolismos pulmonares múltiples se presentan de forma menos dramática, con dolor pleurítico, hemoptisis y disnea gradualmente progresiva.

Debe averiguarse el origen de los émbolos, especialmente, las TVP (¿La pierna presenta tumefacción?), aunque en ocasiones, los signos de trombosis venosa sólo se producen *después* de la embolia pulmonar.

Tests. *ECG* (suele ser normal o mostrar taquicardia sinusal); pueden presentarse ondas-S profundas en la derivación I; ondas-Q en III; ondas-T invertidas en III ($S_I Q_{III} T_{III}$), patrón de esfuerzo V1-3 (pág. 237), desviación derecha del eje, BRD, FA.

RXT: a menudo, normal; disminución de la trama vascular, pequeño derrame pleural.

Gasometría: hiperventilación y anomalías del intercambio gaseoso, es decir, PaO_2 ↓, $PaCO_2$ ↓, pH suele estar ↑; véase pág. 294.

Ventilación/perfusión pulmonar (V/Q) (pág. 642). Se investigarán los desequilibrios de la ventilación-perfusión. Si el resultado es contradictorio, puede realizarse una angiografía pulmonar.

Diagnóstico. Generalmente se realiza por los signos clínicos. La mayoría de los fallecimientos por EP mayor, se producen en la 1.ª hora, por lo que la angiografía no resulta una prueba práctica. La ecocardiografía es de utilidad si se dispone del aparato de forma inmediata. Si la historia clínica es sugestiva y se aprecian los signos descritos, puede realizarse el diagnóstico. Iniciar el tratamiento (véase más adelante) antes de confirmarse el diagnóstico con los resultados de las pruebas radiológicas.

---

[1] DN Redhead 1994 *Journal of Surgery* 1994 **81** 1089.
[2] MD Simonneau 1997 *NEJM* **337** 663.

Tratamiento. En los casos críticos, considerar la intervención quirúrgica inmediata. Si no es así:

- Administrar 02, hasta 100%.
- Morfina, 10 mg IV, si el paciente tiene dolor o presenta mucha ansiedad.
- Colocar una vía IV y administrar heparina, 5.000 u IV en bolo, y después, 1.000-2.000 u/h IV según el tiempo parcial de tromboplastina activada (pág. 529) o bien, heparina de bajo peso molecular, como la tinzaparina 175 u/kg/24 h SC2.
- Si se sospecha la presencia de una embolia importante aguda y la PA sistólica <90 mmHg, debe iniciarse una infusión IV rápida de un agente coloidal. Si la PA continúa ↓ después de administrar 500 ml de coloide, se iniciará un tratamiento con dobutamina 5 μg/kg/min (puede aumentarse la dosis hasta 20 μg/kg/min si es preciso, hasta que la PA sistólica sea >90 mmHg). Si todavía persiste la hipotensión, se administrará adrenalina.
- Puede realizarse una trombolisis cuando se demuestra definitivamente la embolia, siempre que la PA <90 mmHg después de 30-60 min de tratamiento normal y no esté contraindicada la trombolisis (pág. 255). La pauta general es:
  — Dosis de carga: estreptoquinasa 600.000 u/h IV durante 30 min.
  — Dosis de mantenimiento: estreptoquinasa 100.000 u/h IV durante 24 h.

Iniciar tratamiento con warfarina; por ejemplo, 10 mg/24 h oral (pág. 531). Continuar 3 meses (o más tiempo, si existe riesgo de recurrencia).

Tratar de evitar futuras trombosis con medias de compresión.

Averiguar el origen de la trombosis. Si el paciente no presenta factores de riesgo, puede sospecharse de una enfermedad subyacente, como la tendencia trombofílica (pág. 547), neoplasias malignas (especialmente, de próstata, mama, o pelvis), LES o policitemia.

Diagnóstico diferencial de la disnea con RXT normal

- *Shock* (que causa falta de aire).
- Embolia pulmonar.
- Asma agudo.
- Neumonía prerradiológica (generalmente, vírica o por *Pneumocystis carinii*).
- Acidosis metabólica.
- Septicemia.
- Hiperventilación.
- Cuerpo extraño en las vías aéreas.
- Anafilaxia.

⫙⫙⫙ Asma agudo grave[1]

▶ La gravedad de un ataque puede ser fácilmente subestimada.
▶ Una atmósfera relajada ayuda a la recuperación del paciente.

Presentación. Dificultades agudas para respirar y sibilancias.

Historia clínica. Tratamiento habitual y reciente; episodios agudos previos y su gravedad. ¿Ha sido ingresado alguna vez en la UCI?

---

[1] British Thoracic Society 1997 Guidelines *Thorax* **52** supplement, pag s1-s21.

Diagnóstico diferencial. Exacerbación aguda infecciosa de una EPOC, edema pulmonar, obstrucción de las vías respiratorias altas, embolia pulmonar, anafilaxia.

Tests. Flujo espiratorio máximo, pero el paciente debe estar muy grave; gasometría arterial; RXT (para descartar neumotórax, infecciones); RSC; UyE.

Tratamiento inmediato[1]**:**
  Valorar la gravedad del ataque (véase página siguiente). Traslado a UCI en casos graves.
  Iniciar el tratamiento de forma inmediata (antes de las pruebas de diagnóstico)

- Sentar al paciente y administrar oxígeno a dosis altas, por ejemplo 60 %.
- Salbutamol, 5 mg o terbutalina 10 mg nebulizados en el O_2.
- Hidrocortisona 200 mg IV o prednisolona 30 mg oral (o ambas en casos extremos).

▶▶ Si existen manifestaciones que comprometen la vida del paciente:

- Añadir ipratropio 0,5 mg al β-agonista nebulizado en el O_2.
- Administrar aminofilina IV 250 mg (5 mg/kg) durante 20 min. Omitir la dosis inicial si el paciente está sometido a un tratamiento con aminofilinas orales, pero comprobar urgentemente si la concentración plasmática es terapéutica. Como alternativa, puede administrarse salbutamol o terbutalina 0,25 mg IV durante 10 min.

Tratamiento posterior

Si el paciente mejora:

- 40-60 % O_2 + prednisolona 30-60 mg/24 h oral.
- Salbutamol nebulizado cada 24 h.
- Control del flujo máximo y saturación de O_2.

▶▶ **Si el paciente no mejora en 15-30 min:**

- Continuar con O_2 al 60 % y esteroides.
- Salbutamol nebulizado, máx cada 15-30 min.
- Ipratropio 0,5 mg nebulizados cada 6 h.

▶▶ **Si el paciente continúa sin experimentar mejoría:**

- Infusión IV de aminofilina: adulto pequeño: 750 mg/24 h ; adulto grande: 1.500 mg/24 h.
- Determinar su concentración si la infusión se prolonga >24 h . De forma alternativa, puede administrarse salbutamol IV, por ejemplo 3-20 μg/min.
- Si el paciente no mejora o aparecen signos comprometedores para la vida, se trasladará a la UCI. El paciente debe ser acompañado por un médico preparado para intubar.

Control de los efectos del tratamiento
Repetir la determinación del flujo máximo 15-30 min después de iniciar el tratamiento.

- Oximetría de pulsación: mantener SaO_2 >92 %.
- Gasometría en un plazo de 2 h si: $PaCO_2$ inicial era normal/elevada.
  PaO_2 <8 kPa (60 mmHg)
  el paciente empeora.

Registrar el flujo máximo pre- y post-agonista-β en el hospital, al menos en cuatro ocasiones.

Una vez que mejora el paciente:

- Disminuir el tratamiento y suspender la aminofilina en 12-24 h.
- Reducir el salbutamol nebulizado y cambiar a un agonista-β inhalado.
- Iniciar la administración de esteroides inhalados y suspender los esteroides orales, si es posible.
- Continuar el control del flujo máximo. Observar si se produce un empeoramiento al reducir el tratamiento y prestar atención a los mínimos que se producen por las mañanas en el flujo máximo.
- Averiguar la causa de la exacerbación aguda y el ingreso del paciente.

Valoración de la gravedad de un ataque severo de asma agudo

Ataque severo:

- No es capaz de completar una frase.
- Frecuencia respiratoria >25/min.
- Frecuencia de pulso >110 latidos/min.
- Pico de flujo espiratorio <50% de lo normal.

Ataque que compromete la vida del paciente:

- Pico de flujo espiratorio <33% de lo normal.
- Tórax silente, cianosis, esfuerzos respiratorios.
- Bradicardia e hipotensión.
- Agotamiento, confusión o coma.
- Gasometría arterial: normal/elevada $PaCO_2$ >5 Kpa (36 mmHg).
  PaO_2 <8 kPa (60 mmHg).
  pH bajo <7,35.

En el momento del alta, los pacientes deben:

— Haber sido tratados con la medicación del alta durante 24 h.
— Conocer la técnica de utilización de los inhaladores.
— Pico de flujo >75% de lo normal con variaciones diurnas <25%.
— Tratamiento esteroide y broncodilatador.
— Su propio aparato medidor de flujo máximo y plan de tratamiento.
— Cita con el médico general en el plazo de 1 mes.
— Cita con el especialista del hospital en un plazo de 4 semanas.

Fármacos empleados en el asma agudo

Aminofilina: la dosis de aminofilina IV varía según el paciente individual: siempre deberá consultarse el *vademecum*.

- *Factores que requieren reducción de la dosis*: insuficiencia cardíaca o hepática, fármacos que aumentan la vida media de la aminofilina, como la cimetidina, ciprofloxacina, eritromicina, propranolol, esteroides anticoceptivos.
- *Factores que requieren* ↑ *la dosis:* tabaco, fármacos que acortan la vida media del fármaco, como la fenitoína, carbamacepina, barbitúricos, rifampicina.

▶Lo ideal es una concentración plasmática de 10-20 μg/ml (55-110 μmol/l). Puede producirse una toxicidad grave (PA ↓, arritmias, parada cardíaca) con concentraciones ⩾25 μg/ml. Determinar la concentración plasmática de K^+: las teofilinas pueden producir K^+ ↓.

Efectos secundarios del salbutamol: taquicardia, arritmias, tremor, K^+ ↓.

▶▶Traumatismo craneal: cuidados de urgencia

Deberá ponerse en práctica el ABC de la asistencia básica para salvar vidas (pág. 668), protegiendo la columna cervical. La pulsación de la vena retiniana observada mediante fundoscopio, permite descarar un ↑PIC. ►Si las pupilas son anisocóricas, sospechar aumento de la presión intracraneal (PIC); por ejemplo, por hemorragia epidural. Consultar inmediatamente con el neurocirujano. A veces es necesario realizar orificios de trepanación en el lado de la pupila dilatada. Otros signos de hipertensión craneal son: coma progresivo (o intervalo lúcido seguido de recidiva), aumento de la PA y pulso de frecuencia descendente (reflejo de Cushing), respiración de Cheyne-Stokes (pág. 54), apnea, pupilas midriáticas arreactivas (al principio, ipsilateral) y postura en extensión. Ensayar el manitol al 20 %, 5 ml/kg IV durante 15 min. Buscar un anestesista que colabore en el traslado a un centro neuroquirúrgico para TC ± craneotomía urgentes. Intentar que el neurocirujano reciba un cerebro bien perfundido en un paciente bien oxigenado.

Tratamiento inicial. Realizar un informe completo, anotando los tiempos.

- Administrar aire con flujo elevado de O_2 (F_1O_2 >0,85 + mascarilla ajustada con reservorio).
- Detener la hemorragia. Tomar la PA; tratar el *shock* con Haemaccel® (pág. 672).
- Historia clínica: ¿Cuándo? ¿Dónde? ¿Cómo? ¿Convulsionó el enfermo? ¿Intervalo lúcido? ¿Alcohol?
- Descartar otros traumatismos. Medir alcohol en sangre, gasometría, UyE, glucosa y RSC.
- Aplicar la escala de coma de Glasgow en pacientes comatosos.
- En los despiertos, registrar la tarea más compleja que sean capaces de ejecutar.
- Valorar amnesia anterógrada (desde el momento del traumatismo) y retrógrada para sucesos que desencadenaron el accidente (se relaciona con la gravedad del traumatismo y nunca se observa sin amnesia anterógrada).
- Explorar el SNC. Gráfica de PA, pulso, T.ª, respiraciones + pupilas, cada 15 min.
- Evaluar las heridas de la cara o cuero cabelludo. Palpar las heridas profundas con un guante para comprobar las estructuras afectadas. Apreciar las fracturas obvias craneales/faciales.
- Equimosis periorbitaria (signo del mapache) o postauricular (signo de Battle).
- Comprobar si existe salida de LCR por la nariz (rinorrea) u oído (sangre por detrás del tímpano). Si es así, debe sospecharse de fractura craneal basilar y realizarse una TC. Administrar antibióticos y profilaxis antitetánica y enviar inmediatamente al neurocirujano.
- Palpar el cuello posteriormente en busca de dolor y deformación. Si se detectan, deberá realizarse radiografía urgente, así como también, si el paciente presenta una lesión craneal evidente o una lesión por encima de la clavícula con pérdida del conocimiento.
- En la radiografia de cráneo (posteroanterior, proyección de Townes y lateral): descartar fracturas sinusoidales y aire intracraneal. Si existe desplazamiento de la glándula pineal (visible cuando está calcificada) o las fracturas atraviesan los vasos sanguíneos (por ejemplo, arteria meníngea media, origen de la hemorragia epidural), realizar TC.
- Colocar en posición semiprono si no existe lesión de columna. Vigilancia especial de la vía aérea, ojos y vejiga urinaria.
- Si el traumatismo no es muy grave: sentar al enfermo si lo permite la cefalea (si es intensa sospechar complicaciones). Tratar el dolor con aspirina. **Criterios de ingreso:** lo difícil de valorar (niños; post-*ictus*; intoxicación etílica); signos SNC; cefaleas graves o vómitos; fracturas. La pérdida de conciencia no requiere ingreso si el paciente se encuentra bien, y un adulto responsable le acompaña.
- Complicaciones: *Precoces:* hemorragia extradural/subdural, convulsiones. *Tardías:* hemorragia subdural, convulsiones, diabetes insípida, parkinsonismo, demencia.

Pacientes somnolientos después de un traumatismo (Coma <15 hasta >8) y olor a alcohol: se realizará radiografía craneal (+ TC si existe fractura o signos de focalización). El alcohol es una causa poco probable de coma si el alcohol plasmático <44 mmol/l. Si no se dispone de este test, se estimará la cantidad de alcohol a partir de la osmolaridad no detectada (pág. 563). (Si el nivel de alcohol en sangre ≈ 40 mmol/l, la osmolaridad no detectada es ≈ 40 mmol/l).

Mejoría después de alteración de la función cerebral (conmoción)
Aumento del volumen del pulso → respiración más profunda → restablecimiento de los reflejos del tronco cerebral → apertura de los ojos → vómitos → consciencia → agitación → cefalea → amnesia → síndrome post-conmocional (cefalea, vértigo, incapacidad para la concentración, memoria escasa).

Indicadores de mal pronóstico. Edad avanzada, rigidez de descerebración, espasmos en extensión, coma prolongado, hipertensión, $PaO_2\downarrow$ (en gasometría), T.ª >39°C. El 60% de los pacientes que pierden el conocimiento durante >1 mes sobreviven 3-25 años, pero necesitan asistencia sanitaria diariamente.

Obtención de ayuda en un neurotraumatismo grave

Aplicar la escala de Glasgow del estado de coma al paciente (pág. 669-72) y solicitar ayuda experta, siempre ante un paciente en coma por un neurotraumatismo; pueden ser necesarias medidas especiales, como monitorización de la presión intracraneal (± ventriculostomía).

Cúando ventilar inmediatamente:
Coma ≤8 en la Escala de Glasgow.
PaO_2 <9 kPa en el aire (<13 kPa en O_2).
$PaCO_2$ >6 kPa.
Hiperventilación espontánea ($PaCO_2$ <3,5).
Arritmia respiratoria, es decir, irregularidad.

Ventilación previa a traslado al quirófano si:
Deterioro del nivel de consciencia.
Fractura bilateral de la mandíbula.
Hemorragia hacia la boca, por ejemplo, fractura de la base del cráneo.
Convulsiones.

Se informará al neurocirujano de:
Edad del paciente; historia clínica previa.
Tiempo y mecanismo de la lesión.
Si el paciente pudo habla o no después de la lesión.
Grado de coma de Glasgow al ser ingresado y actual.
Respuestas pupilares y de los miembros.
PA, pulso, PaO_2, $PaCO_2$.
Frecuencia y patrón respiratorio.
Fractura de cráneo/otras lesiones.
Tratamiento hasta entonces; fármacos.

Riesgo de hematoma intracraneal en adultos

Completamente consciente, ausencia de fractura craneal = <1:1.000.
Confusión, no existe fractura craneal = 1:100.
Completamente consciente, fractura de cráneo = 1:30.
Confuso, fractura de cráneo = 1:4.

Sobre Lesiones medulares y Estado vegetativo persistente, *véase OHCS* pág. 726-32 & pág. 733.

►►Incremento de la presión intracraneal (↑ PIC)

Presentación. Cefalea; somnolencia; vómitos; convulsiones. Traumatismo.

Signos. Apatía, irritabilidad, mareo, pulso filiforme, PA elevada, coma, respiración irregular, alteraciones pupilares (miosis al principio, y más tarde, dilatación: no deben enmascararse estos signos con agentes como la tropicamida para dilatar la pupila y observar mejor el fondo de ojo). El papiloedema es un signo poco fiable, pero la pulsación venosa en el disco puede estar ausente.

Causas. Tumores primarios o metastásicos; traumatismo craneal; hemorragias (subdural, extradural, subaracnoidea, intracerebral, intraventricular); absceso cerebral; meningoencefalitis; hidrocefalia; edema cerebral. Existen 3 tipos de edema cerebral:

- Vasogénico: ↑ de la permeabilidad capilar (tumor, traumatismo, isquemia, infección).
- Citotóxico: muerte celular por hipoxia.
- Intersticial (por ejemplo, hidrocefalia obstructiva).

Debido a que el cráneo limita un volumen fijo, la tumefacción o edema cerebral produce rápidamente un aumento de la presión intracraneal, que da lugar a un deterioro clínico brusco. El edema causado por un traumatismo severo es probablemente de tipo citotóxico y vasogénico.

Síndromes de herniación. *Hernia del uncus del hipocampo:* está producida por una masa supratentorial lateral que empuja al lóbulo temporal inferomedial del mismo lado (uncus), a través de la incisura temporal y presionando sobre el mesencéfalo. El tercer par craneal resulta comprimido, por su trayecto en este espacio, dando lugar a una midriasis de la pupila ipsilateral, y después, a una oftalmoplejia (la pupila fija no permite localizar bien la lesión, pero es ipsi-lateralizante). Esto suele ir acompañado (inmediatamente) por una hemiparesia contralateral (por la presión sobre el pedúnculo cerebral) y coma por presión sobre el sistema activador reticular ascendente, situado en el mesencéfalo.

Hernia amigdalina cerebelosa: se debe al ↑ de la presión en la fosa posterior, que empuja a las amígdalas cerebelosas a través del agujero magno. Inicialmente, se observa ataxia, paresias del sexto par craneal y signo de Babinski +vo, y más tarde, pérdida del conocimiento, respiración irregular y apnea. Este síndrome puede evolucionar muy deprisa, disminuyendo el tamaño y el riego de la fosa posterior.

Hernia por debajo de la hoz del cerebelo (cingulada): está producida por la presencia de una masa frontal. La circunvolución cingular o límbica (lóbulo frontal medial) es comprimida hacia la porción inferior de la hoz del cerebelo, que es una estructura rígida. Puede no manifestar síntomas, a no ser que se comprima la arteria cerebral anterior, dando lugar a un ictus: por ejemplo, debilidad de la pierna contralateral ± abulia (falta de decisión).

Tratamiento: el principal objetivo es ↓ la PIC y evitar las lesiones secundarias. Es necesario realizar una intervención de urgencia para el tratamiento definitivo de la hipertensión craneal por causas locales (por ejemplo, hematomas). Esto se logra mediante craneotomía o a trepanación. Además, puede colocarse un monitor o sensor de PIC, para controlar la presión. La cirugía no suele resultar útil cuando se trata de una lesión isquémica o anóxica.

Las siguientes medidas son **provisionales** para evitar las hernias y se pueden llevar a la práctica antes de la intervención quirúrgica definitiva:

- Elevar la cabecera de la camilla hasta 30°-40°. Extender la cabeza ligeramente en la línea media.

- Hiperventilar a los pacientes intubados para ↓ $PaCO_2$ (por ejemplo, hasta 3,5 kPa). Esto produce vasoconstricción cerebral y reduce la PIC casi de forma inmediata.
- Los agentes osmóticos como el manitol, pueden resultar útiles como medida previa a la intervención quirúrgica, aunque pueden dar lugar a un efecto de rebote con ↑ PIC tras su administración prolongada ((12-24 h). Se administra manitol al 20 %, 1-2 g/kg IV durante 10-20 min (por ejemplo, 5 ml/kg). El efecto clínico es apreciable a los 20 min y dura aproximasdamente entre 2-6 h . Monitorizar la osmolaridad del suero: se trata de lograr una osmolaridad de 300 mOsm, sin exceder 310.
- Los corticoesteroides *no* resultan eficaces para reducir la PIC, excepto para los edemas situados alrededor de las masas tumorales. Si está indicado, puede administrarse dexametasona 10 mg IV y continuar con 4 mg/6 h IV/oral. Se administra junto con un bloqueante H_2.

Absceso cerebral

Se sospechará este proceso en cualquier paciente con PIC ↑, especialmente, si existe fiebre o leucocitos ↑.

Puede producirse después de una infección en el oído, senos paranasales, dental o periodental; fractura de cráneo; cardipatías congénitas; endocarditis; bronquiectasia.

Signos: convulsiones, fiebre, signos de focalización o signos de PIC↑. Coma. Signos de septicemia en cualquier localización (dientes, oídos, pulmones, endocarditis).

Tests: TC/RM (por ejemplo, lesiones anulares); leucocitos ↑; VSG ↑; biopsia.

Tratamiento: urgente traslado a neurociugía; atención inmediata correspondiente a elevación de la presión intracraneal (página anterior). Si el origen está en los senos frontales o en los dientes, el microorgganismo responsable más probable es *Str milleri* (micro-aerófilo), seguido de los anaerobios orofaríngeos. En los abscesos del oído, los más frecuentes son *B fragilis* u otros anaerobios. Los abscesos bacterianos suelen ser periféricos; las lesiones por Toxoplasma (pág. 188) son más profundas (por ejemplo, en los ganglios basales).

▶▶ *Status* epiléptico

Este término se aplica a las convulsiones epilépticas prolongadas >30 min o repetidas sin perder el paciente el estado de consciencia. La tasa de mortalidad y la probabilidad de daño cerebral permanente aumentan con la duración del ataque. El objetivo es terminar cuanto antes con la convulsión y, desde luego, antes de los 20 min.

Generalmente se observa en epilépticos conocidos. Si el paciente presente *status* epilético por primera vez, hay una elevada probabilidad de que exista una lesión estructural del cerebro (>50 %). ▶Siempre debemos preguntarnos: *¿La paciente está embarazada* (o posee alguna masa en la cavidad pelviana)*?* Si es así, el diagnóstico más probable es la eclampsia: solicitaremos la ayuda de un obstetra: será necesario un parto inmediato (*OHCS* pág. 96). Se preparará el quirófano.

El diagnóstico del estado tónico-clónico no suele plantear problemas. El status no convulsivo (por ejemplo, status de ausencia o las convulsiones parciales continuas, manteniendo la conciencia) son más difíciles de diagnosticar: puede comprobarse si existen débiles movimientos oculares o palpebrales. En este caso, resulta útil realizar un EEG.

Tratamiento:

- Retirar la dentadura postiza. Colocar un tubo de Guedel o sonda nasofaríngea (si existe trismo) en la vía aérea. Solicitar la ayuda de una enfermera experta

- para la inserción de los tubos de laringoscopia, endotraqueales, administración de O_2 + succión (si es necesario). Debe pedírsele su dedicación exclusiva al paciente.
- Diacepam (Diazemuls®, menor riesgo de tromboflebitis) 10 mg IV durante 2 min (puede administrarse en forma de bolo; cuidado con la depresión respiratoria durante los últimos mg). Esperar 5 min. Aprovechar este tiempo para preparar otros fármacos. La via rectal representa otra opción si el accceso IV resulta complicado*.
- 50 ml de glucosa al 50% (bolo IV) a no ser que se haya comprobado que la glucemia >5 mmol/l. La sobrecarga de glucosa empeora el problema cuando se trata de un paciente alcohólico con encefalopatía de Wernicke; para evitarlo, se administra tiamina 100 mg IV.
- Dexametasona, 10 mg IV si existe vasculitis/edema cerebral (tumor).
- Si continúan las convulsiones, se colocará un suero salino 0,9% IV siempre que sea posible; se tratarán de evitar las venas que atraviesan articulaciones: las férulas suelen fallar. Controlar el ECG.
- Se administra diacepam IV (5 mg/min) hasta que cesen las convulsiones o se haya completado la dosis de 20 mg: o bien, cuando se observa una depresión respiratoria significativa.
- Si aún persisten las convulsiones, se iniciará un tratamiento con fenitoína 15 mg/kg IV a un ritmo de hasta 50 mg/min. (No debe administrarse en la misma vía que el diacepam: no deben mezclarse). Vigilar la posible hipotensión y no administrarse si existe bradicardia o bloqueo cardíaco.
- Si después de las medidas anteriores, continúan las convulsiones (raro), solicitar la ayuda de un experto. Seguir con diacepam en IIV diluido en 500 ml de dextrosa al 5% e infundir a un ritmo de 40 ml/h. Es muy raro que las convulsiones no respondan al tratamiento. En tal caso, pensar si puede tratarse de seudoconvulsiones tipo Münchausen (pág. 623), especialmente, si además existen manifestaciones extrañas, como sacudidas pelvianas o resistencia a los intentos de abrir los párpados y realizar movimientos pasivos con los brazos y piernas debatiéndose alrededor.
- Si las convulsiones se prolongan a los 60 min de iniciados, paralizar al enfermo con anestesia y realizar ventilación asistida. Monitorizar de forma continua el EEG.

Cuando fracasa diacepam, el clormetiazol es una alternativa útil y fiable de la fenitoína. Se administran 5-15 ml (máx 40-100 ml) de una infusión de clormetiazol al 0,8% durante 5-10 min IV, y a continuación, por vía IV también, 10 gotas/min (0,5-1 ml/min) según la respuesta del paciente. La principal ventaja es que la solución ya está preparada (se conserva en una nevera: deberá comprobarse su paradero *antes* de iniciar la guardia, ya que la planificación siempre obtiene su recompensa). Cuidado con su administración prolongada, ya que la solución carece de electrólitos. Se monitorizarán de forma constante los signos vitales, oximetría de pulsación (el clormetiazol es un gran depresor de la respiración) y el estado de consciencia.

Tests. Oximetría de pulsación, monitor cardíaco, glucosa, gasimetría, UyE, Ca^{2+}, RSC, plaquetas, ECG. Considerar también el control de los niveles de anticonvulsivantes, detección toxicológica, PL, cultivo de sangre y orina, ECG, niveles de monóxido de carbono.

Tan pronto como las convulsiones sean controladas, se iniciará un tratamiento oral (pág. 408). Es importante averiguar cuál fue la causa (pág. 406, hipoglucemia, gestación, alcohol, fármacos, lesiones SNC o infecciones neurológicas, encefalopatía hipertensiva, dosis inapropiada de anticonvulsivantes).

---

* Diacepam Rectubes®, 0,5 mg/kg como dosis inicial, por ejemplo, 3 tubos rectales de 10 mg (con esta dosis, los problemas respiratorios son *muy* poco frecuentes: todos los pacientes sobreviven). Si no responde a los 10 min, se intentará un último tubo rectal. La mitad de la dosis en pacientes de edad avanzada. *Para niños, se utiliza la pauta Stesolid®* (es diferente), véase *OHCS* pág. 266.

►►Urgencias diabéticas

Coma cetoacidótico hiperglucémico. El riesgo sólo se produce en la diabetes insulino-dependiente: puede representar la forma de presentación, por ejemplo, con una historia de 2-3 días de evolución con deterioro gradual y deshidratación, acidosis y coma (precipitado probablemente por una infección, cirugía, IM o dosis errónea de insulina). Signos: hiperventilación; aliento cetónico. La deshidratación es más grave que la hiperglucemia y, por tanto, debe corregirse con preferencia.

Tratamiento del coma cetoacidótico:

- Colocar una IIV de salino 0,9 %. Administrar ~ 1 litro/h durante 2 h, y después, 500 ml/h en las siguientes 4 h, reduciendo finalmente a 500 ml/2 h. Los pacientes >65 años o con ICC, requieren menor cantidad de suero salino.
- Test rápido de glucosa: normalmente, >20 mmol/l, por lo que se administrarán 10 u de insulina soluble IV.
- Muestras de sangre: glucosa, UyE, bicarbonato, osmolalidad, gases arteriales (se administrará O_2 si la PaO_2 <10,5 kPa), RSC, hemocultivos. Pruebas en orina: cetonas, OPM.
- Colocar una SNG para prevenir la dilatación gástrica y la aspiración. Trasladar a la UCI; RXT.
- Historia detallada (a los familiares) y exploración física. ¿Qué es lo que precipitó el coma?
- Administrar insulina soluble IV en bomba (*véase* página siguiente), con determinaciones cada hora de la glucemia.
- Excepto en pacientes oligúricos o con un K^+ inicial >6, se añadirán 20 mmol de ClK a todas las dosis, excepto al primer litro, ajustándolo según las mediciones cada hora de UyE (se trata de lograr unos niveles de K^+ de 4-5 mmol/l; el K^+ puede descender deprisa, como consecuencia de la entrada de glucosa en las células). La IIV lleva dextrosa-suero salino cuando la glucemia <15 mmol/l.
- Administrar 5.000 u heparina/8 h SC hasta que el paciente pueda moverse.
- Llevar una gráfica de las constantes vitales, glucemia, nivel comatoso (pág. 669-72), diuresis y cuerpos cetónicos (cada hora); sondar la vejiga si si no existe micción en >4 h. El control de la PVC resulta útil para ajustar la reposición de líquidos.
- Detectar y tratar las posibles infecciones (pulmón, piel, perineo, orina, tras cultivos), por ejemplo, con cefuroxima o amoxicilina IV + flucloxacilina IV ± metronidazol rectal (155-160).
- Mantenerse alerta frente al *shock*, edema cerebral (se administra manitol), TVP, CID (pág. 532).
- Cambiar a insulina SC cuando las cetonas sean (1 + y el paciente pueda ingerir alimentos. Para ajustar la dosis necesaria cada 24 h, puede administrarse insulina soluble antes de cada comida, y una dosis de insulina isofano de acción prolongada antes de dormir. Puede alcanzarse una pauta de dos dosis diarias, administrando 2/3 de la dosis de 24 h antes del desayuno y 1/3 antes de la cena. Se comprobará la glucemia regularmente.

►Deberemos dialogar con el paciente para asegurarnos de que no se van a repetir los comas.

Nota: cuando la acidosis es grave (pH < 7), algunos médicos proponen administrar bicarbonato IV (por ejemplo, 1 ml/kg de una solución al 8,4 % durante 1 h y volver a comprobar el pH); otros nunca recurren a él por su efecto sobre la curva de disociación de la oxihemoglobina.

Coma hiperglucémico hiperosmolar no-cetónico. Sólo presentan riesgo de este cuadro, los pacientes con diabetes no-insulino dependiente. La historia clínica suele ser larga (de una semana, por ejemplo), con marcada deshidratación y glucemia >35 mmol/l. No existe acidosis ni alteración del metabolismo de las cetonas; el paciente suele ser de edad avanzada y se presenta por primera vez. La osmolaridad es >340 mmol/kg. Pueden aparecer signos SNC de focalidad. El riesgo de TVP es elevado, por lo que se someterá al paciente a una anticoagulación heparínica *completa* (pág. 529).

Se rehidrata al paciente durante 48 h con salino al 0,9 % IV, por ejemplo, con la mitad de la cantidad empleada para la cetoacidosis (el suero salino al 0,45 % puede ser peligroso por su hipotonicidad). Debe esperarse 1 h antes de administrar cualquier tipo de insulina (puede que no sea necesaria su administración y se trata de evitar los cambios demasiado rápidos). Si fuera preciso, se comenzará con una dosis inicial típica de 1 u/h.

Escala de dosificación de insulina a través de bombeo IV en la cetoacidosis diabética

Glucemia determinada cada hora	Insulina soluble	Si existe infección/resistencia insulina (pág. 482)
0-3,9 mmol/l	0,5 u/h	1 u/h
4-7,9	1	2
8-11,9	2	4
12-16	3	6
>16	4	8

Si no se dispone de bombeo, la dosis de carga será de 10 u IM, y después, se administran 4-6 u/h IM mientras la glucosa permanezca >14 mmol/l.

Trampas en la cetoacidosis diabética

1. **Leucocitos elevados.** Pueden estar presentes en ausencia de infección.

2. **Infecciones.** A menudo, no manifiestan fiebre. Se analizará la orina, hemocultivo y RXT. Comenzar un tratamiento con antibióticos de amplio espectro si se sospecha de infección.

3. **Creatinina.** Algunas pruebas de detección de la creatinina interaccionan con los cuerpos cetónicos, por lo que los valores de creatinina plasmática no reflejan realmente la función renal.

4. **Hiponatremia.** Puede producirse debido al efecto osmótico de la glucosa. Si es <120 mmol, se investigarán otras posibles causas, como la hipertrigliceridemia.

5. **Cetonuria.** No se corresponde con la cetoacidosis: Los individuos normales pueden presentar una cetonuria++ tras una noche en ayunas. No todas las cetonas se deben a la diabetes: considerar el alcohol si la glucosa es normal. La cetonuria+++ implica diabetes mellitus. La cetonemia puede demostrarse con las pruebas Ketostix® o Acetest®.

6. **Cetoacidosis recurrente.** Los valores de glucemia pueden volver a la normalidad mucho antes que los de los cuerpos cetónicos, y la reducción rápida de la cantidad de insulina administrada puede conducir a una falta de aclaramiento de los mismos y regreso a la CAD. Esto puede evitarse manteniendo una dosis constante de insulina, por ejemplo, 4-5 u/h IV e infundiendo también dextrosa 10-20 % hasta mantener la glucemia en 6-10 mmol/l: la **pauta de insulina prolongada**[1].

7. **Acidosis.** Puede existir sin una elevación marcada de la glucosa, por lo que se sospechará de sobredosificación (por ejemplo, de aspirina) o de acidosis láctica (en los diabéticos de edad avanzada).

8. **Amilasa sérica.** Suele estar elevada (hasta x10), siendo también frecuente el dolor abdominal, incluso en ausencia de pancreatitis.

Para determinar la osmolaridad plasmática: $2[Na^+] + [urea] + [glucosa]$ mmol/l.
[1] *Lancet* 1997 **350** 787.

Hiperlactatemia. Es rara, pero representa una complicación grave de la DM (por ejemplo, después de una septicemia o empleo de biguanidina). Lactato hemático: >5 mmol/l. Solicitar ayuda de un experto. Administrar O_2. Tratar la sepsis enérgicamente.

Hipoglucemia. Presentación: alteración del comportamiento (por ejemplo, agresivo), sudoración, pulso acelerado, convulsiones y coma de comienzo *rápido*.Véase pág. 669-72. Administrar 50-100 ml de dextrosa al 50% IV a ritmo rápido. Esto daña las venas, por lo que hay que lavar con salino 0,9% posteriormente. La mejoría suele ser casi inmediata. En caso contrario, administrar dexametasona IV, 4 mg/4 h, para combatir el edema cerebral secundario a la hipoglucemia prolongada. La IIV de glucosa es necesaria en la hipoglucemia grave. Si fracasa el acceso IV, ensayar el glucagón (1-2 mg IM). Una vez consciente el enfermo, administrar bebidas azucaradas.

Urgencias tiroideas

Coma mixedematoso

El paciente en la exploración: aspecto hipotiroideo; >65 años; hipotermia; hiporreflexia; hipoglucemia; bradicardia; coma; convulsiones.

Historia clínica: Cirugía previa o yodo radiactivo para tratamiento de hipertiroidismo.

Factores precipitantes: Infección, infarto de miocardio, *ictus*, traumatismo.

Exploración fideo: Bocio, cianosis, insuficiencia cardiaca, factores precipitantes.

Tratamiento: Preferiblemente en UCI.

- Extraer sangre venosa para: T_3, T4, TSH, RSC, UyE, cultivos.
- Extraer sangre arterial para PaO_2.
- Administrar O_2 con alto flujo en caso de *cianosis*. Corregir la posible hipoglucemia.
- Administrar T_3 (triyodotironina), 5-20 µg en bolo IV, con cautela, ya que puede empeorar la cardiopatia isquémica.
- Administrar hidrocortisona, 100 mg/8 h IV, sobre todo si se sospecha hipotiroidismo de origen hipofisario (es decir, sin bocio ni tratamiento previo con yodo radiactivo o cirugía tiroidea).
- IIV de salino 0,9%. Cuidado de no precipitar una FVI.
- Si se sospecha infección, administrar antibióticos; por ejemplo, cefuroxima, 1,5 g/8 h IV.
- Tratar oportunamente la *insuficiencia cardiaca* (pág. 270).
- Tratar la *hipotermia* con sábanas calientes en un ambiente cálido. Cuidado con las complicaciones (hipoglucemia, pancreatitis, arritmias). Véase pág. 62.

Tratamiento de mantenimiento:

- T3, 5-20 µg/4-12 h IV hasta que se obtenga mejoría continuada (2-3 días) y después, tiroxina, 50 µg /24 h oral. Continuar con hidrocortisona.
- Líquidos IV de forma adecuada (la hiponatremia es por dilución).

Crisis hipertiroidea (tormenta tirotóxica)

El paciente: hipertiroidismo grave: fiebre, agitación, confusión, coma, taquicardia, FA, DyV, bocio, soplo tiroideo. A veces simula un «abdomen agudo».

Factores precipitantes: Cirugía tiroidea o yodo radiactivo reciente; infección; IM; traumatismo.

Diagnóstico: Confirmar con captación de tecnecio, si es posible, pero no esperar si es necesario un tratamiento urgente.

Tratamiento: Solicitar la ayuda de un experto

- IIV de salino 0,9 %, 500 ml/4 h. Sonda NG para los vómitos.
- Extraer sangre para: T_3, T_4 cultivos (si se sospecha infección).
- Sedar en caso necesario (clorpromacina, 50-100 mg oral/IM).
- Si no están contraindicados, administrar propanolol, 40 mg/8 h oral (máximo dosis IV: 1 mg durante 1 min, repetido hasta 10 veces a intervalos $\geqslant$ 2 min).
- Pueden ser necesarias elevadas dosis de digoxina para disminuir la frecuencia cardíaca, por ejemplo, 0,5 mg IV durante 30 min, y después 0,25 mg IV durante 30 min cada 2 h , hasta un máximo de ~1 mg.
- Fármacos antitiroideos: carbimazol, 15-25 mg/6 h oral (o por SNG, si es necesario). Después de 4 h, administrar solución de Lugol, 0,5 ml/8 h durante 1 semana bloquear la función tiroidea.
- Dexametasona, 4 mg/6 h oral.
- Tratar la posible infección; por ejemplo, con cefuroxima, 1,5 g/8 h en IIV.
- Ajustar oportunamente los líquidos IV. Mantener una temperatura algo fría con esponjas húmedas y aspirina.

Consultar el tratamiento con un endocrinólogo.

Tratamiento de mantenimiento: Reducir el carbimazol a los 5 días hasta 15 mg/8 h oral. A los 10 días, suspender el propanolol y el yodo. Ajustar la dosis de carbimazol (pág. 491).

▶▶Crisis addisoniana

El paciente puede presentar estado de *shock* (taquicardia, vasoconstricción periférica, hipotensión postural, oliguria, debilidad, confusión, coma), habitualmente (¡pero no siempre!) en enfermos con enfermedad de Addison o personas tratadas durante largo tiempo con esteroides que olvidan tomar sus comprimidos.

Otra presentación alternativa es un cuadro de hipoglucemia.

Factores precipitantes: infección, traumatismo, cirugía.

Tratamiento: Si se sospecha, iniciar el tratamiento antes de conocer los resultados clínicos.

- Extraer sangre para determinar el cortisol (10 ml, tubo heparinizado o sangre coagulada) y ACTH, si es posible (10 ml, tubo heparinizado); enviar inmediatamente al laboratorio.
- Succinato sódico de hidrocortisona, 100 mg en bolo IV
- IIV: administrar inicialmente un expansor del plasma para reanimación y luego salino 0,9 % en dextrosa al 5 %.
- Monitorizar la glucemia: el principal peligro es la hipoglucemia.
- Cultivo de sangre, orina y esputo.
- Administrar antibióticos (por ejemplo, cefuroxima 1,5 g/8 h IV).

Tratamiento de mantenimiento:

- Glucosa IV en caso de hipoglucemia.
- Mantener líquidos IV, a ritmo más lento, de acuerdo con la situación clínica.
- Continuar con succinato sódico de hidrocortisona, 100 mg IM cada 6 h.
- Cambiar a esteroides orales después de 72 h, si mejora el estado del enfermo. (*Nota*: la prueba de tetracosactrin no se puede realizar si el enfermo se trata con hidrocortisona.)

- La fludrocortisona sólo se requiere cuando la dosis de hidrocortisona es <50 mg/día y el enfermo sufre enfermedad suprarrenal.
- Investigar la causa, una vez superada la crisis.

Coma hipofisario

Suele desarrollarse de modo gradual en pacientes con hipopituitarismo conocido. En raras ocasiones, el comienzo es rápido por infarto de un tumor hipofisario (apoplejía hipofisaria). Se confunde a menudo con una hemorragia subaracnoidea, ya que los síntomas comprenden cefalea y signos meníngeos.

Presentación: Cefalea, oftalmoplejia, conciencia ↓, hipotensión, hipotermia, hipoglucemia, signos de hipopituitarismo (pág. 503).

Pruebas: T4; cortisol; TSH; ACTH; glucosa. Radiografía de la silla turca; TC.

Tratamiento:
- Succinato sódico de hidrocortisona, 100 mg/6 h IV.
- Sólo después de iniciar el tratamiento con hidrocortisona: T3, 10 μg/12 h oral.
- Cirugía inmediata en caso de apoplejía hipofisaria.

▶▶Urgencias en el feocromocitoma

El estrés, la palpación abdominal, el parto, los anestésicos generales y los medios de contraste radiológicos pueen producir una *crisis hipertensiva* grave (palidez, cefalea pulsátil, hipertensión, sensación «angustiosa» de muerte).

Tratamiento:
- Fentolamina, 2-5 mg IV. Repetir para mantener la PA en límite seguro.
- Labetol es un agente alternativo (pág. 274).
- Una vez controlada la PA, administrar fenoxibenzamina, 10 mg/24 h oral (aumentar 10 mg/día de forma adecuada hasta 0,5-1 mg/kg/12 h oral); ES: hipotensión postural; vértigo; taquicardia; congestión nasal; miosis; caída notable de la PA inmediatamente después de la exposición al agente causal.
    En esta fase también se administra propanolol (por ejemplo, 20 mg/8 h oral). Preparar para cirugía.

▶▶Intoxicación aguda: medidas generales

Medidas de urgencia. Mantener permeable la vía aérea. Valorar la ventilación asistida (si la frecuencia respiratoria es <8/min, cuando la PaO_2 <8 kPa, cuando el aire respirado posee un 60% de O_2 o peligra la vía aérea, véase pág. 320). Tratar el *shock* (pág. 672). Colocar a los sujetos inconscientes en posición semiprona.

Valoración del enfermo. El diagnóstico se realiza fundamentalmente por la historia. Es frecuente que el enfermo no diga la verdad sobre lo que ha tomado. La identificación de los comprimidos se puede realizar con el *MIMS Colour Index* y la descripción de *BNF* (o el sistema informatizado «TIC-TAC»: consultar en la farmacia).Ello ayuda a instaurar el tratamiento específico. Un pulso *rápido* o *irregular* sugiere intoxicación por salbutamol, antimuscarínicos, tricíclicos, quinina o fenotiacina. Las *respiraciones lentas* pueden ser indicio de intoxicación por opiáceos. La *hipotermia* puede deberse a las fenotiacinas, barbitúricos o tricíclicos, mientras que la *hipertermia* sugiere in-

Intoxicación aguda: medidas generales

gestión de anfetaminas, IMAOs, cocaína o antimuscarínicos (pág. 409). A continuación, debe **valorarse el nivel de conciencia** (pág. 669-72) y **SNC**. El estado de *coma* es indicativo de intoxicación por benzodiacepinas, alcohol, opiáceos, tricíclicos o barbitúricos. Las *crisis convulsivas* sugieren drogas de diseño, agentes hipoglucemiantes, tricíclicos, fenotiacinas o teofilinas. Las *pupilas en alfiler* (miosis) sugieren la toma de opiáceos o insecticidas (organofosforados, pág. 698); si están *dilatadas*, se sospechará de anfetaminas, cocaína, quinina o simpaticomiméticos. Comprobar la presencia de papiloedema; traumatismos craneales recientes; signos de lesiones. Debe determinarse la **glucemia:** la *hiperglucemia* sugiere organofosforados, teofilinas o IMAOs; la *hipoglucemia* sugiere insulina, hipoglucemiantes orales, alcohol o salicilatos. Pueden medirse UyE (la *insuficiencia renal* puede deberse a los salicilatos, paracetamol o etilén glicol.; la *acidosis metabólica* puede deberse al alcohol, etilén glicol, metanol, paracetamol o monóxido de carbono, pág. 698). El ↑ *de la osmolaridad*: alcoholes (etílicos o metílicos); etilén glicol. También se realizarán detecciones en **plasma y orina**.

Si no se está familiarizado con el tóxico, obtener más información. Se consultará el *Vademecum*. Si continúan las dudas sobre la actitud a tomar, consultar con el Servicio de Información de Toxicología. **Extraer sangre** de la forma adecuada (pág. 696). Comprobar siempre niveles de paracetamol y salicilatos. **Evacuar el contenido gástrico** si fuera necesario (pág. 696). Congelar 20 ml del aspirado, orina y sangre, en caso de sospecha criminal.

Valorar los antídotos (pág. 697) y el carbón activado oral (pág. 700).

Tratamiento de mantenimiento. Medir periódicamente la temperatura, pulso, PA y glucemia. Monitor continuo de ECG. En sujetos inconscientes, posición semiprono, cambios posturales frecuentes, y mantener los párpados cerrados. La sonda urinaria se requiere en caso de distensión vesical, sospecha de insuficiencia renal o diuresis forzada. Trasladar a la UCI, por ejemplo, cuando ↓ la frecuencia respiratoria. Determinar los gases sanguíneos + UyE.

Valoración psiquiátrica. ¡Hay que ser amable a pesar de la hora! Interrogar a los familiares y amigos, si es posible. Tratar de averiguar:

- *Intención del enfermo en el momento de la intoxicación:* ¿Fue un acto premeditado? ¿Se observó alguna precaución? ¿Buscó ayuda el paciente después del acto? ¿Cree el enfermo que fue un acto peligroso? ¿Se trataba de un acto definitivo (por ejemplo, nota de suicidio)?
- *Intención actual.*
- *¿Qué problemas* llevaron a cometer el acto? ¿Siguen existiendo estos problemas?
- *¿Tenía el acto* alguna finalidad con respecto a alguna persona?
- *¿Existe algún trastorno psiquiátrico* (depresión, alcoholismo, trastornos de la personalidad, esquizofrenia, demencia)?
- *¿Qué recursos* posee el paciente? (amigos, familia, trabajo, personalidad)

Valoración del riesgo de suicidio: Los siguientes factores aumentan el riesgo de suicidio futuro: la intención original era la de morir; la intención actual es la de morir; presencia de trastornos psiquiátricos; escasez de recursos; tentativas previas de suicidio; aislamiento social; desempleo; varón > 50 años. Véase *OHCS*, pág. 338 y 339.

El envío al psiquiatra depende, en parte, de los recursos locales. Solicitar ayuda en presencia de trastorno psiquiátrico o de alto riesgo de suicidio.

Intoxicación aguda medidas específicas

Niveles hemáticos de fármacos (análisis urgente). (Tubo con litio y heparina.) En todos los enfermos inconscientes, por ejemplo, con intoxicación por paracetamol/aspirina (véase más adelante); por digoxina (>4 ng/ml ó >5 mmol/l); metanol (>500 mg/l); litio (en tubo vacío, >5 mmol/l); hierro (>3,5 mg/l); teofilina (>50 mg/l). Será necesaria la hemoperfusión o hemodiálisis cuando los niveles hallados superan a los escritos entre paréntesis. (Digibind y digoxina, véase pág. 697).

Cuándo evacuar el contenido gástrico. En las primeras **2-4 h** de la intoxicación, a menos que se haya ingerido una dosis relativamente pequeña de un fármaco poco tóxico (por ejemplo, benzodiacepina). Debe intentarse también en las primeras 6 h después de la ingesta de *opiáceos* y *anticolinérgicos,* hasta 8 h después de la ingestión de tricíclicos o teofilinas de acción prolongada, y hasta 12 h después en los *salicilatos.*

▶ *No evacuar el contenido gástrico* si se han ingerido productos del petróleo o corrosivos o si el enfermo está inconsciente (a menos que se proteja la via aérea).

Cómo se evacua el contenido gástrico

1. *Vaciado y lavado gástrico:* si el paciente está inconsciente o no muestra reflejo nauseoso, proteger la vía aérea con un tubo endotraqueal con manguito. Si está consciente, obtener consentimiento verbal.

    - Conviene monitorizar el O_2 mediante oximetría de pulsación. Véase pág. 581.
    - Preparar un sistema de aspiración que funcione.
    - Colocar al enfermo en decúbito lateral izquierdo.
    - Elevar la cabecera de la cama 20 cm.
    - Introducir una sonda lubricada (de 14 mm de diámetro externo) por la boca, pidiendo al enfermo que trate de tragarla.
    - Confirmar la colocación en el estómago mediante aplicación de aire con una jeringa y auscultando sobre el estómago.
    - Vaciar el contenido gástrico. Confirmar el pH con un papel indicador.
    - Realizar el lavado gástrico con 300 ml de agua fresca de un golpe. Aplicar masaje sobre el hipocondrio izquierdo.
    - Repetir la operación hasta que no salgan más pastillas en el líquido evacuado.
    - Puede dejarse carbón activado (50 g en 200 ml de agua) en el estómago, a no ser que la intoxicación se deba a alcohol, hierro, litio o etilénglicol.
    - Al sacar la sonda, ocluir el extremo para prevenir la aspiración de líquido de la sonda.

2. *Inducción del vómito:* actualmente, esta práctica no se recomienda de forma tan extendida en los adultos, y puede que sólo resulte útil en los niños sorprendidos en el acto de ingerir pastillas y que llegan al hospital inmediatamente. No debe realizarse cuando el paciente está a punto de perder el conocimiento. Ejemplo de dosificación: 15-30 ml de jarabe de ipecacuana, seguido de 200 ml de agua. Repetir a los 20 min, si no se producen vómitos. (**Nota**: no es una forma muy eficaz de reducir la absorción de tóxicos y es preferible aplicar **carbón activado**, pág. 700).

    Nota: si el enfermo está inconsciente como consecuencia de una intoxicación etílica e ingesta de algunos comprimidos de benzodiacepinas (la causa más frecuente), lo mejor es evitar el lavado gástrico por el riesgo de aspiración y dejar que el paciente duerma lo suficiente como para que desaparezcan los efectos del tóxico.

⚕ Diversos tóxicos específicos y sus antídotos

Anticoagulantes orales. Administrar fitomenadiona (vil. K), 10 mg/24 h IM, si el enfermo no está tomando anticoagulantes de forma habitual y no sangra. Si sangra, administrar plasma fresco congelado (PFC) IV. Si toma warfarina habitualmente y está sangrando, administrar vit. K, 5-10 mg IV. Sin embargo, encaso de que sea fundamental mantener la anticoagulación, emplear PFC y buscar la ayuda de expertos. La warfarina puede restableccrse normalmente en 2-3 dias. La hemorragia masiva se trata con vit. K, 10-20 mg IV lenta; y la hemorragia con riesgo para la vida, con vitamina K, (50 mg IV lento, seguida de infusión de los factores de coagulación dependientes de la vitamina K. La colestiramina, 4 g/6 h oral, ayuda a eliminar el fármaco.

Benzodiacepinas. Flumacenil (en la parada respiratoria) 200 μg durante 15 s; a continuación, 100 μg a intervalos de 60 s. si fuera necesario. Intervalo normal de dosificación: 300-600 μg IV durante 3-6 min (hasta 1 mg; 2 mg su está en la UCI).

Beta-bloqueantes. Bradicardia severa e hipotensión. Ensayar con atropina, 0,3 mg IV. Administrar glucagón, 5-l0 mg IV si fracasa la atropina.

Cianuro. Es uno de los tóxicos mortales más rápidos; posee gran afinidad por el Fe^{3+}, inhibe el sistema del citocromo e impide la respiración aerobia. *3 fases:*

- Ansiedad y confusión.
- Pulso ↑ o ↓, PA↓.
- Convulsiones ± coma ± *shock*.

Tratamiento: ▶▶ Oxígeno al 100%, descontaminación GI; edetato de cobalto 300 mg IV durante 1-5 min, y a continuación, 50 ml de dextrosa IV al 50%. Repetir hasta 2 veces. *Solicitar ayuda experta.* **Véase pág. 709.**

Coproxamol. Dextropropoxifeno (opiáceo) y paracetamol (pág. 700).

Digoxina. (↓ estado cognitivo, halos visuales amarillo-verdosos, arritmias, náuseas). Si el paciente presenta una arritmia grave, deben administrarse fragmentos específicos de anticuerpos anti-digoxina. Se administra una dosis 60 veces superior a la carga total de digoxina (los fragmentos de anticuerpos son 60 veces más pesados que las moléculas de digoxina). La carga (en mg) es la concentración plasmática de digoxina (ng/ml) × peso corporal (kg) × 0,00056. Si se desconoce la carga o el nivel, se administrarán 20 viales (800 mg) en adultos y niños >20 kg. Se consultará el prospecto. Diluir en agua para inyección (vial, 4 ml/40 mg) y salino 0,9% (para tener un volumen adecuado) y administrar en IIV durante 30 min (en bolo, en casos desesperados), mediante un filtro con poros de 0,22 μm.

Éxtasis. El éxtasis es una sustancia alucinógena semisintética (MDMA, 3,4-metilendioxi-metanfetamina). Sus efectos varían desde náuseas, dolor muscular, visión borrosa, confusión y ataxia, hasta taquiarritmias, hipertermia, hiper/hipotensión, intoxicación hídrica, CID, hiperpotasemia, insuficiencia renal aguda, necrosis hepatocelular y muscular, colapso cardiovascular y SDRA. No existe antídoto y el tratamiento es sintomático. Depende de los hallazgos clínicos y de laboratorio, e incluye:

- Administración de carbón activado y monitorización de la PA, ECG y temperatura, durante al menos 12 h (puede ser necesario un enfriamiento rápido).
- Control de la diuresis y UyE (insuficiencia renal pág. 349), PFH, creatin quinasa, plaquetas y coagulación (CID pág. 532). La acidosis metabólica puede tratarse con bicarbonato sódico.
- Ansiedad: diacepam 0,1-0,3 mg/kg oral o IV.
- Taquicardia de complejo estrecho en adultos: metoprolol 5-10 mg IV.

- Hipertensión: nifedipina 5-10 mg oral o fentolamina 2-5 mg IV. Se tratará la hipotensión del modo habitual.
- Hipertermia: se tratará de refrescar al paciente, siempre que la T.ª rectal >39°C, administrando dantroleno 1 mg/kg IV (puede ser necesario repetirlo: consultar con un superior y el servicio de toxicología). La hipertermia por éxtasis es análoga al síndrome serotonínico, por lo que puede ser necesario administrar propranolol, relajantes musculares y ventilación[1].

Fenotiacina. (Por ejemplo, clorpromacina). No existe antídoto específico. La distonía grave (tortícolis, retrócolis, distonía glosofaríngea, opistótonos) responde a la prociclidina 5-10 mg IM/IV o a la orfenadrina 20-40 mg IM/IV (adultos). Se tratará el *shock* elevando las piernas (± expansor del plasma IV, o dopamina IV en casos extremos). Restaurar la temperatura corporal. Monitorizar ECG. En las arritmias, se evitará la administración de lidocaína. Se emplea el diacepam IV para las crisis prolongadas, de la forma habitual (pág. 688). El síndrome neuroléptico maligno consiste en: hipertermia, rigidez, signos extrapiramidales, disfunción del sistema autónomo, mutismo, confusión, coma, ↑ leucocitos, ↑ CPK; puede tratarse refrescando al paciente. Se ha ensayado el dantroleno (pág. 78).

Hierro. Desferroxiamina, 15 mg/kg/h IV; máx 80 mg/kg/día.

Insecticidas organofosforados. Inactivan la colinesterasa con el aumento consiguiente de acetilcolina que provoca: salivación, lagrimeo, micción y diarrea. También, puede existir: sudoración, miosis pupilar, fasciculaciones musculares, coma y depresión respiratoria. *Tratamiento:* emplear guantes; eliminar la ropa manchada. Lavar la piel. Extraer sangre para medir el recuento celular completo y la actividad de colinesterasa. Tratar los síntomas con atropina IV, 2 mg cada 30 min, hasta conseguir una atropinización plena (boca seca, pulso > 70). A veces se requiere tratamiento durante 3 días. Administrar también pralidoxima, 30 mg/kg en infusión IV lenta (diluida con ≥ 10 ml de agua para inyección). Repetir cada 30 min. según la evolución; máx 12 g en 24 h. Incluso aunque no se produzcan convulsiones, puede administrarse diacepam 5-10 mg IV, para mejorar el cuadro.

Metales pesados. Dimercaprol, 2,5-3 mg/kg IM, hasta 6 dosis/24 h durante 48 h, y a continuación, dos veces al día durante 10 días. Solicitar ayuda experta.

Monóxido de carbono. A pesar de la hipoxemia, la piel tiene aspecto rosado (o pálido) y no cianótico, por la formación de carboxihemoglobina (COHb), que desplaza al O_2 de sus lugares de unión a la Hb. Síntomas: cefalea, vómitos, taquicardia, taquipnea, y si COHb >50 %, convulsiones, coma y parada cardíaca. ▶▶Eliminar la fuente tóxica. Administrar 02 al 100 % (± PVPI). La acidosis metabólica (gasometría) suele responder a la corrección de la hipoxia. En caso de hipoxia grave, sospechar edema cerebral. Administrar manitol en IIV (pág. 687). Confirmar rápidamente el diagnóstico con una muestra de sangre heparinizada (COHb >10 %), ya que los niveles no tardan en normalizarse. Monitorizar el ECG. *El O_2 hiperbárico es útil, incluso horas después de la exposición* ☙. Valorar este tratamiento en enfermos con historia de coma, síntomas neuropsiquiátricos, complicaciones cardiovasculares, embarazo o cuando COHb es >40 %.

Opiáceos (son numerosos los analgésicos que contienen opiáceos). Administrar naloxona, 0,4-1,2 mg IV repetido cada 2 min hasta que se observe una respiración adecuada (la vida media es corta y a veces es necesario administrar a menudo; máximo 10 mg). La naloxona puede precipitar las manifestaciones de la abstinencia de opiáceos: la diarrea y espasmos responden normalmente a difenoxilato y atropina (Lomotil®, por ejemplo 2 comprimidos/6 h oral). Sedar con tioridacina, 25-50 mg oral,

---

[1] H Sternbach 1991 *An J Psy* **148** 705.

según sea necesario. Los adictos a altas dosis de opiáceos requieren a veces metadona (por ejemplo, 10-30 mg/12 h oral) para combatir la abstinencia. Registrar la adicción a los opiáceos (*OHCS* pág. 362) y solicitar ayuda.

Tetracloruro de carbono. Se trata de un disolvente utilizado en numerosos procesos industriales, y produce vómitos, dolor abdominal, diarrea y hepatomegalia dolorosa, con ictericia e insuficiencia hepática. La acetilcisteína IV puede mejorar el pronóstico. Consultar con un experto.

Toxina botulínica (de alimentos enlatados por contaminación con *Clostridium*). Produce diplopia, visión borrosa, fotofobia, ataxia, parálisis pseudobulbar y fracaso cardiorrespiratorio súbito. No siempre aparecen síntomas GI. Cuidados intensivos, Intubar precozmente. Solicitar la ayuda de expertos. Administrar lo antes posible antitoxina botulínica IM (por ejemplo, 20 ml diluidos en 100 ml de suero salino al 0,9 % IV ± 10 ml 3 h después y a continuación, a las 12-24 h). También pueden administrarse 20 ml IM a aquellos pacientes que hayan ingerido la toxina y aún no hayan desarrollado síntomas.

Veneno de serpientes. *Signos de envenenamiento sistémico:* PA ↓ (vasodilatación, cardiotoxicidad); tumefacción que se extiende proximalmente a las 4 h de la mordedura; señales en el punto de mordedura; anafilaxia; ptosis (neurotoxicidad); trismo; rabdomiolisis; edema pulmonar. *Tests:* leucocitosis; ↓ coagulación; ↓ plaquetas; ↑ células en orina; ↑ CK; ↓ PaO$_2$. *Tratamiento:* evitar los movimientos activos en el miembro afectado ((colocar férula). *Evitar las incisiones y torniquetes.* ▶Solicitar ayuda experta. Comprobar si existe antídoto (IgG de ovejas inmunizadas con el veneno), por ejemplo, 10 ml IV durante 15 min (adultos y niños) de *antídoto de Zagreb* para la mordedura de víbora; disponer de adrenalina a mano.

Intoxicación por salicilatos

La aspirina es un ácido débil con escasa solubilidad en agua.Está presente en numerosas especialidades farmacológicas que se expenden sin receta médica.La ingestión aguda de 150-300 mg/kg produce una leve toxicidad; 300-500 mg/kg, una toxicidad moderada; >500 mg/kg, una grave toxicidad. Produce una estimulación del metabolismo anaeróbico, con producción de lactato y energía, por alteración de la fosforilización oxidativa.

Signos y síntomas: los pacientes presentan inicialmente, un cuadro de alcalosis respiratoria debida a una hiperventilacion central, y a continuación, una acidosis metabólica (↑ aniones innominados). Además, *tinnitus*, letargia o coma, convulsiones, vómitos, ↓PA y bloqueo cardíaco, edema pulmonar, hipertermia. *Tratamiento:* la ingestión aguda de 150 mg/kg no produce otra toxicidad que una ligera irritación GI. Se obtiene el nivel cuantitativo a las 6 horas post-ingestión. Se evacuará el contenido gástrico (pág. 696), si es que se han ingerido > 15 comprimidos (= 4,5 g) en 12 h . Deberá controlarse la posible hipoglucemia: se realizarán determinaciones repetidas de glucemia. También se medirá el INR (tiempo de protrombina), que puede aparecer prolongado, en cuyo caso, debe administrarse vitamina K.

Si los niveles son <4,3 mmol/l (600 mg/l), basta con aumentar los líquidos orales y medir la diuresis. Si son ≥4,3 mmol/l, provocar diuresis alcalina (bajo la guía de un experto en cuidados intensivos, ya que se asocia a morbilidad significativa) o carbón activado, que es un método mucho más seguro para aumentar la eliminación de salicilatos (1). Sin embargo, el carbón es desagradable al paladar y algunos enfermos vomitan por la intoxicación con salicilatos; por eso, es preferible administrar el carbón por el SNG. Se recomienda comenzar con 50 g de carbón activado al ingreso, o tras el lavado gástrico, seguido de 50 g cada 4 h hasta la recuperación del paciente o hasta que la concentración plasmática del fármaco vuelva a niveles de seguridad.

Otra alternativa es la alcalinización de la orina (en la UCI, por ejemplo con bolos de 50-100 ml de bicarbonato sódico 1,2 % IV; medir pH de la orina de la sonda cada 15 min hasta que se aproxime a 8). Se controlará la PVC y el pH arterial. Solicitar ayuda de expertos.

Si no se pueden aplicar estas medidas, intentar la hemodiálisis o la hemoperfusión con carbón activado, sobre todo si los niveles plasmáticos son > 7,2 mmol/l (1.000 mg/l).

Intoxicación por paracetamol

Puede causar vómitos ± dolor FID. Posteriormente, se produce ictericia y encefalopatía por la lesión hepática (el principal peligro) ± insuficiencia renal.

- Se miden de urgencia los niveles sanguíneos, pero no antes de que hayan transcurrido 4 h de la ingestión. Evacuar el contenido gástrico, si es que se ingirieron > 7,5 g. Cuando los niveles plasmáticos se sitúan por encima de la gráfica de la página siguiente, o si el enfermo se presenta 8-15 h después de la ingesta de >7,5 g, tomar las medidas siguientes para prevenir el daño hepático.
- Administrar N-acetilcisteína en IIV, 150 mg/kg en 200 ml de glucosa 5 % durante 15 min. Continuar con 50 mg/kg en 500 ml de glucosa 5 % durante 4 h. y luego, 100 mg/kg cada 16 h en 1 litro de dextrosa al 5 %. ES: *shock*, vómitos, sibilancias (en ≤ 10 %).
- Otra opción es la metionina (2,5 g/4 h oral durante 16 h; (total: 10 g), aunque la absorción no puede calcularse cuando existen vómitos. Los beneficios disminuyen con el carbón activado[1], (que no obstante, es adecuado dentro de las primeras 8 h tras la ingestión).
- Los beneficios del lavado gástrico tampoco son muy claros[2]. No debe esperarse a obtener el resultado del nivel del fármaco a las 4 h si sabemos que el paciente ha ingerido una dosis elevada.
- Si se desconoce el momento de la ingestión o el paciente lo duda, o bien, han transcurrido >15 h tras la ingestión, el tratamiento puede ayudar. ▶Solicitar ayuda experta. El gráfico puede alterarse en los pacientes VIH +vos (↓ glutation hepático) o cuando el paciente ha ingerido paracetamol de larga duración, o por último, en las hepatopatías preexistentes o si se ha producido una inducción de enzimas hepáticas[3]. ▶ Es necesario controlar la hipoglucemia; se debe realizar una medición cada hora; INR/12 h.

No debemos dudar en solicitar ayuda. ***Criterios para el traslado a una unidad especial:***

- *Encefalopatía* o ↑ *PIC*. Signos de edema SNC: PA >160/90 (mantenida) o elevaciones breves (sistólica >200 mmHg), bradicardia, postura de descerebramiento, espasmos de los extensores, escasa respuesta pupilar. Puede resultar útil monitorizar la PIC, pág. 687.
- *INR* >2,0 a <48 h , o >3,5 a las <72 h (por lo que se medirá el INR cada 12 h). Elevación máxima: 72-96 h . Las PFH no resultan adecuadas como indicadores

---

NB: si la ingestión de paracetamol es dudosa (y han transcurrido varias horas), los niveles séricos pueden inducir a errores: no obstante, se tratará de cualquier forma, si se han ingerido cantidades significativas.
[1] J Vale 1995 *Lancet* **346** 547.
[2] P Connor 1995 *Lancet* **346** 1236.
[3] SJ Ward 1995 *Lancet* **346** 1236.

de la muerte de los hepatocitos. Si INR es *normal* a las 48 h, el paciente puede irse a su casa.
- *Alteración renal* (creatinina <200 μmol/l). Controlar la diuresis. determinación diaria de UyE y creatinina sérica (hemodiálisis si >400 μmol/l).
- *pH sanguíneo* <7,3 (acidosis láctica hipoxia tisular).
- *PA sistólica* <80 mmHg.

Gráfico para decidir la administración de *N*-acetilcisteína

▶ 1 comprimido de paracetamol = 500 mg

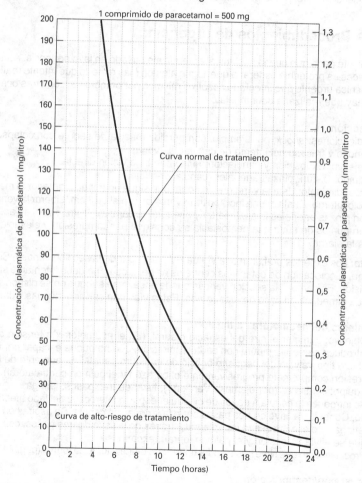

Los pacientes cuyas concentraciones plasmáticas de paracetamol se encuentran por encima de la **curva normal de tratamiento** deberán ser tratados con acetilcisteína IV (o con metionina oral, si la sobredosis ha sido recibida en las 10-12 h anteriores). Los pacientes que reciben tratamientos enzimáticos, incluyendo fármacos (como la carbamacepina, fenobarbital, fenitoína, rifampicina y alcohol), o malnutridos (anorexia, alcoholismo o VIH +vos) deben ser tratados siempre que sus concentraciones plasmáticas de paracetamol se encuentren por encima de la **línea de alto-riesgo de tratamiento.** Damos las gracias al Dr. Alun Hutchings por el permiso de reproducción de el presente gráfico.

▶▶ Procedimientos de urgencia: 1

No existe nada que pueda sustituir al aprendizaje basado en la experiencia. Aunque a veces es preferible esperar a que llegue alguien más experto que intente realizar la técnica urgente que intentarlo nosotros mismos por primera vez, en otras ocasiones hay que realizarla de inmediato.

Venosección
- Indicaciones: *shock*; por ejemplo, con pérdida masiva de sangre con colapso venoso y fracaso del intento de canular las venas.
- Objetivo: Exposición y canulación de la vena bajo visión directa.
- Equipo: Bisturí. pinzas arteriales, cánula, vendaje.
- Procedimiento: Usar la vena gran safena, que sigue un trayecto anterior al maleolo interno. Realizar una incisión transversa de la piel de 3 cm. Liberar la vena con pinzas arteriales finas. Insertar y asegurar la cánula. No importa si se aplican puntos de sutura: la hemostasia se consigue por compresión y elevación de la pierna.

Nota: Los expertos prefieren una vía de PVC en lugar de la sección venosa. Sin embargo, la colocación de estas vías centrales es peligrosa y no debe intentarse sin supervisión. En cambio, la sección venosa puede ensayarse aunque no se disponga de ayuda inmediata en caso de resangrado. Estas vías han salvado muchas vidas.

Tratamiento del neumotórax a tensión
- Objetivo: Eliminar el aire del espacio pleural. (En el neumotórax a tensión se introduce aire en la pleura con cada respiración, que no puede escapar por el efecto tipo válvula del pequeño orificio de la pleura parietal. El aumento de la presión compromete progresivamente el corazón y el pulmón contralateral).
- Equipo: cánula IV (por ejemplo, Venflon®), llave de tres pasos, jeringa.
- Se introduce la cánula a través de cualquier espacio intercostal del lado afectado. Conectar la llave de tres pasos entre la jeringa y la cánula. Se aspira con la jeringa y se elimina el aire intrapleural a través de la llave de tres pasos, con lo que se alivia la tensión y el pulmón logra reexpandirse.
- Procedimiento que sirve hasta poder realizar un drenaje torácico formal (pág. 703).

Cardioversión/desfibrilación
- Indicaciones: fibrilación ventricular o taquicardia, FA rápida, taquicardias supraventriculares en las que fracasan otros tratamientos (págs. 261-267).
- Objetivo: Despolarizar completamente el corazón mediante una corriente directa.
- Procedimiento: no esperar a una crisis para leer las instrucciones del desfibrilador.
    — Ajustar la energía a aplicar (por ejemplo, 200 J para una fibrilación ventricular o una taquicardia ventricular, 100 J en la fibrilación auricular, 50 J en el *flutter* auricular).

Cricotiroidotomía

Concepto. Procedimiento de urgencia para resolver una obstrucción de las vías aéreas altas por encima del nivel de la laringe.

Indicaciones. Obstrucción de las vías aéreas cuando no es posible realizar una intubación endotraqueal, por ejemplo, por un cuerpo extraño irrecuperable; edema facial (quemaduras, angio-edema); traumatismo maxilofacial; infecciones (epiglotis).

Procedimiento. Con el paciente en decúbito supino y cuello extendido (por ejemplo, con una almohada debajo de los hombros), se coloca el dedo índice en el centro de la parte inferior del cuello hasta palpar la fosa en el extremo superior del cartílago tiroides: inmediatamente por debajo de éste, entre los cartílagos tiroides y cricoides, existe una depresión: la membrana cricotiroidea.

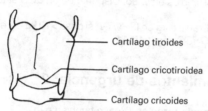

Cartílago tiroides
Cartílago cricotiroidea
Cartílago cricoides

a) **Cricotiroidotomía con aguja:** se atraviesa la membrana con una cánula de gran calibre (14G) conectada a una jeringa: la extracción de aire confirma su posición. Deslizar la cánula sobre la aguja con un ángulo de 45° respecto a la piel, en el plano sagital. Puede utilizarse un conector en-Y o improvisar una conexión para el suministro de O_2 a un ritmo de 15 l/min: se utiliza el dedo pulgar para dejar pasar O_2 durante 1 segundo y salir el CO_2 al exterior durante 4 segundos («insuflación transtraqueal a chorro»). Es el método de elección para niños <12 años. Sólo permite mantener la vida durante 45 minutos antes de que el CO_2 se acumule.

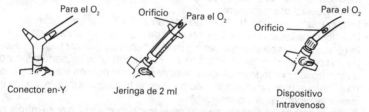

Conector en-Y   Jeringa de 2 ml   Dispositivo intravenoso

b) **Mini-Trach II®.** Contiene una cuchilla, guía y tubo incomprimible de 4 mm (se desliza a través de la guía) con una conexión ISO y cinta adhesiva. El paciente puede respirar espontáneamente o ser ventilado a través de una bolsa (elevada resistencia). Mantiene al paciente con vida durante 30-45 min.

c) **Cricotirotomía quirúrgica:** tubo más pequeño para ventilación prolongada de 6 mm. Se introduce un tubo de traqueotomía de elevado volumen y baja presión a través de una incisión horizontal en la membrana.

Complicaciones. Hemorragia local; perforación posterior de la tráquea ± esófago; estenosis laríngea si se incide excesivamente en la membrana en los niños; obstrucción del tubo; tunelización subcutánea.

▶ Nota: la aguja y el Mini-Trach® son medidas provisionales que dependen de una Traqueotomía formal.

- Colocar las 2 almohadillas de conducción (de tipo Littmann™ Defib Pads) en el tórax, uno sobre el vértice y otro por debajo de la clavícula derecha (menores posibilidades de arco cutáneo que con la gelatina).
- Asegurarse de que nadie toca al enfermo.
- Apretar el botón de los electrodos para administrar el choque.
- Palpar el pulso, observar el ECG. Repetir el choque con más energía, si resulta necesario.

- *Nota*: La sincronización del choque con la onda R del ECG sólo se requiere en la FA y TSV, lo que se consigue apretando el botón correspondiente del aparato. De esta forma, el choque no provoca una arritmia ventricular. *Si se ajusta la modalidad SYNC en la FV,¡ el desfibrilador no producirá ninguna descarga!.*
- Sólo es necesario anestesiar a los pacientes conscientes.
- Después de cada choque, monitorizar el ECG. Valorar la anticoagulación si el riesgo de embolismo es elevado. Disponer de un ECG actualizado de 12-electrodos.
- En niños, se utilizan 2 J/kg en la Fv/TV; si pesa >10 kg, se emplearán almohadillas de *adulto*; *OHCS* pág. 310-11.

▶▶ Procedimientos de urgencia: 2

Inserción de un drenaje torácico (Véase también pág. 322 y pág. 324).

- Preparación: carrito con gasas, yodo, agujas, jeringas de 10 ml, 20 ml de lidocaína 1 %, bisturí (*N.*º 15), sutura, tubo de drenaje torácico (por ejemplo, de calibre 28F, si son más pequeños se obstruyen o retuercen), botella de drenaje, tubos de conexión, agua estéril, cinta adhesiva. Colocar un paño debajo del enfermo. Limpiar extensamente.
- Seleccionar el lugar de inserción[1]: 4.º-6.º espacio intercostal en línea axilar media; si también se requiere el drenaje de líquidos, debe utilizarse el 7.º espacio intercostal posteriormente.
- Infiltrar hasta la pleura 10-20 ml de lidocaína al 1 %. Esperar 3 min.
- Practicar una incisión de 2 cm por encima de la 6.ª costilla, para evitar el paquete neurovascular situado por debajo de la 5.ª costilla. Disecar hasta el espacio pleural con bisturí y pinzas. Puncionar la pleura con unas tijeras/fórceps y después introducir el dedo en el tórax para despegar el pulmón adherido y asegurarse de que no ha penetrado estómago en el tórax (por ejemplo, en los traumatismos abdominales punzantes).
- Antes de insertar el drenaje, se retirará el trócar metálico 2 cm; se introduce el drenaje *atraumáticamente*. Normalmente, no es necesario el trócar en realidad.
- Se hará progresar su extremo hacia el vértice. Debe pararse cuando se encuentre resistencia. A continuación, se retira la guía metálica completamente y se conecta el drenaje a través del tubo a la botella. Es necesario asegurarse de que el tubo más largo de la botella está metido dentro del agua y hace burbujas con la respiración. Si el paciente tuviera que ser trasladado a otro hospital, se sustituiría la válvula de Heimlich o la bolsa de drenaje, por una válvula de solapas para drenaje sumergido. Nunca deben fijarse con grapas los drenajes torácicos[2].
- El drenaje se fijará con una segunda sutura sujeta alrededor del tubo como una «sandalia romana». Aplicar vendaje al drenaje para evitar su deslizamiento.

---

[1] Br Thoracic Soc. 1993 *BMJ* ii 114.
[2] PS Wong 1993 *BMJ* ii 443.

- Solicitar una RXT para comprobar la posición del drenaje. Administrar analgésicos (oral/IM).

Debe tenerse en cuenta que antes de realizar la punción en la pleura, algunos cirujanos practican 2 suturas horizontales sobre el orificio, o bien, una sutura en tabaquera, dejando un extremo libre para sellarlo cuando el drenaje se retira finalmente.

Inserción de una cánula venosa en la subclavia. Preparación: carrito (gasas, yodo, agujas, bisturí (N.º 15), equipo de PVC, sutura, vendas Opsite®); colocar un paño bajo el enfermo que se sitúa en decúbito supino con la cabecera descendida 10° respecto al plano horizontal; desinfectar el tórax y cuello; poner paños verdes alrededor.

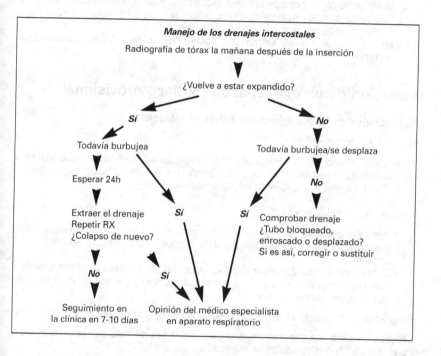

- Seleccionar el punto de inserción: 1cm por debajo de la clavícula derecha, a 2/3 partes de distancia con respecto a la unión esternoclavicular. Si es posible, la ecografía permite encontrar el punto adecuado de punción y reduce la aparición de complicaciones (permite visualizar la vena y su posición relativa respecto a la arteria, y muestra como varía la situación anatómica con la postura del paciente)[1]
- Infiltrar con lidocaína. Esperar 3 min. Realizar la punción cutánea con bisturí.
- Insertar la aguja larga del equipo de PVC por el orificio practicado, avanzando en dirección a la fosa suprasternal, por debajo de la clavícula y aplicando una aspiración suave y continua con la jeringa. Mantener la aguja paralela al suelo para reducir el riesgo de neumotórax.

---

[1] E Gualtieri 1995 *Crit Car Med* **23** 692 (Con cirujanos con poca experiencia, el índice de éxito fue del 92% frente al 44% si no se utilizaba ecógrafo; N = 52; ensayo aleatorio).

- A veces es necesario realizar varios intentos, modificando ligeramente el ángulo parar canular la vena. Parar en cuanto sea posible aspirar la sangre con facilidad.
- Los pasos que deben darse seguidamente dependen del equipo de PVC. Si se trata de una vaina de plástico que cubre la aguja, avanzarla, retirar la aguja y asegurar la cánula de plástico. En caso contrario, dejar la aguja en posición y retirar la jeringa, con lo que sale algo de sangre. Insertar el alambre guía (por el extremo blando) en la aguja, que ha de pasar con facilidad. Retirar la aguja. El equipo dispondrá de una cánula plástica montada sobre un dilatador, que se avanza sobre el alambre guía hasta la vena. Manteniendo la cánula plástica, se retiran el alambre y el dilatador y se fija la cánula. ▶Durante la inserción, *nunca* deberemos dejar ir completamente el alambre. Podría desplazarse del todo al interior de la vena y hasta el corazón, lo cual, requere una intervención quirúrgica de urgencia o una extracción transvenosa.
- RXT: Comprobar que el extremo del catéter se sitúa en la VCS; descartar neumotórax.

Inserción de un marcapasos cardíaco provisional

Indicaciones en la fase aguda del infarto de miocardio

Bloqueo AV completo:

- Con IM inferior (oclusión de la arteria coronaria derecha), el marcapasos sólo será necesario si existen síntomas; *puede producirse una recuperación espontánea.*
- Con IM anterior (representa infarto septal masivo).

Bloqueo de segundo grado:

- Wenckebach (pág. 259) implica disminución de la conducción del nódulo AV; puede responder a la atropina en el IM inferior; marcapasos si se trata de IM anterior.
- El bloqueo de tipo 2 suele ir asociado a un trastorno fascicular distal e implica riesgo elevado de bloqueo cardíaco completo, por lo que se insertará un marcapasos en ambos tipos de IM.

Bloqueo de primer grado: observación; el 40 % desarrolla grados superiores de bloqueo.

Bloqueo de rama: marcapasos profiláctico si existen evidencias de trastorno trifascicular (pág. 237) o bifascicular no-adyacente.

Trastornos sino-auriculares + síntomas graves: marcapasos a no ser que responda a la atropina.

Otras indicaciones donde es necesario insertar el marcapasos, provisional:

- Antes de la intervención: si es necesaria la cirugía en alguna de las categorías descritas arriba. (independientemente de que se haya producido o no IM), se realizará un ECG; consultar con anestesista.
- Intoxicación por fármacos, por ejemplo, por β-bloqueantes, digoxina o verapamilo.
- Bradicardia sintomática, no controlable con atropina o isoprenalina.
- Supresión de TV o TSV resistente a tratamiento farmacológico. (marcapasos de urgencia: en la UCI).
- Asistolia cardíaca con actividad de la onda-P (parada ventricular).
- Durante o después de la cirugía cardíaca: por ejemplo, alrededor del nódulo AV o haz de His.

Método y técnica para la inserción de un marcapasos provisional. Deberá aprenderse de un experto.

- Preparación: comprobar que existe a mano un desfibrilador, que el paciente está conectado a un monitor de ECG y que se dispone de un equipo radiográfico con sistema de detección. Se creará un campo estéril y se comprobará que el cable del marcapasos discurre con facilidad a través de la cánula.
- Inserción: se introduce la cánula en la vena subclavia o yugular interna, como se describe en la pág. 703. Si resulta dificultoso, es posible acceder a la aurícula derecha a través de la vena femoral. Introducir el cable del marcapasos a través de la cánula hasta la aurícula derecha. Atravesará con facilidad la válvula tricúspide, o bien, formará un asa dentro de la aurícula. Si esto último ocurriera, suele lograrse hacer pasar el cable mediante movimientos combinados de giro y retirada. Se hará progresar ligeramente el cable. En este punto, el cable puede tratar de salir del ventrículo a través de la arteria pulmonar. Con un movimiento de tracción y rotación, debe lograrse que su extremo regrese hacia el vértice del ventrículo derecho. Se avanzará de nuevo ligeramente hasta colocar el marcapasos en contacto con el endocardio. Se evitará que quede holgado, para disminuir el riesgo de desplazamiento.
- Comprobar el umbral de excitación: conectar el cable a la caja del marcapasos y ajustarlo a un umbral ligeramente superior a la demanda del corazón del paciente, y la potencia hasta 3 voltios. Deberá observarse un ritmo ya marcado por el dispositivo. Se determinará el umbral del paciente reduciendo lentamente el voltaje hasta que el marcapasos deje de estimular el tejido (los picos correspondientes al marcapasos ya no irán seguidos de un latido marcado). El umbral puede ser inferior a 1 voltio, pero se admite un umbral ligeramente superior siempre que se mantenga estable: por ejemplo, después de un infarto extenso.
- Ajuste del marcapasos: ajustar la potencia a 3 voltios, o a 3 veces el valor aproximado de umbral (siempre que sea más alto) en la modalidad «demanda». Se ajustará la frecuencia necesaria. Se suturará el cable a la piel y se fijará con un vendaje estéril.
- Revisar la posición del cable (y descartar neumotórax) mediante RXT.
- Es necesario revisar periódicamente el umbral del marcapasos a lo largo de los siguientes días. La formación de un edema endocárdico suele elevar hasta dos o tres veces el umbral de excitación esperado.

▶▶ Quemaduras

La mayoría de los hospitales aún no posee una unidad especial para quemados. Se resucitará al paciente y se organizará su traslado cuidadoso al hospital siempre que exista una quemadura importante. Siempre se deberá tener en cuenta su localización, tamaño y profundidad; incluso las quemaduras de pequeño tamaño, deberán ser observadas por un especialista, si se trata de niños, ancianos o en determinadas localizaciones.

Valoración. Debe estimarse el tamaño de la quemadura, con el fin de calcular los requerimientos de líquido. Se ignorará el eritema. El paciente deberá ser trasladado a una unidad de quemados cuando la quemadura afecte a >10 % en niños o ancianos, o a >20 % de la superficie corporal en los restantes pacientes. Podemos guiarnos en la gráfica de Lund & Browder o bien, en la «regla de los nueves»:

Brazo	9 %	Cabeza	9 %
Pierna	18 %	Genitales	1 %
Torso	18 %	Palma	1 %
Espalda	18 %	(*En niños, la cabeza* = 14 %; *pierna* = 14 %)	

Estimación de la profundidad de la quemadura: el espesor cutáneo parcial es doloroso, rojo y con ampollas; cuando afecta a todo el espesor, no duele y es de color blanquecino/gris.

Ingresar a los pacientes con quemaduras profundas >5 % de la superficie corporal o las quemaduras de espesor completo/parcial que afecten a la cara, manos, ojos o genitales.

Resucitación
- ***Vías aéreas:*** prestar atención a la posible obstrucción de las vías aéreas que se produce por la inhalación de gases muy calientes (sólo una bocanada de aire a temperatura elevadísima es capaz de producir lesiones térmicas en zonas distales a la tráquea): sospechar cuando se observen pelos de la nariz chamuscados o voz ronca. Considerar la posible intubación o apertura quirúrgica de la vía aérea.
- ***Respiración:*** se administrará O_2 al 100 % cuando se sospeche de intoxicación por monóxido de carbono (la piel aparecerá de color frambuesa, pero otras veces no), ya que la vida media de la carboxiHb (COHb) disminuye de 250 min a 40 min (considerar la posibilidad de utilizar oxígeno hiperbárico si la paciente está gestante; signos SNC; >20 % COHb). La SpO_2 medida con el oxímetro de pulso no se considera fiable (disminuye, por ejemplo, un 3 % con hasta el 40 % de COHb). Cuando una quemadura torácica impide el acceso al tórax, se realizará una escarotomía bilateral en la línea axilar (*OHCS* pág. 689).
- ***Circulación:*** las quemaduras >10 % en niños y >15 % en adultos, requieren la administración de líquidos IV. Se insertarán 2 vías de gran calibre (14G ó 16G). No nos debe preocupar haberlas colocado a través de piel quemada. Deberán asegurarse bien: se trata literalmente de vías para salvar la vida: No importa si se administran soluciones cristaloides o coloides: lo importante es el volumen. Puede utilizarse un gráfico de «cálculo de quemaduras»[1] o bien, la fórmula, por ejemplo:

Fórmula de Muir y Barclay (popular en GB):
[peso(kg) × quemadura]/2 = ml de coloide (como Haemaccel®) por unidad de tiempo. Los períodos de tiempo son de 4h, 4h, 4h, 6h, 6h, 12h.

Fórmula de Parkland (popular en EEUU):
4 × peso(kg) × quemadura = ml de solución de Hartmann en 24 h, administrando la mitad de ellos en las primeras 8 h (no resulta adecuada para los niños, por lo que se empleará el gráfico de cálculo).

▶ Los líquidos deberán ser reemplazados desde el momento de la quemadura, y no desde que se explora por primera vez al paciente en el hospital. Además, debe administrarse 1,5-2,0 ml/kg/h de dextrosa al 55, cuando se utilizan la fórmula de Muir y Barclay. Las fórmulas sólo son orientativas: se ajustará la tasa de IIV de acuerdo con la respuesta clínica y la diuresis (se trata de lograr una diuresis >30 ml/h en adultos; 1 ml/kh/h en niños). Se sondará la vejiga.

Tratamiento. ▶ *No* debe aplicarse agua en las quemaduras extensas: esto podría intensificar el *shock*. No deberán abrirse las ampollas. Se cubrirán las quemaduras de espesor parcial pero extensivas con una gasa estéril antes de trasladar al paciente a una unidad especial, se evitarán las corrientes de aire y se aliviará el dolor. Se utiliza morfina en 1-2 mg de partes alícuotas IV. Entre las coberturas adecuadas se encuentra la gasa con Vaselina® o sulfadiacina de plata bajo una gasa absorbente; se cambiará cada 1-2 días. Las manos deberán recubrirse con sulfadiacina de plata dentro de una bolsa de plástico. Es conveniente inmunizar frente al tétanos. Administrar 50 ml de sangre completa por cada 1 % de quemadura de espesor completo, la mitad en las segundas 4 h de tratamiento IV y la otra mitad a las 24 h.

---

[1] SM Milner 1993 *Lancet* **342** 1089.

Quemaduras

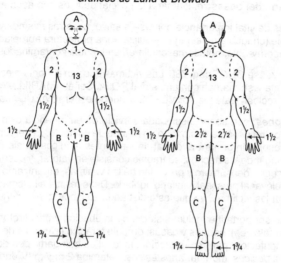

Gráficos de Lund & Browder

Porcentaje relativo de superficie corporal afectada por el crecimiento

Edad; área	0	1	5	10	15	Adulto
A: mitad de la cabeza	9 1/2	8 1/2	6 1/2	5 1/2	4 1/2	3 1/2
B: mitad del muslo	2 3/4	3 1/4	4	4 1/4	4 1/2	4 3/4
C: mitad de la pierna	2 1/2	2 1/2	2 3/4	3	3 1/4	3 1/2

Inhalación de humo

Además de las lesiones térmicas, existen otros problemas derivados de la intoxicación por monóxido de carbono (pág. 698) y **por cianuro:** que se desprende de la combustión lenta de los plásticos. El cianuro se une de forma reversible con los iones Fe de las enzimas, dando lugar a una parálisis de la fosforilización oxidativa, que da lugar a vértigos, cefaleas y convulsiones. La taquicardia y disnea pronto dan paso a la bradicardia y apnea. Se trata de separar el cianuro de la citocromo oxidasa, formando otras opciones férricas que lo puedan atraer, y esto se logra produciendo metahemoglobina (cada molécula posee 3 grupos hem- con hierro), a partir de la Hb: se utiliza nitrato de amilo 0,2-0,4 ml administrado en una bolsa de Ambu. Otras alternativas menos seguras consisten en administrar una solución de nitrato sódico (10 ml al 3% IV durante 3 min); dimetilaminofenol (5 ml al 5% IV durante 10 min), que proporcionen una fuente adicional de sulfuro que aumenta la conversión de cianuro en tiocianato no-tóxico. Otra opción emplea edetato de dicobalto para quelar el cianuro (20 ml al 1,5% IV durante 1 min) seguido de 50 ml de glucosa al 50% en infusión IV. (Todas las dosis mencionadas son para adultos).

Grandes desastres

Planificación. Todos los hospitales poseen un *Plan de Acción para Grandes Desastres* detallado, pero de forma adicional, las misiones que debe realizar el personal cualificado, puede distribuirse en *Tarjetas de Actuación* individuales.

En el escenario del desastre. Llamar a la policía; pedirles que asuman el mando.

Seguridad: es de vital importancia ponerse a salvo: nosotros mismos y los demás. Hacerse visible (chaqueta reflectante) y utilizar ropa protectora apropiada (casco de seguridad; impermeable; botas; mascarilla en ambientes contaminados).

Prioridades: Véase *OHCS* pág. 786. Las víctimas que van a morir en escasos minutos si no se tratan, se marcan con una señal ROJA. Señal AMARILLA = van a morir en ~2 h si no reciben tratamiento; VERDE = puede esperar; AZUL= cadáver.

Comunicaciones: son esenciales. Cada servicio de emergencia dispondrá de un vehículo de control y tendrá designado un mando de contacto. El personal de apoyo médico del hospital informará al oficial de incidentes médicos: suele ser el primer médico en el lugar de los hechos: su trabajo consiste en valorar, y después informar al hospital receptor del número y gravedad de las víctimas, organizar los equipos de suministro y relevar al personal sanitario agotado. Debe resirse a la tentación de tratar directamente a las víctimas, ya que esto distraería su labor, que es fundamental.

Equipo: debe ser portátil e incluir: sistema de intubación y cricotirotomía; líquidos intravenosos (coloides); vendas y gasas; drenaje torácico (+ válvula de fluctuación); equipo de amputación (para su utilización, lo ideal es que participen dos médicos); fármacos: *analgésicos:* morfina; *anestésicos:* ketamina 2 mg/kg IV durante >60 segundos (dosis de 0,5 mg/kg producen potente analgesia sin depresión respiratoria); férulas para inmovilizar extremidades (pueden ser inflables); desfibrilador/monitor; ± oxímetro de pulso).

Evacuación: es necesario recordar: la prioridad de evacuación puede reducirse al aplicarse al herido un tratamiento inmediato en la escena del suceso (por ejemplo, un neumotórax tensional: emergencia ROJA, una vez aliviado, pasa a ser de emergencia AMARILLA), pero deberán ser evacuados en primer lugar los que más pueden sufrir las consecuencias de un retraso en el lugar de los hechos. Se enviarán los miembros separados al mismo hospital donde se envía a la víctima mutilada, idealmente, en un recipiente a baja temperatura, pero no congelado.

En el hospital. Se declara un estado de emergencia por «incidente mayor». El *primer hospital receptor* admitirá a la mayoría de las víctimas; los *hospitales de apoyo* se harán cargo del exceso de víctimas y proporcionarán los equipos móviles, de forma que no escaseen los recursos humanos en el principal hospital. Se establece una sala de control y el coordinador médico se asegurará de convocar a todo el personal, de nombrar un oficial de prioridades y de supervisar el aprovechamiento óptimo de los recursos: camas, UCI y quirófanos.

Explosiones. Pueden ser de origen doméstico (como las explosiones de gas), accidentes industriales (por ejemplo, en la minería) o atentados terroristas. La muerte puede producirse sin que la víctima presente daños externos (por embolia de aire): Las lesiones pueden producirse por 6 mecanismos:

1. **Onda expansiva.** Onda transitoria (milisegundos) de gran presión que se expande con rapidez, produciendo rotura celular, fuerzas de desplazamiento a lo largo de los planos tisulares (hemorragias submucosas/subserosas) y re-expansión del gas atrapado por compresión: perforación intestinal, embolia aérea fatal.

2. **Viento expansivo.** Capaz de romper completamente un cuerpo o producir amputaciones por avulsión. Puede despedir cuerpos a grandes distancias y producir lesiones al caer al suelo.
3. **Proyectiles.** La mayoría de las lesiones están producidas por la penetración o laceración causada por la metralla. Estos objetos pueden proceder de la misma bomba, o bien, ser secundarios (por ejemplo, cristales).
4. **Quemaduras.** Suelen ser superficiales y se producen en las zonas de piel que quedan expuestas.
5. **Aplastamiento.** Lesiones: una vez liberada la víctima del peso que la aplasta, puede sufrir muerte súbita o insuficiencia renal.
6. **Daños psicológicos.** Las lesiones varían, por ejemplo, trastornos de estrés post-traumático (*OHCS* pág. 347).

Tratamiento. El tratamiento debe ser igual que en cualquier traumatismo importante (pág. 668). Reposo y observación para las víctimas muy cercanas a la explosión, pero que no presentan lesiones externas. Lesiones por arma de fuego: véase *OHCS* pág. 679.

Bibliografía: SG Mellor *Blast injury*. In: I Taylor, CD Johnson (eds) *Recent Advances in Surgery*, 14, Churchill Livingstone, London 1991 53-68; Miles 1990 *Major accidents, BMJ* **301** 923.

Índice terminológico

A

Abdomen agudo, 98
  ayuda de sistemas informáticos, 100
  causas médicas de síntomas abdominales agudos, 99
  cuidados preoperatorios, 99
  etiología, 98
  obstrucción intestinal, 99
  síndromes clínicos que suelen requerir laparotomía, 98
    la rotura de un órgano, 98
    peritonitis, 98
  síndromes que no requieren laparotomía inmediata, 99
    cólico, 99
    peritonitis local, 99
  tests, 99
Absceso de pulmón, 304
  causas, 304
  el paciente, 305
  tests, 305
  tratamiento, 305
Abuso de drogas y enfermedades infecciosas, 163
  indicios físicos, 164
  presentaciones frecuentes y posibles en los drogadictos, 164
  tratamiento general, 165
Acromegalia, 507
  complicaciones, 507
  incidencia, 507
  síntomas, 507
  tests, 507
  tratamiento, 507
    radioterapia externa, 508
    tratamiento médico, 508
Actitud ante la muerte, 6
  cómo y qué decir, 7
  etapas de aceptación, 7
  razones que justifican la información al paciente, 7
Adenocarcinoma colorrectal, 121
  diseminación, 122
  estadificación, 122
  factores predisponentes, 121
  pólipos, 122
  síntomas de los pólipos, 123
  presentación, 121
  pronóstico, 122
  tests, 121
  tratamiento, 122
    hemicolectomía derecha, 122
    hemicolectomía izquierda, 122
    quimioterapia, 122
    radioterapia, 122
    resección abdominoperineal (AP), 122
    resección anterior, 122
    sigmoidectonía, 122
Alcoholismo, 475
  contraindicaciones del alcohol, 476
  interrogatorio, 475
  órganos afectados por el alcohol, 475
  signos de abstinencia, 476
  tratamiento, 476
  prevención, 476
  tratamiento del alcohólico establecido, 476
Algunos fármacos que actúan sobre el SNC, 368
Alteración del índice de masa corporal, 454
  clasificación del índice de masa corporal (IMC), 455
  el proceso de cambio, 455
  pacientes obesos en el hospital, 455
  tratamiento, 455
  tratamiento de la obesidad: el proceso de cambio, 456
Alveolitis alérgica extrínseca, 329
  anatomía patológica, 329
  exploraciones complementarias, 329
  síntomas, 329
  tratamiento, 330
Alveolitis fibrosante, 330
  el paciente, 330
  exploraciones complementarias, 330
  otras causas de fibrosis pulmonar, 330
  supervivencia, 330
  tratamiento, 330
Amebiasis, 212
  abscesos amebianos del colon, 213
  abscesos hepáticos, 213
    tratamiento, 213
  amebomas, 213
  disentería amebiana[ND], 213
    diagnóstico diferencial, 213
Amiloidosis, 545
  clasificación, 545
    amiloide AA (amiloidosis secundaria), 545
    amiloide AL (amiloidosis primaria), 545
Anamnesis por órganos y aparatos, 22
  síntomas cardiorrespiratorios, 22
  síntomas gastrointestinales, 22
  síntomas genitourinarios, 23
  síntomas musculoesqueléticos, 24
  síntomas neurológicos, 24
  síntomas tiroideos, 24
Anemia, 512
  signos, 512
  síntomas, 512
  transfusión sanguínea, 513
  VCM bajo (microcítica), 513
  VCM elevado (anemia macrocítica), 513
  VCM normal (normocítica), 513
Anemia de enfermedades crónicas, 514
Anemia falciforme, 522
  crisis falciformes, 523
    crisis aplásicas, 523
    crisis trombóticas, 523
    secuestro/crisis hepáticas, 523
  el paciente, 522
  patogenia, 522
  tests, 522
  tratamiento de la forma crónica, 523
Anemia ferropénica (AFe), 513
  signos, 514
  tests, 514
  tratamiento, 514
Anemia macrocítica, 517
  causas de bajos niveles de B12, 518
  causas de bajos niveles de folato, 518
  causas de macrocitosis, 517
  tests, 517
    la biopsia de médula ósea, 517
Anemia perniciosa, 518
  aspectos esenciales, 518
    degeneración subaguda combinada de la médula espinal, 518
  consejos prácticos, 519
  enfermedades asociadas, 519
  pronóstico, 519
  tests, 519
  tratamiento, 519
Anemia refractaria, 514
Anemia sideroblástica, 514
Anestesia, 78

anestesia local, 79
complicaciones de la anestesia, 79
drogas que complican la anestesia, 79
efectos colaterales de los agentes anestésicos, 78
hiperpirexia maligna, 79
Aneurisma arterial, 104
  aneurismas de la aorta abdominal no rotos, 105
  aneurismas disecantes de la aorta torácica, 104
  rotura de un aneurisma de la aorta abdominal, 105
    presentación, 105
    tratamiento, 105
Angor pectoris, 249
  angina inestable, 250
  causas, 249
  diagnóstico, 249
  incidencia, 249
  mortalidad, 250
  tratamiento, 249
    fármacos, 250
    revascularización coronaria, 250
Antibióticos: cefalosporinas, 156
  aplicaciones, 156
  espectro, 156
Antibióticos: otros, 158
Antibióticos: penicilinas, 155
  recomendaciones generales, 155
Anticoagulantes, 529
  antídotos, 531
  comienzo de la anticoagulación, 530
  principales indicaciones de la anticoagulación, 529
  tipos de anticoagulante, 529
    fragmentos de heparina de bajo peso molecular, 530
    heparina estándar no fraccionada, 529
    warfarina, 530
Aparato gastrointestinal, 30
Aparato genitourinario, 29
  detección de obstrucción del flujo urinario, 29
Aparato respiratorio, 28, 291-332
  auscultación, 29
  estudiar la expansión torácica, 28
  examinar las manos, 28
  exploración, 28
  historia clínica, 28
  historia clínica social, 28
  inspección, 28
  inspeccionar la cara, 28
  palpar la tráquea, 28
  percusión, 28
Apendicitis aguda, 100
  apendicitis en el embarazo, 102
  complicaciones, 102
  consejos y trucos, 102
  diagnóstico diferencial, 102
  otras formas clínicas, 102
  patogenia, 100
  signos, 100
    pruebas especiales, 102
  síntomas, 100
  tratamiento, 102
  tratamiento de los plastrones apendiculares, 102
  tratamiento del absceso apendicular, 102

Aplicaciones de Internet a la Medicina, 664
  advertencias, 664
  comunicación, 664
  cuidados clínicos, 664
  educación, 664
  investigación, 664
Aporte nutricional en el hospital, 92
  contenido energético aproximado, 93
  identificación del paciente desnutrido, 93
    exploración, 93
    historia clínica, 93
    pruebas, 93
  la clave del éxito, 94
  nutrición enteral, 93
    sondaje, 93
  pacientes desnutridos en muchos hospitales, 93
  prevención de la desnutrición, 93
  requerimientos nutritivos, 93
Arritmias, 258
  causas, 258
  presentación, 258
  tests, 258
  tratamiento, 258
    valoración de una arritmia paroxística sospechada en un paciente ambulatorio, 258
  arritmias periataque, 258
  bradicardia, 259
  síndrome sinusal, 259
Arteritis (craneal/temporal) de células gigantes (ACG), 597
Artritis, 585
  causas, 586
  diagnóstico, 586
  el paciente con artritis, 585
  estudio, 586
    aspirado articular, 586
    hematología, 586
    radiología, 586
  tratamiento, 586
Artritis reumatoide (AR), 587
  extraarticulares, 588
  presentación, 588
  signos, 588
  tests, 588
  tratamiento, 588
Artropatías por cristales, 590
  gota, 590
    diagnóstico, 591
    prevención de los ataques, 591
    tratamiento de la gota aguda, 591
  pseudogota, 592
    el paciente, 592
    tratamiento, 592
Asma agudo grave, 682
  control de los efectos del tratamiento, 683
  diagnóstico diferencial, 683
  historia clínica, 682
  presentación, 682
  si el paciente mejora, 683
  tests, 683
  tratamiento inmediato, 683
  tratamiento posterior, 683
  una vez que mejora el paciente, 684
Asma bronquial, 310
  diagnóstico diferencial, 312

  ejemplos de gráficos seriados de flujo máximo, 311
  historia natural, 312
  prevalencia, 312
  síntomas, 312
    signos, 312
  tests, 312
  tratamiento, 313

B

Bioquímica, 553-582
Bioquímica de la función renal, 560
  depuración de creatinina, 560
    medida de la depuración de creatinina, 561
  función renal anormal, 561
    bioquímica plasmática, 561
    causas, 561
    diagnóstico, 561
    otros hallazgos, 561
  insuficiencia renal crónica, 561
    bioquímica plasmática, 561
    causas, 561
    diagnóstico, 561
    otros hallazgos, 561
Bronquiectasia, 305
  anatomía patológica, 305
  causas, 305
  el paciente, 305
  exploraciones complementarias, 305
  tratamiento, 305

C

Cálculos renales (nefrolitiasis) y cólico renal, 341
  diagnóstico por imagen, 342
  el paciente, 341
    otras presentaciones, 341
  prevención, 343
  signos, 341
    prevalencia de los cálculos, 341
  tests, 341
    orina de 24 h, 341
    radiografías simples de abdomen, 341
    sangre, 342
  tratamiento del cólico renal agudo, 342
Calidad, QALYs y la interpretación de los sueños, 12
  coste de cada QALY, 12
  distribución de los recursos: cómo se decide qué le corresponde a cada uno, 12
  inconvenientes de los QALYs, 13
  los QALYs resultan menos fríos que las tasas de supervivencia, 13
  preparando el pastel, 12
  ¿qué es el QALY?, 12
Carcinoma de esófago, 124
  diagnóstico diferencial, 124
  diseminación, 124
  exploraciones complementarias, 124
  incidencia, 124
  localización, 124
  presentación, 124
  tratamiento, 124

Índice terminológico

Carcinoma de estómago, 123
  anatomía patológica, 123
  diseminación, 124
  exploraciones complementarías, 124
  incidencia, 123
  signos, 124
  síntomas, 123
  supervivencia a los 5 años, 124
  tratamiento, 124
Carcinoma de páncreas, 471
  el paciente, 471
  supervivencia, 472
  tests, 471
  tratamiento, 471
Cardiología nuclear, 245
Cateterismo cardíaco, 242
  indicaciones, 242
  morbilidad, 243
  post-procedimiento, 243
  valoración previa al procedimiento, 243
  valores normales de presiones y saturaciones, 243
Causas de anemia hemolítica, 521
  anemia hemolítica autoinmune (AHA), 521
    hemoglobinuria paroxística al frío, 521
  anemia hemolítica microangiopática (AHMA), 522
  deficiencia de glucosa-6-fosfato deshidrogenasa, 521
  deficiencia de piruvatocinasa, 521
  eliptocitosis hereditaria, 521
  enfermedad falciforme, 521
  esferocitosis hereditaria, 521
  factores que exacerban la hemólisis, 522
  hemoglobinuria paroxística nocturna, 522
  hemólisis cardíaca, 522
  hemólisis inmunológica inducida por fármacos, 521
Cefalea, 376
  ataques agudos recurrentes, 376
  cefalea crónica, 378
  episodio único agudo, 376
  episodio único agudo, 378
    glaucoma agudo, 378
    meningitis, encefalitis, hemorragia subaracnoidea, 378
    sinusitis, 378
  episodios subagudos, 378
Cestodos (vermes planos o tenias), 220
  diphyllobothrium latum, 221
  hymenolepis nana e H. diminuta (tenias enanas), 221
  neurocisticercosis, 220
    tratamiento, 221
  quiste hidatídico, 221
Cirrosis, 458
  aspectos básicos, 458
  causas, 458
  complicaciones, 459
  diagnóstico, 458
  el paciente, 458
  pronóstico, 460
  tratamiento, 459
Cirrosis biliar primaria (CBP), 460
  diagnóstico diferencial, 460
  el paciente, 460

  enfermedades asociadas, 460
  estadificación, 460
  pronóstico, 461
  tests, 460
  tratamiento, 460
Cirugía, 73-145
Cirugía gástrica y sus consecuencias, 140
  carcinoma gástrico, 141
  complicaciones físicas de la cirugía de la úlcera péptica, 142
    diarrea, 142
    recidiva de la úlcera, 142
    síndrome de dumping, 142
    vómitos biliosos, 142
  complicaciones metabólicas, 142
    anemia, 142
    pérdida de peso, 142
    sobrecrecimiento bacteriano ± malabsorción, 142
  gastrectomía parcial (operaciones de Billroth), 140
  operaciones para la úlcera duodenal, 141
  operaciones para la úlcera gástrica benigna, 141
Cirugía mínimamente invasiva, 144
  problemas de la cirugía con abordaje mínimo, 144
    habilidad, 145
    inspección, 144
    palpación, 144
  problemas para el hospital, 145
  problemas para el paciente y su médico de cabecera, 145
    ausencia de cicatrices indicativas, 145
    complicaciones posquirúrgicas, 145
Citomegalovirus (CMV), 184
  CMV congénita, 184
  diagnóstico, 184
  el paciente, 184
  prevención post-trasplante, 184
  tratamiento, 184
Colelitiasis, 107
  colecistitis aguda, 107
    signo de Murphy, 107
    tests, 107
    tratamiento, 107
  colecistitis crónica, 107
    tratamiento, 107
  cólico biliar, 107
    diagnóstico diferencial, 107
    otras formas de presentación, 107
Cólera[ND], 203
  tratamiento, 204
  vibrio cholerae, 203
  diagnóstico, 204
  epidemias, 204
  incubación, 204
Colitis ulcerosa (CU), 466
  cirugía, 467
  complicaciones, 466
  investigaciones, 467
  diagnóstico, 466
  el paciente, 466
  tratamiento médico, 467
Colocación de una cánula IV («goteo»), 87
  «la cánula se ha salido», 89

Columna vertebral, 637
  columna cervical, 637
  columna dorsal y lumbar, 638
  procesos específicos, 638
Coma, 669
  causas del coma, 669
    metabólicas, 669
    neurológicas, 670
  exploración, 669
  historia clínica rápida, 669
  obtención de datos, 669
Coma hipofisario, 694
  presentación, 694
  pruebas, 694
  tratamiento, 694
Cómo aconsejar al paciente, 2
  ayudar a los pacientes a recordar, 2
  concretar la recomendación, 2
  explicar las categorías del asesoramiento, 2
  evitar la jerga médica, 2
  evitar los términos imprecisos, 2
  los pacientes satisfechos atienden mejor nuestros consejos, 3
  poner la información por escrito, 3
  recomendaciones a los pacientes sobre el empleo de fármacos, 3
Complicaciones del infarto de miocardio, 255
Complicaciones postoperatorias, 79
  confusión, 79
  disminución de la capacidad respiratoria o hipoxia, 80
  en las operaciones que no requieren ingreso, 80
  náuseas/vómitos, 80
  ↓ PA, 80
  pirexia, 79
  retención urinaria, 80
Complicaciones postoperatorias específicas, 84
  cirugía arterial, 85
  cirugía biliar, 84
  cirugía de tiroides, 85
  cirugía del colon, 85
  cirugía genitourinaria, 85
  esplenectomía, 85
  gastrectomía, 85
  hemorroidectomía, 85
  laparotomía, 84
  mastectomía, 85
  prostatectomía, 85
  traqueostomía, 85
Compresión medular aguda, 386
  debilidad en las piernas de aparición aguda, 387
  el paciente, 387
  causas, 387
  diagnóstico diferencial, 387
  lesiones de la cauda equina y cono medular, 387
  signos, 387
  síntomas, 387
  tests, 387
  tratamiento, 387
  tratamiento del paciente con parálisis, 387
Conducta a la cabecera de la cama, 3
  inducción de un estado de tipo trance, 4

invasión del espacio personal con tacto o de forma poco delicada, 4
reducción e intensificación de la ansiedad, 3
reducción e intensificación del dolor, 3
Control de los síntomas en el cáncer grave, 609
  dificultades respiratorias, 610
  dolor, 609
    administración de morfina oral, 610
    tipos de dolor, 609
    tratamiento, 609
  problemas derivados de la venopunción, 610
  prurito (picor), 610
  vómitos, 610
Cor pulmonale, 331
  causas de hipertensión pulmonar, 332
    aumento del flujo sanguíneo pulmonar, 332
    hipertensión venosa pulmonar crónica, 332
  presentación típica, 331
  tests, 331
    ECG, 331
    RSC, 331
    RXT, 331
  tratamiento, 332
Corteza adrenal y síndrome de Cushing, 496
  fisiología, 496
  síndrome de Cushing, 496
    causas y tratamiento, 497
    pronóstico, 497
    tests, 497
Crisis addisoniana, 693
  factores precipitantes, 693
  tratamiento, 693
  tratamiento de mantenimiento, 693
Crisis hipertiroidea (tormenta tirotóxica), 692
  diagnóstico, 693
  tratamiento, 693
  tratamiento de mantenimiento, 693
  el paciente, 692
  factores precipitantes, 692
¿Cuál es el mecanismo?, 14
Cuidados del estoma de colostomía, 86
  ileostomías, 87
  reconstrucción anorrectal total, 87
Cuidados preoperatorios, 75
  antecedentes familiares, 75
  controles preoperatorios, 75
  fármacos, 75
    antibióticos, 75
    anticoagulantes, 75
    anticonvulsivantes, 75
    beta-bloqueantes, 75
    contraceptivos esteroideos, 75
    digoxina, 75
    diuréticos, 75
    esteroides, 75
    gotas oculares para el glaucoma, 75
    hipoglucemiantes orales, 76

hormonoterapia de sustitución, 76
IMAO, 76
insulina, 76
levodopa, 77
litio, 77
tricíclicos, 77
objetivos, 75
preparación, 77

D

Defectos del septo auricular (DSA), 289
  complicaciones, 289
  fundamentos, 289
  presentación, 289
  signos, 289
  tests, 289
  tratamiento, 290
Defectos del septo ventricular, 290
  asociaciones, 290
  complicaciones, 290
  fundamentos, 290
  presentación, 290
  signos, 290
  tests, 290
  tratamiento, 290
Delirio (estado confusional agudo), 404
  causas, 405
  diagnóstico diferencial, 405
  el paciente, 405
  tratamiento, 405
Demencia senil, 66
  causas más comunes, 67
    demencia de los cuerpos de Lewy, 67
    demencia frontotemporal, 67
  causas más raras, 67
  causas tratables, 67
  el paciente, 66
  epidemiología, 67
  tests, 67
  tratamiento, 67
Dermatomas, 372
Derrame pleural, 324
  causas, 325
    exudados, 325
  ecografía, 325
  aspiración diagnóstica, 325
  RXT, 325
  signos, 325
  síntomas, 325
  tratamiento, 326
Desmayos, 380
  ataques con caída, 381
    otras causas, 381
  ataques de Stokes-Adams, 381
    otras causas, 381
  epilepsia, 381
  exploración, 382
  historia clínica, 380
  síncope situacional, 381
  síncope vaso-vagal, 381
  tests, 382
Diabetes insípida (DI), 508
  causas de DI nefrogénica, 508
  causas de la DI craneal, 508
  manifestaciones clínicas, 508
  tests, 508
    interpretación de la prueba de la sed, 508

tratamiento, 509
tratamiento de urgencia, 509
Diabetes mellitus: clasificación &diagnóstico, 478
  causas de diabetes secundaria, 478
  criterios diagnósticos de diabetes de la OMS, 480
  definición, 478
  diagnóstico, 478
  presentación de la DM, 478
  test oral de tolerancia a la glucosa a las 2 h, 480
  tipo I (DM insulino-dependiente, DMID), 478
  tipo 2 (DM no insulino-dependiente = DMNID = DM de aparición tardía), 478
Diagnóstico en el viajero de países tropicales, 167
  abdomen agudo, 167
  anemia, 167
  diarrea y vómitos, 167
  eritema nodoso, 167
  esplenomegalia masiva, 167
  hepatosplenomegalia, 167
  ictericia, 167
  lesiones cutáneas, 167
  procesos menos frecuentes de interés, 167
Diagnósticos cutáneos de interés, 603
  carcinoma de células basales (úlcera de roedor), 603
  carcinoma de células escamosas, 603
  carcinoma secundario, 603
  enfermedad de Bowen, 604
  lepra, 604
  leucoplaquia, 604
  melanoma maligno, 603
  micosis fungoide, 604
  otros, 604
  queratosis senil o actínica, 603
  sífilis, 604
Diálisis y trasplante renal, 354
  diálisis peritoneal continua ambulatoria (DPCA), 354
  contraindicaciones, 354
  diálisis peritoneal intermitente (DPI), 354
  hemodiálisis (HD), 354
    problemas, 354
    seguimiento de los pacientes externos, 354
  hemofiltración, 354
  trasplante renal, 354
    complicaciones, 355
    fármacos inmunosupresores, 354
Diarrea y rectorragia, 439
  ¿es aguda o crónica?, 439
  la causa. ¿reside en el intestino delgado o en el grueso?, 440
  ¿la causa se localiza fuera del tracto GI?, 440
  ¿se acompaña de sangre, mucosidad o pus?, 439
  colitis pseudomembranosa, 440
  diarrea funcional, 440
  cryptosporidium parvum, 440
  diarrea hemorrágica, 440

Índice terminológico 717

rectorragia, 440
tests, 440
tratamiento de la diarrea, 440
Diátesis hemorrágicas, 525
  anticoagulantes, 527
  causas de n función plaquetaria, 526
  causas de trombocitopenia, 525
  defectos vasculares, 525
  el sistema fibrinolítico, 527
  mecanismos de los agentes fibrinolíticos, 527
  trastornos de la coagulación, 526
  vías intrínseca y extrínseca de la coagulación sanguínea, 527
Diccionario de síndromes epónimos, 615-629
Alicia en el país de las maravillas, síndrome de, 615
Arnold-Chiari, malformación de, 615
Baker, quiste de, 615
Barrett, esófago de, 615
  presentación, 615
  tratamiento, 616
Bazin, enfermedad de, 616
Beh et, enfermedad de, 616
Berger, enfermedad de (nefropatía IgA), 616
Bickerstaff, encefalitis del tronco cerebral de, 616
Bornholm, enfermedad de (Garra del diablo), 616
Brown-Séquard, síndrome de, 616
Budd-Chiari, síndrome de, 617
Buerger, enfermedad de (Tromboangiítis obliterante; endarteritis obliterante), 617
Caplan, síndrome de, 617
Creutzfeldt-Jakob, enfermedad de, 617
Curtis-Fitz-Hugh, síndrome de, 617
Charcot-Marie-Tooth, síndrome de (atrofia muscular peroneal), 617
Devic, síndrome de (Neuromielitis óptica), 617
Dressler, síndrome de (síndrome post-infarto de miocardio), 617
Dubin-Johnson, síndrome de, 617
Dupuytren, contractura de, 617
Ekbom, síndrome de (síndrome de movimiento continuo de las piernas), 617
encefalomielitis miálgica, 618
Fabry, enfermedad de, 618
Fanconi, anemia de, 618
Felty, síndrome de, 618
Foster Kennedy, síndrome de, 618
Friedreich, ataxia de, 618
Froin, síndrome de, 618
Gardner, síndrome de, 618
Gélineau, síndrome de (narcolepsia), 618
Gerstmann, síndrome de, 619
Gilbert, síndrome de, 619
Gilles de la Tourette, síndrome de, 619
Goodpasture, síndrome de, 619

Guillain-Barré, polineuritis de, 619
Henoch-Schönlein, púrpura de (PHS), 620
Horner, síndrome de, 620
Huntington, corea de, 620
Jakob-Creutzfeldt, enfermedad de (JCD, CJD), 620
Kaposi, sarcoma de, 621
Korsakoff, síndrome de, 621
Leriche, síndrome de, 621
Löffler, endocarditis eosinofílica de, 622
Löffler, síndrome de (eosinofilia pulmonar), 622
Lown-Ganong-Levine, síndrome de, 622
Mallory-Weiss, desgarro de, 622
Marchiafava-Bignami, síndrome de, 622
Marchiafava-Micheli, síndrome de, 622
Marfan, síndrome de, 622
McArdle, enfermedad de (enfermedad muscular por almacenamiento de glucógeno tipo V), 622
Meigs, síndrome de, 623
Ménétrier, enfermedad de, 623
Meyer-Betz, síndrome de (mioglobinuria paroxística), 623
Mikulicz, síndrome de, 623
Münchausen, síndrome de, 623
Nelson, síndrome de, 623
Ogilvie, síndrome de, 623
Ortner, síndrome de, 624
Osler-Weber-Rendu, síndrome de, 624
Paget, enfermedad de la mama de, 624
Pancoast, síndrome de, 624
Peutz-Jeghers, síndrome de, 624
Peyronie, enfermedad de, 624
Pott, síndrome de, 624
Prinzmetal (variante), angina de, 624
Raynaud, síndrome de, 624
  tratamiento, 625
Refsum, síndrome de, 625
Rotor, síndrome de, 625
Sjögren, síndrome de, 625
Stevens-Johnson, síndrome de, 625
Sturge-Weber, síndrome de, 626
Takayasu, arteritis de (síndrome del cayado aórtico), 626
Tietze, síndrome de, 626
Todd, parálisis de, 626
Vincent, angina de, 626
Von Hippel-Lindau, síndrome de, 626
Von Willebrand, enfermedad de, 626
Waterhouse-Friedrichsen, síndrome y meningococcemia, 626
Weber, síndrome de, 627
Wegener, granulomatosis de, 627
Wernicke, encefalopatía de, 627
Whipple, enfermedad de, 628
Wilson, enfermedad de (degeneración hepatolenticular), 628
Zollinger-Ellison, síndrome de, 628

Diccionario de síntomas y signos, 39-56
alteraciones urinarias, 39
amaurosis fugaz, 39
anemia, 39
anomalías pupilares, 40
  pupila de Argyll-Robertson, 40
  pupila de Holmes-Adie (miotónica), 40
  pupila de Hutchinson, 40
  pupilas contraídas, 40
  pupilas desiguales (anisocoria), 40
  pupilas dilatadas, 40
  reflejo de acomodación/convergencia, 40
  reflejo fotomotor, 40
astenia, 40
calambre, 41
cambios de coloración de la piel, 41
cansancio, 41
caquexia, 41
cianosis, 41
  periférica, 42
corea, 42
choque de punta, 41
dedos en garra, 42
defensa abdominal, 42
deformaciones del tórax, 42
deshidratación, 43
desmayos, 43
diarrea, 43
dificultad para caminar («No me responden las piernas»), 43
disartria, 43
disdiadoquinesis, 43
disnea, origen, 43
  anatómico, 43
  cardíaco, 43
  otros, 43
  pulmonar, 43
dispepsia e indigestión, 44
distensión abdominal, 45
disuria, 45
dolor abdominal, 46
dolor abdominal de rebote, 46
dolor de espalda, 46
dolor de mama, 47
dolor en el hipocondrio derecho, 47
dolor en el hipocondrio izquierdo, 47
dolor en la fosa ilíaca derecha, 46
dolor en la fosa ilíaca izquierda, 47
dolor facial, 46
dolor lumbar, 47
dolor pélvico, 47
dolores torácicos, 47
edema, 47
epigastralgia, 48
eritema palmar, 48
escalofríos, 48
esplenomegalia, 48
esputos, 48
estreñimiento, 48
estridor, 48
falta de aire, 48
fatiga, 48
fiebre y sudoración nocturna, 48
fimosis, 48
frecuencia (urinaria), 48

frémito vocal táctil, 48
ginecomastia, 49
halitosis, 49
hematemesis, 49
hematuria, 49
hemoptisis, 49
hemorragia rectal, 49
hepatomegalia, 49
hiperpigmentación, 50
hiperventilación, 50
　hiperventilación neurogénica, 50
　respiración de Kussmaul, 50
insomnio, 50
　tratamiento: «higiene del sueño», 50
latencia palpebral, 51
linfadenopatía, 51
mareos, 51
meteorismo, 51
nódulos (subcutáneos), 51
oliguria, 51
ortopnea, 51
palidez, 51
palpitaciones, 51
parafimosis, 52
pérdida de peso, 52
pirosis, 52
poliuria, 52
prostatismo, 52
prurito, 53
ptialismo, 53
ptosis, 53
pulso y presión venosa yugular, 53
pulsos, 53
regurgitación, 54
resonancia vocal, 54
respiración de Cheyne-Stokes, 54
síncope, 54
síntomas musculoesqueléticos, 54
　dolor, 54
　limitación de la función, 54
soplo carotídeo, 55
sordera, 55
temblor, 55
tenesmo, 55
tinnitus, 55
tos, 55
　tos crónica, 55
Trousseau, signo de, 55
vértigo, 55
visión, alteraciones de la, 56
vómito, 56
　causas del SNC, 56
　causas GI, 56
　causas metabólicas, 56
voz y alteraciones del lenguaje, 56
Disartria, disfasia y dispraxia, 390
　disartria, 390
　　otras lesiones, 390
　　parálisis bulbar, 390
　　parálisis pseudobulbar, 390
　　trastornos cerebelosos, 390
　　trastornos extrapiramidales, 390
　　valoración, 390
　disfasia, 390
　　afasia de conducción, 391
　　clasificación, 390
　　disfasia de Wernicke (receptiva), 391
　　disfasias transcorticales, 391
　dispraxia, 391

Disentería bacilar[ND], 203
Disfagia, 446
　acalasia, 447
　carcinoma de esófago, 447
　diagnóstico diferencial, 446
　espasmo esofágico difuso, 447
　estenosis esofágica benigna, 447
　síndrome de Plummer-Vinson (Peterson-Brown-Kelly), 447
　tests, 447
Disfrutar de una dieta sana, 435
　dificultades, 438
Disminuidos físicos, discapacitados y minusválidos, 59
　cómo utilizar estas definiciones, 59
　discapacidad, 59
　disminución física, 59
　las tres etapas del tratamiento, 59
　minusvalía, 59
Diversas interacciones farmacológicas de interés, 659
　adenosina, 659
　aminoglucósidos, 659
　anticonceptivos esteroides, 659
　antidiabéticos, fármacos, 659
　antihistamínicos, 659
　antirretrovirales, agentes (VIH), 659
　azatioprina, 659
　carbamacepina, 659
　ciclosporina, 659
　cimetidina, 659
　digoxina, 660
　diuréticos, 660
　diuréticos ahorradores de potasio con inhibidores del ECA, 660
　ergotamina, 660
　fenitoína, 660
　fluconazol, 660
　inhibidores de la enzima convertidora de la angiotensina (ECA), 660
　litio, 660
　metotrexato, 660
　P-bloqueantes, 659
　teofilinas, 660
　valproato, 660
　warfarina y nicumarol, 660
　zidovudina (AZT), 660
　soluciones IV que deben evitarse, 660
　　dextrosa, 660
　　suero salino fisiológico 0,9 %, 660
Diversos tóxicos específicos y sus antídotos, 697
　anticoagulantes orales, 697
　benzodiacepinas, 697
　beta- bloqueantes, 697
　cianuro, 697
　　tratamiento, 697
　coproxamol, 697
　digoxina, 697
　éxtasis, 697
　fenotiacina, 698
　hierro, 698
　insecticidas organofosforados, 698
　metales pesados, 698
　monóxido de carbono, 698
　opiáceos, 698
　tetracloruro de carbono, 699

　toxina botulínica, 699
　veneno de serpientes, 699
Dolor torácico, 229
　dolor central, 229
　　asociaciones, 229
　　irradiación, 229
　dolor no central, 229
　　dolor pleurítico, 229
　　espondilitis anquilopoyética, 229
　　fractura de costilla, 229
　　procesos pancreáticos y de la vesícula biliar, 230
　　síndrome de Tietze (costocondritis), 230
　　tabes dorsalis, 230
　dolor pectoral sin ninguna causa, 230
　famosa trampa del zóster, 230
　siempre que el paciente acuda en estado agudo, 230
¿Dónde se localiza la lesión?, 364
　debilidad de la MNI: ¿Dónde se localiza la lesión y de qué lesión se trata?, 366
　debilidad de la MNS: ¿Dónde se localiza la lesión y de qué lesión se trata?, 365
　debilidad o atrofia, 364
　déficit sensorial, 364
　distribución en guante y en calcetín, 364
　lesiones de la motoneurona inferior (MNI), 365
　lesiones de la neurona motora, 365
　pérdida sensorial completa, 364
　pérdida sensorial disociada, 364

E

ECG: alteraciones, 239
　causas de algunas alteraciones en el ECG, 240
　　bloqueo cardíaco, 240
　　bradicardia sinusal, 240
　　depresión del ST, 240
　　desviación del eje a la derecha, 240
　　desviación del eje a la izquierda, 240
　　efecto de la digoxina, 239
　　elevación del ST, 240
　　embolia pulmonar, 239
　　hipercalcemia, 239
　　hiperpotasemia, 239
　　hipocalcemia, 240
　　hipopotasemia, 239
　　infarto de miocardio, 239
　　pericarditis aguda, 240
　　taquicardia sinusal, 240
ECG en la prueba de esfuerzo, 240
　contraindicaciones, 241
　detener la prueba si, 241
　interpretación de la prueba, 241
　mortalidad, 241
ECG: método, 235
　segmento ST, 235
ECG: puntos adicionales, 237
　algunas reglas empíricas para determinar el eje del ECG, 239
　dónde colocar las derivaciones precordiales, 237

el eje frontal medio, 237
frecuencia, 237
hipertrofia ventricular, 238
trastornos del sistema de conducción ventricular, 237
   bloqueo bifascicular, 238
   bloqueo trifascicular, 238
Ecocardiografía, 245
   indicaciones de la ecocardiografía, 245
      cardiomegalia, 245
      derrame pericárdico, 245
      insuficiencia cardíaca, 245
      valvulopatías, 245
Ecografía, 640
   ecografía abdominal, 641
   ecografía cardiovascular, 641
   ecografía pelviana, 641
   otros, 641
      ecografía de tiroides, 641
      órbita y ojo, 641
      otras localizaciones donde han logrado llegar las sondas aventureras, 641
      venas de gran calibre, 641
Edema de miembros inferiores, 83
   alteración de la movilidad, 84
   edema bilateral, 83
   edema unilateral, 84
   edema sin fóvea, 84
   tratamiento, 83
Edema pulmonar grave, 679
   causas no-cardíacas de edema pulmonar, 680.Embolia pulmonar masiva (EP), 681
   diagnóstico, 681
   diagnóstico diferencial, 680
   el paciente, 681
   mecanismo, 681
   prevención, 681
   signos, 679
      tests básicos e indicadores de la evolución, 679
   síntomas, 679
   tests, 679, 681
   tratamiento, 679
      gasometría, 681
      RXT, 681
      si el paciente empeora, 680
      tratamiento de mantenimiento, 680
      ventilación/perfusión pulmonar, 681
   tratamiento, 682
Efectos secundarios de la radioterapia, 613
   cavidad oral y tracto GI, 613
   otros efectos, 614
   piel, 613
   radiación genitourinaria, 613
   reacciones tardías, 613
   reacciones tempranas, 613
   sistema nervioso central, 613
   zona pelviana, 613
Ejemplo de epidemiología en la práctica, 649
El control del dolor, 81
   analgesia epidural, 82
   analgesia no-narcótica (simple), 81
   eficacia de los analgésicos más utilizados, 82
   fármacos narcóticos («controlados») para dolores severos, 82

efectos colaterales de los narcóticos, 82
las claves del éxito, 81
tratamientos adyuvantes, 82
El ojo en las enfermedades sistémicas, 599
   enfermedades del colágeno, 601
   infecciones sistémicas, 601
   queratoconjuntivitis seca, 601
   retinopatía vascular, 599
   SIDA y VIH, 601
   trastornos granulomatosos, 601
   trastornos metabólicos, 599
El paciente anciano en el hospital, 57
   características de las enfermedades en la edad avanzada, 57
   cuidado con el ancianismo, 57
   puntos especiales en la historia clínica, 58
   en la exploración, 59
El paciente diabético, 95
   diabetes controlada mediante dieta, 96
   diabetes mellitus insulinodependiente, 95
      indicaciones prácticas, 96
   diabetes mellitus no insulinodependiente, 96
   escala Móvil de Insulina IV, 97
   El paciente diabético recién diagnosticado, 480
      acarbosa, 481
      educación/negociación, 480
      el objetivo del tratamiento, 480
      hipoglucemiantes orales, 481
      insulina, 481
      metformina, 481
      tratamiento inicial, 480
El paciente ictérico, 97
   durante la intervención, 97
   hasta 48 h después de la intervención, 97
   preparación preoperatoria, 97
Embolia e isquemia de los miembros, 110
   isquemia aguda, 111
      signos y síntomas, 111
      tratamiento, 111
   isquemia crónica, 110
      angioplastia transluminal percutánea, 111
      índice de presión tobillo-braquial (Doppler), 111
      síntomas, 110
      tests, 111
      tratamiento, 111
Embolia pulmonar (EP), 322
Encefalitis, 399
   diagnóstico, 400
   el paciente, 400
   encefalitis post-infecciosa, 400
   etiología, 399
   tratamiento, 400
Endocarditis infecciosa, 283
   clasificación, 283
   diagnóstico, 283
   ecocardiografía transtorácica, 283
   el paciente con endocarditis crónica, 283
   patogenia, 283
   pronóstico, 284
   tratamiento, 283

Endocrinología, 477-510
Endoscopia, 451
   colangiopancreatografía retrógrada endoscópica (ERCP), 452
      procedimientos terapéuticos, 452
   colonoscopia, 453
   complicaciones, 452
   endoscopia digestiva alta, 451
   indicaciones diagnósticas, 452
   indicaciones terapéuticas, 452
   sigmoidoscopia, 452
Enfermedad de Addison, 498
   causas, 499
   pronóstico, 499
   seguimiento, 499
   signos, 498
   tests, 498
      anticuerpos antiadrenales, 499
      específicos, 498
      medición de ACTH y cortisol, 499
      prueba prolongada de estimulación con ACTH, 499
   tratamiento, 499
Enfermedad de Alzheimer, 69
   diagnóstico, 69
   factores de riesgo, 69
   histología, 69
   presentación, 69
   prevención, 71
   supervivencia media, 70
   tratamiento, 70
Enfermedad de Crohn, 468
   cirugía, 469
   complicaciones, 468
   el paciente, 468
   nutrición, 469
   tests, 468
   tratamiento, 468
Enfermedad de la motoneurona (EMN), 423
   prevalencia, 424
   pronóstico, 424
   tratamiento, 424
      babeo, 424
      disfagia, 424
      dolores articulares y distrés, 424
      espasticidad, 424
      fármacos antiglutamato, 424
      insuficiencia respiratoria, 424
Enfermedad del riñón poliquístico en adultos, 359
Enfermedad pulmonar obstructiva crónica (EPOC), 315
   exacerbaciones agudas, 316
   complicaciones, 316
      muerte horrible con insuficiencia respiratoria, 316
      tratamiento, 316
   exploraciones complementarias, 316
      pruebas de función pulmonar, 316
   fundamentos, 315
   síntomas, 315
   sopladores rosados y abotagados azules, 315
Enfermedades de transmisión sexual (ETS), 194
   exploración física, 195
   historia clínica, 195
   linfogranuloma, 195

presentación, 194
sarna, 195
  diagnóstico, 195
  incubación, 195
  presentación, 195
  seguimiento, 197
  tests, 195
  tests hematológicos, 197
Enfermedades del colágeno: 1, 594
  concepto, 594
  enfermedad mixta del tejido conectivo (EMTC), 594
  esclerosis sistémica progresiva (ESP), 594
  lupus eritematoso sistémico, 594
  policondritis recurrente, 594
Enfermedades del colágeno: 2. Lupus eritematoso sistémico, 595
  concepto, 596
  control de la actividad, 596
  el paciente, 595
  inmunología, 596
  lupus inducido por fármacos, 596
  otras vasculopatías, 597
  poliarteritis nodosa (PAN), 597
    el diagnóstico, 597
    el paciente, 597
    tratamiento, 597
  síndrome antifosfolipídico, 596
Enfermedades del colágeno 3. Vasculitis, 596
  tratamiento, 596
Enfermedades específicas & sus manifestaciones cutáneas, 602
  diabetes mellitus, 602
  enfermedad de Crohn, 603
  enteropatía por sensibilidad al gluten (enfermedad celíaca), 602
  hipertiroidismo, 602
  malabsorción, 602
  neoplasias, 602
  trastornos hepáticos, 603
Enfermedades infecciosas, 147-225
  clasificación de los agentes patógenos, 149
Enfermedades metabólicas óseas, 571
  enfermedad de Paget del hueso, 572
    bioquímica sanguínea, 572
    osteomalacia, 572
  osteoporosis, 571
    biofosfonatos, 571
    diagnóstico, 571
    el riesgo de fractura osteoporósica en el futuro, 571
    prevalencia, 571
    prevención, 571
    tratamiento, 571
  raquitismo hipofosfatémico ligado al cromosoma X, 573
  raquitismo resistente a la vitamina D, 573
  signos y síntomas, 573
    osteomalacia, 573
  tests, 573
    biopsia, 573
    rayos X, 573
  tipos de osteomalacia, 573
    inducida por fármacos, 573
    osteomalacia por deficiencia de vit. D, 573
    osteomalacia renal, 573
  resistencia a la vitamina D, 573
  trastornos hepáticos, 573
  tratamiento, 573
Enfermedades oportunistas tras la infección por VIH, 188
Entrevista, 4
  ecos, 5
  obtención de información sobre toda la familia, 4
  preguntas abiertas, 4
  preguntas básicas, 4
  preguntas que sugieren la respuesta, 4
Enzimas plasmáticas, 576
  a-Amilasa, 576
  alanina-amino-transferasa (ALT, SGPT), 576
  aldolasa, 576
  aspartato-amino-transferasa, 576
  cretinquinasa, 576
  fosfatasa alcalina, 576
  gamma-glutamil-transpeptidasa, 576
  lactato deshidrogenasa, 576
Epidemiología, 649-656
Epífisis o glándula pineal y ritmo circadiano, 509
  circadiano, 509
  diurno, 509
Epilepsia: diagnóstico, 406
  causas de las crisis convulsivas, 407
  clasificación, 407
    crisis generalizadas, 407
  diagnóstico, 406
  el paciente, 406
Epilepsia: tratamiento, 408
  cambio de un fármaco a otro, 410
  exploraciones en pacientes que presentan crisis por primera vez, 408
  fármacos utilizados con mayor frecuencia, 408
    carbamacepina, 408
    fenitoína, 410
    valproato sódico, 408
    otros fármacos, 410
  tratamiento farmacológico, 408
    epilepsia generalizada, 408
    epilepsia parcial, 408
Episodios isquémicos transitorios (TIA), 395
  causas, 395
  diagnóstico diferencial, 395
  el paciente, 395
  pronóstico, 396
  tests, 396
  tratamiento, 396
Equilibrio ácido-base, 558
  acidosis metabólica, 559
    causas de acidosis metabólica y aumento de los aniones omitidos, 559
    causas de acidosis metabólica y niveles normales de aniones omitidos, 559
  alcalosis metabólica, 559
  acidosis respiratoria, 559
  alcalosis respiratoria, 560
    causas SNC, 560
    otras causas, 560
    una nota sobre la terminología, 560
Escala Glasgow para el coma (GCS), 671
  apertura de los ojos, 672
  respuesta motora, 671
  respuesta verbal, 671
Esclerosis múltiple (EM), 412
  diagnóstico, 412
  epidemiología, 412
  exploración, 412
  paciente, 412
  pronóstico, 414
  tests, 413
  tratamiento, 413
Especialistas y sistemas periciales, 17
  actualizaciones, 18
Espiroquetas, 206
  enfermedad de Lyme, 206
  enfermedad de Weil[ND], 206
    diagnóstico, 206
    signos, 206
    tratamiento, 208
  fiebre canícola, 208
  fiebre recurrente[ND], 208
  treponematosis endémica, 206
Espondiloartropatías, 592
  artritis psoriásica, 593
  artropatías enteropáticas, 592
  espondilitis anquilopoyética (EA), 592
    mortalidad, 592
    síntomas, 592
    tests, 592
    tratamiento, 592
  síndrome de Reiter, 593
Espondilosis cervical, 425
  compresión de las raíces, 425
  diagnóstico diferencial, 425
  el paciente con compresión medular, 425
    brazo, 425
    pierna, 425
    signos, 425
  investigaciones, 425
  tratamiento, 426
Espongiosis medular renal, 359
Estreñimiento, 441
  coste, 443
  tests, 441
  tratamiento, 441
    agentes osmóticos, 443
    agentes que aumentan la masa fecal, 442
    estimulantes, 443
    los enemas de fosfato y los supositorios de glicerina, 443
Estudio de la anemia hemolítica, 520
  causas de hemólisis, 520
    adquiridas, 520
    genéticas, 520
  exploración física, 520
  historia clínica, 520
  tests, 520
Estudio de la hemorragia, 528
  estudio de los trastornos hemorrágicos, 529
    INR, 529
    plaquetas, 529
    TCCC, 529
    tiempo de hemorragia, 529
  pruebas de coagulación, 528
Estudios con contraste, 638
  angiografía, 638

Índice terminológico   721

reacciones debidas al contraste, 638
Estudios GI con contraste, 639
  colangiografía, 640
  deglución de papilla de bario, 639
  enema de bario, 640
  enema de bario del intestino delgado, 639
  papilla de bario, 639
  tránsito intestinal, 639
Evaluación del paciente diabético establecido, 481
  valoración de las complicaciones, 483
  valoración del control glucémico, 482
¿Existe una lesión?, 363
Exploración con enema de bario, 106
Exploración del aparato gastrointestinal, 30
Exploración física, 24
Exploración neurológica, 32
  cráneo y columna vertebral, 32
  funciones intelectuales superiores, 32
  lenguaje, 32
  sensaciones, 32
  sistema motor, 32
Extensión de sangre periférica, 515
  policromasia, 516
  acantocitos, 515
  anemia leucoeritroblástica, 515
  anisocitosis, 515
  blastos, 515
  células «burr» (en «erizo»), 515
  cuadro dimórfico, 515
  cuerpos de Howell-Jolly, 515
  cuerpos de Puppenheimer, 515
  desviación a la derecha, 515
  desviación a la izquierda, 515
  dianocitos o células en diana, 515
  esferocitos, 515
  esquistocitos, 515
  formación de Rouleaux, 515
  hipocromía, 515
  leptocitos, 515
  mielocitos, promielocitos, metamielocitos, normoblastos, 516
  normoblastos, 516
  poiquilocitosis, 516
  punteado basófilo, 516
  reacción leucemioide, 516
  reticulocitos, 516

F

Falta de hormona tiroidea, 493
  causas de hipotiroidismo + bocio, 495
  causas de hipotiroidismo primario, 493
    asociaciones menos frecuentes, 493
    deficiencia de yodo, 493
    dishormonogénesis, 493
    hipotiroidismo primario atrófico espontáneo, 493
  inducido por fármacos, 493
  tras un tratamiento de tiroidectomía o con yodo radiactivo, 493
  cómo suspender el tratamiento con tiroxina, 495
  diagnóstico, 493
  el efecto de la amiodarona, 495
  hipotiroidismo secundario, 495
  signos, 493
  síntomas, 493
  trastornos tiroideos en la gestación y en el neonato, 495
  tratamiento, 494
Fármacos cardiovasculares, 247
  antagonistas del calcio, 247
  farmacología, 247
  antiarrítmicos clasificados por su principal lugar de acción, 249
    aurículas, ventrículos y haz de Kent, 249
    nódulo auriculoventricular, 249
    sólo ventrículos, 249
  aspirina a bajas dosis, 247
  digoxina, 249
    indicaciones, 247
    dosis típicas, 247
  inhibidores ECA, 249
  P-bloqueantes, 247
  vasodilatadores, 247
Fármacos inmunosupresores, 549
  azatioprina, 550
  ciclofosfamida, 551
  ciclosporina, 550
  metotrexato, 551
  prednisolona, 549
Feocromocitoma, 500
  el paciente, 500
  pronóstico, 501
  tests, 501
  tratamiento, 501
  tratamiento de urgencia, 501
Fibrilación y flutter auricular, 262
  fibrilación auricular, 262
    causas comunes, 262
    causas raras, 262
    diagnóstico diferencial, 262
    diagnóstico se basa en el ECG, 262
    el paciente, 262
    FA crónica, 264
    FA paroxística, 264
    tratamiento, 262
  flutter auricular, 264
Fibrosis quística (FQ), 306
  el paciente, 306
  pronóstico, 306
  tests, 306
  tratamiento, 306
Fibrosis retroperitoneal (FRP), 344
  diagnóstico, 344
  el paciente, 344
  etiología, 344
  tratamiento, 344
Fiebre de origen desconocido (FOD), 165
  causas, 165
  ejemplos de fiebres intermitentes, 166
  exploración física, 166
  historia clínica, 166
  tests, 166
  estadios, 166

Fiebre entérica[ND], 203
  fiebre tifoidea y paratifoidea, 203
    complicaciones, 203
    diagnóstico, 203
    incubación, 203
    presentación, 203
    profilaxis con vacuna, 203
    pronóstico, 203
    tratamiento, 203
Fiebre hemorrágica vírica[ND], 209
  fiebre amarilla, 209
  fiebre de Lassa[ND], 209
  Rickettsias y bacterias transmitidas por artrópodos, 210
    bartonellosis, 210
    tests, 211
    tratamiento, 211
  ehrliquiosis, 212
    resultados de los tests, 212
    tratamiento, 212
  fiebre de las trincheras, 211
    el paciente, 212
  fiebre Q, 210
    el paciente, 210
    tests, 210
    tratamiento, 210
Fiebre reumática, 277
  diagnóstico, 277
    criterios mayores, 277
    criterios menores, 277
    evidencias que sugieren una infección estreptocócica reciente, 277
  profilaxis secundaria, 278
  pronóstico, 278
  tratamiento, 277
Fisiología de los electrólitos, 563
  molalidad, 563
  molaridad, 563
  un mol, 563
  compartimentos hídricos, 563
  control del agua, 563
  control del sodio, 563
    elevación de la filtración, 563
    un flujo sanguíneo tubular renal elevado, 563
    el equilibrio de líquidos, 563
    la estimación de la osmolalidad plasmática, 563
Fisiología del calcio e hipocalcemia, 567
  generalidades, 567
  regulación del metabolismo cálcico, 568
Fluidoterapia intravenosa, 556
  tres principios de la fluidoterapia, 556
  notas sobre los líquidos, 558
Forma de realizar la historia clínica, 20
  alcohol, «drogas blandas», tabaco, 22
  anamnesis por órganos y aparatos, 22
  antecedentes familiares y sociales (AF/HS), 20
  antecedentes personales (AP), 20
  historia actual (HA), 20
  interrogatorio directo (ID), 20
  medicamentos/alergias, 20
  motivo de la consulta (MC), 20
Fundoplicación para el reflujo gastro-esofágico, 144
  acceso, 144

G

Gammagrafía con radioisótopos: 1, 642
  gammagrafía cardíaca, 642
    detección de infartos, 642
    ventriculografía con radionúclidos (RNV), 642
  gammagrafía cerebral, 642
  gammagrafía de pulmón, 642
  gammagrafía ósea, 642
  gammagrafía testicular, 643
Gammagrafía con radioisótopos: 2, 643
  gammagrafía adrenal, 644
  gammagrafía del hígado, 643
  gammagrafía hepatobiliar, 644
  gammagrafía paratiroidea, 644
  gammagrafía renal, 644
  gammagrafía tiroidea, 644
  obtención de imágenes en inflamaciones/infecciones, 644
  otras gammagrafías, 645
Gangrena y fasciítis necrotizante, 109
  gangrena gaseosa, 109
Gastroenteritis, 168
  prevención, 169
  tests, 169
  tratamiento, 169
Gastroenterología, 435-476
Giardiasis, 212
  diagnóstico, 212
  diagnóstico diferencial, 212
  presentación, 212
  tratamiento, 212
  otros protozoos que ocasionan infección GI, 212
Glomerulonefritis, 344
  tests para glomerulonefritis, 345
  tratamiento, 345
Grandes desastres, 710
  en el escenario del desastre, 710
    comunicaciones, 710
    equipo, 710
    evacuación, 710
    prioridades, 710
    seguridad, 710
  en el hospital, 710
  explosiones, 710
  planificación, 710
  tratamiento, 711
Gripe, 182
  complicaciones, 182
  diagnóstico, 182
  el paciente, 182
  patogenia, 182
  prevención, 182
  resfriado común (coriza), 183
  tratamiento, 182

H

Hematología, 511-551
Hematología: intervalos de referencia, 660
Hemocromatosis primaria (HC), 461
  base genética, 461
  el paciente, 462
  estudios de detección, 462
  hemocromatosis secundaria, 462
  pronóstico, 462
  tests, 462
  tratamiento, 462
Hemorragia extradural, 399
  pronóstico, 399
  síntomas y signos, 399
  tests, 399
  tratamiento, 399
Hemorragia gastrointestinal alta, parte I, 447
  causas, 447
    frecuentes, 447
    menos frecuentes, 447
  endoscopia, 448
  tratamiento inmediato en caso de shock, 448
  valoración, 448
    valoración cuando el paciente está en shock, 448
Hemorragia gastrointestinal alta, parte II, 449
  indicaciones de intervención quirúrgica, 451
    úlcera gástrica, 451
    varices, 451
  resangrado, 450
    cómo identificar un resangrado, 450
  tratamiento de las hemorragias varicosas, 449
  tratamiento médico de todas las hemorragias digestivas altas, 450
Hemorragia subaracnoidea, 396
  aneurismas arteriales, 397
  causas, 396
  cefalea centinela, 397
  diagnóstico diferencial, 397
  el paciente, 397
  recidiva de la hemorragia, 398
  tests, 397
  tratamiento, 397
    intervención quirúrgica, 397
    médico, 398
Hemorragia subdural, 398
  diagnóstico diferencial, 398
  signos, 398
  síntomas, 398
  tests, 398
  tratamiento, 398
Hemorroides (almorranas), 135
  causas, 135
  clasificación, 135
  diagnóstico diferencial, 135
  el mejor tratamiento, 135
  el paciente, 135
  patogenia, 135
Hepatitis crónica y autoinmune, 464
  clasificación, 464
  diagnóstico y tests, 464
  hepatitis autoinmune, 466
  hepatitis B crónica, 464
  hepatitis C crónica, 465
Hepatitis vírica, 184
  diagnóstico diferencial, 186
  hepatitis A, 184
  hepatitis B, 184
    complicaciones, 185
    manifestaciones clínicas, 185
    tratamiento, 185
    vacunación, 185
  hepatitis C, 185
  hepatitis D -agente delta-, 185
  hepatitis E, 185
  hepatitis GB, 186
Hernias, 136
  definiciones, 136
  eventraciones, 136
  hernia de Ritcher, 136
  hernias crurales, 136
  hernias de Spigel, 136
  hernias epigástricas, 136
  hernias inguinales, 136
  hernias lumbares, 136
  hernias obturatrices, 137
  hernias paraumbilicales, 136
  otros ejemplos de hernias, 137
Hernias inguinales, 137
  diferenciación de las hernias directas e indirectas, 137
  exploración del paciente, 137
  hernias irreductibles, 138
  puntos de referencia, 137
  relaciones del canal inguinal, 137
    pared posterior, 137
  reparación de las hernias inguinales, 138
Hiperaldosteronismo, 499
  hiperaldosteronismo primario, 499
    causas, 500
    tests, 500
    tratamiento, 500
  hiperaldosteronismo secundario, 500
  síndrome de Bartter (hiper-reninemia primaria), 500
  tratamientos, 500
Hipercalcemia, 569
  causas y diagnóstico, 569
  signos y síntomas, 569
  tratamiento, 569
Hiperlipidemia, 577
  estudios que demuestran que merece la pena tratar la hipercolesterolemia, 578
  hiperlipidemias primarias, 579
  hiperlipidemias secundarias, 580
  se determinan los lípidos plasmáticos en personas <70 años, 578
  tratamiento, 578
  xantomatosis, 580
Hipernatremia, 566
  causas, 566
  tratamiento, 566
  el paciente, 566
Hiperparatiroidismo, 495
  hiperparatiroidismo primario, 495
    causas, 495
    enfermedades asociadas, 495
    tests, 495
    tratamiento, 496
  hiperparatiroidismo secundario, 496
  hiperparatiroidismo terciario, 496
  proteína relacionada con la glándula paratiroides (PTHrP), 496
Hiperprolactinemia, 506
  causas de elevación de la prolactina plasmática basal, 506
  enfermedades, 506
    fármacos y otras sustancias químicas, 506
    fisiológicas, 506
  síntomas, 506
  tests, 506

tratamiento, 506
  macroprolactinomas, 506
  microprolactinomas, 506
Hipertensión, 273
  causas, 273
  interpretación de los valores, 273
  presentaciones, 274
  trastornos endocrinos, 274
  otras, 274
  trastornos renales, 274
Hipertensión portal, 451
  causas, 451
  tratamiento, 451
Hipertiroidismo (tirotoxicosis), 491
  causas, 491
    adenoma tóxico, 491
    otras causas, 491
    tiroiditis subaguda, 491
  complicaciones, 493
  durante la gestación y la infancia, 493
  signos, 491
  síntomas, 491
  tests, 491
  tratamiento, 491
    fibrilación auricular, 493
    oftalmopatía, 493
    régimen de bloqueo-y-sustitución, 492
Hipocalcemia, 568
  causas, 568
  el paciente, 568
  tratamiento, 568
Hipoglucemia, 486
  definición, 486
  diagnóstico y estudio, 486
  hipoglucemia de ayuno, 486
    causas, 486
  hipoglucemia posprandial, 487
    estudio, 487
  interpretación de los resultados, 486
  síntomas, 486
  tratamiento, 487
Hipoparatiroidismo, 496
  hipoparatiroidismo primario, 496
  pseudohipoparatiroidismo, 496
  pseudopseudohipoparatiroidismo, 496
Hipopituitarismo, 503
  causas de hipopituitarismo, 503
  otras causas de hipogonadismo, 504
  signos, 503
    hallazgos accidentales, 503
  síntomas, 503
  tests, 503
    interpretación de la prueba de triple estímulo, 504
    prueba de triple estímulo, 503
  tratamiento, 504
Hirsutismo, virilización, ginecomastia e impotencia, 501
  ginecomastia, 502
  hirsutismo, 501
  impotencia, 502
    causas patológicas, 502
    fármacos, 502
    tests, 502
    tratamiento, 503
  tratamiento, 502
  virilización, 502

Historia clínica y exploración física, 19-38
Hongos, 216
  candida albicans, 216
  cryptococcus neoformans, 217
  malassezia furfur, 216
  micosis sistémicas, 217
  micosis superficiales, 216
  profilaxis de las infecciones fúngicas, 218
Hongos y pulmón, 306
  hongos Aspergillus, 306
    aspergilosis broncopulmonar alérgica (ABPA), 308
    aspergilosis invasiva, 308
    micetoma (Aspergiloma), 306
    utilización de la anfotericina B, 308

I

Ictericia, 438
  causas, 438
    colestática, 439
    hepatocelular, 439
    pre-hepática, 438
  tests, 439
    diagnóstico por imagen, 439
    valoración a la cabecera del enfermo, 439
Ictus, caídas e hipotensión postural, 61
  antes del alta hospitalaria, 64
  caídas, 61
    exploración -para averiguar las causas-, 61
    historia clínica, 61
    tratamiento, 62
  causas, 62
  complicaciones, 64
  definición, 62
  diagnóstico, 63
  el paciente, 63
  hipotensión postural, 62
    causas, 62
    tratamiento, 62. Hipotermia, 62
  pronóstico, 64
  pruebas, 63
  rehabilitación tras el ictus, 61
    pruebas especiales, 61
  tratamiento, 63
Ictus: manifestaciones clínicas y pruebas de investigación, 392
  el paciente, 392
  factores de riesgo, 392
  tests, 392
    hipertensión, 392
  tests mínimos para descartar las causas previsibles, 393
Ictus: tratamiento y prevención, 393
  diagnóstico diferencial, 393
  el futuro para el *ictus* isquémico, 394
  mortalidad, 394
  prevención, 394
  secuelas, 394
  tratamiento, 394
Ideales, 1
Incontinencia urinaria, 65
  incontinencia en el varón, 65
  incontinencia en la mujer, 65
  tratamiento, 65

Incremento de la presión intracraneal (m PIC), 687
  causas, 687
  presentación, 687
  signos, 687
  síndromes de herniación, 687
    hernia amigdalina cerebelosa, 687
    hernia por debajo de la hoz del cerebelo (cingulada), 687
    tratamiento, 687
Infarto de miocardio (IM), 251
  causas/asociaciones, 251
  diagnóstico, 253
    diagnóstico diferencial, 253
  mortalidad, 251
  signos, 251
  síntomas, 251
  tests, 251
    enzimas cardíacas, 251
Infección del tracto urinario (ITU), 339
  bacterias, 340
  causas de piuria estéril, 341
  definiciones, 339
  presentación de las ITU, 340
  tests, 340
    ¿ecografía o UIV?, 340
    considerar la posibilidad de realizar, 340
  tratamiento de las ITUs simples, 340
Infecciones bacterianas por Gram-negativos, 199
  brucellosis, 200
    bordetella pertussis[ND], 200
    moraxella catarrhalis (diplococo), 201
    pasteurella multocida, 200
    tests, 200
    tratamiento, 200, 201
    yersinia enterocolitica, 200
  enfermedad por arañazo de gato, 201
  enterobacterias, 199
    haemophilus influenzae, 199
    pseudomonas aeruginosa, 199
  peste[ND], 200
  tularemia, 201
    diagnóstico, 201
    prevención, 201
    tratamiento, 201
Infecciones bacterianas por Gram-positivos, 197
  actinomicosis, 199
  carbunco o ántrax[ND], 198
  clostridios, 199
  difteria[ND], 198
  estafilococos, 197
    staph aureus meticilina-resistente (MRSA), 197
  estreptococos, 198
  listeriosis, 198
  nocardia spp, 199
Infecciones exóticas, 223
Infecciones herpéticas, 179
  HSV recurrente, 180
  varicela zóster, 179
    complicaciones, 180
    manifestaciones del herpes, 179
    tratamiento, 179
  virus del herpes simple (HSV), 180
    tests, 180

Inmunización, 170
  BCG (bacilo de Calmette-Guérin), 170
  inmunización de los viajeros, 171
  inmunizaciones, 170
  otras inmunizaciones, 171
  test de Mantoux, 171
Inserción de un marcapasos cardíaco provisional, 706
  indicaciones en la fase aguda del infarto de miocardio, 706
  otras indicaciones donde es necesario insertar el marcapasos, provisional, 706
  método y técnica para la inserción de un marcapasos provisional, 707
Insuficiencia cardíaca: conceptos básicos, 269
  clasificación, 269
  comunicación al paciente, 270
  insuficiencia con alto gasto, 269
  insuficiencia con bajo gasto, 269
  insuficiencia ventricular derecha, 270
  insuficiencia ventricular izquierda, 269
  tests, 269
    ecocardiografía, 270
Insuficiencia cardíaca: tratamiento a largo plazo, 270
  seguimiento e impedir la hipopotasemia inducida por los diuréticos, 271
  tratamiento farmacológico, 271
  insuficiencia cardíaca aguda (edema pulmonar), 273
  insuficiencia cardíaca que no responde al tratamiento, 271
  insuficiencia cardíaca y relaciones sexuales, 271
Insuficiencia hepática aguda, 456
  causas de insuficiencia hepática aguda en un paciente previamente sano, 457
  complicaciones, 457
    dolor, 457
    edema cerebral, 457
    fármacos, 457
    hepatitis vírica, 457
    hipoglucemia, 457
    infecciones graves, 457
    otras, 457
    síndrome hepatorrenal, 457
    toxinas, 457
  el diagnóstico, 457
    tests, 457
  el paciente, 457
    encefalopatía hepática, 457
    trasplante de hígado, 457
Insuficiencia renal aguda (IRA): 1. Diagnóstico, 348
  concepto, 348
  tests, 349
    índices urinarios que distinguen las causas prerrenales y renales de oliguria, 349
  valoración, 348
Insuficiencia renal aguda (IRA): 2. Tratamiento, 349
  cuidados adicionales, 350

diálisis de urgencia, siempre que, 350
Insuficiencia renal crónica (IRC), 352
  causas, 352
    interrogar sobre, 352
    otras, 352
  renoprotección, 353
  síntomas, 352
  tests, 352
  tratamiento, 352
Insuficiencia respiratoria, 319
  tipo I, 319
    el paciente, 319
    tratamiento, 319
  tipo II, 319
    causas, 320
    el paciente, 320
    retención crónica de CO_2, 321
    tratamiento, 320
Intervalos de referencia, 657-665
Intervalos de referencia: bioquímica, 661
Intervalos terapéuticos para algunos fármacos, 658
Intervenciones menos agresivas, 64
Intoxicación aguda: medidas específicas, 696
  cómo se evacua el contenido gástrico, 696
  cuándo evacuar el contenido gástrico, 696
  niveles hemáticos de fármacos (análisis urgente), 696
Intoxicación aguda: medidas generales, 694
  si no se está familiarizado con el tóxico, 695
  valorar los antídotos, 695
  tratamiento de mantenimiento, 695
  valoración psiquiátrica, 695
  envío al psiquiatra, 695
  valoración del riesgo de suicidio, 695
Intoxicación por paracetamol, 700
Intoxicación por salicilatos, 699
  signos y síntomas, 699
Isquemia intestinal, 109
  colitis isquémicas gangrenosas, 110
  isquemia aguda del intestino delgado, 109
    la tríada clínica clásica, 109
    pronóstico, 109
    tratamiento, 109
  isquemia intestinal crónica, 110
    tratamiento, 110

L

La boca, 453
  candidiasis oral (muguet), 453
  gingivitis, 454
  la lengua, 454
    carcinoma de lengua, 454
    ránula, 454
  lesiones pigmentadas de la boca, 454
  leucoplaquia, 453
  úlceras, 453

La forma de pensar en medicina, 1-18
La puerta secreta de «Corrigan» en los momentos de agobio, 15
Las investigaciones modifican las probabilidades, 654
  efecto de los tests sobre las probabilidades de diagnóstico, 654
  especificidad, 654
  ¿existe alguna puntuación para esta prueba?, 654
  sensibilidad, 654
Leishmaniasis, 215
  kala-azar (leishmaniasis visceral), 215
  presentación, 216
  tests, 216
  tratamiento, 216
  leishmaniasis cutánea (botón de Oriente), 215
  leishmaniasis mucocutánea (espundia), 215
  diagnóstico, 215
  tratamiento, 215
Lepra[ND], 204
  diagnóstico, 205
  el paciente, 205
    lesiones cutáneas, 205
    lesiones nerviosas, 205
    lesiones oculares, 205
  mycobacterium leprae, 204
  tratamiento, 205
Lesiones de los nervios craneales, 416
  aproximación a las lesiones de los pares craneales, 416
  atrofia óptica, 416
    papiloedema (discos edematosos), 416
  ceguera bilateral, 416
  grupos de nervios craneales, 417
  neuritis óptica, 416
Lesiones por compresión, 414
  diagnóstico diferencial, 414
  el paciente, 414
  hipertensión intracraneal benigna (Pseudotumor cerebral), 416
  pronóstico, 415
  quiste coloidal del tercer ventrículo, 415
  tests, 414
  tipos, 414
  tratamiento de los tumores, 414
Leucemia linfoblástica aguda (LLA), 533
  clasificación inmunológica, 533
    LLA común (C), 533
    LLA de células B, 533
    LLA de células nulas, 533
    LLA de células T, 533
  calidad de vida, 534
  clasificación morfológica, 533
  diagnóstico, 533
  el futuro, 534
  el paciente, 533
    infecciones comunes, 533
  el pronóstico es desfavorable si, 534
  trasplante de médula ósea, 534
  tratamiento, 534
Leucemia linfocítica crónica (LLC), 536
  complicaciones, 536

estadificación, 536
frotis, 536
historia natural, 536
pronóstico, 537
signos, 536
síntomas, 536
tratamiento, 537
  radioterapia, 537
  tratamiento de soporte, 537
Leucemia mieloide aguda (LMA), 534
  clasificación morfológica, 535
  complicaciones, 535
  diagnóstico, 535
  el paciente, 535
  incidencia, 535
  trasplante de médula ósea, 536
    pronóstico tras el trasplante de médula, 536
  tratamiento, 535
  quimioterapia, 536
Leucemia mieloide crónica (LMC), 537
  cromosoma Filadelfia, 537
  historia natural, 537
    crónica, 537
  signos, 537
  síntomas, 537
  tests, 537
  tratamiento, 537
Leucemia y el médico residente, 532
  coagulación intravascular diseminada (CID), 533
    tratar la causa, 533
  otros riesgos, 532
  protocolo neutropénico, 532
Linfoma de Hodgkin, 538
  el paciente, 538
  signos, 538
  estadificación, 538
  presentaciones de urgencia, 539
  supervivencia a los 5 años, 539
  tests, 538
  tratamiento, 539
    complicaciones del tratamiento, 539
Linfoma no-Hodgkin, 539
  causas de linfadenopatía, 540
  diagnóstico y estadificación, 540
  el paciente, 539
  histología, 540
  linfoma de Burkitt, 540
  supervivencia, 540
  tratamiento, 540
Líquidos IV en el quirófano, 89
  la clave del éxito, 90
  líquidos postoperatorios, 89
    cuándo aumentar la pauta anterior, 89
    cuándo disminuir la pauta, 90
    pauta normal, 89
  líquidos preoperatorios, 89
  ¿qué líquidos utilizar?, 90
    hiperemesis, 90
    insuficiencia cardíaca o hepática, 90
    shock septicémico, 90
Lo que todo médico debe saber sobre el VIH, 191
  asesoramiento para la prueba del VIH, 191
  exposición profesional y lesiones por pinchazo con agujas (VIH +vo?), 191

prevención de la transmisión del VIH, 191
  seroconversión aguda, 192
Los diez mandamientos, 10
Lumbalgia, 584
  etiología, 585
    causas menos frecuentes, 585
  exploración, 583
    la irritación de la raíz dorsal, 583
    manifestaciones que pueden indicar la existencia de patología grave, 585
  tests, 583
  tratamiento, 585
  urgencias neuroquirúrgicas, 583

M

Magnesio, 569
  deficiencia de magnesio, 569
  hipermagnesemia, 570
Malabsorción gastrointestinal, 473
  causas, 473
    apremio intestinal, 474
    infecciones, 474
    insuficiencia biliar, 473
    insuficiencia pancreática, 473
    mucosa del intestino delgado, 473
    sobrecrecimiento bacteriano, 474
  el paciente, 473
  enfermedad celíaca, 474
    complicaciones, 474
    el paciente, 474
    tratamiento, 474
  esprue tropical, 474
  pancreatitis crónica, 474
    causas, 474
    cirugía, 475
    dieta, 475
    tests, 475
    tratamiento, 475
  tests, 474
Manifestaciones cutáneas de las enfermedades sistémicas, 601
  eritema crónico *migrans*, 601
  eritema *marginatum*, 602
  eritema multiforme, 601
  eritema nodoso, 601
  pioderma gangrenosa, 602
  vitíligo, 602
Marcadores tumorales, 576
  alfa-fetoproteína, 576
  antígeno carcino-embrionario (CEA), 577
  antígeno prostático específico (PSA), 577
  CA 125, 576
  CA 153, 577
  CA 19-9, 577
  enolasa neuronal específica (NSE), 577
  fosfatasa alcalina placentaria (PLAP), 577
  gonadotropina coriónica humana, 577
Marcapasos, 267
  después de la inserción, 267
  implantación, 267
  indicaciones del marcapasos permanente, 267

indicaciones del marcapasos temporal, 267
  ritmo estimulado, 267
Mareos y vértigo, 382
  causas, 383
  el paciente, 382
  nervio vestibular, 383
  ¿realmente el paciente presenta vértigo?, 382
  definición, 382
  tronco cerebral, 384
  vértigo laberíntico, 383
Masas, 125
  abscesos cutáneos, 125
  causas de aumento de tamaño de un nódulo linfático, 125
  exploración física, 125
  fibromas, 126
  gangliones, 125
  historia, 125
  lipomas, 125
  masas que pueden transiluminarse, 125
  nódulos reumatoideos, 125
  quistes dermoides, 126
  quistes sebáceos, 125
  tumores malignos del tejido conectivo, 126
Masas abdominales, 131
  distensión abdominal, 131
    ascitis con hipertensión portal, 132
    causas de ascitis, 132
    tests, 132
  esplenomegalia, 132
  exploración de una masa, 132
  hepatomegalia lisa, 132
  hepatomegalia nodular, 132
  masa en el cuadrante superior izquierdo, 132
  masas en la fosa ilíaca derecha, 131
  masas pélvicas, 132
Masas cervicales, 128
  diagnóstico, 128
    masas en la línea media, 128
    triángulo anterior, 129
    triángulo posterior, 130
    triángulo submandibular, 128
  tests, 130
Masas inguinoescrotales, 126
  diagnóstico de una masa escrotal, 126
  diagnóstico de una masa inguinal, 126
  hidroceles, 126
  orquiepididimitis, 127
  quistes del epidídimo, 126
  tumores testiculares, 127
    presentación típica, 127
  tests, 128
  tratamiento, 128
  variedades, 127
Masas tiroideas, 130
  cirugía tiroidea, 131
  complicaciones, 131
  exploración, 131
    ¿qué debe hacerse si la ecografía de alta resolución muestra nódulos impalpables?, 130
  causas, 130
  neoplasias tiroideas, 131

Masas y carcinoma mamario, 119
  carcinoma de mama, 119
    estadificación según la clasificación TNM, 119
    metástasis, 121
    profilaxis de la muerte por carcinoma de mama, 121
  causa de la secreción, 119
  causa de las masas, 119
  exploración, 119
  historia, 119
  tratamiento, 119
Medicina basada en la evidencia, 651
  conclusión, 652
  el problema, 651
  problemas con solución, 652
  una solución parcial, 651
    cuestiones utilizadas para evaluar publicaciones, 651
    ventajas de la medicina basada en la evidencia, 652
Medicina cardiovascular, 227-290
Medicina geriátrica, 57-71
Medicina renal, 333-362
Médula ósea y aplasia medular, 541
  anemia aplásica, 541
    incidencia, 541
    tratamiento de la anemia aplásica, 541
  biopsia de médula ósea, 542
  causas de fracaso medular, 541
  causas de pancitopenia, 541
  tratamiento sintomático de la médula ósea, 541
    eritrocitos, 541
    neutrófilos, 542
    plaquetas, 541
Meningitis, 400
  diagnóstico diferencial, 401
  el paciente, 400
  factores predisponentes, 401
    cuerpo extraño, 401
    factores del hospedador, 401
    foco séptico, 401
    inmunosupresión, 401
    traumatismos craneales, 401
  meningitis aséptica, 401
  meningitis no-infecciosas, 401
  meningitis recurrente, 402
  pronóstico y secuelas, 402
  tests, 401
Método y orden a seguir en una exploración rutinaria, 36
Miastenia gravis (MG), 427
  concepto, 427
  exploraciones, 427
  opciones de tratamiento, 427
  presentación, 427
    asociaciones, 427
  pronóstico, 428
Mieloma, 543
  clasificación, 543
  complicaciones, 544
  diagnóstico, 544
  el paciente, 544
  incidencia, 543
  supervivencia, 544
  tratamiento, 544
    quimioterapia, 544
Migraña, 378
  aura, 379
  criterios diagnósticos cuando no existe aura, 379

diagnóstico diferencial, 379
patogenia, 379
posibles desencadenantes de la migraña, 379
profilaxis de la migraña, 379
síntomas, 378
tratamiento de los ataques, 379
Miocardiopatías, 286
  miocarditis aguda, 287
  trastornos específicos del músculo cardíaco, 287
Mioglobinuria, 358
Monitorización ambulatoria del ECG, 241
Mononeuropatías, 419
  causas, 419
  nervio ciático L4-S2, 420
  nervio ciático poplíteo externo L4-S2, 420
  nervio cubital C7-T1, 419
  nervio mediano C5-T1, 419
    síndrome del túnel carpiano, 419
  nervio radial C5-T1, 420
  nervio tibial S1-3, 420
Mononucleosis infecciosa (fiebre glandular), 181
  complicaciones, 181
  diagnóstico diferencial, 181
  estudios, 181
    inmunología, 181
    pruebas de anticuerpos, 181
    otras enfermedades asociadas a la infección por EBV, 181
  síntomas y signos, 181
  tratamiento, 181
Movimientos involuntarios anormales (disquinesias), 389
  corea, atetosis y hemibalismo, 389
  disquinesia tardía, 390
  distonía, 389
  mioclonías, 389
  tics, 389
  tremor, 389
Muerte: diagnóstico y actuación, 5
  causas de muerte, 5
  después de la muerte, 6
  diagnóstico de la muerte, 5
    criterios de muerte cerebral empleados en los EE.UU., 6
    donación de órganos, 6
    otras consideraciones, 6
    pruebas, 6
Muestreo, 656
  criterios modificados de Wilson para los muestreos, 656
  consentimiento informado: regla de Rees, 656
  problemas, 656
Mycobacterium tuberculosis: manifestaciones clínicas, 175
  otras consideraciones respecto a los pacientes con TB, 176
  TB posprimaria, 175
  tuberculosis primaria, 175

N

Nefritis intersticial, 357
  diagnóstico, 358
  nefritis intersticial aguda, 358

presentación, 358
tratamiento, 358
Nefrocalcinosis, 359
Nefronoptisis, 361
Nefropatía diabética, 358
  tratamiento, 27
Nefropatía por analgésicos, 358
Nematodos (vermes redondos), 218
  ascaris lumbricoides, 219
  enterobius vermiculanis («gusano alfiler»), 220
  necator americanus y *Ancylostoma duodenale*, 218
  strongyloides stercoralis, 218
  toxocara canis, 220
  trichinella spiralis, 220
  trichuris trichura (verme látigo), 220
Neoplasia maligna pulmonar, 308
  carcinoma bronquial, 308
    otros factores de riesgo, 308
  complicaciones, 309
  el paciente, 309
  exploraciones complementarias, 309
  histología, 309
  otros tumores, 309
  pronóstico, 309
  renuncia del hábito de fumar, 310
  tratamiento (2), 309
Neoplasias e hígado, 462
  carcinoma hepatocelular (CHC), 462
  colangiocarcinoma, 463
  el paciente, 463
  metástasis, 463
  tests, 463
Neoplasias malignas del tracto urinario, 355
  hipernefroma, 355
    edad típica, 355
    tests, 355
    tratamiento, 355
    tríada clásica, 355
  otros tumores GU, 355
    alivio sintomático, 357
    carcinoma de próstata, 355
    diseminación, 356
    el paciente, 356
    estudios de muestreo, 357
    metástasis óseas ± Compresión medular, 357
    pronóstico, 357
    riesgo, 356
    tests, 356
    tratamiento, 357
Neumoconiosis, 331
  asbestosis, 331
  neumoconiosis simple de los trabajadores del carbón (NTC), 331
  silicosis, 331
Neumonía, 300
  bacteriología, 300
  clasificación, 300
  complicaciones, 301
  diagnóstico diferencial, 300
  el paciente, 300
  prevención de las infecciones neumocócicas, 301
  tests, 300
  tratamiento, 301

Índice terminológico

Neumonía «atípica» y por *Pneumocystis*, 301
  chlamydia pneumoniae, 302
  chlamydia psittaci, 302
  legionella pneumophila, 302
  mycoplasma pneumoniae, 302
  neumonía por *Pneumocystis carinii*, 302
  otras causas, 302
Neumotórax, 323
  causas, 323
  el paciente, 323
  RXT, 323
  tratamiento, 323
Neuralgia del trigémino, 380
  etiología, 380
  tratamiento, 380
Neurofibromatosis, 428
  complicaciones, 429
  neurofibromatosis tipo 1 (NF1, enfermedad de von Recklinghausen), 428
    el paciente, 428
  neurofibromatosis tipo 2 (NF2), 429
    el paciente, 429
    tratamiento, 429
  tratamiento, 429
Neurología, 363-433
Neuropatía autónoma, 420
  efecto de la edad, 420
  el paciente, 420
  fármacos, 420
  insuficiencia autónoma primaria, 421
  insuficiencia secundaria, 421
  polineuropatías, 421
  tests de función autónoma, 420
  tratamiento, 421
Neuropatía diabética y el pie diabético, 484
  indicaciones absolutas de cirugía, 484
  otros aspectos de la neuropatía diabética, 485
    neuropatía autónoma, 485
    neuropatía somática, 485
  signos, 484
  síntomas, 484
  ulceración del pie, 484
  tratamiento, 484
Nistagmo, 384
  nistagmo central, 385
  nistagmo espasmódico, 384
  nistagmo laberíntivo y vestibular, 384
  nistagmo pendular, 385
Nomograma para calcular las dosis de gentamicina, 657
Número que es necesario tratar (NNT), 655
Nutrición parenteral (intravenosa), 94
  administración, 95
  complicaciones, 95
  la clave del éxito, 95
  requerimientos, 95

O

Obstrucción del tracto urinario, 343
  obstrucción bilateral, 343
  obstrucción unilateral, 343
  presentación, 343
  pruebas, 343
  tratamiento, 344
Obstrucción intestinal, 113
  características de la obstrucción, 113
  causas, 113
  las preguntas clave, 113
  pseudo-obstrucción, 114
  tratamiento, 113
    cirugía, 113
    tratamiento conservador, 113
Oncología y genética, 606
  análisis del ADN tumoral, 607
  mutaciones del gen BRCA, 607
  otros cánceres, 607
Oncología, 605-614
  apoyo psicológico, 605
  cuidados para las personas con cáncer, 605
  recomendaciones para comunicar malas noticias, 606
Operaciones para la úlcera duodenal, 143
Orina, 335
  bilis, 335
  causas de anomalías en la prueba en consulta, 335
  controlar, 335
  hematuria, 335
  cuantificación de la orina de 24 h, 337
  glucosuria, 335
  microscopia, 335
    cilindros, 337
    cristales, 337
    hematíes, 337
    leucocitos, 337
  nitritos, 335
  proteinuria, 335
Osteoartritis (OA), 590
  el paciente, 590
  radiología, 590
  tratamiento, 590
Otras exploraciones en aparato respiratorio, 298
  biopsia pulmonar, 298
  fibrobroncoscopia (fibra óptica flexible), 298
  lavado broncoalveolar, 298
  procedimientos quirúrgicos, 298
  volúmenes pulmonares fisiológicos y patológicos, 299
  pruebas de función pulmonar, 298
  radiología, 300
Oximetría de pulsación, 581
  errores, 582
  indicaciones, 582
  intervalos de referencia, 582
  precauciones, 582
  principios de la oximetría, 581

P

Pacientes tratados con esteroides, 98
Paludismo[ND]: manifestaciones clínicas y diagnóstico, 171
  el diagnóstico, 172
  el paludismo benigno, 172
  paludismo por *falciparum*, 171
  complicaciones, 171
  signos de mal pronóstico (*falciparum*), 172
Paludismo: tratamiento, profilaxis y secuelas, 172
  profilaxis, 173
    dosis infantiles, 174
    efectos secundarios, 173
    ejemplos de dosificación, 173
    problemas en el tratamiento de los pacientes con paludismo, 175
  tratamiento, 172
    paludismo por *falciparum*, 172
    paludismos benignos, 173
Pancreatitis aguda, 103
  causas, 103
  complicaciones, 104
  diagnóstico, 103
  pronóstico, 104
  signos, 103
  síntomas, 103
  tratamiento, 103
Parada cardiorrespiratoria, 676
  compresiones torácicas, 677
  medidas avanzadas de resucitación, 677
    cuándo debe finalizarse la resucitación, 677
    tras lograr la resucitación, 678
    volver a valorar el ritmo del ECG, 677
  medidas básicas de resucitación, 677
  parada cardíaca: Cuadro de medidas avanzadas de 1997 para salvar la vida, 678
    asistolia con ondas-P, 679
    FV/TV resistentes, 679
    no debe interrumpirse la RCP, 679
    tratar la acidosis, 679
Parálisis bulbar, 423
  etiología, 423
  parálisis pseudobulbar, 423
Parálisis de Bell, 417
  el paciente, 417
  síntomas, 417
  historia natural, 418
  tratamiento, 418
Paraplejia espástica tropical, 431
Paraproteinemia, 545
Parkinsonismo y enfermedad de Parkinson, 410
  causas de parkinsonismo, 412
  tratamiento, 410
  tratamiento del parkinson inducido por fármacos, 412
  tratamiento farmacológico, 411
Pericardiopatías, 288
  derrame pericárdico, 288
    diagnóstico diferencial, 288
    ecocardiografía, 288
    el paciente, 288
    tratamiento, 288
  pericarditis, 288
    causas, 288
    signos, 288
    síntomas, 288
    tests, 288
    tratamiento, 288
  pericarditis constrictiva, 288
    el paciente, 289
    tratamiento, 289

Polimialgia reumática (PMR), 597
Polimiositis y dermatomiositis, 595
Polineuropatías, 421
  diagnóstico, 422
  exploración, 423
  el paciente, 421
  tests, 423
  tratamiento, 423
Poliomielitis[ND], 208
  el paciente, 208
  tests, 208
    historia natural, 208
    profilaxis, 209
Porfirias, 580
  fármacos no permitidos en la porfiria aguda intermitente, 581
  manifestaciones de un ataque agudo, 580
  porfirias agudas, 580
    porfiria abigarrada y coproporfiria hereditaria, 580
    porfiria intermitente aguda, 580
    tratamiento de la porfiria aguda intermitente, 581
  porfirias no-agudas, 581
Potasio, 566
  generalidades, 566
  hiperpotasemia, 566
    causas, 566
    signos y síntomas, 566
    tratamiento, 567
  hipopotasemia, 567
    causas, 567
    signos y síntomas, 567
    tratamiento, 567
Prescripción de fármacos, 9
  prescripción de fármacos en la insuficiencia hepática, 10
  prescripción de fármacos en la insuficiencia renal, 9
  fármacos nefrotóxicos que se incluyen, 9
Presión venosa yugular, 230
  signos que ayudan a distinguir el pulso venoso del arterial, 230
  alteraciones, 231
    ausencia de onda a, 231
    onda a de gran tamaño, 231
    onda de cañón, 231
    ondas (cv) sistólicas, 231
    pericarditis constrictiva y taponamiento pericárdico, 231
    PVY aumentada con ausencia de pulsación, 231
    seno y lento, 231
    altura, 230
    forma de la onda, 230
Prevención de la endocarditis, 285
  ¿qué pautas se realizan?, 285
  ¿qué procedimientos se incluyen?, 285
  ¿qué valvulopatías y otros procesos se incluyen?, 285
Principios de la Epidemiología, 650
  asociaciones, 650
    sistemas para establecer asociaciones, 650
  enmascaramiento, 651
  equiparamiento, 651
  sobrecruzamiento, 651
Procedimientos de urgencia: 1, 702
  cardioversión/desfibrilación, 702
  tratamiento del neumotórax a tensión, 702
  venosección, 702
Procedimientos de urgencia: 2, 704
  inserción de un drenaje torácico, 704
  inserción de una cánula venosa en la subclavia, 705
Profilaxis antibiótica en cirugía intestinal, 77
  infecciones de la herida, 77
  claves del éxito, 77
  pautas antibióticas, 77
Proteínas: en el plasma, 574
  albúmina, 574
  zona α^1, 574
  zona α^2, 574
  zona β, 574
  zona γ, 574
  albuminuria, 575
  en orina, 575
  gráfico electroforético normal, 575
  hemoglobinuria, 575
  paraproteinemia, 574
  proteinuria de Bence-Jones, 575
  respuesta de fase aguda, 574
    proteína C-reactiva (PCR), 574
Pruebas básicas de función tiroidea, 487
  fisiología básica, 487
  niveles basales de TSH (hormona estimuladora de la glándula tiroides) en el plasma, 488
    indicaciones, 488
    método, 488
    problemas de interpretación, 488
  pruebas básicas, 487
  T3 total plasmática, 487
    falsamente alta, 488
    falsamente baja, 488
    problemas de interpretación, 487
  T4 plasmático, 487
    falsamente bajo, 487
    método, 487
Pruebas de laboratorio, 555
  artefactos y errores en las pruebas de laboratorio, 555
  causas de error en la interpretación de los resultados de las tiras reactivas, 556
    bilirrubina, 556
    cuerpos cetónicos, 556
    glucosa en orina, 556
    glucosa en sangre, 556
    proteínas, 556
    sangre, 556
    urobilinógeno, 556
  decálogo del laboratorio, 555
  uso de las tiras de papel indicador, 556
    densidad específica de la orina, 556
Pruebas de medicina torácica a la cabecera del enfermo, 295
  análisis de los gases en sangre arterial, 295
  espirometría, 296
  examen del esputo, 296
  oximetría de pulsación, 297
  índices de flujo espiratorio máximo normales, 297
Pruebas especiales de función tiroidea, 488
  otras pruebas de la anatomía y patología tiroideas, 490
    interpretación, 490
  T4 libre y T3 libre, 488
  test de TRH, 488
    indicaciones, 488
    interpretación, 488
    método, 488
Pruebas para los nervios periféricos, 369
Psiquiatría en los servicios médicos y quirúrgicos, 13
  acta de Salud Mental, 14
  alcohol, 14
  depresión, 13
  el paciente violento, 14
Punción lumbar (PL), 374
  composición del LCR, 374
    elevación de las proteínas, 375
    hemorragia subaracnoidea, 375
    niveles muy elevados de proteínas en el LCR, 375
    punción hemorrágica, 375
  contraindicaciones, 374
  técnica, 374
Puntos sobre exploración del tórax, 291
  distrés respiratorio, 293
  retención de CO_2, 293
  ruidos añadidos, 293
    crepitaciones, 293
    roces pleurales, 293
    sibilancias, 293
  tórax silencioso, 293

Q

Quemaduras, 707
  ingresar, 708
  resucitación, 708
  tratamiento, 708
  valoración, 707
    estimación de la profundidad de la quemadura, 708

R

Rabia[ND], 209
Radiografía de la mano, 636
  articulaciones, 636
  deformaciones, 636
  erosiones, por ejemplo, crestas falangians terminales, 637
  partes blandas, 637
  pérdida de la densidad ósea, 636
Radiografía de tórax, 293, 633
  campos pulmonares, 634
  corazón, 293
  diafragma, 295, 633
  hilio, 293, 634
  mediastino, 293
  raíz del cuello y tráquea, 633
  sombras alveolares («patrón de relleno alveolar»), 295
  sombras nodulares, 295
  sombras reticulares, 295
  trastornos pulmonares difusos, 295

Índice terminológico

Radiografía simple de abdomen, 634
Radiografía simple del cráneo (RXC), 635
Radiología, 631-647
Radiología del tracto urinario, 337
  arteriografía renal, 338
  cistouretrograma miccional, 338
  gammagrafías renales con isótopos, 338
  nefrostomía anterógrada, 338
  radiografía simple de abdomen, 337
  ureteropielografía retrógrada, 338
  urografía intravenosa (IVU = IVP), 337
Radiología y obtención de imágenes, 631
Recuento diferencial de leucocitos, 516
  basófilos, 517
    aumentan en, 517
  eosinófilos, 516
    aumentan en, 516
    síndrome hipereosinofílico, 517
  linfocitos, 516
    aumentan en, 516
    disminuyen en, 516
  monocitos, 517
    aumentados en, 517
  neutrófilos, 516
    aumentan en, 516
    disminuyen en, 516
Reflujo gastroesofágico &hernia de hiato, 445
  causas, 445
  complicaciones, 445
  el paciente, 445
  hernia de hiato, 445
  tests, 445
    diagnóstico diferencial, 445
    tratamiento, 445
    fármacos, 445
Resonancia magnética (RM), 646
  potenciadas en T1, 646
  potenciadas en T2, 646
Retención urinaria y sondaje, 115
  hipertrofia benigna de próstata (HPB), 116
  retención aguda, 115
    examinar, 115
    tests, 115
    tratamiento, 115
  retención crónica, 115
  sondas, 115
    complicaciones con las sondas, 115
Reumatología y enfermedades relacionadas, 583-604
Riñón y ácido úrico, 562
  causas de hiperuricemia, 562
  cómo el ácido úrico ocasiona el fracaso renal, 562
  gota, 562
  hiperuricemia y fracaso renal, 562
  prevención de la insuficiencia renal, 562
  tratamiento del fracaso renal agudo hiperuricémico, 562
Ruidos cardíacos, 232
  ruidos cardíacos, 232
    el cuarto ruido cardíaco (S_4), 232

el primer ruido cardíaco (S_1), 232
el segundo ruido cardíaco (S_2), 232
el tercer ruido cardíaco (S_3), 232
ritmos triple y de galope, 232
ruidos de las prótesis valvulares, 233

S

Salud cardiovascular, 227
Sanidad y ética médica, 16
  análisis, 16
  síntesis, 17
Sarcoidosis, 326
  diagnóstico, 327
    otras causas de AHL, 327
  presentación, 326
  pronóstico, 328
  tratamiento, 327
    sarcoidosis aguda, 328
    tratamiento sistémico, 327
Seis contra cinco, 653
  los médicos como jugadores, 653
Selenio, 570
Ser normal en una sociedad donde reinan las cifras, 553
Shock, 672
  aspectos esenciales, 672
  causas, 672
  insuficiencia endocrina, 673
  exploración rápida, 672
Shock cardiogénico, 675
  causas, 675
  taponamiento cardíaco, 675
    signos, 675
    tratamiento, 675
Síndrome de apnea obstructiva del sueño (SAOS), 328
  tests, 329
  tratamiento, 329
Síndrome de distrés respiratorio agudo, 317
  criterios diagnósticos, 318
  factores de riesgo, 317
  fisiopatología, 317
  historia clínica, 318
  pronóstico, 318
  RXT, 318
  tratamiento -en UCI-, 318
Síndrome de intestino irritable, 470
  causas, 470
  diagnóstico, 470
  diagnóstico diferencial, 470
  el paciente, 470
  síntomas, 470
  pronóstico, 471
  tratamiento, 471
Síndrome miasténico, 428
  otras causas de fatiga muscular, 428
Síndrome nefrítico agudo, 357
  presentación, 357
  tratamiento, 357
Síndrome nefrótico, 346
  causas, 346
  complicaciones, 347
  concepto, 346
  presentación, 346
  tests, 347

tratamiento, 347
trombosis de la vena renal, 347
  diagnóstico, 347
  presentación, 347
  tratamiento, 347
Síndromes de hiperviscosidad, 547
  causas, 547
  presentación, 547
  tratamiento, 547
Siringomielia, 430
  etiología, 430
  historia natural, 431
  patogenia, 430
  signos importantes, 430
    articulaciones de Charcot, 431
    otras manifestaciones, 431
    tests, 431
    tratamiento, 431
Sistema cardiovascular, 26
  abdomen, 27
  exploración, 26
  extremidades, 27
  historia clínica, 26
  tórax, 27
Sistema nervioso, 31
Sobrevivir a las guardias, 11
Sodio: hiponatremia, 564
  diagnóstico, 564
    causas de hiponatremia, 564
  pacientes con niveles plasmáticos bajos de Na+, 564
  síndrome de secreción inadecuada de ADH, 565
    causas, 565
    tratamiento, 564
    si el paciente está deshidratado, 565
    si el paciente no presenta deshidratación, 564
Sondas nasogástricas (de Ryle), 86
  cómo pasar una sonda nasogástrica, 87
  complicaciones, 86
Soplos, 234
  soplos diastólicos, 234
  soplos sistólicos, 234
Sordera, 385
  causas de sordera sensorioneural, 386
  prueba de Rinne, 385
  prueba de Weber, 385
  pruebas simples de audición, 385
  sordera de conducción, 386
Status epiléptico, 688
  tests, 689
  tratamiento, 688
Suturas, 78
Talasemia, 524
  α-talasemias, 524
  β-talasemias, 524
  β-talasemia menor, 524
  diagnóstico, 525
  prevención, 525
  talasemia intermedia y variantes de Hb, 525
  tratamiento, 525

T

Taquicardia supraventricular (de complejo estrecho), 260
  diagnóstico y tratamiento, 260

fibrilación auricular, 260
flutter auricular, 261
fundamentos del tratamiento, 260
identificación del ritmo subyacente, 260
taquicardia de la unión, 261
taquicardia sinusal, 260
síndrome de Wolff-Parkinson-White (WPW), 262
causas raras, 262
Taquicardia ventricular (de complejo ancho), 264
fundamentos del tratamiento, 264
identificación del ritmo subyacente, 265
tratamiento, 265
extrasistolia ventricular (ritmos ectópicos), 265
*torsade de pointe*s, 265
fibrilación ventricular, 265
taquicardia ventricular (TV), 265
prevención de la TV recurrente, 265
Territorios de las arterias cerebrales, 366
irrigación sanguínea cerebral, 366
Tétanos[ND], 201
aspectos esenciales, 201
el diagnóstico diferencial, 202
el paciente, 201
incidencia, 201
los signos de mal pronóstico, 202
patogenia, 201
prevención, 202
heridas, 202
inmunoglobulina humana antitetánica, 202
tratamiento, 202
¿Tiene algún efecto el nuevo tratamiento? (análisis y meta-análisis), 7
meta-análisis, 8
Tinnitus, 386
causas, 386
tinnitus detectable objetivamente, 386
tratamiento, 386
Tomografía computarizada (TC), 645
abdomen, 645
cerebro, 645
cuándo realizar una TC a un paciente con cefaleas, 645
tórax, 646
Tomografía de emisión de positrones (PET), 647
coste, 647
en cardiología, 647
en investigación, 647
en los tumores, 647
la PET puede evitar las pruebas invasivas, 647
Torsión testicular, 114
signos cardinales, 114
diagnóstico diferencial, 114
tratamiento, 114
síntomas cardinales, 114
Toxoplasmosis, 183
el paciente, 183
tests, 183

toxoplasmosis congénita transplacentaria, 183
tratamiento, 183
Transfusión sanguínea y hemoderivados, 90
complicaciones de la transfusión de hematíes, 91
concentrado de hematíes, 91
otros, 91
plasma fresco congelado (PFC), 91
requisitos para el grupo y reserva (g&r), 90
sangre completa, 90
indicaciones, 90
solución de albúmina humana, 91
transfusiones de plaquetas, 91
Trastornos de los túbulos renales, 361
acidosis tubular renal (ATR), 361
cuándo sospechar una ATR, 361
tipo 1 («distal»), 361
tipo 2 («proximal»), 361
tipo 4, 361
cistinuria, 362
hiperoxaluria, 362
síndrome de Alport, 362
síndrome de Fanconi, 362
Trastornos diverticulares, 105
complicaciones de la diverticulosis, 106
diagnóstico, 106
patología, 105
Trastornos mieloproliferativos, 542
clasificación, 542
mielofibrosis primaria, 543
otras causas de fibrosis medular, 543
policitemia, 542
policitemia rubra vera, 542
diagnóstico, 543
presentación, 542
pronóstico, 543
tratamiento, 543
trombocitemia esencial, 543
causas del m del recuento plaquetario, 543
Trastornos musculares primarios, 426
exploraciones, 426
signos y síntomas, 426
Trastornos nutricionales, 473
beriberi, 473
escorbuto, 473
diagnóstico, 473
tratamiento, 473
favismo, 473
latirismo, 473
pelagra, 473
xeroftalmia, 473
Trastornos tiroideos, 98
cirugía tiroidea para el hipertiroidismo, 98
hipertiroidismo moderado, 98
Trastornos vasculares e insuficiencia renal, 360
émbolos de colesterol, 360
estenosis de la arteria renal, 360
síndrome hemolítico-urémico (SHU), 360
hipertensión durante la gestación (pre-eclampsia), 360
hipertensión maligna, 360

Tratamiento «a ciegas» de las infecciones, 160
Tratamiento de la hipertensión, 274
hipertensión maligna, 275
objetivo del tratamiento, 274
tratamiento farmacológico, 274
tratamiento no farmacológico, 274
Tratamiento de la meningitis, 402
antibióticos de elección, 403
cryptococcus neoformans, 403
E. coli, 403
H. influenzae, 403
*listeria monocytogene*s, 403
M. tuberculosis, 403
meningococcus, 403
pneumococcus, 403
staph aureus, 403
profilaxis, 403
tratamiento de la meningitis piógena, 403
tratamiento empírico, 402
Tratamiento de la neumonía, 303
antimicrobianos: principios generales, 303
elección de un tratamiento «a ciegas», 303
Tratamiento del asma bronquial, 313
errores, 315
fármacos disponibles, 313
pautas de la British Thoracic Society, 313
régimen de vida, 23
Tratamiento inmediato del IM, 253
tratamiento en la UCI, 253
Tratamiento ulterior del IM, 256
los 5 signos de buen pronóstico, 256
revisión a las 4-6 semanas, 256
Tratamientos para el cáncer, 612
cirugía, 612
comunicación, 612
quimioterapia, 612
efectos secundarios comunes, 612
radioterapia, 612
efectos secundarios de la radiación, 612
Traumatismo craneal: cuidados de urgencia, 684
indicadores de mal pronóstico, 686
mejoría después de alteración de la función cerebral, 686
tratamiento inicial, 685
pacientes somnolientos después de un traumatismo, 686
Trematodos (duelas), 222
esquistosomiasis, 222
diagnóstico, 222
el paciente, 222
fasciola hepática, 222
fasciolopsis buski, 222
opisthorchis y Clonorchis, 222
paragonimus westermani, 222
tratamiento, 222
Tripanosomiasis, 213
el paciente, 213
diagnóstico, 214
tratamiento, 214

tripanosomiasis africana (enfermedad del sueño), 213
tripanosomiasis americana (enfermedad de Chagas), 214
   corazón, 215
   diagnóstico, 215
   tratamiento, 215
Trombofilia, 547
   pruebas de diagnóstico, 549
   tratamiento, 549
   trombofilia adquirida, 548
   trombofilia hereditaria, 547
      deficiencia de antitrombina III, 547
Trombosis cerebral/de los senos venosos, 431
   diagnóstico diferencial, 432
   factores predisponentes, 431
   pronóstico, 432
   tests, 432
   tratamiento, 432
   trombosis aislada del seno sagital, 431
Trombosis venosa profunda (TVP), 82
   diagnóstico diferencial, 82
   factores de riesgo, 82
   profilaxis, 83
   pruebas complementarias, 83
   signos, 82
   tratamiento, 84
Tuberculosis[ND]: diagnóstico y tratamiento, 178
   diagnóstico, 178
   efectos secundarios principales, 179
      etambutol, 179
      isoniacida, 179
      piramicina, 179
      rifampicina, 179
   prevención de la tuberculosis en pacientes VIH +vos, 179
   tratamiento de la tuberculosis pulmonar, 178
Tumores carcinoides, 472
   diagnóstico, 472
   síndrome carcinoide, 472
   tratamiento del síndrome carcinoide, 472
Tumores de vejiga, 116
   asociaciones, 118
   diseminación tumoral, 118
   estadios TNM, 118
   incidencia, 118
   investigaciones, 118
   presentación, 118
   revisiones, 118
   supervivencia, 118
      hemorragia vesical masiva, 118
   tratamiento del carcinoma de células de transición, 118
Tumores hipofisarios, 504
   apoplejía hipofisaria, 505
   clasificación histológica, 504
   clasificación según las hormonas segregadas, 505
   craneofaringioma, 505
   cuidados perioperatorios, 505
   manifestaciones clínicas del efecto compresivo local, 505
   tests, 505
   tratamiento, 505
      intervención quirúrgica, 505
      radioterapia, 505
      tratamiento médico, 505

U

Úlcera péptica y gastritis, 443
   complicaciones, 444
   gastritis, 444
   tratamiento, 444
      mantenimiento, 444
   úlcera gástrica, 444
   úlceras duodenales, 443
Urgencias, 667-711
Urgencias diabéticas, 690
   coma cetoacidótico hiperglucémico, 690
      tratamiento del coma cetoacidótico, 690
   coma hiperglucémico hiperosmolar no-cetónico, 690
   hiperlactatemia, 692
   hipoglucemia, 692
Urgencias en cirugía pediátrica, 114
   estenosis congénita hiperplásica del píloro, 114
   intususcepción, 114
Urgencias en el feocromocitoma, 694
   tratamiento, 694
Urgencias oncológicas, 608
   compresión medular, 608
      el paciente, 608
      tests, 608
      tratamiento, 609
   elevación de la presión intracraneal, 609
   hipercalcemia, 608
      signos, 608
      tratamiento, 608
   obstrucción de la vena cava superior, 608
      el paciente, 608
      tests, 608
      tratamiento, 608
   secreción inadecuada de ADH, 609
   síndrome de lisis tumoral, 609
Urgencias tiroideas, 692
   coma mixedematoso, 692
      el paciente en la exploración, 692
      exploración fideo, 692
      factores precipitantes, 692
      historia clínica, 692
      tratamiento, 692
      tratamiento de mantenimiento, 692
Utilización de los agentes anti-VIH, 193
   recurrencia y resistencia a los fármacos, 194

V

Valoración de un paciente ante la sospecha de Cushing, 497
   interpretación de los resultados, 498
      enfermedad de Cushing, 498
      secreción ectópica de ACTH, 498
      tumor adrenal, 498
   pruebas adicionales, 497
   pruebas de muestreo, 497

Valoración del aparato locomotor, 35
   el sistema GALS para anotar los hallazgos con claridad, 36
   esencia, 35
   ¿valgus o varus?, 35
   exploración diferencial, 35
      brazos, 36
      columna, 35
      marcha, 36
      piernas, 36
   otras maniobras, 36
   tres preguntas de exploración, 35
Valoración psiquiátrica, 34
   antecedentes familiares, 34
   antecedentes médicos y psiquiátricos personales, 34
   antecedentes personales de interés, 34
   personalidad previa, 34
   conducta no-verbal, 35
   evaluación de los síntomas psiquiátricos principales, 34
   exploración del estado mental, 34
   historia del proceso actual, 34
   motivo de la consulta, 34
Valvulopatía aórtica, 279
   esclerosis aórtica, 280
   estenosis aórtica, 279
      exploraciones complementarias, 280
      signos, 279
      síntomas, 279
      tratamiento, 280
   insuficiencia aórtica, 280
      exploraciones complementarias, 281
      otros signos, 281
      signos de una presión del pulso amplia, 280
      síntomas, 280
      tratamiento, 281
Valvulopatía mitral, 278
   estenosis mitral, 278
      complicaciones, 279
      exploraciones complementarias, 278
      gravedad, 278
      signos, 278
      síntomas, 278
      tratamiento, 278
   insuficiencia (regurgitación) mitral, 279
      exploraciones complementarias, 279
      gravedad, 279
      síntomas, 279
      tratamiento, 279
   prolapso de la válvula mitral, 279
Valvulopatías derechas, 281
   estenosis pulmonar, 281
   estenosis tricuspídea, 281
      características, 281
   insuficiencia pulmonar, 281.Cirugía cardíaca, 281
   insuficiencia tricuspídea, 281
      causas, 281
      el paciente, 281
   sustitución valvular, 282
   trasplante de corazón, 282
   tratamiento, 281
   valoración preoperatoria, 282
   valvulotomía mitral cerrada, 281

Velocidad de sedimentación eritrocitaria (VSG), 546
Venas varicosas, 139
  concepto, 139
  método de exploración, 139
  síntomas, 139
  tratamiento, 139
  variz de la safena, 140
Ventilación asistida, 321
  indicaciones, 321
  intubación, 321
  modalidades, 321
    control-asistencia (A/C), 322
    ventilación con presión negativa intermitente (VPNI), 322
    ventilación con presión positiva continua (VPPC), 321
    ventilación con presión positiva nasal intermitente (VPPIN), 322
    ventilación de soporte con presión (VSP), 322
    ventilación obligatoria intermitente simultánea (VOIS), 322
Virus (más importantes), 151
  virus ADN, 151
  virus ARN, 151
Virus de la inmunodeficiencia humana (VIH), 187
  efectos directos del VIH, 188
  seroconversión aguda, 188
  estadios de la infección por VIH, 187
  pronóstico del SIDA, 188
  transmisión, 187
Vivir con una enfermedad neurológica, 432
Vólvulo (rotación) del estómago, 110
  factores predisponentes, 110
  tests, 110
  tratamiento, 110

Z

Zinc, 570
  deficiencia de zinc, 570
Zona perianal, 133
  abscesos isquiorrectal/perianal, 134
  cáncer anal, 134
  fisura de ano, 133
  hematoma perianal, 133
  histología, 134
  pólipos cutáneos, 134
  prolapso rectal, 134
  prurito anal, 133
    tratamiento, 133
  sinus pilonidal, 133
  úlceras anales, 134